U0217653

胎儿超声心动图实用指南

正常和异常心脏　第4版

A Practical Guide to Fetal Echocardiography
Normal and Abnormal Hearts (4th Edition)

〔美〕阿尔弗莱德·阿布汗默德（Alfred Abuhamad）
　〔德〕拉宾·查欧里（Rabih Chaoui）　｜ 编著

刘　琳｜主译

李治安｜主审

Wolters Kluwer

北京科学技术出版社

著作权合同登记号　图字：01-2022-6027

图书在版编目（CIP）数据

胎儿超声心动图实用指南：正常和异常心脏：第4版 / (美) 阿尔弗莱德·阿布汗默德，(德) 拉宾·查欧里编著；刘琳主译. — 北京：北京科学技术出版社，2023.10
书名原文: A Practical Guide to Fetal Echocardiography: Normal and Abnormal Hearts, 4th Edition
ISBN 978-7-5714-2647-7

Ⅰ.①胎… Ⅱ.①阿… ②拉… ③刘… Ⅲ.①胎儿—超声心动图—指南 Ⅳ.①R714.5-62

中国版本图书馆CIP数据核字(2022)第209242号

策划编辑：尤玉琢
责任编辑：秦笑嬴　钟志霞　尤玉琢
责任校对：贾　荣
图文制作：申　彪
责任印制：吕　越
出 版 人：曾庆宇
出版发行：北京科学技术出版社
社　　址：北京西直门南大街16号
邮政编码：100035
电　　话：0086 – 10 – 66135495（总编室）
　　　　　0086 – 10 – 66113227（发行部）
网　　址：www.bkydw.cn
印　　刷：北京捷迅佳彩印刷有限公司
开　　本：787 mm × 1092 mm　1/16
字　　数：700千字
印　　张：56
版　　次：2023年10月第1版
印　　次：2023年10月第1次印刷
ISBN 978-7-5714-2647-7

定　　价：598.00元

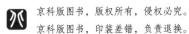

译者名单

主　译　刘　琳

主　审　李治安

译　者　（按姓名笔画为序）

马　宁　首都医科大学附属北京儿童医院

王红丹　河南省人民医院

王红英　广州市妇女儿童医疗中心

王　莹　阜外华中心血管病医院

王　钰　昆明医科大学第一附属医院

王廉一　清华大学第一附属医院

王　静　华中科技大学同济医学院附属协和医院

尹　虹　山东省妇幼保健院

邓　燕　四川省人民医院

朱云晓　中山大学附属第七医院

刘园园　阜外华中心血管病医院

刘瑞杰　阜外华中心血管病医院

孙丽娟　首都医科大学附属北京妇产医院

纪学芹　北京大学第一医院宁夏妇女儿童医院

李一丹　首都医科大学附属北京朝阳医院

李亚南　阜外华中心血管病医院

李　军　空军军医大学西京医院

李雪蕾　安徽省妇幼保健院

杨艳东　中山大学附属第六医院

吴　云　南京医科大学附属妇产医院

吴　娟　郑州大学第三附属医院

张小杉　内蒙古医科大学附属医院

张玉奇　上海儿童医学中心

张　华　重庆医科大学附属第一医院

张　颖　中国医科大学附属盛京医院

陈　娇　四川大学华西第二医院

陈娇阳　河北省儿童医院

陈　敏　广州医科大学附属第三医院

武　俊　大连医科大学附属第二医院

苟中山　南京医科大学附属苏州医院

尚　宁　广东省妇幼保健院

庞程程　广东省人民医院

赵庆庆　阜外华中心血管病医院

赵　胜　湖北省妇幼保健院

赵博文　浙江大学医学院附属邵逸夫医院

逄坤静　中国医学科学院阜外医院

骆志玲　云南阜外心血管病医院

袁丽君　空军军医大学唐都医院

夏红梅　陆军军医大学第二附属医院

黄丹青　阜外华中心血管病医院

崔存英　阜外华中心血管病医院

章春泉　南昌大学第二附属医院

韩　舒　中国医科大学附属第一医院

曾　施　中南大学湘雅二医院

路　晶　厦门大学附属第一医院

解丽梅　沈阳安联妇婴医院

熊　奕　深圳市罗湖区人民医院

红白莲花开共塘，两般颜色一般香

贺《经食管超声心动图实用技术》（第3版）和《胎儿超声心动图实用指南：正常和异常心脏》（第4版）中译本出版

代　序

大疫三年，云开雾散，2023年槐序始至，仲夏鸣蜩，荷月莲开。马小静教授主译的《经食管超声心动图实用技术》（第3版）和刘琳教授主译的《胎儿超声心动图实用指南：正常和异常心脏》（第4版）由北京科学技术出版社同时出版发行。"红白莲花开共塘，两般颜色一般香"，马小静教授与刘琳教授是师出同门的姊妹花，而她们的译著也如盛夏之际绽放的两支红白莲花一般，竞艳争芳，光彩夺目。

刘琳教授毕业于首都医科大学附属北京安贞医院，获得博士学位，后回归桑梓深耕胎儿超声心动图领域，成绩斐然。刘琳教授主译的《胎儿超声心动图实用指南：正常和异常心脏》（第3版）出版距今已经六载，第3版中译本深受国内同行的认可，目前已成为胎儿超声心动图领域的重要参考书籍。第4版内容由第3版的33章扩充丰富至47章，增加了大量的超声图像和示意图，还特别增加了胎儿心脏疾病的诊断流程图，为胎儿超声心动图诊断医师提供了清晰的诊断思路，尤其是对复杂胎儿心脏畸形的诊断大有裨益。

《经食管超声心动图实用技术》（第2版）中译本面世已有十二载，随着超声心动图技术的飞速发展，Albert C. Perrino 和 Scott T. Reeves 教授撰写的 *A Practical Approach to Transesophageal Echocardiography*（第3版），与时俱进，新增了三维技术、经皮瓣膜手术超声术中监护、心室辅助装置等超声心动图新技术的应用。非常感谢北京科学技术出版社的信任，将此书的译著任务委托给业界翘楚武汉亚洲心脏病医院影像中心主任马小静教授。她所带领的团队包括超声心动图、CT、MRI等多种影像技术专业技术人员，能更好地优势互补、协同合作。她们团队的经食管超声心动图诊断及术中监护工作更是一直在国内名列前茅，已开展过28期经食管超声培训班，受训超声专业精英千余人，遍布全国23个省（市、区）的600多家医院。马小静主任团队依托心脏专科医院的优势，凭借丰富的临床诊治经验，无疑会将此书更好地呈现给国内的读者。

经食管超声心动图和胎儿超声心动图目前仍是国内超声心动图学领域中进展较大、难度较大、亟待进一步推广的两项技术。这两本重要译作的面世无疑会为推动国内经食管超声心动图和胎儿超声心动图临床实践的发展发挥积极作用。青出于蓝而胜于蓝，长江后浪推前浪是历史的必然。只有薪火相传，保持思维活跃，以开明宽阔的胸襟弃故揽新，广泛包容，方能逐光而行、履践致远。

海峡两岸医药卫生交流协会超声医学分会

创会主任委员，终身名誉主任委员

首都医科大学附属北京安贞医院

2023 年 7 月 15 日

第 3 版序一

今天已是 2016 年的岁末，过了跨年夜，太阳再次升起时，我们已经走进 2017 年了。盘点 2016，心中不安的是北京科学技术出版社尤玉琢编辑约我为 *A Practical Guide to Fetal Echocardiography : Normal and Abnormal Hearts* (第 3 版) 中译本作序，"作序"实感颇有压力，断不可敷衍，未曾忘记相约，多次斟酌腹稿，只是迟迟未敢动笔。时至岁末年初，无论如何应该就这本书说说自己的一点点感悟和想法，以谢尤编辑的信任。

"奇文共欣赏，疑义相与析"。首先想谈谈这本书的价值。2011 年，我曾受天津科技翻译出版社委托主持翻译了英文版第 2 版。目前英文版第 3 版又已问世，作者阿尔弗莱德·阿布汗默德（Alfred Abuhamad）和拉宾·查欧里（Rabin Chaoui）是国际公认的胎儿超声心动图学和产前诊断领域的专家。英文版第 3 版是在上一版共 25 章的基础上扩充为 33 章，进一步充实荟萃了这一领域的最新和最全面的参考资料。全书涵盖内容广泛，条理清晰，言简意赅，概念精准，图文并茂。此书不仅适用于临床超声医师，同时也是妇产科、小儿心内科和心外科医师的良师益友。英文版第 3 版于 2016 年荣获英国医学会（British Medical Association，BMA）医学图书奖。BMA主席 Mark Porter 先生赞誉："这本书如此精彩，远不仅仅是'实用指南'，它还给我们提供了鉴别诊断、预后与转归等丰富的内容。本书必将成为影像学专家必备的胎儿心脏病学的综合教科书。正因如此，本书无愧在 2016 年度 BMA 医学图书奖评选中独占鳌头。"

其次令我颇有感触的是英文版第 3 版的翻译团队，他们富有朝气，充满激情，又科学严谨，一丝不苟。主审何怡华教授，主译刘琳副教授，以及近 90% 的参译者都是年轻的专家学者。他们脚踏实地、志存高远、勤奋好学，为了第 3 版中译本的早日问世，在繁忙的工作之余，分工协作、废寝忘食、夙夜不懈，短短 3 个月就完成了全书译文初稿。同时，为确保中译本的质量，他们采取译文由译者互审、主译统审、主审把关等多层次审修，字斟句酌，如琢如磨。"治玉石者，既琢之而复磨之；治之已精，而益求其精也"。他们每个人都像呵护自己亲手栽培的小树苗一样，为这本书付出自己的心血。他们是我国超声医学界的希望之花、生命之树。走进 2017，绚丽璀璨的春天就要到了，"落红不是无情物，化作春泥更护花"是我此时此刻的心情，我由衷地钦佩他们！幸福地为他们喝彩！

2016 年岁末　于悉尼

第 3 版序二

近年来，胎儿超声心动图学迅速发展，是超声心动图学领域中极具潜力并具有重要临床价值的一门学科。由于先天性心脏病位居出生缺陷首位，给家庭和社会带来沉重负担，而胎儿超声心动图是目前其他产前诊断无法替代的最实用、最有效的检查方法。

国内胎儿超声心动图学经历了近 20 年的发展，逐渐与国外接轨并建立合作关系。2007 年 4 月，在福州召开的"全国胎儿超声心动图基础与临床峰会"期间自发成立了"全国胎儿心脏超声检查协作组"，随后的 4 年多，全体成员积极推进我国胎儿超声心动图检查规范化工作，于 2011 年 10 月正式推出我国"胎儿心脏超声检查规范化专家共识"，以飨同道。

2011 年 11 月，我们翻译出版了《胎儿超声心动图实用指南：正常和异常心脏》（第 2 版），受到了大家的认可和好评。值得庆贺的是，英文版第 3 版在 2016 年 9 月获得了英国医学会（BMA）医学图书奖。我们非常高兴能够承担这次翻译工作，继续为胎儿超声心动图学的发展做出努力。与第 2 版相比，第 3 版做了修改、更新，书中涵盖了这一领域目前最新和最全面的内容。

本书分为两部分。第一部分完全更新的章节包括：心脏异常的危险因素，胎儿心脏超声筛查和胎儿超声心动图检查指南，心脏检查的优化，心脏胚胎学，三血管 - 气管切面，系统性评价胎儿静脉系统，先天性心脏病遗传学；修改的章节包括：彩色和脉冲多普勒以及三维超声在胎儿超声心动图中的应用。第二部分用统一的格式对胎儿心脏畸形进行了详细讨论，包括：定义、疾病谱和发病率，灰阶、彩色多普勒，三维超声，妊娠早期超声诊断，心脏异常的诊断和鉴别诊断，预后及转归。书中运用新的彩色图表和插图来说明心脏异常，并用表格列出各类心脏畸形的共性和差异性。

最后，我对李治安教授、刘琳副教授及全体译者表示衷心的感谢！让我们和大家一起共享这份喜悦。

何怡华

2017 年元旦 于北京

第 4 版前言

时隔 6 年，2023 年我们再次推出了《胎儿超声心动图实用指南：正常和异常心脏》（第 4 版）中译本，2017 年发行的第 3 版中文版深受国内同行们的认可，成为胎儿超声心动图领域的一本重要参考书籍。之后不断有同行问及何时推出新版本，在李治安教授的大力支持下，我们终于有机会进行这项工作。

随着胎儿超声心动图的不断发展，虽然胎儿心脏畸形的检出率有所提高，但是由于胎儿心脏解剖结构的复杂性、胎儿心脏血流动力学的特殊性和产后一体化管理的精细化，我们在实践中仍常常会遇到诊断思路不清晰和预后评估不准确的困扰。

目前的第 4 版与第 3 版相比，新版内容更为丰富，更易于理解，书中增加了大量的超声图像和示意图，还增加了胎儿心脏疾病的诊断流程图，这些变化在实践工作中为胎儿超声心动图诊断医师提供了更加清晰的诊断思路，尤其是对于复杂胎儿心脏畸形的诊断非常有帮助。第 4 版全书共 47 章，包括 3 个部分，第 1 部分介绍胎儿心脏畸形的基本知识；第 2 部分介绍胎儿心脏超声筛查和胎儿超声心动图检查最新国际指南；第 3 部分介绍各种胎儿心脏畸形的诊断。附录部分包括胎儿心脏测量的正常参考值等内容。

"仰之弥高，钻之弥坚"。特别感谢李治安教授多年来对青年一代的栽培，他就像一座灯塔时刻照亮着我们，在他的带领下我们努力钻研，克服困难，不断提高专业技术水平。非常感谢 47 位专家在工作之余共同完成了初译、互译，保证了中译本的高质量。非常感谢北京科学技术出版社和尤玉琢编辑为本书的顺利出版所做的努力！最后，衷心地希望《胎儿超声心动图实用指南：正常和异常心脏》（第 4 版）中译本能够在临床实践中为大家提供帮助，从而改善先天性心脏病胎儿的预后。

刘 琳

2023 年 7 月 郑州

第 3 版前言

先天性心脏病是影响新生儿存活和生长发育的疾病之一，发病率占活产新生儿的 6‰ ~ 8‰，位居出生缺陷首位。对于复杂先天性心脏病的活产儿，如不进行外科矫治，30% 的新生儿在出生后 1 个月死亡，60% 的婴幼儿在 1 岁以内死亡。胎儿超声心动图是诊断宫内心脏畸形的一种可行且有效的方法，对产前咨询、宫内监测、干预治疗、外科矫治及降低围生期新生儿死亡率具有重要意义。

2011 年 10 月，由李治安教授牵头，国内胎儿超声心动图领域的专家们一起制定了"胎儿心脏超声检查规范化专家共识"。近年来，国内专家们相继出版了有关胎儿超声心动图学的多部专著，在推动我国胎儿超声心动图诊断方面做出了重要贡献。为了更好地了解国外胎儿超声心动图学的进展，北京科学技术出版社希望我们组织翻译阿尔弗莱德·阿布汗默德（Alfred Abuhamad）和拉宾·查欧里（Rabin Chaoui）编著的 *A Practical Guide to Fetal Echocardiography : Normal and Abnormal Hearts*（第 3 版）一书，本书的两位作者是国际知名的胎儿超声心动图学和产前诊断领域专家。与第 2 版相比，第 3 版做了修改、更新，书中涵盖了有关胎儿超声心动图最新、最全面的内容，条理清晰，图片精美。

本书分为胎儿心脏检查技术和胎儿心脏异常两部分。

对于译者来说，翻译的过程也是不断学习的过程，让大家受益匪浅。感谢全体译者辛勤的付出，谢谢你们！感谢李治安教授对年轻一代的关爱和期望，感谢何怡华教授的鼓励和支持！感谢北京科学技术出版社为本书尽早面世所做的努力！由于时间仓促，本书在编译过程中难免存在疏漏之处，恳请诸位同仁和读者批评指正。

刘　琳

2017 年元旦　于郑州

第 2 版前言

胎儿超声心动图学是目前超声心动图学领域中极具潜力、具有重要临床价值、十分活跃的一个分支。胎儿心脏超声检查是目前其他任何影像学技术都难以替代的。这项技术的深入发展有利于我国优生优育政策的贯彻执行。通过产前胎儿心脏超声检查识别那些复杂、严重的致命性先天性心脏病，有利于及时干预及合理咨询，减少出生后对社会、家庭造成的不利影响。

国内胎儿超声心动图学领域经历了十几年的发展过程，在这一前沿领域活跃着一大批佼佼者，为我国胎儿超声心动图学的发展不懈努力，做出了杰出贡献。2007 年 4 月在福州召开的"全国胎儿超声心动图基础与临床峰会"期间自发成立了"全国胎儿心脏超声检查协作组"。而后，其全体成员积极推进我国胎儿心脏超声检查规范化的工作，并结合我国国情，选择性汲取了目前多个国际性超声学会（协会）采用的指南精华，历时 4 年多，集思广益，反复讨论修改，于 2011 年 10 月正式推出我国"胎儿心脏超声检查规范化专家共识"，以飨同道。

目前国内已有少数有关胎儿超声心动图学的专著问世，但对于推动这项先进技术的广泛深入的开展是远远不够的。天津科技翻译出版公司的朋友们为推动我国这项技术的开展，独具慧眼，推荐我们组织翻译阿尔弗莱德·阿布汗默德（Alfred Abuhamad）和拉宾·查欧里（RabinChaoui）编著的 *A Practical Guide to Fetal Echocardiography: Normal and Abnormal Hearts*（第 2 版）一书。两位作者是国际公认的胎儿超声心动图学和产前诊断领域的专家，本书荟萃了这一领域最新和最全面的参考资料，涵盖内容广泛，条理清晰，图片精美珍贵。本书分为两部分，第一部分包括正常的胎儿心脏超声，从多种成像平面了解正常的解剖、先天性心脏病筛查和预防、心脏畸形遗传问题，以及彩色 - 脉冲多普勒、三维超声和妊娠早期超声扫描等在胎儿超声心动图中的应用。第二部分对胎儿心脏畸形进行了详细讨论，系统介绍了每种心脏畸形的定义、疾病谱与发病率，灰阶超声、彩色多普勒、三维超声和妊娠早期超声筛查在每种心脏异常诊断中的应用，鉴别诊断，以及预后与转归。本书不仅适用于临床超声医生，同时也是妇产科、小儿心内科和心外科医生的良师益友。对我们所有译者来说，翻译的过程也是很好的学习过程，开卷有益，受益匪浅。正如约翰·霍宾斯（John C.Hobbins）教授在序言中说的那样，"本书必将成为胎儿心脏检查的经典教材"。

最后，我对全体译者表示真心的致谢：你们辛苦了，谢谢你们！对天津科技翻译出版公司的朋友们为本书尽早面世所做的巨大努力表示诚挚的谢意！让我们大家在金秋之际共享收获的喜悦！

于 2011 年国庆节

原版前言

我们非常高兴地推出《胎儿超声心动图实用指南：正常和异常心脏》（第4版），本书的第3版荣获了英国医学会2016年度医学图书奖，第4版是在第3版巨大成功的基础上编写的。非常感谢我们的读者，他们不断地帮助我们在第3版内容的基础上进行完善并告诉我们本书在日常实践中发挥的作用。读者们的支持是激励我们承担起编写第4版的艰巨任务，以及在这个学科领域继续为大家提供最新、最全面参考的原动力。

我们努力确保第4版内容同样易于阅读、配图翔实。为了保持与第3版一致的系统性和条理性，我们选择了再次艰辛、独立地完成撰写工作。

如何改进一本已经非常成功的书呢？我们参考了最新的文献，重新撰写了几乎所有的章节；并将内容从第3版的33章扩充到第4版的47章；为了说明关键的超声发现，我们还添加了大量的示意图和超声图像；并在阐述心脏畸形的每一章都增加了与临床高度相关的流程图，展示了相应疾病每一步的诊断方法。希望在诊断方法部分新增的这31个流程图对复杂心脏畸形的超声诊断有所助益。

总体来说，本书分为三个主要部分。第一部分涵盖了胎儿心脏畸形的基本知识，共有4个章节，分别介绍了先天性心脏病的流行病学、遗传学以及心脏胚胎学和解剖学等方面。第二部分由14个章节组成，分别介绍了胎儿心脏超声筛查和胎儿超声心动图检查指南，胎儿心脏检查的优化，胎儿心脏、大血管和静脉系统的系统性评价以及胎儿心脏功能的评估。第三部分共有29章，用统一格式对胎儿心脏畸形进行了详细讨论，包括定义、疾病谱、发病率、灰阶和彩色多普勒超声、三维超声、妊娠早期心脏异常的超声诊断和鉴别诊断、预后与转归以及诊断方法。心脏测量的参考值也在附录中用图和表的形式列出。

先天性心脏病是最常见的先天性畸形，在新生儿期的发病率和死亡率均较高。以往先天性心脏病的产前诊断一直不理想，很大程度上是由于心脏解剖结构复杂和胎儿心脏超声检查本身的困难。我们认为第4版在心脏成像方面为从事本专业的人员提供了全面的参考，希望本书能够提高先天性心脏病的检出率，进而改善这些年龄最小的患者的预后。

本书的大部分内容是在2020年新型冠状病毒大流行期间撰写的，因此我们不得不反思这场大流行对世界以及数百万死亡或受到严重创伤的人造成的影响。成千上万不知疲倦工作的、冒着生命危险救治他人的医护人员是非常令人尊敬的，他们是真正的英雄。

本书的出版得到了许多人的支持，首先要感谢我们的家人，正是他们无私的付出才让我们得以利用夜间和周末的时间来完成这项工作；感谢才华横溢的 Ms. Patricia Gast 以高效和负责的态度完成书中完美插图的制作；感谢 Dr. Elena Sinkovskaya（for Dr. Abuhamad）和 Dr. Kai-Sven Heling（for Dr. Chaoui）这些年的密切合作；感谢 Lippincott Williams 和 Wilkins 的专业编辑团队。

我们还要特别感谢超声诊断领域的两位巨人，John Hobbins（for Dr. Abuhamad）和 Rainer Bollmann（for Dr. Chaoui）博士，他们是超声界的基石，给予了我们长期的指导。最后，我们真诚地希望《胎儿超声心动图实用指南：正常和异常心脏》（第4版）能成为您在日常超声工作中的亲密伙伴，为您提供知识储备并成为您的必备工具，帮助您提升筛查和诊断胎儿心脏疾病的能力。

Alfred Abuhamad, MD

Rabih Chaoui, MD

致 辞

    本书献给我们的父母 Zouheir Abuhamad 和 Nouhad Chaoui，我们在准备本书时失去了他们。我们的成绩和成功归因于他们尊崇的永不言败的精神。

目　录

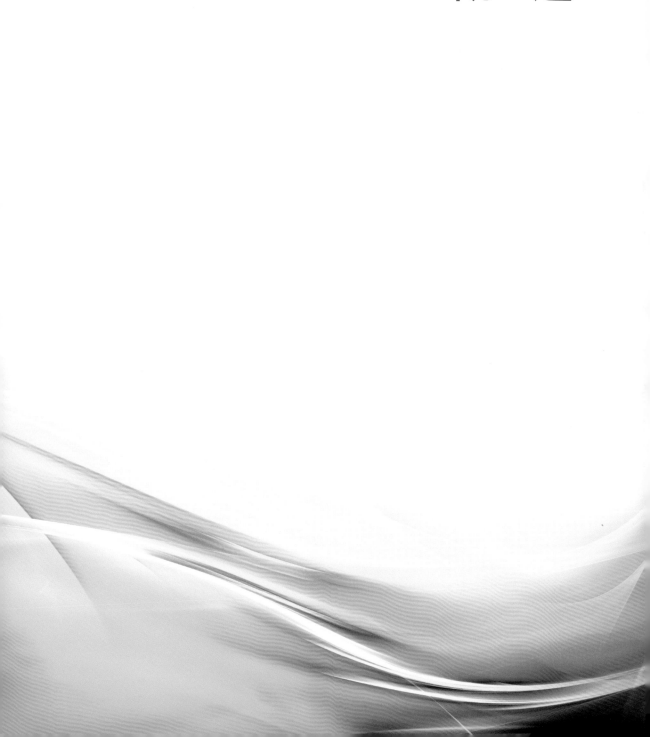

第一部分

概　述

第1章
先天性心脏病流行病学

先天性心脏病的发病率

先天性心脏病（congenital heart disease, CHD）是最常见的严重先天性畸形[1]，占先天性畸形儿童死亡人数的一半以上[1]。在美国，CHD 是出生缺陷中住院费用最高的一类疾病[2]。CHD 的发病率取决于人群初次接受检查的年龄以及对 CHD 的定义。研究中，大量早产儿的纳入会增高 CHD 的发病率，因为早产儿的动脉导管未闭和室间隔缺损较常见。一项具有代表性的大样本研究显示，CHD 患儿占活产儿的 8‰ ~ 9‰ [1]。CHD 的发病率统计也受主动脉瓣二叶畸形的影响，据统计主动脉瓣二叶畸形患儿占活产儿的 10‰ ~ 20‰ [3]。另外，如果加上其他较轻的畸形，如左上腔静脉（占活产儿的 5‰ ~ 10‰）及孤立性房间隔膨出瘤（占活产儿的 5‰ ~ 10‰），CHD 的总发病率会增高至活产儿的 50‰ [4]。CHD 是新生儿最常见的严重畸形，产前诊断有助于提供更好的孕期咨询并能改善新生儿结局。表 1.1 列出了 CHD 的不同类型及发病率[5]。CHD 的一些危险因素已确定，包括胎儿因素和父母因素，将在下文详细讨论。

CHD 的危险因素

当 CHD 的风险高于一般人群时，应结合风险水平、区域资源和胎儿超声心动图专家的可用性来确定胎儿及其父母的危险因素和胎儿超声心动图检查指征。然而，值得注意的是，在胎儿解剖学测量时发现大多数怀疑患有 CHD 的病例并没有明确的危险因素。在基本或详细的解剖学超声检查怀疑胎儿有心脏异常时，转诊进行胎儿超声心动图检查是必要的，因为这种情况下患 CHD 的风险增高。胎儿超声心动图检查和详细心脏检查的指征见表 1.2 ~ 1.6。

表 1.1　先天性心脏病的类型及发病率

CHD 类型	每 1000 例活产儿的发病率	CHD 类型	每 1000 例活产儿的发病率
VSD	3.570	HRH	0.222
PDA	0.799	三尖瓣闭锁	0.079
ASD	0.941	Ebstein 畸形	0.114
AVSD	0.348	肺动脉闭锁	0.132
PS	0.729	HLH	0.266
AS	0.401	永存动脉干	0.107
CoA	0.409	DORV	0.157
TOF	0.421	SV	0.106
D-TGA	0.315	TAPVC	0.094

注：AS—主动脉狭窄；ASD—房间隔缺损；AVSD—房室间隔缺损；CoA—主动脉缩窄；D-TGA—完全型大动脉转位；DORV—右室双出口；HLH—左心发育不良；HRH—右心发育不良；PDA—动脉导管未闭；PS—肺动脉狭窄；SV—单心室；TAPVC—完全型肺静脉异位连接；TOF—法洛四联症；VSD—室间隔缺损。

引自 Hoffman JI, Kaplan S. The incidence of congenital heart disease. *J Am Coll Cardiol*. 2002;39(12): 1890-1900. 已获得 Elsevier 授权。

胎儿危险因素及胎儿超声心动图指征

心外解剖异常

严重的胎儿心外解剖异常通常与 CHD 有关，是胎儿超声心动图的检查指征（表 1.2）。即使在染色体核型正常的情况下，CHD 合并胎儿心外解剖异常的发生风险也会增高[6]。发生 CHD 的风险取决于胎儿畸形的特定类型。多个脏器发现异常会增高 CHD 的发生风险且常伴随染色体异常[7]。胎儿体内的非免疫性积液常与 CHD 的发生有关，也是胎儿超声心动图的检查指征（表 1.2）。体内有非免疫性积液的胎儿，其心脏解剖异常的发生率为 10%～20%[8,9]。

左上腔静脉与心内和心外相关异常的风险增高有关，在这种情况下应考虑进行胎儿超声心动图检查（表 1.3）[10]。其他体静脉异常，如持续性右脐静脉或静脉导管缺如，也被证实与心脏畸形有关，存在这种情况时也应考虑进行胎儿超声心动图检查（表 1.3）[11]。

胎儿心律失常

胎儿心律失常可能与潜在的心脏结构异常有关。CHD 与胎儿心律失常的关系取决于心律失常的类型。总体而言，大约 1% 的胎儿心律失常与 CHD 有关[8]。胎儿心动过速及孤立性期前收缩很少与 CHD 相关。约 50% 由房室结传导异常导致的胎儿完全性房室传导阻滞与心脏结构异常有关，而其余的胎儿完全性房室传导阻滞则与母体干燥综合征相关抗体有关[12,13]。所有持续性心动过速（心率 >180 次 / 分）、持续性心动过缓（心率 <120 次 / 分）或疑似心脏传导阻滞的胎儿均应进行胎儿超声心动图检查，以评估心脏的

表 1.2   **具有胎儿超声心动图检查指征的胎儿因素**

疑似心脏结构异常

疑似心功能异常

胎儿水肿

持续性胎儿心动过速（心率 >180 次 / 分）

持续性胎儿心动过缓（心率 <120 次 / 分）或疑似心脏传导阻滞

持续性心律失常

严重的胎儿心外畸形

颈项透明层厚度大于或等于 3.5 mm 或超过胎龄的第 99 百分位

侵入性基因检测或胎儿游离 DNA 检测显示存在胎儿基因或染色体异常

单绒毛膜双胎

注：引自 AIUM practice parameters for the performance of fetal echocardiography. *J Ultrasound Med*. 2020;39:E5-E16.

表 1.3   **考虑行胎儿超声心动图检查的胎儿因素**

体静脉异常（如持续性右脐静脉、左上腔静脉或静脉导管缺如）

颈项透明层厚度高于正常值，测量值为 3.0 ～ 3.4 mm

注：引自 AIUM practice parameters for the performance of fetal echocardiography. *J Ultrasound Med*. 2020;39:E5-E16.

结构和功能（表 1.2）。频发或持续性节律不规则，例如由频发期前收缩引起的心律失常，也是胎儿超声心动图检查的指征，因为如果持续存在，则预示着会有更多恶性心律失常的发生（表 1.2）[14]。对非频发性期前收缩，尤其是异位搏动持续 1 ～ 2 周及以上者，进行胎儿超声心动图检查也是合理的[15]。

对于自身免疫性疾病抗干燥综合征相关抗原 A 抗体阳性的孕妇，若既往有受累胎儿史，则胎儿心律异常的风险增高，也是进行胎儿超声心动图检查的指征（表 1.4）。对于干燥综合征相关抗原 A 阳性且既往没有受累胎儿史者，可考虑行胎儿超声心动图检查（表 1.5）。干燥综合征相关抗原 B 阳性并不是胎儿超声心动图检查的指征，因为没有相关的胎儿风险。

关于胎儿心律失常的诊断及治疗将在第 46 章详细讨论。

常规超声检查疑似心脏畸形

常规超声检查疑似心脏畸形是最常见的 CHD 危险因素之一。因此，所有产科超声检查中发现疑似心脏畸形的胎儿时，均应行胎儿超声心动图检查（表 1.2）。其中有 40% ～ 50% 的胎儿会被确诊为 CHD[8,9]。考虑到这一点以及大多数出生时患有 CHD 的新生儿的母亲都没有危险因素这一事实，胎儿心脏的系统性超声检查不能只局限于有危险因素的孕妇。事实上，最新的胎儿心脏筛查指南已经把大血管评估包含在内[16-19]。常规超声检查在 CHD 筛查中的价值将在第 5 章讨论。

表 1.4 具有胎儿超声心动图检查指征的母体 / 家族性疾病或母体环境暴露因素

妊娠前患有糖尿病，不考虑糖化血红蛋白水平

妊娠早期或妊娠中期之初诊断的妊娠期糖尿病

体外受精，包括卵质内单精子注射

苯丙酮尿症（未知状态或围产期苯丙氨酸水平大于 10 mg/dL）

自身免疫性疾病抗干燥综合征相关抗原 A 抗体阳性且既往有受累的胎儿

胎儿的一级亲属（父母、兄弟姐妹或既往妊娠）有先天性心脏病史

胎儿的一级或二级亲属患有单基因遗传病并有儿童期心脏病临床表现史

视黄酸暴露

早期妊娠风疹感染

注：引自 AIUM practice parameters for the performance of fetal echocardiography. *J Ultrasound Med*. 2020;39:E5-E16.

表 1.5 考虑行胎儿超声心动图检查的母体 / 家族性疾病或母体环境暴露因素

选择性致畸原暴露（如帕罗西汀、卡马西平或锂）

血管紧张素转换酶抑制剂类抗高血压药物

自身免疫性疾病干燥综合征相关抗原 A 阳性，且既往无受累胎儿

胎儿的二级亲属有先天性心脏病史

注：引自 AIUM practice parameters for the performance of fetal echocardiography. *J Ultrasound Med*. 2020;39:E5-E16.

已知或可疑染色体或遗传学异常

通过侵入性基因检测或胎儿游离 DNA 检测发现的胎儿基因或染色体异常是心脏及心外畸形的高危因素之一，因此这也是胎儿超声心动图检查的指征（表 1.2）。更全面的 CHD 遗传学讨论请参见第 2 章。

颈项透明层增厚

在早期妊娠的晚期或中期妊娠的初期进行颈项透明层（nuchal translucency, NT）厚度测量是目前评估胎儿染色体异常风险的有效方法。一些研究报道 NT 厚度增高与遗传综合征及包括心脏畸形在内的严重胎儿畸形有关 [20-23]。严重心脏畸形的患病率会随着胎儿 NT 厚度的增高而呈指数级增长，但是没有明显倾向于 CHD 的某种特定类型 [21]。染色体正常的胎儿如果 NT 厚度大于或等于 3.5 mm 或超过胎龄的第 99 百分位则与 CHD 风险增高有关，即这类胎儿患有 CHD 的风险甚至高于有 CHD 家族史的胎儿 [20,21,23,24]。因此，如果 NT 大于或等于 3.5 mm 或超过胎龄的第 99 百分位时，转诊行胎儿超声心动图检查是必要的（表 1.2），这有助于所有严重类型 CHD 的早期诊断 [25]。当 NT 厚度增高，测量值为 3.0 ～ 3.4 mm 时，其 CHD 的发生风险高于背景人群，可考虑行胎儿超声心动图检查（表 1.3）。关于妊娠早期的胎儿心脏超声检查的内容将在第 11 章进行详细讨论。

单绒毛膜胎盘

CHD 的发病率在单绒毛膜胎盘的双胎中较高 [26,27]，为 2% ~ 9%[26,28,29]。双胎输血综合征（twin-twin transfusion syndrome, TTTS）是一种单绒毛膜双胎的并发症，据报道发生率约为 10%。TTTS 与获得性心脏畸形有关，包括右室流出道梗阻，在双胎中受血儿中的发病率约为 10%[30]。即使在排除 TTTS 胎儿心脏畸形后，单绒毛膜胎盘的双胎患 CHD 的风险仍是增高的 [27]。一项包含 165 对单绒毛膜双胎的队列研究表明，至少一胎患结构性 CHD 的总体风险为 9.1%[27]；至少一胎患结构性 CHD 的风险在单绒毛膜 – 双羊膜腔双胎中为 7%，在单绒毛膜 – 单羊膜腔双胎中的风险为 57.1%[27]。如果一个胎儿发生了病变，那么双胎的另一个胎儿发生病变的风险为 26.7%[27]。一项对 830 例单绒毛膜 – 双羊膜腔双胎进行的系统性文献回顾进一步证实，在排除了 TTTS 病例后，此类胎儿发生 CHD 的风险仍会增高 [26]。在非 TTTS 胎儿中，室间隔缺损最常见；而在 TTTS 胎儿中，肺动脉狭窄及房间隔缺损更常见 [26,31]。因此，所有单绒毛膜双胎妊娠者均应进行胎儿超声心动图检查（表 1.2）。

父母危险因素及胎儿超声心动图检查指征

母体代谢性疾病

母体代谢性疾病主要包括妊娠前糖尿病及苯丙酮尿症，这类疾病会显著影响胎儿 CHD 的发病率。为了降低胎儿 CHD 的发病率，当母体患有代谢性疾病时，建议进行孕前咨询及在器官形成前或形成期及时严格地控制代谢水平。

糖尿病

孕妇在妊娠前患有糖尿病，其婴儿在出生后 CHD 的发病率比对照组增高 5 倍，某些特定心脏畸形也有较高的相对危险度，包括内脏异位（相对危险度为 6.22）、共同动脉干（相对危险度为 4.72）、大动脉转位（transposition of the great arteries，TGA）（相对危险度为 2.85）及单心室（相对危险度为 18.24）[32]。妊娠早期糖化血红蛋白（HbA1c）水平升高表明血糖控制不良，与患糖尿病母亲分娩婴儿发生结构畸形的风险增高显著相关 [33,34]。部分研究证实 HbA1c 增加到某一水平时胎儿发生心脏畸形的风险会增高 [33]，而其他研究并没有为 CHD 筛查提供明确的具有最佳预测效能的 HbA1c 临界值 [35]。因此，HbA1c 水平大于 8.5% 的孕妇的风险可能最高，所有妊娠前患糖尿病的孕妇的风险均有一定程度的增高。据此，妊娠前患糖尿病的孕妇均应行胎儿超声心动图检查（表 1.4）。在妊娠早期和妊娠中期之初诊断的妊娠期糖尿病也是胎儿超声心动图检查的指征，因为不能排除在器官形成期是否存在高血糖（表 1.4）。在妊娠早期和妊娠中期之初以后诊断的妊娠期糖尿病不会增加胎儿 CHD 的发生风险，因此不是胎儿超声心动图的检查指征。妊娠晚期（妊娠的最后 3 个月）胎儿心室肥厚是一种由妊娠前和妊娠期糖尿病孕妇血糖控制不良导致的并发症，而且肥厚的程度与血糖控制水平相关。如果妊娠前和妊娠期糖尿病孕妇在妊娠中期的 HbA1c 水平增高，建议在妊娠晚期行胎儿超声心动图检查以评估胎儿心室肥厚的程度[36]。

苯丙酮尿症

另一种与 CHD 相关的代谢性疾病是苯丙酮尿症。女性苯丙酮尿症患者应该了解胎儿 CHD 与母体苯丙氨酸水平升高的关系[37]。这一点尤为重要，因为成人苯丙酮尿症患者通常不会严格控制饮食。而在器官形成期，如果母体苯丙氨酸水平超过 0.92 mmol/L，则胎儿发生 CHD 的风险会增高 10 ~ 15 倍[38]。苯丙酮尿症孕妇的胎儿可能出现的其他畸形包括小头畸形和生长受限[37]。据报道，如果孕妇在妊娠 10 周时未能实现饮食控制，则胎儿发生 CHD 的风险可达 12%[39]。一项大样本的前瞻性研究显示，如果女性苯丙酮尿症患者在孕前及器官形成初期的苯丙氨酸水平小于 0.37 mmol/L，则胎儿发生 CHD 的风险与正常孕妇无差别[40]。除非有证据证明围孕期进行了严格的饮食控制且苯丙氨酸水平小于 0.61 mmol/L，否则仍然建议行胎儿超声心动图检查[15]。

辅助生殖技术妊娠

辅助生殖技术妊娠的胎儿更容易出现早产、低体重、小于胎龄的情况[41]。该技术增加了多胎及单胎新生儿的发病率[42]。这类新生儿出生缺陷的原因尚不清楚。一项系统性回顾及汇总评估出生缺陷风险的流行病学数据的研究表明，辅助生殖技术［体外受精（in vitro fertilization, IVF）和（或）卵质内单精子注射（intracytoplasmic sperm injection, ICSI）］新生儿出生缺陷的风险增高 30% ~ 40%[43]。另一项对 IVF 胎儿和对照组胎儿的出生后先天畸形的人口普查研究显示，IVF 新生儿 CHD 发病率比对照组增高 4 倍，心脏畸形主要为房间隔缺损和室间隔缺损[44]。ICSI 胎儿的 CHD 发病率亦比对照组增高 4 倍[45]。在最近一项对包括了单胎和多胎妊娠的 41 项研究的系统性回顾和 meta 分析中，1.30% 的 IVF/ICSI 胎儿出现了 CHD 事件，而自然受孕组的发病率为 0.68%，合并优势比（odds ratio, OR）为 1.45［95% 置信区间（confidence interval, CI）为 1.20 ~ 1.76］[46]。在最近的一项对 2011—2014 年美国活产儿的横断面研究中，与自然受孕相比，所有形式的不孕症治疗都能使婴儿患发绀型 CHD 的风险增高[47]。在辅助生殖技术生育治疗组（IVF、ICSI）、非辅助生殖技术生育治疗组（药物治疗和宫内授精）和自然受孕组中，CHD 的发生率分别为 0.39%、0.26% 和 0.08%[47]。

鉴于这些结果，应用了辅助生殖技术的孕妇均应行胎儿超声心动图检查（表 1.4）。

家族性心脏病

对于非综合征性或非染色体异常的 CHD 患者家族，CHD 的再发风险会增高。如果母亲妊娠时对患有 CHD，胎儿再发 CHD 的风险是其兄弟姐妹或父亲患 CHD 时的 2 倍[48,49]。

大多数目前患有 CHD 的母亲，胎儿再发 CHD 的风险为 3% ~ 7%；兄弟姐妹患有 CHD 时，胎儿再发 CHD 的风险为 2% ~ 6%；父亲患有 CHD 时，胎儿再发 CHD 的风险为 2% ~ 3%[50-52]。然而，当存在一些特定心脏畸形如主动脉瓣狭窄或房室间隔缺损时，再发风险也会增高[48,52]。总体来说，二级或三级亲属患有 CHD 时，单独再发 CHD 的风险较低。有关 CHD 遗传学方面的知识将在第 2 章更详细地讨论。一级亲属（父母、兄弟姐妹或既往妊娠）患有 CHD、一级或二级亲属患有单基因遗传病并有儿童期心脏病临床表现史，均是胎儿超声心动图检查的指征（表 1.4）。二级亲属患有 CHD 的胎儿可考虑行胎儿超声心动图检查（表 1.5）。

母体致畸原暴露（药物相关的 CHD）

母体药物暴露对心脏发育期胎儿的影响已得到广泛研究。许多药物被认为是心脏致畸原。有证据表明，这些致畸原促成 CHD 的整体作用较小[53]。下文将详细讨论各种母体药物暴露及其与 CHD 的关系（表 1.6）。

锂

关于妊娠期锂治疗致畸风险的初步回顾性研究显示，锂的使用与胎儿 Ebstein 畸形的发生显著相关[54]。然而，最近的对照研究一致认为锂暴露的胎儿患 CHD 的风险较低。涉及 208 例受影响儿童的 4 项 Ebstein 畸形病例对照研究发现，受影响儿童患病与母体妊娠期锂摄入量没有关联[55-57]。一项关于妊娠期锂暴露作用的队列研究显示，锂对胎儿没有显著风险[58]。这些结果表明，锂暴露的致畸风险明显低于既往报道的风险，并且妊娠期进行锂治疗的风险 / 收益比应该根据修订后的危险度进行评估。尽管锂治疗导致 CHD 的风险极低，这一治疗的实用性也尚不明确，但胚胎发育期间进行锂治疗的孕妇仍可考虑行胎儿超声心动图检查（表 1.5）。

表 1.6　妊娠中期超声心动图检查指征的母胎因素

肥胖（体重指数 ≥ 30 kg/m²）
除了帕罗西汀以外的选择性血清素再摄取抑制剂抗抑郁药暴露
缺乏核型信息的非整倍体的非心脏"软标记"
母体血清分析异常（如甲胎蛋白水平）
孤立性单脐动脉
妊娠中期之后诊断的妊娠期糖尿病
华法林暴露
酒精暴露
心内强回声光点
母亲发热或仅伴有血清转换的病毒性感染
与胎儿关系相对较远的二级亲属患孤立性先天性心脏病

注：引自 AIUM practice parameters for the performance of fetal echocardiography. *J Ultrasound Med.* 2020;39:E5-E16.

抗惊厥药

抗惊厥药包括乙内酰脲 / 苯妥英钠、卡马西平、三甲双酮和丙戊酸钠等，偶尔用于治疗癫痫及妊娠期疼痛。当妊娠期服用苯妥英钠时，先天畸形的发生率为 2.2% ~ 26.1% [59]。有研究显示苯妥英钠的致畸作用与环氧化物水解酶活力低导致的羊水内氧化代谢物增多有关 [60]。胎儿乙内酰脲综合征的主要表现包括不同程度的发育不良、远端指（趾）骨骨化及颅面骨异常 [61]。CHD 常与该综合征共同出现 [62]。三甲双酮是一种主要用于治疗轻微癫痫发作的抗惊厥药，与先天畸形的高发病率有关。先天畸形包括颅面骨畸形、发育异常、智力低下、肢体畸形及泌尿生殖系统畸形 [62]。心脏畸形也很常见，约 20% 有三甲双酮暴露史的胎儿出现间隔缺损 [62]。丙戊酸钠亦与先天畸形的发生有关，最严重的畸形为神经管畸形（1% ~ 2%）[62]。有报道认为丙戊酸盐暴露会使胎儿患 CHD 的风险增高 [63]，但其他报道并不能明确两者之间的因果关系 [64]。一项研究表明，与对照组相比，应用卡马西平导致胎儿 CHD 的风险为 1.8%[65]。

一项大样本初级保健数据库的研究纳入了 1990—2013 年母亲年龄为 15 ~ 44 岁的 258 591 例单胎活产儿，发现母亲在妊娠早期服用抗惊厥药与未服用药物相比，其胎儿发生严重先天畸形的风险增高 2 倍，心脏畸形的系统特定风险最高（校正 OR 2.49，95% CI 1.47 ~ 4.21）[66]。与母亲未服用抗惊厥药的胎儿相比，母亲服用丙戊酸钠（2.63，95% CI 1.46 ~ 4.73）、拉莫三嗪（2.01，95% CI 1.12 ~ 3.59）及其他较老的抗惊厥药（2.67，95% CI 1.18 ~ 6.04）的胎儿的总体先天畸形的校正 OR 值差异具有统计学意义，而母亲服用卡马西平（1.58，95% CI 0.86 ~ 2.89）和其他较新的抗惊厥药（1.44，95% CI 0.57 ~ 3.65）的胎儿的校正 OR 值差异没有统计学意义 [66]。该研究还发现，没有证据表明这一人群在围孕期服用大剂量叶酸能降低与抗惊厥药相关的畸形风险，这可能提示对病情严重的女性应较晚给药或选择性给药。在妊娠晚期服用抗惊厥药并不会增加畸形风险 [66]。

鉴于这些发现，在妊娠早期服用某些抗惊厥药与 CHD 的发生风险增高似乎存在联系。因此，妊娠早期服用抗惊厥药的孕妇可考虑行胎儿超声心动图检查（表 1.5）。

酒精

胎儿酒精综合征的主要表现包括面部异常、生长障碍、智力低下及心脏畸形，易发生于妊娠期大量饮酒的孕妇 [67]。与人类血液中酒精水平相当的酒精浓度对鸡胚胎心脏的致畸作用已被证实 [68]。在胎儿酒精综合征患者中，婴儿 CHD 的发病率为 25% ~ 30%，其中以间隔缺损最为常见 [67,69]。对疑似胎儿酒精综合征的孕妇建议行胎儿超声心动图检查。

关于母亲在妊娠前和妊娠期间经常饮酒与胎儿 CHD 风险的相关性研究的结果尚存在分歧。与此问题相关的 23 项研究结论表明，母亲在妊娠前或妊娠期间饮酒的总体合并相对危险度为 1.13（95% CI 0.96 ~ 1.29），数据具有统计学显著差异 [70]。这项 meta 分析没有提示母亲饮酒与 CHD 的发生风险呈正相关 [70]，因此，这种情况下应该进行详细的超声检查，而不是单纯行胎儿超声心动图检查（表 1.6）。

视黄酸

视黄酸是维生素 A 的衍生物,常用于治疗严重的囊性痤疮。自问世以来,一些文献报道视黄酸有致畸作用。视黄酸诱发的畸形特征包括中枢神经系统、颅面部、鳃弓及心血管畸形[71]。心脏畸形通常为圆锥动脉干畸形和主动脉弓畸形[62,72]。其致畸机制可能与前列腺素合成酶代谢产生的自由基有关[73]。妊娠期服用视黄酸的孕妇建议行胎儿超声心动图检查(表 1.4)。

非甾体抗炎药

非甾体抗炎药(nonsteroidal anti-inflammatory drug,NSAID)可用于矫治早产或缓解妊娠期疼痛。吲哚美辛是一种 NSAID,常用于妊娠中晚期保胎治疗。但吲哚美辛可能导致胎儿动脉导管的提前收缩。多普勒检查证实在妊娠中、晚期应用吲哚美辛的孕妇中,超过 50% 的胎儿会出现明显的动脉导管收缩[74,75]。通常情况下,动脉导管收缩是轻微的并且停药后可缓解。服用其他 NSAID 也可出现动脉导管收缩[76]。吲哚美辛相关的少尿症、小肠结肠坏死及颅内出血等新生儿并发症,仅发生于妊娠 32 周后用药的孕妇[77]。有吲哚美辛暴露史婴儿的心血管系统并发症包括动脉导管未闭,需要手术结扎的风险较高。因此,妊娠中、晚期长期应用 NSAID 的孕妇建议行胎儿超声心动图检查。

血管紧张素转换酶抑制剂

血管紧张素转换酶(angiotensin-converting enzyme,ACE)抑制剂常用于治疗高血压。妊娠早期 ACE 抑制剂暴露与严重先天畸形的发生风险增高有关,其风险比背景风险或其他抗高血压药物暴露的风险高 2.7 倍[78]。该药物主要引起心血管系统(风险比为 3.72)及中枢神经系统的严重畸形(风险比为 4.39)[78]。其中,房间隔及室间隔缺损是最常见的心脏畸形[78]。妊娠中、晚期应用 ACE 抑制剂还可能引起"ACE 抑制剂胎儿病",其症状主要有羊水过少、宫内生长发育迟缓、头颅发育不良、肾衰竭,甚至死亡[79]。妊娠期应用 ACE 抑制剂的孕妇建议行胎儿超声心动图检查(表 1.5)。

选择性 5- 羟色胺再摄取抑制剂

选择性 5- 羟色胺再摄取抑制剂(selective serotonin reuptake inhibitor,SSRI)是一类抗抑郁药,在妊娠期治疗抑郁及焦虑方面的效果得到广泛认可[80]。特异性 SSRI 类药物包括西酞普兰(喜普妙)、氟西汀(百优解)、帕罗西汀及舍曲林(左洛复)。有研究显示,妊娠早期应用 SSRI 类药物会增加先天性心脏畸形的发生风险[81-83],帕罗西汀是其中导致先天性心脏畸形作用最大的一种,主要会引起房间隔缺损和室间隔缺损[83]。纳入了 7 项研究的 meta 分析显示,早期妊娠应用帕罗西汀会使胎儿发生心脏畸形的总体风险显著增高 74%[84]。

一些有关其他 SSRI 类药物与 CHD 关系的大样本研究提出了不一致的观点。一项大样本队列研究根据 2000—2007 年的 Medicaid 数据,纳入了 949 504 例孕妇,发现早期妊娠应用与未应用抗抑郁药的孕妇分娩的新生儿发生严重 CHD 的风险相当[85]。该研究在完全排除了混杂因素的影响后发现，早期妊娠应用抗抑郁药不会显著增加新生儿心脏畸形的风险。

妊娠 20 周后应用 SSRI 类药物与新生儿持续性肺动脉高压（pulmonary hypertension of the newborn, PPHN）的发生风险增高有关[86]。PPHN 在活产儿中的发生率为 1‰ ~ 2‰，SSRI 类药物的应用可导致其发病率及死亡率增高。应用 SSRI 类药物会使新生儿 PPHN 的发生风险增高至 6‰ ~ 12‰，是无相关暴露新生儿的 6 倍[86]。发病机制可能为药物暴露后 5- 羟色胺在胎儿肺内累积[87]。5- 羟色胺具有收缩血管及促进肺动脉平滑肌细胞有丝分裂的作用，可导致平滑肌细胞增殖，这些是 PPHN 的组织学变化特征[88,89]。

一般而言，对于患有严重抑郁症且对药物治疗有反应的孕妇，为了避免母体并发症的发生及维持母婴亲密关系，应鼓励孕妇开始或继续服用一种 SSRI 类药物[90]。总体来说，SSRI 相关的特异性畸形很罕见且绝对风险也很小[91,92]。鉴于妊娠早期应用帕罗西汀与 CHD 相关的研究结果较为一致，故妊娠早期应用帕罗西汀的孕妇可能需要进行胎儿超声心动图检查。

母体肥胖

肥胖的定义是体重指数（body mass index, BMI）大于或等于 30 kg/m²，其发病率近年来呈指数级增长。神经管畸形与妊娠前母体肥胖有关[55]。有研究认为与平均体重的孕妇相比，肥胖孕妇的胎儿发生先天性心脏畸形的风险增高[93,94]。但这种风险增高相对较小：肥胖孕妇的风险比为 1.18 倍，而肥胖体质（BMI > 35 kg/m²）的孕妇的风险比为 1.40 倍，主要会增高患房间隔缺损和室间隔缺损的风险[94]。鉴于增高的风险较小，进行详细的心脏超声扫查比胎儿超声心动图检查更合理（表 1.6）。

CHD 的预防

目前有证据表明孕前服用叶酸能显著降低 CHD 的发生风险[95-98]。一项随机对照试验评价了每日摄入 0.8 mg 叶酸的作用，结果显示能使一些心脏畸形的发生风险降低 50%[95]。其他研究也表明，孕妇在产前服用叶酸能明显降低新生儿圆锥动脉干畸形的发生率[96,97]。

叶酸对降低心脏畸形的作用机制目前还不清楚，猜测可能与亚甲基四氢叶酸还原酶（methylenetetrahydrofolate reductase, MTHFR）活性有关[99]。同型半胱氨酸增加、MTHFR 基因变异与 CHD 相关[99-101]。一项对照研究发现，同型半胱氨酸水平在 CHD 婴儿的母体中明显升高[95]。目前的资料表明叶酸是参与胎儿心脏胚胎发育的一种活性物质，围孕期应用叶酸可能会降低先天性心脏畸形的发生风险[96]。

要点　先天性心脏病流行病学

- CHD 的发病率为活产儿的 8‰ ~ 9‰, 如果加上轻微的心脏畸形, 如主动脉瓣二叶畸形、房间隔膨出瘤和左上腔静脉, 则 CHD 的总体发病率约为 50‰。
- 即使染色体核型正常, 胎儿有心外畸形时常合并 CHD。
- 非免疫性积液胎儿 CHD 的发生率为 10% ~ 20%。
- 大约 50% 完全性心脏传导阻滞的胎儿合并 CHD, CHD 伴胎儿心律失常的总体风险约为 1%。
- 常规超声检查怀疑 CHD 是 CHD 最常见的危险因素（40% ~ 50%）。
- 胎儿遗传学或染色体异常是心脏及心外畸形的高危因素之一。
- 大多数患有 CHD 的新生儿没有明确的危险因素。
- NT 厚度大于或等于 3.5 mm 或超过胎龄的第 99 百分位时需要行胎儿超声心动图检查。
- 单绒毛膜双胎的胎儿发生 CHD 的风险增高, 为 2% ~ 9%。
- TTTS 与获得性心脏畸形有关, 包括右室流出道梗阻, 双胎中受血儿的发病率约为 10%。
- 妊娠前患糖尿病孕妇的胎儿发生 CHD 的风险增高 5 倍, 相对风险较高的畸形包括内脏异位、永存动脉干、大动脉转位和单心室。
- 妊娠早期或妊娠中期之初诊断的妊娠期糖尿病是胎儿超声心动图的检查指征。
- 妊娠晚期胎儿心室肥厚是一种妊娠前和妊娠期糖尿病母体血糖控制不良导致的并发症。
- 如果妊娠中期孕妇的 HbA1c 水平超过 6%, 建议妊娠晚期行胎儿超声心动图检查以评估心室肥厚程度。
- 若妊娠早期母体苯丙氨酸水平超过 0.92 mmol/L, 则胎儿发生 CHD 的风险增高 10 ~ 15 倍。
- 锂暴露对胎儿的风险低于以前的报道。
- 妊娠早期应用抗惊厥药的孕妇, 其胎儿发生 CHD 的风险显著增高。
- 患胎儿酒精综合征的婴儿中 25% ~ 30% 患有 CHD, 以间隔缺损最常见。
- 妊娠早期应用 ACE 抑制剂会增高 CHD 的发生风险。妊娠中期和晚期应用 ACE 抑制剂会导致 "ACE 抑制剂胎儿病"。
- IVF 胎儿的 CHD 发生率增高 4 倍。
- 母体肥胖的胎儿发生 CHD 的风险轻度增高。
- 家族中存在非综合征性或非染色体性 CHD 的患者时, CHD 再发风险增高。
- 围孕期补充叶酸能够降低 CHD 的发生率。

（崔存英）

参考文献

1. Hoffman JI, Christianson R. Congenital heart disease in a cohort of 19,502 births with long-term follow-up. *Am J Cardiol*. 1978;42:641-647.

2. Yoon PW, Olney RS, Khoury MJ, Sappenfield WM, Chavez GF, Taylor D. Contribution of birth defects and genetic diseases to pediatric hospitalizations. A population-based study. *Arch Pediatr Adolesc Med*. 1997;151:1096-1103.

3. Ward C. Clinical significance of the bicuspid aortic valve. *Heart*. 2000; 83:81-85.

4. Benson DW. The genetics of congenital heart disease: a point in the revolution. *Cardiol Clin*. 2002;20:385-394, vi.

5. Hoffman JI, Kaplan S. The incidence of congenital heart disease. *J Am Coll Cardiol*. 2002;39:1890-1900.

6. Fogel M, Copel JA, Cullen MT, Hobbins JC, Kleinman CS. Congenital heart disease and fetal thoracoabdominal anomalies: associations in utero and the importance of cytogenetic analysis. *Am J Perinatol*. 1991;8:411-416.

7. Song MS, Hu A, Dyamenahalli U, et al. Extracardiac lesions and chromosomal abnormalities associated with major fetal heart defects: comparison of intrauterine, postnatal and postmortem diagnoses. *Ultrasound Obstet Gynecol*. 2009;33:552-559.

8. Friedman AH, Copel JA, Kleinman CS. Fetal echocardiography and fetal cardiology: indications, diagnosis and management. *Semin Perinatol*. 1993;17:76-88.

9. Crawford DC, Chita SK, Allan LD. Prenatal detection of congenital heart disease: factors affecting obstetric management and survival. *Am J Obstet Gynecol*. 1988;159:352-356.

10. Gustapane S, Leombroni M, Khalil A, et al. Systematic review and meta-analysis of persistent left superior vena cava on prenatal ultrasound: associated anomalies, diagnostic accuracy and postnatal outcome. *Ultrasound Obstet Gynecol*. 2016;48:701-708.

11. Lide B, Lindsley W, Foster MJ, Hale R, Haeri S. Intrahepatic persistent right umbilical vein and associated outcomes: a systematic review of the literature. *J Ultrasound Med*. 2016;35:1-5.

12. Crawford D, Chapman M, Allan L. The assessment of persistent bradycardia in prenatal life. *Br J Obstet Gynaecol*. 1985;92:941-944.

13. Schmidt KG, Ulmer HE, Silverman NH, Kleinman CS, Copel JA. Perinatal outcome of fetal complete atrioventricular block: a multicenter experience. *J Am Coll Cardiol*. 1991;17:1360-1366.

14. Copel JA, Liang RI, Demasio K, Ozeren S, Kleinman CS. The clinical significance of the irregular fetal heart rhythm. *Am J Obstet Gynecol*. 2000;182:813-817; discussion 817-819.

15. Donofrio MT, Moon-Grady AJ, Hornberger LK, et al. American Heart Association Adults With Congenital Heart Disease Joint Committee of the Council on Cardiovascular Disease in the Young, Council on Clinical Cardiology Council on Cardiovascular Surgery and Anesthesia, Council on Cardiovascular and Stroke Nursing. Diagnosis and treatment of fetal cardiac disease: a scientific statement from the American Heart Association. *Circulation*. 2014;129:2183-2242.

16. American Institute of Ultrasound in Medicine. AIUM practice guideline for the performance of fetal echocardiography. *J Ultrasound Med*. 2013;32:1067-1082.

17. International Society of Ultrasound in Obstetrics and Gynecology (ISUOG), Carvalho JS, Allan LD, Chaoui R, et al. ISUOG Practice Guidelines (updated): sonographic screening examination of the fetal heart. *Ultrasound Obstet Gynecol*. 2013;41:348-359.

18. American Institute of Ultrasound in Medicine. AIUM practice guideline for the performance of obstetric ultrasound examinations. *J Ultrasound Med*. 2013;32:1083-1101.

19. American Institute of Ultrasound in Medicine. AIUM practice parameter for the performance of fetal echocardiography. *J Ultrasound Med*. 2020;39:E5-E16.

20. Nicolaides KH. Nuchal translucency and other first-trimester sonographic markers of chromosomal abnormalities. *Am J Obstet Gynecol*. 2004;191:45-67.

21. Clur SA, Ottenkamp J, Bilardo CM. The nuchal translucency and the fetal heart: a literature review. *Prenat Diagn*. 2009;29:739-748.

22. Khalil A, Nicolaides KH. Fetal heart defects: potential and pitfalls of first-trimester detection. *Semin Fetal Neonatal Med*. 2013;18:251-260.

23. Jelliffe-Pawlowski LL, Norton ME, Shaw GM, et al. Risk of critical congenital heart defects by nuchal translucency norms. *Am J Obstet Gynecol*. 2015;212:518, e511-510.

24. Bahado-Singh RO, Wapner R, Thom E, et al. First Trimester Maternal Serum B, Fetal Nuchal Translucency Screening Study Group. Elevated first-trimester nuchal translucency increases the risk of congenital heart defects. *Am J Obstet Gynecol*. 2005;192:1357-1361.

25. Makrydimas G, Sotiriadis A, Huggon IC, et al. Nuchal translucency and fetal cardiac defects: a pooled analysis of major fetal echocardiography centers. *Am J Obstet Gynecol*. 2005;192:89-95.

26. Bahtiyar MO, Dulay AT, Weeks BP, Friedman AH, Copel JA. Prevalence of congenital heart defects in monochorionic/diamniotic twin gestations: a systematic literature review. *J Ultrasound Med*. 2007;26:1491-1498.

27. Manning N, Archer N. A study to determine the incidence of structural congenital heart disease in monochorionic twins. *Prenat Diagn*. 2006;26:1062-1064.

28. Karatza AA, Wolfenden JL, Taylor MJ, Wee L, Fisk NM, Gardiner HM. Influence of twin-twin transfusion syndrome on fetal cardiovascular structure and function: prospective case-control study of 136 monochorionic twin pregnancies. *Heart*. 2002;88:271-277.

29. Lopriore E, Bokenkamp R, Rijlaarsdam M, Sueters M, Vandenbussche FP, Walther FJ. Congenital heart disease in twin-to-twin transfusion syndrome treated with fetoscopic laser surgery. *Congenit Heart Dis*. 2007;2:38-43.

30. Herberg U, Gross W, Bartmann P, Banek CS, Hecher K, Breuer J. Long term cardiac follow up of severe twin to twin transfusion syndrome after intrauterine laser coagulation. *Heart*. 2006;92:95-100.

31. Stagnati V, Chalouhi GE, Essaoui M, et al. Pulmonary stenosis in complicated monochorionic twin pregnancies: prevalence, management and outcome. *Prenat Diagn*. 2015;35:1085-1092.

32. Lisowski LA, Verheijen PM, Copel JA, et al. Congenital heart disease in pregnancies complicated by maternal diabetes mellitus. An inter-national clinical collaboration, literature review, and meta-analysis. *Herz*. 2010;35:19-26.

33. Miller E, Hare JW, Cloherty JP, et al. Elevated maternal hemoglobin A1c in early pregnancy and major congenital anomalies in infants of diabetic mothers. *N Engl J Med*. 1981;304:1331-1334.

34. Ylinen K, Aula P, Stenman UH, Kesaniemi-Kuokkanen T, Teramo K. Risk of minor and major fetal malformations in diabetics with high haemoglobin A1c values in early pregnancy. *Br Med J (Clin Res Ed)*. 1984;289:345-346.5.

35. Shields LE, Gan EA, Murphy HF, Sahn DJ, Moore TR. The prognostic value of hemoglobin A1c in predicting fetal heart disease in diabetic pregnancies. *Obstet Gynecol*. 1993;81:954-957.

36. Jaeggi ET, Fouron JC, Proulx F. Fetal cardiac performance in uncomplicated and well-controlled maternal type I diabetes. *Ultrasound Obstet Gynecol*. 2001;17:311-315.

37. Levy HL, Waisbren SE. Effects of untreated maternal phenylketonuria and hyperphenylalaninemia on the fetus. *N Engl J Med*. 1983;309:1269-1274.

38. Lenke RR, Levy HL. Maternal phenylketonuria and hyperphenylalaninemia. An international survey of the outcome of untreated and treated pregnancies. *N Engl J Med*. 1980;303:1202-1208.

39. Koch R, Friedman E, Azen C, et al. The International Collaborative Study of Maternal Phenylketonuria: status report 1998. *Eur J Pediatr*. 2000;159(suppl 2):S156-S160.

40. Platt LD, Koch R, Hanley WB, et al. The international study of pregnancy outcome in women with maternal phenylketonuria: report of a 12-year study. *Am J Obstet Gynecol*. 2000;182:326-333.

41. Jackson RA, Gibson KA, Wu YW, Croughan MS. Perinatal outcomes in singletons following in vitro fertilization: a meta-analysis. *Obstet Gynecol*. 2004;103:551-563.

42. Helmerhorst FM, Perquin DA, Donker D, Keirse MJ. Perinatal outcome of singletons and twins after assisted conception: a systematic review of controlled studies. *BMJ*. 2004;328:261.

43. Hansen M, Bower C, Milne E, de Klerk N, Kurinczuk JJ. Assisted reproductive technologies and the risk of birth defects—a systematic review. *Hum Reprod*. 2005;20:328-338.

44. Koivurova S, Hartikainen AL, Gissler M, Hemminki E, Sovio U, Jarvelin MR. Neonatal outcome and congenital malformations in children born after in-vitro fertilization. *Hum Reprod*. 2002;17:1391-1398.

45. Kurinczuk JJ, Bower C. Birth defects in infants conceived by intracytoplasmic sperm injection: an alternative interpretation. *BMJ*. 1997;315:1260-1265; discussion 1265-1266.

46. Giorgione V, Parazzini F, Fesslova V, et al. Congenital heart defects in IVF/ICSI pregnancy: systematic review and meta-analysis. *Ultrasound Obstet Gynecol*. 2018;51:33-42.

47. Shamshirsaz AA, Bateni ZH, Sangi-Haghpeykar H, et al. Cyanotic congenital heart disease following fertility treatments in the United States from 2011 to 2014. *Heart*. 2018;104:945-948.

48. Burn J, Brennan P, Little J, et al. Recurrence risks in offspring of adults with major heart defects: results from first cohort of British collaborative study. *Lancet*. 1998;351:311-316.

49. Oyen N, Poulsen G, Boyd HA, Wohlfahrt J, Jensen PK, Melbye M. Recurrence of congenital heart defects in families. *Circulation*. 2009;120:295-301.

50. Gill HK, Splitt M, Sharland GK, Simpson JM. Patterns of recurrence of congenital heart disease: an analysis of 6,640 consecutive pregnancies evaluated by detailed fetal echocardiography. *J Am Coll Cardiol*. 2003;42:923-929.

51. Nora JJ, Nora AH. Maternal transmission of congenital heart diseases: new recurrence risk figures and the questions of cytoplasmic inheritance and vulnerability to teratogens. *Am J Cardiol*. 1987;59:459-463.

52. Rose V, Gold RJ, Lindsay G, Allen M. A possible increase in the inci-dence of congenital heart defects among the offspring of affected parents. *J Am Coll Cardiol*. 1985;6:376-382.

53. Tikkanen J, Heinonen OP. Maternal exposure to chemical and phys-ical factors during pregnancy and cardiovascular malformations in the offspring. *Teratology*. 1991;43:591-600.

54. Schou M, Goldfield MD, Weinstein MR, Villeneuve A. Lithium and pregnancy. I. Report from the Register of Lithium Babies. *Br Med J*. 1973;2:135-136.

55. Kallen K. Maternal smoking, body mass index, and neural tube defects. *Am J Epidemiol*. 1998;147:1103-1111.

56. Sipek A. Lithium and Ebstein's anomaly. *Cor Vasa*. 1989;31:149-156.

57. Zalzstein E, Koren G, Einarson T, Freedom RM. A case-control study on the association between first trimester exposure to lithium and Ebstein's anomaly. *Am J Cardiol*. 1990;65:817-818.

58. Jacobson SJ, Jones K, Johnson K, et al. Prospective multicentre study of pregnancy outcome after lithium exposure

during first trimester. *Lancet*. 1992;339:530-533.

59. Hanson JW, Buehler BA. Fetal hydantoin syndrome: current status. *J Pediatr*. 1982;101:816-818.

60. Buehler BA, Delimont D, van Waes M, Finnell RH. Prenatal prediction of risk of the fetal hydantoin syndrome. *N Engl J Med*. 1990;322:1567-1572.

61. Meadow SR. Anticonvulsant drugs and congenital abnormalities. *Lancet*. 1968;2:1296.

62. Briggs GG, Freeman RK, Yaffe SJ. *Drugs in Pregnancy and Lactation: A Reference Guide to Fetal and Neonatal Risk*. 10th ed. Lippincott Williams & Wilkins; 2014.

63. Thisted E, Ebbesen F. Malformations, withdrawal manifestations, and hypoglycaemia after exposure to valproate in utero. *Arch Dis Child*. 1993;69:288-291.

64. Lindhout D, Meinardi H. Spina bifida and in-utero exposure to valproate. *Lancet*. 1984;2:396.

65. Matalon S, Schechtman S, Goldzweig G, Ornoy A. The teratogenic ef-fect of carbamazepine: a meta-analysis of 1255 exposures. *Reprod Toxicol*. 2002;16:9-17.

66. Ban L, Fleming KM, Doyle P, et al. Congenital anomalies in children of mothers taking antiepileptic drugs with and without periconceptional high dose folic acid use: a population-based cohort study. *PLoS One*. 2015;10:e0131130.

67. Jones KL, Smith DW, Ulleland CN, Streissguth P. Pattern of malformation in offspring of chronic alcoholic mothers. *Lancet*. 1973;1:1267-1271.

68. Bruyere HJ Jr, Kapil RP. Cardioteratogenic dose of ethanol in the chick embryo results in egg white concentrations comparable to human blood alcohol levels. *J Appl Toxicol*. 1990;10:69-71.

69. Clarren SK, Smith DW. The fetal alcohol syndrome. *Lamp*. 1978;35:4-7.

70. Sun J, Chen X, Chen H, Ma Z, Zhou J. Maternal alcohol consumption before and during pregnancy and the risks of congenital heart defects in offspring: a systematic review and meta-analysis. *Congenit Heart Dis*. 2015;10:E216-E224.

71. Lammer EJ, Chen DT, Hoar RM, et al. Retinoic acid embryopathy. *N Engl J Med*. 1985;313:837-841.

72. Rosa F. Isotretinoin dose and teratogenicity. *Lancet*. 1987;2:1154.

73. Kubow S. Inhibition of isotretinoin teratogenicity by acetylsalicylic acid pretreatment in mice. *Teratology*. 1992;45:55-63.

74. Huhta JC, Moise KJ, Fisher DJ, Sharif DS, Wasserstrum N, Martin C. Detection and quantitation of constriction of the fetal ductus arteriosus by Doppler echocardiography. *Circulation*. 1987;75:406-412.

75. Moise KJ Jr, Huhta JC, Sharif DS, et al. Indomethacin in the treatment of premature labor. Effects on the fetal ductus arteriosus. *N Engl J Med*. 1988;319:327-331.

76. Koren G, Florescu A, Costei AM, Boskovic R, Moretti ME. Nonsteroidal antiinflammatory drugs during third trimester and the risk of premature closure of the ductus arteriosus: a meta-analysis. *Ann Pharmacother*. 2006;40:824-829.

77. Norton ME, Merrill J, Cooper BA, Kuller JA, Clyman RI. Neonatal complications after the administration of indomethacin for preterm labor. *N Engl J Med*. 1993;329:1602-1607.

78. Cooper WO, Hernandez-Diaz S, Arbogast PG, et al. Major congenital malformations after first-trimester exposure to ACE inhibitors. *N Engl J Med*. 2006;354:2443-2451.

79. Tabacova S, Little R, Tsong Y, Vega A, Kimmel CA. Adverse pregnancy outcomes associated with maternal enalapril antihypertensive treatment. *Pharmacoepidemiol Drug Saf*. 2003;12:633-646.

80. Mann JJ. The medical management of depression. *N Engl J Med*. 2005;353:1819-1834.

81. Cole JA, Ephross SA, Cosmatos IS, Walker AM. Paroxetine in the first trimester and the prevalence of congenital malformations. *Pharmacoepidemiol Drug Saf*. 2007;16:1075-1085.

82. Kallen B, Otterblad Olausson P. Antidepressant drugs during pregnancy and infant congenital heart defect. *Reprod Toxicol*. 2006;21:221-222.

83. Anonymous. SSRI antidepressants and birth defects. *Prescrire Int*. 2006;15:222-223.

84. Bar-Oz B, Einarson T, Einarson A, et al. Paroxetine and congenital malformations: meta-Analysis and consideration of potential confounding factors. *Clin Ther*. 2007;29:918-926.

85. Huybrechts KF, Palmsten K, Avorn J, et al. Antidepressant use in pregnancy and the risk of cardiac defects. *N Engl J Med*. 2014;370:2397-2407.

86. Chambers CD, Hernandez-Diaz S, Van Marter LJ, et al. Selective serotonin-reuptake inhibitors and risk of persistent pulmonary hypertension of the newborn. *N Engl J Med*. 2006;354:579-587.

87. Suhara T, Sudo Y, Yoshida K, et al. Lung as reservoir for antidepressants in pharmacokinetic drug interactions. *Lancet*. 1998;351:332-335.

88. McMahon TJ, Hood JS, Nossaman BD, Kadowitz PJ. Analysis of responses to serotonin in the pulmonary vascular bed of the cat. *J Appl Physiol*. 1993;75:93-102.

89. Runo JR, Loyd JE. Primary pulmonary hypertension. *Lancet*. 2003;361:1533-1544.

90. Weisskopf E, Fischer CJ, Bickle Graz M, et al. Risk-benefit balance assessment of SSRI antidepressant use during pregnancy and lactation based on best available evidence. *Expert Opin Drug Saf*. 2015;14:413-427

91. Louik C, Lin AE, Werler MM, Hernandez-Diaz S, Mitchell AA. First-trimester use of selective serotonin-reuptake inhibitors and the risk of birth defects. *N Engl J Med*. 2007;356:2675-2683.

92.　Alwan S, Reefhuis J, Rasmussen SA, Olney RS, Friedman JM. Use of selective serotonin-reuptake inhibitors in pregnancy and the risk of birth defects. *N Engl J Med*. 2007;356:2684-2692.

93.　Watkins ML, Rasmussen SA, Honein MA, Botto LD, Moore CA. Maternal obesity and risk for birth defects. *Pediatrics*. 2003;111: 1152-1158.

94.　Cedergren MI, Kallen BA. Maternal obesity and infant heart defects. *Obes Res*. 2003;11:1065-1071.

95.　Czeizel AE. Periconceptional folic acid-containing multivitamin supplementation for the prevention of neural tube defects and cardiovascular malformations. *Ann Nutr Metab*. 2011;59:38-40.

96.　Shaw GM, O'Malley CD, Wasserman CR, Tolarova MM, Lammer EJ. Maternal periconceptional use of multivitamins and reduced risk for conotruncal heart defects and limb deficiencies among offspring. *Am J Med Genet*. 1995;59:536-545.

97.　Scanlon KS, Ferencz C, Loffredo CA, et al. Preconceptional folate intake and malformations of the cardiac outflow tract. Baltimore-Washington Infant Study Group. *Epidemiology*. 1998;9:95-98.

98.　Botto LD, Mulinare J, Erickson JD. Occurrence of congenital heart defects in relation to maternal mulitivitamin use. *Am J Epidemiol*. 2000;151:878-884.

99.　Junker R, Kotthoff S, Vielhaber H, et al. Infant methylenetetrahydrofolate reductase 677TT genotype is a risk factor for congenital heart disease. *Cardiovasc Res*. 2001;51:251-254.

100.　Kapusta L, Haagmans ML, Steegers EA, Cuypers MH, Blom HJ, Eskes TK. Congenital heart defects and maternal derangement of homocysteine metabolism. *J Pediatr*. 1999;135:773-774.

101.　Wenstrom KD, Johanning GL, Johnston KE, DuBard M. Association of the C677T methylenetetrahydrofolate reductase mutation and elevated homocysteine levels with congenital cardiac malformations. *Am J Obstet Gynecol*. 2001;184:806-812; discussion 812-807.

2

第 2 章
先天性心脏病遗传学

概述

近 40 年来，先天性心脏病（congenital heart disease, CHD）的遗传学诊断只能通过常规染色体核型分析进行评价，主要检测染色体数目异常性疾病（如 21- 三体综合征），以及以 CHD 和相关心外畸形为特征的婴儿综合征性疾病（如 Holt-Oram 综合征、DiGeorge 综合征）。此外，CHD 与遗传因素的关系被严重低估了，只有 10% ~ 15% 的 CHD 被认为与遗传因素相关[1]，大多数 CHD 仍被认为是多因素导致的。近 20 年，新的基因检测技术迅猛发展，这使解码人类基因组功能成为可能，也使许多疾病能被更好地理解及分类。微阵列技术可以检测染色体拷贝数变异（copy number variant，CNV）。除了微阵列技术，靶向测序（心脏病基因集合）和全外显子测序（whole exome sequencing，WES）/ 全基因组测序（whole genome sequencing，WGS）的广泛应用，显示了约 30% 的 CHD 与遗传因素有关[2]。近 10 年，几项关于 CHD 儿童的大样本队列研究发现了很多导致非综合征性心脏病的新基因[3,4]。这些发现有助于对基因检测方法进行微调，以便更好地理解导致心脏异常的基因，从而优化对患者的咨询服务。人类心血管遗传学领域正处于快速发展阶段，针对各种心脏病的基因检测新技术也正逐步被引入临床。本章首先讨论目前可用的遗传学检测技术的原理，然后主要讨论以下 3 类遗传异常：①常规染色体核型分析检测到的染色体非整倍体异常；②微阵列分析检测到的染色体缺失与重复；③心脏病基因集合或者全外显子测序检测到的单基因遗传病。

常规染色体核型分析

染色体核型分析需要经过细胞培养及细胞处理，使细胞停止在染色体可见的细胞分裂中期。之后再应用显带技术（一般是 G 显带）使染色体呈现特定的深带及浅带进而识别染色体。染色体核型分析需要在显微镜下进行，根据染色体的长度及着丝粒的位置可将染色体区分为 A ~ G 共 7 组。在染色体的命名规则中，着丝粒用 "cen" 表示，端粒（末端）用 "ter" 表示。染色体的短臂用 petit 的首字母 "p" 表示，长臂用 queue 的首字母 "q" 表示。染色体长臂或短臂又能被细分为若干条带及亚带。

常规染色体核型分析技术可检出超过 75% 的有临床意义的染色体异常，主要包括 21、18 及 13 号染色体三体，三倍体及性染色体的非整倍体异常，如 X 单体（特纳综合征）和 XXY（克氏综合征）。借助光学显微镜，染色体核型分析不仅可以识别罕见嵌合三体和结构异常染色体，还可以识别大片段的平衡易位或非平衡易位。大片段（5 ~ 10 M 及以上）的染色体缺失也可被染色体核型分析识别出来，例如 4 号染色体短臂末端缺失（Wolf–Hirschhorn 综合征）和 5 号染色体短臂缺失（猫叫综合征）等。小片段缺失，又称微缺失，如 22q11.2 的小片段缺失（DiGeorge 综合征，后面详述），由于片段太小，染色体核型分析是无法识别的。当怀疑存在 22q11.2 缺失时，可选择原位荧光杂交（fluorescence in situ hybridization, FISH）技术检测微缺失（例如，心脏圆锥干畸形中 22q11.2 缺失的 FISH 检测），或者选择全基因组的比较基因组杂交技术（comparative genomic hybridization, CGH）（微阵列，后文详述）。

FISH 技术

FISH 是一种细胞遗传学技术，使用特定的荧光探针来检测和定位染色体上特定 DNA 区域的存在或缺失。FISH 技术应用一条与染色体上特定 DNA 区域序列相同的 DNA 单链作为探针，特异性地与染色体上相应的 DNA 互补区域结合。使用不同颜色的荧光可以实现荧光显微镜下的可视化。FISH 技术可直接对处于分裂期的细胞进行检测，通常可用于产前快速诊断染色体三体异常。FISH 技术还可通过添加探针直接对处于细胞分裂中期的染色体的基因微缺失进行检测。一般需要使用两种探针，第一种探针（绿色）是质控探针，用于识别两条目标染色体；第二种探针（红色 – 洋红色）用于杂交目标染色体的感兴趣区域。当存在染色体缺失（通常在单条染色体上）时，由于红色探针无法与靶序列结合，则会出现红色信号缺失。当胎儿期发现特定的心脏畸形需要进行侵入性检查时，除了染色体核型分析，通常还会使用 FISH 技术来检测 22q11.2 片段的微缺失。

CGH 技术及 CNV

CGH 技术是一种灵敏的检测技术。它的原理是通过将患者的全基因组 DNA 与对照样本的基因组 DNA 进行比较，识别患者基因组 DNA 的变异。该技术可以检测出患者基因组内的 DNA 不平衡改变，即 CNV，包括缺失和重复。CGH 技术可一次检测全基因组范围内的重复和缺失，而不是像 FISH 那样一次仅能检测 1 个片段的缺失。对 CGH 技术的解释并非本书的重点，但仍需要说明的是 CGH 技术可检测识别大于 50 kb 的全基因组范围的不平衡改变，其中一些不平衡改变可能临床意义还不明确。尽管 CGH 技术成本高且存在技术局限性，但是该技术在过去几年里十分受欢迎。一些中心在进行绒毛膜绒毛取样和羊膜腔穿刺检测时，会将 CGH 技术作为一线首选的产前诊断技术；但也有一些中心在怀疑患者存在 DNA 不平衡改变时，会首先进行常规染色体核型分析，然后根据情况加做

CGH 检测。 Jansen 等 [5] 发表的一篇 meta 分析指出，在胎儿心脏畸形患者中，CGH 技术还可检测出除了非整倍体和 22q11.2 缺失外的另外 7% 的染色体异常。基于这一发现，当诊断为胎儿畸形，尤其是 CHD 时，选择 CGH 技术进行检测是合理的，当然，也应考虑 CGH 技术的适用范围和费用。

下一代测序、外显子组测序和单基因遗传病

目前，单基因遗传病的遗传图谱仅在已有成员受已知基因缺陷影响的家庭中进行探求。随着基因检测技术的快速发展，特别是 DNA 测序技术的进步，临床上许多遗传病中的基因缺陷已经能被识别并且可以在数天内检测出来。该技术通常被称为下一代测序（next-generation sequencing，NGS）或高通量测序。与早期只能分析一个特定基因区域且更耗时的 Sanger 测序（一代测序）相比，NGS 更新、更快。平价且快速的 NGS 的出现彻底改变了人类结构畸形的遗传学诊断现状，并且使人们对许多疾病的发病机制有了更好的了解。很多早期被视为单独发病的畸形现已被重新分类为具有共同临床和遗传特征的畸形组。例如，Noonan 综合征（本章稍后讨论）早期被认为是一种单独的遗传综合征，现在属于 RASopathies 的一组遗传综合征，包含 17 个基因的缺陷。另一组遗传综合征现在被称为纤毛病，它们有共同的基因突变，这些基因与纤毛发育和功能相关。在过去的 10 年中，对患有 CHD 的儿童和胎儿的基因研究已经阐明了大多数 CHD 的病因。

非侵入性产前诊断

非侵入性产前诊断（noninvasive prenatal testing，NIPT）是一种在妊娠早、中期进行的针对 21- 三体、13- 三体、18- 三体、X 单体及性染色体异常的遗传学筛查技术。这一检测依赖于母体外周循环中存在的胎盘细胞凋亡释放的胎儿游离 DNA （cell-free DNA，cfDNA）[6]。胎盘细胞凋亡释放入母体循环的小片段 DNA 在妊娠第 4 ~ 7 周就可以被检测到 [7]。据估计，母体循环中 2% ~ 20% 的 cfDNA 来源于胎儿 [7]。cfDNA 的半衰期很短，通常在分娩后几小时内就会在母体外周血中消失 [8]。NIPT 技术方面的详细说明不在本书的讨论范围，需要指出的是，临床上 NIPT 基于测序技术对 cfDNA 进行分离和检测。

NIPT 对 21- 三体的筛查非常敏感。据报道，NIPT 对 21- 三体的检出率可达 99%，假阳性率仅为 0.16%[9]。对 18- 三体的检出率可达 97%，假阳性率为 0.15%[9]。目前，NIPT 已被推荐为高危人群的重要筛查方法，因为 NIPT 对 21- 三体高风险人群筛查的假阳性率很低，可减少非必要的侵入性检查。目前 NIPT 对 22q11.2 的检测敏感性为 70% ~ 75%，特异性为 99.5%[10]。

需要强调的是，NIPT 是一种筛查方法，而不是诊断方法，因此需谨慎将 NIPT 纳入 CHD 的遗传学评估体系。鉴于 CHD 与染色体不平衡的相关性相对较高，应向患者解释 NIPT 结果正常也可能出现 CHD，所以还需进一步通过侵入性检测来排除染色体不平衡的

情况。NIPT 技术目前已经可以对染色体缺失和重复进行筛查，但是由于 CHD 与遗传变异的高度相关性，笔者认为侵入性诊断更适合 CHD。为了给需要产前诊断 CHD 的家庭提供全面的诊疗建议及自主选择权，非指向性遗传咨询非常重要。

可疑遗传性 CHD 胎儿的超声评估

由于 CHD 合并心外畸形的可能性极高，为 30% ~ 50%，因此 CHD 的产前诊断必须基于详细的超声评估。评估 CHD 是孤立性的还是综合征性的，对患者的产前咨询和长期预后评估都是非常必要的。在少数情况下，CHD 的类型本身就可以为患者产前咨询提供足够的关联性信息（或者无关联性信息）。例如，心脏横纹肌瘤常与结节性硬化症（tuberous sclerosis complex，TSC）或常见的孤立性大动脉转位相关。然而，大多数 CHD 关联的疾病比较多，因此，需要对胎儿进行详细的评估。通常，超声评估首先需要寻找超声软指标和心外畸形的存在，因为这些可能提示存在染色体核型分析可检测到的常见的染色体数目异常。其次，需要进行更细致的超声评估来全面寻找综合征性软指标。检测者只有在充分了解表型和综合征的各种关联后才能给出详细的信息。如果胎儿染色体核型分析结果正常，需要告知患者进行进一步遗传学检测的必要性。本章的一些表格展示了 CHD 与遗传异常的相关性，且对临床诊断有一定的指导意义。超声中发现的细微表现可提示检查者可能存在的遗传改变或关联，否则检查者很难联系到遗传改变。法洛四联症（tetralogy of Fallot，TOF）就是一个典型的例子，它可单独存在，也可以是 21-三体综合征和 18-三体综合征、22q11.2 微缺失综合征、Alagille 综合征、CHARGE 综合征或者其他综合征的心脏表现。另一个例子是房室间隔缺损（atrioventricular septal defect，AVSD），50% 以上的 AVSD 合并 21-三体综合征或 18-三体综合征中，也可单独存在或合并原发纤毛运动障碍存在于胎儿内脏异位综合征中（将在第 41 章详述）。AVSD 也可在 22q11.2 等缺失综合征和 CHARGE 综合征（13%）中出现[11]。

CHD 与染色体数目异常

相关产后数据显示患有 CHD 的婴幼儿，其染色体异常发生率为 5% ~ 15%[1, 12, 13]。一项基于 2102 例活产新生儿的病例对照研究发现，存在心血管畸形的新生儿，其染色体异常发生率为 13%[1]。其中，21-三体综合征占 10.4%，其他染色体三体的发生率不足 1%[1]。3 项针对 127 万例新生儿的关于心血管畸形的大样本队列研究也得出了相似的结果[13]。也有研究显示，心血管畸形新生儿的染色体异常发生率可达 30% ~ 40%[14-16]。与活产儿相比，死产的心脏畸形胎儿的染色体异常发生率更高，这主要是因为非整倍体染色体数目异常的胎儿宫内死亡率较高，其中 21-三体综合征胎儿的死亡率约为 30%，13-三体综合征胎儿的死亡率约为 42%，18-三体综合征胎儿的死亡率约为 68%，特纳综合征胎儿的死亡率约为 75%[17]。需要强调的是，以往的研究指出，CHD 合并多种结构畸形的患者与遗传的关系更密切。活产儿 CHD 合并染色体异常的发生率低于胎儿，而且染色体异常种类的分布也存在不对称性，活产儿 CHD 合并染色体异常最多见的为 21－ 三体综合征，这种现象可能与18－ 三体综合征、13－ 三体综合征及 X 单体综合征具有更高的产前死亡率有关 [1,13]。

某些特殊类型的心脏畸形较其他类型的心脏畸形更常伴有染色体异常。在这方面产前和产后的研究是一致的。一般情况下，右心系统的畸形与核型染色体异常的相关性较低。然而，某些特殊类型的心脏畸形无论在新生儿还是胎儿中，伴发染色体异常的概率都较高，如 AVSD、膜周部室间隔缺损（ventricular septal defect，VSD）、房间隔缺损（atrial septal defect，ASD）、TOF、右室双出口（double outlet right ventricle，DORV）、左心发育不良综合征（hypoplastic left heart syndrome，HLHS）。表 2.1 列出了非复合型心血管畸形新生儿染色体数目异常的发生率，数据来自三大队列研究 [13]。

表 2.1 各种类型心脏畸形中新生儿染色体数目异常情况（仅非复合型心血管畸形）

心脏畸形	染色体异常		
	否 / 例	是 / 例	百分比 /%
矫正型大动脉转位	16	0	0.0
D-TGA	969	9	0.9
室间隔完整型肺动脉闭锁	195	4	2.0
TAPVC	287	6	2.0
ASD+ 肺动脉瓣狭窄	117	5	4.1
HLHS	799	35	4.2
三尖瓣闭锁	132	6	4.3
肺动脉瓣狭窄	374	17	4.3
共同动脉干	217	10	4.4
主动脉瓣狭窄	235	11	4.5
主动脉弓离断	179	11	5.8
Ebstein 畸形	110	8	6.8
主动脉缩窄	403	32	7.4
单心室	91	9	9.0
VSD + 主动脉缩窄	207	21	9.2
法洛四联症	1077	123	10.3
DORV	174	25	12.6
VSD	2134	474	18.2
ASD	868	319	26.9
VSD+ASD	447	207	31.7
AVSD	317	687	68.4

注：ASD—房间隔缺损；AVSD—房室间隔缺损；DORV—右室双出口；D-TGA—D 型大动脉转位；HLHS—左心发育不良综合征；TAPVC—完全型肺静脉异位连接；VSD—室间隔缺损。

引自 Harris JA, Francannet C, Pradat P, Robert E. The epidemiology of cardiovascular defects, part 2: a study based on data from three large registries of congenital malformations. *Pediatr Cardiol*. 2003;24:222-235. 已获授权。

伴有染色体异常的心脏畸形胎儿绝大多数都同时伴发心外畸形，发病率为 50% ～ 70%[14,16]。心外畸形往往是某种染色体异常综合征的典型表型，这些心外畸形的表型随着综合征的不同而变化。即使仅仅表现为孤立性 CHD 的胎儿，合并染色体异常的发生率也比未发现异常的胎儿增高 15% ～ 30%，因此，这类胎儿是有必要进行遗传咨询的[14,16]。反之，当胎儿诊断为遗传异常时，应当考虑到可能存在心脏畸形，需要进行超声心动图检查。

下文将讨论与胎儿 CHD 相关的几种三体综合征。

21- 三体综合征（唐氏综合征）

疾病定义

21- 三体综合征是由 21 号染色体三体引起的疾病。它是人类最常见的染色体畸变，在人群中的平均发生率为 1 ∶ 500。由于 30% 的 21- 三体综合征胎儿会在宫内死亡，因此妊娠期检测到的 21- 三体综合征的发生率比出生后高。95% 的 21- 三体综合征病例是由卵母细胞在减数分裂时发生错配引起的，而且这种错配风险会随着母体年龄的增长而增高。其余 5% 的 21- 三体综合征病例则是由不平衡易位引起的，与父母年龄无关，多出来的片段来源于父母中的一方。21- 三体综合征患者有着独特的临床表型及不同程度的智力障碍，也可能出现结构和免疫系统异常。

基因诊断

产前基因诊断可通过羊膜腔穿刺术、绒毛膜绒毛取样或胎儿脐静脉穿刺术获取胎儿组织进行。基因诊断主要采用 G 显带染色体核型分析技术。FISH 技术也常常被用来对结果进行快速诊断验证。NIPT 也可以筛查出 99% 的 21- 三体综合征。在产前超声检查中，当胎儿存在明显的心脏和心外畸形以及超声标志物时，可以高度怀疑存在 21- 三体综合征（表 2.2，图 2.1 ～ 2.4）。

心脏表现

超过 50% 的 21- 三体综合征胎儿可见心脏异常，包括 AVSD、VSD（流入部和膜周部）、TOF 和其他不常见畸形 ［Ebstein、DORV、主动脉缩窄（coarctation of the aorta，CoA）等］（图 2.2）。此外，某些胸部异常 / 标志物也与 21- 三体综合征相关，如右锁骨下动脉迷走、心室内强光点、房室瓣呈线性插入、心包积液及三尖瓣反流等。图 2.2 列举了 21- 三体综合征胎儿心脏异常的超声图像。

心外表现

十二指肠或食管闭锁等结构异常（图 2.3）偶尔会在 21- 三体综合征胎儿中被发现，但比解剖变异要少见得多（图 2.4）。与 21- 三体综合征相关的解剖标志很常见，可在淋巴系统、骨骼、脑部、颜面部、肾脏、腹部和胎盘 / 羊水中看到。表 2.2 列出了常见的与21- 三体综合征相关的超声标志物。大多数 21- 三体综合征的胎儿（>90%）可以通过妊娠早期的遗传学筛查在早期被检出（图 2.1），筛查内容主要包括孕妇年龄、NT 测量和生化标志物。详细的妊娠早期解剖标志检查也可以提高 21- 三体综合征的检出率。更多详情请参阅笔者关于妊娠早期超声的书籍[18]。

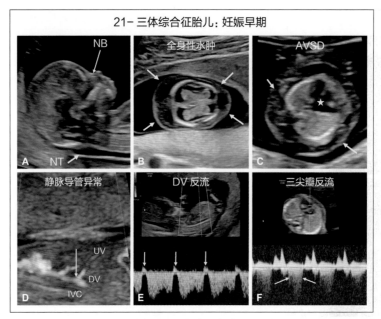

图 2.1 21- 三体综合征胎儿妊娠早期超声标志物改变。包括颈项透明层（NT）增厚（图 A 短箭头）;鼻骨（NB）缺失或发育不良（图 A 长箭头）;全身性水肿（图 B 和 C 箭头）; 心脏异常，最常见于房室间隔缺损（AVSD）（图 C 星号）; 脐静脉（UV）与静脉导管（DV）连接缺失或者异常，UV 连接下腔静脉（IVC）（图 D 箭头）; DV 反流（图 E 箭头）; 三尖瓣反流（图 F 箭头）

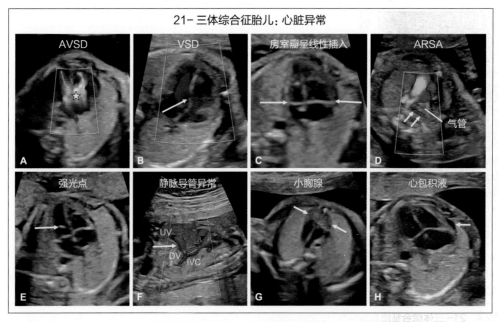

图 2.2 21- 三体综合征胎儿心脏异常的超声图像。心脏异常主要有房室间隔缺损（AVSD）（图 A 星号），室间隔缺损（VSD）（图 B 箭头），房室瓣呈线性插入（图 C 箭头），右锁骨下动脉迷走（ARSA），动脉走行在气管后面（图 D 箭头），心室内强光点（图 E 箭头），脐静脉（UV）与静脉导管（DV）连接缺失或异常（图 F 箭头），胸腺较小、胸腺与胸廓比例小（图 G 箭头），心脏异常合并心包积液（图 H 箭头）

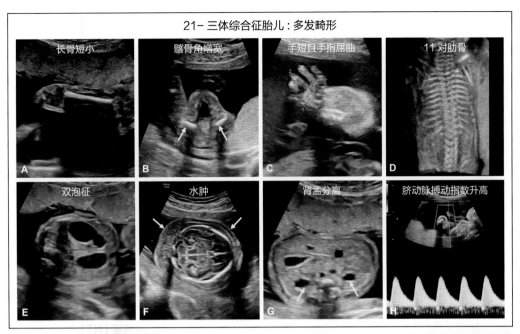

图 2.3　21- 三体综合征胎儿多发畸形的超声图像。骨骼系统异常包括长骨短小（A）、髂骨角增宽（图 B 箭头）、手短且手指屈曲（C）、11 对肋骨畸形（D）。其他系统偶发异常包括十二指肠的梗阻的双泡征（E）、头皮水肿（图 F 箭头）、肾盂分离（图 G 箭头）、脐动脉多普勒示搏动指数升高（H）而子宫动脉多普勒正常（未展示）

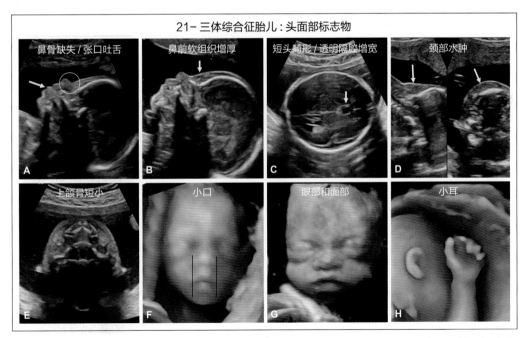

图 2.4　21- 三体综合征胎儿头面部标志物改变，包括鼻骨缺失（图 A 圆圈）、张口吐舌（图 A 箭头）、鼻前软组织增厚（图 B 箭头）、短头畸形（C）、透明隔腔增宽（图 C 箭头）以及颈部水肿（图 D 箭头）及其矢状面（图 D 左箭头）和冠状面（图 D 右箭头）。面部标志物改变：面中部发育不良，多见上颌骨短小（E）；小口（F）。可通过三维超声识别 21- 三体综合征的面部特征（G），偶见小耳（H），但缺乏特异性

表2.2　21- 三体综合征胎儿各器官系统生理异常

器官系统	21- 三体综合征异常
心脏	AVSD、VSD、TOF、ARSA、EIF、TR、心包积液、右位主动脉弓
骨骼	股骨短、肱骨短、鼻骨缺失或发育不良（鼻骨短小或缺如）、短头、髂骨角增宽、上颌骨短、指屈曲、指短、踇趾与第2趾间距增大
面部	额前皮肤水肿、鼻骨缺失或发育不良、面部扁平、小口、张嘴吐舌、小耳
淋巴	颈项透明层增厚、颈部水肿、腹水
胃肠道和肾脏	食管、十二指肠和其他肠段梗阻，肾盂分离，小的脐膨出，肠管回声增强
大脑	短头、脑室扩张、颅后窝池扩大（枕大池扩张、小脑延髓池扩张）、CSP增宽、胼胝体异常
其他	静脉导管缺如或异常、脐动脉多普勒PI升高、羊水过多

注：ARSA—右锁骨下动脉迷走；AVSD—房室间隔缺损；CSP—透明隔腔；EIF—心内强光点；PI—搏动指数；TOF—法洛四联症；TR—三尖瓣反流；VSD—室间隔缺损。

18- 三体综合征（爱德华综合征）

疾病定义

18- 三体综合征是由18号染色体三体引起的，是人类第二常见的常染色体三体疾病，仅次于21- 三体综合征。18- 三体综合征在活产儿中的发生率约为1∶4000，但在产前的发病率要高得多，因为超过60%的18- 三体综合征胎儿会死于宫内。其发病机制大多与卵母细胞减数分裂不分离有关，少数病例（5%）可能与不平衡易位有关。大多数18- 三体综合征新生儿由于心脏和心外异常以及发育障碍，会在出生后几天或几周内死亡，很少有病例能存活超过数月。

基因诊断

与21- 三体综合征类似，18- 三体综合征的产前诊断主要通过染色体核型分析完成。18- 三体综合征也可以通过NIPT进行筛查，虽然准确率很高，但仍需要通过侵入性产前诊断来确诊。超声检查中，如果胎儿出现与生长受限相关的心脏和心外结构异常，可高度怀疑为18- 三体综合征。

心脏表现

超过80%的18- 三体综合征病例存在心脏结构异常，包括伴有流出道异常的间隔缺损，如TOF、DORV，以及AVSD、半月瓣多瓣膜病或右锁骨下动脉迷走等。图2.5～2.7列出了18- 三体综合征胎儿的心脏和心外异常表现。

心外表现

除了胎儿生长发育受限外，18- 三体综合征胎儿的大脑、面部、肌肉骨骼、肾脏、腹部、胎盘/脐带和羊水等也表现出异常。图2.6和2.7显示了与18- 三体综合征有关的异常，表2.3总结了18- 三体综合征胎儿中最常见的异常。

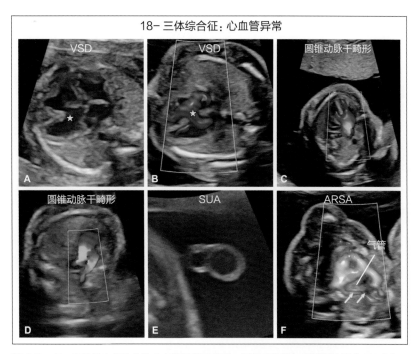

图 2.5　18- 三体综合征胎儿的心血管异常不典型，但几乎都存在室间隔缺损（VSD）（A、B），或者合并房室间隔缺损，或者是更常见的圆锥动脉干畸形（C、D），如右室双出口（C）、法洛四联症（D）。其他典型的血管异常包括单脐动脉（SUA）（E）和在其他非整倍体中发现的右锁骨下动脉迷走（ARSA）（F）及静脉导管连接异常

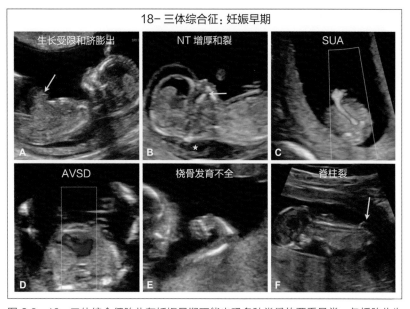

图 2.6　18- 三体综合征胎儿在妊娠早期可能出现多种常见的严重异常，包括胎儿生长发育受限（A）、脐膨出（图 A 箭头）、胎儿颈项透明层（NT）增厚（图 B 星号）、面裂（图 B 箭头示上颌间隙）、单脐动脉（SUA）（C）、心脏畸形 [如房室间隔缺损（AVSD）（D）或圆锥动脉干异常（未展示）等其他异常] 以及多种骨骼异常 [如桡骨发育不全（E）或开放性脊柱裂（F）等]

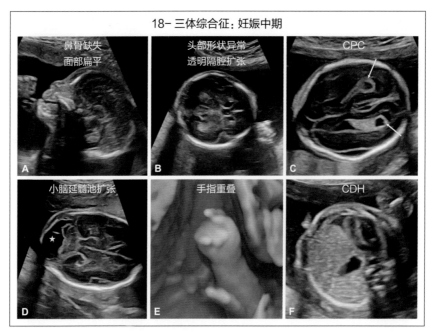

图 2.7　18- 三体综合征胎儿在妊娠中期通常表现为生长受限、面部异常，如鼻骨缺失、面部扁平（A）。脑部异常特征包括异常头型、"草莓头"伴透明隔腔（CSP）扩张（B）、脉络丛囊肿（CPC）（图 C 箭头）和小脑延髓池扩张（图 D 星号）。双手异常通常显示为手指重叠（E）。其他常见的异常包括脐膨出、脊柱裂和先天性膈疝（CDH）（F）

表2.3　18- 三体综合征胎儿各器官系统生理异常

器官系统	18- 三体综合征异常
心脏	VSD、TOF、DORV、AVSD、多瓣膜病、ARSA
骨骼	三角形头（"草莓头"）、脊柱裂、小头畸形、小颌畸形、鼻骨短小或缺如、手指紧握、桡骨发育不全、摇椅足
大脑	脉络丛囊肿、胼胝体发育不全、小脑延髓池扩张、透明隔腔扩张
面部	小颌畸形、前额叶水肿、鼻骨短小或缺如
胃肠道和肾脏	小的脐膨出、膈疝、食管闭锁、马蹄肾、肾脏发育不良、小胸腺
其他	生长受限、单脐动脉、颈项透明层增厚、静脉导管缺如或异常、胎盘小、羊水过多

注：ARSA—右锁骨下动脉迷走；AVSD—房室间隔缺损；DORV—右室双出口；TOF—法洛四联症；VSD—室间隔缺损。

13- 三体综合征（Patau 综合征）

疾病定义

　　13- 三体综合征是由 13 号染色体三体引起的，是人类第三常见的常染色体三体疾病。在活产儿中的发生率约为 1∶8000，但在妊娠期胎儿中的发生率要高得多，因为大多数 13- 三体综合征胎儿会在宫内死亡。大多数病例(80%)的病因是卵母细胞减数分裂不分离，而余下 20% 病例的病因则是不平衡易位。大多数 13- 三体综合征婴儿由于存在严重的畸形会在新生儿期死亡。

基因诊断

13- 三体综合征与 21- 三体综合征及 18- 三体综合征类似，产前诊断主要通过染色体核型分析完成。13- 三体综合征可以通过 NIPT 进行筛查，但仍需要通过侵入性产前诊断来确诊。在产前超声检查中，如果存在多种心脏和心外结构异常，也可怀疑为 13- 三体综合征。

心脏表现

超过 50% 的 13- 三体综合征胎儿存在结构性心脏异常，包括间隔缺损、左室流出道梗阻、CoA、HLHS、心内单个或多个强光点、心动过速、右锁骨下动脉迷走和多瓣膜发育不良。

心外表现

除胎儿生长发育受限外，13- 三体综合征还可能影响多个器官，包括中枢神经系统轻度至重度异常，以及面部、肌肉骨骼系统、肾脏系统、胎盘 / 脐带和羊水的异常。图 2.8 显示了与 13- 三体综合征相关的异常，表 2.4 总结了 13- 三体综合征中最常见的异常。

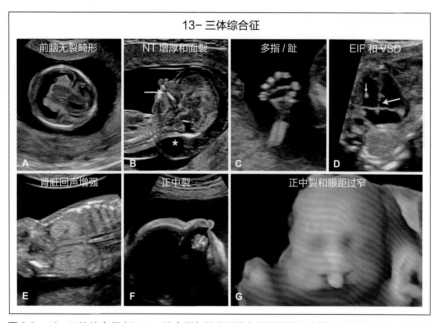

图 2.8 13- 三体综合征（Patau 综合征）胎儿通常在妊娠早期和中期出现严重异常。典型的异常包括前脑无裂畸形（A）、颈项透明层（NT）增厚（图 B 星号）、面裂（图 B 箭头示上颌间隙）和多指（C）。心脏异常在妊娠早期可能表现为心动过速，在妊娠中期则表现为心内强光点（EIF）（图 D 小箭头）、室间隔缺损（VSD）（图 D 大箭头）、左室流出道梗阻伴主动脉缩窄，甚至左心发育不良综合征等。肾脏异常包括肾脏回声增强（E）。面部畸形包括面正中裂（F、G）、眼距过窄（G）和独眼畸形

表2.4　13- 三体综合征胎儿各器官系统生理异常

器官系统	13- 三体综合征异常
心脏	缩窄、HLHS、VSD、EIF、ARSA、心动过速
面部	严重面部畸形、面裂、缺鼻、眼距过窄、小眼畸形、长鼻、独眼畸形
骨骼	多指/趾畸形
大脑	前脑无裂畸形、颅后窝扩张、胼胝体发育不良、CSP 扩张
胃肠道和肾脏	肾脏回声增强、小的脐膨出
其他	生长受限、单脐动脉、颈项透明层增厚、静脉导管缺如或异常、胎盘小

注：ARSA—右锁骨下动脉迷走；CSP—透明隔腔；EIF—心内强光点；HLHS—左心发育不良综合征；VSD—室间隔缺损。

特纳综合征（X 单体）

疾病定义

特纳综合征（X 单体）的特征是女性的一条 X 染色体完全或部分缺失，在活产儿中的发生率为 1：2000，与常染色体（21、18 和 13 号染色体）三体不同，特纳综合征与母亲年龄无关。绝大多数患有特纳综合征的胚胎或胎儿会在妊娠早期或中期死于水肿和大型水囊瘤。存活下来的胎儿常见颈部、心脏和肾脏的异常以及胎儿生长发育受限。

基因诊断

特纳综合征主要通过染色体核型分析进行产前诊断，类似三体综合征的诊断。特纳综合征也可使用 NIPT 进行筛查，但需要侵入性产前诊断来确诊。发现胎儿水囊瘤或颈部增厚时应怀疑特纳综合征。其他指标正常的胎儿，也可能在 NIPT 或羊膜腔穿刺术后意外检测到完全或部分的 X 单体。

心脏表现

30% ～ 50% 的特纳综合征胎儿会出现心脏结构异常，包括左室流出道梗阻伴主动脉瓣二叶畸形、CoA、主动脉瓣狭窄和 HLHS。静脉异常也可能存在。

心外表现

除了颈部增厚外，还可发现其他淋巴系统紊乱的表现，包括足部水肿、皮下水肿、胸腔积液、腹水等。肾脏异常也很常见。在妊娠中晚期还可发现胎儿生长发育受限伴长骨短小。嵌合病例（46，XX/46，X0）一般症状较轻。图 2.9 和图 2.10 显示了特纳综合征相关的异常，表 2.5 总结了特纳综合征中最常见的异常。

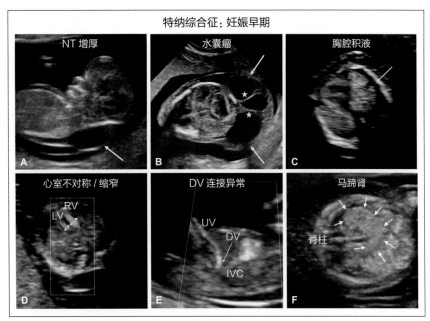

图 2.9　特纳综合征（X 单体）胎儿可能在妊娠早期出现颈项透明层（NT）增厚（图 A 箭头）、典型的水囊瘤（图 B 箭头和星号）以及其他淋巴系统紊乱的表现，例如胸腔积液（图 C 箭头）。也可能存在心脏表现，通常伴有心动过速和心室不对称，即左心室（LV）明显小于右心室（RV），这是主动脉缩窄（D）的征象。还可看到脐静脉异常（UV）、静脉导管（DV）缺如或者静脉导管连接异常，例如静脉导管（DV）与下腔静脉（IVC）相连（E）。特纳综合征中也可见肾脏异常，例如马蹄肾（图 F 箭头）

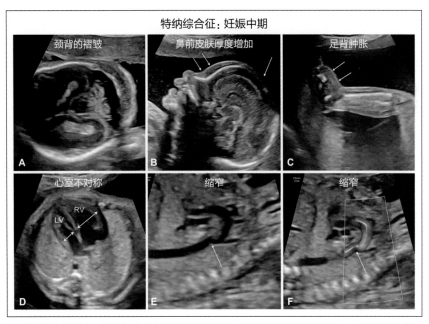

图 2.10　女性特纳综合征（X 单体）胎儿在妊娠中期可能出现淋巴系统紊乱的表现，如颈背褶皱增厚（A）、鼻前皮肤厚度（图 B 箭头）、足背肿胀（图 C 箭头），偶尔会出现胸腔积液（未显示）。典型的心脏异常包括左室流出道梗阻，如左心发育不良综合征，或四腔心切面显示主动脉缩窄伴心室不对称（图 D 双箭头），以及灰阶（图 E 箭头）和彩色多普勒（图 F 箭头）显示主动脉弓矢状切面有主动脉峡部狭窄

LV—左心室；RV—右心室

表 2.5　X 单体胎儿各器官系统生理异常

器官系统	X 单体异常
心脏	缩窄、HLHS、EIF、心动过速
头面部	水囊瘤、颈项透明层增厚、鼻前皮肤增厚
肾脏	马蹄肾、盆腔异位肾
其他	妊娠中期和晚期足背肿胀、静脉导管缺如或异常、轻度胎儿生长发育受限、长骨短小

注：EIF—心内强光点；HLHS—左心发育不良综合征。

三倍体

三倍体中有额外一套完整的单倍体染色体，导致每个细胞中有 69 条染色体，而不是 46 条。额外的单倍体可以是母系或父系起源，父系型被称为双雄三倍体，母系型被称为双雌三倍体。这两种类型的三倍体具有不同的特征，通常可以通过超声检查进行区分。

典型的双雄三倍体会出现大胎盘，但胎儿一般发育正常，而双雌三倍体则会出现严重的生长受限和小胎盘，而非大胎盘。两种三倍体在生物化学方面的表现不同：双雄三倍体表现为母体血清游离 β-hCG 水平增高，PAPP-A 水平轻度下降；而双雌三倍体则表现为母体血清游离 β-hCG 和 PAPP-A 水平均明显下降。双雌三倍体胎儿在妊娠早期的另一个重要特征是头臀长度（crown-rump length，CRL）明显较短，头围和腹围之间存在超过 2 周的显著差异（头大身小），伴有小脑延髓池扩张。头围和腹围之间的差异几乎可以算作双雌三倍体的一个诊断病征。心脏和心外异常也可出现在这两种类型的三倍体中，但它们的特异性表现对明确诊断作用不大。

先天性心脏病和染色体缺失及重复综合征

一些研究利用微阵列技术已经在有心脏和其他异常的胎儿中检测到了致病性 CNV[19-21]。不同研究的方法学差异显著，一些研究在分析时排除了非整倍体和 22q11.2 缺失的胎儿和婴儿，另一些则没有排除[22]。一项基于 13 篇文献和 1131 例病例的 meta 分析发现，临床相关性 CNV（排除了非整倍体和 22q11.2 缺失的胎儿）在单纯型 CHD 中占 3.4%，而在综合征性 CHD 中占了 9.3%，平均占比为 7%[5]。CNV 检出率会因特定的心脏畸形而存在差异（例如，内脏异位的检出率低，右主动脉弓的检出率高）[20,23,24]，但这一发现不会影响对所有怀有 CHD 胎儿的孕妇进行微阵列检测的医疗决策。在一项基于 239 例单纯型 CHD 胎儿的多中心研究中发现，在排除了占比为 3.1% 的 12 例 22q11.2 缺失胎儿后，有 19 例（7.9%）胎儿被检出有致病性 CNV[21]。最近，一项为期 5 年的大型前瞻性研究分析了 602 例 CHD 胎儿的染色体核型和微阵列芯片结果[25]。在 21% 的胎儿中发现了基因异常——14.2% 为染色体异常，6.6% 为微阵列芯片结果异常。正如之前的研究所示，微阵列芯片异常结果中，有一半的胎儿携带 22q11.2 缺失 / 重复，另一半携带其他的 CNV。图 2.11 显示了通过微阵列技术检测到的携带各种染色体缺失 / 重复的心脏异常胎儿。

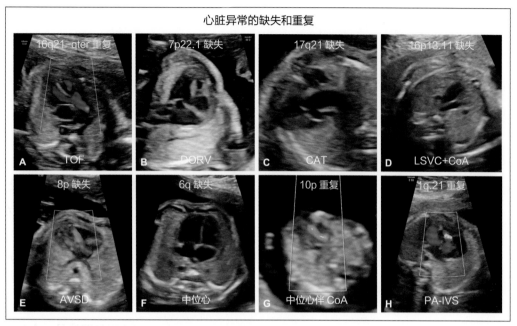

图 2.11　核型正常且无 22q11.2 微缺失的胎儿所出现的心脏异常，仍然有 2% ~ 5% 的风险与 CNV 相关，无论是重复还是缺失。如果胎儿还合并心外异常，则风险会更高。上图是 8 例通过微阵列技术检测到染色体缺失或重复的不同心脏异常胎儿的超声图像：法洛四联症（TOF）（A）、右室双出口（DORV）（B）、共同动脉干（CAT）（C）、左上腔静脉（LSVC）合并主动脉缩窄（CoA）（D）、非平衡性房室间隔缺损（AVSD）（E）、孤立性中位心（F）、中位心合并 CoA（G）和室间隔完整型肺动脉闭锁（PA-IVS）（H）

　　总之，研究的纳入标准会影响非整倍体和异常微阵列的阳性率。总体来说，14% 的 CHD 胎儿存在非整倍体异常，高达 7% 的 CHD 胎儿可能存在微阵列异常；其中一半是 22q11.2 缺失 / 重复，另一半包括其他不同的微缺失和微重复。如果将心脏异常合并心外畸形计算在内，两组的发生率均较高，而孤立性 CHD 的发生率与各种心脏异常的发生率不同 [5,20,21,25]。

22q11.2 缺失综合征（DiGeorge 综合征）

疾病定义

　　22q11.2 缺失综合征，也称为 DiGeorge 综合征、腭 - 心 - 面综合征或 CATCH 22，是人类基因组中最常见的缺失类型，22q11.2 缺失是 CHD 婴儿中第二常见的染色体异常（仅次于 21- 三体综合征）。活产儿中的发病率为 1 : 4000 ~ 1 : 2000[26]。22q11.2 缺失综合征由 22 号染色体长臂 11 区缺失引起。过去常用首字母缩写 CATCH-22 概括 DiGeorge 综合征的主要临床特征：心脏异常（Cardiac anomalies）、异常面容（Abnormal facies）、胸腺发育不全（Thymcis hypoplasi）、腭裂（Cleft palate）、低钙血症（Hypocalcemia）和 22 号染色体微缺失。

异常表型主要有心脏异常、胸腺发育不全或再生障碍、颅面畸形（包括面部畸形、腭裂和腭咽闭合不良），偶尔还有肾脏和骨骼异常[27]（表2.6）。骨骼障碍会影响四肢和脊柱发育[28]。22q11.2缺失的临床表现差异较大，这也取决于受累个体的年龄：高达85%的病例会出现心血管异常，由甲状旁腺发育不良引起的新生儿低钙血症在出生时会很明显，免疫缺陷、言语发育迟缓和喂养困难可能在婴儿期出现[27,29,30]。儿童、青少年和成人患者可能有不同程度的神经认知障碍，据报道多达40%的患者有行为和精神障碍[31]。Bassett等[32]的文章中详细地列出了22q11.2缺失胎儿的父母需要进行遗传咨询的内容。

表2.6　22q11.2缺失胎儿各器官系统生理异常

器官系统	22q11.2缺失异常
心脏	主动脉弓离断、肺动脉瓣缺如综合征、室间隔缺损型肺动脉闭锁、CAT、TOF、RAA、ARSA及其他圆锥动脉干异常
面部	面部畸形、球状鼻、管状长鼻、面裂、小耳
骨骼	多指/趾、半椎体
大脑	CSP扩张、多小脑回畸形
胸和肾	胸腺小或缺失、多囊肾
其他	羊水过多、生长受限

注：ARSA—右锁骨下动脉迷走；CAT—共同动脉干；CSP—透明隔腔；RAA—右位主动脉弓；TOF—法洛四联症。

基因诊断

该缺失不能通过常规的染色体核型分析来诊断，而需要通过FISH技术或微阵列技术进行针对性的检测。检测22q11.2缺失时，除了常规核型分析外，还要进行特定探针的FISH检测，但FISH技术只能检测出最高85%的病例。因此，目前建议对疑似有心脏异常的患者进行微阵列芯片分析[33]。22q11.2缺失区域包括40多个基因，其中*TBX-1*基因异常可能是导致心脏异常和其他相关异常的原因。*TBX-1*基因的点突变（NGS检测获得）可以解释临床22号染色体相关区域拷贝数正常，但怀疑是22q11.2缺失的罕见病例。在对受累的胎儿或婴儿的父母进行检测后发现，约6%的父母受到该综合征的轻微影响，同时父母有50%的风险将该变异遗传给后代[29]。近来随着NIPT检测的广泛应用，检测22q11.2缺失的灵敏度提升为70%～75%，假阳性率低于1%[10]。鉴于22q11.2缺失在普通人群中的频率较高，应考虑将其作为NIPT的一部分在妊娠早期进行检测。然而，需要更多的数据来评估这种方法在低风险人群中的敏感性和阳性预测值。

心脏表现

22q11.2缺失综合征导致的心脏异常主要包括圆锥动脉干异常，如主动脉弓离断、共同动脉干、肺动脉瓣缺如综合征、室间隔缺损型肺动脉闭锁、TOF和圆锥室间隔缺损[34,35]（表2.6，图2.12）。当出现右位主动脉弓、右锁骨下动脉异常，尤其是合并心脏异常、胸腺发育不全或其他心外畸形时，22q11.2 缺失的风险增高[36,37]（图 2.12）。在不到 5% 的病例中还可能发现其他的心脏异常。根据笔者的经验，胎儿心脏异常，如主动脉弓离断、肺动脉瓣缺如综合征，或圆锥动脉干异常合并右位主动脉弓在 22q11.2 缺失中的出现率最高。

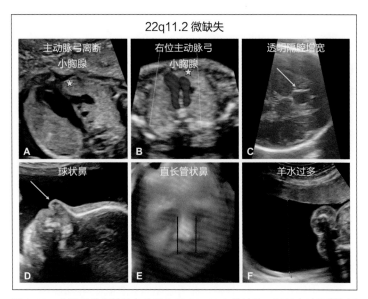

图 2.12　人类最常见的染色体缺失是 22q11.2 微缺失。相关心脏异常包括圆锥动脉干异常伴主动脉弓离断（A）或右位主动脉弓（B）。其中一个重要线索是胸腺（图 A 星号）缺如或发育不良。在妊娠中期，透明隔腔常表现出扩张（图 C 箭头）。虽然该缺失的受累婴儿会出现典型的面部畸形，但产前超声征象具有一定的主观性和非特异性，球状鼻（D）和直且长的管状鼻（E）可能有一定的诊断价值。妊娠晚期可能出现羊水过多（F）

心外表现

一旦产前诊断确定为心脏异常，同时超声检测出胎儿胸腺发育不良或胸腺缺如，则提示胎儿存在 22q11.2 缺失的风险大大增高[38,39]。从三血管 - 气管切面可见胸腺位于胸廓横断面前方（见第 9 章）。在这个平面上可判断胸腺发育不全或胸腺缺如。但应注意超声检查显示胸腺存在时并不能排除 22q11.2 缺失综合征[38]。22q11.2 缺失综合征的心外表现包括典型的球状鼻和管状鼻（图 2.12）、耳畸形、羊水过多，骨骼表现包括多指 / 趾畸形、畸形足、脊椎异常（半椎体畸形、脊柱裂）以及肾脏异常等[28,35]。笔者团队最近报道了 1 例 22q11.2 缺失综合征胎儿在妊娠 16 ～ 34 周时有透明隔腔增宽的表现[40]（图 2.12）。

产前超声诊断

有报道显示许多 22q11.2 缺失综合征胎儿存在心脏异常和其他畸形的产前超声诊断。这些报道强调，当怀疑 22q11.2 缺失时应注意心脏异常和胸腺发育异常评估的重要性。两项基于超声检查和尸检的研究报道了 2 例 22q11.2 缺失胎儿的疾病谱较广[28,35]。正如本章之前所述，在 CHD 胎儿的微阵列检测中，22q11.2 缺失的检出率为 3% ～ 5%[25]。表 2.6 和图 2.12 总结了 22q11.2 缺失综合征的主要心脏及心外表现。

Williams-Beuren 综合征（7q11.23 缺失）

疾病定义

Williams-Beuren 综合征（Williams-Beuren syndrome，WBS），又称 Williams 综合征，是一种多系统异常疾病，其特殊的面部特征也称作小精灵面容，主要临床表现包括心脏异常、婴儿期高钙血症、骨骼异常、肾脏异常和伴有精神发育迟滞的认知功能障碍[41]。通常可在童年的不同阶段诊断该病，只有少数病例能在产前得到诊断。WBS 在活产儿中的发病率为 1/20 000 ～ 1/7500[42]。随着微阵列及 WES 技术的广泛应用，越来越多的 WBS 被诊断并报道[42]。

基因诊断

该疾病是由染色体 7q11.23 微缺失引起的，该区域包含弹性蛋白基因 *ELN*。可通过靶向 FISH 技术、微阵列技术或分子遗传学技术（心脏病基因集合或 WES）检测弹性蛋白基因（*ELN*）的缺失进行诊断[42]。

心脏表现

典型的 WBS 患儿常有主动脉瓣上狭窄和肺动脉狭窄，狭窄从肺动脉远端累及至瓣膜。这种情况很少在妊娠中晚期被诊断出来。此外，WBS 常见于主动脉缩窄，偶尔伴有周围肺动脉狭窄。近期一项大型研究对 7 例 WBS 患者和文献中的另外 10 例患者[42]进行了分析，发现 17 例患者中只有 10 例（59%）报道了心脏异常，包括 VSD、CoA、主动脉瓣上狭窄、右位主动脉弓、左上腔静脉和心内强光点。笔者团队遇到的最近的 2 例病例中，只有 1 例有心脏异常表现，为孤立性左上腔静脉（图 2.13）。

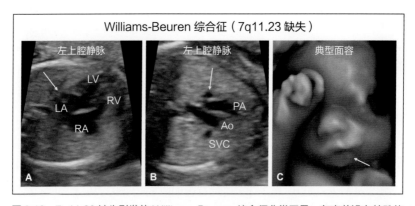

图 2.13　7q11.23 缺失引发的 Williams-Beuren 综合征非常罕见，在产前没有特殊的超声指征。通常会出现胎儿生长发育受限，偶尔伴有相关心脏表现。出生后可见的典型面部特征（小精灵面容）无法通过产前超声影像进行特定识别。图中胎儿生长发育受限。四腔心切面（A）和三血管 - 气管切面（B）显示左上腔静脉。羊膜腔穿刺术后检测提示核型正常，微阵列检查意外发现 7q11.23 缺失。明确诊断后，三维超声可见面部小圆鼻和下唇外翻的宽嘴（图 C 箭头）

Ao—主动脉；LA—左心房；LV—左心室；PA—肺动脉；RA—右心房；RV—右心室；SVC—上腔静脉

心外表现

虽然 60% 的病例可能在产前就有心脏表现，但超声检查的主要发现只是胎儿生长发育受限。在先前引用的研究中，文献报道的 17 例胎儿中有 14 例（82%）在妊娠中、晚期表现为生长受限，并伴随典型的股骨短小[43]。由于弹性蛋白基因受累，在 WBS 患儿中可发现心内和心外钙化。即使通过产前诊断明确了 WBS，超声检查也很难确切地提示该综合征的特殊面部特征（图 2.13）。除胎儿生长发育受限以外，产前超声并没有其他特征性的标志。

产前超声诊断

由于心脏表现不具特征性以及病变轻微，在胎儿期 WBS 经常被漏诊[43]。笔者团队会常规对伴有左室流出道梗阻（CoA、主动脉瓣狭窄、HLHS）的 WBS 胎儿进行针对性的 FISH 检测，并会在发现心脏异常时，常规使用微阵列芯片进行检测。尽管采取了这种方法，但在过去几年中，产前诊断出的 WBS 只有 1 例，表现为左上腔静脉和生长受限。侵入性产前诊断结合微阵列技术或针对遗传综合征的靶向基因集合检测可提高其产前检出率[42]。迄今为止最大规模的研究由 Yuan 等报道，通过常规使用 WES 检测到 7 例胎儿患有心脏异常、生长受限和其他异常[42]。

1p36 缺失综合征

疾病定义

1p36 单体型缺失 /1p36 缺失综合征是第二常见的人类染色体缺失类型（仅次于 22q11.2 缺失），它是最常见的终端缺失类型，在活产儿中的发病率约为 1/5000[26]。患者表型多样，但心脏畸形和相关的颅面部畸形较为常见。未发现与 1p36 缺失综合征相关的特定异常表现[44]。

基因诊断

1p36 缺失是 1 号染色体短臂末端缺失，随着微阵列技术在产前诊断中的广泛应用，1p36 缺失综合征的检出率已有明显提高，特别是当胎儿存在心脏异常时[45]。

心脏表现

70% 的病例合并心脏异常[26]且异常疾病谱较广，如间隔缺损、瓣膜畸形、Ebstein 畸形、TOF、DORV、CoA 以及扩张型心肌病或致密化不全性心肌病。最近的几项研究发现，Ebstein 畸形在 1p36 缺失的胎儿中普遍存在[45]，反过来说，在 Ebstein 畸形病例中也经常会发现 1p36 缺失（见第 24 章）。这种关联的原因在于 1p36 缺失区域包含 *SKI*、*RERE* 和 *UBE4B* 基因，这些基因可能是 Ebstein 畸形的致病基因[45]。

心外表现

颅内异常在 1p36 缺失综合征中比较常见，在一项纳入 28 例病例的 meta 分析中，18 例（65%）存在这种改变[44]。颅内异常包括脑室扩张（最常见）、胼胝体发育异常、皮质发育畸形、小头畸形以及短头畸形。该疾病除了肾脏、骨骼异常（手、足、脊柱）外，还有面部（眼、鼻、额头、耳）异常。

产前超声表现

多年来，未见 1p36 缺失综合征在产前胎儿中的报道，但随着微阵列技术在胎儿先天性心脏病中的广泛应用，近期已有 1p36 缺失综合征胎儿的报道出现，并且大多合并 Ebstein 畸形[45]（见第 24 章）。在 10 例 1p36 缺失综合征产前病例中，4 例有心脏异常（包含 2 例 Ebstein 畸形）、1 例胎儿脑室扩张、1 例胎儿生长发育受限[45]。来自法国的 8 个遗传实验室的报道显示，5 年内共发现了 10 例 1p36 缺失综合征病例。胎儿主要表现为 NT 增厚、脑室扩张、心脏缺陷和颌后缩，未发现特定的畸形类型[44]。而且 10 例胎儿中有 4 例存在心脏异常表现，包括 AVSD、CAT、主动脉瓣发育不良和心包积液[44]。

先天性心脏病和单基因遗传病

随着先进基因检测技术的发展，一些大型研究已经在 CHD 胎儿和婴儿中使用心脏病基因集合或 WES 进行检测，综合征性和非综合征性心脏异常的患者均可被检出。综合征性病例通常临床特征明确（如 Noonan 综合征、CHARGE 综合征、Alagille 综合征、Kabuki 综合征等），而非综合征性病例常常涉及特定的基因异常而无综合征性病例的临床特征。在大量非综合征性 CHD 病例中，可观察到家族遗传倾向，这对于更好地理解心脏形态发生是非常重要的[4]。目前，各种产前诊断中心都有针对 CHD 的基因集合，一般包含 20 ～ 100 个基因。

出于降低基因检测成本的考虑，现在一些中心建议仅对胎儿进行 WES 检测，或者当染色体核型和微阵列芯片分析检测都正常后，再对 CHD 胎儿和其双亲（核心家系 - 外显子）进行 WES 检测。

对于 CHD 患者，在微阵列芯片检测正常后，建议通过 WES 寻找可能的单基因疾病。初步研究表明，结合综合征的超声指标，其检出率可提高 3% ～ 5%[46-48]。然而，专家们一致认为，遗传和儿科文献中报道的许多综合征的"典型"症状在妊娠早期和中期的超声检查中并不明显，是否应该对所有心脏异常的胎儿进行 WES[46,47,49,50]，目前仍存在争议。因为对所有 CHD 胎儿常规使用 WES 会发现一些意义不明的变异，这将使其父母感到焦虑，也将使产前咨询面临更大挑战[47]。

为了找到潜在的致病基因变异，数个针对儿童 CHD 患者（含数千名先证者）的 WES 研究已经开展[3,4]。然而，关于心脏基因集合或 WES 在 CHD 胎儿中的作用的研究仍然很少[46,48,49]。Hu 等[49]对 44 例染色体核型分析和微阵列芯片检查结果正常的 CHD 胎儿，使用了包含 77 个 CHD 相关基因的基因集合进行检测。在该研究人群中，致病性变异和可能致病性变异的检出率分别为 13.6% 和 2.3%。该研究在患有 CHD 的胎儿中检测到了

2/3 的致病性变异，但产前超声检查未发现其他异常。有趣的是，检测到的主要疾病是 CHARGE 综合征、Kabuki 综合征和 Alagille 综合征。

最近发表的 CODE 研究 [48] 在排除了异常核型和异常微阵列芯片结果后，纳入了从英格兰和苏格兰的 34 个胎儿医学中心前瞻性收集的 197 个 CHD 核心家系 WES 测序（胎儿和双亲的外显子组测序）的结果。该研究还对包含 636 例胎儿病例的另外 18 项研究进行了 meta 分析 [48]。虽然早期的研究表明，CHD 中单基因疾病的发病率约为 5% [46,47]，但 CODE 研究和 meta 分析均显示孤立性 CHD 的发病率为 11%。而在合并相关心脏异常的 CHD 患者中，WES 检测出的单基因疾病的发病率有所不同，CODE 研究和 meta 分析研究给出的结果分别为 15% 和 37% [48]。有趣的是，Kabuki 综合征与 CHARGE 综合征、Noonan 综合征及原发性纤毛运动障碍都很常见。因此，本章新增加了关于 Kabuki 综合征的内容。

CHARGE 综合征

疾病定义

CHARGE 综合征以异常表型的首字母缩写命名，包括虹膜或视网膜缺损（Coloboma of ins or retina）、心脏缺陷（Heart defects）、鼻后孔闭锁（Choanal atresia）、生长受限（Growth restriction）、生殖器异常（Genital anomalies）、耳畸形或耳聋（Ear anomalies or deafness）。直到 2004 年证实其遗传病因是染色质解旋酶 DNA- 结合蛋白 7 的基因（*CHD7*）突变 [51]。该综合征的临床表现多变，鼻后孔闭锁和典型耳畸形在出生后更为明显，一般无心脏异常或仅有轻微异常。CHARGE 综合征在活产儿中的发病率约为 1∶10 000。大多数是散发病例，也存在常染色体显性遗传和生殖细胞嵌合的情况 [52]。

基因诊断

90% 的疑似 CHARGE 综合征患者可检测到 8q12.1 上的 *CHD7* 基因突变 [11]。在进行羊膜腔穿刺术时，通常不会提供 *CHD7* 基因突变的产前诊断结果，除非它包含在心脏病基因集合里。

心脏表现

75% ～ 80% 的 CHARGE 综合征或 *CHD7* 突变患者存在心脏异常 [11]。与 CHARGE 综合征有关的典型心脏异常有 TOF 或圆锥动脉干畸形，其他心脏异常也有报道，如间隔缺损、右位主动脉弓、二叶瓣、LSVC 等。在一项针对有 *CHD7* 基因突变和心脏缺陷的 220 例患者的大样本队列研究中，圆锥动脉干畸形占 31%，间隔缺损占 26%，AVSD 占 13%，左室流出道梗阻占 13%，右室流出道梗阻占 9% [11]。14% 的 CHARGE 综合征患者伴有主动脉弓异常，包括右锁骨下动脉迷走和右位主动脉弓 [53]。

心外表现

产前可以诊断的面部异常包括面部畸形、唇裂、腭裂。产前很难发现的异常有轻微生长受限、耳郭畸形及轻微男性生殖器异常（图2.14）。根据经验，彩色多普勒显示胎儿无鼻腔呼吸并伴有羊水过多时，提示疑似CHARGE综合征的胎儿存在鼻后孔闭锁（图2.14）。如图2.14F所示，眼眶后部的不规则结构疑为视网膜缺损。几乎所有的CHARGE综合征患者都会出现嗅球缺失，称为无嗅脑畸形，但这需要在妊娠26周后，通过超声或MR检查来验证[54,55]。在怀疑CHARGE综合征并具备最佳成像条件的情况下，可以在产前发现上述异常（图2.14）。CHARGE综合征胎儿的小脑蚓部和小脑延髓池也会有细微异常。一项使用MRI的研究报道了26例CHARGE综合征[54]胎儿的异常表现，所有的病例都发现了无嗅脑畸形、半规管发育不全、小脑延髓池异常以及小脑蚓部发育不良。26例患者中，有25例出现了心脏异常，这是MRI检查的主要指征[54]。在另一项针对12例CHARGE综合征婴儿的研究中发现，几乎所有婴儿都有耳郭畸形、半规管缺如、眼球缺损，3例伴有鼻后孔闭锁，4例伴有心脏异常[56]。关于各种异常的发生率，请参阅补充文献[57,58]。

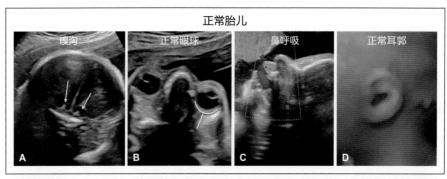

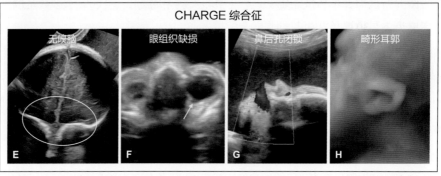

图2.14 CHARGE综合征是最常见的伴有心脏异常的单基因疾病之一。心脏异常并非一定存在，出现心脏异常时的表现也不特异。大多数病例要么被忽略，要么通过心脏病基因集合或外显子组测序检测到。然而，一些指征可能是CHARGE综合征的重要线索。本图显示了正常胎儿解剖表现（A～D）和确诊为CHARGE综合征胎儿的相应异常表现（E～H）。妊娠26周后，在大脑冠状切面上，双侧嗅沟（图A箭头）可在透明隔腔之前被识别出来。而CHARGE综合征中这些嗅沟缺失（E），这是无嗅脑畸形的标志。正常情况下眼球后部的视网膜表面光滑（B），CHARGE综合征中可发现视网膜缺损（图F箭头）。彩色多普勒显示胎儿呼吸时有羊水流过鼻和口腔（C），而CHARGE综合征胎儿出现鼻后孔闭锁，彩色多普勒仅显示羊水流过口腔（G）。CHARGE综合征的典型症状之一是耳郭形状异常，三维超声可显示正常耳郭（D）以及CHARGE综合征的畸形耳郭（H）

产前超声诊断

CHARGE 综合征的产前诊断并不常见，主要在妊娠晚期进行。尽管最近许多关于心脏异常的 WES 或基因集合检测的研究中，CHARGE 综合征被列为最常见的单基因疾病之一，但大多数 CHARGE 综合征病例在产前易漏诊 [48]。根据经验，当胎儿被诊断为心脏缺陷合并面部或泌尿生殖系统异常时，考虑检查 *CHD7* 突变。在心脏异常的胎儿中，应仔细观察面部异常，包括鼻呼吸、面裂、眼球异常（如视网膜缺损）[59] 和耳郭畸形（图 2.14）。根据 Acanfora 等 [55] 的报道，对耳郭进行二维和三维超声评估，并尝试在妊娠 26 周后可视化检测嗅沟，可能有助于 CHARGE 综合征的产前诊断。图 2.14 显示了 CHARGE 综合征胎儿的一些超声影像特征。

Kabuki 综合征

疾病定义

Kabuki 综合征的特征是面部畸形（100%）、骨骼和关节异常（80%）、泌尿生殖系统异常（30%）、心脏异常（70%）、发育迟缓（70%），以及智力障碍（90%）和自闭症谱系障碍风险增高 [60,61]。除了面部特征外，还有一个特殊的出生后特征是持久性胎指垫（80%）。随着 NGS 在异常胎儿中的广泛应用，尤其是在心脏缺陷胎儿中的应用，产前诊断出的 Kabuki 综合征病例越来越多 [48,62]。1981 年，以 Norio Niikawa 和 Yoshikazu Kuroki 为首的两个日本研究小组首次发现并描述了该综合征。它之所以被命名为 Kabuki 综合征，是因为患者的面部特征与日本传统戏剧形式歌舞伎的舞台妆相似。据报道，该综合征在活产儿中的发病率为 1∶30 000[60]。

基因诊断

位于染色体 12q13 区的 *KMT2D* 基因是 70%～80% 常染色体显性遗传的 Kabuki 综合征病例的致病基因。位于染色体 Xp11.3 区的 *KDM6A* 基因，是第二常见的 Kabuki 综合征致病基因（5%），呈 X 连锁遗传 [60]。

心脏表现

70% 的 Kabuki 综合征患者出现心脏受累的情况，可能包括任何类型的心脏畸形，多项研究显示左心阻塞性疾病的患病率较高，如二叶式主动脉瓣、HLHS、CoA 等 [2,62,63]。

心外表现

文献系列报道了 Kabuki 综合征胎儿的心外畸形，如生长受限、胎儿水肿、羊水过多、面部特征异常（包括面裂、牙齿畸形和大耳）以及半椎体和关节异常脱位 [63,64]。有趣的是，在 Kabuki 综合征中还可观察到锁骨中断 / 双锁骨畸形 [65]。其中一些异常并不特异，需要与 CHARGE 综合征和 22q11.2 缺失综合征相鉴别 [61]。

产前超声诊断

除了围产期发现的 1 例 Kabuki 综合征病例报道外，一项研究回顾性分析了 43 例患有 Kabuki 综合征胎儿的产前超声检查结果[63]。发生率较高的异常包括羊水过多（40%）、单脐动脉（30%）、心脏缺陷（20%）和肾脏异常（20%）。在这项研究中，69% 的病例的妊娠中期和晚期超声提示有 1 个或多个异常[63]。笔者团队所报道的两例病例均在妊娠中期发现胎儿水肿，且其中一例合并 VSD，另一例合并 HLHS[64]。图 2.15 为 1 例具有典型特征的 Kabuki 综合征真实病例的超声图像。

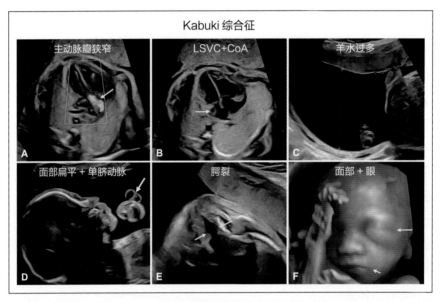

图 2.15　妊娠 24 周的 Kabuki 综合征胎儿的一些典型但非特异性的表型。Kabuki 综合征通常表现为左室流出道异常，如主动脉瓣狭窄（A）以及主动脉缩窄合并左上腔静脉（LSVC）（B）。羊水过多（C）、面部轻度畸形如面部扁平合并鼻小柱过短（D），以及单脐动脉（图 D 箭头）也与 Kabuki 综合征有关。上颌骨的轴向视图显示腭裂（图 E 箭头），前嵴正常。面部显示典型的长睑裂（图 F 长箭头）、鼻大和嘴角向下（图 F 短箭头）。未显示的其他特征包括盆腔异位肾、颈项透明层增厚、短手，在此阶段耳通常正常。更多详细信息请参阅正文

Noonan 综合征和 RASopathies

疾病定义

Noonan 综合征是一种常见的遗传性疾病，其在活产儿中的发病率为 1/2500 ～ 1/1000[66,67]。大多数病例是散发的，属于常染色体显性遗传，无性别差异。该综合征的主要特征包括面部畸形、身材矮小、蹼状颈、淋巴管异常、骨骼畸形、出血性疾病、肾脏疾病、不同程度的智力障碍和心脏异常等[66,67]。

基因诊断

研究发现，超过一半的 Noonan 综合征病例存在染色体 12q24.1 区 *PTPN11* 基因突变[68]。其他已鉴定的基因包括 *SOS1*、*KRAS*、*RAF1*、*NRAS*、*BRAF* 和 *SHOC2*[2,67]。其发病机制涉及 RAS/ 丝裂原活化蛋白激酶（RAS/mitogen-activated protein kinase，MAPK）通路，这也是该遗传性疾病被称为 RASopathies 的原因[69]。RASopathies 的疾病谱包括几种综合征，如 Costello 综合征、心－面－皮肤（craniofaciocutaneous，CFC）综合征、LEOPARD 综合征以及与 Noonan 综合征表型相似的其他综合征[69]。"Noonan 综合征谱"或"Noonan综合征临床相关疾病"[70] 是描述这些遗传综合征的另一术语。

心脏表现

80%～90% 的 Noonan 综合征累及胎儿心血管，其中肺动脉瓣狭窄（70%）和肥厚型心肌病（20%）占大多数。肺动脉瓣狭窄主要由肺动脉瓣叶发育不良引起，而不是瓣叶融合引起的，在非 Noonan 综合征病例中非常罕见[41]。Noonan 综合征中观察到的其他心脏异常包括 VSD、ASD、TOF、二尖瓣异常和 CoA[67]。妊娠早期和中期的胎儿可能检测不到心脏异常，因为其发生是进行性的；心脏异常仅在 27% 的产前病例中被检测出[71]，尤其是心肌病，主要发生在妊娠晚期[50] 或出生后的前 6 个月[67]。研究显示，Noonan 综合征的心脏表型高度依赖异常的致病基因[2,67]，如 *PTPN11* 基因突变可能导致肺动脉瓣狭窄，*RAF1* 基因突变患者有近 95% 的风险患心肌病，*SOS1* 基因突变会导致间隔缺损。根据经验，妊娠早期常见的心血管疾病是静脉导管异常，相关内容将在下一节中讨论。

心外表现

胎儿主要的心外表现包括 NT 增厚，至妊娠中期为颈部水肿或水囊瘤[50]。Noonan 综合征已被证明是与妊娠早期 NT 增厚和妊娠中期颈部水肿有关的最常见的单基因疾病，发病率为 7%～10%[68,72,73]。淋巴疾病的表现如单侧或双侧胸腔积液、水肿以及进行性羊水过多，在胎儿染色体核型正常的情况下均为典型的诊断线索[68]。肾脏或静脉系统异常，如脐静脉或静脉导管走行异常则为其他典型异常（图 2.16）。Noonan 综合征的胎儿表现出的典型面部特征有头部较大、眼距宽、眼睑下垂、双耳位置低并后旋且呈螺旋状增厚。尤其在应用三维超声检查时，一些面部特征可在产前呈现出来（图 2.16），但面部特征本身不特异，不足以怀疑为 Noonan 综合征。

产前超声诊断

产前 Noonan 综合征的报道，尤其是心脏合并心外异常者，先前已有描述[69,71]。随着 NGS 的引入，在对 NT 增厚或颈部水肿的胎儿进行 RASopathy 基因结合分子遗传学检测后，发现了大量 Noonan 综合征病例，这些病例通常在心脏异常变得明显之前即可被发现[72,73]。根据经验，当妊娠中期出现颈项水肿或胎儿积液，尤其是伴随着静脉导管异常时，应高度怀疑 Noonan 综合征。图 2.16 展示了 Noonan 综合征的超声表现。

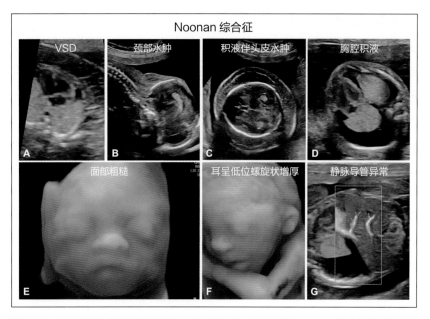

图 2.16　在本例中发现了室间隔缺损（VSD）（A），但这不是 Noonan 综合征典型的心脏表现，因为妊娠晚期肺动脉瓣狭窄或心肌病更为常见。通常，淋巴系统的紊乱是产前发现 Noonan 综合征的主要线索，其表现包括颈部水肿（B）、全身积液伴头皮水肿（C）以及胸腔积液（D）。三维超声可清楚看到典型的面部特征，如面部粗糙、伴有眼距增宽和眼睑下垂（E）以及耳呈低位并向后螺旋增厚（F）。与 Noonan 综合征相关的典型特征是静脉导管（DV）异常：或完全缺失（G），或连接异常

Holt-Oram 综合征

疾病定义

Holt-Oram 综合征又称心 - 手综合征，在活产儿中的发病率约为 1/100 000[74,75]，累及心脏和上肢的程度差异较大。

基因诊断

在 Holt-Oram 综合征病例中发现了位于 12q24.1 区域的 *TBX5* 基因突变[74]。这是一种常染色体显性遗传病，具有完全外显性但表现度差异较大。30% ～ 40% 的病例为新发突变，即使患者未检测到 *TBX5* 基因突变也不能排除该病的可能。*TBX5* 基因的缺失在该病中很少被报道。

心脏表现

85% ～ 90% 的病例存在心脏异常。继发性 ASD 和 VSD 是最常见的异常[76]（图 2.17），其他异常如 AVSD、圆锥动脉干畸形[77]和肺静脉连接异常也有报道。传导异常如房室传导阻滞也会偶尔出现[77]。

心外表现

患者可能出现桡骨近端畸形，其表现可从轻微的拇指异常（三指节畸形）到桡骨发育

不全甚至短肢畸形。可以是单侧或双侧骨骼受累。

产前超声诊断

虽然文献报道过 1 例产前诊断的 Holt-Oram 综合征病例，但该综合征的发病率太低，无法进行大规模的病例研究。超声检查会遗漏微小的心脏和肢体缺陷，除非桡骨的异常表现非常明显，如单侧或双侧桡骨发育不全。一项研究报道，2 例不明原因右心房扩张的胎儿，出生后被诊断为 Holt-Oram 综合征[78]。在一项欧洲的回顾性流行病学研究（EUROCAT）中，34 个登记点在 21 年的时间段，共诊断了 73 例 Holt-Oram 综合征：30% 在产前发现，55% 在出生时发现，其余在婴儿时期发现[75]。偶尔，笔者会基于父母有上肢畸形合并心脏畸形（特别是 ASD）的情况，而对胎儿进行 Holt-Oram 综合征的产前诊断。在这些病例中，患病的父母并没有意识到是基于这些异常而进行的 Holt-Oram 综合征的诊断。图 2.17 显示了 1 例有这种情况的胎儿。

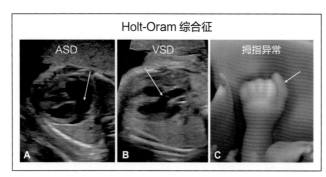

图 2.17　遗传自父母的 1 例 Holt-Oram 综合征胎儿。胎儿父亲患有桡骨发育不全和房间隔缺损（ASD）。胎儿存在房间隔缺损（图 A 箭头）合并膜周部室间隔缺损（VSD）（图 B 箭头）。诊断心脏畸形后，对手部进行针对性的检测，发现了较长的三指节拇指（图 C 箭头）。桡骨异常是该综合征的特征，可以如该胎儿这般轻微，也可以如其父亲这般严重至桡骨发育不全

Alagille 综合征

疾病定义

Alagille 综合征是一种罕见的常染色体显性遗传病，在活产儿中的发病率约为 1/50 000[2]。主要特征是累及右侧心脏的心脏缺陷、胆管缺如、胆汁淤积和典型的畸形面容（宽眼距、球状鼻、直鼻梁、宽额、尖下巴的倒三角状面容）。

基因诊断

在超过 95% 的 Alagille 综合征病例中存在染色体 20p11.2 区域的 *JAG1* 基因的突变或缺失，其他的病例中存在 *NOTCH2* 基因的突变。大多数遗传中心都有包含这两个基因的心脏病基因集合，因此产前检测是可行的。

心脏表现

典型的心脏异常涉及右心畸形，如肺动脉分支狭窄、肺动脉瓣狭窄和 TOF，其他病变已经描述过。

心外表现

Alagille 综合征病例普遍存在胆管异常、面部畸形以及合并动脉瘤的脑动脉血管病变。由于 Alagille 综合征患者可以通过检测 *JAG-1* 基因的突变或缺失来诊断，故单独存在心脏畸形的患者也有过报道。存在肝内异常、椎体异常以及面部畸形合并心脏异常时，胎儿患 Alagille 综合征的可能性更大 [79]。然而，大多数病例未在产前被检测出来。

产前超声诊断

Alagille 综合征的产前诊断较为罕见，除非已知有累及右心的心脏异常家族史，笔者遇到过 1 例妊娠 18 周有侧脑室增宽和 TOF 的胎儿。除了存在胆管疾病外，其母亲的面部特征也提示可能为 Alagille 综合征，随后母亲和胎儿都被确诊。

结节性硬化症

疾病定义

结节性硬化症（tuberous sclerosis complex, TSC）是一种遗传性疾病，2/3 的患者是散发性的，其余病例则是常染色体显性遗传。其主要临床特征有大脑损伤、癫痫、心脏横纹肌瘤、肾血管平滑肌脂肪瘤、面部血管纤维瘤和皮肤牛奶咖啡斑。

基因诊断

从遗传学角度，超过 80% 的患者存在 *TSC1* 或 *TSC2* 基因突变，这两种基因编码错构瘤蛋白和结节蛋白 [77]。错构瘤蛋白 – 结节蛋白复合体是 mTOR 信号通路的调节器，在细胞生长过程中起重要作用，其异常编码会增加肿瘤发生的风险。对 *TSC1* 和 *TSC2* 基因的研究尚不能清楚地解释基因型和表型之间的关系，具有相同突变的患者往往有着不同的表型。普遍认为，与 *TSC2* 基因突变相比，*TSC1* 基因突变产生的症状较轻 [52]，各自病例中癫痫的发生率分别为 47% 和 23%[80]。*TSC1* 和 *TSC2* 基因突变可以通过羊膜穿刺术、脐带穿刺术或绒毛取样术进行产前诊断。

心脏表现

TSC 胎儿的典型表现是胎儿心脏出现横纹肌瘤（图 2.18）。但心脏中存在 1 个或多个横纹肌瘤或者心脏中横纹肌瘤的位置均不具有诊断价值。通常横纹肌瘤在妊娠晚期才清晰可见，而如今通过高分辨率超声设备，在妊娠 20 周以后即可检测到（见第 45 章）。

心外表现

TSC 胎儿的主要心外表现是脑内病变（图 2.18）。妊娠 26 周后经阴道超声（见第 45 章）可以更容易地在产前发现与 TSC 相关的脑内病变。磁共振技术也有助于诊断这些大脑病变。

产前超声检查很少能检测到肾脏异常。

产前超声诊断

文献报道过一些在产前检测到存在横纹肌瘤的 TSC 胎儿（见第 45 章）。近年来的研究表明，在产前诊断 TSC 和出生后癫痫发作前的早期治疗可以改善神经系统的预后。预防性使用抗惊厥药物和（或）mTOR 抑制剂药物（如伊维莫司）可能改善预后[81]。在新生儿和 TSC 婴儿[82] 以及在产前诊断的严重病例中使用伊维莫司均可能改善预后[83,84]。

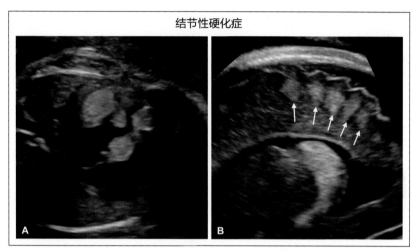

图 2.18　通常妊娠 20 周后在心脏发现横纹肌瘤，可怀疑是结节性硬化症。本例四腔心切面可见多个横纹肌瘤（A）。相关大脑病变（图 B 箭头）可在妊娠 26 周后通过经阴道超声清晰地检测到

先天性心脏病家族复发率

虽然现在对影响胎儿心脏发育的确切因素尚不清楚，但从传统意义上讲，大多数先天性心脏病的发生是遗传因素和环境因素多因素相互作用导致的。一项针对美国华盛顿州巴尔的摩市 CHD 患儿的大样本队列研究显示，约 30% 的 CHD 患儿与遗传性疾病相关，而约 70% 的先天性心脏病是孤立存在的、非综合征性的[85]。上述孤立性 CHD，其家族复发率仅为 3% ~ 5%。基于多因素影响 CHD 的发病这一理论，孤立性先天性心血管畸形家族复发率的高低主要与家族中患病成员的人数和以往所患心脏畸形的严重程度有关。大样本人群调查研究显示，生育过 1 个 CHD 子女但自身身体健康的非近亲婚配父母，再生育患有心脏畸形子女的风险为 3%[86]，生育过 2 个 CHD 子女的父母，其再生育子女患 CHD 的风险则会增加到 10%[87]（表 2.7）。表 2.7 和 2.8 列出了多因素相关的遗传性非综合征性 CHD 的复发风险估计值。

当先天性心脏病按致病机制而不是按解剖表型分组时，遗传因素的贡献率显著增高[88,89]。在一项基于人群的流行病学研究中，左心发育不良综合征在患者的兄弟姐妹中的发生风险

为 13.5%，与多因素模式的预期显著不同 [90]。这些研究和其他研究表明，疾病风险的变异性可能比之前估计的更大，遗传因素在某些孤立性先天性心脏异常中的作用可能比之前预期的更为突出。

表 2.7　非综合征性先天性心脏病的再发风险

异常	生育过 1 个患病子女（%）	生育过 2 个患病子女（%）
室间隔缺损	3	10
房间隔缺损	2.5	8
法洛四联症	2.5	8
肺动脉瓣狭窄	2	6
主动脉缩窄	2	6
主动脉瓣狭窄	2	6
房室间隔缺损	3	10
大动脉转位	1.5	5
左心发育不良 / 纤维增生症	4	12
三尖瓣闭锁	1	3
Ebstein 畸形	1	3
共同动脉干	1	3
肺动脉闭锁	1	3

注：引自 Nora JJ，Nora AH. Update on counseling the family with a first-degree relative with a congenital heart defect with permission. *Am J Med Gen*. 1988;29:137-142. 已获得授权。

表 2.8　父母一方有先天性心脏病时子代的再发风险

异常	母亲异常（%）	父亲异常（%）
室间隔缺损	6 ～ 10	2
房间隔缺损	4 ～ 4.5	1.5
法洛四联症	2.5	1.5
肺动脉瓣狭窄	4 ～ 6.5	2
主动脉缩窄	4	2
主动脉瓣狭窄	13 ～ 18	3
房室间隔缺损	14	1

注：引自 Nora JJ，Nora AH. Update on counseling the family with a first-degree relative with a congenital heart defect with permission. *Am J Med Gen*. 1988;29:137-142. 已获得授权。

总结

本章阐述了一些已知 CHD 的遗传学病因，如常见的非整倍体、基因微缺失综合征和单基因遗传病等，旨在呈现有临床指导意义的遗传异常和心脏畸形的关系。图 2.19 给出了与 CHD 相关的不同遗传异常的检出率。

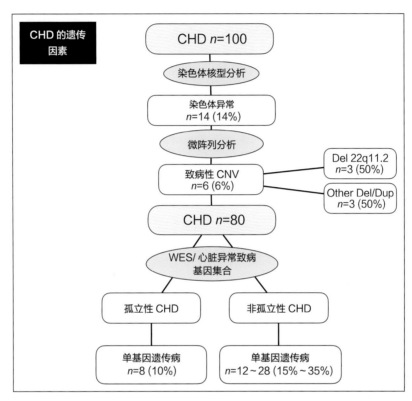

图 2.19　与先天性心脏病（CHD）相关的不同遗传异常的检出率。更多详细信息和相关参考资料，请参见正文
CNV—拷贝数变异；Del—缺失；Dup—重复；N—胎儿数量；WES—全外显子测序

在过去的 10 年中，对 CHD 的遗传因素的认识已经取得了很大进展，但对 CHD 的直接致病因素尚不十分清楚。新的基因检测技术很有可能持续拓展人们对这一领域的认识，这将有利于新的检测方法的进一步发展，也可为心脏畸形的诊断、预防及治疗提供新的方法。

要点　先天性心脏病遗传学

■　传统的染色体核型分析技术可识别大多数（>75%）具有临床意义的染色体异常，包括 21- 三体综合征、18- 三体综合征、13- 三体综合征、三倍体以及

性染色体非整倍体。

- FISH 是一种使用特定荧光探针的细胞遗传学检测技术，可用来检测和定位染色体上的特定 DNA 片段。

- 微阵列技术（CGH 技术）通过将待检 DNA 样本与对照 DNA 样本进行比较来识别待检样本基因组中存在的变异，如缺失和重复。

- NGS 或者高通量测序技术是一种较新的遗传学检测技术，可以识别染色体上特定基因的突变，可用于检测单基因遗传病。

- NIPT 是一种很好的筛查 21 号染色体、18 号染色体、13 号染色体三体以及 X 单体的检测方法。

- CHD 合并心外畸形的概率较高，为 30% ～ 50%。

- CHD 新生儿染色体异常发病率为 10% ～ 15%。

- 与染色体异常相关性最小的心脏畸形为大动脉转位和内脏异位综合征。

- CHD 在 21- 三体综合征中的发病率为 40% ～ 50%，在特纳综合征中为 25% ～ 35%，在 13- 三体综合征和 18- 三体综合征中为 80% 以上。

- 21- 三体综合征胎儿常见的心脏畸形有 AVSD、VSD（流入部和膜周部）和 TOF。

- 18- 三体综合征胎儿常见的心脏畸形包括间隔缺损和流出道异常，如 TOF 和 DORV。

- 13- 三体综合征胎儿常见的心脏畸形包括间隔缺损、左心病变和多瓣膜发育不良。

- 特纳综合征胎儿常见的心脏畸形包括左室流出道梗阻伴二叶式主动脉瓣、CoA、主动脉瓣狭窄及 HLHS。

- 总体来说，14% 的 CHD 胎儿为染色体三体患者，大于 7% 的 CHD 胎儿可检出拷贝数变异，其中一半以上为 22q11.2 微缺失，剩下的为其他类型的微缺失或微重复。

- 22q11.2 微缺失（DiGeorge 综合征）胎儿的心血管畸形的发病率高达 85%，最常见的为圆锥动脉干畸形。

- 7q11.23 微缺失（WBS）胎儿合并的心脏畸形最常见的是主动脉瓣上狭窄及肺动脉狭窄。

- 1p36 单体型缺失被认为是目前人类第二常见的缺失类型（仅次于 22q11.2 微缺失），70% 的病例存在心脏畸形。

- 最常见的与 CHD 相关的单基因遗传病为 Kabuki 综合征、CHARGE 综合征、Noonan 综合征及原发性纤毛运动障碍。

- 75% ～ 80% CHARGE 综合征患者合并心脏畸形，如 TOF 或圆锥动脉干畸形。

- 高达 70% 的 Kabuki 综合征患者存在心脏受累，最常见的为左心梗阻性病变，包括二叶式主动脉瓣、HLHS 及 CoA。

- 高达 80% ～ 90% 的 Noonan 综合征胎儿存在心脏受累，常见的是肺动脉瓣狭窄及肥厚型心肌病。

- 高达 85% ～ 95% 的 Holt-Oram 综合征胎儿存在心脏受累，最常见的心脏病变是继发孔 ASD 和 VSD。
- Alagille 综合征典型的心脏异常为右心畸形，如肺动脉分支狭窄、肺动脉瓣狭窄和 TOF。
- 胎儿结节性硬化症的典型表现是心脏横纹肌瘤。
- 70% 的 CHD 是孤立性的，即非综合征性 CHD，另外 30% CHD 则合并遗传异常。
- 总体而言，非综合征性 CHD 的再发风险仅为 1% ～ 5%。

（王红丹）

参考文献

1. Ferencz C, Neill CA, Boughman JA, Rubin JD, Brenner JI, Perry LW. Congenital cardiovascular malformations associated with chromosome abnormalities: an epidemiologic study. *J Pediatr*. 1989;114:79-86.
2. Pierpont ME, Brueckner M, Chung WK, et al. Genetic basis for congenital heart disease: revisited: a scientific statement from the American Heart Association. *Circulation*. 2018;138:e653-e711.
3. Jin SC, Homsy J, Zaidi S, et al. Contribution of rare inherited and de novo variants in 2,871 congenital heart disease probands. *Nat Genet*. 2017;49:1593-1601.
4. Sifrim A, Hitz M-P, Wilsdon A, et al. Distinct genetic architectures for syndromic and nonsyndromic congenital heart defects identified by exome sequencing. *Nat Genet*. 2016;48:1060-1065.
5. Jansen FA, Blumenfeld YJ, Fisher A, et al. Array comparative genomic hybridization and fetal congenital heart defects: a systematic review and meta-analysis. *Ultrasound Obstet Gynecol*. 2015;45:27-35.
6. Lun FM, Chiu RW, Chan KC, Leung TY, Lau TK, Lo YM. Microfluidics digital PCR reveals a higher than expected fraction of fetal DNA in maternal plasma. *Clin Chem*. 2008;54:1664-1672.
7. Illanes S, Denbow M, Kailasam C, Finning K, Soothill PW. Early detection of cell-free fetal DNA in maternal plasma. *Early Hum Dev*. 2007; 83:563-566.
8. Lo YM, Zhang J, Leung TN, Lau TK, Chang AM, Hjelm NM. Rapid clearance of fetal DNA from maternal plasma. *Am J Hum Genet*. 1999; 64:218-224.
9. Lo JO, Cori DF, Norton ME, Caughey AB. Noninvasive prenatal testing. *Obstet Gynecol Surv*. 2014;69:89-99.
10. Schmid M, Wang E, Bogard PE, et al. Prenatal screening for 22q11.2 deletion using a targeted microarray-based cell-free DNA test. *Fetal Diagn Ther*. 2018;44:299-304.
11. Corsten-Janssen N, Kerstjens-Frederikse WS, Marchie Sarvaas du GJ, et al. The cardiac phenotype in patients with a CHD7 mutation. *Circ Cardiovasc Genet*. 2013;6:248-254.
12. Hook EB. Contribution of chromosome abnormalities to human morbidity and mortality. *Cytogenet Cell Genet*. 1982;33:101-106.
13. Harris JA, Francannet C, Pradat P, Robert E. The epidemiology of cardiovascular defects, part 2: a study based on data from three large registries of congenital malformations. *Pediatr Cardiol*. 2003;24: 222-235.
14. Copel JA, Cullen M, Green JJ, Mahoney MJ, Hobbins JC, Kleinman CS. The frequency of aneuploidy in prenatally diagnosed congenital heart disease: an indication for fetal karyotyping. *Am J Obstet Gynecol*. 1988;158:409-413.
15. Schwanitz G, Zerres K, Gembruch U, Bald R, Gamerdinger F, Hansmann M. Prenatal detection of heart defects as an indication for chromosome analysis. *Ann Genet*. 1990;33:79-83.
16. Eydoux P, Choiset A, Le Porrier N, et al. Chromosomal prenatal diagnosis: study of 936 cases of intrauterine abnormalities after ultrasound assessment. *Prenat Diagn*. 1989;9:255-269.
17. Hook EB. Chromosome abnormalities and spontaneous fetal death following amniocentesis: further data and associations with maternal age. *Am J Hum Genet*. 1983;35:110-116.
18. Abuhamad A, Chaoui R. *First Trimester Ultrasound Diagnosis of Fetal Abnormalities*. Lippincott Wilkins; 2017.
19. Sukenik-Halevy R, Sukenik S, Koifman A, et al. Clinical aspects of prenatally detected congenital heart malformations and the yield of chromosomal microarray analysis. *Prenat Diagn*. 2016;36:1185-1191.
20. Turan S, Asoglu MR, Benviz RG, Doyle L, Harman C, Turan OM. Yield rate of chromosomal microarray analysis

in fetuses with congenital heart defects. *Eur J Obstet Gynecol Reprod Biol*. 2018;221:172-176.

21. Hureaux M, Guterman S, Hervé B, et al. Chromosomal microarray analysis in fetuses with an isolated congenital heart defect: a retrospective, nationwide, multicenter study in France. *Prenat Diagn*. 2019; 39:464-470.

22. Costain G, Silversides CK, Bassett AS. The importance of copy number variation in congenital heart disease. *NPJ Genomic Med*. 2016;1: 1890-1811.

23. Liao C, Li R, Fu F, et al. Prenatal diagnosis of congenital heart defect by genome-wide high-resolution SNP array. *Prenat Diagn*. 2014; 34:858-863.

24. Zhu X, Li J, Ru T, et al. Identification of copy number variations associated with congenital heart disease by chromosomal microarray analysis and next-generation sequencing. *Prenat Diagn*. 2016;36:321-327.

25. Wang Y, Cao L, Liang D, et al. Prenatal chromosomal microarray analysis in fetuses with congenital heart disease: a prospective cohort study. *Am J Obstet Gynecol*. 2018;218:244.E1-244.E17.

26. Jones KL, Jones MC, del Campo M. *Smith's recognizable patterns of human malformation*. 7th ed. Saunders; 2013.

27. Perez E, Sullivan KE. Chromosome 22q11.2 deletion syndrome (DiGeorge and velocardiofacial syndromes). *Curr Opin Pediatr*. 2002;14: 678-683.

28. Besseau-Ayasse J, Violle-Poirsier C, Bazin A, et al. A French collaborative survey of 272 fetuses with 22q11.2 deletion: ultrasound findings, fetal autopsies and pregnancy outcomes. *Prenat Diagn*. 2014;34:424-430.

29. Digilio MC, Angioni A, De Santis M, et al. Spectrum of clinical variability in familial deletion 22q11.2: from full manifestation to extremely mild clinical anomalies. *Clin Genet*. 2003;63:308-313.

30. Pierpont ME, Basson CT, Benson DWJ, et al. Genetic basis for congenital heart defects: current knowledge: a scientific statement from the American Heart Association Congenital Cardiac Defects Committee, Council on Cardiovascular Disease in the Young: endorsed by the American Academy of Pediatrics. *Circulation*. 2007;115:3015-3038.

31. Schneider M, Debbané M, Bassett AS, et al. Psychiatric disorders from childhood to adulthood in 22q11.2 deletion syndrome: results from the International Consortium on Brain and Behavior in 22q11.2 Deletion Syndrome. *Am J Psychiatry*. 2014;171:627-639.

32. Bassett AS, Costain G, Marshall CR. Neuropsychiatric aspects of 22q11.2 deletion syndrome: considerations in the prenatal setting. *Prenat Diagn*. 2017;37:61-69.

33. Li S, Han X, Ye M, et al. Prenatal diagnosis of microdeletions or microduplications in the proximal, central, and distal regions of chromosome 22q11.2: ultrasound findings and pregnancy outcome. *Front Genet*. 2019;10:813.

34. Karl K, Heling KS, Sarut Lopez A, Thiel G, Chaoui R. Thymic-thoracic ratio in fetuses with trisomy 21, 18 or 13. *Ultrasound Obstet Gynecol*. 2012;40:412-417.

35. No.l A-C, Pelluard F, Delezoide A-L, et al. Fetal phenotype associated with the 22q11 deletion. *Am J Med Genet*. 2014;164:2724-2731.

36. Rauch R, Rauch A, Koch A, et al. Laterality of the aortic arch and anomalies of the subclavian artery-reliable indicators for 22q11.2 deletion syndromes? *Eur J Pediatr*. 2004;163:642-645.

37. Perolo A, De Robertis V, Cataneo I, et al. Risk of 22q11.2 deletion in fetuses with right aortic arch and without intracardiac anomalies. *Ultrasound Obstet Gynecol*. 2016;48:200-203.

38. Chaoui R, Kalache KD, Heling KS, Tennstedt C, Bommer C, Korner H. Absent or hypoplastic thymus on ultrasound: a marker for deletion 22q11.2 in fetal cardiac defects. *Ultrasound Obstet Gynecol*. 2002; 20:546-552.

39. Chaoui R, Heling KS, Sarut Lopez A, Thiel G, Karl K. The thymicthoracic ratio in fetal heart defects: a simple way to identify fetuses at high risk for microdeletion 22q11. *Ultrasound Obstet Gynecol*. 2011;37:397-403.

40. Chaoui R, Heling K-S, Zhao Y, Sinkovskaya E, Abuhamad A, Karl K. Dilated cavum septi pellucidi in fetuses with microdeletion 22q11. *Prenat Diagn*. 2016;36:911-915.

41. Manning N, Kaufman L, Roberts P. Genetics of cardiological disorders. *Semin Fetal Neonatal Med*. 2005;10:259-269.

42. Yuan M, Deng L, Yang Y, Sun L. Intrauterine phenotype features of fetuses with Williams-Beuren syndrome and literature review. *Ann Hum Genet*. 2020;84:169-176.

43. Marcato L, Turolla L, Pompilii E, et al. Prenatal phenotype of Williams-Beuren syndrome and of the reciprocal duplication syndrome. *Clin Case Rep*. 2014;2:25-32.

44. Guterman S, Beneteau C, Redon S, et al. Prenatal findings in 1p36 deletion syndrome: new cases and a literature review. *Prenat Diagn*. 2019;39:871-882.

45. Xun Z, Ping H, Jin H, et al. Prenatal detection of 1p36 deletion syndrome: ultrasound findings and microarray testing results. *J Matern Fetal Neonatal Med*. 2020.

46. van Nisselrooij AEL, Lugthart MA, Clur S-A, et al. The prevalence of genetic diagnoses in fetuses with severe congenital heart defects. *Genet Med*. 2020;22:1206-1214.

47. Qiao F, Hu P, Xu Z. Application of next-generation sequencing for the diagnosis of fetuses with congenital heart defects. *Curr Opin Obstet Gynecol*. 2019;31:132-138.

48. Mone F, Eberhardt RY, Morris RK, et al. COngenital heart disease and the Diagnostic yield with Exome sequencing (CODE Study): prospective cohort study and systematic review. *Ultrasound Obstet Gynecol*. 2020;57:43-51.

49. Hu P, Qiao F, Wang Y, et al. Clinical application of targeted next-generation sequencing in fetuses with congenital heart defect. *Ultrasound Obstet Gynecol*. 2018;52:205-211.

50. Petracchi F, Sisterna S, Igarzabal L, Wilkins-Haug L. Fetal cardiac abnormalities: genetic etiologies to be considered. *Prenat Diagn*. 2019; 39:758-780.

51. Vissers LE, van Ravenswaaij CM, Admiraal R, et al. Mutations in a new member of the chromodomain gene family cause CHARGE syndrome. *Nat Genet*. 2004;36:955-957.

52. Jones AC, Daniells CE, Snell RG, et al. Molecular genetic and phenotypic analysis reveals differences between TSC1 and TSC2 associated familial and sporadic tuberous sclerosis. *Hum Mol Genet*. 1997;6:2155-2161.

53. Corsten-Janssen N, Van Ravenswaaij-Arts CMA, Kapusta L. Congenital arch vessel anomalies in CHARGE syndrome: a frequent feature with risk for comorbidity. *IJCHA*. 2016;12:21-25.

54. Millischer AE, Sonigo P, Attie T, et al. Fetal MRI findings in a retrospective cohort of 26 cases of prenatally diagnosed CHARGE syndrome individuals. *Prenat Diagn*. 2019;39:781-791.

55. Acanfora MM, Stirnemann J, Marchitelli G, Salomon LJ, Ville Y. Ultrasound evaluation of development of olfactory sulci in normal fetuses: a possible role in diagnosis of CHARGE syndrome. *Ultrasound Obstet Gynecol*. 2016;48:181-184.

56. Busa T, Legendre M, Bauge M, et al. Prenatal findings in children with early postnatal diagnosis of CHARGE syndrome. *Prenat Diagn*. 2016; 36:561-567.

57. Legendre M, Gonzales M, Goudefroye G, et al. Antenatal spectrum of CHARGE syndrome in 40 fetuses with CHD7 mutations. *J Med Genet*. 2012;49:698-707.

58. Legendre M, Abadie V, Attié-Bitach T, et al. Phenotype and genotype analysis of a French cohort of 119 patients with CHARGE syndrome. *Am J Med Genet*. 2017;175:417-430.

59. Bault J-P, Quarello E. Retinal coloboma: prenatal diagnosis using a new technique, the "virtual fetal eyeground." *Ultrasound Obstet Gynecol*. 2009; 33:495-496.

60. Adam MP, Banka S, Bjornsson HT, et al. Kabuki syndrome: international consensus diagnostic criteria. *J Med Genet*. 2019;56:89-95.

61. Adam MP, Hudgins L, Hannibal M. Kabuki syndrome. *GeneReviews*. 2019;56:89-95.

62. Sun H, Yi T, Hao X, et al. Contribution of single-gene defects to congenital cardiac left-sided lesions in the prenatal setting. *Ultrasound Obstet Gynecol*. 2020;56:225-232.

63. Rosenberg CE, Daly T, Hung C, Hsueh I, Lindsley AW, Bodamer O. Prenatal and perinatal history in Kabuki syndrome. *Am J Med Genet A*. 2020;182:85-92.

64. Long A, Sinkovskaya ES, Edmondson AC, Zackai E, Schrier Vergano SA. Kabuki syndrome as a cause of non-immune fetal hydrops/ascites. *Am J Med Genet*. 2016;170:3333-3337.

65. Haanpää M, Schlecht H, Batra G, Clayton-Smith J, Douzgou S. Interrupted/bipartite clavicle as a diagnostic clue in Kabuki syndrome. *Am J Med Genet*. 2017;173:1115-1118.

66. Noonan JA. Noonan syndrome. An update and review for the primary pediatrician. *Clin Pediatr*. 1994;33:548-555.

67. Allanson JE, Roberts AE. Noonan syndrome. In: Adam MP, Ardinger HH, Pagon RA, et al, eds. *GeneReviews*. 2020;20:1-36. https://www.ncbi.nlm.nih.gov/books/NBK1124

68. Stuurman KE, Joosten M, van der Burgt I, et al. Prenatal ultrasound findings of rasopathies in a cohort of 424 fetuses: update on genetic testing in the NGS era. *J Med Genet*. 2019;56:654-661.

69. Myers A, Bernstein JA, Brennan ML, et al. Perinatal features of the RASopathies: Noonan syndrome, cardiofaciocutaneous syndrome and Costello syndrome. *Am J Med Genet A*. 2014;164A:2814-2821.

70. Tartaglia M, Gelb BD, Zenker M. Noonan syndrome and clinically related disorders. *Best Pract Res Clin Endocrinol Metab*. 2011;25: 161-179.

71. Menashe M, Arbel R, Raveh D, Achiron R, Yagel S. Poor prenatal detection rate of cardiac anomalies in Noonan syndrome. *Ultrasound Obstet Gynecol*. 2002;19:51-55.

72. Pergament E, Alamillo C, Sak K, Fiddler M. Genetic assessment following increased nuchal translucency and normal karyotype. *Prenat Diagn*. 2011;31:307-310.

73. Ali MM, Chasen ST, Norton ME. Testing for Noonan syndrome after increased nuchal translucency. *Prenat Diagn*. 2017;37:750-753.

74. Basson CT, Cowley GS, Solomon SD, et al. The clinical and genetic spectrum of the Holt-Oram syndrome (heart-hand syndrome). *N Engl J Med*. 1994;330:885-891.

75. Barisic I, Boban L, Greenlees R, et al. Holt Oram syndrome: a registry-based study in Europe. *Orphan J Rare Dis*. 2014;9:156-159.

76. Bossert T, Walther T, Gummert J, Hubald R, Kostelka M, Mohr FW. Cardiac malformations associated with the Holt-Oram syndrome—report on a family and review of the literature. *Thorac Cardiovasc Surg*. 2002;50:312-314.

77. Digilio MC, Calcagni G, Unolt M, Versacci P, Marino B. Congenital cardiac disease in the setting of Genetic syndromes. In: Wernovsky G, Anderson RH, Kumar K, Mussatto KA, Redington AN, Tweddell JS, eds. *Anderson's Pediatric Cardiology*. Elsevier; 2019:1407-1420.

78. Paladini D, Tiesi M, Buffi D, Tuo G, Marasini M. Unexplained right atrial enlargement may be a sign of Holt-Oram syndrome in the fetus. *Ultrasound Obstet Gynecol*. 2014;43:475-476.

79. Wax JR, Chard R, Pinette MG, Cartin A. Two-and three-dimensional prenatal sonographic diagnosis of Alagille syndrome. *J Clin Ultrasound*. 2014;42:293-296.

80. Nabbout R, Belousova E, Benedik MP, et al. Epilepsy in tuberous sclerosis complex: findings from the TOSCA

study. *Epilepsia Open*. 2019; 4:73-84.

81. Curatolo P, Nabbout R, Lagae L, et al. Management of epilepsy associ-ated with tuberous sclerosis complex: updated clinical recommendations. *Eur J Paediatr Neurol*. 2018:22:738-748.

82. Mlczoch E, Hanslik A, Luckner D, Kitzmüller E, Prayer D, Michel-Behnke I. Prenatal diagnosis of giant cardiac rhabdomyoma in tuberous sclerosis complex: a new therapeutic option with everolimus. *Ultrasound Obstet Gynecol*. 2015;45:618-621.

83. Barnes BT, Procaccini D, Crino J, et al. Maternal sirolimus therapy for fetal cardiac rhabdomyomas. *N Engl J Med*. 2018;378: 1844-1845.

84. Pluym ID, Sklansky M, Wu JY, et al. Fetal cardiac rhabdomyomas treated with maternal sirolimus. *Prenat Diagn*. 2020;40:358-364.

85. Ferencz C, Rubin JD, Loffredo CA, Magee CA. Epidemiology of Con-genital Heart Disease. The Baltimore-Washington Infant Study 1981-1989. *Futura Publishing Company*; 1993.

86. Nora JJ, Berg K, Nora AH. *Cardiovascular Diseases: Genetics, Epidemiology, and Prevention*. Oxford University Press; 1991.

87. Calcagni G, Digilio MC, Sarkozy A, Dallapiccola B, Marino B. Familial recurrence of congenital heart disease: an overview and review of the literature. 2007;166:111-116.

88. Bulbul ZR, Rosenthal D, Brueckner M. Genetic aspects of heart disease in the newborn. *Semin Perinatol*. 1993;17:61-75.

89. Maestri NE, Beaty TH, Boughman JA. Etiologic heterogeneity in the familial aggregation of congenital cardiovascular malformations. *Am J Hum Genet*. 1989;45:556-564.

90. Boughman JA, Berg KA, Astemborski JA. Familial risks of congenital heart defect assessed in a population-based epidemiologic study. *Am J Cardiol*. 1987;26:839-849.

第 3 章
心脏胚胎学

概述

心脏胚胎发育的基本知识有助于理解本书中介绍的胎儿心脏畸形的疾病谱。在过去的 30 年里，由于分子遗传学和家系追踪研究的发展，学者们对人类心脏胚胎学的认知发生了重大变化[1-6]。这些认知为胚胎期心脏不同结构的起源与细胞分化提供了新的线索，提示原始心管类似一个安装支架，在胚胎时期心脏发生过程中，来自周围细胞系的心脏前体细胞移行加入其中[5,6]。这些认知为更好地理解先天性心脏畸形的发病机制提供了基础[3]。

本章介绍了心脏形态发生的经典步骤，仍基于心脏和大血管胚胎发育的传统概念进行描述，所以仍有许多问题有待解决[2]。本章还介绍了过去二三十年来的关于心脏形态发生模型的新理论。鉴于内容范围，本书不包含心脏胚胎发育的相关基因表达以及心脏传导系统的发育部分。如果想了解此方面更详细的信息，建议查阅心脏胚胎学的专著和综述文章[1-6]。

人类心脏胚胎学的传统理论

受孕后第 3 周的胚胎由 3 个基本胚层组成：外胚层、中胚层和内胚层。中胚层又分化为 4 个部分：轴中胚层、轴旁中胚层、中间中胚层和侧中胚层。侧中胚层参与循环系统和内脏的形成。在这个内脏中胚层的外侧，心血管生成性前体细胞簇发育并向前迁移至中线，然后融合成单一的心管。双侧新月形心板的不对称性决定了心脏的旋转[2]。

经典的胚胎心脏发育学说在心脏的发生方面主要包括以下步骤。

第一步：原始心管形成。在生心板中，前体细胞簇成对发育、融合，并在中线形成原始心管（图 3.1）[4]。原始心管的尾部由卵黄脐静脉固定，头侧由背主动脉和咽弓固定。原始心管能显示出折叠区或过渡区，其中最突出的是动脉极的原始折叠（primary fold, PF）和静脉极的房室环(atrioventricular ring, AVR)（图 3.2）。这些过渡区随后将形成心脏的间隔和瓣膜。

第二步：心管袢化。原始心管呈蠕动样运动，在生长的过程中通过自身折叠完成袢化，逐渐向右和向前折叠而形成未来的心房、心室和流出道（图 3.2 ～ 3.4）[4]。袢化的过程始于心管的膨胀，原始心室向下移动至右侧，而原始心房向上移动至心室左后方，形成右袢（图 3.3，3.4）。这种不对称的袢化方向可能是由纤毛的顺时针旋转决定的。在这一阶段，心管内蠕动波可被识别。首次心管搏动可以在受孕后第 21 ～ 22 天（月经龄第 35 ～ 36 天，妊娠第 5 周末）左右被检测到。在折叠的心管中可以识别出多个不同的区域（图 3.3，3.4），包括静脉极处的静脉窦、窦房环（sinoatrial ring, SAR）、原始心房、包绕未来房室通道的房室环、原始左心室、形成未来室间隔的原始折叠、原始右心室、流出道或心室 - 动脉环（ventriculoarterial ring, VAR）末端的共干以及动脉端的主动脉囊（aortic sac, AS）（图 3.4）。

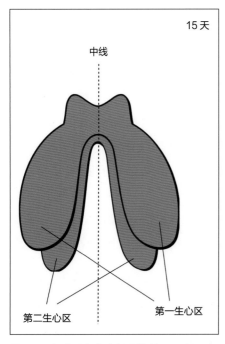

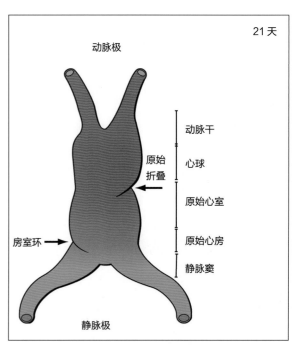

图 3.1　心脏形态发生新月期的正面观示意图。在原始心板中，双侧心脏中胚层出现。中胚层的一部分产生生心区，位于中线两侧（虚线），包括第一生心区（first heart fields, FHF）和第二生心区（second heart fields, SHF）。两侧的新月形生心区沿中线（midline）融合，形成原始心管（图 3.2）

图 3.2　心脏形态发生原始心管期的正面观示意图。原始心管形成后，即可见位于一端的原始静脉极（venous pole）和另一端的原始动脉极（arterial pole）。沿着原始心管，从尾侧至头侧的原始区域分布着静脉窦（sinus venosus）、原始心房（primitive atria）、原始心室（primitive ventricle）、心球（bulbus cordis）/ 圆锥（conus）和动脉干（truncus arteriosus）。这些区域由过渡区隔开，过渡区随后将形成间隔和瓣膜。本示意图包含两个可以识别的过渡区：形成未来房室瓣的房室环（AVR）和形成未来室间隔的原始折叠（PF）

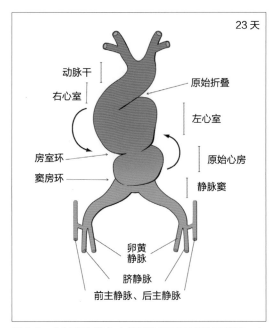

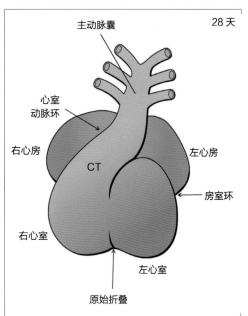

图 3.3　心脏形态发生心管袢化期正面观的示意图。心管开始生长并以蠕动的方式收缩。在这个阶段，心管开始沿着长轴折叠，并向右侧和腹侧旋转，完成心室右袢。在袢化过程中，原始心室向右下移动，而心房向后上移动（弯箭头）。心管不断延长并逐渐弯曲形成一个 S 形心脏。原始的心腔被过渡区分隔开，可以更好地识别，过渡区包括窦房环、房室环和原始折叠

图 3.4　房间隔、室间隔和大血管分隔发生阶段心脏袢化完成正面观（闭合状态）的示意图。心脏内部结构开放状态见图 3.6。袢化完成后，几个过渡区将原始心腔分隔开（与图 3.6 对比）。4 个过渡区（环）包括位于静脉窦和共同心房之间的窦房环（本图未显示，见图 3.6），位于共同心房和共同心室之间的房室环，位于原始左心室和原始右心室之间的原始折叠，以及位于心脏流出道圆锥干（CT）区域的心室 - 动脉环。在这个阶段，房间隔、室间隔和大血管分隔发生

　　第三步：心房、心室和流出道分隔。在心管内的不同部位会出现一些分隔，以区分两个心房（图 3.5）、两个心室、两个房室瓣和两个独立的流出道。两条主动脉和成对的鳃动脉逐渐退化，形成左主动脉弓及其相应的分支。在静脉端，不同的成对静脉退化、融合并发展成体静脉系统，包括肝静脉和上、下腔静脉 [2]。下面的内容描述了分隔形成的详细过程。

心房分隔

　　原始心房在两个隔膜（原发隔和继发隔）形成后被分为两部分。首先发育的是原发隔，它由共同心房的顶部向心内膜垫方向生长而形成（图 3.5A）。在原发隔向内生长的过程中，两个心房之间的交通保持开放，称为原发孔。在这个发育阶段，由于原发隔中央有开窗，心房间的交通不会完全闭合，于是便会形成第二个交通口，称为继发孔（图 3.5B）。第二间隔即继发隔，在原发隔右侧呈新月形从腹侧向背侧生长。虽然继发隔依然不完整，但几乎覆盖了原发隔的游离缘（图 3.5B）。继发隔在发育过程中形成的一个卵圆形的孔，称为卵圆孔或继发孔（图 3.5C）。两个间隔会逐渐融合，但卵圆孔除外，仍处于未闭状态，以

确保胎儿血液从右心房分流至左心房（图3.5D、E）。超声检查可以在左心房内看到原发隔游离皮瓣，亦称为卵圆孔瓣。心房分隔发生在受孕后的第45～60天，出生后随着卵圆孔的闭合而完成。

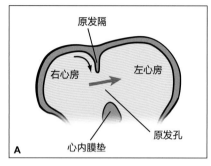

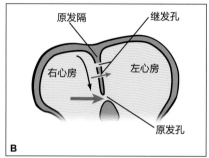

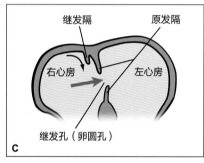

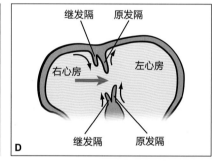

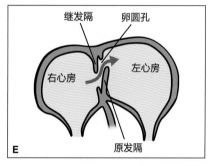

图3.5　随着原发隔（septum primum）和继发隔（septum secundum）的形成，心房被分隔成左心房和右心房的各个时期。A. 原始右心房和左心房之间可见一个较大的交通口，称为原发孔（foramen primum），原发隔从心房顶部向心内膜垫（endocardial cushions）方向生长（弯箭头），红色箭头表示血液流动的方向。B. 原发隔继续生长（弯箭头），几乎完全关闭了原发孔；同期，原发隔的中央部位退化出现通道，使血流继续从右心房向左心房流动，这个新的通道称为继发孔（foramen secundum），也就是未来的卵圆孔（foramen ovale）。C. 随着房室瓣的形成（此图未显示），原发孔闭合；从此时起直至出生，继发孔或卵圆孔是心房间的主要通道；继发隔从心房顶部沿着原发隔（弯箭头）生长，覆盖部分卵圆孔。D. 继发隔从上下两个方向朝向中心继续生长（弯箭头），其下端的部分又称为背侧间质突起或前庭嵴。原发隔的下端继续生长，而上端开始退化，卵圆孔的边界由此形成，即由继发隔的上端和原发隔的下端构成。E. 在这个阶段，胚胎心脏的核心部位已经发展成胎儿期的最终形状，包括2个独立的房室瓣和1个闭合的室间隔。除卵圆孔开放作为心房间的通道外，房间隔现在主要由继发隔构成。在继发隔左侧，原发隔的上端已经退化，而其下端形成卵圆孔瓣，将在胎儿出生后关闭。在胎儿期，卵圆孔瓣引导来自静脉导管的含氧血液优先直接进入左心房（红色弯箭头）、左心室、升主动脉并流向冠状动脉和大脑循环（左通路）。来自上、下腔静脉和冠状静脉窦的低氧血液则大部分被引导进入右心房，到达右心室、肺动脉、动脉导管、降主动脉，然后进入胎盘进行氧合（右通路）

心室分隔

室间隔的形成更加复杂，它由心脏不同区域的间隔融合而成。因此，室间隔缺损是迄今为止最常见的心脏畸形（含孤立性或合并畸形）。原始心室分化为左心室，位于右心室的左后方（图 3.4）。在心室底部靠近心尖处会形成一个肌性的嵴，称为肌性室间隔（原始折叠处），标志着两个心室的存在（图 3.4）。在这个阶段，左心室和右心室之间通过室间孔相交通。随着左心室和右心室的生长和延伸，两个房室瓣融合形成了另一个区域的间隔，称为通道或流入道间隔，随后，流入道间隔向下延伸与肌性室间隔融合。此外，第三个区域的间隔由流出道间隔发育而成，称为圆锥间隔，与另外两个间隔融合，最终完成左心室和右心室的分隔。

流出道分隔

上下两个相对立的嵴状突起分别长入心球和动脉干，形成延续的球嵴和干嵴，逐渐将心室流出道分隔成两个独立的通道。这个流出道分隔在发育过程中发生了近 180° 的螺旋旋转，从而导致了螺旋状的主动脉肺动脉隔的形成。这个由心球嵴和动脉干嵴完全融合而成的隔膜将流出道分成 2 条独立的动脉血管，即主动脉和肺动脉。由于主动脉肺动脉隔的螺旋形上升，肺动脉看上去是环绕着升主动脉的。心球发育时，大血管会被合并到相应的心室部分。在右心室，心球发育为动脉圆锥，也就是漏斗部。在左心室，心球发育为主动脉前庭壁，包括间隔 – 主动脉连接和二尖瓣 – 主动脉连接。

中央静脉系统的发育

体静脉的发育

体静脉回流始于 3 个成对静脉的形成，包括卵黄静脉、脐静脉和主静脉（图 3.3，3.6A），与原始心管的静脉窦相连。这些静脉逐渐发生不对称性退化，形成体静脉回流至右心房（图 3.6B）。在这个发育过程中，左侧静脉与右侧静脉发生交叉，然后左侧静脉退化。

右卵黄静脉（right vitelline vein, RVV）和左卵黄静脉（left vitelline vein, LVV）发育成门静脉和肝静脉系统。随着肝静脉系统的发育，右卵黄静脉与其融合并形成下腔静脉的肝内段（图 3.6B），而左卵黄静脉退化。

右脐静脉（right umbilical vein, RUV）和左脐静脉（left umbilical vein, LUV）从发育的胎盘中运输氧合血，右脐静脉逐渐退化，而左脐静脉持续存在，形成了脐静脉（图 3.6B）。左脐静脉头端与静脉窦连接，逐渐退化形成静脉导管，与发育中的下腔静脉相连接（图 3.6B）。

右主静脉（right cardinal vein, RCV）和左主静脉（left cardinal vein, LCV）构成了胎儿身体发育所需的主要的静脉回流系统（图 3.6A）。它们各自有上、下分支，分别用于引流胎儿头侧和尾侧的血液（图 3.6A）。右上主静脉是少数保留下来的胚胎期结构之一，变化最小，最终发育成右上腔静脉。连接左上主静脉和右上主静脉的横静脉发育成无名静脉或左头臂静脉，并将未来的颈静脉连接到上腔静脉（图 3.6B），同时左上腔静脉退化。下主静脉在心脏水平发育为奇静脉和半奇静脉，在下腹水平发育为髂静脉和下腔静脉腹腔段。

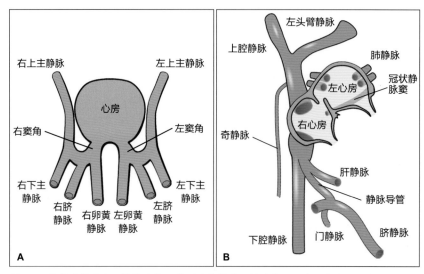

图 3.6　体静脉的发育。体静脉从 3 个对称的静脉系统（右下和左下主静脉、右上和左上主静脉、右和左脐静脉以及右和左卵黄静脉）发育为不对称系统。详情见正文

肺静脉的发育

目前对肺静脉的发育知之甚少，存在如下几种理论[7]。在两个发育中的肺芽周围形成一个内脏血管网（如卵黄静脉、脐静脉和主静脉），并将血液引流到体循环。内脏神经丛也会在心脏后面形成一个"中咽内皮链"，并与心脏的静脉窦建立连接，这被认为是未来肺总静脉的原基。这个连接形成后，血液就可以被直接引流入正在发育的心脏后壁的房间隔区域，而与体静脉的连接则逐渐退化。这条发育中的肺总静脉随后与发育中的左心房后壁融合成一个整体。心房间隔开始发育后，肺总静脉分化为 4 条肺静脉，分别将血液引流入左心房。肺静脉的发育理论可以解释肺静脉异位回流是由于心房分隔紊乱（异构），导致肺静脉通过持续存在的原始静脉引流入右心房、冠状静脉窦、心上静脉（主静脉）或心下静脉（卵黄静脉）。

中央动脉系统的发育

心脏中央动脉系统的发育伴随成对的左、右咽（臂）弓的发育。心脏的动脉极与主动脉囊相连，主动脉囊通过双侧咽弓（或鳃弓）与成对的背主动脉相连。咽弓动脉环绕气管和食管与成对的背主动脉连接。两条背主动脉在尾部融合形成单一的下段胸主动脉，并延

续为腹主动脉。咽动脉在左主动脉弓形成处发生重塑，形成头臂动脉、左颈总动脉和左锁骨下动脉。肺动脉主干单独发育，并与发育中的肺根相连。左动脉导管起源于左肺动脉，连接肺动脉主干和降主动脉，而右动脉导管则逐渐退化消失。咽弓成形时期发生异常会导致主动脉弓异常，本书第 39 章对此进行了讨论。

心脏形态发生的现代理论

　　基于小鼠和鸡发育中的胚胎心脏与人类胚胎心脏的相似性，其组织学和电子显微镜图像有助于理解人类心脏在时间和空间上的发育。成熟的心脏包括几个细胞系，如心肌细胞、内皮细胞、平滑肌细胞、成纤维细胞和特殊的传导细胞。有一种假说认为生心板和原始心管中的干细胞具有多能性，因此可以发育成不同的组织，但该假说尚未得到证实。在胚胎中消融神经嵴细胞导致心脏圆锥干畸形的实验验证了一个重要的新理论：心管外的细胞是完成心脏形态发生所必需的[2,8]。采用谱系追踪研究和基因表达的特有新技术能够区分心脏发育的步骤，并引出了"生心区"的概念。胚胎中的"区"由一组有明确边界的相关细胞组成，而"生心区"是心脏发生相关细胞的一个胚胎区域。

　　现有的认知支持这样一种假说：心脏的胚胎学发育是一个精细且复杂的时空发展相协调的过程，包括第一生心区（the first heart field, FHF）、第二生心区（the second heart field, SHF）和神经嵴细胞的参与[2,3]。

第一和第二生心区

　　第一生心区：在初始阶段，心脏从内脏中胚层或新月形的生心中胚层发育而来，在其中可检测到第一批分化的心肌细胞，这部分区域被称为 FHF。随着胚胎的生长，不对称的新月形生心区在中线融合形成原始心管，它迅速开始泵血并开始祥化。FHF（图 3.7 中粉色和红色部分）最终形成左心室心内膜、房室管和小部分心房结构（表 3.1）。值得注意的是，源于 FHF 的原始心管为随后心脏发育所需外来细胞的加入起到了很好的支架作用。

　　第二生心区：在新月形生心区和原始心管的后内侧是一个重要的心肌前体细胞池，也就是 SHF（图 3.7 中的黄色部分），它被认为是心肌细胞（祖细胞）的主要来源，这些细胞逐渐增多并在动脉和静脉极中长入原始心管。为了更好地理解局部解剖，根据原始心管在胚胎发育中的空间位置，SHF 又被细分为位于原始心管动脉极的前生心区和位于静脉极的后生心区（表 3.1）。前生心区发育成右心室的全部心肌，包括流出道和室间隔的主要部分（图 3.7）。前生心区的一个特定部分形成了远端流出道心肌；而后生心区则是形成流入道心肌（包括静脉窦、房间隔、主静脉和肺静脉的心肌）的主要细胞来源。后生心区将发育成心外膜前体器官，参与心外膜细胞的分化、心外膜和冠状动脉的发育。总之，SHF 被认为是心房、心室、动脉分隔发育以及半月瓣形成的必要条件[3,6]。

心外膜是位于心肌和心包之间的一层结缔组织。心脏发生过程中心外膜细胞负责心外膜的发育，它包裹着发育中的心脏，并减少心脏与心包的摩擦。心外膜细胞起源于静脉极附近的绒毛状结构，该结构称为心外膜前体器官，它起源于 SHF[2,5]。除了形成心外膜外，心外膜细胞还会继续迁移并浸入心肌、心内膜下间隙和房室垫组织，参与形成冠状血管和房室瓣的平滑肌细胞。目前尚不清楚心外膜细胞是否参与心肌的形成。

心脏神经嵴细胞

胚胎中的神经嵴是来源于外胚层的区域，背靠神经板的边缘。神经嵴细胞是一个多能干细胞群，具有迁移和分化的主要特征，参与形成颅面部软骨和骨骼（颅神经嵴）、外周神经元、胶质细胞和黑素细胞（躯干和迷走神经嵴），以及平滑肌和心脏结构（心脏神经嵴）。在 20 世纪 80 年代初期，Kirby 等假设心外源细胞（神经嵴细胞）迁移到发育中的心脏，并参与了圆锥动脉干的形成[8]。自此，大量的实验证实了这一假设，神经嵴细胞群中的心脏发生相关的特定细胞群也被确定，它们通过迁移到动脉极或静脉极而参与胚胎心脏的形成[2]。在动脉极，这些神经嵴细胞参与了咽弓动脉的重塑（图 3.7 中蓝色部分）和向间充质细胞的分化，间充质细胞参与了主动脉肺动脉隔的形成[2]。通过激活生长因子，它们还可以诱导流出道间隔心肌化。在静脉极，神经嵴细胞参与了房间隔基底部和心脏传导系统的发育[2]。目前已确认了 22q11.2 的缺失和神经嵴细胞区域相关 TBX-1 基因的表达与圆锥动脉干畸形之间的关系[9]。

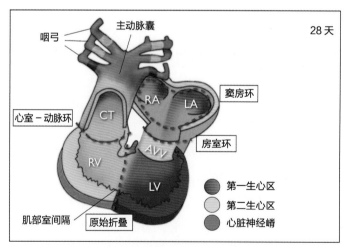

图 3.7　心脏完成袢化后在心房、心室和流出道分隔开始发生时期的正面观示意图。在此阶段，心脏神经嵴细胞（蓝色）已从神经皱襞迁移到流出道，形成圆锥干（CT）和主动脉囊流出道分隔。本图很好地展示了心腔和分隔它们的过渡区（蓝色虚线）。沿着静脉—动脉的血液流动方向，为位于静脉窦与原始右心房（RA）和左心房（LA）之间的窦房环、环绕房室瓣（AVV）的房室环、原始左心室（LV）、原始折叠或环、原始右心室（RV）、位于心室－动脉环终端的流出道，以及主动脉囊。不同的颜色分别表示第一生心区（FHF）和第二生心区（SHF）在心脏胚胎发生中的贡献。详见"心脏形态发生的现代理论"部分

引自 Srivastava D. Making or breaking the heart: from lineage determination to morphogenesis. *Cell*. 2006;126:1037-1048. 已获得 Elsevier 授权

表 3.1　第一、第二生心区和神经嵴细胞对心脏胚胎发育的作用

心脏区域	对心脏解剖结构的作用
FHF	左心室
	房室管
	心房
SHF（前生心区）	右心室
	近端流出道
	远端流出道
SHF（后生心区）	心房
	流入道
	静脉窦
	肺静脉
	主静脉
	窦房结
	中枢传导系统
	心外膜前体器官
心脏神经嵴细胞	流出道
	咽弓动脉
	心脏神经节
	中枢传导系统

要点　心脏胚胎学

- 心脏发生中的 3 个经典步骤包括心板融合形成原始心管，心管祥化，以及心房、心室和流出道分隔的形成。
- 由多能干细胞组成的原始心管形成完整心脏的理论已被否定。
- 人类心脏由 FHF 形成，并通过 SHF 前体细胞的加入和神经嵴细胞的迁移来完成。
- 当代假说认为，心脏的胚胎发育是一个精细且复杂的编码过程，包含了 FHF、SHF 和神经嵴细胞在时间和空间上的发育。
- 在心脏祥化过程中，原始心室向右下移动，而原始心房向上移动至心室的左后方。
- 在折叠的心管中，可以识别出不同的区域，它们被过渡区隔开。这些区域将发育成心腔，而过渡区将发育成间隔或瓣膜。
- 在心脏发育过程中，血液流经各个区域和过渡区，包括静脉窦、窦房环、原始心房、房室环、原始左心室、原始折叠（环）、原始右心室、共同动脉干、心室 - 动脉环和主动脉囊。
- 在分隔发生期间，原始心房通过两个隔膜的发生被分为两部分，即原发隔和

继发隔。未闭的继发孔为卵圆孔。

- 室间隔的形成是复杂的，其由不同心脏空间区域的间隔融合而成，因此，室间隔缺损是迄今为止最常见的心脏畸形。

- 上下两个相对立的嵴状突起分别长入心球和动脉干，形成延续的球嵴和干嵴，逐渐将心室流出道分隔成两个独立的通道，即主动脉和肺动脉。

- 体静脉回流始于 3 对静脉的形成，即卵黄静脉、脐静脉和主静脉。肺静脉是单独发育的。

- 心脏神经嵴细胞从神经嵴区迁移到发育中的心脏，主要参与大动脉分隔形成和心肌化。这就解释了为什么 22q11.2 缺失会影响神经嵴细胞的发育，并与胸腺、面部、甲状旁腺及流出道发育异常有关。

（夏红梅）

参考文献

1. Moorman AF, Christoffels VM, Anderson RH, van den Hoff MJ. The heart-forming fields: one or multiple? *Philos Trans R Soc Lond B Biol Sci*. 2007;362:1257-1265.

2. Gittenberger-de Groot AC, Bartelings MM, Deruiter MC, Poelmann RE. Basics of cardiac development for the understanding of congenital heart malformations. *Pediatr Res*. 2005;57:169-176.

3. Gittenberger-de Groot AC, Bartelings MM, Poelmann RE, Haak MC, Jongbloed MR. Embryology of the heart and its impact on under-standing fetal and neonatal heart disease. *Semin Fetal Neonatal Med*. 2013;18:237-244.

4. Epstein JA. Franklin H. Epstein Lecture. Cardiac development and implications for heart disease. *N Engl J Med*. 2010;363:1638-1647.

5. Srivastava D. Making or breaking the heart: from lineage determination to morphogenesis. *Cell*. 2006;126:1037-1048.

6. Vincent SD, Buckingham ME. How to make a heart: the origin and regulation of cardiac progenitor cells. *Curr Top Dev Biol*. 2010; 90:1-41.

7. Douglas YL, Jongbloed MR, Deruiter MC, Gittenberger-de Groot AC. Normal and abnormal development of pulmonary veins: state of the art and correlation with clinical entities. *Int J Cardiol*. 2011;147:13-24.

8. Kirby ML, Gale TF, Stewart DE. Neural crest cells contribute to normal aorticopulmonary septation. *Science*. 1983;220:1059-1061.

9. Lindsay EA, Vitelli F, Su H, et al. Tbx1 haploinsufficieny in the DiGeorge syndrome region causes aortic arch defects in mice. *Nature*. 2001;410:97-101.

第 4 章
心脏解剖学

概述

为了准确理解胎儿心脏超声图像，需要全面了解胎儿心脏的解剖知识[1,2]。心脏的解剖结构复杂，在进行胎儿心脏检查时，由于胎儿心脏小，要做出正常或异常的诊断比较困难。而且，胎儿肋骨的声影会遮挡心脏的显示，尤其在妊娠晚期。胎儿心脏的最佳显示取决于孕龄及胎儿在宫腔内的位置。本章将详细描述胎儿心脏解剖结构，并使用解剖标本和示意图来说明。衷心感谢 Anna Klassen（俄罗斯，奥伦堡）和 Cornelia Tennstedt-Schenk（德国，梅尔豪森）两位医师友情提供本章所示的解剖标本。笔者对图片进行了数字化处理，以突出显示不同的感兴趣区。

胸腔

心脏位于胸腔中部的中纵隔，其前方为胸骨的下 2/3 及第 2 ～ 6 肋软骨[1]。心脏的两侧及后界为肺，下方为膈肌[1]（图 4.1）。沿正中矢状面可将胸腔分为左右两半，心脏的 1/3 位于右侧胸腔，2/3 位于左侧胸腔[2]。

胸腔前方为胸骨，后方为脊柱，两侧为肋骨（图 4.2）。锁骨、第 1 肋骨和第 1 胸椎椎体构成胸腔上界，下界为膈肌。虽然成人的肋骨向下倾斜，但在胎儿期，肋骨在胸腔内常呈水平位。因此，胎儿腹部和胸部的横切面可以显示单独一对肋骨的大部分结构（图 4.2）。

胎儿心脏在胸腔内也呈水平位，胎儿的四腔心切面几乎同胸腔横切面（轴位）一样（图 4.2）。随着生长发育，心尖向下摆动，出生后心脏在胸腔内的方位更加垂直[2]。与四腔心切面相对应的肋骨是胎儿的第 4 肋骨[3]。

右肺和左肺占据了大部分胸腔，心脏位于胸腔正中左、右肺之间。右肺由 3 个肺叶（上叶、中叶及下叶）及较短的动脉上主支气管组成。左肺由 2 个肺叶（上叶及下叶）及较长的动脉下主支气管组成。每个肺叶由次级支气管供应，可进一步分为多个肺小叶。三级支气管供应每个肺叶的不同节段。超声不能单独区分每个肺叶，除非在合并胸腔积液时。

胸腺位于前上纵隔，前方为胸骨，后方为大血管（图4.1）。

后纵隔是胸腔中部、心脏后方的解剖区域（图4.2）。后纵隔内含胸降主动脉、气管、主支气管、食管、肺静脉及奇静脉。在后纵隔上部的肺动脉主干分叉水平，气管分为两个主支气管，分别由两侧肺门入肺。食管在后上纵隔，位于脊柱前方、气管后方。在胸腔中部，食管跨越气管分叉处，向腹侧走行，进入左侧胸腔，位于胸主动脉和左心房之间（图4.2），继而跨过左侧膈肌并与胃相接。奇静脉较细小，后方紧邻脊柱，略偏右侧（图4.2），在气管分叉水平汇入上腔静脉（superior vena cava，SVC）形成奇静脉弓。4支肺静脉（左、右肺静脉各两支）均进入左心房后方。四腔心切面可显示左下肺静脉和右下肺静脉（图4.2），左室流出道平面（五腔心切面）可显示左上肺静脉和右上肺静脉。4支肺静脉将心脏固定在胸腔。

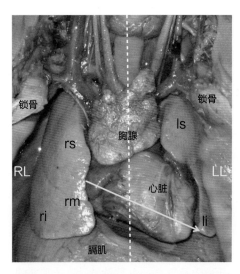

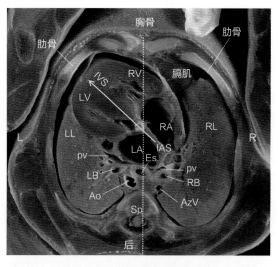

图4.1　胎儿胸腔解剖标本前面观，已移除胸骨和肋骨。沿胸腔正中的垂直线（虚线），将其分为左、右相等的两部分。心脏位于中纵隔，大部分位于左侧胸腔。心轴（黄色箭头）指向左侧。右肺（RL）、左肺（LL）及膈肌环绕着心脏。右肺上叶（rs）、中叶（rm）、下叶（ri）及左肺上叶（ls）、下叶（li）均已在图中标注。胸腺位于心脏前方

图4.2　胎儿四腔心水平胸部横切面解剖标本，显示右心房（RA）、左心房（LA）、右心室（RV）、左心室（LV）、室间隔（IVS）及房间隔（IAS）。沿胸腔正中画一条垂直线（虚线），将胸腔分为左、右相等的两部分。心脏约2/3位于左侧胸腔，心轴（黄色箭头）指向左侧（对比图4.1）。心脏后方区域可见2支肺静脉（pv）引流入左心房，胸主动脉（Ao）位于脊柱（Sp）左前方，食管（Es）位于胸主动脉、左心房、右支气管（RB）和左支气管（LB）之间。奇静脉（AzV）位于脊柱右侧

L—左；LL—左肺；R—右；RL—右肺

心脏外观

从前胸角度观察心脏外观时可见心腔及大血管（图 4.1，4.3）。心脏外表面的一些浅沟可用于区分心房和心室（图 4.3）。房室沟或冠状沟（图 4.3）可区分心房与心室，其内走行有冠状窦及冠状动脉主干。前室间沟内有左冠状动脉的前降支，可从前面区分左、右心室（图 4.3），后室间沟内有冠状动脉后降支及心中静脉。

右心房位于心脏右前方（图 4.3）。右心耳很好辨认，呈宽三角形或锥体状（图 4.3，4.4）。

右心室位于前方，占据心脏前面的大部分。右心室及其前方的流出道（肺动脉）是最前面（腹侧）的心腔，紧邻前胸壁（图 4.2 ~ 4.4）。

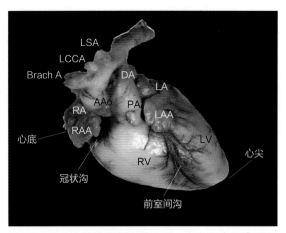

图 4.3　胎儿心脏解剖标本前面观。右心室（RV）是最靠前的心腔，肺动脉由此发出。前室间沟将右心室和左心室（LV）分开。动脉导管（DA）连接肺动脉和主动脉峡部。可见升主动脉（AAo）位于肺动脉（PA）的右后方。主动脉弓发出 3 支血管：头臂动脉（Brach A）、左颈总动脉（LCCA）和左锁骨下动脉（LSA）。可见右心耳（RAA）及左心耳（LAA）。冠状沟可区分右心房（RA）与 RV
LA—左心房

左心室占据心脏的左后面（图 4.2，4.3），左室流出道（主动脉）位于心脏中央（图 4.3）。由于升主动脉起始段包埋在左、右心室之间，在心脏外观上无法显示。主动脉弓走行于肺动脉右侧，可在心脏外观上显示（图 4.3）。

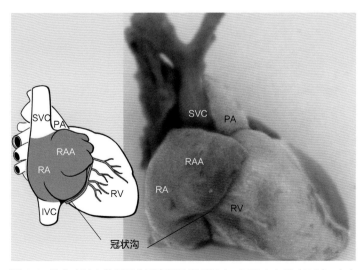

图 4.4　胎儿心脏右前面观的示意图及解剖标本。可见右心房（RA）、右心耳（RAA）、右心室（RV）及肺动脉（PA）。上腔静脉（SVC）及下腔静脉（IVC）分别由头侧及尾侧汇入右心房

肺动脉由右心室发出，跨过主动脉向后走行进入胸腔，继而分出右肺动脉、左肺动脉和动脉导管。两个心室流出道的长轴互相垂直（图4.3）。

主动脉长轴与左心室长轴平行，由左心室发出后向前走行并指向胎儿右肩（图4.3），延续为主动脉弓并沿脊柱左侧下降。主动脉弓发出3支动脉：头臂动脉（无名动脉）、左颈总动脉和左锁骨下动脉（图4.3）。肺动脉位于主动脉前方，由右心室发出后指向胎儿左肩走行。

左心房接收肺静脉的血液回流，是最靠后的心腔，紧邻脊柱（图4.2）。心脏前面观不能显示左心房（图4.3）。左心耳细窄呈手指状，位于肺动脉主干的左侧。

与成人心脏类似，胎儿的左心室为心尖的主要组成部分，比右心室略长（图4.2，4.3）。心底这一术语曾被用于描述不同的解剖标志，它实际为心房的后面（图4.3），但常被用于描述心室底部[2]。图4.5为心底示意图，是能显示房室瓣和大血管起源的外科视图。

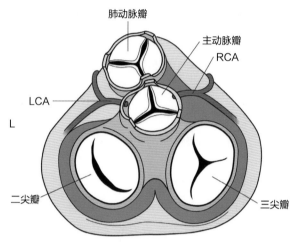

图4.5　半月瓣与房室瓣解剖关系示意图。肺动脉瓣位于主动脉瓣左前方。主动脉瓣位于心脏中心，二尖瓣与三尖瓣之间，肺动脉瓣后方。右冠状动脉（RCA）及左冠状动脉（LCA）分别起自升主动脉后方的右冠状窦和左冠状窦

L—左

心腔

右心房

右心房位于左心房的右前方（图4.4，4.6）。右心房的后部（静脉窦）内壁光滑，接收上腔静脉（superior vena cava，SVC）、下腔静脉（inferior vena cava，IVC）及冠状静脉窦的血液回流。右心房内的前部排列有粗大肌束，称为梳状肌（图4.6）。界嵴将右心房分为光滑区和粗糙区（图4.6），其向下走行，并与IVC和SVC的开口平行。IVC在右心房最底部汇入，靠近房间隔（图4.6）：下腔静脉瓣（Eustachian

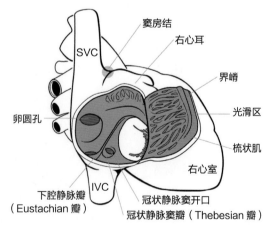

图4.6　右心房内部解剖结构示意图。后壁光滑，前壁粗糙。注意下腔静脉（IVC）、上腔静脉（SVC）及冠状静脉窦的开口。详见正文

瓣）是心内膜活瓣，位于 IVC 开口处（图 4.6）。该瓣在胎儿期具有重要功能，能引导来自静脉导管的高含氧量的血液由尾侧向头侧流入卵圆孔。偶尔在胎儿超声心动图标准四腔心切面略偏后的切面，可显示下腔静脉瓣，但易被误认为卵圆孔瓣。冠状静脉窦的开口处有冠状静脉窦瓣（Thebesian 瓣）（图 4.6）。SVC 在前方进入右心房，开口处无瓣膜。窦房结（sinoatrial，SA）位于右心房上壁的心外膜，紧邻 SVC 下方（图 4.6）。房室结位于右心房的底部，紧邻冠状静脉窦开口。

右心耳呈锥体状，基底较宽（图 4.4，4.6）。希阿里网（chiari network，CN）为胚胎残留物，呈蕾丝带状，偶可见于右心房内三尖瓣环水平。表 4.1 列出了右心房的解剖特征。

表 4.1 右心房的解剖特征

位置靠前，位于左心房的右侧
后壁光滑，前壁小梁丰富
接收下腔静脉、上腔静脉及冠状静脉窦回流的血液
包含窦房结及房室结
右心耳呈锥体状，基底较宽

三尖瓣

三尖瓣可阻止血液在心室收缩期从右心室逆流回右心房。三尖瓣由 3 个瓣叶组成，根据其在右心室的解剖位置分别命名为前叶、隔叶及后叶（图 4.7）。瓣叶由腱索固定，阻止瓣叶在收缩期脱入右心房。腱索附着于 3 组乳头肌上（图 4.7，4.8）。前乳头肌为 3 组乳头肌中最大的一组，易在超声中显示，位于右心室心尖部，与来自前叶及后叶的腱索相连（图 4.7）。后乳头肌位于后侧壁，与来自后叶及隔叶的腱索相连（图 4.7）。间隔侧乳头肌附着于室间隔，与来自隔叶及前叶的腱索相连。由瓣叶发出的腱索可直接附着于室间隔，这是右心室独有的解剖特征（图 4.7）。三尖瓣在室间隔的插入点较二尖瓣更靠近心尖部（图 4.8）。这一解剖特点对区分心室位置及识别房室管异常有重要意义。与左心室的流入道和流出道不同，右心室内的肺动脉瓣下圆锥将三尖瓣及肺动脉瓣隔开，导致二者之间无纤维连接（图 4.7）。

右心室

右心室是最靠近前胸壁的心腔，位于胸骨后方（图 4.2，4.7，4.8）。右心室由 3 部分组成：流入道、肌小梁丰富的心尖部及光滑的流出道（图 4.7）。右心室的主要超声特征是具有粗大的肌小梁，调节束（隔壁肌束）位于心尖部（图 4.7，4.8）。右心室呈新月形，弯曲状环绕室间隔。表 4.2 列出了右心室的解剖特征。

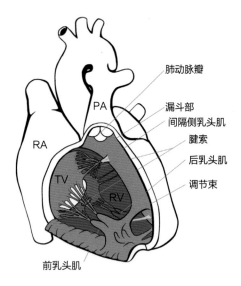

图 4.7 右心室内部解剖结构示意图。右心室（RV）由流入道、心尖部、流出道 3 部分组成。三尖瓣（TV）由 3 个瓣叶及 3 组乳头肌组成。调节束位于右心室心尖部。详见正文

PA—肺动脉；RA—右心房

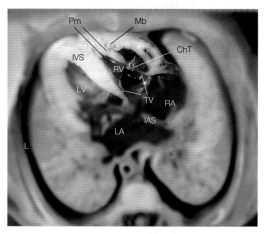

图 4.8 胎儿四腔心水平心脏横切面解剖标本。橙色高亮区为右心室（RV）和三尖瓣（TV）。显示右心室内乳头肌（Pm）位于心尖部，三尖瓣腱索（ChT）附着于右心室壁及心尖部。此切面也可显示部分调节束（Mb）。参见图 4.2

IAS—房间隔；IVS—室间隔；L—左；LA—左心房；LV—左心室；RA—右心房

表 4.2 右心室的解剖特征
流入道及心尖部肌小梁丰富
呈新月形，位置更靠前，在胸骨后面
流出道（漏斗部）光滑
调节束位于心尖部
房室瓣为三尖瓣
三尖瓣在室间隔的附着部位较二尖瓣更靠近心尖
腱索直接附着于心室壁
有 3 组乳头肌

左心房

左心房位于心脏后部，与脊柱相邻，接收左、右肺静脉的回流（图 4.9）。左心房呈圆形，除左心耳外其余部分内壁光滑。左心耳较窄，呈手指状（图 4.9），内有较多的梳状肌。胎儿期，左、右心房大小几乎相等。在心房充盈期，卵圆孔瓣位于左心房内（图 4.2）。表 4.3 列出了左心房的解剖特征。

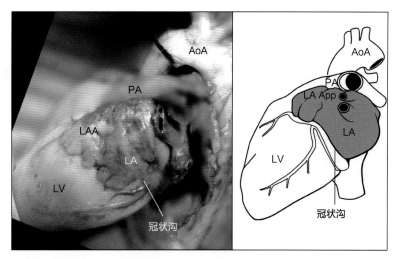

图 4.9　胎儿心脏左后面观的解剖标本及示意图。橙色高亮区为左心室（LV）、左心房（LA）、左心耳（LAA）及主动脉弓（AoA）。注意冠状沟将左心室和左心房区分开来。升主动脉（未显示）起自左心室，位于肺动脉（PA）后方

表 4.3　左心房的解剖特征
位于心脏后方，脊柱前方，是最靠后的心腔
前壁及后壁均光滑
4 支肺静脉均汇入左心房
左心耳窄小，呈手指状，内壁粗糙

二尖瓣

二尖瓣可阻止血液在心室收缩期从左心室逆流回左心房。二尖瓣由前叶和后叶组成，与室间隔不相连（图4.10）。每个瓣叶的腱索附着于前外侧及后内侧乳头肌，2组乳头肌附着于左心室游离壁，这是可与右心室相鉴别的解剖特点（图 4.7）。前叶，有时也称为隔叶或前内侧叶，主要附着于前外侧乳头肌，并与主动脉瓣有纤维连接（图 4.10，4.11）。后叶，有时也称为后外侧叶，附着于后内侧乳头肌。与右心室壁不同，左心室壁不与二尖瓣腱索直接相连（图 4.10）。

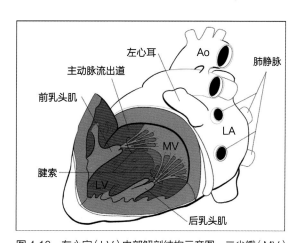

图 4.10　左心室（LV）内部解剖结构示意图。二尖瓣（MV）由 2 个瓣叶和 2 组乳头肌组成（前、后乳头肌）。二尖瓣紧邻主动脉并与其在同一解剖平面上。详见正文

Ao—主动脉；LA—左心房

左心室

　　左心室呈圆锥形,位于右心室的后方(图4.11),构成胎儿心脏左侧面的大部分(图4.2)。在解剖学上,左心室较右心室细长（图4.11）。左心室壁常光滑,无调节束。与右心室不同,左心室流入道及流出道在解剖学上关系密切,被二尖瓣前叶分开（图4.11）。表4.4列出了左心室的解剖特征。

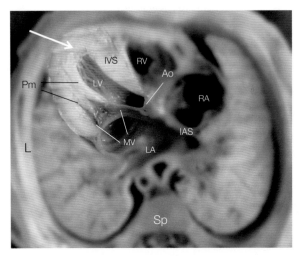

图4.11　胎儿四腔心切面水平心脏横切面的解剖标本。橙色高亮区域为左心室（LV）和二尖瓣（MV）。可见二尖瓣的所有腱索均附着于2组乳头肌（Pm）。心尖（箭头）主要由左心室构成

Ao—主动脉；IAS—房间隔；IVS—室间隔；L—左；LA—左心房；RA—右心房；RV—右心室；Sp—脊柱

表4.4　左心室的解剖特征
圆锥形,位于心脏后外侧,流入道光滑
房室瓣为两叶（二尖瓣）
流入道和流出道解剖关系密切（二尖瓣和主动脉瓣）
2组粗大的乳头肌附着于左心室游离壁
无调节束
心室壁无腱索直接附着

间隔结构

　　室间隔将心室分为左、右心室（图4.12）,其顶端（靠近心尖）为肌性结构,底部（靠近房室瓣）为膜性结构（图4.12）。室间隔分为不同的解剖部分：流入部间隔,位于两侧房室瓣水平；肌部间隔,是分隔左、右心室最大的部分；膜周部间隔,位于升主动脉根部下方；流出部间隔,位于肺动脉根部下方。虽然病理学中并不常用这种分类[2],但该分类有助于描述超声检查发现的室间隔缺损的部位（见第20章）。

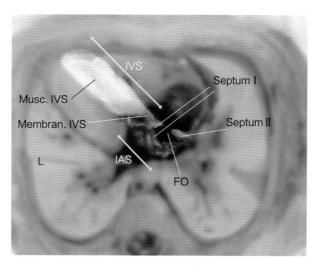

图 4.12   胎儿四腔心水平心脏横切面的解剖标本。橙色高亮区为
室间隔（IVS）及房间隔（IAS）。室间隔在心尖的肌部（Musc.
IVS）较厚，在基底的膜部（Membran. IVS）较薄。两心房之
间的房间隔由原发隔（Septum Ⅰ）和继发隔（Septum Ⅱ）组成。
卵圆孔瓣由原发隔组成，卵圆孔（FO）是继发隔中部的开口
L—左

房间隔将心房分隔为左、右心房（图 4.12），其由原发隔和继发隔组成。卵圆孔为继
发隔上的通道（图 4.6，4.12）。原发隔是胚胎学最先发育的房间隔，最终形成卵圆孔瓣。
卵圆孔瓣从右向左摆动，位于左心房内。

大血管

半月瓣和房室瓣的解剖关系如图 4.5 所示。主动脉根部位于左、右心室之间，而肺动
脉根部则更靠前。主动脉和肺动脉各自从心腔发出后，二者的血流方向几乎互相垂直。心
底部瓣膜视图可由二维超声获取，但通过三维超声心脏容积后处理会更容易获得此切面。

肺动脉、肺动脉瓣及动脉导管

肺动脉（肺动脉主干、肺动脉干）起自心脏前部的右心室（图 4.13，4.14）。肺动脉
由右心室发出，跨过主动脉，指向胎儿左肩。肺动脉与主动脉交叉后即向后走行进入胸腔，
分为左、右肺动脉（图 4.13）和动脉导管（图 4.15）。动脉导管在胎儿期是开放的，与降
主动脉相连（图 4.15）。肺动脉发出左、右肺动脉分支，是其与升主动脉相鉴别的重要解
剖特征（图 4.13）。左肺动脉向后下走行，跨过左支气管，进入左肺门。右肺动脉与肺动
脉主干呈直角（图 4.13），走行于主动脉弓下方、左心房顶部上方及上腔静脉后方，进入
右肺门。右心室舒张期，肺动脉瓣能阻止血液逆流回心室。肺动脉瓣最靠近前胸壁，位于

胸骨左缘旁，由3个瓣叶组成：右瓣、左瓣（隔瓣）及前瓣。肺动脉瓣下圆锥将肺动脉瓣与三尖瓣分隔。这一解剖分隔使右心室的流入道和流出道不能在同一超声长轴切面显示。在胎儿期，由于动脉导管开放，肺循环压力接近体循环压力。在出生前，肺血管的管壁肌层厚度与体循环血管的肌层厚度相似。出生后，动脉导管闭合导致肺动脉压力下降，肺血管管壁肌层相应变薄。

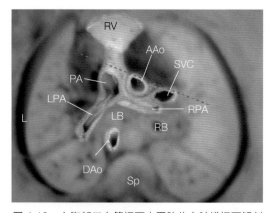

图 4.13　上胸部三血管切面水平胎儿心脏横切面解剖标本。橙色高亮区为大血管。肺动脉（PA）、升主动脉（AAo）、上腔静脉（SVC）的解剖位置位于同一条斜线（红色虚线）。肺动脉最靠前，上腔静脉最靠后，升主动脉居中。肺动脉分为左肺动脉（LPA）和右肺动脉（RPA）

DAo—降主动脉；L—左；LB—左主支气管；RB—右主支气管；RV—右心室；Sp—脊柱

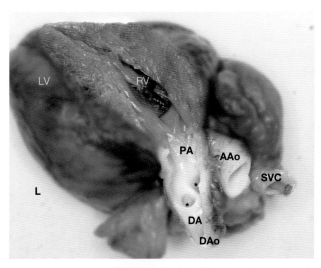

图 4.14　胎儿心脏解剖标本前面观。橙色高亮区显示右心室（RV）、肺动脉（PA）起始部和肺动脉主干向动脉导管（DA）的走行。升主动脉（AAo）及上腔静脉（SVC）位于肺动脉右侧。星号代表左、右肺动脉起始部

DAo—降主动脉；L—左；LV—左心室

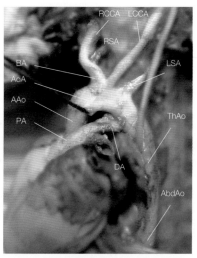

图 4.15　胎儿心脏解剖标本左上面观。橙色高亮区显示大血管，主动脉弓（AoA）位于肺动脉（PA）右上方。根据解剖结构主动脉可分为4部分：升主动脉（AAo）、主动脉弓（AoA）、胸主动脉（ThAo）及腹主动脉（AbdAo）。动脉导管（DA）连接肺动脉及主动脉弓。头臂动脉（BA）由主动脉弓发出，分为右锁骨下动脉（RSA）和右颈总动脉（RCCA）。左颈总动脉（LCCA）和左锁骨下动脉（LSA）分别是主动脉弓的第二和第三个分支

升主动脉、主动脉瓣和主动脉弓

根据解剖结构主动脉可分为 4 部分（图 4.15）：升主动脉、主动脉弓、胸主动脉和腹主动脉。升主动脉起自左心室，位于心脏中心（图 4.11，4.16）、肺动脉的右侧，升主动脉自心脏发出时平行于左心室长轴，向前成角，指向胎儿右肩（图 4.14）。在心脏内，升主动脉前与室间隔相邻，后与二尖瓣前叶相邻（图 4.16）。升主动脉前壁和室间隔之间的连续性（图 4.16）是重要的解剖特征。由于主动脉瓣与二尖瓣前叶之间有纤维连接，左心室的流出道和流入道可以在同一超声长轴切面显示。这一重要切面即心脏五腔心切面或左室流出道切面，在此切面上可见升主动脉由左心室发出略偏右成角（图 4.16）。此微小夹角有重要的解剖意义，当主动脉骑跨于室间隔上时，不会出现此夹角，这有助于发现该畸形。升主动脉走行于左、右心房之间和肺动脉下方，从心脏发出并向后弯曲，移行为主动脉弓。主动脉弓横跨于右肺动脉及右支气管上方，即正常的左主动脉弓（图 4.15 ~ 4.17）。主动脉弓共发出 3 个动脉分支（图 4.15 ~ 4.17）：头臂动脉（无名动脉）、左颈总动脉和左锁骨下动脉。头臂动脉分为右颈总动脉和右锁骨下动脉（图 4.15）。主动脉弓为头部、颈部和上肢提供了大部分血液供应。主动脉弓的血管分支是其与动脉导管弓相鉴别的重要解剖特征，后者与降主动脉相连但没有分支（图 4.17）。胸主动脉位于左心房后方，与食管相邻；腹主动脉位于脊柱前方中线的左侧。左心室舒张时，主动脉瓣可阻止血流逆流回心室。主动脉瓣有 3 个瓣叶：右冠瓣、左冠瓣（分别发出右冠状动脉和左冠状动脉）和无冠瓣（后瓣）。

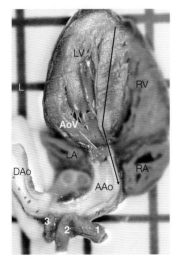

图 4.16　五腔心切面水平的胎儿心脏解剖标本。橙色高亮区显示升主动脉（AAo）起自左心室（LV）。主动脉瓣环水平可见主动脉瓣（AoV）。注意室间隔和主动脉前壁（箭头）之间形成的广角。数字 1、2 和 3 分别显示从升主动脉发出的 3 支动脉。详见正文

DAo—降主动脉；L—左；LA—左心房；RA—右心房；RV—右心室

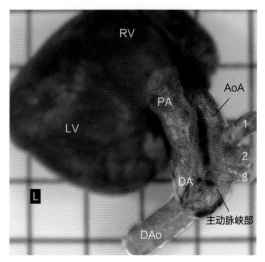

图 4.17　三血管 – 气管切面水平的胎儿心脏解剖标本。橙色高亮区显示主动脉弓（AoA）和动脉导管（DA）弓，二者在降主动脉（DAo）汇合。上腔静脉未在本标本中显示。由主动脉弓发出的 3 支血管分别为头臂动脉（1）、左颈总动脉（2）和左锁骨下动脉（3），详见图 4.15

L—左；LV—左心室；PA—肺动脉；RV—右心室

心脏的大静脉

汇入胎儿心脏的几条主要静脉[4]可分为体静脉和肺静脉。体静脉包括 SVC、IVC（图 4.6，4.18）及冠状静脉窦，肺静脉（图 4.18）包括 2 支上肺静脉和 2 支下肺静脉。出生后，除肺静脉外，所有的静脉均输送低氧血回心脏。正常静脉解剖见第 10 章。IVC 接收双侧髂静脉和肾静脉的血液回流，并与肝静脉汇合，在右心房底部形成膈下前庭[5,6]。下腔静脉瓣（Eustachian 瓣）为新月形的瓣叶，位于 IVC 入右心房的开口处（图 4.6）。

左、右锁骨下静脉及颈静脉汇合为头臂静脉（或无名静脉）（图 4.19）[7]。左头臂静脉的长度是右头臂静脉的 2 ~ 3 倍，几乎水平走行于主动脉弓及其分支动脉的前上方[7,8]。两侧头臂静脉汇合为 SVC，后者走行于主动脉弓和右肺动脉的前外侧。奇静脉从后方汇入 SVC。

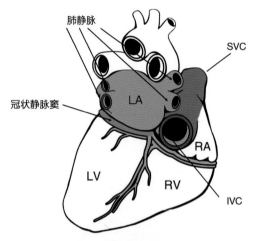

图 4.18 胎儿心脏后面观示意图。心脏的静脉回流：上腔静脉（SVC）和下腔静脉（IVC）汇入右心房（RA），4 支肺静脉汇入左心房（LA）。冠状静脉窦走行于房室沟后方，将左心房与左心室（LV）分开

RV—右心室

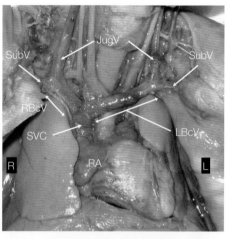

图 4.19 胎儿上胸部解剖标本前面观（移除了胸骨、肋骨及胸腺）。橙色高亮区显示上胸部的静脉，包括左、右锁骨下静脉（SubV），左、右颈静脉（JugV），左头臂静脉（LBcV），右头臂静脉（RBcV）和上腔静脉（SVC）。注意左、右头臂静脉引流入上腔静脉，并在上方汇入右心房（RA）；且左头臂静脉在上胸部几乎呈水平走行

L—左；R—右

冠状静脉窦走行于左房室沟，主要接收来自心脏静脉的回流（图 4.18）。其内径较细，但在静脉畸形时可扩张，如存在肺静脉及静脉导管异常引流或左上腔静脉等畸形时。冠状静脉窦开口于右心房底部，靠近房间隔和 IVC 开口。冠状静脉窦瓣（Thebesian 瓣）位于冠状静脉窦入右心房的开口处（图 4.6）。

4 支肺静脉（图 4.18）包括成对的上肺静脉和下肺静脉，将肺和心脏固定在一起，并从左心房的后上方汇入。四腔心切面可见 4 支肺静脉中的 2 支（2 支下肺静脉），呈裂隙状开口于左心房的后壁。2 支下肺静脉在降主动脉和食管的两侧汇入左心房（图 4.2）。

有关奇静脉、肝静脉、静脉导管、头臂静脉的详细描述见第 10 章。

要点　心脏解剖

- 右心房接收 SVC、IVC 及冠状静脉窦的血液回流。
- 窦房结和房室结位于右心房。
- 下腔静脉瓣（Eustachian 瓣）位于 IVC 开口处，将静脉导管内血液引向卵圆孔。
- 三尖瓣有 3 个瓣叶和 3 组乳头肌，在室间隔的附着部位较二尖瓣更靠近心尖部。
- 三尖瓣腱索可直接附着于右心室壁，这一特征仅见于右心室。
- 右心室是距前胸壁最近的心腔，调节束位于心尖部。
- 右心室流入道及心尖部的肌小梁丰富，肺动脉瓣下圆锥将三尖瓣与肺动脉瓣分隔开来。
- 左心房是最靠心脏后部的心腔。
- 左心房接收 4 支肺静脉的血液回流，2 支下肺静脉可在四腔心切面显示。
- 卵圆孔瓣位于左心房内，从右向左摆动。
- 二尖瓣有 2 个瓣叶和 2 组乳头肌，二尖瓣前叶和主动脉瓣有纤维连接。
- 根据解剖结构室间隔可分为 4 个部分：流入部、肌部、膜周部和流出部。
- 肺动脉分为左、右肺动脉是其与升主动脉相鉴别的重要解剖特征。
- 由主动脉弓发出的 3 支动脉分别为头臂动脉（无名动脉）、左颈总动脉和左锁骨下动脉。
- 左头臂静脉由左颈静脉及锁骨下静脉汇聚而成，其长度是右头臂静脉的 2 ~ 3 倍，几乎呈水平走行于主动脉弓及其头臂动脉分支的前上方。

（李亚南）

参考文献

1. Edwards WD, Maleszewski JJ. Cardiac anatomy and examination of cardiac specimens. In: Allen HD, Driscoll DJ, Shaddy RE et al., eds. *Moss and Adams' Heart Disease in Infants, Children, and Adolescents*. 8th ed. Williams & Wilkins; 2012:1-31.
2. Anderson RH, Spicer D, Mori S. Anatomy. In: Wernovsky G, Anderson RH, Kumar K, Mussatto KA, Redington AN, Tweddell JS, eds. *Anderson's Pediatric Cardiology*. 4th ed. Chap. 2. Elsevier; 2019:17-32.
3. Abuhamad AZ, Sedule-Murphy SJ, Kolm P, Youssef H, Warsof SL, Evans AT. Prenatal ultrasonographic fetal rib length measurement: correlation with gestational age. *Ultrasound Obstet Gynecol*. 1996;7:193-196.
4. Chaoui R, Heling KS, Karl K. Ultrasound of the fetal veins part 2: veins at the cardiac level. *Ultraschall Med*. 2014;35:302-318; quiz 319-321.
5. Sinkovskaya E, Klassen A, Abuhamad A. A novel systematic approach to the evaluation of the fetal venous system. *Semin Fetal Neonatal Med*. 2013;18:269-278.
6. Chaoui R, Heling KS, Karl K. Ultrasound of the fetal veins part 1: the intrahepatic venous system. *Ultraschall Med*. 2014;35:208-228.
7. Sinkovskaya E, Abuhamad A, Horton S, Chaoui R, Karl K. Fetal left brachiocephalic vein in normal and abnormal conditions. *Ultrasound Obstet Gynecol*. 2012;40:542-548.
8. Karl K, Sinkovskaya E, Abuhamad A, Chaoui R. Intrathymic and other anomalous courses of the left brachiocephalic vein in the fetus. *Ultrasound Obstet Gynecol*. 2016;48:464-469.

第二部分

超声技术

5

第 5 章
胎儿心脏检查指南

概述

先天性心脏病（congenital heart disease，CHD）是最常见的先天性畸形之一，活产儿的发病率约为 8‰ [1]。CHD 的产前诊断一般通过在妊娠中期和晚期进行的胎儿超声检查完成。近年来，应用高分辨率仪器可以在妊娠早期诊断 CHD[2]（见第 11 章）。

尽管超声技术有了很大的进步，并且越来越多的孕妇接受了超声检查，但 CHD 仍是最容易漏诊的畸形，其检出率差异很大 [3]。事实上，某些类型的 CHD（如大动脉转位）在一些地区的产前检出率仅为 25%[4]。

CHD 的产前检出可以改善某些类型胎儿心脏畸形的预后 [5,6]。对卫生保健工作者进行心脏筛查培训，以及将存在胎儿心脏畸形风险的孕妇转诊行胎儿超声心动图检查是提高 CHD 筛查和检测效果的主要措施。指南中对心脏筛查以及胎儿超声心动图检查的明确解释有助于规范胎儿心脏的超声评估。

本章介绍了美国和国际上现有的指南，包括胎儿心脏筛查 [1] 和胎儿超声心动图检查 [2] 两部分。胎儿超声心动图检查的适应证已在第 1 章中讨论。指南会定期审查和更新。因此，一定要参考现有准则的最新版本以获得最新的信息。

胎儿心脏超声检查指南的基本依据

理解指南制订和标准化操作（包括超声检查）中使用的各种专业名词是十分重要的。指南、操作方法、标准和政策适用于超声检查本身（心脏筛查或胎儿超声心动图检查）。资质、证书和资格适用于完成超声检查的人员，包括临床医师、超声检查医师和相关的卫生保健工作者。另外，资格认定适用于完成超声检查的超声实验室或单位。因此，开展超声检查前需要对超声检查的人员资质、用于超声检查的仪器等是否符合现有检查指南要求以及质量控制要求进行评估。

笔者认为，胎儿心脏筛查和超声心动图检查指南有助于超声检查的标准化，指南也给出了统一的适应证并且明确了胎儿心脏筛查和超声心动图检查的具体内容。通常来说，指南以共识为基础，并能反映当时的科学依据。它减少了实践中的不合理差异，并为转诊研究提供了更科学的依据。同时，合理的指南还有助于提供质量控制的重点，并且可以评估对胎儿心脏检查人员提供继续教育的必要性。指南还可以发现科学研究的不足之处，并且为研究人员提供合理的研究课题。

胎儿心脏筛查指南

筛查项目适用于低风险人群，因此应该是常规检查的一部分。通常，CHD 筛查项目会整合到常规产前保健中，以便让所有孕妇都进行该项检查。CHD 高风险孕妇或怀疑胎儿存在心脏异常者，需要应用胎儿超声心动图进行更全面的评估。

妊娠早期

国际妇产超声学会

至本书截稿时，国际妇产超声学会（The International Society of Ultrasound in Obstetrics and Gynecology, ISUOG）还没有发布新的针对妊娠早期胎儿心脏超声检查的指南。妊娠早期胎儿超声检查指南中包含一部分胎儿心脏检查的内容。2013 年，ISUOG 撰写的妊娠早期胎儿超声检查指南中，包含了胎儿心脏评估的内容[7]。该指南指出，妊娠早期胎儿超声检查报告必须描述胎儿心脏在左侧胸腔（左位心）的正常位置，可以选择性描述是否看到对称分布的 4 个心腔。同时指出，在第 11 ~ 13+6 孕周，已经可以更细致地针对胎儿心脏的解剖结构进行检查，但这不包括在常规检查项目中，并且出于安全性考虑，常规检查也不应使用多普勒超声[7]。近年来关于妊娠早期胎儿心脏检查可行性的研究越来越充足，ISUOG 关于妊娠早期胎儿超声检查的指南也正在修改，笔者相信新版指南将会包含更详尽的胎儿心脏检查内容。

美国超声医学会

美国超声医学会（The American Institute of Ultrasound in Medicine, AIUM）与其他国际组织联合发表了针对第 12 ~ 13+6 孕周的详细产科超声检查的实践参数[8]。需要指出的是，该指南是针对胎儿畸形高风险的孕妇而设计的，因此有其适用范围，不应常规推荐给低风险孕妇。

针对心脏和胸腔，AIUM 给出的妊娠早期详细产科超声检查包含以下内容："胎儿心脏和胸腔应先在胸腔横切面检查。胎儿肋骨应有正常的形态、长度及骨化。胎儿双侧肺应对称，没有胸腔积液。矢状面及冠状面可以显示胸腔与腹腔的分界。胎儿心脏应占胸腔的 1/3 左右。双侧心室、心房大小一致，在四腔心切面应能看到双侧房室瓣。心脏应位于胸腔内，心轴大体正常。如果心轴存在异常，应测量心轴（正常应为 45°±20°）。彩色多普勒超声对该阶段胎儿的心脏检查至关重要，且需要优化彩色多普勒的应用。在四腔心切面使用彩色多普勒有利于评估心轴，因为相较于灰阶图像，它能更好地界定室间隔。此外，彩色多普勒还可以用于评估心腔的对称性，并显示舒张期二尖瓣和三尖瓣的过瓣血流。三血管 – 气管切面需用彩色多普勒显示，如果技术上可行，灰阶超声也可显示。在三血管 – 气管切面，应在气管左侧显示横向主动脉弓 / 峡部和肺动脉干 / 动脉导管汇合的前向血流。对扩大的心脏进行扫查时，应包括主动脉及导管弓的长轴切面，三尖瓣血流和静脉导管内血流的多普勒频谱，有助于对怀疑存在心脏畸形的胎儿进行更有效的评估[8]。"

妊娠中期和妊娠晚期

国际妇产超声学会

ISUOG 在 2013 年发布了最新的胎儿心脏超声筛查实践指南[9]，该指南提出了全面且明确的胎儿心脏筛查的方法。

胎儿心脏筛查指南提出的最佳检查时间是妊娠第 18 ~ 22 周。超声检查也可在更早的时期完成，例如在妊娠早期末以及妊娠中期初，在这个时期进行的超声检查也能够发现心脏异常，但是通常需要高分辨率的仪器以及专业的操作者。

按照 ISUOG 的实践指南，胎儿心脏筛查应包括上腹部、四腔心切面以及流出道切面[9]（图 5.1）。表 5.1 和图 5.1B 显示了评估胎儿左右位置和正常四腔心切面的详细内容。 更多关于胎儿位置和四腔心切面的信息（包括示意图和超声图）参见本书第 6、7 章。

左室流出道（left ventricular outflow tract, LVOT）切面和右室流出道（right ventricular outflow tract, RVOT）切面现在也是胎儿心脏筛查的一部分（图 5.1C、D）。评估 LVOT 和 RVOT 时需要记录血管内径、血管起源的心室、半月瓣的完整性和解剖位置。

LVOT 和 RVOT 的正常解剖结构可以通过四腔心切面至上纵隔的横断面来观察。在这个横向扫查过程中，首先检查五腔心切面（即 LVOT），然后分别是 RVOT 切面、三血管切面和三血管 – 气管（three-vessel trachea, 3VT）切面（图 5.1C ~ F）。ISUOG 心脏筛查指南认为检查三血管切面和三血管 – 气管切面是很必要的，并应该作为心脏筛查的常规部分，但从技术上来说可能无法在所有孕妇中获取该切面的图像。超声评估流出道的示意图和超声图像等，将在本书第 8、9 章详细说明。

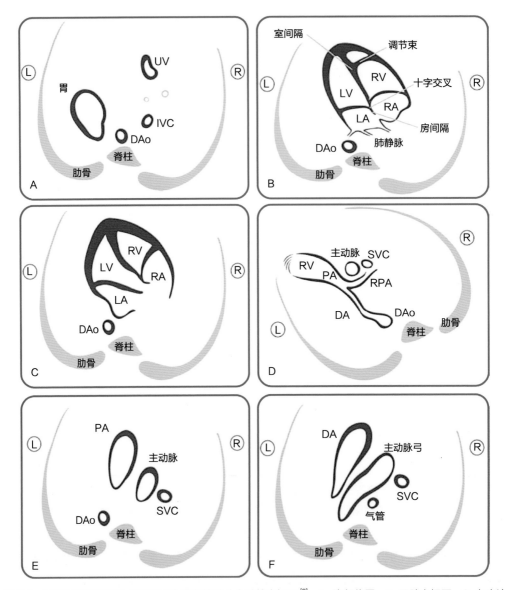

图 5.1　国际妇产超声学会（ISUOG）推荐的胎儿心脏筛查切面[9]。A. 腹部位置。B. 四腔心切面。C. 左室流出道切面。D. 右室流出道切面。E. 三血管切面。F. 三血管–气管切面

DAo—降主动脉；DA—动脉导管；IVC—下腔静脉；L—左；LA—左心房；LV—左心室；PA—肺动脉；R—右；RA—右心房；RPA—右肺动脉；RV—右心室；SVC—上腔静脉；UV—脐静脉

引自 ISUOG, Carvalho JS, Allan LD, et al. ISUOG Practice Guidelines (updated): sonographic screening examination of the fetal heart. *Ultrasound Obstet Gynecol*. 2013; 41:348-359. 已获得授权

　　虽然应用彩色多普勒在心脏筛查中不是必须的，但是 ISUOG 指南建议检查者应该熟悉其使用方法。此外，指南提出如果检查者能够熟练应用彩色多普勒技术，鼓励检查者在常规筛查时加入彩色多普勒检查。彩色多普勒有助于显示各种心脏结构并能更好地显示异常血流。彩色多普勒在某些扫查困难时会有帮助，例如肥胖患者。第13章详细总结了彩色多普勒在胎儿心脏成像中的作用。

表5.1　胎儿位置（左、右侧）的评估和四腔心切面

位置和一般情况	・胎儿的左、右侧（辨别胎儿的左、右侧） ・胃和心脏在左侧 ・心脏占胸腔的 1/3 ・大部分心脏位于左侧胸腔 ・心轴（心尖）指向左侧 45°±20° ・显示 4 个心腔 ・心律正常 ・没有心包积液
心房	・2 个心房，大致相等 ・卵圆孔瓣位于左心房 ・显示原发隔（靠近十字交叉） ・肺静脉汇入左心房
心室	・2 个心室，大致相等 ・无室壁肥厚 ・调节束位于右心室心尖部 ・室间隔完整（心尖至十字交叉）
房室交界区和瓣膜	・心脏十字交叉完整 ・2 个房室瓣开放且活动自如 ・位置不同：三尖瓣的隔叶相对于二尖瓣更靠近心尖

注：修改自 ISUOG, Carvalho JS, Allan LD, et al. ISUOG Practice Guidelines(updated): sonographic screening examination of the fetal heart. *Ultrasound Obstet Gynecol*. 2013; 41:348-359. 已获得授权。

美国超声医学会

AIUM 于 2018 年发布了产科超声检查的多协会实践操作指南[10]。该指南提出了产科超声检查的内容，并细化了心脏筛查的要点。在对胎儿心脏的评估中，AIUM 指南将四腔心切面、心脏大小和位置、LVOT、RVOT 列为了超声筛查时必须检查的内容，如果技术上可行，还可加上三血管切面和三血管–气管切面。AIUM 指南没有提供评估流出道解剖的具体方法[10]。

图像标准及能力评估

鉴于超声检查在产科中的重要临床意义，特别是在胎儿畸形检测方面，AIUM 联合母胎医学学会（the Society for Maternal Fetal Medicine，SMFM）、ISUOG、美国妇产医学会（the American College of Obstetricians and Gynecologists，ACOG）、美国骨科妇产科医师学会（the American College of Osteopathic Obstetricians and Gynecologists，ACOOG）、美国放射医学

会（the American College of Radiology，ACR）、超声放射学家学会（the Society of Radiologists in Ultrasound，SRU）、妇产科住院医师教育委员会（the Council on Resident Education in Obstetrics and Gynecology，CREOG）和诊断医学超声学会（the Society of Diagnostic Medical Sonography，SDMS），共同组建了一个由本书编辑之一担任主席的多协会工作组，并为基本的妇产科超声检查制订了一套标准化的基于共识的课程和能力评估工具，用于相关人员的培训[11]。第三级培训的详细课程包括了心脏基本解剖和常见异常的评估，相当于住院医师培训的第三年。

这套工具中的能力评估部分是通过一套个性化方案对静态超声图像、动态超声图像、实时扫描图像，以及组合图像进行的评估。每个超声切面的评分达到75%或者接近75%，代表能力合格，一组5张超声图像必须每个切面都达到能力评估的基本要求。图5.2 ~ 5.5和与之对应的表5.2 ~ 5.5分别列出了四腔心切面、左室流出道切面、右室流出道切面及三血管－气管切面的图像及质量要求[11]。

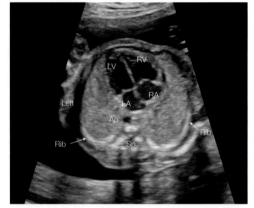

图5.2　胎儿胸腔四腔心切面水平横切面图像。注意最靠前的是右心室，最靠后的是左心房。左心室、右心房都可以显示。注意降主动脉的位置和最后面的脊柱。注意胎心心尖应指向胎儿左侧并可以显示1根肋骨的大部分

Ao—主动脉；LA—左心房；Left—左；LV—左心室；RA—右心房；Rib—肋骨；RV—右心室；Sp—脊柱

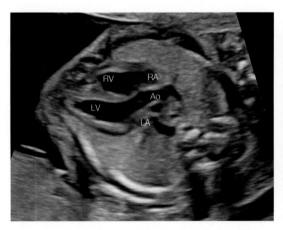

图5.3　胎儿胸腔轴位斜切面图像，可见左室流出道以及主动脉自左心室发出。注意主动脉与室间隔的连续性

Ao—主动脉；LA—左心房；LV—左心室；RA—右心房；RV—右心室

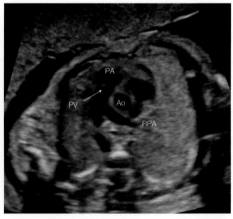

图5.4　胎儿上胸腔右室流出道水平横切面图像。注意肺动脉位于主动脉的上方，以及肺动脉瓣和肺动脉主干向右肺动脉的延续

Ao—主动脉；PA—肺动脉；PV—肺动脉瓣；RPA—右肺动脉

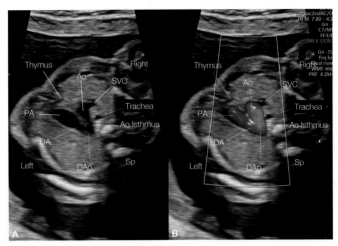

图 5.5　胎儿上胸腔轴位斜切面（三血管 – 气管切面）。A. 灰阶超声图像，注意肺动脉位于最前方，与动脉导管连接至降主动脉。主动脉及主动脉峡部也同样连接至降主动脉。上腔静脉位于主动脉的右侧。注意动脉导管和主动脉峡部位于气管的左侧，能证明正常左位主动脉及动脉导管的存在。脊柱位于最后方。B. 三血管 – 气管切面彩色多普勒图像

Ao—主动脉；Ao Isthmus—主动脉峡部；DA—动脉导管；DAo—降主动脉；Left—左；PA—肺动脉；Right—右；Sp—脊柱；SVC—上腔静脉；Thymus—胸腺；Trachea—气管

表 5.2　四腔心切面的要求

焦点在合适水平
图像放大适宜
胸腔横切面（轴向）[a]
每侧不能显示 1 根以上的肋骨
胸腔形状应尽可能圆
应显示脊柱
显示心脏 4 个腔室[a]

注：须至少符合 5 条方及格。
[a] 未显示则不及格。

修改自 Abuhamad A, Minton KK, Benson CB, et al. Obstetric and gynecologic ultrasound curriculum and competency assessment in residency training programs: consensus report. *Am J Obstet Gynecol.* 2018; 29-67.

表 5.3　左室流出道切面的要求

焦点在合适水平
图像放大适宜
胸腔斜横切面
左室流出道切面需显示室间隔与升主动脉相连续[a]
左室流出道切面需显示升主动脉没有分叉（排除大血管转位）

注：5 条须至少符合 4 条及格。
[a] 未显示则不及格。

修改自 Abuhamad A, Minton KK, Benson CB, et al. Obstetric and gynecologic ultrasound curriculum and competency assessment in residency training programs: consensus report. *Am J Obstet Gynecol.* 2018; 29-67.

表 5.4　右室流出道切面的要求

焦点在合适水平
图像放大适宜
胎儿上胸腔的横切面或旁矢状切面
右室流出道需显示肺动脉瓣[a]

注：4 条须至少符合 3 条及格。
[a] 未显示则不及格。

修改自 Abuhamad A, Minton KK, Benson CB, et al. Obstetric and gynecologic ultrasound curriculum and competency assessment in residency training programs: consensus report. *Am J Obstet Gynecol.* 2018; 29-67.

表 5.5　三血管 – 气管切面的要求

焦点在合适水平
图像放大适宜
胎儿上胸腔的斜横切面[a]
应显示脊柱横切面
肺动脉 / 导管弓位于最前部
升主动脉 / 主动脉峡部位于中部
上腔静脉位于最后部
导管弓与主动脉弓相交并位于气管左侧

注：8 条须至少符合 6 条及格。
[a] 未显示则不及格。

修改自 Abuhamad A, Minton KK, Benson CB, et al. Obstetric and gynecologic ultrasound curriculum and competency assessment in residency training programs: consensus report. *Am J Obstet Gynecol.* 2018; 29-67.

胎儿超声心动图指南

胎儿超声心动图检查有助于对胎儿心血管解剖和功能的全面评估，包括对胎方位、心轴、心腔、大血管、房室瓣和半月瓣、连接至心脏的体静脉和肺静脉、心功能和心律的详细评价。胎儿超声心动图检查具有复杂性，需要有经验的操作专家操作并配备高分辨率的彩色多普勒及脉冲多普勒超声诊断仪。因此，明确胎儿超声心动图检查的内容、检查适应证和检查人员所需的资质十分重要。

胎儿超声心动图指南通常在前言部分会列出合作组织、标明指南的更新时间并提供胎儿超声心动图检查的定义。人员资质的部分在前言之后，主要陈述进行胎儿超声心动图检查的医师和技师所需的资质，以及在一定时间内进行继续教育的必要性。指南同时明确了胎儿超声心动图检查的适应证，有助于临床实践的标准化。此外，指南还明确了胎儿超声心动图检查的具体内容，包括所需的灰阶超声、彩色和频谱多普勒切面。存储的图片和视频、文档的检查和质量控制、遵循的安全指南和指导方针是指南的最后一部分内容。到目前为止，胎儿超声心动图检查只限于妊娠中期及中期之后。

美国超声医学会

AIUM 在 2019 年更新了胎儿超声心动图操作实践指南 [12]。该指南是由 AIUM 联合美国妇产科学院、美国放射医学会、美国母胎医学协会、国际妇产超声学会、美国超声心动图协会（American Society of Echocardiography, ASE）、胎儿心脏学会（Fetal Heart Society, FHS）以及美国放射学家学会共同修订的 [12]。指南中列出了进行胎儿超声心动图检查人员所需的资质和责任，即接受过良好训练的产科医师、母胎医学专家、儿科心脏病学专家和在胎儿影像方面有特殊专长的放射科医师以及已获得基本知识和技能的人员（由 AIUM 和 ASE 提出）可以进行胎儿超声心动图的检查操作。

AIUM 指南进一步提出，在进行胎儿超声心动图检查之前，必须由临床医师或其他有相应执照的医疗人员提出书面或电子申请。AIUM 指南要求在申请检查时提供相关临床信息，以便操作人员了解检查适应证，并应符合相关法律和当地医疗机构的要求。

胎儿超声心动图检查的适应证基于父母和胎儿风险因素的阈值，大多数 CHD 与风险因素无关，但可能在心脏筛查时怀疑存在风险。当心脏筛查发现可疑 CHD 时，应建议行胎儿超声心动图检查，因为胎儿患有 CHD 的风险很高。AIUM 指南指出，当 CHD 的风险高于一般人群时，可能需要转诊行胎儿超声心动图检查，当然这取决于当地的资源、临床环境、检查人员的可用性和胎儿心脏筛查的结果 [12]。AIUM 的胎儿超声心动图指南列出了与 CHD 风险增高相关的常见胎儿和母体疾病，相关内容已在本书第 1 章详细阐述。

胎儿超声心动图检查通常在妊娠第 18 ~ 22 周完成。AIUM 指南认为某些类型的 CHD

可以在妊娠早期被发现，读者可以参考本书的第 11 章及其他章节学习妊娠早期和妊娠中期第 1 个月的胎儿心脏检查。此外，胎儿超声心动图检查的最佳步骤在第 12 ～ 16 章中进行了详细介绍。指南认为，胎儿超声心动图检查通常应包括对 4 个基本区域的几个连续的节段性分析，包括胎方位、心房、心室、大动脉及其连接关系。节段性分析应包括对最初胎儿左 / 右位置的评估，随后是各节段的评估以及它们之间的关系，如表 5.6。表 5.7 ～ 5.10 分别列出了所需的灰阶、彩色多普勒、频谱多普勒及胎心测量的参数。胎儿心律的评价需应用频谱多普勒或 M 型超声。任何心脏扩大、房室瓣反流和胎儿水肿的征象都需要引起注意，怀疑可能有功能异常的，需要进行定量评估，包括缩短分数、心室应变和心肌做功指数。读者可以参考本书第 18 章以便更全面地了解心脏的功能评价。胎儿超声心动图检查一般需采用实时成像，必要时可获取录像或视频以及静态图像。图 5.6 ～ 5.8 展示了 AIUM 要求的胎儿超声心动图检查的代表性切面。

表 5.6　胎儿超声心动图的节段性分析（AIUM 指南）

内脏 / 腹部位置	腹部横切面上胃、门静脉、降主动脉，以及下腔静脉的位置
	胸腔横切面的心尖位置和心轴
心房	位置
	体静脉和肺静脉的连接
	体静脉解剖，包括正常 / 异常变异（如静脉导管）
	肺静脉解剖，注意观察至少 1 条左肺静脉和 1 条右肺静脉的正常连接
	心房解剖结构（包括房间隔、卵圆孔和原发隔）
心室	位置
	房室连接（包括二尖瓣和三尖瓣的附着点位置）
	左、右心室解剖结构（包括室间隔）
	相对和绝对大小
	收缩功能
	心包
大动脉（主动脉、肺动脉主干和分支及动脉导管）	心室连接
	血管大小、通畅性和血流（速度和方向）
	主动脉峡部和动脉导管的相对和绝对大小
	肺动脉分叉
	肺动脉与主动脉的横切面相对于气管的位置
除了节段性分析，还需评估下列连接	房室连接：房室瓣（二尖瓣、三尖瓣或共同房室瓣）的解剖结构、大小和功能（狭窄和反流）
	心室大动脉连接：半月瓣（主动脉、肺动脉或共干）的解剖结构、大小和功能（狭窄和反流），包括对主动脉和肺动脉分支区域的评估

注：修改自 American Institute of Ultrasound in Medicine. AIUM practice parameter for the performance of fetal echocardiography. *J Ultrasound Med.* 2020; 39:E5-E16. 已获得授权。

表 5.7 胎儿超声心动图：灰阶成像要求（AIUM 指南）

重要的扫查切面可以提供胎儿心脏发育的有效诊断信息；右侧解剖区域都需要评估，包括上腹部的内脏位置、心腔、瓣膜、血管和心包	四腔心切面应包括肺静脉
	左室流出道切面
	右室流出道切面
	肺动脉分叉切面
	三血管切面（包括肺动脉分叉切面和一个稍上方的导管弓切面）
	短轴切面（低位的是心室，高位的是流出道）
	长轴切面（如果与临床相关）
	主动脉弓
	动脉导管弓
	上、下腔静脉切面

注：修改自 American Institute of Ultrasound in Medicine. AIUM practice parameter for the performance of fetal echocardiography. *J Ultrasound Med*. 2020; 39:E5-E16, 已获得授权。

表 5.8 胎儿超声心动图：彩色多普勒成像要求（AIUM 指南）

彩色多普勒超声应该用于评估右侧结构的潜在血流异常	体静脉（包括上、下腔静脉和静脉导管）
	肺静脉（至少2条：左侧1条，右侧1条）
	房间隔和卵圆孔
	房室瓣
	室间隔
	半月瓣
	导管弓
	主动脉弓

注：修改自 American Institute of Ultrasound in Medicine. AIUM practice parameter for the performance of fetal echocardiography. *J Ultrasound Med*. 2020; 39:E5-E16, 已获得授权。

表 5.9 胎儿超声心动图：频谱多普勒成像要求（AIUM 指南）

频谱多普勒需评价的内容	左、右房室瓣
	左、右半月瓣
	肺静脉（至少2条：左侧1条，右侧1条）
	静脉导管
	怀疑结构异常或彩色血流异常

注：修改自 American Institute of Ultrasound in Medicine. AIUM practice parameter for the performance of fetal echocardiography. *J Ultrasound Med*. 2020; 39:E5-E16, 已获得授权。

表 5.10 胎儿超声心动图：心脏测量要求（AIUM 指南）

测量应在二维切面进行并包含右侧参数	收缩期主动脉瓣瓣环和肺动脉瓣瓣环（绝对大小，并对左右侧进行比较）
	舒张期二尖瓣瓣环和三尖瓣瓣环（绝对大小，并对左右侧进行比较）

注：修改自 American Institute of Ultrasound in Medicine. AIUM practice parameter for the performance of fetal echocardiography. *J Ultrasound Med*. 2020; 39:E5-E16, 已获得授权。

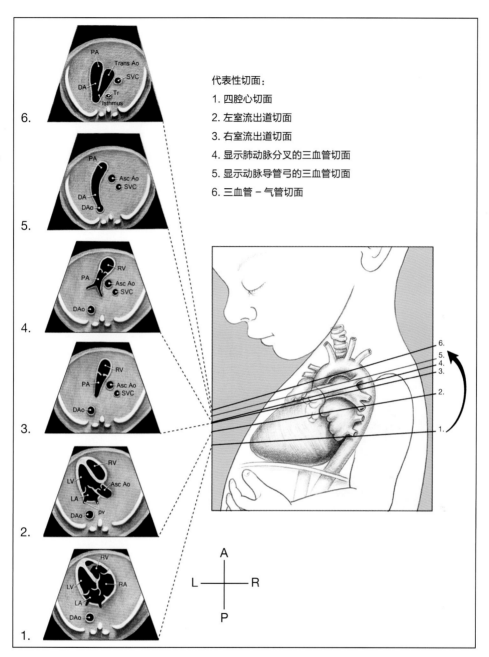

代表性切面：
1. 四腔心切面
2. 左室流出道切面
3. 右室流出道切面
4. 显示肺动脉分叉的三血管切面
5. 显示动脉导管弓的三血管切面
6. 三血管 – 气管切面

图 5.6　美国超声医学会（AIUM）指南推荐的胎儿超声心动图检查的代表性切面，包括对四腔
心切面（1）、左室流出道切面（2）、右室流出道切面（3）、三血管切面的两种变异形式［一个显示
肺动脉分叉（4），另一个稍高切面显示动脉导管弓（5）］以及三血管 – 气管切面（6）的评估。由于
解剖变异和胎位因素的影响，如果不对探头的位置和方向进行微调，在向头侧扫查的过程中可能无法
显示所有切面

A—前；DAo—降主动脉；Asc Ao—升主动脉；Isthmus—峡部；L—左；LA—左心房；LV—左心室；
P—后；PA—肺动脉；PV—肺静脉；R—右；RA—右心房；RV—右心室；SVC—上腔静脉；Tr—气管；
Trans Ao—主动脉横弓（引自 AIUM. AIUM practice parameter for the performance of fetal echocardiography.
J Ultrasound Med. 2020; 39:E5-E16, 已获得授权）

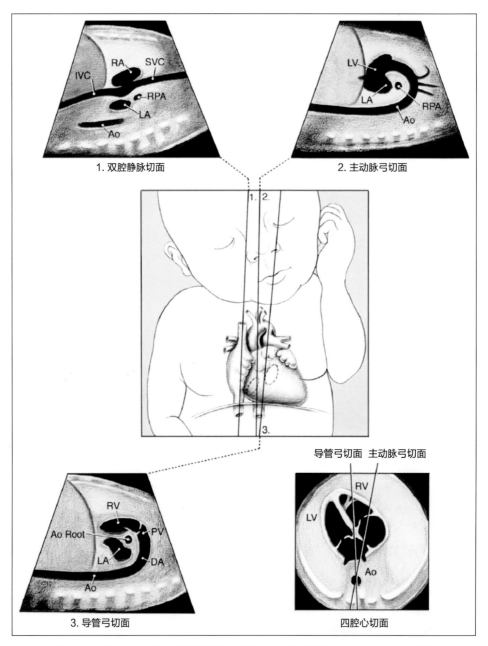

图 5.7 美国超声医学会（AIUM）指南推荐的冠状切面显示双腔静脉切面（1）、主动脉弓切面（2）和导管弓切面（3）。妊娠期导管弓和胸主动脉的扫查角度为 10°～19°，四腔心切面（右下）所示为 53°

Ao—主动脉；Ao Root—主动脉根部；DA—动脉导管；IVC—下腔静脉；LA—左心房；LV—左心室；PV—肺动脉瓣；RA—右心房；RPA—右肺动脉；RV—右心室；SVC—上腔静脉（引自 AIUM. AIUM practice parameter for the performance of fetal echocardiography. *J Ultrasound Med*. 2020; 39:E5-E16, 已获得授权）

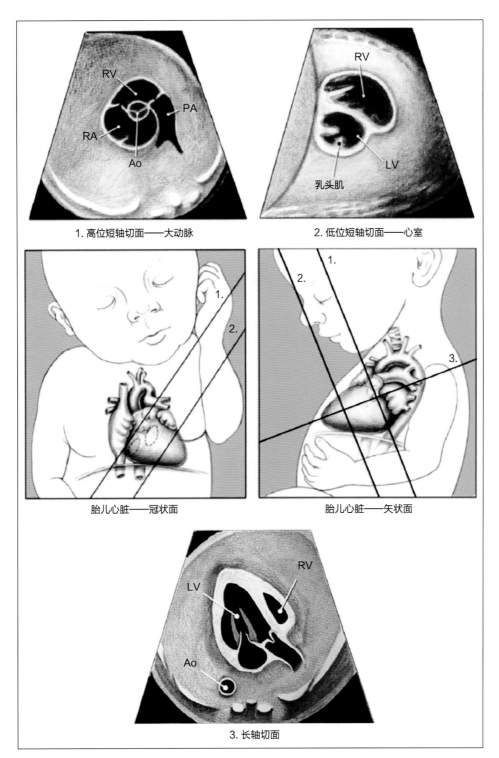

图 5.8　胎儿高位短轴（1）、低位短轴（2）切面和长轴切面（3）示意图

Ao—主动脉；LV—左心室；PA—肺动脉；RA—右心房；RV—右心室（引自 AIUM. AIUM practice parameter for the performance of fetal echocardiography. *J Ultrasound Med.* 2020;39: E5-E16. 已获得授权）

欧洲小儿心脏学会

欧洲小儿心脏学会（Association for European Paediatric Cardiology, AEPC）于 2004 年在欧洲提出了胎儿心脏病学实践建议 [13]。这些建议尤其适用于儿科心脏病学专家。建议很全面，并且包括服务的目标和一些基本的要求，如心脏病产前诊断的场所、人员配置，以及可提供的产前咨询服务 [13]。指南也给出了维持良好的检查水平所需的工作量要求，每年需达到 250 ～ 500 例正常孕妇及大约 50 例异常病例检查 [13]。

胎儿超声心动图检查相应的母体、家庭、胎儿适应证及相关检查细节也在指南中一一列出。如果需要获得更多信息，可以阅读相关参考文献 [13]。该指南还包括了胎儿心脏病学培训的基本知识和教育计划 [13]。

国际妇产超声学会

ISUOG 在 2006 年组织了一个工作组，提出了胎儿超声心动图检查的标准描述共识 [14]。该共识包括胎儿超声心动图检查的时间和适应证、胎儿超声心动图的定义、胎儿超声心动图的成像模式、多学科合作的重要性以及诊断发现和结论记录 [14]。如果需要获得更详细的内容，建议阅读相关参考文献 [14]。

总结

本章介绍了胎儿心脏筛查和超声心动图检查的指南和共识。总体来说，各指南对胎儿心脏筛查和超声心动图检查要求的内容都是一致的。值得注意的是，在低风险人群中筛查心脏畸形时，应至少包括四腔心切面和流出道切面。AIUM 筛查指南现特别指出，如果技术上可行，应获得三血管－气管切面，这与现有的 ISUOG 指南的建议一致。

在本书最新版推出之际，已有妊娠早期超声检查指南，有关妊娠早期胎儿畸形筛查价值的相关知识已经非常丰富。笔者相信，妊娠早期超声检查将在未来的胎儿心脏畸形筛查和诊断中继续发挥重要作用。

本书的第二部分内容将介绍评估正常胎儿心脏的操作方法，并提供了详细的信息，这将帮助检查者们在心脏筛查和超声心动图检查时优化图像采集和显示。本书第三部分则详述了许多胎儿心脏畸形的超声所见、诊断及预后。

要点　胎儿心脏超声检查指南

- 清晰的胎儿心脏筛查和超声心动图检查指南有助于胎儿心脏超声评估方法的标准化。
- 指南、方法、标准和政策适用于超声检查本身（胎儿心脏筛查或超声心动图检查）。

- 资质、证书和资格适用于完成超声检查的人员，包括临床医师、超声检查医师和相关卫生保健工作者。
- 资格认定适用于进行检查的超声实验室和单位。
- 在详细的妊娠早期产科超声检查中，心脏评估应包括四腔心切面的二维灰阶及彩色多普勒超声图像、心脏位置及心轴，如果可行还应包括三血管－气管切面的二维灰阶及彩色多普勒超声图像。
- ISUOG 心脏筛查指南指出三血管切面及三血管－气管切面非常有实用价值，应该成为常规胎儿心脏筛查的内容。此外，还建议筛查时使用彩色多普勒。
- 在评估胎儿心脏时，AIUM 指南列出四腔心切面、心脏大小和位置、左室流出道切面和右室流出道切面是标准检查最基本的要素，如果可行应加上三血管切面和三血管－气管切面。
- 胎儿超声心动图检查包括对胎方位、心轴、心腔、大动脉、房室瓣和半月瓣、连接心脏的体静脉和肺静脉、心功能和心律的详细评估。

（陈　敏）

参考文献

1. Ferencz C, Rubin JD, Loffredo CA, Magee CA. Epidemiology of Congenital Heart Disease. *The Baltimore-Washington Infant Study 1981-1989*. Futura Publishing Company; 1993.
2. Abuhamad A, Chaoui R. *First Trimester Ultrasound Diagnosis of Fetal Abnormalities*. Lippincott Wilkins; 2017.
3. Simpson LL. Screening for congenital heart disease. *Obstet Gynecol Clin North Am*. 2004;31:51-59.
4. Marek J, Tomek V, Skovranek J, Povysilová V, Samánek M. Prenatal.ultrasound screening of congenital heart disease in an unselected national population: a 21-year experience. *Heart*. 2011; 97:124-130.
5. Andrews R, Tulloh R, Sharland G, et al. Outcome of staged reconstructive surgery for hypoplastic left heart syndrome following antenatal diagnosis. *Arch Dis Child*. 2001;85:474-477.
6. Bonnet D, Coltri A, Butera G, et al. Detection of transposition of the great arteries in fetuses reduces neonatal morbidity and mortality. *Circulation*. 1999;99:916-918.
7. Salomon LJ, Alfirevic Z, Bilardo CM, et al. ISUOG practice guidelines: performance of first-trimester fetal ultrasound scan. *Ultrasound Obstet Gynecol*. 2013;41:102-113.
8. American Institute of Ultrasound in Medicine. AIUM practice parameter for the performance of detailed diagnostic obstetric ultrasound examinations between 12 weeks 0 days and 13 weeks 6 days. *J Ultrasound Med*. 2021;40:E1-E16.
9. Carvalho JS, Allan LD, Chaoui R, et al. ISUOG Practice Guidelines (updated): sonographic screening examination of the fetal heart. *Ultrasound Obstet Gynecol*. 2013;41:348-359.
10. American Institute of Ultrasound in Medicine. AIUM-ACR-ACOG-SMFM-SRU practice parameter for the performance of standard diagnostic obstetric ultrasound examinations. *J Ultrasound Med*. 2018;37:E13-E24.
11. Abuhamad A, Minton KK, Benson CB, et al. Obstetric and gynecologic ultrasound curriculum and competency assessment in residency training programs: consensus report. *Am J Obstet Gynecol*. 2018;218:29-67.
12. American Institute of Ultrasound in Medicine. AIUM practice parameter for the performance of fetal echocardiography. *J Ultrasound Med*. 2020;39:E5-E16.
13. Allan L, Dangel J, Fesslova V, et al. Recommendations for the practice of fetal cardiology in Europe. *Cardiol Young*. 2004;14:109-114.
14. Lee W, Allan L, Carvalho JS, et al. ISUOG consensus statement: what constitutes a fetal echocardiogram? *Ultrasound Obstet Gynecol*. 2008;32:239-242.

6

第6章
胎儿位置

概述

内脏位置指体内脏器的排列。内脏正位指正常的腹部和胸腔脏器的解剖排列。在人体中，有些器官是对称排列的，而有些器官（如腹部和胸腔的器官）则是非对称排列的[1]。胎儿超声检查的第一步是对胎儿内脏位置的评估，因为自早期胚胎形成起，身体的左、右侧就有明确定义。在超声检查中，明确胎儿器官的位置很重要，因为一些异常通常与腹部和（或）胸腔器官的位置异常有关。评估胎儿心脏在胸腔中的方向和位置以及其与腹部器官的解剖关系是胎儿心脏检查的一部分。了解胸腹部解剖标志有助于心脏常规筛查，并可为心脏异常的诊断提供线索[1,2]。本章将重点对胎儿胸腔及上腹部脏器的解剖位置关系进行讨论。

顺序节段分析法

在评估胎儿心脏解剖位置关系时，顺序节段分析法有助于清晰、简单地描述心脏异常。多年来，病理学家和儿科心脏病学家一直使用这种方法来描述正常和异常心脏[1-3]。在顺序节段分析法中，心血管系统被分为几个节段，其中每个节段的解剖结构、位置以及与其他节段的连接关系都有相应的描述。顺序节段分析法涉及3个解剖区域——心房、心室和动脉干，每个解剖区域被分成左、右两部分。房室瓣分隔心房和心室，半月瓣分隔心室和动脉干。第四个解剖节段（体循环、肺循环静脉连接）也应该被评估。心腔是通过其形态结构而不是解剖位置来识别的。血流方向也有助于评估房室间和心室与大动脉间的连接。本章描述的内脏位置和心脏位置的评估也是顺序节段分析法的一部分[1-3]。表6.1介绍了顺序节段分析法在胎儿心脏评估中的应用步骤。关于心脏腔室、瓣膜结构、动脉干和静脉系统详细的解剖评估将在后续章节中介绍。

表 6.1　胎儿顺序节段分析法的步骤	
1. 确定胎儿的腹部和胸腔位置	5. 确定心室与大动脉的连接（半月瓣）
2. 确定心房排列关系（形态学左、右心房）	6. 确定大动脉排列（主动脉和肺动脉）
3. 确定心房、心室连接（房室瓣）	7. 确定体静脉和肺静脉的连接
4. 确定心室排列（形态学左、右心室）	

胎儿位置评估方法

胎儿胸腔和内脏位置的评估是超声顺序节段分析法检查胎儿心脏的第一步[4]。内脏异位综合征通常包括心脏和腹部器官的位置异常，因此只关注胎儿心脏而不评估上腹部器官往往会导致诊断不完整。尽管当前确定胎儿内脏位置的方法依赖于胃和心脏在腹部和胸腔的位置，但也应该认真关注膈肌下方的主动脉和下腔静脉[3,4]、肝内脐静脉和门静脉窦的走行，胆囊是否存在及其位置，以及在可能的情况下观察脾是否存在及其位置（图 6.1）。一般认为，与胃在腹部的位置相比，主动脉和下腔静脉在膈肌下方的位置是确定右侧或左侧异构更可靠依据（见第 41 章）。

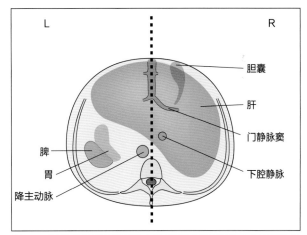

图 6.1　评估腹部器官位置的上腹部横切面示意图。图中垂线（虚线）把此平面分成左、右两部分。右侧结构包括胆囊、门静脉窦、肝脏的大部分和下腔静脉。左侧结构包括降主动脉、胃和脾。图6.3 为对应的超声切面图像
L—左；R—右

扫查技巧

步骤 1，判断胎头在子宫中的位置，确定胎头位置（如头位、臀位）（图 6.2）。

步骤 2，通过脊柱矢状切面确定胎位：纵位，胎儿脊柱与母体脊柱平行；横位，胎儿脊柱垂直于母体脊柱；斜位，胎儿脊柱斜向母体脊柱。

步骤 3，在通过步骤 1 和步骤 2 确定胎儿的确切位置后，确定胎儿左侧相对于母体腹部的位置：胎儿左侧在母体前方（靠近探头）、后方（靠近子宫后壁）、右外侧（靠近右侧子宫壁）、左外侧（靠近左侧子宫壁）。

步骤 4，将探头从低位胸椎矢状切面旋转 90° 可获得胎儿腹部横切面。胎儿胃位于腹部左侧，降主动脉位于左后方，下腔静脉位于右前方（图 6.1，6.3，6.4）。脐静脉肝内段与门静脉左支和门静脉窦相连，呈 "L" 形弯向右侧，胆囊位于腹部右前象限（图 6.1，6.3，6.4）。通过将探头向胎儿胸腔滑动，可以获得胎儿四腔心切面（图 6.5，6.6），注意心尖应指向

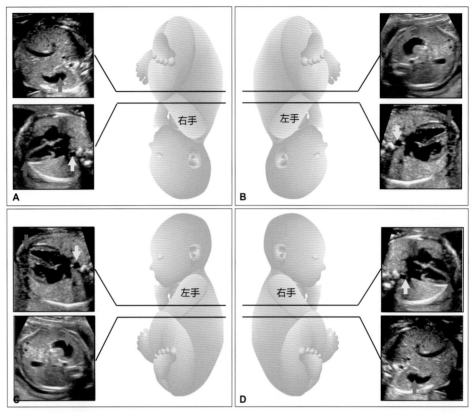

图6.2 确定纵卧位胎儿的位置。A. 胎儿为头位,胎儿脊柱靠近子宫左侧壁,则右侧为胎儿前方,左侧为后方。B. 胎儿为头位,胎儿脊柱靠近子宫右侧壁,则左侧为胎儿前方,右侧为后方。C. 胎儿为臀位,胎儿脊柱靠近子宫左侧壁,则左侧为胎儿前方,右侧为后方。D. 胎儿为臀位,胎儿脊柱靠近子宫右侧壁,则右侧为胎儿前方,左侧为后方。注意相对应的胸部和腹部的横切面超声图像,蓝色箭头指向胎儿胃,红色箭头指向心尖部,黄色箭头指向降主动脉。详情见正文

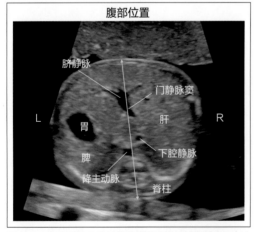

图6.3 内脏正位胎儿的腹部横切面灰阶超声图像。注意位于右侧的肝脏、门静脉窦、下腔静脉的位置和位于左侧的胃、脾和降主动脉的位置。脐静脉位于中线位置。与图6.1对应

L—左;R—右

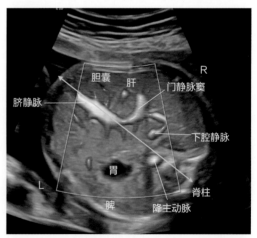

图6.4 内脏正位胎儿的腹部横切面彩色多普勒图像。注意位于右侧的大部分肝脏、门静脉窦、胆囊、下腔静脉的位置,以及位于左侧的胃、脾、降主动脉的位置。脐静脉位于中线位置。与图6.1对应

L—左;R—右

胸腔左侧（图 6.5，6.6）。确定胃、降主动脉、心尖位于胎儿左侧且下腔静脉位于胎儿右侧，即可判定内脏正位（图 6.7）。

　　目前已经有多种通过超声检查确定胎儿内脏位置的方法。Cordes 等[5] 描述的方法以标准化方式定位探头朝向，在胎儿矢状切面中使胎儿头部位于屏幕的右侧，以此作为起点，顺时针旋转探头 90°，可获得从尾侧向头侧的横向切面[6]。由 Bronshtein 等报道的经腹部

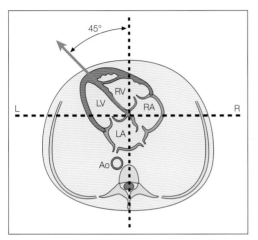

图 6.5　内脏正位胎儿的四腔心切面水平胸腔横切面示意图。注意正常心轴为 45° 的心脏位于左侧胸腔。详情见正文
Ao—主动脉；L—左；LA—左心房；LV—左心室；R—右；RA—右心房；RV—右心室

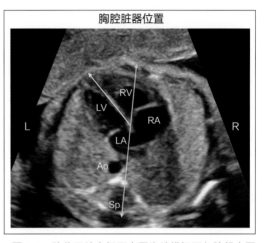

图 6.6　胎儿四腔心切面水平胸腔横切面灰阶超声图像，显示胸腔位置。心轴朝向左侧，可通过将胸腔一分为二的直线（蓝色箭头）和穿过心脏长轴的直线（黄色箭头）之间的角度测量
Ao—主动脉；L—左；LA—左心房；LV—左心室；R—右；RA—右心房；RV—右心室；Sp—脊柱

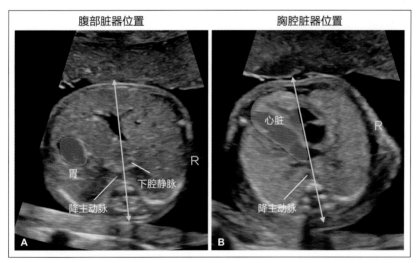

图 6.7　胎儿腹围水平腹部横切面（A）和四腔心切面（B）灰阶超声图像及叠加示意图，显示正常胎儿内脏位置（内脏正位）。A. 胃在左侧，下腔静脉在中线（蓝线）的右侧（R）。B. 心脏大部分位于左侧胸腔。两图均可见降主动脉位于脊柱左侧

扫描的右手法则和经阴道扫描的左手法则：右手手掌对应胎儿的面部，检查者根据胎儿面部朝向握拳，大拇指即指向胎儿的心脏和胃方向（图6.8）。

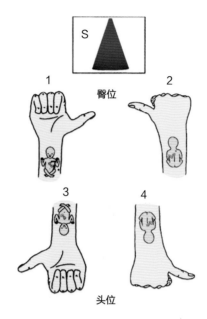

图6.8　确定胎儿位置：胎儿背部位于母体后侧（1和3）和背部位于母体前侧（2和4）示意图。在经腹扫描中，声束（S）的方向由头向脚。右手手掌代表胎儿的脸，胎儿的心脏和胃在检查者拇指的同侧

（修改自 Bronshtein M, Gover A, Zimmer EZ. Sonographic definition of the fetal situs. *Obstet Gynecol*. 2002; 99(6):1129-1130. 已获得授权）

胎儿胸腔解剖及位置

　　胸腔前方是胸骨，后方是脊柱，两侧由肋骨包绕。胸腔上方起自锁骨、第1肋骨、第1胸椎椎体，下方止于膈肌。心脏前方由胸骨的下2/3和第2～6肋骨的肋软骨覆盖，侧方和后方由肺覆盖，下方是膈肌，降主动脉胸段及食管位于心脏后方。胸腺位于前上纵隔，在前方的胸骨和后方的大血管之间。胎儿心脏平卧于胸腔，心脏四腔心切面与第4肋骨水平胸腔横切面几乎在同一平面上（见第7章）。左、右肺占据胸腔的大部分，心脏位于中心（图6.9）。右肺由3叶构成——上叶、中叶和下叶，合并短的动脉上主支气管。左肺由2叶构成——上叶和下叶，合并长的动脉下主支气管。在无胸腔积液的情况下，无法通过超声区分肺叶。

　　超声检查通过观察心脏位置和心轴来描述胸腔中的心脏（图6.9，6.10）。心脏位于胸腔中纵隔的中间位置，大约2/3的心脏（包括心尖）位于左侧胸腔，剩余1/3（包括心脏的基底部）位于右侧胸腔（图6.5，6.6，6.10）。表6.2列出了3种不同类型的内脏位置。

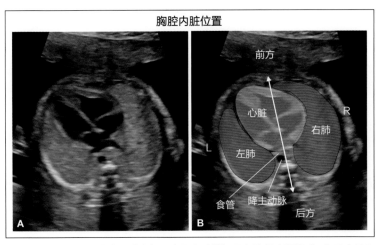

图 6.9　内脏正位胎儿的四腔心切面水平胸腔横切面灰阶超声图像（A）及心脏和双肺叠色示意图（B）。可见心脏约占胸腔的 1/3，并被左、右肺包绕，白色双向箭头将胸腔等分成两半，心脏的大部分和降主动脉位于左侧胸腔
L—左；R—右

表 6.2　内脏位置类型

位置类型	表现	
	右侧	左侧
内脏正位（正常）	形态学的右心房	形态学的左心房
	大部分肝叶	胃
	下腔静脉	降主动脉
	三叶肺	二叶肺
	短的动脉上支气管	长的动脉下支气管
内脏反位	形态学左心房	形态学右心房
	胃	大部分肝叶
	降主动脉	下腔静脉
	二叶肺	三叶肺
	长的动脉下支气管	短的动脉上支气管
不定位（内脏异位）	多变	多变

胎儿心脏位置

　　胎儿心脏位置指心脏在胸腔的位置，与胎儿心轴无关。从后方脊柱向前方胸骨画一条直线辅助定位胎儿心脏位置，这条直线将胸腔等分成左右两半。胎儿心脏大部分位于左侧

胸腔还是右侧胸腔决定了心脏的位置（图 6.10）。

- 左位心指心脏的位置正常，位于左侧胸腔。
- 右位心指心脏位于右侧胸腔。
- 中位心指心脏位于胸腔的中部。
- 异位心较罕见，指心脏位于胸腔外。

上述术语可描述心脏在胸腔的位置，但并不包含胎儿内脏位置、心轴、心脏解剖或心室朝向的信息。心脏位置异常可合并心脏异常，也可由肺发育异常或胸腔外的异常导致（例如隔离肺、脐膨出）。第 40 章对异常的心脏位置及相关的一些异常进行了详细的阐述。

胎儿心轴

胎儿心轴可以通过四腔心切面水平胸腔横切面轻易获得。与确定心脏位置类似，从脊柱到前胸壁画一条直线，将胸腔均分成左、右两半，心轴即室间隔与这条直线的夹角。正常心轴在正中线偏左侧 45°，与孕龄无关（图 6.11）。对于心轴异常的定义，不同研究间略有差异，笔者建议将心轴大于 65° 或小于 25° 视为异常。胎儿心轴异常通常与心脏畸形有关 [8-10]。当四腔心切面检查怀疑心轴异常时，应当进行更准确的测量，并对心脏、胸腔和腹部进行详细的超声评估。妊娠早期胎儿的心轴也应与中线左侧呈 45°[11]，且不随着孕龄的增长而改变（图 6.12）。妊娠早期心轴异常的意义将在第 11 章进行详细讨论。

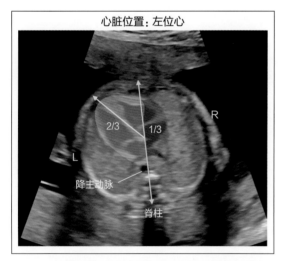

图 6.10　内脏正位、心轴正常胎儿的四腔心切面水平胸腔横切面灰阶超声叠色图像。注意心脏 2/3（绿色）位于左侧胸腔，1/3（红色）位于右侧胸腔，且降主动脉位于中线左侧、脊柱前方

L—左；R—右

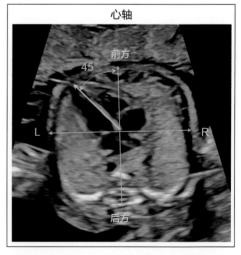

图 6.11　内脏正位、心轴正常胎儿的四腔心切面水平胸腔横切面灰阶超声图像。胸腔被分为 4 个象限，注意心脏主要位于左上象限，心轴为 45°

L—左；R—右

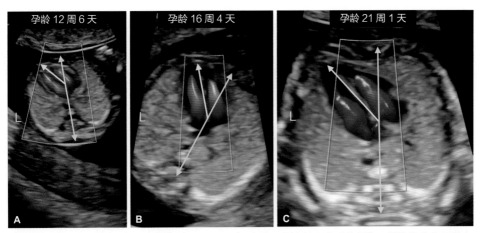

图 6.12　妊娠 12 周（A）、16 周（B）和 21 周（C）的 3 例心轴和内脏位置均正常的胎儿的四腔心切面水平胸腔横切面舒张期彩色多普勒图像。注意 3 例胎儿心脏在胸腔的位置和心轴是相似的，不随孕龄而改变

L—左

要点　胎儿位置

- 胎儿超声心动图检查的第一步是评估胎儿的内脏位置。
- 在顺序节段分析法中，心血管系统被分为几个节段，对每个节段均有其解剖结构、位置及与其他节段连接关系的描述。
- 胎儿心脏平卧于胸腔，心脏的四腔心切面与第 4 肋骨水平胸腔横切面几乎在同一平面上。
- 正常心轴与孕龄无关，位于正中线偏左侧 45°，笔者认为心轴大于 65° 或小于 25° 为异常。
- 用前后向的中线将胸腔均分成左右两半，心脏位置指心脏相对于中线在胸腔中的位置。
- 左位心指心脏位于左侧胸腔，右位心指心脏位于右侧胸腔，中位心指心脏位于胸腔中部。
- 胎儿的内脏位置、心轴和心脏位置的评估应该是常规心脏检查的一部分，因为其异常可能是心脏畸形的标志。

（骆志玲）

参考文献

1. Anderson RH, Spicer D, Mori S. Anatomy. In: Wernovsky G, Anderson RH, Kumar K, Mussatto KA, Redington AN, Tweddell JS, eds. *Anderson's Pediatric Cardiology*. Elsevier; 2019:17-32.

2. Anderson RH, Spicer D. Terminology. In: Wernovsky G, Anderson RH, Kumar K, Mussatto KA, Redington AN, Tweddell JS, eds. *Anderson's Pediatric Cardiology*. Elsevier; 2019:3-16.

3. Gillis E, Springer R, O'Leary PW. Practical issues related to the examination, anatomic image orientation, and segmental cardiovascular analysis. In: Eidem BW, Cetta F, O'Leary PW, eds. *Echocardiography in Pediatric and Adult Congenital Heart Disease*. Wolters Kluwer/Lippincott Williams & Wilkins Health; 2010:10-28.

4. Huhta JC, Smallhorn JF, Macartney FJ. Two dimensional echocardiographic diagnosis of situs. *Br Heart J*. 1982;48:97-108.

5. Cordes TM, Seward JB, Hagler DJ. Distinguishing right from left: a standardized technique for fetal echocardiography. *J Am Soc Echocardiogr*. 1994;7:47-53.

6. Bronshtein M, Gover A, Zimmer EZ. Sonographic definition of the fetal situs. Obstet Gynecol. 2002;99:1129-1130.

7. Comstock CH. Normal fetal heart axis and position. *Obstet Gynecol*. 1987;70:255-259.

8. Comstock CH, Smith R, Lee W, Kirk JS. Right fetal cardiac axis: clinical significance and associated findings. *Obstet Gynecol*. 1998;91: 495-499.

9. Wolter A, Kawecki A, Stressig R, et al. Fetal cardiac axis in fetuses with conotruncal anomalies. *Ultraschall Med*. 2017;38:198-205.

10. Zhao Y, Edington S, Fleenor J, Sinkovskaya E, Porche L, Abuhamad A. Fetal cardiac axis in tetralogy of Fallot: associations with prenatal findings, genetic anomalies and postnatal outcome. *Ultrasound Obstet Gynecol*. 2017;50:58-62.

11. Sinkovskaya ES, Chaoui R, Karl K, Andreeva E, Zhuchenko L, Abuhamad AZ. Fetal cardiac axis and congenital heart defects in early gestation. *Obstet Gynecol*. 2015;125:453-460.

第 7 章
心腔

概述

胎儿心脏超声检查时发现四腔心切面异常多与先天性心脏病相关，因此了解心腔的空间关系和解剖结构是胎儿心脏超声检查的必要前提。各心腔具有不同的解剖结构和特定的特征，超声检查时可以据此鉴别正常与异常。心腔评估中增加彩色多普勒，提升了超声检查的准确性，并有助于辨认正常和异常解剖结构。第 4 章已详细介绍了心脏的解剖特征，本章将介绍胎儿心脏四腔心切面和短轴切面的超声特征。

四腔心切面

四腔心切面是胎儿心脏筛查中最重要的切面之一（图 7.1），是最早用于胎儿心脏超声评估的切面 [1]，可检测到多种心脏畸形 [2]。无论胎儿处于何种体位，四腔心切面都易于获取，是胎儿心脏筛查和详细评估的初始切面。四腔心切面的优点是能够显示心房、心室、房室瓣、房间隔和室间隔。四腔心切面是胎儿心脏筛查指南要求的切面之一（见第 5 章）[3,4]。

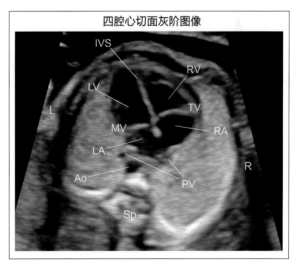

四腔心切面灰阶图像

图 7.1 胎儿心尖四腔心切面显示右心房（RA）、左心房（LA）、右心室（RV）、左心室（LV）及室间隔（IVS）。注意三尖瓣（TV）的附着点较二尖瓣（MV）更靠近心尖。左下肺静脉和右下肺静脉（PV）在降主动脉（Ao）两侧进入左心房
L—左；R—右；Sp—脊柱

扫查技巧

（1）确定胎儿位置，详见第 6 章。

（2）获取胎儿腹部横切面。在

标准胎儿腹部横切面中，两侧腹部分别显示1根完整的肋骨（图7.2A）。若两侧腹壁可见多根肋骨，则提示该切面为腹部斜切面，而非腹部横切面（图7.2B）。

（3）从胎儿腹部横切面向胎儿胸部滑动探头，保持横切面，直至显示四腔心切面。标准四腔心切面需包含以下解剖标志：①两侧胸壁分别可见1根完整或接近完整的肋骨（图7.3A）；②左心房后壁可见2支下肺静脉（图7.1，7.3A）；③心尖部。如果两侧胸壁可见多根肋骨，则提示该切面为胸腔斜切面，而非胸腔横切面，即不是标准的四腔心切面（图7.3B）。表7.1列举了正常四腔心切面的解剖学特征。

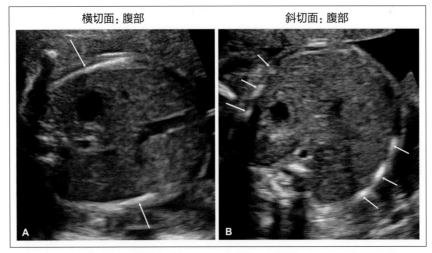

图7.2 胃水平的腹部横切面和斜切面。A. 胃水平的胎儿腹部横切面，两侧腹部均可见1根肋骨的大部分（箭头），确保是标准的腹部横切面。B. 胃水平胎儿腹部斜切面，双侧腹壁可见多根肋骨的节段（箭头）

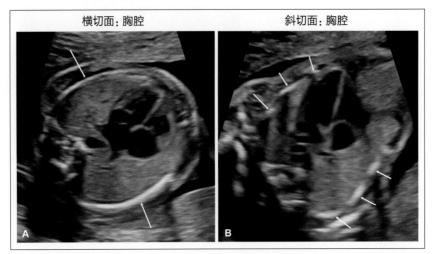

图7.3 四腔心切面水平的胸腔横切面和斜切面。A. 四腔心切面水平的胎儿胸腔横切面，两侧胸壁均可见1根肋骨的大部分（箭头），确保是标准的胸腔横切面。B. 四腔心切面水平的胎儿胸腔斜切面，两侧胸壁可见多根肋骨的节段（箭头）

表 7.1 正常四腔心切面的解剖学特征

胸腔内心脏大小正常	2 支下肺静脉呈裂隙样，开口于左心房后壁
胎儿胸腔横切面的两侧胸壁分别可见 1 根完整的肋骨	房室瓣开放
降主动脉位于胎儿脊柱的左前方	三尖瓣的附着点较二尖瓣更靠近心尖部
胎儿心尖指向左上胸部，大约呈 45°	左、右心室大小均衡且收缩力正常
左、右心房大小均衡	室间隔完整
卵圆孔位于房间隔中部，卵圆孔瓣位于左心房	调节束位于右心室心尖部

四腔心切面的评估

方位

胎儿期，心脏在胸腔内呈水平位，四腔心切面与胸腔横切面几乎在同一个水平。出生后，心尖转向左下，心脏在胸腔内位置较胎儿期垂直。与四腔心切面相对应的是胎儿的第 4 肋骨[5]。

如上所述，四腔心切面的显著优点是无论胎儿处于任何体位均易于获取。根据胎儿在子宫内的位置和方位，可以获得 4 种类型的胎儿四腔心切面（图 7.4）。

（1）当胎儿前胸壁靠近探头时，可获得心尖四腔心切面（图 7.4A）。此时声束几乎与室间隔平行，声束首先到达胎儿心尖部。

（2）当胎儿右后胸壁靠近探头时，可获得心底四腔心切面（图 7.4B）。此时声束由胎儿右肩下方进入胸腔，几乎与室间隔平行，声束首先到达胎儿心底部。

（3）当胎儿脊柱不在前方或后方，而是靠近右侧或左侧子宫壁时，可以从胎儿左侧（图 7.4C）或右侧（图 7.4D）获得胎儿侧位四腔心切面（轴位）。此时声束几乎与胎儿室间隔垂直。

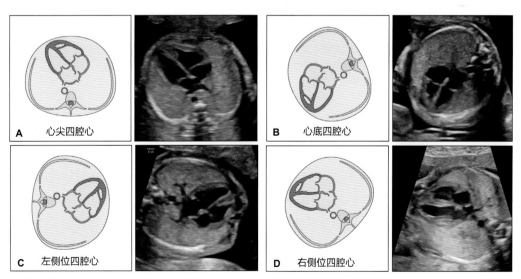

图 7.4 4 例胎儿的四腔心切面示意图及对应的超声图像，胎儿 A 的脊柱位于后方；胎儿 B 的脊柱位于前方；胎儿 C 的脊柱位于左侧；胎儿 D 的脊柱位于右侧。四腔心切面的优点在于无论胎儿在宫内处于何种体位，均易于获取

详细评估胎儿四腔心切面的所有解剖细节，通常需要不止一种类型的四腔心切面，一般可通过从孕妇腹部的两侧扫查胎儿心脏来获得。心尖四腔心切面可以更好地显示心尖部、心室、房室瓣、心房的长轴及心室的径线，但该切面不能很好地显示房间隔的原发隔和室间隔。这是由于心尖四腔心切面声束与室间隔平行，所以室间隔的超声图像比实际更薄，这可能导致误诊（回声失落）。心底四腔心切面可以更好地显示心房和房室瓣。侧位四腔心切面（轴向）可以更好地显示房间隔、室间隔、房室壁、心室收缩性及室间隔厚度，但不是观察瓣膜附着点的理想切面。

心脏位置及心轴

通过脊柱和胸骨由后向前画线，将胸腔平分为两部分（图7.5A），同时心脏也被分为两部分：约 1/3 位于右侧胸腔，2/3 位于左侧胸腔。正常心轴指向左侧，呈 45°（图7.5B）。胸腔位置、心脏位置和心轴等的相关内容详见第 6 章。

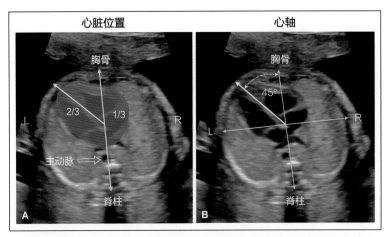

图7.5 四腔心切面的灰阶超声图像显示心脏在胸腔内的解剖位置和心轴。A. 从脊柱向胸骨由后向前画线，将胸腔平分为左（L）、右（R）两部分，正常心脏（阴影）的 1/3（蓝色）位于右侧胸腔，2/3（红色）位于左侧胸腔，心轴（箭头）指向左侧。B. 心轴的测量，正常心轴为 45°±20°，如图所示把胸腔分为 4 个象限（绿色双向箭头），心脏主要位于左上象限

心脏大小

在胸腔横切面上，根据面积或周长法评估，心脏占胸腔的 1/3 ~ 1/2（图7.6）。在房室瓣水平测量的心脏横径基本与孕龄相符（见第 17 章）。胎儿心脏大小可以通过在四腔心切面计算心脏横径与胸腔横径之比（图7.6A）、心脏周长或面积与胸腔周长或面积之比（图7.6B）进行评估。心胸周长比在整个妊娠期相对恒定，妊娠 17 周时其平均值为 0.45，足月时约为 0.50[6]。心胸周长比的平均值在妊娠期前半段会随孕龄增长而缓慢增长，由 11 周的 0.38 增至 20 周的 0.45，正常胎儿所有测值均小于 0.50[7]。心胸面积比是评估心脏大小

的另一种方法，其在整个妊娠期也相对恒定，平均值为 0.25 ～ 0.35[8]。胎儿心脏扩大，定义为心胸面积比大于 2 个标准差，与心内和心外解剖畸形等多种不同的病因有关 [8]。三尖瓣全收缩期反流和右心房增大是其常见的特征，约见于 90% 心脏扩大的病例 [8]。表 7.2 列举了胎儿心脏扩大的常见原因。

除了心脏扩大外，心胸周长比增大也可见于胸腔容积减小，因此需要将测得的胸围与孕龄的列线图进行比较评估。胸围变小可能由某些致死性骨骼发育异常或严重的肺发育不良等因素引起，通常预后较差。

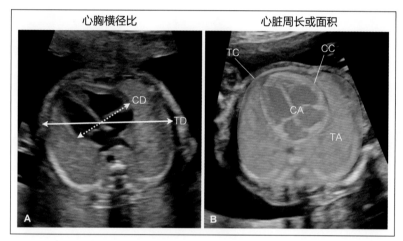

图 7.6　四腔心切面的灰阶超声图像，评估心脏的大小。A. 心脏横径（CD）用虚线双向箭头显示，胸腔横径（TD）用实线双向箭头显示，CD/TD 计算心胸横径比值。B. 测量心脏的面积（CA）或周长（CC）以及胸腔的面积（TA）或周长（TC）；CA/TA 计算心胸面积比值，CC/TC 计算心胸周长比值；正常心脏占胸腔面积的1/3 ～ 1/2。心脏大小的参考曲线见本书的附录

表 7.2　胎儿心脏扩大的常见原因（病因学）

心内因素	Ebstein 畸形
	三尖瓣发育不良
	房室间隔缺损
	持续性胎儿心律失常（心脏传导阻滞）
	扩张型心肌病
	动脉导管提前收缩
心外因素	动静脉畸形（如骶尾部畸胎瘤、Galen 静脉瘤、胎盘绒毛膜血管瘤）
	双胎输血综合征受血儿
	严重胎儿贫血
	控制不佳的母体糖尿病

心脏收缩性

实时超声观察心腔收缩性是四腔心切面评估的一部分。正常胎儿心脏的左心室与右心室的收缩性应相同，无室间隔矛盾运动。

心律

胎儿心律应规律、无异位搏动或其他心律不齐。胎儿心率的正常范围是120～160次／分。110～180次／分通常认为是正常状态。

右心房、左心房及房间隔

左心房是最靠后的心腔，可见肺静脉回流和卵圆孔瓣（图7.7）。卵圆孔瓣是原发隔的活动部分，在心房右向左分流时飘入左心房。卵圆孔瓣在左心房的大小和形状有很大变异。常表现为半月形的膜，在侧位（轴位）四腔心切面显示最佳。左心房位于胸降主动脉的左前方（图7.7）。右心房位于左心房右侧，并通过卵圆孔（也就是继发孔）与左心房相通。通过轻微向头、尾侧调整探头，可以分别观察到上、下腔静脉。将探头旋转90°可获得双房切面，同时显示上、下腔静脉汇入右心房（见第10章）。

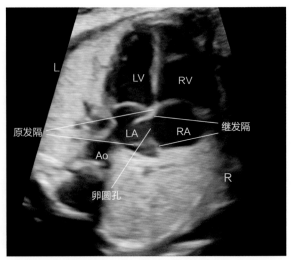

图7.7　胎儿心尖四腔心切面的灰阶超声图像。心尖四腔心切面可用于评估心房和房间隔，可清晰显示右心房（RA）及左心房（LA）。房间隔位于右心房和左心房之间，由原发隔和继发隔构成。卵圆孔位于继发隔中部，卵圆孔瓣由原发隔构成。Ao—主动脉；L—左；LV—左心室；R—右；RV—右心室

左、右心房大小基本相等，通过各自的静脉连接可以识别。

四腔心切面略偏后偶尔可以显示下腔静脉瓣，容易被误认为卵圆孔瓣。冠状静脉窦内的静脉血流跨过房室沟后方在近房间隔处进入右心房（见第10章）。

心耳的显示可帮助在正常或异常情况下鉴别左、右心房。左心耳呈手指状、基底较窄，右心耳呈锥体状、基底较宽。四腔心切面略偏向头侧时可以显示心耳，但有技术难度，不易获得。右心耳在双腔静脉切面更容易显示（见第10章）。心耳扫查的临床意义将在第41章（内脏异位和异构）详细讨论。

右心室及左心室

右心室是最靠前的心腔，位于胸骨后方（图7.8）。左心室紧邻右心室并位于右心室后方，是最左侧的心腔（图7.8）。如第4章所述，左、右心室有很多可供鉴别的解剖学特征（图7.8）。四腔心切面显示右心室肌小梁丰富、心腔形态不规则，而左心室壁光滑（图7.8）。左心室比右心室长，主要是因为调节束（隔壁肌束）位于右心室内。调节束连接室间隔与右心室游离壁。胎儿心尖部主要由左心室构成。

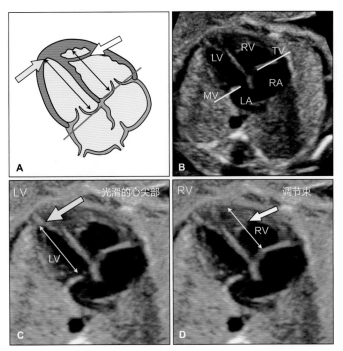

图 7.8　正常胎儿心尖四腔心切面的示意图（A）、超声图像（B）以及突出显示左心室（C）及右心室（D）的超声图像。左心室较右心室长（双向箭头），室壁光滑，构成心尖部（黄色大箭头）。右心室的室壁粗糙，心尖部有典型的调节束（白色大箭头）。三尖瓣（TV）在室间隔的附着点较二尖瓣（MV）更靠近心尖。详见正文
LA—左心房；LV—左心室；RA—右心房；RV—右心室

　　根据对应的房室瓣也可以鉴别左、右心室：二尖瓣位于左心室，三尖瓣位于右心室。三尖瓣隔叶在室间隔上的附着点较二尖瓣更靠近心尖部（图 7.8）。这一重要的解剖学特征可用于排除房室间隔缺损。三尖瓣由 3 组乳头肌及腱索固定，部分腱索直接附着于室间隔游离壁，这是右心室独有的特征，在心脏侧位（轴位）切面的显示效果更佳（图 7.9）。左心室内二尖瓣的所有腱索均附着于 2 组乳头肌（即前侧乳头肌和后侧乳头肌），腱索不与游离壁直接相连（图 7.9）。

　　推荐使用超声设备上的图像回放功能观察房室瓣（图 7.10），舒张期和收缩期的瓣叶形态及活动都能看得更清楚。

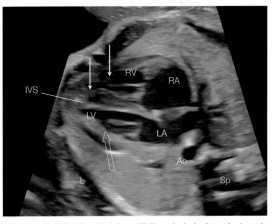

图 7.9　胎儿侧位四腔心切面图像。右心室（RV）内三尖瓣腱索与右心室心尖部和游离壁相连（实线箭头）。左心室（LV）内腱索与二尖瓣的其中一组乳头肌相连（空心箭头），腱索不与游离壁直接相连。详见正文
Ao—主动脉；IVS—室间隔；L—左；LA—左心房；RA—右心房；Sp—脊柱

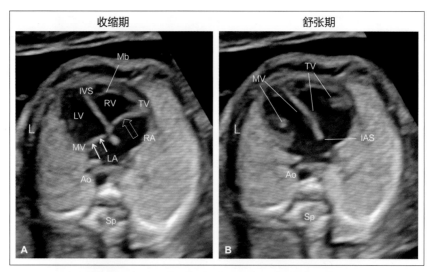

图 7.10　胎儿心脏收缩期（A）及舒张期（B）的心尖四腔心切面显示二尖瓣（MV）及三尖瓣（TV）的关闭及开放。A. 收缩期三尖瓣（空心箭头）较二尖瓣（小箭头）更靠近心尖部。B. 舒张期瓣叶开放，心脏十字交叉部的房间隔（IAS）在舒张期也能清晰显示

Ao—主动脉；IVS—室间隔；L—左；LA—左心房；LV—左心室；Mb—调节束；RA—右心房；RV—右心室；Sp—脊柱

室间隔

　　室间隔分隔左、右心室。室间隔在心尖部较厚，在到达房室瓣水平时逐渐变薄（图 7.9）。这与室间隔的解剖学特征有关，其下 2/3 为肌部，上 1/3 与房室瓣和半月瓣连接处为膜部（相关解剖知识参见图 4.12）。妊娠 20 周之前，膜部室间隔较薄，在心尖四腔心切面常显示不佳（图 7.11），常被误认为回声失落而造成室间隔缺损的假阳性诊断（图 7.11）。如果

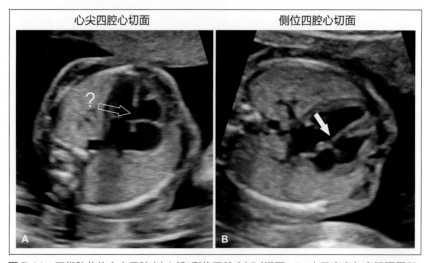

图 7.11　正常胎儿的心尖四腔心（A）和侧位四腔心（B）切面。A. 由于声束与室间隔平行，因回声失落可能会造成室间隔缺损的假象（假阳性）（空心箭头，问号）。B. 该部位无缺损（实心箭头）

在观察心尖四腔心切面时怀疑存在室间隔缺损，应从侧位四腔心切面再次进行观察，从而更好地显示室间隔（图 7.11）。在心尖四腔心切面上，室间隔缺损处的线样高回声（T 线，断端回声增强）有助于诊断（见第 20 章）。室间隔厚度测量应在侧位四腔心切面上进行，且应测量室间隔的最厚处（正常范围为 2 ~ 4 mm）。

四腔心切面和心脏畸形

全面的四腔心切面检查是高质量胎儿心脏检查的第一步，这也是胎儿心脏检查指南将四腔心切面作为其中一部分的原因（见第 5 章）。很多心脏畸形最初在四腔心切面被发现（表 7.3，图 7.12）。一些心脏畸形，特别是大血管畸形，在胎儿期的四腔心切面表现正常（表 7.4）。检查者还需了解四腔心切面的正常解剖学变异及其后方区域。具体内容将在本章后面讨论。

表 7.3　异常四腔心切面常见的心脏畸形
二尖瓣 / 主动脉瓣闭锁
三尖瓣 / 肺动脉瓣闭锁
Ebstein 畸形 / 三尖瓣发育不良
房室间隔缺损
较大的室间隔缺损
单心室（心室双入口）
重度主动脉 / 肺动脉狭窄
严重的主动脉缩窄
完全型肺静脉异位连接
心肌病 / 心脏肿瘤

表 7.4　正常四腔心切面常见的心脏畸形
法洛四联症
大动脉转位
右室双出口
小的室间隔缺损
共同动脉干
轻度半月瓣狭窄
主动脉弓异常

四腔心切面和彩色多普勒

灰阶成像常规叠加彩色多普勒使得心脏超声检查更快捷、准确（见第 13 章）。心脏各腔室检查宜选用节段分析法（见第 6 章），可评估静脉 – 心房连接、心房 – 心室连接是否正常。

心尖四腔心切面可获得最佳的彩色多普勒显示效果，舒张期可观察到血流经三尖瓣、二尖瓣流入心室（两条红色血流束），收缩期可明确有无三尖瓣或二尖瓣反流（图 7.13，7.14）。采用适宜的彩色多普勒预设值，可发现较小的室间隔缺损，表现为跨室间隔的细小分流束，而普通灰阶成像通常难以发现（见第 20 章）。

若胎儿呈近似俯卧位，可经心底四腔心切面观察到从近场心房经房室瓣流入远场心室的血流（两条蓝色血流束）（图 7.14D）。若胎儿呈侧卧位，可通过移动探头，从孕妇腹壁一侧获得心尖四腔心切面，而从另一侧获得心底四腔心切面。当胎儿呈右侧卧位时，高分

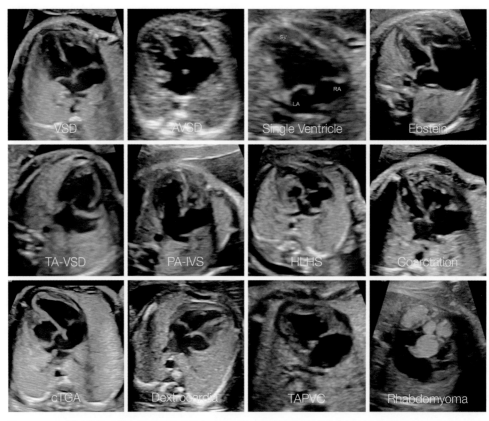

图 7.12　12 例胎儿的四腔心切面显示不同心脏畸形的灰阶超声图像（排序与本书章节的顺序一致）

VSD—室间隔缺损；AVSD—房室间隔缺损；Single Ventricle—单心室；Ebstein—Ebstein 畸形；TA-VSD—三尖瓣闭锁合并室间隔缺损；PA-IVS—室间隔完整型肺动脉闭锁；HLHS—左心发育不良综合征；Coarctation—主动脉缩窄；cTGA—矫正型大动脉转位；Dextrocardia—右位心；TAPVC—完全型肺静脉异位连接；Rhabdomyoma—横纹肌瘤；LA—左心房；RA—右心房；SV—单心房

辨率彩色（能量）多普勒比常规彩色多普勒更能清晰显示心室充盈情况（图 7.14C）。侧位四腔心切面可以更好地发现是否存在室间隔缺损，但通常无法发现轻度房室瓣反流。

　　彩色多普勒可以在四腔心切面显示通过卵圆孔的右向左分流。此外，降低彩色多普勒的速度和滤波、增加彩色增益，可以显示汇入左心房的肺静脉血流（图 7.15），肺静脉血流与探头声束平行时显示最清晰。肺静脉的超声成像将在第 10 章进一步讨论。

　　彩色多普勒在心室评估中的另一个优势是可以在妊娠早期或孕妇肥胖导致灰阶成像不理想时，较清晰显示通过房室瓣的血流（图 7.16），进而显示两个不同的房室腔，尤其可以突出心室的形态。此外，彩色多普勒还可显示房室瓣反流，从而为某些心脏畸形提供线索，尤其是在妊娠早期。图 7.16 显示对肥胖体质孕妇进行胎儿心脏检查时彩色多普勒比灰阶成像更有优势。第 11 章将详细讨论彩色多普勒在妊娠早期胎儿心脏检查中的应用。图 7.17 显示彩色多普勒应用于 6 例不同胎龄胎儿（12 ～ 32 周）时获得的舒张期心尖四腔心切面超声图像。图 7.18 显示彩色多普勒在四腔心切面的典型异常图像。这些心脏畸形将在后续章节中详细讨论。

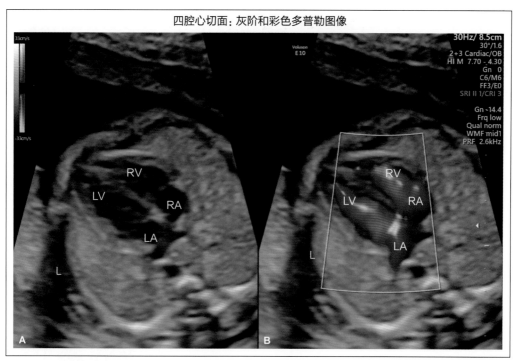

图 7.13　1 例正常胎儿舒张期心尖四腔心切面灰阶（A）和彩色多普勒（B）超声图像,采用双幅同步显示模式。
A. 显示右心房（RA）和左心房（LA）、右心室（RV）和左心室（LV）,以及开放的房室瓣。B. 彩色多普
勒显示舒张期血流进入心室。双幅同步显示模式为一种实用的方法,可同时显示二维图像和对应的彩色多普
勒图像

L—左

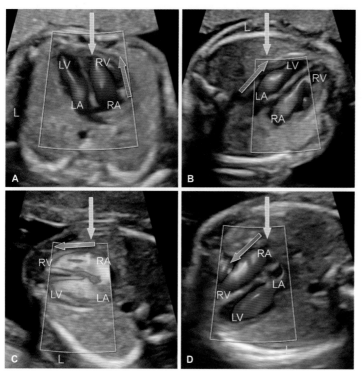

图 7.14　不同胎位彩色多普勒
模式下的舒张期四腔心切面超声
图像（黄色箭头为超声的声束方
向）。A. 心尖四腔心切面,心室
充盈的方向（红色箭头）与声束
的方向平行,是显示心室舒张的
最佳切面。B. 左侧位四腔心切面,
心室充盈的方向（红色箭头）与
声束的方向呈锐角。C. 右侧位
四腔心切面,心室充盈的方向（彩
色箭头）与声束的方向几乎垂直,
虽然该切面有利于评估室间隔的
完整性,但不是评估心室充盈的
最佳切面。D. 心底四腔心切面,
心室充盈的方向（蓝色箭头）与
声束的方向呈一定角度

L—左；LA—左心房；LV—左心
室；RA—右心房；RV—右心室

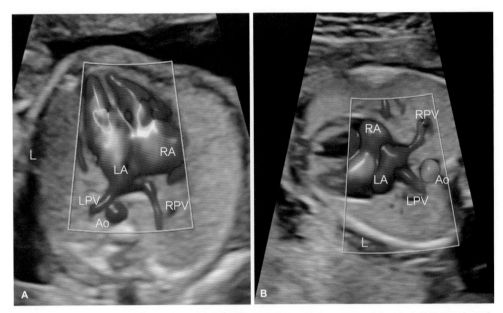

图 7.15　胎儿心尖（A）和侧位（B）四腔心切面的彩色多普勒图像，采用低速度彩色多普勒显示右下肺静脉（RPV）和左下肺静脉（LPV）与左心房（LA）的连接情况

Ao—主动脉；L—左；RA—右心房

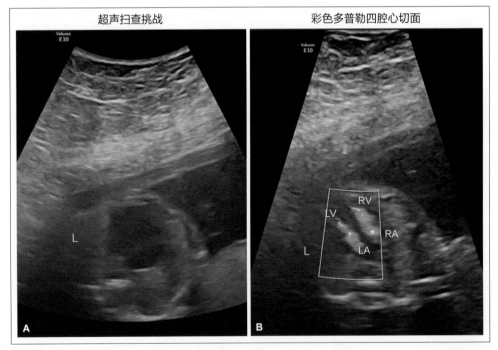

图 7.16　1 例肥胖体质孕妇接受胎儿心脏扫查，正常胎儿的四腔心切面灰阶（A）和彩色多普勒（B）超声图像。A. 灰阶超声图像，很难获得有效的诊断信息。B. 增加了彩色多普勒，可见舒张期通过两侧房室瓣的血流信号，从而增加了一些有价值的诊断信息

L—左；LA—左心房；LV—左心室；RA—右心房；RV—右心室

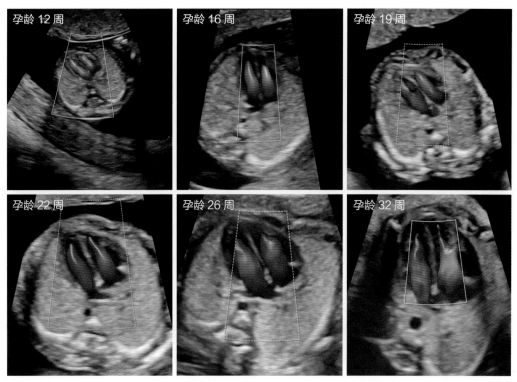

图 7.17　妊娠 12 ~ 32 周胎儿的心尖四腔心切面彩色多普勒超声图像。彩色多普勒在妊娠早期就能够显示舒张期心室的充盈情况

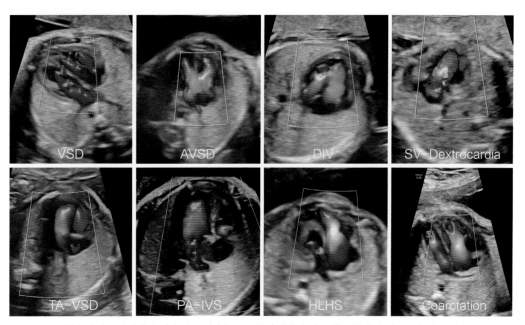

图 7.18　8 例心脏畸形胎儿的胸腔心尖四腔心切面彩色多普勒超声图像，这些心脏畸形将在后续章节中详细讨论

VSD—室间隔缺损；AVSD—房室间隔缺损；DIV—心室双入口；SV-Dextrocardia—单心室 - 右位心；TA-VSD—三尖瓣闭锁合并室间隔缺损；PA-IVS—室间隔完整型肺动脉闭锁；HLHS—左心发育不良综合征；Coarctation—主动脉缩窄

四腔心切面的正常变异

心内强光点

心内强光点（echogenic intracardiac focus, EIF）用于描述超声检查时胎儿四腔心切面心室内乳头肌上的明亮点状强回声(图7.19)。EIF可为单发或多发，可位于右心室、左心室，或双心室同时存在（图7.19）。妊娠中期筛查时EIF的发生率约为4%，是一种常见的超声表现，对大多数胎儿而言是一种正常变异，也有文献报道EIF与21-三体综合征之间存在相关性[9-12]。若发现胎儿EIF，建议进行详细的超声检查以排除心脏畸形，并筛查非整倍体的其他标志物。若孕妇为非整倍体低风险且超声检查结果正常，孤立存在的EIF可认定为正常变异，无须干预[11-13]。若孕妇为非整倍体高风险，则需进一步遗传咨询，可选择无创产前筛查和（或）基因诊断。近期关于各种妊娠中期非整倍体标志物的meta分析显示，若EIF与其他标志物合并存在，则21-三体综合征的风险增高（5.85倍）[13]。若仅有EIF，则非整倍体风险并不增高[12-13]。此外，若在妊娠第11～13周发现EIF，则非整倍体风险增高5.81倍[14]。EIF的发生率存在种族差异，亚裔孕妇的胎儿中发生率显著增高[15]，在进行遗传咨询时，应考虑到这种差异。虽然EIF常见，但仍应仔细与其他心脏强回声光点相鉴别。

心包积液

超声检查中在胎儿四腔心切面常可见少量心包积液[16]（图7.20）。若积液少于2 mm，可认为是正常变异。若积液大于2 mm，需对胎儿心脏结构和功能以及其他解剖结构进行

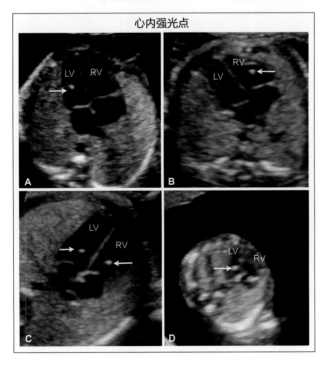

图7.19　4例胎儿的心尖四腔心切面超声图像，可见心内强光点（箭头）。心内强光点通常位于左心室乳头肌上（LV）（A），偶尔也可见于右心室（RV）（B），或双心室同时出现（C）。心内强光点也可以出现在妊娠早期，图D为妊娠13周胎儿

详细评估（见第 47 章）。由于心包积液可随心室的舒张和收缩发生移动，彩色多普勒也有助于积液评估（图 7.20）。

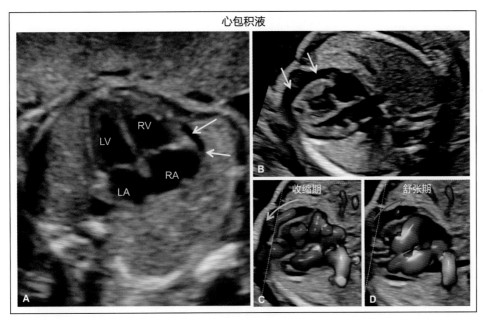

图 7.20　2 例胎心心尖（A）和侧位（B ~ D）四腔心切面超声图像，可见心包积液（箭头）。若没有心内和心外畸形，妊娠中期小于 3 mm 的心包积液可认为正常。彩色多普勒显示心包积液在心室收缩期的向下运动（蓝色箭头）和舒张期的向上运动（红色箭头）
LA—左心房；LV—左心室；RA—右心房；RV—右心室

妊娠晚期心室比例不均衡

妊娠中期，胎儿两侧心室的大小和宽度通常相等，然而至妊娠晚期，偶尔可见右心室略大于左心室（图 7.21）[17,18]。心室比例不均衡可提示主动脉缩窄或其他心脏畸形（见第 33 章）。但在妊娠晚期也可以是一种正常变异[17,18]。由正常变异和心脏畸形引起的心室比例不均衡的程度，目前没有明确的区分。出现心室比例不均衡时，必须在三血管 - 气管切面以及主动脉弓长轴切面详细探查大血管的情况，以排除心脏畸形。此外，也需要认真评估肺静脉连接，因为肺静脉异位连接也表现为左、右心室不对称（见第 43 章）。经过详细超声检查排除心脏畸形后，心室比例不均衡方可认为是一种正常变异。

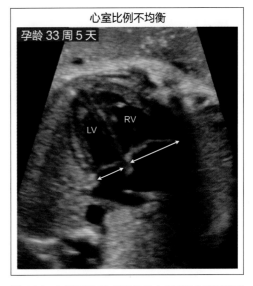

图 7.21　1 例妊娠 33 周胎儿的心尖四腔心切面超声图像，显示左、右心室比例不均衡，右心室（RV）比左心室（LV）大。当发现心室比例不均衡时，应详细探查大血管的情况以排除主动脉缩窄或其他心脏畸形，之后才能考虑为正常变异。本例是正常变异

房室瓣附着点的差异性排列和水平排列

在正常四腔心切面上，三尖瓣在室间隔上的附着点较二尖瓣更靠近心尖部（图 7.10）。三尖瓣附着点位置相对更靠下的特征有助于鉴别正常房室瓣与房室间隔缺损，后者仅见一组房室瓣且附着点位于同一水平[19]（见第 21 章）。若不伴有房室间隔缺损，房室瓣附着点的这种水平排列既可作为一种正常变异出现于正常胎儿（图 7.22），也可见于 21- 三体综合征胎儿[20]。最近一项研究[21]应用病理学检查和时间 – 空间关联成像（spatiotemporal image correlation, STIC）技术，分析了正常胎儿及房室间隔缺损胎儿在房室瓣附着点位置和范围方面的差别，发现两组胎儿均可表现为房室瓣附着点的差异性排列，这取决于显示平面是紧邻主动脉下方还是向下更靠近膈肌[21]。该研究提出，正常胎儿和房室间隔缺损胎儿均可表现为房室瓣附着点的差异性排列或水平排列，这与采集四腔心切面的位置有关。超声检查者应知晓。

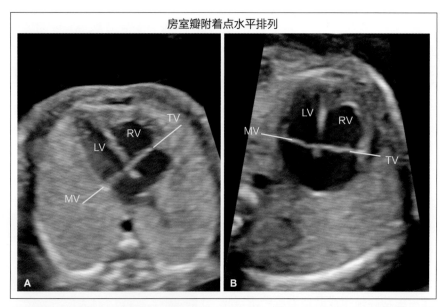

图 7.22　2 例正常胎儿的收缩期四腔心切面的超声图像，显示房室瓣附着点呈水平排列。若不伴有房室间隔缺损，房室瓣附着点呈水平排列可认为是一种正常变异，常见于切面略低于标准四腔心切面而更靠近膈肌时。详见正文

LV—左心室；MV—二尖瓣；RV—右心室；TV—三尖瓣

四腔心切面的心脏后区

心脏后方的解剖区域（图 7.23）受到越来越多研究者的关注，也应作为四腔心切面评估的一部分[22]。降主动脉位于脊柱的前侧方，是呈环形搏动性的结构。紧邻主动脉前方可见食管，是呈高回声的环形结构（图 7.24，7.25）。当胎儿吞咽时，食管扩张，类似主动脉前方的第二根血管（图 7.25B），但当吞咽结束后食管会明显减小（图 7.25A）。在主动脉右侧脊柱前方，可见一支约为主动脉内径 1/3 的细小血管，为奇静脉（图 7.23，7.24）。在三血管 –

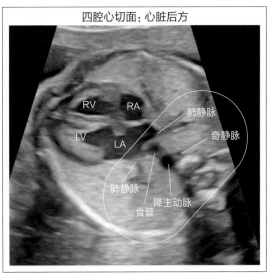

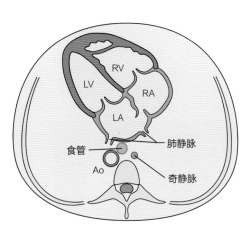

图 7.23　四腔心切面示意图，显示心脏与脊柱之间的正常解剖结构，即心脏后区。主动脉（Ao）位于脊柱左侧，细小的奇静脉位于脊柱右侧。主动脉和左心房（LA）之间可见高回声的食管。此切面可见左、右两条下肺静脉进入左心房

LV—左心室；RA—右心房；RV—右心室

图 7.24　四腔心切面的超声图像，显示心脏后方正常解剖结构，参照图 7.23。显示食管、肺静脉、奇静脉和降主动脉的解剖位置

LA—左心房；LV—左心室；RA—右心房；RV—右心室

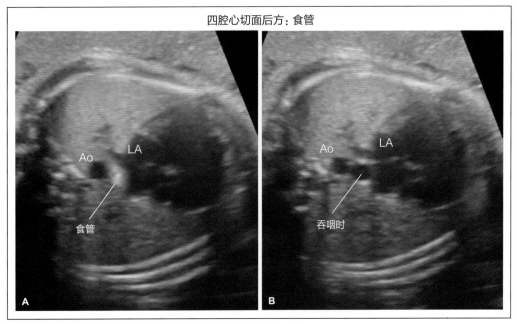

图 7.25　胎儿胸腔横切面超声图像。食管表现为高回声环状结构，位于降主动脉（Ao）和左心房（LA）之间（A）。当胎儿吞咽时可见食管扩张（B）。需注意勿将胎儿吞咽时扩张的食管误认为扩张的奇静脉或共同静脉

气管切面水平的胸腔横切面，可见奇静脉引流入上腔静脉。病理情况下（如左房异构时），奇静脉扩张，其内径和主动脉接近，位于主动脉右侧、左心房后方（图7.26A）（见第41、42章）。肺静脉异位连接的胎儿（见第43章）可见共同静脉位于降主动脉和心房后壁之间（图7.26B）。心房后胸降主动脉的位置反映了主动脉弓的位置。当降主动脉位于脊柱左侧时，为正常的左位主动脉弓。如果是右位主动脉弓或双主动脉弓，则胸降主动脉位于脊柱正前方或右侧（图7.27）。

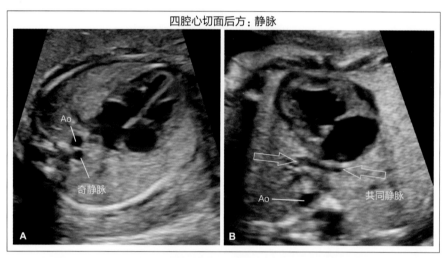

图7.26　四腔心切面水平的胎儿胸腔横切面超声图像。A. 奇静脉扩张伴左房异构和下腔静脉离断。B. 右侧异构、单心室合并肺静脉异位连接。心脏后区，图A可见奇静脉扩张，图B可见共同静脉（空心箭头）。心房后方的共同静脉提示肺静脉异位回流

Ao—主动脉

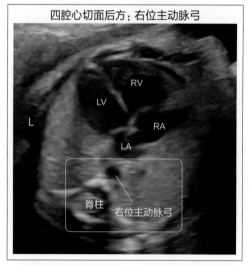

图7.27　右位主动脉弓胎儿四腔心切面水平的胸腔横切面超声图像。胸主动脉位于中线略偏脊柱右侧，而正常时应位于脊柱左侧

L—左；LA—左心房；LV—左心室；RA—右心房；RV—右心室

心脏短轴切面

有时需要在心脏短轴切面评估心室及相应的乳头肌（图 7.28），这并不是常规心脏筛查的内容。

扫查技巧

胎儿心脏短轴切面，也称为胸骨旁短轴切面，可以通过以下方法获取。

（1）确定胎方位（见第 6 章）。

（2）获取心脏四腔心切面。

（3）在四腔心切面基础上探头旋转 90°，获得心脏短轴切面（图 7.28）。注意心脏短轴切面常在胸腔斜切面获得。

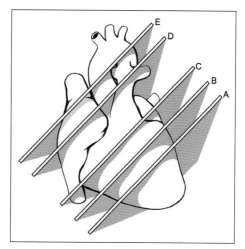

图 7.28　心脏短轴（胸骨旁）切面。从前向后轻微侧向移动探头可获得一系列短轴切面（A ~ E）

为了避免胎儿上肢声影的影响，可对探头进行细微调整。从前向后（心尖至心底）轻微侧向移动探头，就可获得由左心室心尖部至肺动脉分叉的一系列心脏短轴切面。

短轴切面的评估

心脏短轴切面可以详细评估心腔的空间关系，对评估心室大小、心室壁和间隔厚度很有帮助。心脏短轴切面也可以评估大血管起源及其相互关系（见第 8 章）。

大多数心尖短轴切面显示左心室呈圆形，位于右心室后方。左心室壁光滑，而右心室心尖部的肌小梁丰富。左心室乳头肌位于更靠后（心底）的切面（图 7.29）。左心室后侧

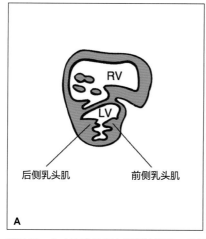

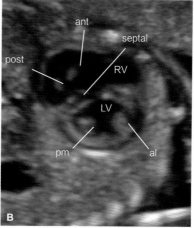

图 7.29　左心室乳头肌水平短轴切面。后侧（pm）和前侧（al）乳头肌分别位于 8 点钟和 5 点钟方位。可显示三尖瓣的 3 个瓣叶：前叶（ant）、后叶（post）和隔叶（septal）
LV—左心室；RV—右心室

和前侧的乳头肌分别位于同一短轴切面的 8 点钟和 5 点钟方位（图 7.29）。在此切面，室间隔肌部将心室分为两个心腔。二尖瓣和三尖瓣位于更靠后（心底）的切面（图 7.30）。二尖瓣包括前叶和后叶，呈新月形、鱼口样（图 7.30）。三尖瓣较二尖瓣更靠心尖部，因此在显示二尖瓣的同一短轴切面中只可以显示部分三尖瓣。

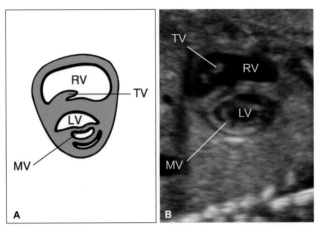

图 7.30　房室瓣水平短轴切面。二尖瓣（MV）包括前叶和后叶，呈新月形、鱼口样。由于三尖瓣（TV）更靠近心尖部，此切面仅可见小部分

LV—左心室；RV—右心室

要点　心腔

- 右心房接收上腔静脉、下腔静脉及冠状静脉窦的血流。
- Eustachian 瓣位于下腔静脉开口处，引导静脉导管的血液流向卵圆孔。
- 三尖瓣有 3 个瓣叶和 3 组乳头肌。
- 三尖瓣的部分腱索直接附着于右心室壁。
- 三尖瓣在室间隔的附着点较二尖瓣更靠近心尖。
- 右心室是最靠近前胸壁的心腔。
- 右心室流入道和心尖部的肌小梁丰富，调节束位于心尖部。
- 肺动脉瓣下圆锥分隔三尖瓣和肺动脉瓣。
- 左心房是最靠后的心腔。
- 左心房接收 4 支肺静脉的血液回流，2 支下肺静脉在四腔心切面可见。
- 卵圆孔瓣位于左心房，由右向左摆动。
- 二尖瓣有 2 个瓣叶和 2 组乳头肌，附着于左心室游离壁。
- 二尖瓣前叶和主动脉瓣呈纤维连续。
- 二尖瓣腱索不直接附着于左心室壁。
- 理想的心脏四腔心切面：在两侧胸壁各见 1 根肋骨。

- 四腔心切面可显示心脏流入道。
- 彩色多普勒显示舒张期有两束血流各自通过房室瓣。
- 彩色多普勒明显提高了四腔心切面发现胎儿心脏异常的准确性。
- 妊娠中期心内强光点的发生率约为 4%，是一种常见的超声表现，多数为正常变异。
- 文献曾报道胎儿心内强光点与 21- 三体综合征存在相关性。
- 非整倍体低危胎儿若单独出现心内强光点，且经详细超声检查未发现其他异常时，可认为是正常变异，无须其他干预。
- 非整倍体高危胎儿若发现心内强光点，需要进行进一步遗传咨询。
- 心包积液小于 2 mm 可认为是正常变异。
- 心室比例不均衡可见于妊娠晚期，在排除心脏畸形后可认为是正常变异。
- 房室瓣附着点呈水平排列提示有房室间隔缺损的可能。
- 当不存在房室间隔缺损时，特别是获得的四腔心切面位置更靠近膈肌时，房室瓣附着点水平排列也见于正常胎儿并可以认为是正常变异。
- 左心室短轴切面，二尖瓣呈新月形、鱼口样。

（庞程程）

参考文献

1. Fermont L, De Geeter B, Aubry J, Kachaner J, Sidi D. A close collaboration between obstetricians and pediatric cardiologists allows antenatal detection of severe cardiac malformations by 2D echocardiography. In: Doyle EF, Engle MA, Gersony WM, eds. *Pediatric Cardiology: Proceedings of the Second World Congress*. Springer-Verlag; 1986:34-37.
2. Copel JA, Pilu G, Green J, Hobbins JC, Kleinman CS. Fetal echocardio-graphic screening for congenital heart disease: the importance of the four-chamber view. *Am J Obstet Gynecol*. 1987;157:648-655.
3. Carvalho JS, Allan LD, Chaoui R; International Society of Ultrasound in Obstetrics and Gynecology, et al. ISUOG Practice Guidelines (updated): sonographic screening examination of the fetal heart. *Ultrasound Obstet Gynecol*. 2013;41:348-359.
4. Lee W, Allan L, Carvalho JS, et al. ISUOG consensus statement: what constitutes a fetal echocardiogram? *Ultrasound Obstet Gynecol*. 2008;32: 239-242.
5. Abuhamad AZ, SeduleMurphy SJ, Kolm P, Youssef H, Warsof SL, Evans AT. Prenatal ultrasonographic fetal rib length measurement: correlation with gestational age. *Ultrasound Obstet Gynecol*. 1996;7:193-196.
6. Paladini D, Chita SK, Allan LD. Prenatal measurement of cardiothoracic ratio in evaluation of heart disease. *Arch Dis Child*. 1990;65:20-23.
7. Tongsong T, Tatiyapornkul T. Cardiothoracic ratio in the first half of pregnancy. *J Clin Ultrasound*. 2004;32: 186-189.
8. Chaoui R, Bollmann R, Goldner B, Heling KS, Tennstedt C. Fetal cardiomegaly: echocardiographic findings and outcome in 19 cases. *Fetal Diagn Ther*. 1994;9:92-104.
9. Benacerraf BR. The role of the second trimester genetic sonogram in screening for fetal Down syndrome. *Semin Perinatol*. 2005;29: 386-394.
10. Filly RA, Benacerraf BR, Nyberg DA, Hobbins JC. Choroid plexus cyst and echogenic intracardiac focus in women at low risk for chromosomal anomalies. *J Ultrasound Med*. 2004;23:447-449.
11. Coco C, Jeanty P, Jeanty C. An isolated echogenic heart focus is not an indication for amniocentesis in 12,672 unselected patients. *J Ultrasound Med*. 2004;23:489-496.
12. Smith-Bindman R, Hosmer W, Feldstein VA, Deeks JJ, Goldberg JD. Second-trimester ultrasound to detect fetuses with Down syndrome: a meta-analysis. *JAMA*. 2001;285:1044-1055.

13. Agathokleous M, Chaveeva P, Poon LC, Kosinski P, Nicolaides KH. Meta-analysis of second-trimester markers for trisomy 21. *Ultrasound Obstet Gynecol*. 2013;41:247-261.

14. Dagklis T, Plasencia W, Maiz N, Duarte L, Nicolaides KH. Choroid plexus cyst, intracardiac echogenic focus, hyperechogenic bowel and hydronephrosis in screening for trisomy 21 at 11 + 0 to 13 + 6 weeks. *Ultrasound Obstet Gynecol*. 2008;31:132-135.

15. Borgida AF, Maffeo C, Gianferarri EA, Bolnick AD, Zelop CM, Egan JF. Frequency of echogenic intracardiac focus by race/ethnicity in euploid fetuses. *J Matern Fetal Neonatal Med*. 2005;18:65-66.

16. Brown DL, Emerson DS. Peripheral hypoechoic rim of the fetal heart. *J Ultrasound Med*. 1991;10:520.

17. Brown DL. Borderline findings in fetal cardiac sonography. *Semin Ultrasound CT MR*. 1998;19:329-335.

18. Brown DL, Durfee SM, Hornberger LK. Ventricular discrepancy as a sonographic sign of coarctation of the fetal aorta: how reliable is it? *J Ultrasound Med*. 1997;16:95-99.

19. Machlitt A, Heling KS, Chaoui R. Increased cardiac atrial-to-ventricular length ratio in the fetal four-chamber view: a new marker for atrioventricular septal defects. *Ultrasound Obstet Gynecol*. 2004;24:618-622.

20. Fredouille C, Piercecchi-Marti MD, Liprandi A, et al. Linear insertion of atrioventricular valves without septal defect: a new anatomical landmark for Down's syndrome? *Fetal Diagn Ther*. 2002;17:188-192.

21. Adriaanse BM, Bartelings MM, van Vugt JM, Chaoui R, Gittenbergerde Groot AC, Haak MC. Differential and linear insertion of the atrioventricular valves: a useful tool? *Ultrasound Obstet Gynecol*. 2014;44:568-574.

22. Berg C, Georgiadis M, Geipel A, Gembruch U. The area behind the heart in the four-chamber view and the quest for congenital heart defects. *Ultrasound Obstet Gynecol*. 2007;30:721-727.

第 8 章
大血管

概述

近年来，对大血管的检查已成为基础产科超声检查的一部分[1,2]，并被纳入所有的胎儿心脏筛查指南中。因此，充分了解大血管解剖关系及相关超声切面对成功完成产科检查十分必要[1,2]。许多严重的先天性心脏畸形，尤其是圆锥动脉干畸形，若产前心脏超声检查仅对四腔心切面进行扫查，则可能会漏诊。对大血管的全面超声检查包括：主动脉与肺动脉是否分别起源于左心室与右心室，两条大动脉的大小、解剖关系及排列走行[1]（见第 5章）。因此，产前超声检查需要从多切面对大血管进行综合评估。大血管的解剖详见第 4章。本章描述了产前多个综合评估大血管的超声切面。在过去的几年中，上纵隔横切面的三血管 – 气管切面特别受关注[1,3]，本书将在第 9 章中详细介绍。另外，对胎儿静脉系统的综合评估将在第 10 章中详细介绍。

胎儿心脏扫查的方位和切入点与出生后不同[4,5]。本章将从不同诊断切面的解剖学角度进行阐述，这种解剖切面与胎儿的解剖长轴（脊柱）有关，而并非与胎儿心脏自身的长轴有关。因此，横切面是超声探头在胎儿脊柱的横切面或接近横切面时获得的，而矢状切面是超声探头在胎儿脊柱矢状位或旁矢状位时获得的。当心脏切面既不是横切面亦不接近矢状切面时，则称为斜切面。笔者认为这种解剖切面是最适合胎儿心脏成像的方法。

笔者认为彩色多普勒常规应用于胎儿心脏成像能提高评估大血管起源和走行的准确性[6,7]（见第 13 章）。在大血管的扫查技术中将提到，分段扫查是评估正常心室 – 动脉连接的最好方法。采用彩色多普勒评估胎儿主动脉或肺动脉时，超声声束最好经前胸（胎儿仰卧位），沿心尖或略偏右横向射入，使声束与血流方向接近平行。应在收缩期评估主动脉瓣和肺动脉瓣血流。

大血管横切面扫查技术

- 确定胎方位（见第 6 章）。
- 获得胎儿四腔心切面（见第 7 章）。
- 在四腔心切面基础上（图 8.1），将探头略微向胎儿头侧倾斜或旋转即可获得左室流出道切面（主动脉），即五腔心切面（图 8.1）。
- 在四腔心切面基础上，将探头向胎儿头侧滑动并保持胸腔横切面方位，可获得三血管切面。从三血管切面可观察到肺动脉主干起自右心室（图 8.1）。
- 在三血管切面基础上，将探头向头侧略微倾斜，可获得动脉导管横切面（图 8.1）。
- 在动脉导管横切面基础上，将探头向头侧略微滑动，可获得主动脉弓横切面（图 8.1）。
- 在主动脉弓横切面基础上，通过向尾侧及左侧略微调整探头角度，可获得三血管 – 气管切面（图 8.1）。三血管 – 气管切面将在第 9 章详细讨论。

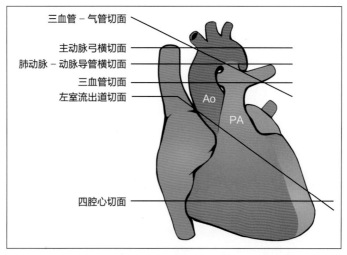

图 8.1　胎儿心脏横切面解剖关系示意图

Ao—主动脉；PA—肺动脉

左室流出道切面

　　左室流出道切面，也称为五腔心切面，是在四腔心切面基础上，向胎儿头侧略微调整探头角度获得的（图 8.1），该切面能够充分显示升主动脉（图 8.2）。主动脉流出道为五腔心切面的第 5 个组成部分，可显示心室 – 大动脉连接及膜周部和肌部室间隔（图 4.11，4.16）。升主动脉起自心脏的中心，位于两组房室瓣之间，方向为从左到右指向胎儿的右肩（图 8.2，8.3）。室间隔与升主动脉前壁之间呈宽大角度（图 8.2），圆锥动脉干畸形时，这一重要的解剖关系通常会消失（二者呈平行关系）。升主动脉在移行为主动脉弓横部之前走行于两个心房之间。升主动脉后壁与二尖瓣前叶相连续（纤维 – 纤维连续）及升主动脉前壁与室间隔相连续（纤维 – 肌性连续），是左室流出道切面重要的解剖学组成部分（图 8.2）。主动脉骑跨时上述连续中断（见第 28 章）。左室流出道切面可显示左室流入道、肌小梁部、流出道及部分右心室小梁部。三尖瓣和右室流入道通常在左室流出道切面不显示。左上肺静脉及右上肺静脉在左室流出道切面水平汇入左心房后壁（图 8.2）。

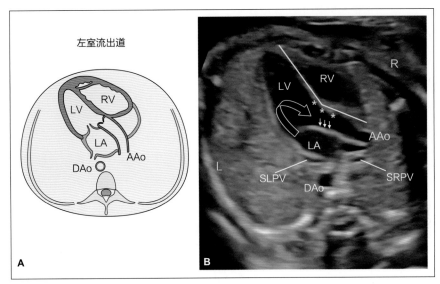

图 8.2　胎儿心脏五腔心切面示意图（A）及相对应的超声图像（B），显示升主动脉（AAo）后壁与二尖瓣前叶之间相连续（小箭头）以及升主动脉前壁与室间隔之间相连续（星号）。该切面可同时显示左心室（LV）的流入道及流出道（空心箭头）。右上肺静脉（SRPV）及左上肺静脉（SLPV）从后壁汇入左心房（LA）

DAo—降主动脉；L—左；R—右；RV—右心室

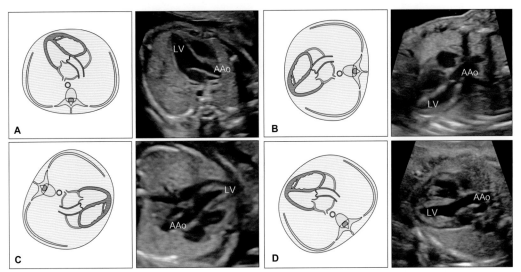

图 8.3　宫内不同胎方位获取的五腔心切面示意图及相对应的超声图像。A. 超声声束从胎儿心尖部入射，获得心尖位五腔心切面。B. 超声声束从胎儿心底部入射。C、D. 超声声束几乎与室间隔垂直。非心尖位获取的五腔心切面，其中肋骨和脊柱的声影会影响成像质量（B ~ D）

AAo—升主动脉；LV—左心室

经心尖（图 8.4，8.5A）、左侧胸腔（图 8.5B）或右侧胸腔（图 8.5C）扫查的左室流出道切面，可显示室间隔与主动脉的连续性，以及主动脉内血流。虽然二维超声也可发现较大的膜周部室间隔缺损（伴或不伴主动脉骑跨），但对于较小的膜周部缺损，二维超声图像可能会漏诊，彩色多普勒是观察膜周部室间隔的最佳方法。彩色多普勒还可以评估主动脉瓣血流，有助于诊断轻度主动脉瓣狭窄。当发生大动脉转位时，在左室流出道切面上，可根据彩色多普勒显示出的肺动脉左右分支确定其起源于左心室（第 37 章）。

三血管切面

三血管切面，也称为肺动脉主干横切面或肺动脉分支处的三血管切面，可以在胎儿上胸腔横切面获得（图 8.1，8.6）。三血管切面可显示肺动脉主干的斜切面起自右心室，并分为左、右肺动脉[8]（图 4.13，8.6）。横切面可见升主动脉和上腔静脉紧邻肺动脉主干（图 8.6）。这三条血管呈斜行排列，肺动脉位于最前方，上腔静脉位于最后方，主动脉居中（图 8.6）。肺动脉最大，上腔静脉最小。由于此切面是肺动脉的斜切面，不建议在此平面测量肺动脉。肺动脉起源于胸腔的前部，向后方脊柱的左侧走行（图 8.6）。左肺动脉与肺动脉主干相延续，而右肺动脉起始部向右侧成角，走行于升主动脉和上腔静脉后方[8]（图 8.6）。在三血管切面后方，降主动脉位于脊柱左侧，正常情况下奇静脉内径较小，位于脊柱右侧，在高分辨率成像时，可见左、右主支气管位于食管偏前方（图 8.6）。气管在三血管切面中

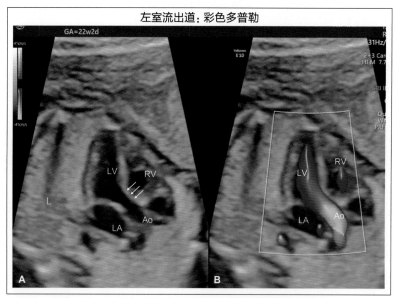

图 8.4 使用双同步模式显示 1 例正常胎儿心尖扫查获得的左室流出道切面二维（A）及彩色多普勒（B）图像。A. 室间隔与主动脉的连续性清晰可见（箭头）。B. 彩色多普勒图像可显示左室流出道内连续的层流血流，由此可排除室间隔膜周部和流出道缺损。在此切面上，升主动脉（Ao）内血流方向与声束近似平行时，彩色多普勒成像效果最佳。双同步模式作为一种实用方法，可同时显示二维图像及其相对应的彩色多普勒图像

L—左；LA—左心房；LV—左心室；RV—右心室

不显示,因为其位于纵隔略高平面的三血管 – 气管切面[9]。三血管切面彩色多普勒图像(图 8.7)可见收缩期肺动脉主干及其左、右分支,肺动脉右侧为主动脉起始部及上腔静脉的横切面(图 8.7)。彩色多普勒也可在此平面评价肺动脉瓣的完整性。三血管切面有助于评价圆锥动脉干畸形,包括血管大小、排列、走行和数目以及降主动脉位置的异常。三血管切面诊断不同心脏畸形的作用将在后续各章节详述。

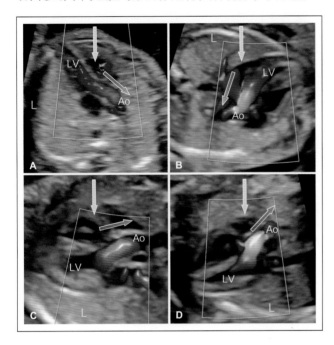

图 8.5 不同胎方位获得的收缩期左室流出道彩色多普勒图像,黄色箭头为声束入射角度。A. 声束经胎儿心尖入射,主动脉血流方向(蓝色箭头)与声束间角度较小。B. 声束经胎儿左侧胸腔入射,主动脉血流方向(蓝色箭头)与声束方向近乎平行。C. 声束经胎儿右侧胸腔入射,主动脉血流方向(红色箭头)几乎与声束方向垂直,血流显示不佳。D. 声束经更靠近心底处入射,主动脉血流方向(红色箭头)与声束间角度较小,血流显示较好
L—左;LV—左心室;Ao—主动脉

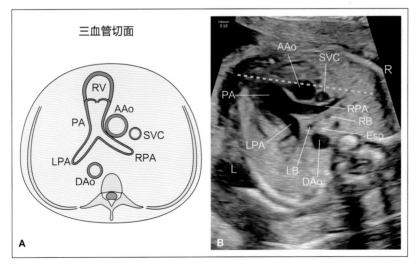

图 8.6 胎儿心脏三血管切面示意图(A)及相对应的超声图像(B),该切面显示肺动脉(PA)、升主动脉(AAo)及上腔静脉(SVC)在胸腔上部呈斜行排列(见虚线),PA 位于最前方,SVC 位于最后方,AAo 位置居中。PA 分为左肺动脉(LPA)和右肺动脉(RPA)。RPA 呈直角从主肺动脉发出,走行于 AAo 和 SVC 后方
DAo—降主动脉;Eso—食管;L—左;LB—左支气管;R—右;RB—右支气管;RV—右心室

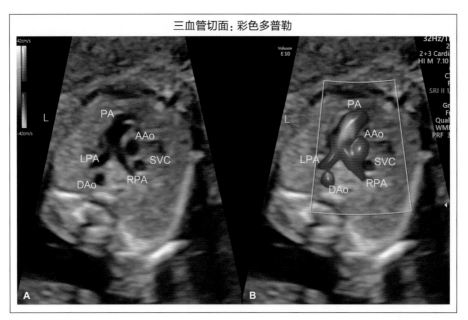

图 8.7　使用双同步模式显示正常胎儿心尖扫查获得的收缩期三血管切面二维（A）和彩色多普勒（B）图像。彩色多普勒显示主肺动脉（PA）分支为左肺动脉（LPA）和右肺动脉（RPA）。升主动脉（AAo）位于 PA 和上腔静脉（SVC）之间

DAo—降主动脉；L—左

动脉导管横切面

　　该切面也称为三血管－动脉导管弓切面，在三血管切面基础上，将探头向头侧稍微倾斜即可获得（图 8.1）。此切面显示动脉导管连接主肺动脉与脊柱左侧的降主动脉[9]（图 4.14，8.8）。升主动脉和上腔静脉位于横切面图像的右侧（图 8.8）。该切面显示的大血管斜行排列关系及血管大小（图 8.8）与三血管切面所显示的相似（图 8.6）。气管与食管位于中线后方（图 8.8）。二维图像偶尔可见奇静脉由后方汇入上腔静脉，而应用彩色多普勒，大多数情况下可观察到胎儿奇静脉血流[10]。此切面彩色多普勒还可显示血流经动脉导管汇入降主动脉（图 8.9）。

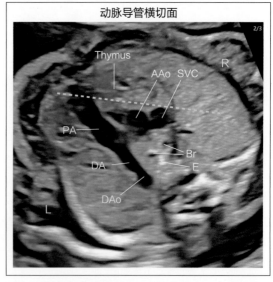

图 8.8　动脉导管横切面显示动脉导管（DA）连接肺动脉（PA）与脊柱左侧的降主动脉（DAo），可见升主动脉（AAo）和上腔静脉（SVC）位于横切面图像的右侧。胸腺（Thymus）位于三条血管的前方。这个切面也被称为三血管－动脉导管弓切面

Br—支气管；E—食管；L—左；R—右

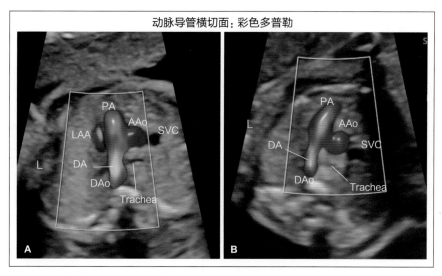

图 8.9　2 例胎儿收缩期动脉导管横切面彩色多普勒图像。肺动脉（PA）经气管（Trachea）左侧的动脉导管弓（DA）连接降主动脉（DAo）。注意，图 A 中肺动脉左侧可见部分左心耳（LAA）
AAo—升主动脉；L—左；SVC—上腔静脉

主动脉弓横切面

　　在动脉导管横切面基础上，将探头向头侧稍微滑动即可获得主动脉弓横切面（图 8.1）。此切面可显示主动脉弓横部（胸腔中位置最高的血管）[9]。在这个切面共可见两条血管：主动脉弓横部和上腔静脉。主动脉弓横部起自胸腔中部，位于胸骨和脊柱之间（与三血管切面的主肺动脉形成对照）（图 8.6），从右前方跨越中线到左后方呈斜向走行（图 8.10）（见第 9 章）。上腔静脉位于主动脉弓右侧（图 8.10）。胸腔后部可见气管和食管位于脊柱前方（图 8.10）。胸腺位于纵隔的前上部，在此切面显示最清楚（图 8.10）。与周围肺组织相比，胸腺呈低回声，当胎儿脊柱更靠近子宫后壁时，胸腺边

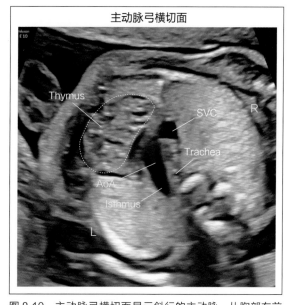

图 8.10　主动脉弓横切面显示斜行的主动脉，从胸部右前方跨过中线至左后方到达主动脉峡部（Isthmus），上腔静脉（SVC）位于主动脉弓（AoA）右侧。胸腺（Thymus）位于前方。气管（Trachea）居中位于脊柱前方
L—左；R—右

界可清晰显示。第 9 章将详细讨论胸腺。彩色多普勒显示主动脉弓横切面的血流方向为自前向后（图 8.11）。由于该平面仅显示两条血管，因此不应将其误认为解剖结构异常。

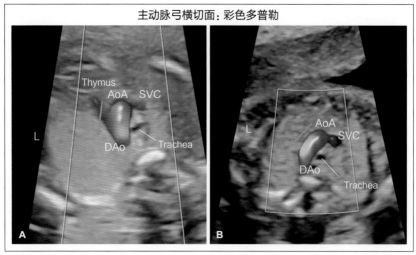

主动脉弓横切面：彩色多普勒

图 8.11　2 例胎儿收缩期主动脉弓横切面彩色多普勒图像，可见主动脉弓（AoA）由右前方向左后方走行（蓝色箭头）至上腔静脉（SVC）和气管的左侧

DAo—降主动脉；L—左；Thymus—胸腺；Trachea—气管

三血管 – 气管切面

在主动脉弓横切面基础上，将探头向胎儿尾侧偏左倾斜可显示三血管 – 气管切面（图 8.12，8.13）。由于该切面是胎儿心脏检查的重要组成部分[3]，因此本书后面将用一个章节来详细讨论（见第 9 章）。

图 8.14 显示了几种心脏畸形在大血管横切面的典型二维及彩色多普勒图像。这些心脏畸形在本书相关章节中将详细讨论。

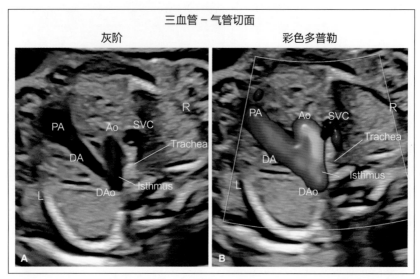

三血管 – 气管切面

灰阶　　　　　彩色多普勒

图 8.12　经心尖扫查获得的三血管 – 气管切面二维灰阶（A）和彩色多普勒（B）图像，胎儿仰卧位时可获得最佳的三血管 – 气管切面。两图中均可见主动脉峡部（Isthmus）和动脉导管弓（DA）汇入降主动脉（DAo），以及上腔静脉（SVC）位于主动脉（Ao）右侧

L—左；PA—肺动脉；R—右；Trachea—气管

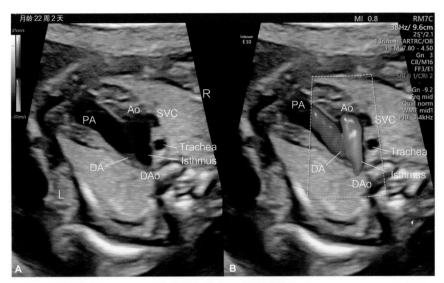

图 8.13　使用双同步模式显示心尖扫查获得的收缩期三血管 – 气管切面二维（A）和彩色多普勒（B）图像，该技术可实现二维图像和相对应的彩色多普勒图像的可视化。详见图 8.12
Ao—主动脉；DA—动脉导管弓；DAo—降主动脉；Isthmus—主动脉峡部；L—左；PA—肺动脉；R—右；SVC—上腔静脉；Trachea—气管

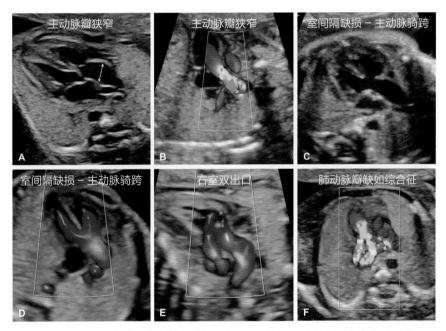

图 8.14　6 例心脏异常胎儿流出道水平胸腔横切面二维（A、C）和彩色多普勒图像（B、D ~ F）。A、B. 2 例胎儿主动脉瓣狭窄，可见主动脉瓣狭窄后扩张（A），以及狭窄处彩色多普勒信号混叠（B）。C、D. 可见主动脉骑跨于室间隔缺损（VSD）之上，常见于法洛四联症和室间隔缺损型肺动脉闭锁。E. 右室双出口，可见主动脉和肺动脉均从右心室发出。F. 肺动脉瓣缺如综合征（APVS），可见肺动脉及其分支明显扩张伴彩色多普勒信号混叠。彩色多普勒可显示每种心脏畸形的特征性表现。上述心脏异常的具体表现详见各章节

斜切面扫描技术

1. 确定胎方位（见第6章）。

2. 获得胎儿胸部正中矢状切面。

3. 在胸部正中矢状切面的基础上，调整探头获得从胎儿右髂骨向左肩的斜切面，即可显示右室流出道切面（图8.15）。

4. 在胸部正中矢状切面的基础上，调整探头获得从胎儿左髂骨至右肩的斜切面，即可显示左心室长轴切面（图8.15）。

右室流出道切面

右室流出道切面可在同一平面显示右心室的流入道及流出道并且二者几乎垂直（图8.16）。右心室漏斗部几乎占据了心脏前部的大部分，该切面可显示三尖瓣前叶及隔叶（图8.16），并可见主肺动脉及肺动脉瓣，肺动脉跨过主动脉分成右肺动脉和动脉导管（图8.16）。右肺动脉在主动脉下方向右走行（图8.16）。该切面可见主动脉瓣水平横切面。左心房位于主动脉后方，在图像清晰时，可显示卵圆孔瓣。图8.17和图8.18为右室流出道短轴切面彩色多普勒图像。

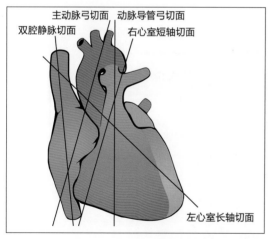

图8.15 胎儿心脏矢状切面、旁矢状切面和斜切面解剖位置关系示意图

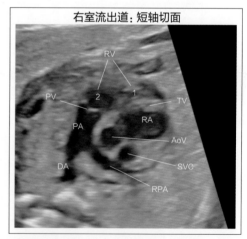

图8.16 右心室（RV）短轴切面，同一切面可显示右室流入道（1）和流出道（2），二者几乎相互垂直。可见肺动脉瓣（PV）、主肺动脉（PA）跨过主动脉瓣（AoV）并分为右肺动脉（RPA）和动脉导管（DA）

RA—右心房；SVC—上腔静脉；TV—三尖瓣

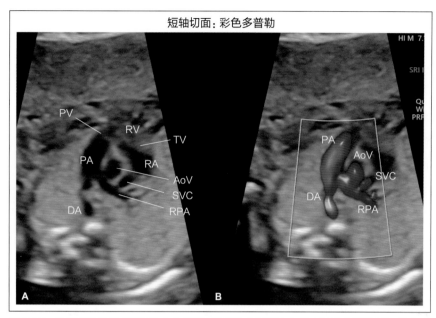

图 8.17 使用双同步模式显示胎儿心尖扫查获得的收缩期右心室（RV）短轴切面二维（A）和彩色多普勒（B）图像。此切面可同时显示右心室的流入道和流出道，二者几乎相互垂直。主肺动脉（PA）和肺动脉瓣（PV）包绕主动脉瓣（AoV），然后分支为右肺动脉（RPA）和动脉导管（DA）

RA—右心房；RV—右心室；SVC—上腔静脉；TV—三尖瓣

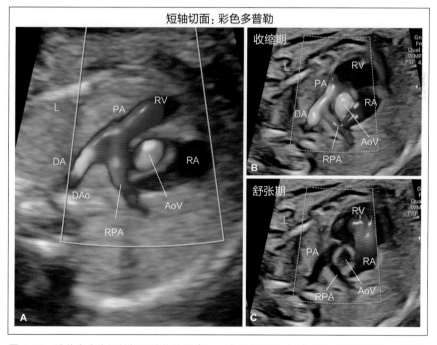

图 8.18 胎儿右心室短轴切面的收缩期（A、B）及舒张期（C）彩色多普勒图像。可见肺动脉（PA）包绕主动脉瓣（AoV）后分出右肺动脉（RPA）。可见舒张期（C）肺动脉及其分支内无血流信号，肺动脉内径较收缩期（B）小

DA—动脉导管；DAo—降主动脉；L—左；RA—右心房；RV—右心室

左心室长轴切面

左心室长轴切面可显示左心室的流入道及流出道（图 8.19）。可见主动脉前壁与室间隔相连续，以及主动脉后壁的近端与二尖瓣前叶相连续（图 8.19）。膜周部和肌部室间隔亦可显示。左心室的流入道和流出道之间的角度小于右心室流入道和流出道之间的角度（图 8.19）。图像前方可见流出道水平的部分右心室（图 8.19）。在图像清晰的条件下，心脏后方可显示降主动脉、右肺动脉、右支气管和食管的横切面或斜切面。图 8.20 为左室流出道长轴切面的彩色多普勒图像。

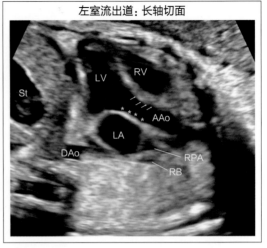

图 8.19　左心室长轴切面显示升主动脉（AAo）前壁与室间隔之间相连续（小箭头），以及主动脉后壁近端与二尖瓣前叶之间相连续（星号）。图像中还可见右室流出道水平的部分右心室（RV）。心脏后方可见降主动脉（DAo）、右肺动脉（RPA）、右支气管（RB）

LA—左心房；St—胃

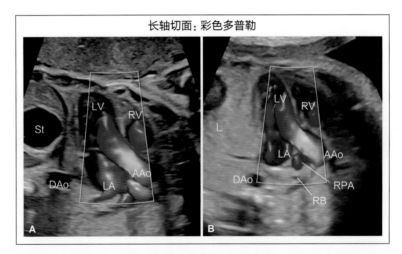

图 8.20　2 例胎儿左心室长轴切面收缩期彩色多普勒图像，可见左心室进入升主动脉（AAo）的血流，后方可见降主动脉（DAo）、右肺动脉（RPA）和右支气管（RB）

L—左；LA—左心房；LV—左心室；RV—右心室；St—胃

矢状切面扫查技术

1. 确定胎方位（见第 6 章）。

2. 获得胎儿脊柱胸段的矢状切面。

3. 在保持矢状切面的同时，从胸腔右侧旁矢状位向左侧旁矢状位方向滑动探头，可依次获得 3 个超声切面（图 8.15）：双腔静脉切面、主动脉弓切面、动脉导管弓切面。双腔静脉切面将在第 10 章详细介绍。

4. 当胎儿脊柱位于子宫前方或侧方时，上述切面难以显示。为了获得主动脉弓和动脉导管弓全貌，常常需根据血管走行稍微调整探头角度。可通过矢状位和旁矢状位两种扫查方法获得动脉导管弓切面。

主动脉弓长轴切面

将探头滑动至左侧旁矢状位，可获得主动脉弓切面（图 8.15）。在这个切面，主动脉起源于胸腔中部，主动脉弓呈锐角环形弯曲，类似糖果状或拐杖状（图 8.21 ~ 8.23）。3 个动脉分支从主动脉弓上方发出：头臂动脉（无名动脉）、左颈总动脉和左锁骨下动脉（图 8.21，8.23）。头臂动脉又分支为右颈总动脉和右锁骨下动脉（图 4.15，4.17）。然而，在一些病例中，头臂动脉和左颈总动脉共干起源于主动脉弓，被称为"牛型主动脉弓"（图 8.22）。在最近的两项研究中，胎儿牛型主动脉弓的发生率分别约为 4.8% 和 6.1%。若牛型主动脉弓孤立存在，可认为是一种正常变异[11,12]。

在主动脉弓长轴切面中，升主动脉与降主动脉之间可见位于右心房后方的一小部分左心房（图 8.21，8.22）。房间隔可见卵圆孔，卵圆孔瓣向左心房侧开放。右肺动脉和右主支气管的横切面位于主动脉弓后方（图 8.21）。此切面可显示主动脉峡部，位于左颈总动脉和动脉导管开口处之间（图 8.21 ~ 8.23）。大多数主动脉缩窄都会累及主动脉峡部，这是主动脉缩窄和离断最常见的发生部位。粗大的左头臂静脉（见第 10 章）（图 4.19）偶见于头臂动脉的前上方。部分胸腺可见于上纵隔的前部（图 8.21）。

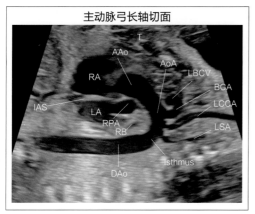

图 8.21 主动脉弓（AoA）长轴切面显示主动脉起自胸腔中部，主动脉弓呈锐角环形弯曲。左心房（LA）、右肺动脉（RPA）位于后方
AAo—升主动脉；AoA—主动脉弓；BCA—头臂动脉；DAo—降主动脉；IAS—房间隔；Isthmus—峡部；LBCV—左头臂静脉；LCCA—左颈总动脉；LSA—左锁骨下动脉；RA—右心房；RB—右支气管；T—胸腺

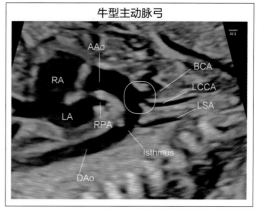

图 8.22 胎儿主动脉弓长轴切面显示主动脉起自胸腔中部，主动脉弓呈锐角环形弯曲。左颈总动脉（LCCA）和头臂动脉（BCA）可共干起源（黄色圆圈）于主动脉弓，这种正常变异称牛型主动脉弓，发生率为 3% ~ 5%
AAo—升主动脉；DAo—降主动脉；Isthmus—峡部；LA—左心房；LSA—左锁骨下动脉；RA—右心房；RPA—右肺动脉

彩色多普勒有助于评估主动脉弓在其长轴切面上的完整性，还可显示头臂动脉（图8.24）以及主动脉峡部。此外，胎儿胸部矢状切面的彩色多普勒可根据发现的大血管解剖位置异常、细小迂曲的动脉导管或主–肺侧支动脉等征象，从而为某些圆锥动脉干畸形，如大动脉转位、右室双出口或室间隔缺损型肺动脉闭锁等提供重要的诊断依据。

图8.25显示了典型心脏畸形在大血管矢状切面上的二维和彩色多普勒图像。这些心脏畸形将在后续各章节中详细讨论。

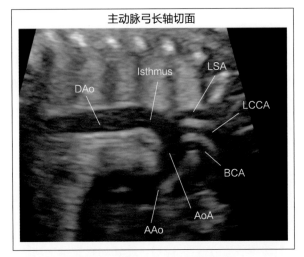

图8.23 胎儿俯卧位主动脉弓（AoA）长轴切面
AAo—升主动脉；BCA—头臂动脉；DAo—降主动脉；LCCA—左颈总动脉；LSA—左锁骨下动脉；Isthmus—峡部

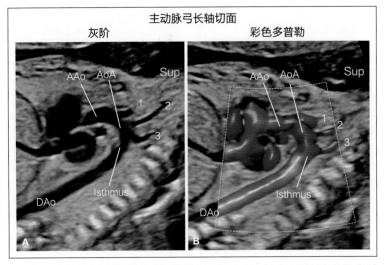

图8.24 胎儿仰卧位胸部矢状切面显示主动脉弓二维（A）和彩色多普勒（B）图像。图B可见升主动脉（AAo），起自主动脉弓（AoA）横部的三条分支动脉（1～3）以及降主动脉（DAo）的彩色血流
Sup—上；Isthmus—峡部

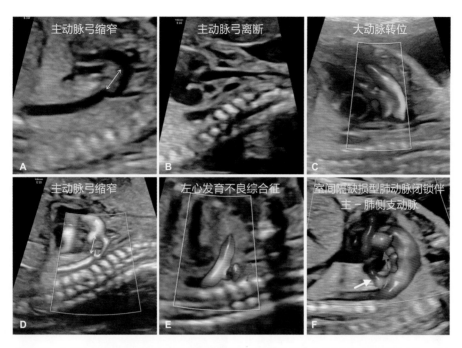

图 8.25　6 例心脏异常胎儿主动脉弓长轴的胸部矢状切面二维（A、B）和彩色多普勒（C ~ F）图像。A、D. 主动脉弓缩窄，可见主动脉峡部管壁突起致管腔狭窄（双向箭头）。B. 主动脉弓离断。C. 大动脉转位(TGA)，两条大血管呈平行走行。E. 左心发育不良综合征（HLHS），主动脉峡部血流反向（红色箭头）。F. 室间隔缺损型肺动脉闭锁（PA-VSD），并可见动脉导管血流反向（红色箭头）及主 – 肺侧支动脉（MAPCA，白色箭头）

动脉导管弓长轴切面

在主动脉弓切面基础上，向左侧滑动探头可获得动脉导管弓长轴切面（图 8.15）。动脉导管弓可从矢状（图 8.26）或旁矢状切面（图 8.27）获得，这两个切面显示的心内解剖结构是不同的。二者均可见到动脉导管起自心脏前部，呈较宽大的角度弯曲，几乎垂直于降主动脉（图 8.26，8.27），其解剖形态类似曲棍球棒。动脉导管弓与降主动脉相连，无任何血管分支。左肺动脉位于下方（图 8.26，8.27）。

在动脉导管弓矢状切面（图 8.26）中，脊柱位于正中矢状图像的后部，升主动脉的斜切面位于中央，左心房

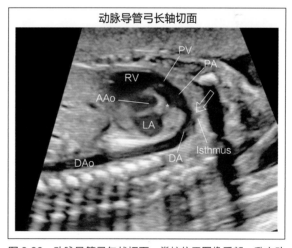

图 8.26　动脉导管弓矢状切面。脊柱位于图像后部，升主动脉（AAo）斜切面位于中央，左心房（LA）位于升主动脉下方，降主动脉（DAo）全程显示。动脉导管（DA）和主动脉峡部（Isthmus）呈 Y 形融合（箭头）汇入降主动脉。星号表示左肺动脉起始部

PA—肺动脉；PV—肺动脉瓣；RV—右心室

以二尖瓣前叶为界位于主动脉下方，降主动脉全程可见。右心室、肺动脉瓣及主肺动脉位于前部（图8.26）。右心房和三尖瓣在此切面不显示。

动脉导管弓旁矢状切面，可显示左心房、右心房、右心室、三尖瓣以及主动脉瓣短轴水平包绕主动脉的主肺动脉（图8.27）。主动脉的横切面位于右心室后方，左心房顶部的前方（图8.27）。肺动脉瓣位于主动脉瓣的前上方（图8.27）。

胎儿期的一些解剖学特点有助于区别主动脉弓和动脉导管弓。主动脉弓形态更近似于圆弧形，起自胸腔中部并靠上走行，在移行为降主动脉前会发出3个血管分支。与主动脉弓相比，动脉导管弓弯曲角度更大，发出位置更靠近胸腔前部，无血管分支。在胎儿心血管系统中，动脉导管收缩期峰值流速最高。因此，动脉导管弓彩色多普勒图像常见彩色混叠（图8.28）。

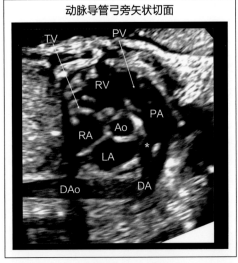

图8.27 动脉导管弓旁矢状切面显示左心房（LA）、右心房（RA）、右心室（RV）、三尖瓣（TV）和肺动脉（PA）包绕主动脉（Ao）的横切面。星号表示左肺动脉

DA—动脉导管；DAo—降主动脉；PV—肺动脉瓣

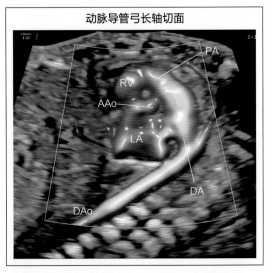

图8.28 胎儿动脉导管弓矢状切面彩色多普勒图像。细节请参见图8.26

AAo—升主动脉；DA—动脉导管；DAo—降主动脉；LA—左心房；PA—肺动脉；RV—右心室

要点 大血管

- 目前，对胎儿大血管解剖的评估已成为基础产科超声检查的一部分。
- 胎儿大血管的评估可以在横切面、斜切面和矢状切面进行。
- 升主动脉起自左心室，在心脏的中心部位，位于肺动脉右侧。
- 升主动脉从心脏发出后向前方突出，并向胎儿右肩方向走行，与左心室长轴平行。

- 主动脉弓的血管分支是区别主动脉弓与动脉导管弓的重要解剖学特征。
- 升主动脉后壁与二尖瓣前叶的连续及升主动脉前壁与室间隔的连续是五腔心切面的重要解剖结构。
- 室间隔与升主动脉前壁之间呈宽大角度，在圆锥动脉干畸形中，这一重要的解剖特点通常会消失。
- 肺动脉（主干）在心脏前部起自右心室，跨过主动脉后向胎儿左肩方向走行。
- 肺动脉分支为左、右肺动脉，是区别肺动脉与升主动脉的重要解剖学特征。
- 三血管切面中三支血管呈斜行排列，肺动脉位于最前方，上腔静脉位于最后方，主动脉居中。
- 主动脉弓横部由胸腔中部发出，从右前方跨越中线并向左后方斜行。
- 与主动脉弓相比，动脉导管弓角度更大，起始部位更靠前，且无血管分支。

（尹　虹）

参考文献

1. Carvalho JS, Allan LD, Chaoui R, et al. ISUOG Practice Guidelines (updated): sonographic screening examination of the fetal heart. *Ultrasound Obstet Gynecol*. 2013;41:348-359.

2. American Institute of Ultrasound in Medicine. AIUM practice guideline for the performance of obstetric ultrasound examinations. *J Ultrasound Med*. 2013;32:1083-1101.

3. Gardiner H, Chaoui R. The fetal three-vessel and tracheal view revisited. *Semin Fetal Neonatal Med*. 2013;18:261-268.

4. Chaoui R, Bollmann R, Hoffmann H, Heling KS. Sonoanatomy of the fetal heart. Proposal of simple cross-sectional planes for the non-cardiologists. *Ultraschall Klin Prax*. 1991;6:1-15.

5. Yagel S, Cohen SM, Achiron R. Examination of the fetal heart by five short-axis views: a proposed screening method for comprehensive cardiac evaluation. *Ultrasound Obstet Gynecol*. 2001;17:367-369.

6. Chaoui R, McEwing R. Three cross-sectional planes for fetal color Doppler echocardiography. *Ultrasound Obstet Gynecol*. 2003;21:81-93.

7. Abuhamad A. Color and pulsed Doppler in fetal echocardiography. *Ultrasound Obstet Gynecol*. 2004;24:1-9.

8. Yoo SJ, Lee YH, Kim ES, et al. Three-vessel view of the fetal upper mediastinum: an easy means of detecting abnormalities of the ventricular outflow tracts and great arteries during obstetric screening. *Ultrasound Obstet Gynecol*. 1997;9:173-182.

9. Lee W, Copel JA, DeVore GR, Moon-Grady AJ, Salomon LJ, Abuhamad AZ. AIUM practice parameter for the performance of fetal echocardiography. *J Ultrasound Med*. 2020;39:E5-E16.

10. Sinkovskaya E, Klassen A, Abuhamad A. A novel systematic approach to the evaluation of the fetal venous system. *Semin Fetal Neonatal Med*. 2013;18:269-278.

11. Clerici G, Giulietti E, Babucci G, Chaoui R. Bovine aortic arch: clinical significance and hemodynamic evaluation. *J Matern Fetal Neonatal Med*. 2018;31:2381-2387.

12. Goldsher YW, Salem Y, Weisz B, Achiron R, Jacobson JM, Gindes L. Bovine aortic arch: prevalence in human fetuses. *J Clin Ultrasound*. 2020;48:198-203.

9

第 9 章
三血管 – 气管切面

概述

20 世纪 80 年代中期[1] 及 90 年代早期[2] 公开报道了胎儿胸腔上部血管横切面的超声评估。至 90 年代后期，胸腔上部横切面对胎儿心血管系统综合评估的重要价值已被普遍认同[3]。胸腔上部的轴平面和其他切面有不同的名称，分别对应不同的解剖平面。这些平面可用于评估升主动脉、主动脉弓、主肺动脉、动脉导管弓、上腔静脉（superior vena cava, SVC）以及其他邻近的血管和结构。从下到上，自左室流出道切面可评估的胸腔上部血管平面包括三血管切面、动脉导管弓切面、三血管 – 气管（three-vessel trachea, 3VT）切面、主动脉弓横切面和头臂静脉切面[3-9]。三血管切面可显示升主动脉、主肺动脉及 SVC 汇入右心房（图 8.6）（见第 8 章）。3VT 切面是上纵隔稍倾斜的轴平面，可显示主肺动脉和动脉导管弓、主动脉弓横部、主动脉峡部、SVC 及气管横切面（图 9.1）。该平面为胎儿超声心动图检查的一部分，并被心脏筛查指南推荐使用[10,11]。笔者认为，3VT 切面除了可用于评估上纵隔邻近解剖结构之外，还是用于评估大血管和上半部静脉系统的非常重要的切面，因此，本章将对 3VT 切面进行讨论。为了更好地理解该切面的临床价值，本章将对 3VT 切面的正常解剖结构进行介绍，同时对与 3VT 切面异常相关的几种心脏畸形进行阐述。

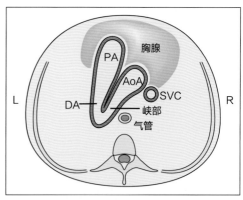

图 9.1　3VT 切面水平上纵隔横切面示意图。注意主动脉弓（AoA）横部和峡部与肺动脉（PA）和动脉导管横（DA）呈"V"形汇入降主动脉。气管位于脊柱正前方，两条血管均位于气管左侧（L）。上腔静脉（SVC）位于气管前方及 AoA 右侧（R）。大血管和前胸壁之间为胸腺

3VT 切面和上纵隔扫描技术

3VT 切面是胸腔上部的轴向和斜向平面。以下为获取 3VT 切面的操作步骤。

（1）确定胎方位（见第 6 章）。

（2）获取胎儿心脏四腔心切面（见第 7 章）。

（3）保持探头在胸腔中的横切方向，向头侧滑动探头获取三血管切面（见第 8 章）。

（4）以三血管切面为基础，将探头略向尾侧倾斜，朝向胎儿左侧（图 8.1），直至看到主动脉弓和动脉导管弓汇合，从而获取 3VT 切面（图 9.1 ～ 9.5）。本章将展示在此切面上可以观察到的几种大血管异常。

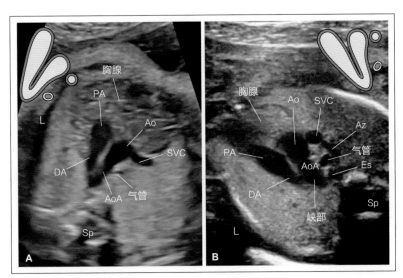

图 9.2 应用低分辨率曲阵探头（A）和高分辨率线阵探头（B）的灰阶超声显示 3VT 切面。图 A、B 显示主动脉弓（AoA）和动脉导管弓（DA）汇合，位于脊柱（Sp）和气管左侧。上腔静脉（SVC）位于 AoA 右侧（与图 9.1 对比）。图 B 显示奇静脉（Az）引流入 SVC，食管（Es）位于气管后方。胸腺位于前方

Ao—主动脉；L—左；PA—肺动脉

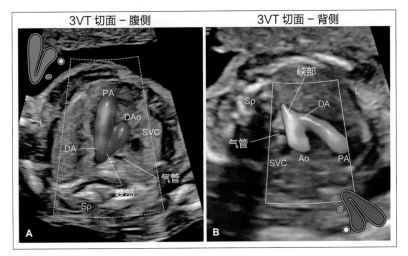

图 9.3 应用彩色多普勒从胎儿腹侧（A）或背侧（B）显示 3VT 切面。大血管血流信号在图 A 中呈蓝色，在图 B 中呈红色，均朝向降主动脉（DAo）和脊柱（Sp）

DA—动脉导管弓；L—左；PA—肺动脉；SVC—上腔静脉

（5）胸腺位于3VT前方及前胸壁后方，呈低回声，与回声稍强的相邻肺组织相比，通常具有较清晰的边界（图9.1，9.2）。使用高频探头和（或）高分辨率设置可以更好地显示胸腺（图9.2），从而进行测量并识别异常。

（6）以3VT切面为基础，将探头向头侧移动，并稍向左倾斜，可以观察到SVC与头臂静脉相连。头臂静脉自左后上部走行至右前胸部，连接SVC。在该胸腔上部平面中，大血管由于解剖位置较低，因此不能显示。

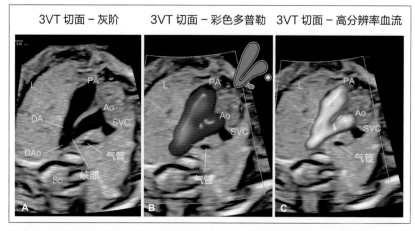

图9.4　妊娠22周正常胎儿的3VT切面灰阶（A）、彩色多普勒（B）、高分辨率（能量）多普勒（C）图像。图A～C显示肺动脉（PA）位于主动脉（Ao）前方，动脉导管弓（DA）和主动脉峡部共同汇入气管左侧的降主动脉（DAo）。由于高速彩色多普勒的设置，上腔静脉（SVC）的血流未显示

L—左；Sp—脊柱

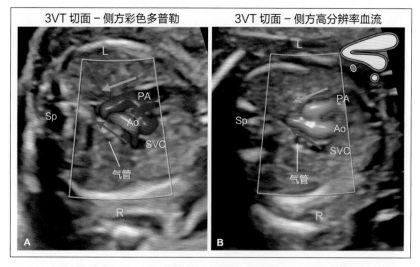

图9.5　应用彩色多普勒（A）和高分辨率（能量）多普勒（B）从侧方显示3VT切面。当声束不是来自腹侧或背侧，而是来自侧方时，一条大血管的血流将流向探头（红色），另一条大血管的血流将远离探头（蓝色）。肺动脉（PA）血流显示为蓝色（蓝色箭头），主动脉（Ao）血流显示为红色（红色箭头）

L—左；R—右；Sp—脊柱；SVC—上腔静脉

3VT 切面的灰阶和彩色多普勒评估

3VT 切面的正常发现

3VT 切面可见主动脉弓和动脉导管弓呈锐角汇入降主动脉（图 9.1 ~ 9.5）。两者均位于脊柱和气管的左侧。气管是一个重要的解剖标志，因为在正常心血管解剖中，气管右侧是看不到大血管的。气管位于脊柱正前方，显示为强回声壁和黑色管腔的环形结构（图 9.2 ~ 9.4）。

在横切面上，SVC 位于主动脉弓右侧（图 9.2 ~ 9.5）。三条血管斜行排列，其中动脉导管弓是最大的，位置更靠前，主动脉弓略小于动脉导管弓，位于中间，SVC 最小且更靠后（图 9.2 ~ 9.4）。第 4 章图 4.17 显示了解剖标本去除 SVC 后，主动脉弓和动脉导管弓的关系。

彩色多普勒可显示动脉导管弓和主动脉弓从前至后的血流（图 9.3 ~ 9.5）[7]。SVC 血流以及汇入 SVC 的奇静脉弓血流均可通过降低彩色多普勒速度标尺显示（图 9.6A）。进一步降低彩色多普勒速度标尺，并将探头略偏向头侧，可以看到走行于胸腺两侧边缘的乳内动脉，该切面被称为"胸腺盒"（图 9.6B）[12]。更偏向头侧的切面可显示左头臂静脉（left brachiocephalic vein, LBCV）从左至右的血流[13]，这与偏向尾侧的切面显示的主动脉血流方向相反（图 10.23）。

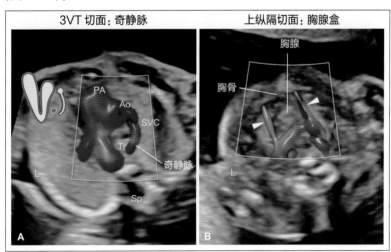

图 9.6　A. 3VT 切面低速彩色多普勒显示奇静脉弓引流入位于主动脉（Ao）右侧的上腔静脉（SVC）。B. 稍高平面的低速彩色多普勒显示胸腺边缘的双侧乳内动脉（箭头），称为胸腺盒

L—左；PA—肺动脉；Sp—脊柱；Tr—气管

3VT 切面的典型异常发现

正如本书多个章节所述，涉及大血管的心脏畸形通常与 3VT 切面的异常发现有关。仅在少数情况下，3VT 切面的异常有助于确定或高度提示某些特定的心血管畸形[9]。因此，3VT 切面异常可以为某些特定心脏畸形提供线索，这些心脏畸形需要通过对胎儿心脏进行

全面检查来诊断 [9]。本节将介绍常见的 3VT 切面异常，并对其与各种特定心血管畸形的相关性进行探讨。为了更全面地了解 3VT 切面异常和先天性心脏病之间的关系，读者可以参考本书关于心脏畸形的各章节和相关的综述性文章 [5-9,14]。

主动脉弓狭窄或缺如

3VT 切面灰阶图像显示主动脉弓狭窄提示左室流出道梗阻，如主动脉缩窄或主动脉弓管状发育不良（图 9.7）。彩色多普勒对识别这些情况很有帮助，例如，狭窄的主动脉弓出现反向血流（图 9.8，9.9）是主动脉闭锁、重度主动脉狭窄（左心发育不良综合征

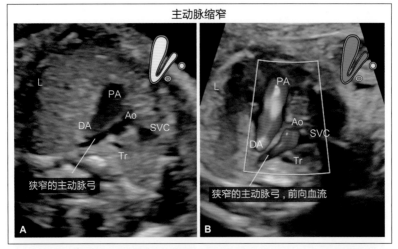

图 9.7　2 例主动脉弓狭窄和主动脉缩窄胎儿的 3VT 切面灰阶（A）和彩色多普勒（B）图像。图 B 显示肺动脉（PA）和主动脉（Ao）血流均是前向的

DA—动脉导管；L—左；SVC—上腔静脉；Tr—气管

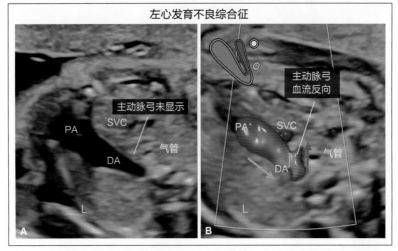

图 9.8　1 例左心发育不良综合征（HLHS）胎儿的 3VT 切面灰阶（A）和彩色多普勒（B）图像。A. 在灰阶图中，主动脉弓（AoA）未显示。B. 彩色多普勒图像显示肺动脉（PA）血流是前向的（蓝色箭头），狭窄的 AoA 内血流是反向的（红色箭头）。AoA 血流反向是 HLHS 伴主动脉闭锁的典型表现

DA—动脉导管；L—左；SVC—上腔静脉

的病变之一）或极重度主动脉狭窄的典型表现。彩色多普勒显示狭窄的主动脉弓内的前内血流是主动脉缩窄的常见表现（图 9.7）。二维超声显示主动脉弓连续性消失，提示主动脉弓离断（图 9.10A），彩色多普勒显示主动脉弓近端为前向血流而远端血流消失，可证实主动脉弓离断（图 9.10B）。

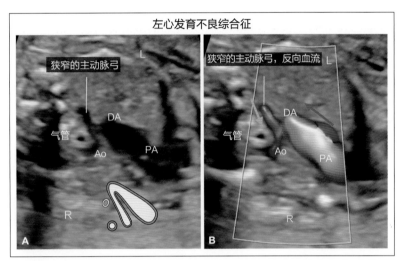

图 9.9　从背侧显示左心发育不良综合征（HLHS）伴主动脉弓发育不良胎儿的 3VT 切面灰阶（A）和彩色多普勒（B）图像。A. 狭窄的主动脉弓在灰阶图像中可显示，这与图 9.8 未显示不同。B. 肺动脉（PA）血流是前向的（红色箭头），AoA 血流是反向的（蓝色箭头），这是 HLHS 伴主动脉闭锁的典型表现
Ao—主动脉；DA—动脉导管；L—左；R—右

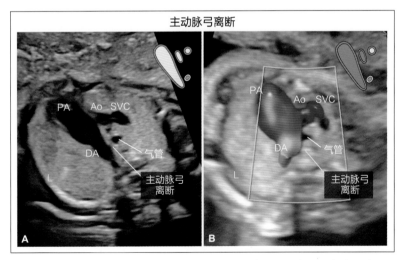

图 9.10　2 例主动脉弓离断胎儿的 3VT 切面灰阶（A）和彩色多普勒（B）图像。图 A 和 B 中的主动脉弓均无连续性
Ao—主动脉；DA—动脉导管；L—左；PA—肺动脉；SVC—上腔静脉

肺动脉狭窄或缺如

3VT 切面显示肺动脉狭窄或缺如通常与伴有右室流出道梗阻的心脏畸形有关，如肺动脉狭窄（图9.11）或肺动脉闭锁（彩色多普勒显示肺动脉为反向血流）（图9.12）。与这种3VT 切面异常相关的心脏畸形包括法洛四联症、Ebstein 畸形、肺动脉闭锁、部分右室双出口（double-outlet right ventricle, DORV），以及大多数三尖瓣闭锁合并室间隔缺损

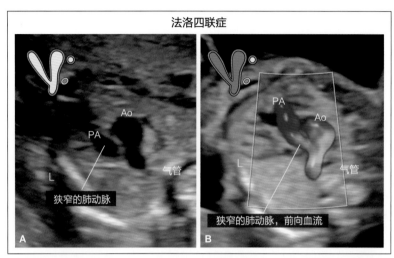

图9.11　2例法洛四联症（TOF）胎儿的肺动脉狭窄的 3VT 切面灰阶（A）和彩色多普勒（B）图像。正常胎儿（图9.3，9.4）的肺动脉（PA）横径大于主动脉（Ao）。TOF 时，PA 横径小于 Ao（A、B），彩色多普勒显示 PA 血流是前向的（B），符合 TOF 时肺动脉狭窄的改变

L—左

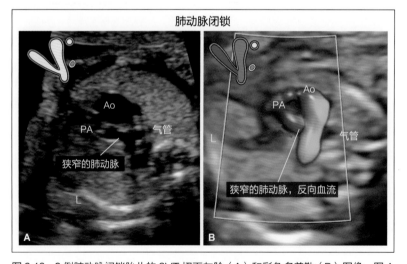

图9.12　2例肺动脉闭锁胎儿的 3VT 切面灰阶（A）和彩色多普勒（B）图像。图 A 胎儿为室间隔缺损型肺动脉闭锁，图 B 胎儿为室间隔完整型肺动脉闭锁。图 A 灰阶超声显示肺动脉（PA）狭窄，图 B 显示 PA 内反向血流（红色箭头）。图 A 中胎儿的四腔心切面是正常的（未显示），3VT 切面检出异常。PA 内血流反向是肺动脉闭锁的典型表现，但在重度肺动脉狭窄中也可以看到

Ao—主动脉；L—左

（ventricular septal defect, VSD）。在肺动脉狭窄的病例中，彩色多普勒显示与主动脉相比，狭窄的肺动脉内的血流是前向的（图 9.11）。在肺动脉闭锁（合并或不合并 VSD）的病例中，灰阶超声不显示肺动脉或显示肺动脉狭窄，彩色多普勒显示动脉导管和肺动脉内有反向血流，可证实为肺动脉闭锁（图 9.12）。室间隔完整型肺动脉闭锁时，动脉导管相对较直（见第 27 章）；室间隔缺损型肺动脉闭锁时，动脉导管通常是迂曲的（见第 29 章），甚至缺如。

主动脉弓横部扩张

3VT 切面显示主动脉弓横部扩张，可见于孤立性主动脉瓣狭窄伴狭窄后主动脉扩张的病例（图 9.13A）。彩色多普勒显示主动脉内有典型的前向高速湍流信号（图 9.13B）。

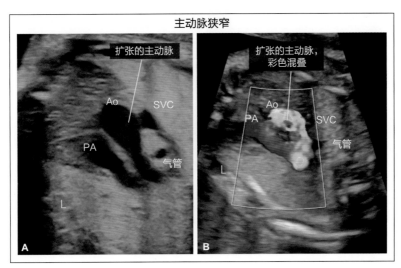

图 9.13　主动脉狭窄胎儿的 3VT 切面灰阶（A）和彩色多普勒（B）图像。图 A 显示，与肺动脉（PA）相比，主动脉（Ao）扩张（狭窄后扩张）。图 B 显示，Ao 的血流是前向的，因流速增高出现混叠，提示主动脉狭窄
L—左；SVC—上腔静脉

肺动脉扩张

3VT 切面显示肺动脉扩张，可见于孤立性肺动脉瓣狭窄伴狭窄后主肺动脉扩张的病例（图 9.14A）。彩色多普勒显示肺动脉内有典型的前向高速湍流信号（图 9.14B）。3VT 切面可见明显扩张的肺动脉，常见于法洛四联症合并肺动脉瓣缺如综合征的病例（图 9.15A），彩色多普勒显示跨肺动脉瓣的双向血流提示肺动脉瓣重度狭窄和关闭不全（图 9.15B）。肺动脉瓣缺如综合征常合并动脉导管缺如。

仅有一条正常的大血管

3VT 切面显示正常的 SVC 和一条正常的大血管（图 9.16），提示另一条大血管存在，但未能显示。通常，这条可显示的大血管是主动脉，不显示的是位于后方的肺动脉。与仅有一条正常的大血管相关的心脏畸形包括大动脉转位（transposition of the great arteries, TGA）（图 9.16）或 DORV。在这种情况下，主动脉呈典型的向右突起形态[15]。

旋转探头可以获得长轴切面，二维或彩色多普勒超声可显示两条大血管平行排列（分别参见第36章 DORV 和第37章 TGA）。

单一扩张的大血管

3VT 切面仅显示一条扩张的大血管，见于大血管代偿性扩张或共同动脉干的病例。大血管代偿性扩张可能是因为另一条未显示的血管较细小，血流灌注减低，故而可显示的这条大血管血流量增加，从而出现代偿性扩张（图9.17）（见第35章）。一方面，肺动脉闭锁时，这条扩张的大血管则可能是主动脉弓，此时肺动脉非常细小，常常走行迂曲，甚至

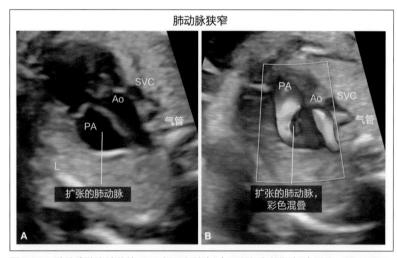

图9.14　肺动脉狭窄胎儿的 3VT 切面灰阶（A）和彩色多普勒（B）图像。图 A 显示，与主动脉（Ao）相比，肺动脉（PA）扩张（狭窄后扩张）。图 B 显示 PA 血流是前向的，因流速增高而出现彩色混叠，提示肺动脉狭窄

L—左；SVC—上腔静脉

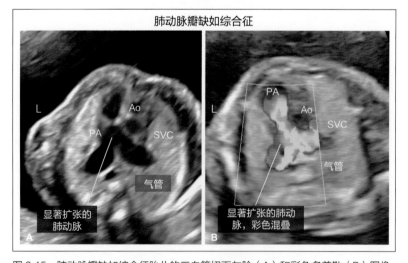

图9.15　肺动脉瓣缺如综合征胎儿的三血管切面灰阶（A）和彩色多普勒（B）图像。图 A 显示肺动脉（PA）及其分支明显扩张。扩张的肺动脉出现彩色混叠提示收缩期肺动脉瓣重度狭窄，舒张期肺动脉瓣反流

Ao—主动脉；L—左；SVC—上腔静脉

缺如，只能通过彩色多普勒来识别。另一方面，左室流出道梗阻时，如左心发育不良综合征，这条扩张的大血管也可能是肺动脉，彩色多普勒显示主动脉弓内出现反向血流。主动脉弓离断时，肺动脉扩张的程度没有左室流出道梗阻时显著。

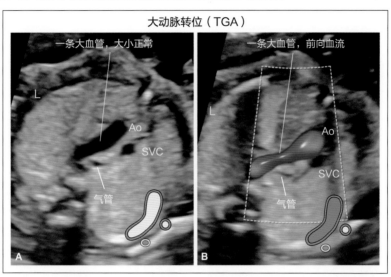

图 9.16　大动脉转位（TGA）胎儿的 3VT 切面灰阶（A）和彩色多普勒（B）图像。由于大血管走行异常，主动脉（Ao）比肺动脉（PA）更偏向头侧，是 3VT 切面唯一显示的大血管。注意，在图 A 和 B 中，Ao 是 3VT 切面上唯一的大血管，与上腔静脉（SVC）相邻。并非所有 TGA 在 3VT 切面上都只显示一条大血管。Ao 是 3VT 切面上唯一显示的大血管，但不是 TGA 的特异性表现，因为这种情况也可能见于其他与大血管错位相关的心脏畸形，如右室双出口

L—左

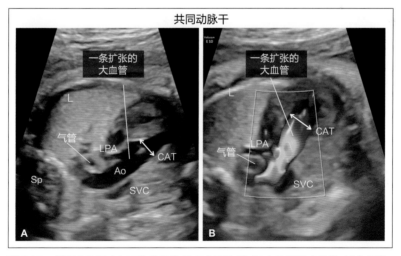

图 9.17　共同动脉干（CAT）胎儿的 3VT 切面灰阶（A）和彩色多普勒（B）图像。图 A 显示 3VT 切面异常，仅显示一条扩张的大血管，即 CAT。此外，在这个特殊的病例中，CAT 走行于气管右侧。图 A 显示左肺动脉（LPA）起源于 CAT。图 B 显示由于 CAT 瓣膜发育不良导致的彩色混叠。CAT 的四腔心切面通常是正常的，但偶有心轴左偏的情况，因此此 3VT 切面异常对这种畸形的诊断非常重要

Ao—主动脉；L—左；Sp—脊柱；SVC—上腔静脉

主动脉弓走行于气管右侧

当主动脉弓走行于气管右侧时，称为右位主动脉弓（图9.18～9.20）。这种情况可见于孤立性右位主动脉弓的病例，也可见于合并其他心脏畸形的病例。右位主动脉弓可与左

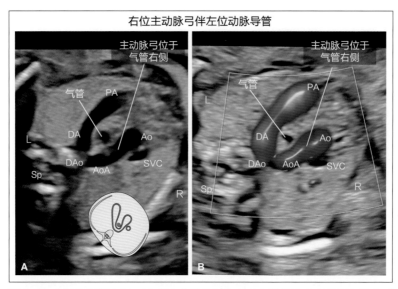

图9.18　右位主动脉弓（AoA）伴左位动脉导管（DA）胎儿的3VT切面灰阶（A）和彩色多普勒（B）图像。图A和B中，AoA位于气管右侧，DA位于气管左侧。图B可以更好地显示血管的位置，AoA和DA在气管后方连接，形成U形结构，称为U形征

Ao—主动脉；DAo—降主动脉；L—左；PA—肺动脉；R—右；Sp—脊柱；SVC—上腔静脉

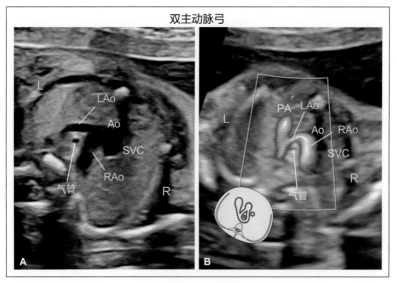

图9.19　妊娠23周双主动脉弓胎儿的3VT切面灰阶（A）和彩色多普勒（B）图像。图A显示主动脉弓（Ao）在气管前方分叉，形成右主动脉弓（RAo）和左主动脉弓（LAo），后包绕气管，形成完整的血管环，这是双主动脉弓的典型特征。图B显示了双主动脉弓的血流方向。注意在图A和B中，LAo比RAo内径小，这是双主动脉弓的一个常见特征

L—左；PA—肺动脉；R—右；SVC—上腔静脉

位动脉导管连接，形成包绕气管的"U"形结构，即 U 形征（图 9.18）。这种 U 形征也可能是双主动脉弓的表现，特别是在左主动脉弓因发育不良而显示不清时（图 9.19）（见第39 章）。因此，对于在妊娠早期或中期诊断出 U 形征的病例，建议在妊娠晚期进行超声随访，寻找是否存在发育不良的左位主动脉弓。

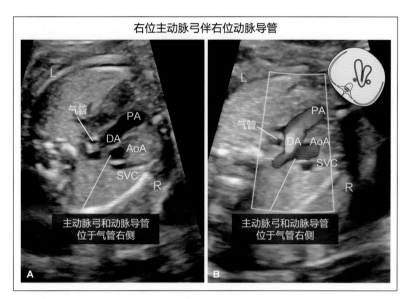

图 9.20　右位主动脉弓（AoA）伴右位动脉导管（DA）胎儿的 3VT 切面灰阶（A）和彩色多普勒（B）图像。主动脉弓和动脉导管均位于气管右侧
L—左；PA—肺动脉；R—右；SVC—上腔静脉

在罕见情况下，肺动脉和导管弓可位于气管右侧，在 3VT 切面上形成右位 V 征（图9.20）。对于所有的右位主动脉弓，彩色多普勒对显示血管的走行及其分支至关重要。在3VT 切面上，通过降低彩色多普勒速度标尺，可以更好地观察主动脉弓分支。在这个切面上，可以观察到右锁骨下动脉正常起源于头臂动脉；或作为一条单独的血管，起源于峡部后方与动脉导管的交界处，称为右锁骨下动脉迷走（aberrant right subclavian artery，ARSA）。ARSA 从气管和食管后方进入右臂。图 9.21 展示了 2 例胎儿 ARSA 的彩色多普勒图像。

大动脉迂曲走行

3VT 切面显示大血管迂曲走行常见于妊娠晚期，动脉导管水平的血管在脊柱左前方形成 S 形结构。这种情况也可在妊娠中期观察到（图 9.22）。迂曲的导管弓被认为是一种正常变异，无临床意义。主动脉弓走行迂曲可见于颈位主动脉弓，此时主动脉进入上纵隔，在解剖学上与肺动脉相距较远。

两条大动脉相连

如果 3VT 切面显示两条大动脉之间有连接，则应考虑存在主-肺动脉窗。主-肺动脉窗是一种罕见表现，可见于法洛四联症或其他圆锥动脉干异常的病例，亦可单独存在。

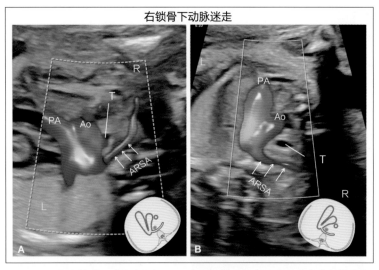

图 9.21　2 例右锁骨下动脉迷走（ARSA）胎儿的 3VT 切面低速彩色多普勒图像。ARSA 从气管（T）后方向右臂走行。图 A 胎儿右臂在前方，ARSA 显示为红色，图 B 胎儿右臂在后方，ARSA 显示为蓝色

Ao—主动脉；L—左；PA—肺动脉；R—右

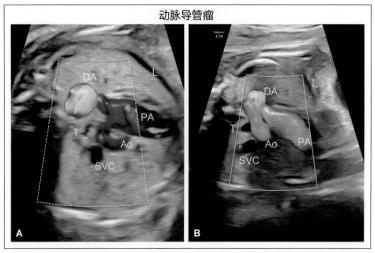

图 9.22　2 例动脉导管（DA）迂曲（又称为 DA 瘤）胎儿的 3VT 切面彩色多普勒图像。图 A 和 B 中迂曲走行的 DA 内可观察到彩色混叠，这并不会对胎儿和新生儿造成临床意义上的影响（见第 47 章）

Ao—主动脉；L—左；PA—肺动脉；SVC—上腔静脉；T—气管

四条血管

3VT 切面显示存在第四条血管的情况，最常见于左上腔静脉（left superior vena cava，LSVC）。LSVC 走行于肺动脉左侧，与 SVC 相比，其解剖位置略靠后（图 9.23）。3VT 切面显示存在第四条血管的情况也可见于心上型完全型肺静脉异位连接（total anomalous pulmonary venous connection，TAPVC）（第 43 章），该血管的血流方向与 SVC 相反（远离心脏），这与 LSVC 的血流特征是不同的。双主动脉弓时，3VT 切面也显示四条血管，但

这种情况通常是因右位主动脉弓的存在而被发现。

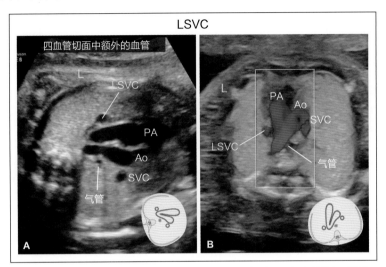

图 9.23　左上腔静脉（LSVC）胎儿的 3VT 切面灰阶（A）和彩色多普勒（B）图像。第四条血管是 LSVC，位于肺动脉（PA）左侧。图 B 显示 LSVC 的血流方向与上腔静脉（SVC）的血流方向相同（流向心脏）
Ao—主动脉；L—左

无 SVC 的三条血管

3VT 切面显示三条血管存在但无 SVC 的情况，见于 LSVC 伴右 SVC 缺如的病例（第42 章）。

由于在 3VT 切面上可以观察到三条血管，如果检查者未仔细观察血管排列，这种情况常被漏诊。

上腔静脉扩张

3VT 切面显示 SVC 扩张提示该血管呈高灌注状态，可发生于左侧异构病例中，离断的下腔静脉经扩张的奇静脉汇入 SVC；也可发生于心上型 TAPVC 病例中，肺静脉经扩张的头臂静脉（无名静脉）汇入 SVC；此外，脑动静脉畸形或 Galen 静脉瘤也可导致汇入 SVC 的血流增加。

胸腺和左头臂静脉的评估

灰阶和彩色多普勒超声技术的进步，使人们能够对上纵隔解剖结构进行详细评估[16]。虽然本章主要对主动脉、肺动脉和 SVC 进行评估，但其他纵隔结构同样可以在 3VT 切面及其头侧和尾侧切面中得到很好的显示。这些结构包括气管及支气管分叉、位于气管后方的食管、在右支气管上方汇入 SVC 的奇静脉（称为"奇静脉弓"），以及位于前纵隔的胸腺（图 9.6）[16]。近年来的研究发现，3VT 切面头侧和胸腺后方的平面，能够显示左头臂静脉（或左无名静脉）的纵切面[13,17-19]。对纵隔内这些解剖结构的评估，有助于全面的解剖学评估的进行，尤其是与心脏畸形有关的解剖学评估。

胸腺

胸腺位于双肺间、纵隔中前部和大血管前方（图 9.1，9.2，9.24A）（也可参见图 4.1 对应的解剖标本）。胸腺回声略低于周围肺组织，可以应用高分辨率超声显示。在心脏畸形的胎儿中，特别是在圆锥动脉干畸形的胎儿中，胸腺发育不全或缺如会增加患 22q11.2 微缺失的风险[20]。为了便于评估胸腺的大小，建议测量胸腺与胸廓之比[21]，即 3VT 切面上的胸腺前后径与胸腔纵隔直径的比值[21]（图 9.24B）。其正常值为 0.44，且在整个妊娠期保持恒定[21]（图 9.25）。在大部分 22q11.2 微缺失的胎儿中，该比值小于 0.3[21,22]（图 9.25）。有趣的是，21- 三体综合征、18- 三体综合征和其他一些综合征的胎儿也会出现胸腺偏小的情况[23,24]。胸腺偏小也可见于胎儿生长发育受限、胎膜早破伴绒毛膜羊膜炎等情况。图 9.26 展示了 3 例 22q11.2 微缺失的胎儿合并胸腺偏小或缺如的情况。

左头臂静脉

左头臂静脉（left brachiocephalic vein，LBCV）（无名静脉）由左颈内静脉与左锁骨下静脉汇合形成，跨过大血管上方的纵隔，最终汇入 SVC（图 9.27A）（也可参见图 4.19 和第 10 章相应的解剖标本）。LBCV 在 3VT 切面略偏向头侧的斜切面上显示效果最佳。LBCV 走行于主动脉弓前缘和胸腺后方（图 9.27A）[13,17-19]。LBCV 走行于胸腺内被认为是一种无临床意义的变异（图 9.27B）[13,19]。最近，一项研究对 1418 例妊娠中期胎儿进行筛查时发现，1.76%（1/57）的胎儿存在 LBCV 走行于胸腺内的情况，但并未造成临床意义上的影响[19]。存在右位主动脉弓或其他圆锥动脉干畸形时，一种异常的情况是 LBCV 走行于主动脉下方，这可能会对外科手术造成一定影响[19,25]（见第 42 章）。当 LSVC 与右

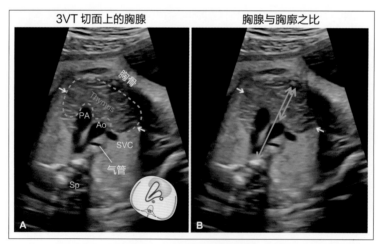

图 9.24 3VT 切面灰阶图像显示正常胎儿的胸腺位置。注意胸腺的解剖位置（图 A 边界以虚线描记，图 B 以箭头标记）位于胸骨后方和血管前方。胸腺面积或周长（图 A 虚线）可进行测量，胸腺前后径（图 B 短双向箭头）与纵隔前后径（图 B 长双向箭头）的比值也可以测量，这个比值称为胸腺与胸廓之比。详见正文

Ao—主动脉；PA—肺动脉；Sp—脊柱；SVC—上腔静脉

SVC 同时存在时，LBCV 常常缺如。一项纳入 63 例胎儿的研究发现，LSVC 和右 SVC（桥静脉缺如）均存在时，LBCV 会缺如（图 9.27B）[13,19]。

最近，一项关于胎儿 LBCV 直径参考值的研究报道，LBCV 的扩张反映其血流增加，提示与心上型 TAPVC（图 9.27C）或 Galen 静脉瘤有关 [13]。因此，LBCV 的解剖学横切面在诊断 TAPVC 最常见类型时具有潜在价值，而这种类型很少在产前被检测到。

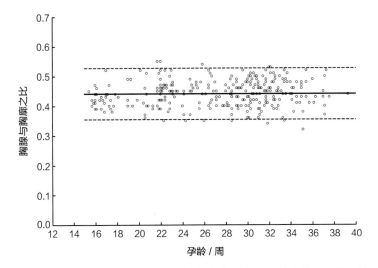

图 9.25　不同孕龄正常胎儿的胸腺与胸廓之比（TT 比）的散点图。整个妊娠期 TT 比恒定在 0.44。实线和虚线代表均数 ±2SD。在大多数与 22q11.2 微缺失相关的胸腺发育不全胎儿中，TT 比小于 0.3
引自 Chaoui R, Heling KS, Lopez AS, et al. The thymic-thoracic ratio in fetal heart defects: a simple way to identify fetuses at high risk for microdeletion 22q11. *Ultrasound Obstet Gynecol.* 2011;37:397-403.

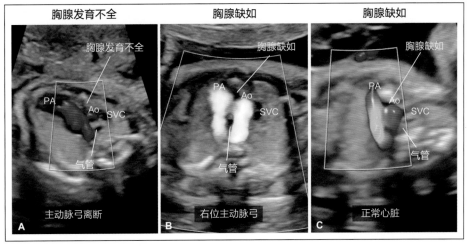

图 9.26　3 例胸腺发育不全（A）或缺如（B、C）胎儿的 3VT 切面彩色多普勒图像。3 例胎儿均与 22q11.2 微缺失相关。胎儿 A 为主动脉弓离断和胸腺发育不全，胎儿 B 为右位主动脉弓和胸腺缺如，胎儿 C 为正常心脏和胸腺缺如。胎儿 C 因胸腺缺如进行了有创性检测并诊断为 22q11.2 微缺失。3 例胎儿的胸腺与胸廓之比均偏小
Ao—主动脉；PA—肺动脉；SVC—上腔静脉

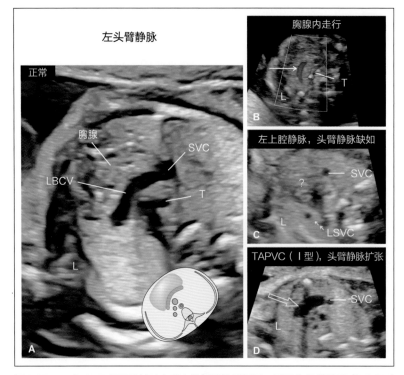

图 9.27 A. 在 3VT 切面的基础上略向头侧偏的斜切面，显示左头臂静脉（LBCV）（或无名静脉）汇入上腔静脉（SVC）。图 B ~ D 显示头臂静脉异常。图 B 显示 LBCV 走行于胸腺内（箭头），这被认为是正常的解剖变异。图 C 胎儿左上腔静脉（LSVC）存在，LBCV 缺如（？）。图 D 胎儿为 I 型心上型 TAPVC，LBCV 扩张（空心箭头）

L—左；T—气管

总结

在妊娠早、中、晚期，3VT 切面是超声检查中一个相对容易获取的平面。二维超声显示的 3VT 切面可为探查圆锥动脉干畸形提供足够的信息，结合彩色多普勒可提高诊断的可靠性。大多数威胁生命的动脉导管依赖型心脏畸形与 3VT 切面的异常相关。3VT 切面略偏向头侧的切面可显示 LBCV，其扩张提示心上型 TAPVC 可能。

要点　3VT 切面

- 胸腔上部的轴平面可用于评估升主动脉和主动脉弓、主肺动脉和导管弓、上腔静脉及其他邻近的血管和结构。
- 从下到上，自左室流出道切面的头侧起，可获得三血管切面、动脉导管弓切面、3VT 切面、主动脉弓横切面和头臂静脉切面。

- 在横切面上，三条血管斜行排列，动脉导管弓最大且位置更靠前，主动脉弓略小于动脉导管弓，位于中间，SVC 最小且更靠后。

- 3VT 切面彩色多普勒显示动脉导管弓和主动脉弓血流方向一致，均为从前向后。

- 3VT 切面显示主动脉弓狭窄，提示左室流出道梗阻，如主动脉缩窄或主动脉弓管状发育不良。

- 3VT 切面显示狭窄的主动脉弓出现反向血流，是主动脉闭锁、重度主动脉狭窄（左心发育不良综合征的病变之一）或极重度主动脉狭窄的典型表现。3VT 切面显示狭窄的主动脉弓内的血流前向是主动脉缩窄的常见表现。

- 3VT 切面显示肺动脉狭窄或缺如，通常见于与右室流出道梗阻相关的心脏畸形，如肺动脉瓣狭窄或闭锁。

- 3VT 切面显示主动脉或肺动脉扩张，可分别见于孤立性主动脉瓣狭窄或肺动脉瓣狭窄，并伴有相应血管狭窄后扩张。

- 3VT 切面显示正常 SVC 和一条正常大血管，提示另一条大血管存在，但由于位置靠后而未显示，这一现象在 TGA 中很常见。

- 圆锥动脉干畸形时，主动脉作为 3VT 切面中唯一大小正常的大血管，通常向右突出走行。

- 3VT 切面显示 SVC 正常伴一条扩张的大血管，提示由于另一条未显示的血管血流灌注降低，故而可显示的这条大血管血流灌注升高而代偿性扩张。这可能与未显示的血管存在狭窄或闭锁有关。

- 右位主动脉弓时，主动脉弓走行在气管右侧。

- 3VT 切面显示第四条血管，通常与 LSVC 有关，且位于肺动脉左侧。

- 3VT 切面显示 SVC 扩张，提示该血管呈高血流灌注状态，见于下腔静脉离断、心上型 TAPVC 和某些脑部疾病。

- 心脏畸形胎儿，尤其是圆锥动脉干畸形的胎儿，胸腺发育不全或缺如会增加患 22q11.2 微缺失综合征的风险。

- LBCV（或无名静脉）由左颈内静脉和左锁骨下静脉汇合形成，在大血管上方跨过纵隔，最终汇入 SVC。

- LBCV 扩张反映其血流量增加，提示与心上型 TAPVC 和胎儿颅内 Galen 静脉瘤相关。

（张　华）

参考文献

1. Allan LD, Crawford DC, Anderson RH, Tynan M. Spectrum of congenital heart disease detected echocardiographically in prenatal life. *Br.Heart J.* 1985;54:523-526.

2. Chaoui R, Bollmann R, Hoffmann H, Heling KS. Sonoanatomy of the fetal heart. Proposal of simple cross-sectional planes for the non-cardiologists. *Ultraschall Klin Prax.* 1991;6:1-15.

3. Yoo SJ, Lee YH, Kim ES, et al. Three-vessel view of the fetal upper mediastinum: an easy means of detecting abnormalities of the ventricular outflow tracts and great arteries during obstetric screening. *Ultrasound Obstet Gynecol.* 1997;9:173-182.

4. Yagel S, Cohen SM, Achiron R. Examination of the fetal heart by five short-axis views: a proposed screening method for comprehensive cardiac evaluation. *Ultrasound Obstet Gynecol.* 2001;17:367-369.

5. Vinals F, Heredia F, Giuliano A. The role of the three vessels and trachea view (3VT) in the diagnosis of congenital heart defects. *Ultrasound Obstet Gynecol.* 2003;22:358-367.

6. Yagel S, Arbel R, Anteby EY, Raveh D, Achiron R. The three vessels and trachea view (3VT) in fetal cardiac scanning. *Ultrasound Obstet Gynecol.* 2002;20:340-345.

7. Chaoui R, McEwing R. Three cross-sectional planes for fetal color Doppler echocardiography. *Ultrasound Obstet Gynecol.* 2003;21:81-93.

8. Jeanty P, Chaoui R, Tihonenko I, Grochal F. A review of findings in fetal cardiac section drawings. Part 3: the 3-vessel-trachea view and variants. *J Ultrasound Med.* 2008;27:109-117.

9. Gardiner H, Chaoui R. The fetal three-vessel and tracheal view revisited. *Semin Fetal Neonatal Med.* 2013;18:261-268.

10. Chaoui R, Heling K, Mielke G, Hofbeck M, Gembruch U. Quality standards of the DEGUM for performance of fetal echocardiography. *Ultraschall Med.* 2008;29:197-200.

11. Carvalho JS, Allan LD, Chaoui R, et al. ISUOG Practice Guidelines (updated): sonographic screening examination of the fetal heart. *Ultrasound Obstet Gynecol.* 2013;41:348-359.

12. Paladini D. How to identify the thymus in the fetus: the thybox. *Ultrasound Obstet Gynecol.* 2011;37:488-492.

13. Sinkovskaya E, Abuhamad A, Horton S, Chaoui R, Karl K. Fetal left brachiocephalic vein in normal and abnormal conditions. *Ultrasound Obstet Gynecol.* 2012;40:542-548.

14. Quarello E, Bault J-P, Chaoui R. Prenatal three-vessel and tracheal view: abnormal features. *Gynecol Obstet Fertil.* 2014;42:273-289.

15. Menahem S, Rotstein A, Meagher S. Rightward convexity of the great vessel arising from the anterior ventricle: a novel fetal marker for transposition of the great arteries. *Ultrasound Obstet Gynecol.* 2013;41: 168-171.

16. Chaoui R. Fetal echocardiography: state of the art of the state of the heart. *Ultrasound Obstet Gynecol.* 2001;17:277-284.

17. Chaoui R, Heling KS, Karl K. Ultrasound of the fetal veins part 2: veins at the cardiac level. *Ultraschall Med.* 2014;35:302-318, quiz 319-321.

18. Sinkovskaya E, Klassen A, Abuhamad A. A novel systematic approach to the evaluation of the fetal venous system. *Semin Fetal Neonatal Med.* 2013;18:269-278.

19. Karl K, Sinkovskaya E, Abuhamad A, Chaoui R. Intrathymic and other anomalous courses of the left brachiocephalic vein in the fetus. *Ultrasound Obstet Gynecol.* 2016;48:464-469.

20. Chaoui R, Kalache KD, Heling KS, Tennstedt C, Bommer C, Korner H. Absent or hypoplastic thymus on ultrasound: a marker for deletion 22q11.2 in fetal cardiac defects. *Ultrasound Obstet Gynecol.* 2002;20: 546-552.

21. Chaoui R, Heling KS, Sarut Lopez A, Thiel G, Karl K. The thymic-thoracic ratio in fetal heart defects: a simple way to identify fetuses at high risk for microdeletion 22q11. *Ultrasound Obstet Gynecol.* 2011;37:397-403.

22. Bataeva R, Bellsham-Revell H, Zidere V, Allan LD. Reliability of fetal thymus measurement in prediction of 22q11.2 deletion: a retrospective study using four-dimensional spatiotemporal image correlation volumes. *Ultrasound Obstet Gynecol.* 2013;41:172-176.

23. Karl K, Heling KS, Sarut Lopez A, Thiel G, Chaoui R. Thymic-thoracic ratio in fetuses with trisomy 21, 18 or 13. *Ultrasound Obstet Gynecol.* 2012;40:412-417.

24. De Leon-Luis J, Santolaya J, Gamez F, Pintado P, Perez R, Ortiz-Quintana L. Sonographic thymic measurements in Down syndrome fetuses. *Prenat Diagn.* 2011;31:841-845.

25. Nagashima M, Shikata F, Okamura T, et al. Anomalous subaortic left brachiocephalic vein in surgical cases and literature review. *Clin Anat.* 2010;23:950-955.

第 10 章
静脉系统

概述

在过去 20 年，自 Kiserud 等 [1] 对静脉导管（ductus venosus, DV）进行了开创性的研究以来，胎儿静脉系统超声评估已取得显著进步。高分辨率超声探头的发展、彩色多普勒的常规应用及能量多普勒的出现（见第 13 章）为胎儿静脉系统的综合研究提供了便利。应用二维和三维超声可以对胎儿静脉系统的正常和异常解剖进行描述和报告 [2-9]。因此，本章将对胎儿静脉系统进行综合性描述，并总结评估胎儿心内及其周围静脉走行以及连接关系的简单、系统的方法 [7]。第 14 章将阐述胎儿静脉系统的频谱多普勒应用，第 42 章、43 章将分别介绍超声评估胎儿体静脉系统和肺静脉系统的异常超声表现。

静脉系统解剖

根据胚胎学观点，中央静脉系统是从双侧对称的卵黄静脉、脐静脉（umbilical vein, UV）、主静脉进化而来的不对称的以右侧为主的静脉系统，而左侧静脉系统经交通支汇入与心脏相连的较大的右侧静脉（见第 3 章）[3]。上半身，即膈肌以上，左颈内静脉经头臂静脉（无名静脉）注入右上腔静脉（superior vena cava, SVC）（图 4.19）[3]；下半身，即膈肌以下，门静脉系统、肝静脉和 DV 注入下腔静脉（inferior vena cava, IVC）（图 10.1）[3]。SVC 和 IVC 回流入右心房。图 10.2 是胎儿产前和产后的肝脏血液循环示意图，清晰展示了复杂的血管解剖结构。本章将对胎儿体静脉系统和肺静脉系统进行详细回顾（图 10.3），包括 UV、门静脉、DV、肝静脉、IVC、SVC、奇静脉、肺静脉、冠状静脉窦（coronary sinus, CS）和左头臂静脉。在介绍腹部和胸腔的 7 个切面之前，鉴于 IVC 和 DV 在胎儿心血管筛查以及在评估内脏位置和心脏畸形中的重要性，先对这两条血管进行详细回顾。

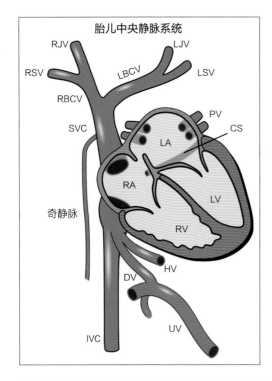

图 10.1 心脏水平胎儿中央静脉系统示意图。如图所示上腔静脉（SVC）、下腔静脉（IVC）、肺静脉（PV）和冠状静脉窦（CS）直接回流至心脏。SVC 由左头臂静脉（LBCV）、右头臂静脉（RBCV）和奇静脉汇合而成。而左、右头臂静脉分别由相对应的左颈内静脉（LJV）、右颈内静脉（RJV）和左锁骨下静脉（LSV）、右锁骨下静脉（RSV）汇合形成。肝静脉和门静脉系统回流至下腔静脉。详见正文

DV—静脉导管；HV—肝静脉；LA—左心房；LV—左心室；RA—右心房；RV—右心室；UV—脐静脉

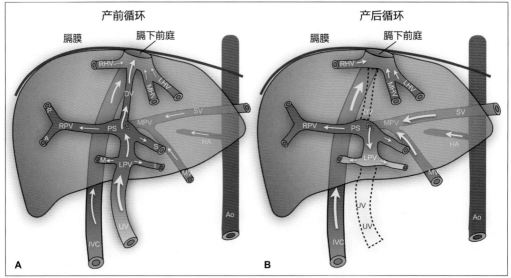

图 10.2 产前（A）和产后（B）肝脏的血管分布及血流方向的前面观（黄色箭头表示血液流动方向）。A. 产前肝脏主要由脐静脉（UV）供血，其次由肝动脉（HA）和门静脉主干（MPV）供血，HA 起源于主动脉（Ao），门静脉主干由数条内脏静脉汇合而成，包括脾静脉（SV）、肠系膜静脉（MV）。此外应注意，静脉导管（DV）是开放状态，并与下腔静脉（IVC）及肝脏右（RHV）、中（MHV）、左（LHV）静脉伴行汇入膈下前庭。脐静脉在进入肝脏时汇入门静脉左支（LPV）。门静脉左支又分为 3 个分支，即下支（I）、上支（S）和中支（M），门静脉左支向上延续为门静脉窦（PS），并产生门静脉右支（RPV），右支分出前支（A）和后支（P）2 个分支。B. 在产后的肝脏血液循环中，脐静脉和静脉导管关闭（虚线）。肝脏的血液供应主要有 2 个来源：肝动脉和门静脉主干，门静脉主干较肝动脉内径宽，门静脉主干在肝内分为门静脉右支和门静脉左支

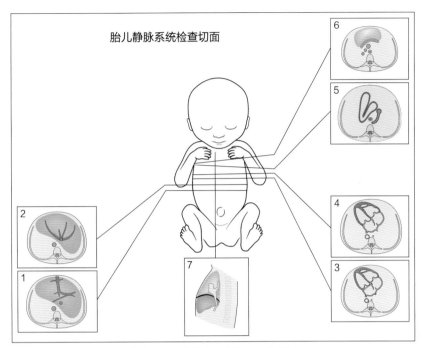

图 10.3　系统评价胎儿体静脉系统和肺静脉系统的 7 个超声切面

下腔静脉

　　解剖学　左、右髂总静脉在盆腔汇合成 IVC 后，贯穿腹部，走行在脊柱和主动脉右前方，在肾脏水平接受左、右肾静脉的血液回流。在接近肝脏水平时，IVC 更靠近腹侧，沿肝脏后被膜走行（图 10.4，10.5），IVC 经后壁进入右心房。

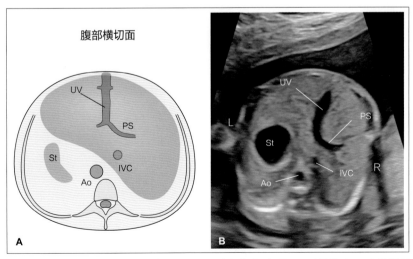

图 10.4　胎儿上腹部横切面（A）及相应的灰阶图像（B）显示下腔静脉（IVC）的解剖定位及其与降主动脉（Ao）的位置关系。在此切面上，下腔静脉（IVC）位于主动脉（Ao）的右前方。脐静脉（UV）显示为典型的 L 型，并向右走行汇入门静脉窦（PS）
L—左；R—右；St—胃

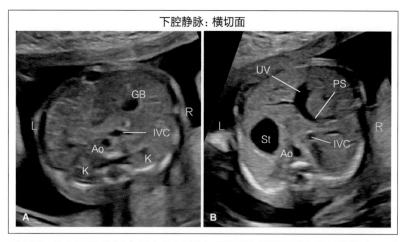

图 10.5 胎儿下腹部（A）和上腹部（B）横切面灰阶图像显示下腔静脉（IVC）的解剖位置及其与主动脉（Ao）的位置关系。A. 下腔静脉位于后腹部，与主动脉并行，但略靠前。B. 下腔静脉位于主动脉右前方。图 B 显示脐静脉（UV）汇入门静脉窦（PS）

GB—胆囊；K—肾；L—左；R—右；St—胃

超声图像　IVC 的走行和位置可以通过盆腹腔的一系列相互平行的横切面进行评估。在盆腔内，IVC 和主动脉并列走行（图 10.5A）；在上腹部，IVC 位于主动脉的右前方（图 10.5B）。胎儿腹部和胸腔的旁矢状切面可以显示位于心脏下缘的 IVC 及其在进入右心房之前与 DV 和肝左静脉汇合形成的血管融合腔（膈下前庭）（图 10.6）[10]。横切面是评估 IVC 血管直径及其与相邻静脉位置关系的最佳方法（图 10.4，10.5）。而用彩色多普勒和频谱多普勒评估 IVC 时，首选旁矢状切面（图 10.6）。

异常　IVC 因内脏异位或反位而在左侧。IVC 的肝内段也可离断，血液通过奇静脉或半奇静脉回流入心脏，这是左房异构的常见征象，也可作为一种孤立性表现单独存在。多种因素可导致 IVC 扩张和静脉回流增多，例如，远端动静脉瘘（如

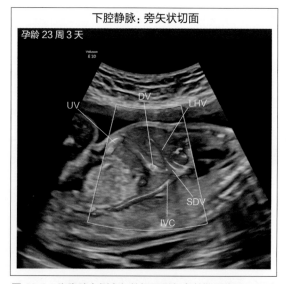

图 10.6 胸腹腔右侧旁矢状切面彩色多普勒图像显示下腔静脉（IVC）长轴。该切面可同时显示下腔静脉和静脉导管（DV）长轴，这有助于对二者进行彩色多普勒和频谱多普勒评估。注意，下腔静脉、静脉导管和肝左静脉（LHV）在进入右心房之前会先汇入膈下前庭（SDV）。肝中静脉及肝右静脉也汇入膈下前庭，但在此切面未显示

UV—脐静脉

骶尾部畸胎瘤）、肝内门 – 体静脉分流、DV 发育不全、心下型完全型肺静脉异位连接。其中一些情况将在第 41、42 章中讨论。

静脉导管

解剖学 静脉导管（ductus venosus，DV）是连接脐静脉和心脏的一支薄壁的漏斗形血管[1]。它起自门静脉窦，是 UV 的延续，走行于肝左叶与肝尾状叶之间的沟内，最终经膈下前庭汇入 IVC。与以前的假说不同，DV 的血液并不与 IVC 的血液混合。DV 的解剖大小与方向使其富氧血液流速加快，并直接通过卵圆孔，然后进入左心房[11]。因此，来自胎盘和 UV 的高氧合血液可直接进入左心房、左心室和升主动脉，继而进入冠状动脉和脑循环。

超声图像 上腹部横切面（图 10.7A）或旁矢状切面（图 10.7B）可显示 DV。在经腹围水平的上腹部横切面的基础上，将声束略向上胸部倾斜，可显示 DV 是延续自 UV 的一支细窄血管（图 10.7A）。腹部旁矢状切面（图 10.7B）可显示内径较窄的 DV 与 UV 相连，该切面适用于妊娠早期检查。由于 DV 的管腔细而短，彩色多普勒图像会呈现为彩色混叠，这是识别 DV 的重要特征（图 10.7）。

异常 DV 的典型异常包括其在腹部的连接部位不同，如门静脉系统、IVC、髂静脉、右心房、CS 等。当存在异常连接时，DV 可缺如或扩张。

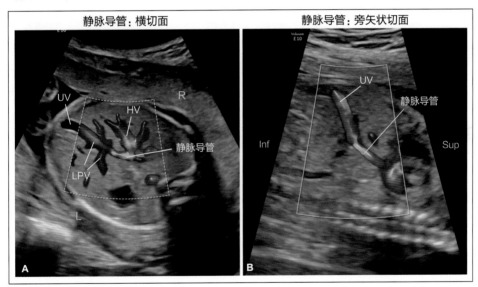

图 10.7 胎儿腹部横切面 / 斜切面（A）和旁矢状切面（B）彩色多普勒图像显示脐静脉（UV）、门静脉左支（LPV）和静脉导管（DV）。图 A 和 B 显示静脉导管内径细窄，可见彩色混叠，这是识别静脉导管的重要标志。图 B 可显示静脉导管长轴，适用于妊娠早期检查。详见正文
HV—肝静脉；Inf—下方；L—左；R—右；Sup—上

评价胎儿静脉系统的推荐切面

胎儿、婴儿和成人超声心动图中主要用于评价心脏和大血管解剖结构的标准化超声切面有胎儿腹部横切面、四腔心切面、大血管切面（见第 6 ~ 9 章）。这里推荐了一种综合

评估胎儿静脉系统的方法[7]，该方法包括一系列专门评估静脉系统的切面。本章将详细介绍这 7 个可以逐步对胎儿体静脉和肺静脉系统进行全面评估的切面。彩色多普勒能增强血管解剖结构的可视化效果，是推荐切面的重要组成部分。必要时可使用三维超声以更好地显示静脉的空间解剖结构，尤其是在腹部静脉成像时[3-5,7-9]。7 个切面（图 10.3）包括 2 个腹部横切面、2 个心脏横切面、2 个心上的斜横切面和 1 个旁矢状长轴切面，本章将对其进行详细介绍。

切面 1：脐 - 门静脉系统切面

第一个切面是在胎儿腹围水平获得的横切面（切面 1）。该切面可评价的腹部静脉血管包括 IVC、脐 - 门静脉系统和 DV。相应的腹围水平上的腹部超声切面详见第 6 章胎儿腹部部分。

解剖学　胎儿脐 - 门静脉系统的血管解剖较难理解，主要是因为血管细小、存在正常解剖结构变异以及血管密集。UV 于腹中线处进入胎儿腹腔，在肝外走行一段较短距离后，稍偏右进入肝脏。UV 自肝门处入肝，汇入门静脉左支，该汇合点称为门静脉窦（图 10.2，10.8，10.9）。门静脉窦是一个由 UV、DV、门静脉主干（又称肝外门静脉）与左、右肝内门静脉汇合形成的血管腔。门静脉主干由肠系膜上、下静脉以及脾静脉汇合而成，并在 DV 起点右下方汇入门静脉窦（图 10.2，10.8A，10.10）。门静脉左支有上、中、下 3 个主要分支，门静脉右支则分为前支和后支（图 10.9）[7,8,12]。

超声图像　胎儿上腹部横切面可显示脐 - 门静脉系统（图 10.8，10.9）。在该切面中，UV 进入腹部并与门静脉左支相连，呈 "L" 形结构指向右侧，呈 90°（图 10.8，10.9）。

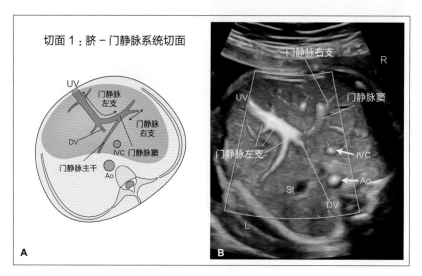

图 10.8　胎儿腹围水平横切面示意图（A）及彩色多普勒图像（B）。自胎儿右侧扫查，可显示脐 - 门静脉系统。详见正文

Ao—主动脉；DV—静脉导管；IVC—下腔静脉；L—左；R—右；St—胃；UV—脐静脉

其右侧为门静脉窦，延续为门静脉右支。注意，门静脉窦是门静脉左支的一部分。彩色多普勒有助于脐 - 门静脉系统的显示（图10.8，10.9）。通过稍向下倾斜探头并降低速度标尺，可显示位于左侧的门静脉主干汇入门静脉窦，如图10.10所示当超声声束从胎儿右前方扫查时，可显示门静脉主干和门静脉右支内的前向血流以及门静脉左支内的反向血流。

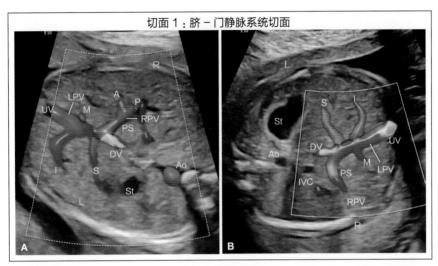

图10.9 自胎儿右侧（A）和左侧（B）扫查腹部横切面/斜切面。彩色多普勒显示脐静脉（UV）、门静脉左支（LPV）、静脉导管（DV）、门静脉窦（PS）和门静脉右支（RPV）。图A和B可见彩色混叠现象，这是静脉导管的重要标志。在图A和B中，门静脉左支分为3支：下支（I）、上支（S）和中支（M）。在图A中，门静脉右支分为2支：后支（P）和前支（A）。详见正文
Ao—主动脉；IVC—下腔静脉；L—左；R—右；St—胃

异常 持续性右脐静脉位于右侧，并朝向胆囊走行。当其孤立存在时，认为其是正常解剖结构变异。UV变异可表现为肝外段UV扩张。门静脉系统异常包括部分性或完全性门静脉发育不良或门 - 体静脉分流，详见第42章。

切面 2：肝静脉切面

解剖学 肝静脉是肝脏的固有静脉，它将肝实质内的血液引流入心脏。胎儿左、右肝叶内静脉汇成左、中、右3支肝静脉[12]。这3支肝静脉与DV、IVC共同汇入膈下前庭（图10.11，10.12）。

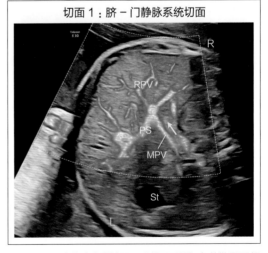

图10.10 胎儿腹部横切面/斜切面彩色多普勒显示门静脉主干（MPV）与门静脉窦（PS）相连。黄色箭头代表门静脉主干的血流方向。详见正文
L—左；R—右；RPV—门静脉右支；St—胃

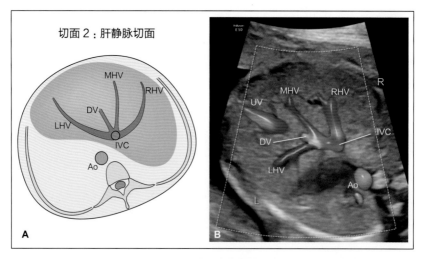

图 10.11　胎儿上腹部横切面的示意图（A）和彩色多普勒图像（B）显示肝左静脉（LHV）、肝中静脉（MHV）和肝右静脉（RHV）汇入下腔静脉（IVC）。静脉导管（DV）在此交汇点汇入肝静脉

Ao—主动脉；L—左；R—右；UV—脐静脉

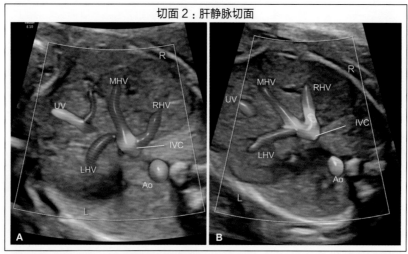

图 10.12　2 例胎儿腹部斜切面的彩色多普勒图像显示肝左静脉（LHV）、肝中静脉（MHV）及肝右静脉（RHV）汇入下腔静脉（IVC）

Ao—主动脉；L—左；R—右；UV—脐静脉

超声图像　在肝脏水平，超声声束指向胎儿左肩方向的腹部斜切面是显示 3 支肝静脉的最佳切面。3 支肝静脉呈三叉戟状汇入 IVC（图 10.11，10.12）。此切面，常可见 DV 走行于肝左静脉与肝中静脉之间并汇入膈下前庭。应用彩色多普勒时，选择低于 IVC 或 DV 内血流流速的速度标尺将有助于肝静脉的显示（图 10.11，10.12）。

图 10.13 显示了切面 1（脐 - 门静脉系统）和切面 2（肝静脉）。切面 1 较切面 2 位置低，位于腹围水平（图 10.13A），切面 2 位于上腹部，更靠近膈肌（图 10.13B）。从切面 1 到切面 2，DV 自下向上走行。图 10.14 为三维图像，显示了脐 - 门静脉系统和肝静脉在

同一个切面上的空间关系。

　　异常　肝静脉异常可见于异构综合征。此外，肝－门静脉分流可导致肝静脉血流量增加及管腔扩张。胎儿持续性心动过速时可出现典型的肝静脉双向血流征象。

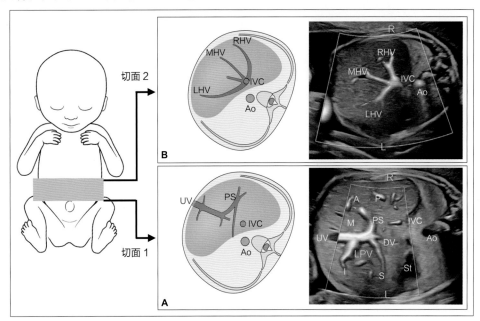

图 10.13　胎儿腹部横切面门静脉和肝静脉的彩色多普勒图像及示意图，脐静脉（UV）水平（A）和膈下水平（B）。图 A，UV 通过门静脉左支进入肝脏，门静脉左支分出下支（I）、中支（M）、上支（S）3 个分支和门静脉窦（PS）。静脉导管（DV）起源于门静脉系统，自下向上朝向下腔静脉（IVC）走行。门静脉右支分出前支（A）和后支（P）2 个分支。门静脉主干与门静脉窦相连（图中未显示）。图 B，肝静脉系统由肝右静脉（RHV）、肝中静脉（MHV）和肝左静脉（LHV）组成。产前肝左叶逐渐增大，肝左静脉占优势

Ao—主动脉；L—左；R—右；St—胃

切面 3：冠状静脉窦切面

　　解剖学　胎儿的 CS 是一条直径 1 ～ 3 mm 的薄壁血管[13]，接受冠状动脉循环中所有静脉回流（见第 4 章）。CS 沿左房室沟走行，垂直于房室间隔进入右心房，在靠近房间隔并略低于卵圆孔的位置开口于右心房下方（图 10.15）。在临床上，评估 CS 的内径是十分重要的，当左上腔静脉、肺静脉或腹壁静脉与 CS 有异常连接时，CS 往往会扩张（见第 42 章）[9,14]。

　　超声图像　CS 与二尖瓣平行，与房室间隔垂直，在略低于心尖四腔心切面的位置，很容易观察冠状静脉窦（图 10.15）。自心尖四腔心切面向上腹部方向滑动探头，直至房室瓣消失而心室仍然可见时可显示 CS。在该切面上，CS 管壁呈两条平行的强回声线，开口于右心房（图 10.15）。

　　异常　CS 扩张的一个常见原因是持续性左上腔静脉的汇入。其他引起 CS 扩张的罕见情况包括 UV 或 DV 直接连接至 CS，亦或心内型肺静脉异位连接至 CS。无顶 CS 是另一种罕见畸形。

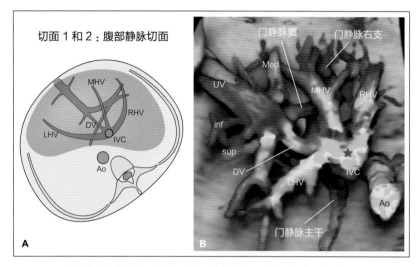

图 10.14　腹部静脉血管的高分辨率彩色三维超声容积成像（B）及示意图（A），从胎儿右侧扫查显示脐－门静脉系统。静脉导管（DV）起源于脐静脉（UV），连接下腔静脉（IVC），并与肝右静脉（RHV）、肝中静脉（MHV）和肝左静脉（LHV）共同汇入膈下前庭（星号）。如图所示，门静脉窦位于脐静脉、静脉导管、肝外门静脉与左、右肝内门静脉的汇合处。详见正文

Ao—主动脉；Inf—下；Med—中；Sup—上

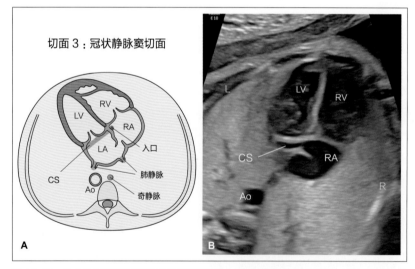

图 10.15　胎儿胸腔横切面四腔心切面示意图（A）和相应的超声图像（B）显示冠状静脉窦（CS）。可见冠状静脉窦沿房室沟走行，经左心房（LA）下方，由 CS 口进入右心房（RA）。注意脊柱右前方的奇静脉

Ao—主动脉；L—左；LV—左心室；R—右；RV—右心室

切面 4：肺静脉切面

　　解剖学　4 支肺静脉将双肺的静脉血注入左心房。两侧肺各有一对上、下肺静脉。双侧肺静脉贯穿肺部，并以裂隙样的开口连接于左心房后壁。

　　超声图像　观察肺静脉的理想切面是四腔心切面。该切面可显示左、右下肺静脉在左

心房后壁上的小裂隙样开口（图 10.16）。妊娠中期，胎儿的肺静脉很细小，二维超声不能清晰显示[7]，而应用彩色多普勒检查则可以大大提高肺静脉的可视性（图 10.17）。右肺静脉沿平行于房间隔的方向走行，左肺静脉沿垂直于房间隔的方向走行（图 10.17A）。探头自四腔心切面略向头侧移动和成角，可显示左心房上部，并观察 2 条上肺静脉。上肺静脉较下肺静脉更难显示。使彩色多普勒图像精确显示 4 条肺静脉的方法是由四腔心切面略向头侧倾斜，直到清晰显示 4 条肺静脉（图 10.18）。很少有情况需要显示 4 支肺静脉，常规胎儿超声心动图检查中，在大多数情况下，只需要显示 2 支下肺静脉。

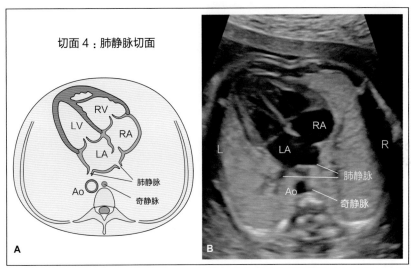

图 10.16   胎儿胸腔横切面四腔心切面示意图（A）和相应的超声图像（B）显示 2 条下肺静脉进入左心房（LA）后壁。注意脊柱右前方的奇静脉
Ao—主动脉；L—左；LV—左心室；R—右；RA—右心房；RV—右心室

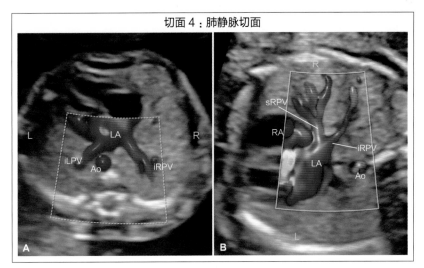

图 10.17   胎儿心脏心尖（A）和心底（B）四腔心切面的彩色多普勒图像。图 A 显示左下肺静脉（iLPV）和右下肺静脉（iRPV），图 B 同时显示同侧的右上肺静脉（sRPV）和右下肺静脉（iRPV）。详见正文
Ao—主动脉；L—左；LA—左心房；R—右；RA—右心房

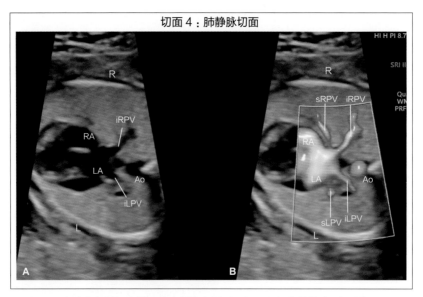

图 10.18　自胎儿右侧扫查的四腔心切面灰阶（A）和彩色多普勒（B）图像。几乎平行于肺静脉血流方向的超声角度是同时显示进入左心房（LA）后壁的 4 条肺静脉的最佳入射角度。注意，在图 A 中只能看到右下肺静脉（iRPV）和左下肺静脉（iLPV）。图 B 除显示右下肺静脉和左下肺静脉外，还可显示右上肺静脉（sRPV）和左上肺静脉（sLPV）

Ao—主动脉；L—左；LA—左心房；R—右；RA—右心房

　　异常　肺静脉系统的异常包括一条或多条肺静脉的异位连接，即为完全型或部分型肺静脉异位连接，详细讨论参见第 43 章。其他类型的肺静脉异常非常罕见，如肺动静脉瘘。

切面 5：上腔静脉、奇静脉切面

上腔静脉

　　解剖学　SVC 收集头部、颈部及上肢的静脉血回流入心脏。头部的静脉血经颈内静脉回流，双上肢的静脉血经锁骨下静脉回流，再分别经左、右头臂静脉最终汇入 SVC。

　　超声图像　SVC 的横切面可在胸腔上部[15]的三血管切面、动脉导管弓切面及三血管 - 气管切面观察到（图 10.19，10.20）。在三血管 - 气管切面，SVC 位于气管前方和主动脉弓右侧（图 10.19，10.20）。在上纵隔，与主动脉和肺动脉相比，SVC 内径最小，位置最靠后（图 10.19，10.20）。主动脉和动脉导管均位于脊柱和气管的左侧，只有 SVC 位于右纵隔（见图 10.19，10.20）（见第 9 章）。在三血管 - 气管切面，将探头略向尾侧移动，可见 SVC 汇入右心房，将探头偏向头侧移动，可见奇静脉及头臂静脉与 SVC 相连。SVC 还可在纵切旁矢状位的双腔切面中观察到。详细讨论参见本书最后一章。

　　异常　典型的异常是 SVC 缺如，10% 的持续性左上腔静脉病例合并此畸形（见第 42 章）。SVC 扩张可能是高血容量灌注的征象之一，与脑动静脉畸形（Galen 静脉瘤或软脑膜静脉畸形）或心上型完全型肺静脉异位连接有关，详细讨论参见第 43 章。

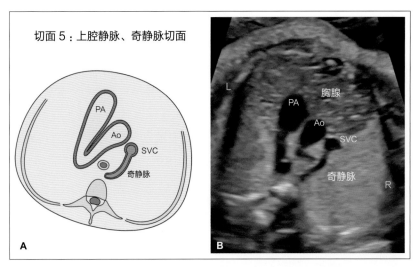

图 10.19 上纵隔三血管 – 气管横切面示意图（A）和相应的超声图像（B）。上腔静脉（SVC）位于主动脉（Ao）右侧，奇静脉汇入上腔静脉，这部分奇静脉称为奇静脉弓 L—左；PA—肺动脉；R—右

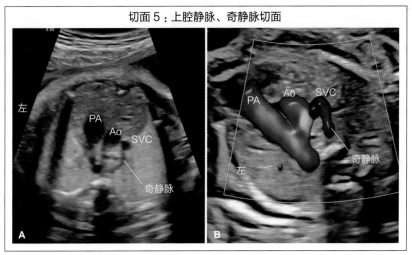

图 10.20 上纵隔斜切面/横切面显示三血管 – 气管切面灰阶（A）及彩色多普勒（B）图像。上腔静脉（SVC）位于主动脉（Ao）和肺动脉（PA）右侧，奇静脉与上腔静脉相连（见图 10.19A）

奇静脉

　　解剖学 奇静脉是人体唯一一支由中腹部延伸至上纵隔的静脉。奇静脉起始于肾静脉水平，收集浅表静脉血，并沿脊柱右侧走行（图 10.21）。奇静脉与脊柱的解剖位置关系在上纵隔内保持不变。在上腹部，半奇静脉位于脊柱左侧，于第 11 肋水平越过腹中线汇入奇静脉。肋间静脉自第 4 肋向下走行汇入半奇静脉和奇静脉。奇静脉从心脏后方穿过膈肌上行，形成奇静脉弓（图 10.21B）。三血管 – 气管切面可显示奇静脉汇入 SVC（图 10.19，10.20B）。

超声图像　从上腹部至上纵隔，奇静脉可在多个横切面显示[7]。在妊娠中期和晚期，灰阶超声下可见奇静脉是一支细小的血管，位于脊柱右侧。奇静脉内径由妊娠早期的 0.5 mm 增加至足月时的 3 mm[7]。奇静脉上升至后纵隔，紧邻胸降主动脉，位于其右后方。在三血管－气管切面上，彩色多普勒可显示奇静脉位于脊柱和气管的右侧，并汇入 SVC（图 10.20B，10.21A）。注意不要将奇静脉误认为右锁骨下动脉迷走。观察奇静脉与 SVC 的连接关系及频谱多普勒检查有助于鉴别奇静脉和右锁骨下动脉迷走。图 10.21B 是胎儿胸腹部旁矢状切面，显示奇静脉汇入 SVC。

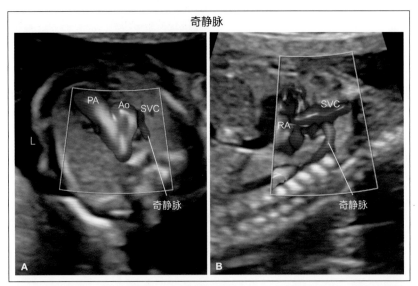

图 10.21　三血管－气管切面（A）和旁矢状切面（B）显示奇静脉在奇静脉弓水平汇入上腔静脉（SVC）

Ao—主动脉；L—左；PA—肺动脉；RA—右心房

异常　临床上，奇静脉的典型异常主要是内径异常。IVC 离断时，大量的静脉血汇入奇静脉，可导致其扩张，详细讨论参见第 42 章。当 IVC 存在时，其他静脉，如 DV 和 UV，可与奇静脉异常连接，亦会导致奇静脉扩张。

切面 6：头臂静脉切面

解剖学　在解剖学上，左、右头臂静脉分别由相应同侧的颈内静脉和锁骨下静脉融合而成。右头臂静脉自头臂动脉前方垂直下行，左头臂静脉在上纵隔水平走行，位于主动脉弓 3 个分支的前方及胸腺后方（图 4.19，10.22）。

超声图像　左头臂静脉可在上纵隔横切面或略倾斜的切面上观察到。该倾斜切面是在三血管－气管切面[15]的基础上，向头侧滑动探头并稍倾斜，使声束指向胎儿左肩获得的（图 10.22，10.23）[6]。在这个切面上，胸腺后的血管可显示全部长度（图 10.22，10.23）。妊娠 11 周时，左头臂静脉的内径为 0.7 mm，足月时为 4.9 mm[6]。

变异和异常　正常情况下，头臂静脉沿胸腺下缘走行。头臂静脉的典型变异主要与其走行有关，最常见的是穿过胸腺走行的情况，称为胸腺内走行，较少见的是在主动脉后方走行的情况，称为主动脉后走行[16]（详细讨论参见第 9 章关于三血管 – 气管切面和上纵隔切面的内容）。在临床上，头臂静脉缺如常见于双上腔静脉的胎儿[16]。头臂静脉扩张见于血流量增加的疾病，如脑动静脉畸形（Galen 静脉瘤或软脑膜静脉畸形）或心上型完全型肺静脉异位连接。关于头臂静脉的异常和变异参见第 9、第 42 和第 43 章。

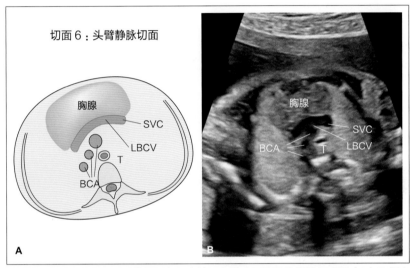

图 10.22　上纵隔斜切面 / 横切面在三血管 – 气管水平更偏头侧的示意图（A）和相应的灰阶图像（B）。左头臂静脉（LBCV）位于胸腺后方和 3 支头臂动脉（BCA）前方
SVC—上腔静脉；T—气管

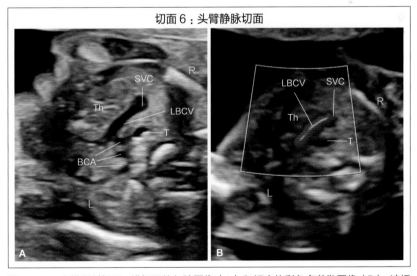

图 10.23　上纵隔斜切面 / 横切面的灰阶图像（A）和相应的彩色多普勒图像（B）。该切面比三血管 – 气管切面更偏头侧水平，显示左头臂静脉（LBCV）。在图 B 中，左头臂静脉的血流自左（L）至右（R）汇入上腔静脉（SVC）。在图 A、B 中，左头臂静脉位于胸腺（Th）后方和 3 支头臂动脉（BCA）前方
T—气管

切面 7：双腔静脉切面

解剖学 SVC 和 IVC 分别接收来自头颈部和身体下部的静脉血流，并回流至右心房。本章前面部分已经讨论了腔静脉在横切面中的解剖位置、走行及超声图像表现。本节将介绍旁矢状切面，即双腔静脉切面，此切面可显示腔静脉的纵切图像。

超声图像 旁矢状切面（即双腔静脉切面）显示 SVC 和 IVC 从右心房后部进入右心房（图 10.24，10.25）。SVC 汇入右心房，其后壁与房间隔上部连续。IVC 进入右心房需

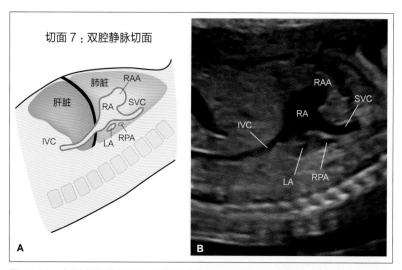

图 10.24 右侧旁矢状切面的示意图（A）和相应的灰阶图像（B）显示上腔静脉（SVC）和下腔静脉（IVC）汇入右心房（RA）。左心房（LA）和右肺动脉（RPA）位于右心房后方，可显示宽大的右心耳（RAA）。此切面又称双腔静脉切面

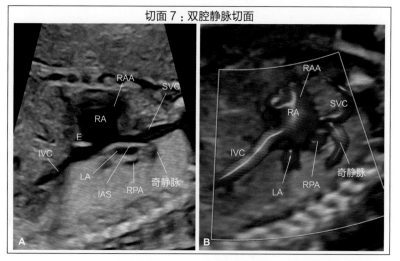

图 10.25 右侧旁矢状切面的灰阶图像（A）和相应的彩色多普勒图像（B）显示上腔静脉（SVC）和下腔静脉（IVC）进入右心房（RA）。左心房（LA）、房间隔（IAS）、右肺动脉（RPA）位于右心房后方，可显示宽大的右心耳（RAA）。图 A 显示下腔静脉开口于右心房处内径增宽，可见欧氏瓣（E）。图 B 可显示奇静脉汇入上腔静脉。此旁矢状切面又称双腔静脉切面

经过欧氏瓣，这是 IVC 的解剖标志。欧氏瓣在引导静脉血回流至右心房中起重要作用（图 10.25A）。DV 和肝静脉在此处汇合，引起 IVC 与右心房交界处内径增宽，彩色多普勒有助于显示静脉血汇入右心房，同时可得到精确的频谱多普勒。稍向右移动探头并降低速度标尺，可显示奇静脉弓汇入 SVC（图 10.25B）。

异常　常见的异常包括 IVC 离断，由心下型完全性肺静脉异常连接或动静脉畸形导致的 IVC 扩张，以及由心上型完全性肺静脉异常连接、脑动静脉畸形和左房异构伴心耳异常等导致的 SVC 扩张。

要点　静脉系统

- 从胚胎学角度来说，中央静脉系统是由双侧对称的卵黄静脉、UV、主静脉进化而来的不对称的以右侧为主的静脉系统，而左侧静脉系统经交通支汇入与心脏相连的右侧静脉系统。

- 以腹围平面为基础，略微倾斜角度，可以对包括 IVC、肝静脉、DV 和脐 – 门静脉系统在内的腹部静脉系统进行评价。

- 在盆腔内，IVC 位置靠后，与主动脉的解剖位置呈并列关系。在上腹部，IVC 更靠前且位于主动脉右侧。

- IVC 在心脏下缘位置，该处由 DV 和 3 支肝静脉汇入 IVC 形成的血管融合区域称为膈下前庭。

- DV 是胎儿体内一支薄壁的漏斗形血管，连接 UV 和心脏。

- 与以前的假说不同，DV 并不与 IVC 的血液混合。DV 的解剖大小和方向可以使富氧血液加速并直接通过卵圆孔进入左心房。

- 上腹部横切面或正中矢状切面可显示 DV，是妊娠早期检查 DV 的首选切面。由于彩色混叠现象，彩色多普勒超声更易识别 DV。

- 门静脉窦是由下列血管汇合而成的血管腔：UV、DV、肝外门静脉以及左、右肝内门静脉。

- 胎儿 CS 是一支直径 1 ~ 3 mm 的薄壁血管，接收冠状动脉循环中所有静脉回流。它沿左侧房室沟走行，沿垂直于房间隔和室间隔的方向汇入右心房。

- 以心尖四腔心切面为基础，向上腹部方向滑动探头，直至房室瓣消失而心室仍然可见时能够显示 CS。该切面可显示 CS 管壁呈两条平行的强回声线，并开口于右心房。

- 四腔心切面可见左、右下肺静脉呈小裂隙样开口于左心房后壁。

- 左、右上肺静脉在左心房更靠近头侧的切面可见，通常在五腔心切面显示。

- SVC 将头部、颈部和上肢的静脉血液引流至心脏。

- 在三血管切面和三血管 – 气管切面中，SVC 位于气管前方和主动脉弓右侧。与同在纵隔内的主动脉和肺动脉相比，SVC 的内径更小，位置更靠后。

- 奇静脉是人体内唯一——支由中腹部延伸至上纵隔的静脉。
- 在上腹部，半奇静脉位于脊柱左侧，自第11肋水平越过腹中线汇入奇静脉。
- 右头臂静脉自头臂动脉前方垂直向下走行，左头臂静脉几乎横穿上纵隔，位于胸腺后方和主动脉弓3个分支血管的前方。
- 左头臂静脉可在上纵隔的略倾斜横切面上观察到。该切面是在三血管–气管切面基础上，向头侧滑动探头并使声束指向胎儿左肩获得的。
- 矢状切面或双腔静脉切面可显示SVC和IVC自右心房后部进入右心房。

（张小杉）

参考文献

1. Kiserud T, Eik-Nes SH, Blaas HG, Hellevik LR. Ultrasonographic velocimetry of the fetal ductus venosus. *Lancet*. 1991;338:1412-1414.

2. Achiron R, Hegesh J, Yagel S, Lipitz S, Cohen SB, Rotstein Z. Abnormalities of the fetal central veins and umbilico-portal system: prenatal ultrasonographic diagnosis and proposed classification. *Ultrasound Obstet Gynecol*. 2000;16:539-548.

3. Yagel S, Kivilevitch Z, Cohen SM, et al. The fetal venous system, part I: normal embryology, anatomy, hemodynamics, ultrasound evaluation and Doppler investigation. *Ultrasound Obstet Gynecol*. 2010;35.

4. Yagel S, Kivilevitch Z, Cohen SM, et al. The fetal venous system, part II: ultrasound evaluation of the fetus with congenital venous system malformation or developing circulatory compromise. *Ultrasound Obstet Gynecol*. 2010;36:93-111.

5. Kivilevitch Z, Gindes L, Deutsch H, Achiron R. Inutero evaluation of the fetal umbilical-portal venous system: two- and three-dimensional ultrasonic study. *Ultrasound Obstet Gynecol*. 2009;34:634-642.

6. Sinkovskaya E, Abuhamad A, Horton S, Chaoui R, Karl K. Fetal left brachiocephalic vein in normal and abnormal conditions. *Ultrasound Obstet Gynecol*. 2012;40:542-548.

7. Sinkovskaya E, Klassen A, Abuhamad A. A novel systematic approach to the evaluation of the fetal venous system. *Semin Fetal Neonatal Med*. 2013;18:269-278.

8. Chaoui R, Heling K, Karl K. Ultrasound of the fetal veins part 1: the intrahepatic venous system. *Ultraschall Med*. 2014;35:208-228.

9. Chaoui R, Heling KS, Karl K. Ultrasound of the fetal veins part 2: veins at the cardiac level. *Ultraschall Med*. 2014;35:302-318–quiz319–21.

10. Huisman TWA, Gittenberger-de Groot AC, Wladimiroff JW. Recognition of a fetal subdiaphragmatic venous vestibulum essential for fetal venous Doppler assessment. *Pediatr Res*. 1992;32:338-341.

11. Kiserud T, Kessler J, Ebbing C, Rasmussen S. Ductus venosus shunting in growth-restricted fetuses and the effect of umbilical circulatory compromise. *Ultrasound Obstet Gynecol*. 2006;28:143-149.

12. Mavrides E, Moscoso G, Carvalho JS, Campbell S, Thilaganathan B. The anatomy of the umbilical, portal and hepatic venous systems in the human fetus at 14-19 weeks of gestation. *Ultrasound Obstet Gynecol*. 2001;18:598-604.

13. Chaoui R, Heling KS, Kalache KD. Caliber of the coronary sinus in fetuses with cardiac defects with and without left persistent superior vena cava and in growth-restricted fetuses with heart-sparing effect. *Prenat Diagn*. 2003;23:552-557.

14. Karl K, Kainer F, Knabl J, Chaoui R. Prenatal diagnosis of total anomalous pulmonary venous connection into the coronary sinus. *Ultrasound Obstet Gynecol*. 2011;38:729-731.

15. Gardiner H, Chaoui R. The fetal three-vessel and tracheal view revisited. *Semin Fetal Neonatal Med*. 2013;18:261-268.

16. Karl K, Sinkovskaya E, Abuhamad A, Chaoui R. Intrathymic and other anomalous courses of the left brachiocephalic vein in the fetus. *Ultrasound Obstet Gynecol*. 2016;48:464-469.

第 11 章
妊娠早期胎儿心脏检查

概述

随着妊娠早期遗传风险评估的广泛应用，对包括先天性心脏病在内的胎儿畸形的妊娠早期超声筛查也不断受到关注。妊娠早期超声筛查颈项透明层可以检出与胎儿心脏畸形相关的染色体异常[1]，颈项透明层增厚已被证实是心脏畸形的一项危险因素[1-4]。

20 世纪 90 年代初，多位专家报道了在妊娠早期末及妊娠中期初用超声检测胎儿心脏畸形的可能性[5-9]，但这一检查方法仅适用于少数在胎儿心脏影像检查技术方面有丰富经验的医疗中心。随着高分辨率经阴道与经腹探头及新的彩色多普勒血流显像技术的出现，这种对妊娠早期胎儿进行清晰超声成像的检查方法，使得在妊娠早期就可以诊断多种胎儿畸形（图 11.1），其中包括心脏畸形（图 11.2）。尽管之前对妊娠早期胎儿心脏检查的最佳窗口期存在争议[6,10]，但现在已经确定为 11 周 0 天至 13 周 6 天，该时间与颈项透明层测量时间一致[2,9,11,12]。

如今已有足够的数据证明妊娠早期胎儿心脏检查的有效性，这一检查在胎儿心脏病学较高专业水平的医疗中心已成为重要组成部分。本书每一章都加入了相应的妊娠早期检查相关内容。本章主要讨论妊娠早期胎儿心脏检查的适应证、超声检查方法及其潜在的优势和局限性。更为详细的妊娠早期超声检查指南详见第 5 章。关于妊娠早期超声的全面介绍，请阅读关于这一主题的《胎儿畸形的妊娠早期超声诊断》（*First Trimester Ultrasound Diagnosis of Fetal Abnormalities*）[13]。

妊娠早期心脏检查的适应证

几乎所有已知的妊娠中期和妊娠晚期胎儿超声心动图的适应证都适用于妊娠早期心脏检查。根据笔者的经验和笔者所在医疗中心的转诊模式，表 11.1 列出了妊娠早期胎儿心脏检查的常见适应证。本书第 1 章详细讨论了与胎儿心脏畸形相关的母体检查适应证。本节主要讨论常见的胎儿检查适应证。

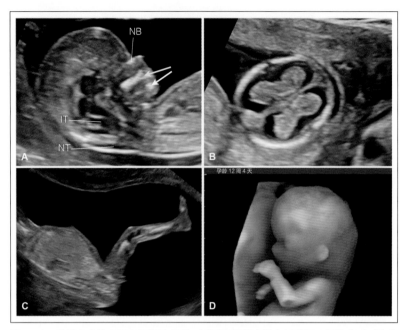

图 11.1　随着高分辨率超声设备的出现，妊娠早期超声的应用范围已经扩大到对胎儿解剖结构的详细评估。A. 正中矢状面显示颈项透明层（NT）、鼻骨（NB）、颅内透明层（IT）、上颌骨（黄色箭头）和下颌骨（白色箭头）等结构。B、C. 自胎儿头部至脚趾均可进行详细的检查。D. 妊娠 12 周胎儿的三维超声显示头部、面部和上肢。高分辨率超声图像可以清晰地进行妊娠早期胎儿心脏检查

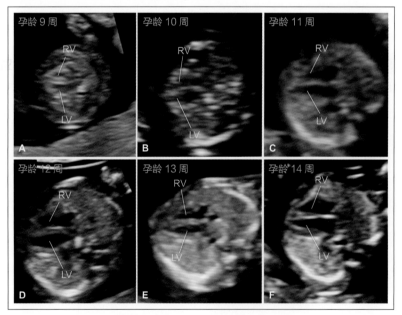

图 11.2　6 例正常胎儿的横位四腔心切面，孕龄分别为 9 周 4 天（A）、10 周 3 天（B）、11 周 2 天（C）、12 周 4 天（D）、13 周 2 天（E）、14 周 4 天（F）。图 A ~ D 为经阴道超声图像，图 E ~ F 为经腹超声图像。超声波自侧方入射可清楚显示被室间隔分隔开的右心室（RV）和左心室（LV）。自妊娠 11 周起（C），在最佳条件下胎儿心脏的图像已足够清晰，可以对部分心脏畸形进行诊断

	表 11.1 妊娠早期胎儿心脏检查适应证
母体适应证	非整倍体风险增加（包括母系或父系染色体平衡易位）
	母体的糖尿病控制不佳
	母体有心脏致畸物质接触史
	既往育有复杂心脏畸形患儿
	母体血液中游离 DNA 异常
胎儿适应证	颈项透明层增厚
	心轴偏移
	静脉导管反向 A 波
	三尖瓣反流
	严重的胎儿心外畸形
	早期胎儿水肿
	胎儿心律失常
	绒毛膜穿刺发现染色体异常

颈项透明层增厚

在妊娠 11 周 0 天至 13 周 6 天时测量胎儿颈项透明层厚度是目前公认的评估胎儿染色体异常风险的有效方法[14]。一些研究指出，颈项透明层增厚（图 11.3）与包括心脏畸形在内的严重胎儿畸形之间存在关联[14]。后续在低风险和高风险混合人群中进行的前瞻性研究表明，将颈项透明层增厚作为胎儿心脏畸形筛查工具的敏感度相当低[10,15,16]。一项 meta 分析表明，颈项透明层厚度大于第 99 百分位数时，检出胎儿心脏畸形的敏感度仅为 21%[3]。然而，所有关于颈项透明层与先天性心脏病相关性的研究都表明，随着胎儿颈项

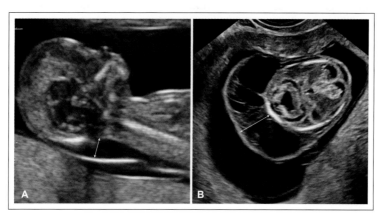

图 11.3 2 例颈项透明层（NT）增厚（黄色双向箭头）胎儿的经腹正中矢状面（A）和经阴道轴向切面（B）。NT 增厚与先天性心脏病有关，因此是进行胎儿超声心动图检查的适应证（见图 11.4）

透明层厚度的增加，严重心脏畸形的患病率呈指数级增长，但并不倾向于某种特定的先天性心脏病（图 11.4）[16]。另外，颈项透明层增厚的胎儿还存在一个有趣的现象：当出现心功能不全的超声表现，如静脉导管（ductus venosus，DV）频谱异常或三尖瓣反流（tricuspid regurgitation，TR）时，检出心脏畸形的敏感度会增加[10]。但颈项透明层增厚与胎儿心脏畸形之间的潜在病理生理机制尚不完全清楚。

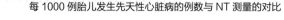

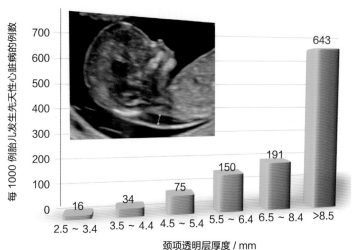

图 11.4　基于 12 项研究的 meta 分析—颈项透明层（NT）增厚与先天性心脏病风险之间的关系

引自 Clur SA, Ottenkamp J, Bilardo CM. The nuchal translucency and the fetal heart: a literature review. *Prenat Diagn*. 2009;29:739-748.

静脉导管频谱异常

正常情况下，静脉导管血流在整个心动周期中呈双相波（见第 14 章），在舒张期心房收缩时（A 波）为正向血流。静脉导管 A 波缺失或反向与妊娠早期非整倍体风险增加有关（图 11.5）[14,17]。Matias 等 [18] 首先观察到妊娠 11 ～ 13 周颈项透明层增厚胎儿中静脉导管 A 波反向与先天性心脏病的相关性[18]。一项关于此主题的 meta 分析表明，将静脉导管 A 波异常与颈项透明层增厚相结合，可检出 83% 的先天性心脏病，而当颈项透明层厚度在正常范围内时，检出率仅为 19%[19]。在最近的一项纳入 480 例正常胎儿和 48 例心脏畸形胎儿的研究中，3.1% 的正常胎儿出现静脉导管 A 波反向，而心脏畸形胎儿出现静脉导管 A 波反向的比例为 54.2%[20]。该研究还指出，以静脉导管频谱中 A/S 值（S 是心室收缩早期的峰值，A 是心房收缩的低谷值）的正态分布第 5 百分位数为阈值，可检出 60% 的心脏畸形，其假阳性率为 5%[20]。静脉导管 A 波反向和 A/S 值异常与胎儿先天性心脏病之间的病理生理机制尚不清楚，但与先天性心脏病相关的右心室容量和（或）压力增加导致的右心房前负荷增加可能是其潜在的机制之一。

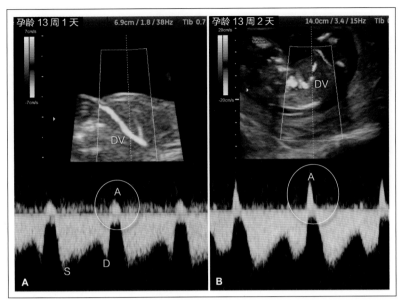

图 11.5　2 例妊娠 13 周胎儿的静脉导管（DV）频谱多普勒显示心房收缩时 A 波反向。
静脉导管 A 波反向提示胎儿心脏畸形的风险增加
D—舒张期峰值速度；S—收缩期峰值速度

心轴偏移

　　对胎儿心轴的评估是妊娠中、晚期胎儿心脏检查的一部分，其正常值范围为中线偏左 45°±（15° ～ 20°）[21]。有几项研究已经建立了妊娠中晚期胎儿心轴偏移与先天性心脏病之间的联系[22,23]。虽然导致心脏畸形的胎儿心轴偏移的特定胚胎学因素尚不清楚，但早期胚胎发育中房室袢的过度旋转被认为是潜在的机制[22,23]。

　　鉴于妊娠早期胎儿心脏超声成像的技术难度大，妊娠早期确定心轴可能非常有助于识别先天性心脏病。一项纳入 100 例妊娠 11 ～ 15 周胎儿心轴测量的前瞻性研究发现妊娠早期正常心轴为 40° ～ 60°[24]（图 11.6）。妊娠早期测量心轴时，推荐使用彩色多普勒或能量多普勒帮助识别室间隔以确定心轴线的准确位置（图 11.6 ～ 11.8）。

　　一项多中心病例对照研究报道了 197 例孕 11$^{+0/7}$ ～ 14$^{+6/7}$ 周的先天性心脏病胎儿的心轴，并与对照组进行比较[25]。结果显示对照组的平均心轴为 44.5°±7.4°，且不随头臀长的变化而改变。在先天性心脏病组中，25.9% 的胎儿心轴测量结果在正常范围内，其余 74.1% 的病例存在心轴偏移，包括 110 例胎儿心轴左偏（心轴 > 第 97.5 百分位数），19 例胎儿心轴右偏（心轴 < 第 2.5 百分位数），17 例胎儿由于心脏畸形无法识别心轴导致无法测量，如单心室[25]。该研究表明心轴测量在检测严重先天性心脏缺陷方面的表现明显优于单独或联合使用颈项透明层增厚、三尖瓣反流或静脉导管 A 波反向[25]。该研究建议将心轴评估纳入妊娠早期心脏检查中。心轴可以在四腔心切面上进行粗略评估，若怀疑存在心轴偏移，则应进行测量以确认结果。图 11.7 和 11.8 显示了 2 例妊娠早期心轴左偏伴有心脏畸形胎儿的心轴测量结果。

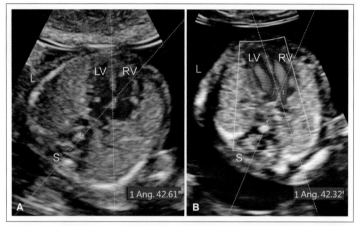

图 11.6　1 例妊娠 13 周心轴正常胎儿的灰阶（A）和彩色多普勒（B）图像。心脏四腔心切面通过两条线测量心轴：第一条线从脊柱（S）后方开始，在胸前中段结束，将胸腔一分为二；第二条线穿过室间隔。本例测得的角度为 42°（正常）

L—左；LV—左心室；RV—右心室

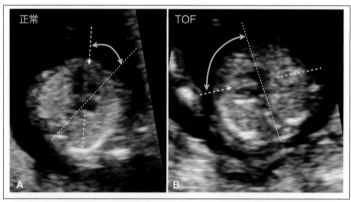

图 11.7　2 例妊娠 13 周胎儿心轴（蓝色箭头）的灰阶图像测量。A. 正常胎儿，心轴正常。B. 法洛四联症（TOF）胎儿心轴偏移。白线将胸腔一分为二，黄线为心轴线并且箭头指向室间隔。胎儿 B 心轴左偏，室间隔几乎垂直于白线

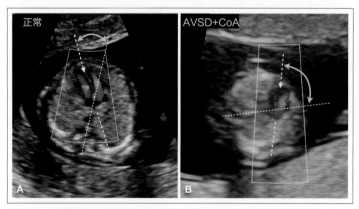

图 11.8　2 例妊娠 13 周胎儿心轴（蓝色箭头）的彩色多普勒图像测量。A. 心轴正常。B. 双心室均衡的房室间隔缺损（AVSD）伴主动脉缩窄（CoA），心轴过大

三尖瓣反流

妊娠早期胎儿三尖瓣反流与染色体异常有关（图 11.9）。一项研究对 1557 例妊娠 11 周 0 天 ~ 13 周 6 天胎儿在绒毛膜穿刺前进行了三尖瓣反流评估，染色体正常的胎儿三尖瓣反流者低于 5%，而超过 65% 的 21- 三体综合征胎儿及超过 30% 的 18- 三体综合征胎儿存在三尖瓣反流[26]。评估妊娠 11 ~ 14 周胎儿三尖瓣反流的超声技术规范如下：在心尖四腔心切面将多普勒取样框置于三尖瓣瓣口，取样容积设置为 2 ~ 3 mm，置于心房与心室之间，与血流方向的夹角小于 20°（图 11.9）[26]。当反流峰值速度大于 60 cm/s 且持续时间至少为收缩期的一半时，可诊断为三尖瓣反流（图 11.9）。经胎儿颈项透明层和血清生化筛查后，在妊娠早期和妊娠中期初进行三尖瓣血流评估可将假阳性率从 5% 降至 3% 以下，同时保持 90% 的高检出率，从而提高筛查的总体效能[27,28]。在高危人群中，28% 的 21- 三体综合征胎儿可在妊娠中期发现非孤立性的三尖瓣反流[29]。

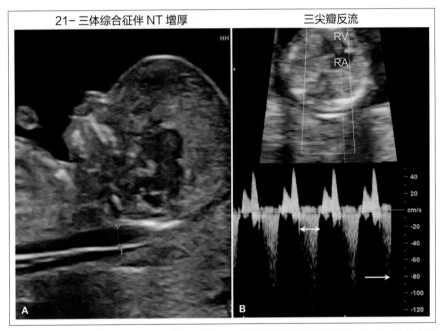

图 11.9　A. 1 例妊娠 12 周 21- 三体综合征胎儿伴颈项透明层（NT）增厚。B. 同一胎儿出现三尖瓣反流。三尖瓣反流的判断标准：于心尖四腔心切面，将取样容积设置为 2 ~ 3 mm 并横跨三尖瓣瓣口，其中一条横线位于右心房（RA），另一条横线位于右心室（RV），与血流方向的夹角小于 20°。若收缩期反流的峰值速度大于 60 cm/s（图 B 箭头，接近 80 cm/s），且持续时间至少为收缩期的一半（图 B 双向箭头），则诊断为三尖瓣反流

先天性心脏病胎儿亦有在妊娠早期发现三尖瓣反流的报道（图 11.10）[30]。在一项纳入 85 例心脏畸形胎儿的研究中，出现颈项透明层厚度大于第 95 百分位数、三尖瓣反流、静脉导管 A 波反向的病例数分别为 30 例（35.3%）、28 例（32.9%）和 24 例（28.2%）[25,31]。在妊娠早期出现三尖瓣反流提示须对胎儿心脏进行超声评估，尤其是在存在其他先天性心脏病相关适应证的情况下，如颈项透明层增厚、静脉导管多普勒频谱异常或心轴偏移。

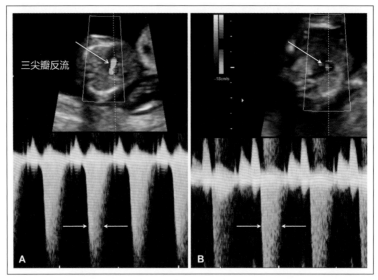

图 11.10　2例心脏畸形胎儿的三尖瓣多普勒频谱。A. 房室间隔缺损。B. 法洛四联症。彩色多普勒血流和频谱多普勒（箭头）图像均显示存在三尖瓣反流。妊娠早期存在三尖瓣反流时，心脏畸形风险增加

妊娠早期心脏检查

　　第5章介绍了有关妊娠早期胎儿超声检查的现有指南。已有多项研究发表了11～14周进行详细胎儿心脏评估的准确性和可行性。这些研究建议采用包括彩色多普勒血流成像在内的系统检查方法对胎儿内脏位置、四腔心切面和以三血管－气管切面为主的流出道切面进行评估 [9,32-35]。在最近一项纳入 93 209 例无明显染色体异常胎儿的大型回顾性研究中，在妊娠 11～13 周测量颈项透明层并评估三尖瓣反流和静脉导管多普勒频谱，可检出 53.6% 的严重心脏畸形病例，包括所有的三尖瓣闭锁或肺动脉瓣闭锁、多瓣膜发育不良，以及 90% 以上的左心发育不良综合征和房室间隔缺损病例 [36]。该研究得出，胎儿颈项透明层厚度大于或等于第 95 百分位数、颈项透明层厚度大于或等于第 99 百分位数、三尖瓣反流和静脉导管频谱异常在严重心脏畸形胎儿中的检出率分别为 36.5%、21.3%、28.9% 和 27.5% [36]。

　　在许多国家，妊娠早期胎儿超声检查已成为一种面向所有孕妇的筛查手段，但在有些国家仍然仅限于特定的适应证 [37]。随着关于妊娠早期超声检查在胎儿畸形评估中的价值的研究不断增多，以及在检查过程中积累的经验不断增多，笔者相信在当地资源允许的情况下，所有孕妇都将常规接受妊娠早期超声检查。妊娠早期超声检查的应用已从估计孕龄和非整倍体筛查发展到评估胎儿解剖结构以发现包括心脏畸形在内的严重畸形 [38,39]。

　　妊娠早期胎儿心脏检查需要在妊娠中期超声检查方法的基础上稍加改进。其中，熟悉超声设备和选择合适的探头以优化图像是妊娠早期超声检查的一个重要方面。此外，超声检查往往受到胎位的限制，这使得检查者在经腹和经阴道扫查之间切换和（或）小心推动

子宫以使胎儿处于便于检查的位置。本节讨论了妊娠早期胎儿心脏检查的技术问题，并在表 11.2 和 11.3 中进行了总结。

表 11.2　妊娠早期胎儿心脏灰阶超声的图像优化方法
胎儿自然仰卧位（颈项透明层测量体位）
图像放大
缩窄扇区宽度
胎儿胸腔占据超声显示屏的 1/3
使用高对比度图像设置
使用中、高分辨率探头
胎儿心尖部或部分右心指向探头
必要时使用经阴道超声探头以获得更高的图像分辨率

表 11.3　妊娠早期胎儿心脏彩色多普勒血流的图像优化方法
优化灰阶图像后再进行彩色多普勒血流成像
缩窄彩色取样框
减少输出功率并遵守 ALARA 原则
设置中等速度标尺
设置中等滤波
设置中 – 长余辉
降低彩色多普勒增益
使用双向能量多普勒
预设妊娠早期超声检查条件以减少暴露时间

注：ALARA—尽可能低剂量。

经阴道超声 vs 经腹超声

　　普遍认为，妊娠早期经阴道超声（transvaginal ultrasound，TVUS）检查的效果优于经腹超声，因为经阴道超声的图像分辨率和质量更高（图 11.2，11.11 ~ 11.13）。经阴道超声的缺点在于需要更多的操作时间，检查前阴道探头的准备和检查后的消毒不便，且医师还需要具备一些额外的技能 [12]。经阴道超声由于探头的倾斜范围是有限的，医师一方面需要熟练操控探头，另一方面需要熟悉子宫结构以便更好地优化接近胎儿胸腔的入路。评估胎儿心脏的最佳胎位是低横位，此时胎儿胸腔与经阴道探头的距离最短。妊娠 13 周前（头臀长 <70 mm）进行经阴道超声检查最佳，此时子宫体积较小且胎儿通常呈横卧位（图 11.13）。妊娠

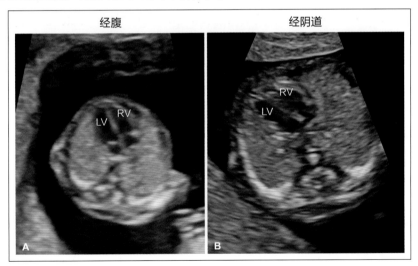

图 11.11　妊娠 12 周正常胎儿经腹（A）和妊娠 13 周正常胎儿经阴道（B）超声成像的心尖四腔心切面图像，与图 A 相比，图 B 分辨率更高

LV—左心室；RV—右心室

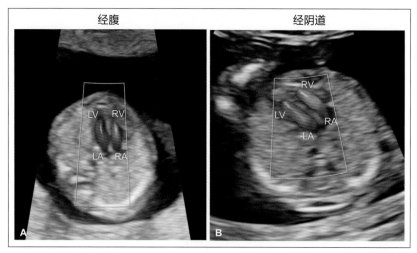

图 11.12 妊娠 13 周胎儿经腹（A）和经阴道（B）超声心尖四腔心切面的彩色多普勒血流成像。可见舒张期血流自右心房（RA）和左心房（LA）分别进入右心室（RV）和左心室（LV）。两图的彩色多普勒血流成像信息十分接近。但图 B 为经阴道超声，分辨率更高。当怀疑心脏畸形时，可通过经阴道超声获取更多的解剖细节

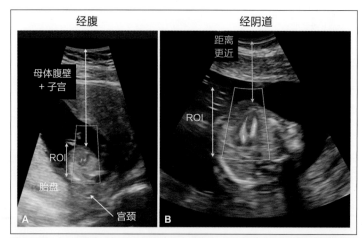

图 11.13 A. 经腹超声扫查 1 例妊娠 12 周胎儿，由于探头与感兴趣区域（ROI）的距离远，所以分辨率低，且胎儿位置靠近宫颈（白色箭头）。B. 15 分钟后对同一胎儿进行经阴道彩色多普勒超声检查显示四腔心切面，与经腹超声（A）相比分辨率有显著提高

13 周后，胎儿通常在子宫内呈纵向体位，而经阴道高分辨率探头深度的降低限制了心脏图像的获取。根据笔者的经验，在大多数情况下，在妊娠 12 ～ 13 周（头臀长为 60 ～ 70 mm）通过经阴道超声进行胎儿心脏成像是可行且可靠的。在妊娠 13 周后，使用最先进的探头，即使胎儿背部朝向探头，经腹超声也可提供极佳的图像质量。在妊娠早期胎儿心脏评估中，若条件允许可使用线阵探头经腹检查，以进一步提高胎儿心脏的成像质量 [40,41]，详见第 12 章。总体而言，推荐使用对胎龄、母体条件和胎位都能兼顾的检查方法（图 11.13）。在一些情况下，特别是在怀疑胎儿存在心脏畸形时，常常需要联合使用经阴道超声和经腹超声。

灰阶超声

灰阶超声检查的优化方法。二维灰阶超声在妊娠早期所获取的胎儿腹围水平的腹部横切面（图 11.14）和四腔心切面水平的胸腔横切面（图 11.15，11.16）是可靠的。检查过程中建议自腹部横切面向四腔心切面进行连续滑动扫查，以发现内脏的位置正常与否。注意对比观察妊娠 13 周胎儿的正常（图 11.16）与异常的内脏和心脏位置（图 11.17，11.18）。

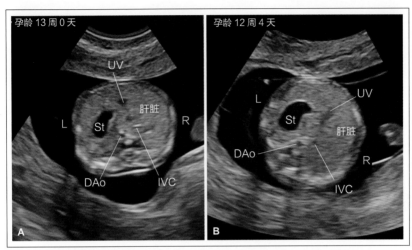

图 11.14　经阴道高分辨率探头获取的正常胎儿上腹部横切面，孕龄分别为 13 周（A）和 12 周（B）。胃（St）和降主动脉（DAo）位于左侧，而下腔静脉（IVC）和肝脏位于右侧。脐静脉（UV）也可识别。为了排除内脏位置异常，妊娠早期应对此切面进行常规检查，但此孕龄通常不容易显示降主动脉和下腔静脉

L—左；R—右

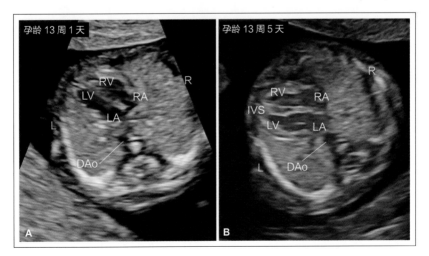

图 11.15　经阴道超声获取 2 例正常 13 周胎儿的心尖（A）和横位（B）四腔心切面。两个切面均可见降主动脉（DAo），室间隔（IVS）在横位四腔心切面上显示效果最佳

L—左；LA—左心房；LV—左心室；R—右；RA—右心房；RV—右心室

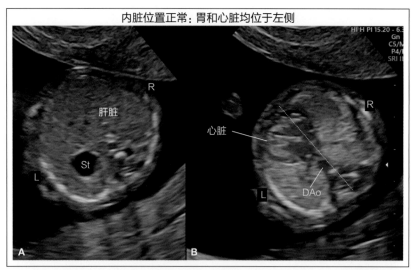

图 11.16　经阴道超声双幅模式显示正常妊娠 13 周胎儿左侧的胃（St）、心脏和降主动脉（DAo）。定位上述解剖结构是妊娠早期系统超声检查的一部分。用虚线将胎儿胸腔左右平分，以评估心脏位置。请与图 11.17 和 11.18 对照查看

L—左；R—右

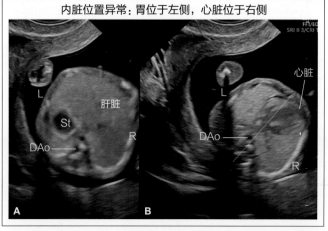

图 11.17　经阴道超声双幅模式检查妊娠 13 周右位心胎儿。A. 胃（St）和降主动脉（DAo）位于左侧，位置正常。B. 心脏指向右侧。用虚线将胎儿胸腔左右平分，以评估心脏位置。若未进行双幅模式对比，则容易忽视此异常。请与图 11.16 正常胎儿双幅模式对照查看

L—左；R—右

在良好的扫查条件下，妊娠 11 ～ 12 周即可在四腔心切面清晰地显示心脏解剖结构异常（图 11.19）。左、右心室的流出道解剖结构通常因细小而无法观察。但是通过改变声束入射角度使血管横向对齐，可以更好地显示大血管。而且在大多数情况下，使用彩色多普勒或高分辨率能量多普勒也能够更容易地显示大血管。

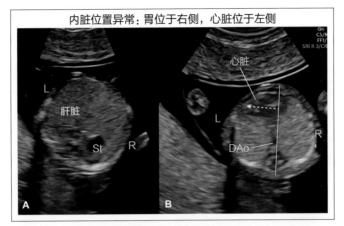

图 11.18　妊娠 13 周内脏位置异常胎儿经阴道超声双幅模式图像。A.
胃（St）位于胎儿右侧。B. 心脏和降主动脉（DAo）位于左侧。蓝线
将胎儿胸腔左右分开以进行心脏位置评估。此胎儿存在房室间隔缺损及
心轴偏移。若未进行双幅模式对比，则容易忽视此异常。请与图 11.16
正常胎儿双幅模式对照查看

L—左；R—右

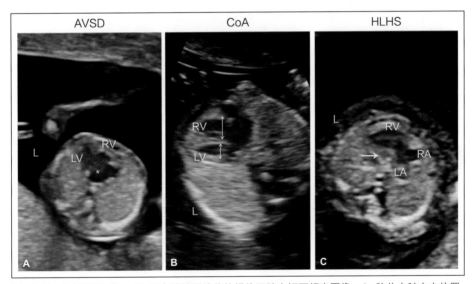

图 11.19　3 例妊娠 12 ～ 13 周心脏畸形胎儿的横位四腔心切面超声图像。A. 胎儿心脏中央位置、
右心室（RV）和左心室（LV）之间存在大的房室间隔缺损（AVSD）（星号）。B. 主动脉缩窄（CoA）
胎儿可见双心室比例失调，左心室小。C. 典型的左心发育不良综合征（HLHS）胎儿，仅见右心室，
而左心室明显缩小，仅见心室壁回声（箭头）

L—左；LA—左心房；RA—右心房

彩色多普勒

　　表 11.3 总结了妊娠早期胎儿心脏彩色多普勒检查的优化方法。彩色多普勒是妊娠早
期胎儿心脏检查的重要工具，其应用并不局限于检测血流情况。由于妊娠早期二维灰阶

超声的分辨率低，而彩色多普勒在描绘心腔和血管的形状上具有极大的优势，因此可用于评估胎儿心脏解剖结构（图 11.20 ~ 11.22）。彩色多普勒（图 11.20 A）或高分辨率能量多普勒（图 11.20 B）在妊娠早期心脏成像上具有显著优势，可以显示血流方向和血流模式，其显示心尖或心底四腔心切面的充盈情况并能突出显示室间隔（图 11.20），是灰阶图像的良好补充。笔者认为，妊娠早期四腔心切面的彩色多普勒超声检查在识别心脏解剖结构方面至关重要（图 11.12，11.20，11.23）。胎儿胸腔上部的横切面，包括五腔心切面、右心室短轴切面和三血管 – 气管切面的彩色多普勒或高分辨率能量多普勒超声图像（图 11.21），提供的诊断信息优于仅使用二维灰阶超声。主动脉弓和动脉导管弓的解剖

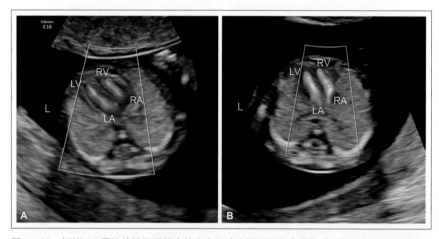

图 11.20　妊娠 13 周胎儿经阴道超声的心尖四腔心切面彩色多普勒（A）和高分辨率彩色多普勒（B）图像。显示舒张期血流从右心房（RA）和左心房（LA）分别流入右心室（RV）和左心室（LV）

L—左

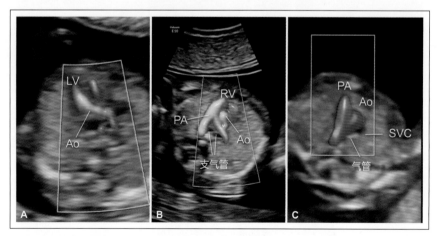

图 11.21　3 例妊娠 12 ~ 13 周胎儿的经阴道彩色多普勒显示五腔心切面（A）、右心室（RV）短轴切面（B）和三血管 – 气管切面（C）

Ao—主动脉；LV—左心室；PA—肺动脉；SVC—上腔静脉

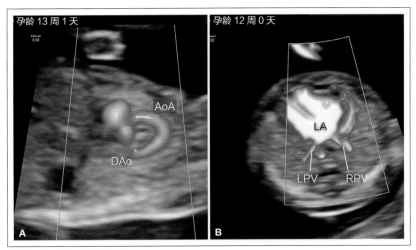

图 11.22　A. 1 例妊娠 13 周正常胎儿的主动脉弓（AoA）彩色多普勒图像。B. 1 例妊娠 12 周正常胎儿胸腔横切面显示的四腔心切面，预设高分辨率、低速血流条件下的彩色多普勒图像，可见左肺静脉（LPV）和右肺静脉（RPV）汇入左心房（LA）

DAo—降主动脉

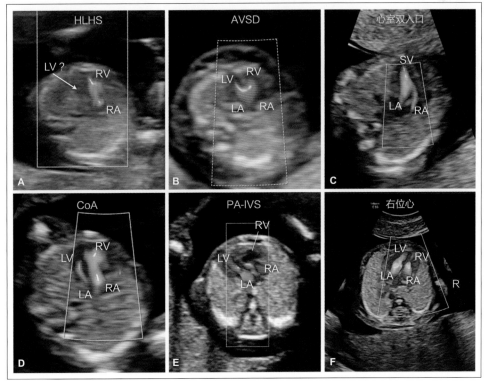

图 11.23　6 例妊娠 12 ~ 13 周心脏畸形胎儿的异常心尖四腔心切面彩色多普勒图像。A. 左心发育不良综合征（HLHS）胎儿，彩色多普勒显示通过单个腔室，即右心室（RV）的血流，箭头所示为发育不良的左心室（LV ？）。B. 房室间隔缺损（AVSD）胎儿，可见心脏十字交叉缺失（单一彩色血流通道）。C. 心室双入口胎儿，可见血流自右心房（RA）和左心房（LA）流向单一心室腔（SV）。D. 主动脉缩窄（CoA）胎儿，显示心室腔大小不同，左心室（LV）缩小。E. 室间隔完整型肺动脉闭锁（PA-IVS）胎儿，显示血流进入单一心室腔（左心室）。F. 右位心胎儿四腔心切面彩色多普勒显示心尖指向右侧（R）

位置、大小、通畅度和血流方向也更容易辨识（图 11.21，11.22 A，11.24）。此外，在低速度标尺和高增益的条件下，彩色多普勒可以显示流入左心房的左、右肺静脉（图 11.22 B），但通常只有存在相关疾病家族史或心脏畸形时，才会在妊娠早期显示这些微小结构。妊娠早期四腔心切面和三血管 - 气管切面的二维灰阶和彩色多普勒的异常表现总结见表 11.4。近年来，已有多篇文献采用增加彩色多普勒超声的妊娠早期四腔心切面和流出道切面（主要是三血管 - 气管切面）的简化筛查方法，并报道了该方法对心脏畸形的检出率高 [33,35,42]。三血管 - 气管切面可检出涉及流出道的妊娠早期心脏畸形，是进行彩色多普勒检查的主要推荐切面之一 [35]。图 11.23 和 11.24 显示了彩色多普勒在四腔心切面和三血管 - 气管切面上检出的各种胎儿心脏畸形。

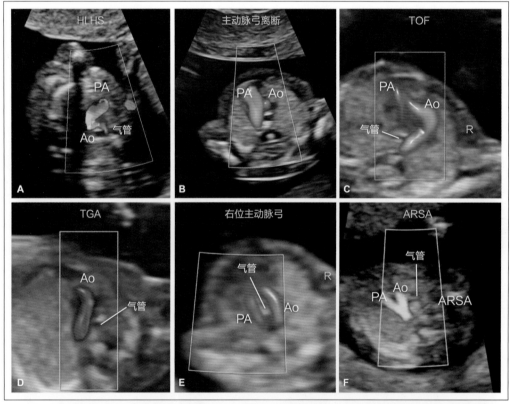

图 11.24　6 例妊娠 12 ～ 13 周心脏畸形及正常变异胎儿的三血管 - 气管切面彩色多普勒图像。请与图 11.21C 正常胎儿三血管 - 气管切面对照查看。A. 左心发育不良综合征（HLHS）胎儿典型的肺动脉（PA）正向血流以及狭小的主动脉（Ao）反向血流。B. 主动脉弓离断胎儿，可见主动脉峡部缺失和主动脉弓离断。C. 法洛四联症（TOF）胎儿，表现为肺动脉变细、主动脉略增宽，两大动脉血流方向一致，同时合并右位主动脉弓。D. 大动脉转位（TGA）胎儿，由于肺动脉（未显示）位于主动脉后方，在三血管 - 气管切面上仅显示单支血管（主动脉）。E. 主动脉弓位于气管右侧，而肺动脉和动脉导管位于气管左侧。F. 右锁骨下动脉迷走（ARSA）胎儿，可见锁骨下动脉走行于气管后方

R—右

表 11.4	妊娠早期超声异常发现及疑似心脏畸形	
四腔心切面二维灰阶与彩色多普勒成像	心轴左偏	TOF、CAT、TGA、DORV、右位主动脉弓及其他
	心轴右偏或右位心	内脏异位、内脏反位、膈疝及其他
	三尖瓣反流	AVSD、Ebstein 畸形、一过性反流、三尖瓣发育不良及其他
	单心室	AVSD、心室双入口、HLHS、主动脉缩窄、三尖瓣闭锁合并室间隔缺损等
	心腔比例失调	主动脉缩窄、HLHS、室间隔完整型肺动脉闭锁、二尖瓣闭锁、三尖瓣闭锁、DORV
三血管 – 气管切面彩色多普勒成像	血管内径不一致、血流方向一致	TOF、主动脉缩窄
	血管内径不一致、血流反向	HLHS、肺动脉闭锁
	粗大的单一大血管	CAT、DORV
	内径正常的单一大血管	TGA、DORV
	血管中断	主动脉弓离断、CAT
	主动脉弓走行于气管右侧	右位主动脉弓、双主动脉弓

注：AVSD—房室间隔缺损；CAT—共同动脉干；DORV—右室双出口；HLHS—左心发育不良综合征；TGA—大动脉转位；TOF—法洛四联症。

三维超声

有时妊娠早期不能很好地显示胎儿的所有心脏切面，此时不管是使用静态三维超声，还是使用时间 – 空间关联成像（spatiotemporal image correlation，STIC）技术获取的三维容积数据均有助于离线重建感兴趣切面（图 11.25 ~ 11.30）[43-45]。通过彩色多普勒或

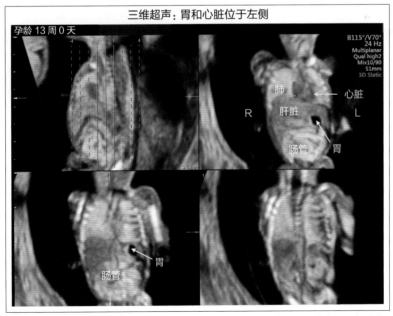

图 11.25 正常妊娠 13 周胎儿的胸腹部经阴道三维容积采集和断层（多平面）成像，冠状面可显示胸腔内的肺、心脏和膈肌以及腹部的胃、肝脏和肠管。与图 11.26 相比，正常胎儿的心脏和胃均在左侧

L—左；R—右

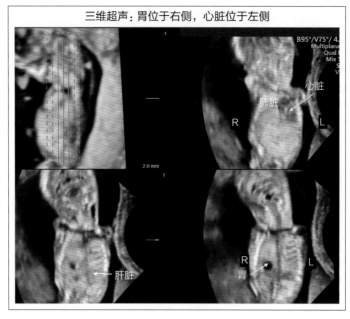

图 11.26 妊娠 12 周内脏异位胎儿的胸腹部经阴道三维容积采集和断层（多平面）成像，类似图 11.18，冠状面也可显示胸腔内的肺、心脏和膈肌以及腹部的胃、肝脏和肠管。与图 11.25 正常胎儿比较可发现，本例胎儿心脏位于左侧（L）而胃位于右侧（R）

高分辨率能量多普勒获得时间－空间关联成像时，可以更可靠地评估大血管的起源和走行 [43-45]。图 11.25 和 11.26 分别是正常胎儿和内脏位置异常胎儿在表面模式下的三维容积采集和断层成像。图 11.27 为正常胎儿时间－空间关联成像容积数据的表面渲染模式，图 11.28 和 11.29 是两个正常胎儿在玻璃体模式下从三维容积数据中重建和渲染的四腔心切面、五腔心切面和三血管－气管切面。图 11.30 为使用玻璃体模式显示正常胎儿的大血管交叉（图 11.30 A）和大动脉转位胎儿的大血管平行走行（图 11.30 B）。

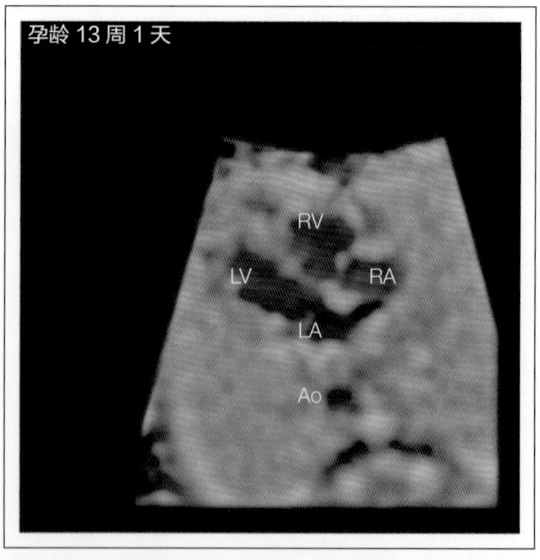

图 11.27 经阴道超声时间－空间关联成像（STIC）技术的表面渲染模式显示妊娠 13 周胎儿四腔心切面。右心房（RA）、左心房（LA）、右心室（RV）及左心室（LV）清晰可见

Ao—主动脉

妊娠第 11 周前的心脏检查

超声技术正在迅速发展。最近引进的新型超声设备，包括高分辨率二维灰阶和彩色多普勒探头，除了具备检测和显示低速血流的能力外，还可以将妊娠早期心脏成像的检查时

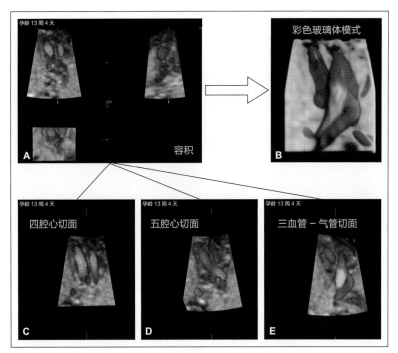

图 11.28　经阴道超声获取的彩色多普勒时间 – 空间关联成像（STIC）技术容积数据。A. 正交平面显示时间 – 空间关联成像的原始容积数据。在这个容积数据中，可重建胎儿的多个心脏切面，四腔心切面（C）、五腔心切面（D）和三血管 – 气管切面（E）。此外，可使用三维渲染的玻璃体模式对容积数据进行分析显示（B）

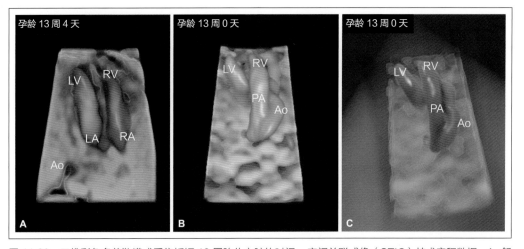

图 11.29　三维彩色多普勒模式采集妊娠 13 周胎儿心脏的时间 – 空间关联成像（STIC）技术容积数据。A. 舒张期四腔心切面，血液自左心房（LA）和右心房（RA）分别流入左心室（LV）和右心室（RV）。B. 主动脉（Ao）和肺动脉（PA）分别起源于左心室和右心室，且主动脉位于肺动脉的后方。此外，以玻璃体模式渲染三维容积可同时显示三维彩色多普勒和三维灰阶超声信息。C. 大血管的单色三维显像模式。详见第 16 章

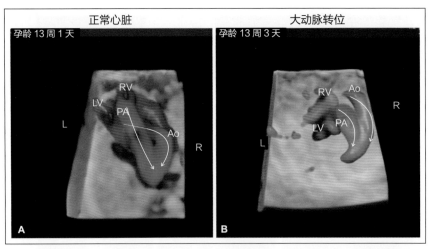

图 11.30 2例妊娠13周胎儿心脏时间–空间关联成像（STIC）技术的三维彩色多普勒玻璃体模式图像。A. 正常胎儿的三血管–气管切面，可见肺动脉（PA）跨过主动脉（Ao）。B. 大动脉转位胎儿显示血管平行走行

L—左；LV—左心室；R—右；RV—右心室

间窗扩展到妊娠9周左右的胚胎发育阶段（图11.31）。只有少数复发风险极高的心脏畸形妊娠出现特定指征时才需要在妊娠11周前进行胎儿心脏超声检查（图11.32）。在妊娠第9 ~ 10周对心脏进行超声成像并提供结果保证虽然需要十分谨慎，但这能使此类患者安心。图11.33所示胎儿在妊娠9周时，检测到存在与双亲染色体易位相关的单心室复发高风险。随着游离DNA在基因筛查中的广泛应用，结果异常的患者可以在妊娠早期进行详细的超声检查，以评估胎儿解剖结构有无异常（图11.34）。

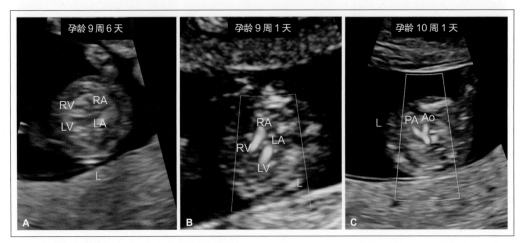

图 11.31 3例妊娠9 ~ 10周胎儿的心脏解剖结构的超声图像。A. 妊娠9周胎儿四腔心切面侧面观的二维灰阶图像，显示右心房（RA）、右心室（RV）、左心房（LA）和左心室（LV）。B. 妊娠9周胎儿四腔心切面背面观的彩色多普勒图像，显示右心室和左心室明显充盈。C. 妊娠10周胎儿三血管–气管切面的彩色多普勒图像，显示其解剖结构正常。在此孕龄较难获取三血管–气管切面

Ao—主动脉；L—左；PA—肺动脉

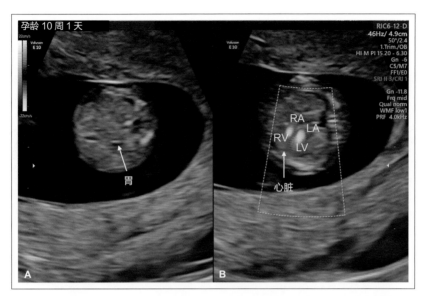

图 11.32　妊娠 10 周内脏位置正常胎儿的腹部横切面二维灰阶图像（A）和胸腔横切面彩色多普勒图像（B），孕妇既往有妊娠合并内脏异位综合征病史，既往妊娠胎儿胃位于右侧，心脏（单心室）位于左侧。本次妊娠胎儿胃（A）和心脏（B）均位于左侧，彩色多普勒显示两个心室血流充盈正常（B）。随后在 13 周和 22 周的超声检查证实胎儿解剖结构正常

RA—右心房；RV—右心室；LA—左心房；LV—左心室

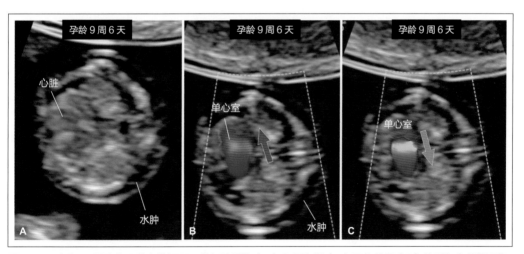

图 11.33　妊娠 9 周胎儿四腔心横切面二维灰阶图像（A）和舒张期（B）及收缩期（C）的彩色多普勒图像。孕妇既往妊娠 13 周时发现胎儿单心室和颈项透明层增厚，并伴有双亲起源的染色体不平衡易位。本次妊娠胎儿胸腔周围可见水肿。A. 二维灰阶图像心脏显示不清。B. 彩色多普勒显示舒张期仅见一束血流流入单一心室腔（红色箭头）。C. 可见收缩期大量反流（蓝色箭头）。11 周复查超声证实为再发胎儿心脏畸形，绒毛穿刺发现再发染色体核型异常

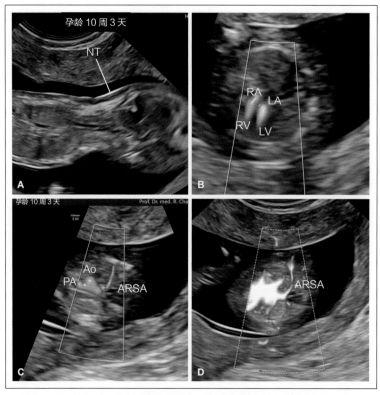

图 11.34　35 岁孕妇在妊娠 10 周时被检出 21- 三体综合征的游离 DNA（cfDNA）高风险。A. 超声检查显示胎儿颈项透明层（NT）厚度正常。B. 四腔心切面显示右心室（RV）和左心室（LV）充盈正常，无房室间隔缺陷征象。C、D. 高分辨率彩色多普勒显示胎儿存在右锁骨下动脉迷走（ARSA）。11 周绒毛膜穿刺证实为21- 三体综合征

Ao—主动脉；LA—左心房；PA—肺动脉；RA—右心房

　　在妊娠 9 ～ 10 周进行心脏评估的主要局限性在于绝大多数孕妇还需在 12 周或 12 周后进行超声随访以证实结果。目前,关于妊娠 11 周前获取的胎儿心脏图像质量的数据有限。在一项纳入 261 例平均孕龄为 10 周 6 天的胎儿进行二维灰阶和彩色多普勒成像的研究中,52% 的胎儿在第 8 周时能识别出四腔心切面,在第 10 周和第 11 周识别率分别增加到 80%和 98%[46]。第 10 周,在彩色多普勒的辅助下两个流出道切面的识别率均为 64%。肺静脉的二维灰阶或彩色多普勒成像均在 11 周以后。该研究的结论是心脏超声检查最早可以在妊娠第 8 周进行,且使用彩色多普勒超声可显著增加心脏解剖结构的检出率。

　　在妊娠第 11 周前进行胎儿心脏畸形诊断的准确性低,假阳性率和假阴性率都很高,因此目前并不提倡在此孕龄进行超声诊断。本节介绍这些信息只是为了让内容更加完整,并强调当前超声技术的局限性。但随着超声技术的发展,胎儿心脏成像的时间界限无疑也将被推至更小的孕龄。

安全性

在需要妊娠相关的医学信息且使用得当的情况下，超声检查是一种安全的成像手段。然而传递给胎儿的超声波能量并不是完全无害的，而且将来可能会导致某种生物效应[47]。因此，妊娠早期的胎儿心脏评估应在尽可能低的超声功率设置下进行（图 11.35），并遵循尽可能低剂量（as low as reasonably achievable，ALARA）原则[38]。频谱多普勒的超声能量比二维灰阶及彩色多普勒高，因此，妊娠早期频谱多普勒的使用应限于特定的适应证，并在二维灰阶或彩色多普勒评估异常的情况下进行。此外，还应限制检查时间，遵守超声波的安全原则。本书推荐使用彩色多普勒录像回放的方法，在图像冻结后，可以从回放中找出单帧图像并存储在图像归档系统中。该技术可以减少胎儿的彩色多普勒检查暴露时间。但当怀疑有复杂心脏畸形时，则应权衡潜在的风险和早期诊断的好处。

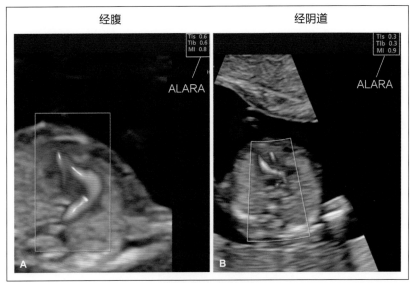

图 11.35　ALARA 原则指出，在妊娠期间尤其是在妊娠早期，检查时应该使用最低的超声能量。注意经腹（A）和经阴道（B）超声显示的机械指数（MI）、骨组织热指数（TIb）及软组织热指数（TIs）。在理想情况下，机械指数和热指数应小于 1

ALARA—尽可能低剂量

妊娠早期心脏检查的优势和局限性

妊娠早期心脏畸形的疾病谱不同于妊娠中期和妊娠晚期。一些在妊娠早期诊断的心脏畸形与水肿或染色体异常有关，这可能导致胎儿在妊娠中期死亡。研究表明，与妊娠中期和妊娠晚期相比，在妊娠早期检出的心脏畸形更复杂，且与染色体异常的相关性更高。妊娠早期心脏检查为患者提供了一些益处（表 11.5），例如，心脏畸形高危的孕妇可尽早确定胎儿心脏正常。当诊断出严重心脏畸形时，孕妇可以自主选择终止妊娠，且风险显著低于妊娠中期终止妊娠。

妊娠早期心脏检查的局限性：①当妊娠早期诊断心脏解剖结构正常时，仍需要在妊娠中期再次进行详细的胎儿心脏检查，这是因为一些心脏畸形在妊娠中期更为明显，如室间隔缺损、瓣膜狭窄和肺静脉异常等；②需要操作熟练且经验丰富的超声医师和高频探头；③可能需要联合经腹超声和经阴道超声检查，因此耗时较长。

表 11.5　妊娠早期心脏成像的优缺点

优点	既往有复杂心脏畸形病史的患者在妊娠早期确认心脏是否正常
	在妊娠早期被诊断为严重心脏畸形，这类畸形需要做其他检查和早期做决定
缺点	需要检查者操作熟练
	耗时，且偶尔需要经腹和经阴道联合检查
	需要在妊娠中期再次进行心脏检查
	妊娠早期心脏正常并不能排除在妊娠中期出现心脏异常
	轻度心脏畸形存在假阳性诊断

在胎儿没有水肿和心外畸形的情况下，本书推荐在妊娠中期诊断心脏畸形，以减少可能的假阳性和假阴性。妊娠早期心脏检查常见的假阳性诊断包括灰阶回声失落或彩色多普勒伪影导致的室间隔缺损诊断、左上腔静脉合并冠状静脉窦扩张导致的房室间隔缺损诊断、心脏解剖细节显示不清导致的单心室诊断（图 11.36），以及三尖瓣反流导致的胎儿左右心室大小不一致诊断，而这些都可能会在妊娠中期消失。此外，经阴道扫查时探头方向错误也可能导致胎儿内脏位置判断错误。

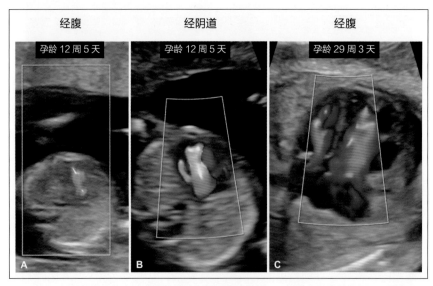

图 11.36　妊娠早期胎儿心脏成像的风险包括错误的诊断。1 例首次检查的妊娠 12 周胎儿心脏，经腹超声（A）怀疑单心室，最大的可能是左心发育不良综合征。经阴道超声（B）显示左心室小且可见充盈，因此怀疑主动脉缩窄。妊娠 29 周复查超声（C）显示左心室虽小，但发育尚可，最终确认为主动脉缩窄

假阴性诊断包括法洛四联症合并轻度肺动脉狭窄、大动脉转位、房室间隔缺损、室间隔缺损、左心或右心发育不良综合征，以及主动脉弓畸形（包括主动脉弓缩窄和主动脉弓离断）。此外，一些胎儿心脏畸形在妊娠早期还未形成，如心脏横纹肌瘤、心肌病、小的室间隔缺损和轻度半月瓣狭窄等，因而无法在妊娠早期被检出[38]。而在大血管中检测到的异常血流信号则几乎都与心脏畸形有关。

要点　妊娠早期胎儿心脏检查

- 妊娠早期胎儿心脏检查是指在妊娠 11 ～ 14 周进行的有针对性的心脏检查。
- 在妊娠早期，采用经阴道超声检查胎儿心脏的最佳胎位是低横位。
- 大多数情况下，在妊娠 12 ～ 13 周（头臀长 60 ～ 70 mm）时通过经阴道超声进行胎儿心脏检查是可行且可靠的。
- 当超声波入射方向几乎垂直于流出道时，妊娠早期心室流出道的成像效果最好。
- 彩色多普勒或高分辨率能量多普勒除了能显示血流方向外，还能显示血流的其他信息，因此在妊娠早期胎儿心脏成像中具有显著的优势。
- 彩色多普勒或高分辨率能量多普勒显示上胸部横切面，包括三血管 - 气管切面时所提供的诊断信息，优于单纯的二维灰阶超声。
- 妊娠 11 ～ 15 周胎儿的正常心轴为 40° ～ 60°。
- 妊娠早期心轴偏移是包括圆锥动脉干畸形在内的先天性心脏病的敏感指标。
- 普遍认为，与妊娠中期和妊娠晚期相比，妊娠早期检出的心脏畸形更为复杂，且与染色体异常的相关性更高。
- 早期心脏检查的缺点是即使妊娠早期诊断为心脏解剖结构正常，仍需要在妊娠中期复查确认。
- 进行妊娠早期胎儿超声心动图检查应具备明确的适应证，并且使用尽可能低的超声能量设置。

（熊　奕）

参考文献

1. Staboulidou I, Pereira S, Cruz J de J, Syngelaki A, Nicolaides KH. Prevalence and outcome of absence of ductus venosus at 11(+0) to 13(+6) weeks. *Fetal Diagn Ther*. 2011;30:35-40.

2. Huggon IC, Ghi T, Cook AC, Zosmer N, Allan LD, Nicolaides KH. Fetal cardiac abnormalities identified prior to 14 weeks' gestation. *Ultrasound Obstet Gynecol*. 2002;20:22-29.

3. Makrydimas G, Sotiriadis A, Huggon IC, et al. Nuchal translucency and fetal cardiac defects: a pooled analysis of major fetal echocardiography centers. *Am J Obstet Gynecol*. 2005;192:89-95.

4. Simpson LL, Malone FD, Bianchi DW, et al. Nuchal translucency and the risk of congenital heart disease. *Obstet Gynecol*. 2007;109:376-383.

5. Gembruch U, Knopfle G, Chatterjee M, Bald R, Hansmann M. First-trimester diagnosis of fetal congenital heart disease by transvaginal two-dimensional and Doppler echocardiography. *Obstet Gynecol*. 1990;75:496-498.

6. Bronshtein M, Zimmer EZ, Milo S, Ho SY, Lorber A, Gerlis LM. Fetal cardiac abnormalities detected by transvaginal sonography at 12-16 weeks' gestation. *Obstet Gynecol*. 1991;78:374-378.

7. Achiron R, Weissman A, Rotstein Z, Lipitz S, Mashiach S, Hegesh J. Transvaginal echocardiographic examination of the fetal heart between 13 and 15 weeks' gestation in a low-risk population. *J Ultrasound Med*. 1994;13:783-789.

8. Simpsom JM, Jones A, Callaghan N, Sharland GK. Accuracy and limitations of transabdominal fetal echocardiography at 12-15 weeks of gestation in a population at high risk for congenital heart disease. *BJOG*. 2000;107:1492-1497.

9. Becker R, Wegner RD. Detailed screening for fetal anomalies and cardiac defects at the 11–13-week scan. *Ultrasound Obstet Gynecol*. 2006;27:613-618.

10. Clur S-AB, Bilardo CM. Early detection of fetal cardiac abnormalities: how effective is it and how should we manage these patients? *Prenat Diagn*. 2014;34:1235-1245.

11. Khalil A, Nicolaides KH. Fetal heart defects: potential and pitfalls of first-trimester detection. *Semin Fetal Neonatal Med*. 2013;18:251-260.

12. Yagel S, Cohen SM, Messing B. First and early second trimester fetal heart screening. *Curr Opin Obstet Gynecol*. 2007;19:183-190.

13. Abuhamad A, Chaoui R. *First Trimester Ultrasound Diagnosis of Fetal Ab-normalities*. Lippincott Wilkins; 2017.

14. Nicolaides KH. Nuchal translucency and other first-trimester sono-graphic markers of chromosomal abnormalities. *Am J Obstet Gynecol*. 2004;191:45-67.

15. Mogra R, Alabbad N, Hyett J. Increased nuchal translucency and congenital heart disease. *Early Hum Dev*. 2012;88:261-267.

16. Clur SA, Ottenkamp J, Bilardo CM. The nuchal translucency and the fetal heart: a literature review. *Prenat Diagn*. 2009;29:739-748.

17. Matias A, Gomes C, Flack N, Montenegro N, Nicolaides KH. Screen-ing for chromosomal abnormalities at 10-14 weeks: the role of ductus venosus blood flow. *Ultrasound Obstet Gynecol*. 1998;12:380-384.

18. Matias A, Huggon I, Areias JC, Montenegro N, Nicolaides KH. Cardiac defects in chromosomally normal fetuses with abnormal ductus venosus blood flow at 10-14 weeks. *Ultrasound Obstet Gynecol*. 1999;14:307-310.

19. Papatheodorou SI, Evangelou E, Makrydimas G, Ioannidis JP. First-trimester ductus venosus screening for cardiac defects: a meta-analysis. *BJOG*. 2011;118:1438-1445.

20. Wagner P, Eberle K, Sonek J, et al. First-trimester ductus venosus velocity ratio as a marker of major cardiac defects. *Ultrasound Obstet Gynecol*. 2019;53:663-668.

21. Comstock CH. Normal fetal heart axis and position. *Obstet Gynecol*. 1987;70:255-259.

22. Smith R, Comstock C, Kirk J, Lee W. Ultrasonographic left car-diac axis deviation: a marker for fetal anomalies. *Obstet Gynecol*. 1995;85:187-191.

23. Crane JM, Ash K, Fink N, Desjardins C. Abnormal fetal cardiac axis in the detection of intrathoracic anomalies and congenital heart disease. *Ultrasound Obstet Gynecol*. 1997;10:90-93.

24. Sinkovskaya E, Horton S, Berkley EM, Cooper JK, Indika S, Abuhamad A. Defining the fetal cardiac axis between 11 + 0 and 14 + 6 weeks of gestation: experience with 100 consecutive pregnancies. *Ultrasound Obstet Gynecol*. 2010;36:676-681.

25. Sinkovskaya ES, Chaoui R, Karl K, Andreeva E, Zhuchenko L, Abuhamad AZ. Fetal cardiac axis and congenital heart defects in early gestation. *Obstet Gynecol*. 2015;125:453-460.

26. Falcon O, Faiola S, Huggon I, Allan L, Nicolaides KH. Fetal tricuspid regurgitation at the 11 + 0 to 13 + 6-week scan: association with chromosomal defects and reproducibility of the method. *Ultrasound Obstet Gynecol*. 2006;27:609-612.

27. Falcon O, Auer M, Gerovassili A, Spencer K, Nicolaides KH. Screening for trisomy 21 by fetal tricuspid regurgitation, nuchal translucency and maternal serum free β-hCG and PAPP-A at 11 + 0 to 13 + 6 weeks. *Ultrasound Obstet Gynecol*. 2006;27:151-155.

28. Nicolaides KH, Spencer K, Avgidou K, Faiola S, Falcon O. Multicenter study of first-trimester screening for trisomy 21 in 75 821 pregnancies: results and estimation of the potential impact of individual risk-orientated two-

stage first-trimester screening. *Ultrasound Obstet Gynecol*. 2005;25:221-226.

29. DeVore GR. Trisomy 21: 91% detection rate using second-trimester ul-trasound markers. *Ultrasound Obstet Gynecol*. 2000;16:133-141.

30. Attenhofer Jost CH, Connolly HM, O'Leary PW, Warnes CA, Tajik AJ, Seward JB. Left heart lesions in patients with Ebstein anomaly. *Mayo Clinic Proc*. 2005;80:361-368.

31. Indrani S, Vijayalakshmi R, Suresh S. Color Doppler flow pattern in antenatal diagnosis of unguarded tricuspid valve. *Ultrasound Obstet Gy-necol*. 2005;25:514-516.

32. Abu-Rustum RS, Daou L, Abu-Rustum SE. Role of ultrasonography in early gestation in the diagnosis of congenital heart defects. *J Ultrasound Med*. 2010;29:817-821.

33. Wiechec M, Knafel A, Nocun A. Prenatal detection of congenital heart defects at the 11-to 13-week scan using a simple color Doppler protocol including the 4-chamber and 3-vessel and trachea views. *J Ultra-sound Med*. 2015;34:585-594.

34. Quarello E, Lafouge A, Fries N, Salomon LJ, the CFEF. Basic heart ex-amination: feasibility study of first-trimester systematic simplified fetal echocardiography. *Ultrasound Obstet Gynecol*. 2017;49:224-230.

35. De Robertis V, Rembouskos G, Fanelli T, Volpe G, Muto B, Volpe P. The three-vessel and trachea view (3VTV) in the first trimester of pregnancy: an additional tool in screening for congenital heart defects (CHD) in an unselected population. *Prenat Diagn*. 2017;37:693-698.

36. Minnella GP, Crupano FM, Syngelaki A, Zidere V, Akolekar R, Nicolaides KH. Diagnosis of major heart defects by routine first-trimester ultrasound examination: association with increased nuchal translucency, tricuspid regurgitation and abnormal flow in ductus venosus. *Ultrasound Obstet Gynecol*. 2020;55:637-644.

37. Reddy UM, Abuhamad AZ, Levine D, Saade GR, Fetal Imaging Workshop Invited Participants. *Fetal Imaging: Executive Summary of a Joint Eunice Kennedy Shriver National Institute of Child Health and Human Develop-ment, Society for Maternal-Fetal Medicine, American Institute of Ultrasound in Medicine, American College of Obstetricians and Gynecologists, American College of Radiology, Society for Pediatric Radiology, and Society of Radiologists in Ultrasound Fetal Imaging Workshop*. Elsevier; 2014:387-397.

38. Huhta JC. First-trimester screening for congenital heart disease. *Curr Opin Cardiol*. 2016;31:72-77.

39. McBrien A, Hornberger LK. Early fetal echocardiography. *Birth Defects Res*. 2019;111:370-379.

40. Lombardi CM, Bellotti M, Fesslova V, Cappellini A. Fetal echocardiog-raphy at the time of the nuchal translucency scan. *Ultrasound Obstet Gynecol*. 2007;29:249-257.

41. Persico N, Moratalla J, Lombardi CM, Zidere V, Allan L, Nicolaides KH. Fetal echocardiography at 11-13 weeks by trans-abdominal high-frequency ultrasound. *Ultrasound Obstet Gynecol*. 2011;37:296-301.

42. Orlandi E, Rossi C, Perino A, Musicò G, Orlandi F. Simplified first-trimester fetal cardiac screening (four chamber view and ventricular outflow tracts) in a low-risk population. *Prenat Diagn*. 2014;34:558-563.

43. Bennasar M, Martínez JM, Olivella A, et al. Feasibility and accuracy of fetal echocardiography using four-dimensional spatiotemporal image correlation technology before 16 weeks' gestation. *Ultrasound Obstet Gynecol*. 2009;33:645-651.

44. Votino C, Cos T, Abu-Rustum R, et al. Use of spatiotemporal im-age correlation at 11-14 weeks' gestation. *Ultrasound Obstet Gynecol*. 2013;42:669-678.

45. Turan S, Turan OM, Desai A, Harman CR, Baschat AA. First-trimester fetal cardiac examination using spatiotemporal image correlation, to-mographic ultrasound and color Doppler imaging for the diagnosis of complex congenital heart disease in high-risk patients. *Ultrasound Ob-stet Gynecol*. 2014;44:562-567.

46. Hutchinson D, McBrien A, Howley L, et al. First-trimester fetal echo-cardiography: identification of cardiac structures for screening from 6 to 13 weeks' gestational age. *J Am Soc Echocardiogr*. 2017;30:763-772.

47. Abramowicz JS, Fowlkes JB, Skelly AC, Stratmeyer ME, Ziskin MC. Conclusions regarding epidemiology for obstetric ultrasound. *J Ultrasound Med*. 2008;27:637-644.

第 12 章
胎儿心脏灰阶成像

概述

尽管目前已经出现了更先进的超声仪器，但是二维灰阶（B 型）超声仍然是胎儿心脏基本检查的最佳方法。二维超声可以准确显示胎儿位置、心脏腔室、大血管起源和走行以及周围器官。二维超声图像的质量取决于多种因素，包括探头的选择和预设、超声波的入射角度、感兴趣区的获取和目标区域的放大。由于二维灰阶成像的质量关系到胎儿心脏的超声检查效果，因此，本章将阐述二维超声图像优化的实际应用。

探头的选择

超声仪器厂商会提供多种探头以供选择，这与选择专业相机的镜头一样。许多检查者会一直使用 1 ~ 2 个最佳探头，它们能为大多数患者提供良好的图像。大多数产科探头是 2 ~ 8 MHz 的凸阵探头[1]。常用于经腹产科检查的有两组探头：①具有较好的穿透力和可接受分辨率的低频（2 ~ 5 MHz）探头（图 12.1A）；②具有更高分辨率但声波穿透力有限的高频（5 ~ 8 MHz）探头（图 12.1B）。近期推出的新型宽频探头频率为 2 ~ 9 MHz，临床应用范围更广泛。

目前，适用于软组织成像的线阵探头已被应用于产科成像[2,3]。因为它们有较高的分辨率，所以主要是在妊娠早期和需要了解详细解剖信息时应用（图 12.2A）。与凸阵探头不同，线阵探头的声束可以均匀地穿透各层组织，即使到达深部也不会散射[2,3]。妊娠早期和妊娠中期初，经腹超声扫查胎儿心脏图像不佳时，可以使用经阴道探头进行检查（图 12.2B）。经阴道超声检查的优点主要是缩短探头与感兴趣区（胎儿心脏）之间的距离，这样声束只需穿透较少的母体组织。应用更高频率的探头进行扫查具有更高的分辨率。

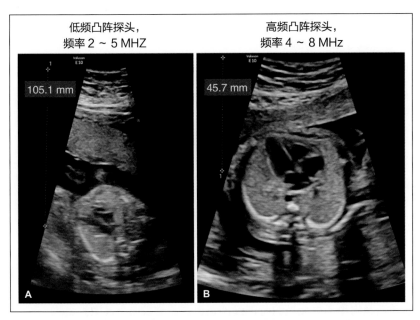

图 12.1　两种超声探头显示 2 例胎儿的心脏四腔心切面图像。A. 探头频率为 2 ~ 5 MHz，由于其前方为母体组织和胎盘，胎儿位于宫腔深部，因此使用低频探头以增加穿透力，但会降低分辨率。B. 探头频率为 4 ~ 8 MHz，由于胎儿 B 比胎儿 A 心脏的位置更表浅，因此使用高频探头可以提高分辨率

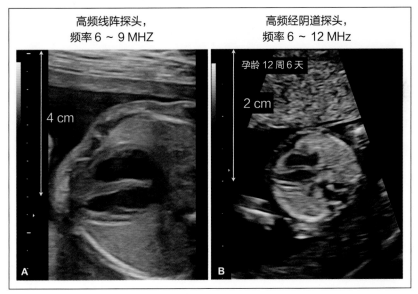

图 12.2　两种超声探头显示 2 例胎儿的心脏四腔心切面图像。A. 使用高频线阵探头（6 ~ 9 MHz），可以获得较高分辨率，以及在相对较小的深度范围内提供优质图像。B. 使用 6 ~ 12 MHz 的经阴道探头，在妊娠早期可以为心脏扫查提供较好的分辨率

图像预设

谐波成像

为了提高图像的分辨率，高频探头已被引入产前超声成像中。高频探头的局限性包括组织穿透力下降和对深部结构分辨率降低（图 12.3A）。谐波成像可提高图像显示的清晰度并能减少伪影[4,5]。谐波成像时，探头通过两种不同的超声频率发送和接收信号[4,5]。这样可以改善图像质量，并减少伪影，因为反射谐波振幅低且频率比基波高（谐波频率是基波的两倍）。谐波成像对显示具有组织 – 血流分界的结构很有帮助，如心脏（图 12.3B）。

复合成像

复合成像技术是将多角度偏转声束扫描产生的几个（三个或更多）图像融合成一个图像的技术[6]。传统的传感器沿垂直于探头方向的单一路线发送超声波信号，而复合成像则可通过传感器从多个角度发射信号消除伪影，提高分辨率[6]（图 12.3C）。

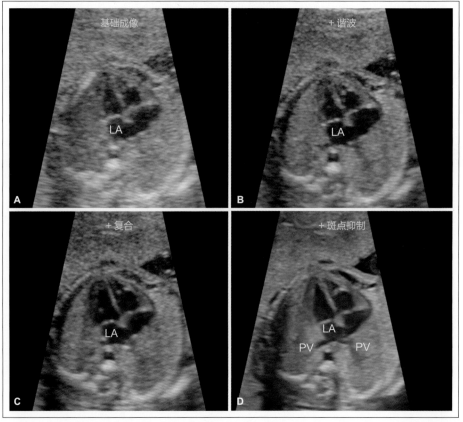

图 12.3 同一胎儿心脏四腔心切面的不同图像。A. 基础预设条件超声成像效果。B. 增加谐波成像效果。C. 增加复合成像效果。D. 增加斑点抑制成像效果。对比图像（A ~ D），可见图像是如何通过改善预设条件而逐渐改善的。例如，与图 A 相比，图 D 中进入左心房（LA）的 2 条下肺静脉（PV）清晰可见

斑点抑制成像

斑点抑制成像是一种用来区分超声波信号强弱的技术，使用这种技术可消除反射的弱回声（即散斑），使强回声增强、变亮[6]，从而使图像变得更平滑并减少伪影。图 12.3 分别显示了基础状态下（图 12.3A）以及联合应用谐波成像（图 12.3B）、复合成像（图 12.3C）、斑点抑制成像（图 12.3D）时的四腔心切面图像。

聚焦区

超声成像时，聚焦区是声束最集中的地方，且得到的图像最佳。现代相控阵探头和许多线阵探头允许操作者通过在传感器单元之间进行特定时间的延迟，使声束在指定距离聚集来选取焦距范围内的感兴趣区。扫描过程中应用多个聚焦区，传感器阵列可以在不同时间段重复获取数据[6]。由于时间延迟，这种重复采集会导致图像的帧频较低。为了确保最佳的侧向分辨率，聚焦区应该始终放置在超声图像感兴趣区的深度。当进行胎儿心脏成像时，建议在感兴趣区选择一个聚焦点。虽然选择多个聚焦区可以最大限度地提高侧向分辨率，但是会降低帧频，导致胎儿心脏图像质量降低[6]。新型的超声探头能够确保全部超声图像区域的聚集，因此聚焦区标记不再显示在边缘位置。图 12.4 和 12.5 显示了优化胎儿心脏超声成像的简单步骤，包括缩小扇面的宽度和深度，以及将聚焦区置于胎儿心脏水平。

动态范围

动态范围或对比度是指显示器上的灰阶信息的处理和显示方式。宽的（高）动态范围使图像有更多的灰阶，而窄的（低）动态范围则会导致更多的黑 –

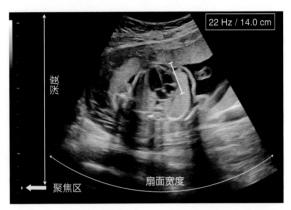

图 12.4　未进行图像优化的胎儿四腔心切面图像。图像的深度很大（双向直线箭头），扇面宽度也很大（双向曲线箭头），聚焦区（黄色箭头）并不在感兴趣区内（四腔心切面观）。心脏在整个图像中显示得特别小，无法进行可靠的详细分析。右上方白框中的信息显示深度为 14.0 cm，帧频为 22 Hz。图 12.5 为同一胎儿心脏的优化图像，请对照查看

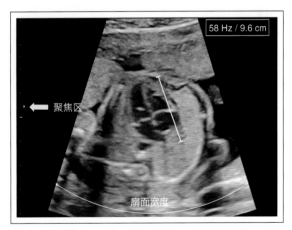

图 12.5　与图 12.4 同一胎儿的四腔心切面优化图像。通过降低深度、放大图像和减小扇面宽度（曲线双向箭头）优化图像，同时将聚焦区置于合适的水平（黄色箭头）。以上这些步骤获得了高频率的放大图像。右上方白框中的信息显示深度为 9.6 cm，帧频为 58 Hz。与未进行图像优化的图 12.4 相比，此时心脏的大小（黄线）足以进行详细的分析。图 12.4 为同一胎儿心脏的未优化图像，请对照查看

白图像。对于一般的产科或腹部扫描成像，宽的动态范围，灰阶更多，图像更好。对于胎儿心脏成像，窄的动态范围能够消除低级噪声或伪影，提供更优质的图像。窄的动态范围可使图像具有更高的对比度，对胎儿心脏成像更为理想。图 12.6 显示了动态范围对胎儿心脏成像的影响。

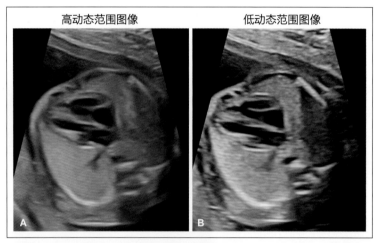

图 12.6　胎儿心脏四腔心切面的高动态范围图像及低动态范围图像。注意与图 A 相比，图 B 更清晰。低动态范围可使图像具有更高的对比度，对胎儿心脏成像更为理想。一些超声系统可以在后处理时通过调整不同的灰度曲线和动态范围调整图像对比度

伪彩或彩色图

目前，大多数超声仪器都可以提供带有伪彩的彩色图（图 12.7）。尽管与灰阶图像相比，人类的视网膜能够更好地分辨彩色图细节，但目前对于彩色图是否能够提供更优质的图像

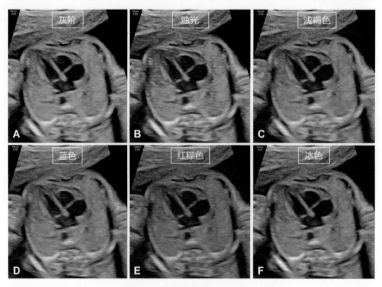

图 12.7　同一胎儿以不同颜色（伪彩）显示的四腔心切面图像。一些检查者更喜欢用彩色图像（伪彩）进行超声检查，而不是标准灰阶图像。添加色彩是否可以提高超声图像分辨率存在争议

以及真正改善可视化效果并没有达成共识。彩色图能否提高超声图像的细节显示，应由操作者自己确定，因此对于这个问题不能给出统一的建议。

高帧频

胎儿心率大约为 140 次 / 分，扫查胎儿心脏时建议使用高帧频，通常大于 25 帧 / 秒。若帧频低于这个值，则会导致成像速度变慢及心脏成像质量降低。缩小扫描区域（扇面宽度）和降低深度可以提高帧频。在许多超声设备中，使用缩放框也能获得相同的效果。超声设备的显示器上可以显示帧频，并且能够回放。图 12.4 和 12.5 显示了缩小扇面宽度和降低深度对帧频的影响。

优化胎儿成像的技术

合格的胎儿心脏图像要在平衡超声设备预设条件、宫腔内胎儿位置和孕妇体型的基础上获得[1]。胎儿心脏成像的最佳体位是胎盘位于后壁，胎儿背部在后方。然而并非每次超声检查时胎儿均为该体位，在对图像质量不满意时应用扫描技巧可以改善，比如可通过调节扫查角度和优化图像显示从而获得满意的图像[6]（表 12.1）。

声束从胎儿心尖部肋间隙入射或从前方避开肋骨入射均可获得最佳的心脏结构图像（图 12.8）（见

表 12.1　灰阶超声心脏检查图像优化方法
尽可能选择高频探头
尽可能结合谐波成像、复合成像和斑点抑制成像
缩小图像扇面宽度
降低图像深度
放大心脏图像使其占显示屏的 1/4 ～ 1/3
聚焦区放置在心脏水平
选择更宽的动态范围以提高图像对比度
调节图像分辨率以获得更高的帧频
声束尽可能从胎儿胸腔顶端或右侧入射
声束若不能从胸腔顶端入射，可以从肋骨间或前胸部入射
通过回放功能分析心脏的结构和瓣膜运动

第 7 章）。如果胎儿处在宫内偏左或偏右的横位，移动探头到产妇腹部的另一侧可实现经心尖扫查而不是横向扫查。若声束只能从侧方或后方入射，应尝试经肋间或肋骨前方扫查以减小声影的干扰（图 12.8，12.9）。如果胎儿背部在前方，应调整探头至孕妇腹部的左侧或右侧，经胎儿肋间扫查，以便获得更好的图像[6]。

调整好声束的入射角度后，检查者应当降低深度、缩小扇面宽度并调节聚焦区，以放大胎儿心脏（图 12.4，12.5）。胎儿心脏应占显示屏的 1/4 ～ 1/3 以便更好地显示细节。心脏内部分特殊结构可通过垂直扫查改善其显示效果，如室间隔和升主动脉之间的连续性、室间隔缺损或室间隔厚度。

"回放"（滚动）功能可以回看之前的图像，大多数超声设备都具备此功能。这对胎儿心脏超声成像非常重要，有助于逐帧观察并精确评估瓣膜活动。此外，回放功能还可以观察心动周期不同时相的心脏活动，这对评估心脏结构和功能非常重要。

最后，对于 BMI 偏高的女性，推高腹部脂肪从下腹部扫查有助于改善成像质量，还可以采取从脐上方扫查或产妇取 Sims 卧位（即半俯卧位）的方式。

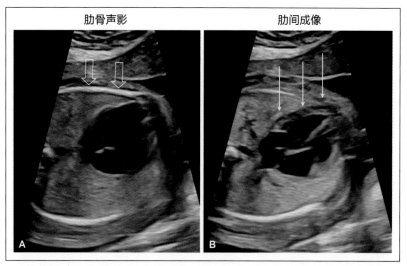

图 12.8　同一胎儿的四腔心切面图像。A. 声束通过肋骨（空心箭头）成像。B. 稍倾斜探头使声束通过肋间（长箭头）成像。图 A 中图像衰减是肋骨声影所致。妊娠中期和妊娠晚期应避免肋骨声影对胎儿心脏成像的影响

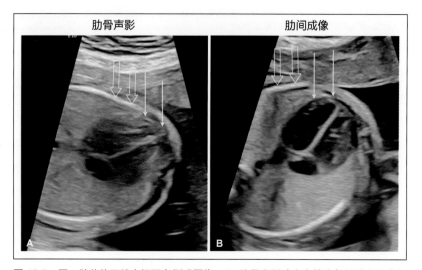

图 12.9　同一胎儿的四腔心切面右侧观图像。A. 肋骨声影（空心箭头）导致心脏中部成像不佳，仅心尖部显像（长箭头）。B. 改变探头位置使声束由前胸壁入射（长箭头），避免肋骨声影（空心箭头）的影响，提高成像质量

要点　胎儿心脏的二维灰阶成像

- 妊娠早期和妊娠中期初，胎儿心脏扫查显示不理想时可以应用经阴道探头。
- 高频探头的局限性包括组织穿透力下降及深部结构分辨率降低。
- 谐波成像时，探头通过两个不同的频率发送和接收信号，从而使图像质量提高、伪影减少。
- 复合成像时，探头可从多个角度发射信号，消除伪影并提高分辨率。
- 胎儿心脏成像时，建议在感兴趣区中选择一个聚焦区。
- 对于胎儿心脏成像，窄的动态范围可以更好地显示图像，消除低级噪声或伪影。
- 扫查胎儿心脏时，建议使用高帧频，一般不低于 25 帧 / 秒。
- 高帧频可以通过缩小扫描区域（扇面宽度）和减小图像深度实现。
- 进行胎儿心脏扫查时，应放大图像使胎儿心脏占显示屏的 1/4 ~ 1/3。

（逄坤静）

参考文献

1. Abuhamad A. *Ultrasound in Obstetrics and Gynecology: Practical Ap-proach*. Alfred Publishing House; 2014.
2. Persico N, Moratalla J, Lombardi CM, Zidere V, Allan L, Nicolaides KH. Fetal echocardiography at 11-13 weeks by transabdominal high-frequency ultrasound. *Ultrasound Obstet Gynecol*. 2011; 37:296-301.
3. Lombardi CM, Bellotti M, Fesslova V, Cappellini A. Fetal echocardiog-raphy at the time of the nuchal translucency scan. *Ultrasound Obstet Gynecol*. 2007; 29:249-257.
4. Young R, O'Leary PW. Principle of cardiovascular ultrasound. In: Eidem BW, Cetta F, O'Leary PW, eds. *Echocardiography in Pediatric and Adult Congenital Heart Disease*. Wolters Kluwer/Lippincott Williams & Wilkins Health; 2010:1-9.
5. Paladini D, Vassallo M, Tartaglione A, Lapadula C, Martinelli P. The role of tissue harmonic imaging in fetal echocardiography. *Ultrasound Obstet Gynecol*. 2004;23:159-164.
6. Jeanty P, Chaoui R, Pilu G, Romero R. DVD – Part 1: the normal fetal cardiac anatomy. 2013. http://www.sonoworld.com, http://www.the fetus.net: Thefetus.net

13

第 13 章
胎儿心脏彩色多普勒成像

概述

彩色多普勒和频谱多普勒超声大约在 20 年前被引入临床，并迅速应用于胎儿超声心动图检查[1-8]。目前，几乎所有用于产科超声检查的中高档超声仪器具备彩色多普勒和频谱多普勒功能。在进行胎儿心脏超声成像时，一些检查者建议仅在高风险情况时采用彩色多普勒超声，例如怀疑存在解剖性或功能性心脏畸形时。还有一些检查者建议常规使用彩色多普勒超声作为所有胎儿心脏筛查的组成部分，常规使用彩色多普勒超声可提高检查的准确性和速度[9,10]。普遍认为，对胎儿心脏进行详细的超声心动图检查时，常规应用彩色多普勒是十分必要的。国际妇产科超声协会（International Society of Ultrasound in Obstetrics and Gynecology，ISUOG）达成一项共识：彩色多普勒超声是胎儿超声心动图检查的重要组成部分，建议强制使用，可选择性应用能量多普勒[11]。ISUOG 在心脏筛查指南[12] 中也提出：常规心脏检查时，如果使用彩色多普勒可增加检查者对结果的信心，则应该使用彩色多普勒超声。

笔者建议在进行胎儿心脏超声检查时可自由使用彩色多普勒，并且将彩色多普勒和频谱多普勒作为胎儿超声心动图检查的一部分。笔者认为在胎儿心脏检查中常规使用彩色多普勒，可以提高对该技术的熟悉程度，从而有助于在扫查条件困难或怀疑存在异常时熟练应用该技术。

本书第三部分的各章中介绍了使用彩色多普勒诊断心脏畸形的相关内容。表 13.1 总结了彩色多普勒可提供的关于心脏正常和异常的临床信息。本章将重点介绍在胎儿心脏成像中彩色多普勒超声的优化步骤，以及如何使用彩色多普勒超声对目标心脏解剖切面进行评价。

彩色多普勒模式的原理

彩色多普勒超声具有实时检测血流速度模式，其图像叠加在目标解剖区域的二维灰阶图像上（图 13.1A、B）。自 20 世纪 80 年代问世以来，彩色多普勒不断经历着软件强化和改进，最终提高了小血管血流速度显示的敏感性，且多种模式下彩色血流显示的效果也得以改进。彩色多普勒还可以与其他模式结合，如 M 型超声、组织多普勒超声、三维超声[13,14]等，扩展了其在各种组织中对血流可视化和量化的能力。本章将讨论现有的彩色多普勒模式，并且整本书都将使用彩色多普勒一词描述各种模式下血流的彩色显示。

表 13.1　彩色多普勒提供的临床信息

彩色多普勒提供的信息	临床意义
显示血流信息（有 / 无）	在感兴趣区域显示（或不显示）血流信号（例如，通过一个闭锁或者发育不良瓣膜的血流） 更好地显示细微结构（如狭窄的肺动脉或有分流的室间隔缺损） 妊娠早期显示心脏结构
显示血流方向（前向 / 反向）	显示主动脉弓、肺动脉、动脉导管、卵圆孔、左上腔静脉或共汇血管内的前向或反向血流等
检测异常血流信号（层流或湍流等）	检测通过室间隔小缺损的分流、三尖瓣反流、主动脉瓣或肺动脉瓣狭窄引起的湍流、肺动脉闭锁时冠状动脉心室瘘
显示小血管	肺静脉、肺动脉分支、异常弯曲的动脉导管、异常的血管（如 MAPCA、LSVC、扩张的奇静脉等）
优化取样容积放置的位置以进行频谱多普勒评估	瓣膜狭窄或关闭不全、小血管多普勒、胎儿静脉多普勒（静脉导管、肺静脉、下腔静脉、奇静脉、肺静脉异位连接）

注：LSVC—左上腔静脉；MAPCA—粗大体 - 肺动脉侧支血管。

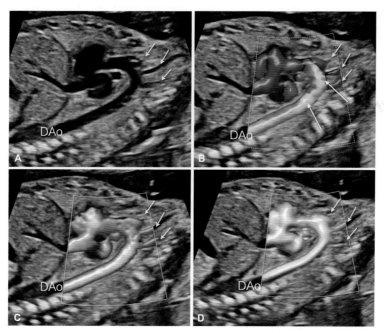

图 13.1　主动脉弓和头臂动脉（黄色箭头）的旁矢状切面超声图像。A. 灰阶图像。B. 常规彩色多普勒，通过降低脉冲重复频率获得头臂动脉图像，但主动脉弓内出现混叠伪影（白色箭头）。C. 能量多普勒，显示主动脉弓和头臂动脉是均匀、层流、清晰的充盈。D. 双向高分辨率血流成像显示主动脉弓和大血管，边界清晰且充盈均匀，图像显示最佳。图 B ~ D 使用了立体血流成像软件

DAo—降主动脉

　　彩色多普勒　传统的彩色多普勒超声利用血管内红细胞流动产生的频移生成图像。血流成像模式为彩色编码，可以提供血流速度方面的多种血流动力学信息。彩色多普勒仅是基于对某一瞬间的平均流速的评估，但却不能提供峰值流速的信息。因此，彩色多普勒只能进行定性或半定量的评价，而对感兴趣区域血流平均速度及峰值速度的准确测量只能通过频谱多普勒获得（见第 14 章）。彩色多普勒估计的平均频移依赖于声束与血管内血流方向之间的角度，尤其当血管结构与血流方向呈一定角度成像时，会产生较大的限制[13]。

　　能量多普勒　能量多普勒也是一种彩色编码成像模式，能够评估多普勒信号的强度或振幅，而不能评估血流速度。血管内红细胞的信号强度产生多普勒信号的振幅，且无角度依赖性（图 13.1C）。因此，能量多普勒与常规彩色多普勒相比具有以下优点：①更高的敏感性，由于分析的是多普勒信号的振幅而不是频移，所以在观察小血管和低速血流时，能量多普勒较常规彩色多普勒的敏感性高 3 ～ 5 倍；②改进的噪声识别，能量多普勒的噪声信号由相同的颜色进行编码（图 13.1C），因此，调高增益至噪声充填整个图像时，血管信号仍可辨别；③更好的边缘界定，能量多普勒显示血流时能更好地明确边界，这是由于外溢部分的彩色信号缺少移动的红细胞，信号振幅降低，因此不再显示；④血流检测不依赖超声角度（图 13.1C），能量多普勒可检测与声束垂直的血流，血流正向和负向成分的振幅相加后会产生更强的信号。能量多普勒的缺点：与常规彩色多普勒相比，能量多普勒不能提供血流方向及有无湍流的信息。

　　高级动态或高分辨率血流成像　结合多普勒频移与信号振幅，多普勒信号数字宽带评估可提供一种非常敏感的工具，称为高级动态血流成像技术[15]，或高分辨率（high-definition，HD）彩色或血流成像技术（图 13.1D）。此项技术优于常规彩色多普勒，具有高分辨率、较好的侧向分辨率和高敏感性[15]。彩色多普勒超声与高分辨率血流成像技术或能量多普勒相结合，能有效地评估正常和异常条件下血流动力学的变化。图 13.1 显示了灰阶超声、彩色多普勒、能量多普勒和高分辨率血流成像模式下的主动脉弓图像。检查者可选择高分辨率血流成像的双向彩色血流图或单一彩色血流图。大多数检查者使用高分辨率血流成像观察小血管，特别是在妊娠早期，也可进行胎儿心脏成像。

　　立体血流成像　这种新的软件增强功能也称为 Lumi-Flow，是一种先进的彩色多普勒算法，将高度和深度信息添加到彩色多普勒信号中，以提供类似三维超声的图像（图 13.1B ～ D）。这种算法增强为传统彩色多普勒成像提供了显著的改进，如增强血管边界、简单快速显示小血管、减少运动伪影以及动态感知心脏结构内层流血流模式。立体血流成像可以添加到常规彩色多普勒、能量多普勒和高分辨率血流成像中，如图 13.1 B ～ D 所示。图 13.2 和 13.3 分别比较了立体血流模式和常规彩色多普勒模式下的四腔心切面和三血管 - 气管切面。

　　低流速高分辨率血流成像　这种新的彩色多普勒模式也称为超级微血管成像（superb microvascular imaging，SMI）或 MV-Flow，是对彩色多普勒的改进，能够清晰地显示小血

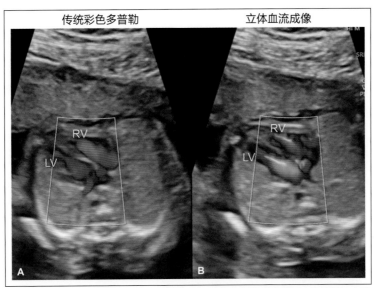

图 13.2　比较同一胎儿的四腔心切面的两种彩色多普勒成像模式：传统彩色多普勒（A）和立体血流成像（B）。立体血流成像使用一种算法将高度和深度信息添加到彩色多普勒中，改善了心脏血流显示，类似三维彩色显示。笔者认为，与常规彩色多普勒相比，立体血流成像改善了心脏血流的可视化效果。详见正文
LV—左心室；RV—右心室

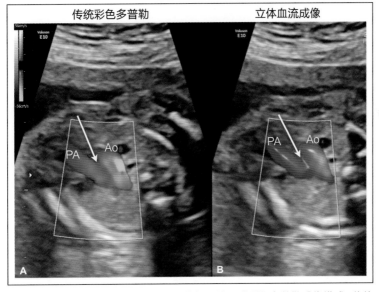

图 13.3　比较同一胎儿的三血管 – 气管切面的两种彩色多普勒成像模式：传统彩色多普勒（A）和立体血流成像（B）。A. 在传统彩色多普勒中，主动脉（Ao）和肺动脉（PA）似乎融合了（箭头）。B. 在立体血流成像中，Ao 和 PA 的边界（箭头）增强了

管系统（图 13.4）。低流速算法消除了振动组织中的伪影，增强了血管内血流返回的回声，从而可以在小血管床中以高帧频显示血流。低流速高分辨率血流成像显示的是血流的方向而非速度信息，故而非常适合显示胎盘（图 13.5）、肝和肺的小血管床。通过处理改进，

还可以对肺静脉血管树进行整体成像（图 13.6）。低流速高分辨率血流成像对早期妊娠诊断也很有帮助。

多种彩色多普勒成像模式还具有其他优点：结合静态三维技术、时间 – 空间关联成像（spatiotemporal image correlation，STIC）技术或实时四维技术可进行三维容积重建[13,14]，尤其是在选用矩阵探头时（见第 16 章）。

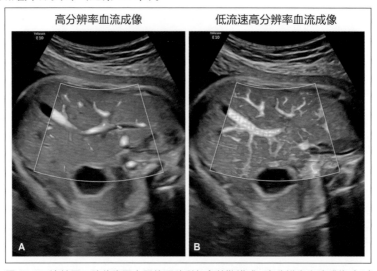

图 13.4　比较同一胎儿腹围水平的两种彩色多普勒模式：高分辨率血流成像（A）和低流速高分辨率血流成像（B）。低流速高分辨率血流成像是一种新的彩色多普勒应用程序，它通过低流速算法使组织运动伪影最小化，从而显示微循环。图 B与图 A 相比，肝内门静脉系统循环分支的显示有所改善。该模式下小脉管系统的成像改善对早期妊娠的影像学检查有很大好处

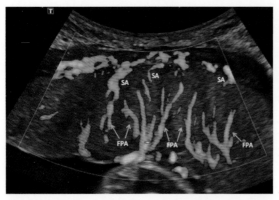

图 13.5　使用低流速高分辨率血流成像模式对妊娠 29 周胎儿的胎盘进行彩色多普勒检查。胎盘内可见母体螺旋动脉（SA）和胎儿胎盘小动脉（FPA）。这项技术可用于正常和异常妊娠中胎盘血流量的定量评价

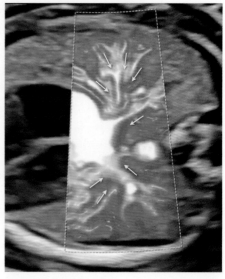

图 13.6　应用低流速高分辨率血流成像扫查妊娠 23 周胎儿肺静脉，可见左、右肺静脉系统的分支（箭头）。详见正文

胎儿心脏检查时彩色多普勒的优化步骤

　　超声仪器设置适当时，胎儿心脏彩色多普勒检查的准确性会提高。检查者在应用彩色多普勒之前，应先熟悉超声仪器的特性。心脏超声检查时，若彩色多普勒应用不当，会导致诊断的假阴性或假阳性。后文将讨论胎儿心脏超声检查时彩色多普勒成像的优化步骤。

彩色取样框大小

　　最佳彩色多普勒成像是成像质量和帧频平衡的结果。打开彩色取样框会降低超声成像的帧频。由于胎儿心脏较小、解剖结构复杂，并且在子宫内心率快，因此使用彩色多普勒检查胎儿心脏时，使用快速帧频获得高质量图像至关重要。笔者建议选择最小的彩色取样框，以保持尽可能高的帧频（图 13.7，13.8）。当帧频在 20 ～ 25 帧 / 秒及以上时，

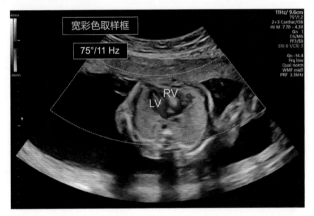

图 13.7　胎儿彩色多普勒心尖四腔心切面超声图像。与图 13.8 比较，选取大的彩色取样框（绿色取样框）（75°）时，帧频降低至 11 Hz（11 帧 / 秒）；帧频过低会影响胎儿心脏彩色多普勒图像的质量
LV—左心室；RV—右心室

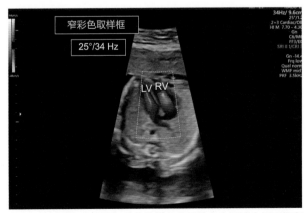

图 13.8　与图 13.7 同一胎儿的彩色多普勒心尖四腔心切面超声图像。选择合适尺寸的彩色取样框（绿色取样框）（25°）覆盖胎儿心脏，帧频提高至 34 Hz（34 帧 / 秒）
LV—左心室；RV—右心室

肉眼可观察到"实时"图像。图像质量可通过优化速度标尺、彩色壁滤波器、彩色余辉、彩色增益和彩色线密度等提高。

速度标尺

速度标尺或脉冲重复频率（pulse repetition frequency, PRF）可用于确定感兴趣区域或彩色取样框内的平均速度范围。使用彩色多普勒检查房室瓣、半月瓣和大血管时，应选择高速度范围(>±30 cm/s)。图13.9A显示了不恰当使用低速度标尺的设置导致的色彩混叠，就像心腔内的湍流。如图13.9B所示，逐渐提高彩色速度标尺至适当水平，可提高图像质量。低－中速度标尺（10～20 cm/s）适用于检测流速缓慢的肺静脉和腔静脉。

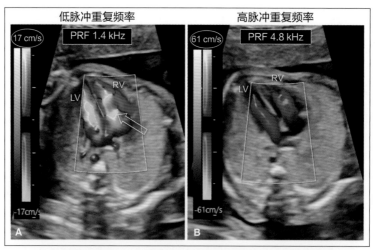

图13.9 胎儿彩色多普勒心尖四腔心切面显示速度标尺 [脉冲重复频率（PRF）] 对彩色多普勒成像的影响。A. 评估房室瓣血流时，选取彩色多普勒速度标尺过低（17 cm/s），导致色彩混叠，类似湍流（空心箭头）。B. 选择合适的速度标尺（61 cm/s），房室瓣的血流在舒张期显示最佳

LV—左心室；RV—右心室

彩色滤波器

彩色滤波器可消除室壁运动和其他低速度的信号。因此，评估房室瓣和大血管血流时应选择高通滤波器，而评估肺循环和体循环静脉时应选择低通滤波器。

彩色余辉

彩色余辉能够使当前图像覆盖之前的图像信息，并叠加不同的心动周期的彩色信号，减少脉冲显示。评估胎儿心脏时，通常选择低彩色余辉。

彩色增益

彩色增益是指屏幕显示的彩色量，与灰阶增益功能相似。如果胎儿心脏成像中彩色增

益设置过高则会产生伪影（图 13.10）。中等增益设置也会导致彩色叠加到感兴趣区域的边缘，尤其是在检查房室瓣时，会被误认为间隔缺损。因此，心脏成像时初始彩色增益应设为低值，然后逐渐调高直至获得最佳的彩色图像。

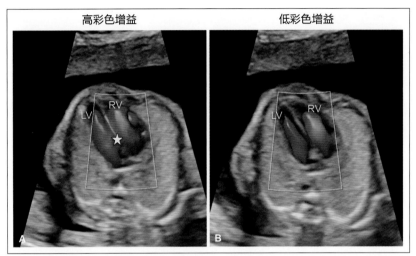

图 13.10　胎儿的心尖四腔心切面彩色多普勒，显示彩色增益对彩色多普勒成像的影响。A. 选择的彩色增益过高，导致彩色信号重叠在间隔上，类似房室间隔缺损（星号）。B. 选择的彩色增益合适，舒张期房室瓣的血流显示最佳

LV—左心室；RV—右心室

彩色多普勒图像分辨率和彩色线密度

　　彩色多普勒图像分辨率与横向和侧向分辨率有关，因为它与彩色多普勒线的数量和彩色取样框内的取样容积有关。彩色分辨率的提高会导致帧频下降。因此，必须在彩色多普勒图像的质量和帧频之间找到平衡。当检查外周肺血管或在妊娠早期进行胎儿超声心动图检查时，感兴趣区域（彩色取样框）通常很小，建议选择高彩色分辨率。这种情况下选择最小的彩色取样框是为了尽可能获得最高的帧频。

彩色和灰阶的平衡或优先

　　彩色多普勒图像是将彩色元素叠加于灰阶图像上形成的。与灰阶信息相比，彩色多普勒图像中的信息量可由检查者选择性地调整（图 13.11）。根据选用的超声仪器，对图像进行预处理（检查过程中）或后处理（屏幕图像冻结后），称为彩色和灰阶的平衡或优先（图 13.11）。一般情况下，可显示为带有灰阶标尺的绿色虚线，在此灰阶图像基础上显示产生的彩色信号。降低彩色和灰阶的平衡将显示彩色取样框内的灰阶元素（图 13.11A）。建议使用中－高水平的彩色和灰阶的平衡来检查心腔，以提高对细小结构检查的准确性（图 13.11B）。图 13.12 显示了该平衡对心腔内强光点的影响。在使用彩色多普勒模式实时检查的过程中，降低灰阶标尺可使屏幕显示更多彩色信息。在能量多普勒或高分辨率多普

勒模式中，降低彩色和灰阶的平衡，调高增益，可使心腔和血管的血流轮廓更加清晰（图13.13）[16]，因此非常适用于心脏血流成像。

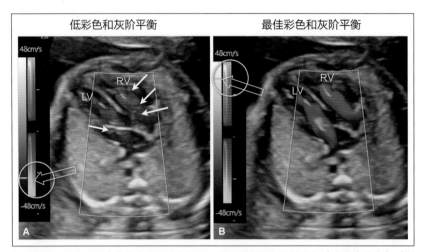

图 13.11　胎儿彩色多普勒心尖四腔心切面，显示彩色和灰阶的平衡（也称为优先）对彩色多普勒图像的影响（绿线）。A. 彩色和灰阶平衡设置过低（空心箭头），导致彩色像素被灰阶图像干扰（小实心箭头）。B. 选择合适的彩色和灰阶平衡（空心箭头），血流信号显示最佳，无充盈缺损

LV—左心室；RV—右心室

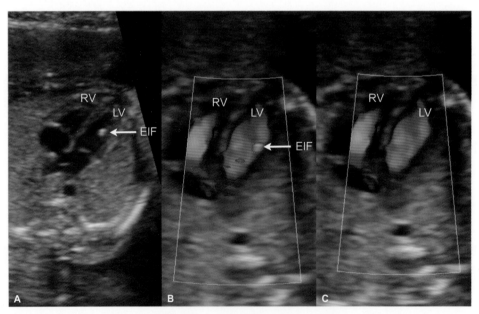

图 13.12　胎儿彩色多普勒心尖四腔心切面，彩色和灰阶的平衡对心内强光点（EIF）显示的影响。A. 灰阶图像中显示强回声光点（箭头）。B. 彩色和灰阶的平衡设置过低，仍可见 EIF（箭头）。C. 提高彩色和灰阶的平衡，EIF 消失

LV—左心室；RV—右心室

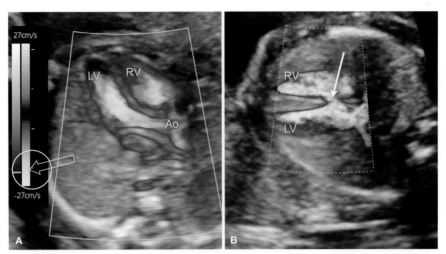

图 13.13　高分辨率彩色多普勒五腔心切面（A）和四腔心切面（B）超声图像，降低彩色和灰阶的平衡，可清晰显示感兴趣区域心室和大血管的彩色充盈，且不产生血流伪影。图 B 显示室间隔缺损（箭头）。详见正文

Ao—主动脉；LV—左心室；RV—右心室

心脏检查的预设置和检查步骤

上述提及的胎儿心脏检查中，优化彩色多普勒的设置都可以存储在超声仪器上，预设为"低速度和高速度"，并可快速启用此设置进行相应检查。以下是在使用彩色多普勒进行胎儿心脏检查时如何逐步优化图像的建议（图 13.14）。

（1）调整目标区域的二维图像，如四腔心切面（图 13.14A、B）。

（2）选取与血流方向平行的角度进行心脏超声检查（图 13.14B）。

（3）优化灰阶图像（使深度和扇面宽度最小化）以获取高帧频图像，降低灰阶增益使图像稍微变暗（图 13.14B）。

（4）激活彩色多普勒（图 13.14C），选择包含目标解剖区域的最小彩色取样框（图 13.14D）。

（5）应用彩色多普勒评估房室瓣和半月瓣时，需调节以下参数。

1）提高彩色壁滤波器和脉冲重复频率（或速度标尺）。

2）降低彩色余辉，选择低 - 中分辨率。

3）调整彩色增益直至彩色多普勒在感兴趣区域显示良好。

4）调整彩色多普勒的平衡，使彩色充填心腔并无间隔的彩色"溢出"。

5）检查不同的心脏切面时，保持声束方向与血流方向平行。

6）评估肺静脉和小血管时，降低彩色壁滤波器和脉冲重复频率，提高彩色增益和余辉。

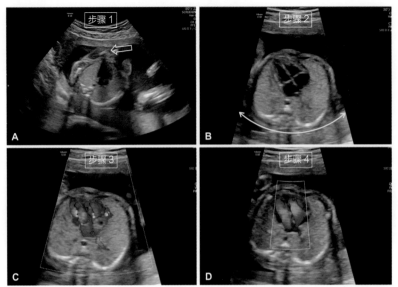

图 13.14　优化彩色多普勒图像的步骤。A. 步骤 1，优化灰阶图像是优化彩色多普勒显示的第一步，选取扇窗过宽、心脏显示较小且有上肢遮挡，导致心脏解剖成像差（空心箭头）。B. 步骤 2，缩小扇窗宽度（双向箭头）、选择无肢体遮挡的角度并放大图像，可优化灰阶图像。C. 步骤 3，在优化心尖四腔心切面灰阶图像后，激活彩色多普勒，彩色多普勒图像并未得到优化：彩色取样框过大，速度标尺（脉冲重复频率）过低，且彩色滤波器设置过低，导致彩色显示不佳。D. 步骤 4，如图 13.7 ～ 13.13 的图下所述，选择边界刚好在心脏外侧的较小的彩色取样框，提高速度标尺（脉冲重复频率）和彩色滤波器设置，可优化彩色多普勒图像

彩色多普勒胎儿超声心动图

心脏成像时应用彩色多普勒既有助于明确正常解剖结构，也有助于对复杂心脏畸形的解剖结构进行完整描述。一篇关于彩色多普勒应用的综述中提出，3 个心脏切面，即四腔心切面、五腔心切面和三血管－气管切面，就足以描述大多数心脏畸形[9]。下文将介绍综合评价胎儿心脏的彩色多普勒诊断切面。与灰阶超声类似，彩色多普勒也可以从腹部到上纵隔进行分段检查（图 13.15）。第 5 章详细介绍了彩色多普勒超声在胎儿心脏筛查和胎儿超声心动图检查中的应用。

上腹部

上腹部彩色多普勒超声检查可采用横切面（轴向）或旁矢状切面。在横切面的基础上略向上倾斜，彩色多普勒可很好地显示肝静脉、脐静脉、静脉导管汇入下腔静脉的区域（图 13.16A）。在旁矢状切面，彩色多普勒可以显示脐静脉、静脉导管和下腔静脉的走行，下腔静脉汇入右心房（图 13.16B）。旁矢状切面有助于描述静脉异常（见第 10 章和第 42 章），以及排除静脉导管发育不良。旁矢状切面还是频谱多普勒检查静脉导管的理想切面，尤其是在妊娠早期（见第 14 章）。

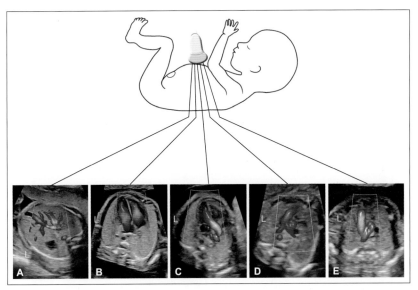

图 13.15　胎儿腹部（A）和胸腔（B～E）彩色多普勒轴向切面，是胎儿超声心动图检查的重要内容。这些轴向切面分别为腹围切面（A）、四腔心切面（B）、五腔心切面（C）、三血管切面（D）和三血管－气管切面（E）。详见图 13.16～13.20

L—左

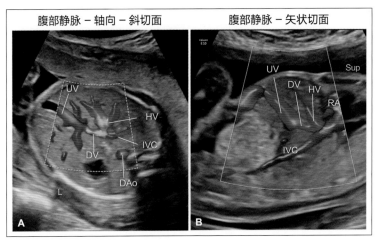

图 13.16　A. 轴向切面的彩色多普勒，显示脐静脉（UV）、静脉导管（DV）和肝静脉（HV）。可见 HV 和 DV 汇入下腔静脉（IVC）。B. 矢状切面的彩色多普勒，显示 UV 汇入 DV 及 IVC，流入右心房（RA）

DAo—降主动脉；L—左；Sup—上

四腔心切面

应用彩色多普勒观察四腔心切面时，最佳方法是从心尖（图 13.17A）或心底扫查（图 13.17B）。这些横切面能同时显示所有心房和心室，以及房间隔、室间隔及降主动脉横切面。舒张期心室充盈时，可观察到血流经过二尖瓣和三尖瓣，从心房流入心室，典型表现为室间隔两侧大小相等的两条红色（经心尖扫查）或蓝色（经心底扫查）血流束。心室收缩期，房室瓣的房侧是看不到彩色多普勒信号的，除非存在二尖瓣或三尖瓣反流。右侧（轴向）切面的彩色多普勒显示具有挑战性，但根据笔者的经验，高分辨率血流成像（图13.13）在显示心室充盈方面效果优于彩色多普勒（图13.18）。表13.2列出了四腔心切面彩色多普勒可识别的典型心脏畸形。

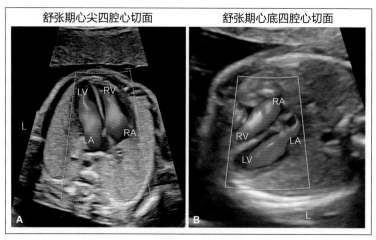

图13.17　舒张期四腔心切面彩色多普勒，从心尖（A）或从心底（B）扫查。心室填充为红色（A）或蓝色（B）。从四腔心切面的心尖或心底方向射入的声束与血流方向几乎平行，可获取最佳心室彩色多普勒填充图像

L—左；LA—左心房；LV—左心室；RA—右心房；RV—右心室

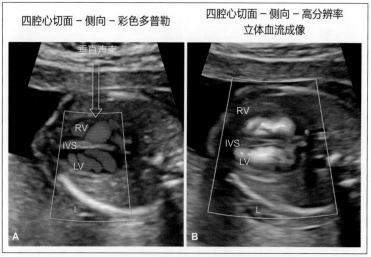

图13.18　右侧入路成像显示舒张期四腔心切面的常规彩色多普勒（A）和高分辨率立体血流成像（B），由于声束与血流方向垂直，心室充盈分别显示为红色（A）和蓝色（B）。与常规彩色多普勒（A）相比，高分辨率立体血流成像（B）能更好地显示心室充盈。轴向四腔心切面最适合检查小的室间隔缺损。如图13.17所示，心尖或心底四腔心切面最适合评估房室瓣反流

IVS—室间隔；L—左；LV—左心室；RV—右心室

表 13.2　舒张期彩色多普勒四腔心切面：异常征象和可能存在的心脏畸形

彩色血流征象	可能存在的心脏畸形
2 组 AV，可见细小的过隔血流信号	室间隔缺损
2 组 AV，心室比例失调，且左心室偏小	主动脉缩窄
2 组 AV 开口于同一心室	心室双入口（单心室）
1 组共同 AV 将双心房血流引入双心室	房室间隔缺损
仅有右侧流入道，左侧流入道缺如或有极少量血流通过	左心发育不良综合征、二尖瓣闭锁
仅有左侧流入道，右侧流入道缺如或有极少量血流通过	三尖瓣闭锁伴室间隔缺损、室间隔完整型肺动脉闭锁

注：AV—房室瓣。

五腔心切面

　　彩色多普勒五腔心切面或左室流出道切面是一个非常重要的检查切面，可同时显示左心室的流入道及流出道，可显示起源于左心室的主动脉根部以及主动脉根部内的血流（为层流）。五腔心切面可以从心尖视角显示升主动脉，其内血流为蓝色（图 13.19A）；或从心底视角（胎儿右侧）显示升主动脉，其内血流为红色（图 13.19B）。正常胎儿五腔心切面彩色多普勒可显示室间隔与主动脉具有连续性且收缩期主动脉瓣无湍流，也可显示舒张期主动脉瓣的反流信号。表 13.3 列出了在五腔心切面彩色多普勒中可识别的常见心脏畸形。

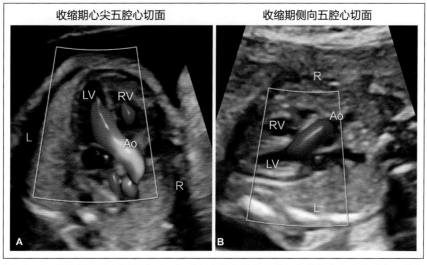

图 13.19　收缩期五腔心切面（5CV）或左室流出道切面彩色多普勒立体血流成像，从心尖（A）扫查或轴向（B）扫查。在五腔心切面，心尖方向或轴向方向的升主动脉（Ao）的血流方向几乎与声束平行，可获得最佳彩色多普勒图像（见第 8 章）
L—左；LV—左心室；R—右；RV—右心室

表 13.3 舒张期和收缩期彩色多普勒五腔心切面：异常征象和可能存在的心脏畸形

彩色血流征象	可能存在的心脏畸形
室间隔完整时出现湍流	主动脉瓣狭窄
主动脉瓣无血流通过	主动脉闭锁和左心发育不良综合征
VSD 合并主动脉起自左心室	膜周部 VSD 主动脉缩窄 主动脉弓离断
VSD 合并大动脉骑跨	法洛四联症 室间隔缺损型肺动脉闭锁 肺动脉瓣缺如综合征 共同动脉干 右室双出口
大血管起自左心室（合并或不合并 VSD）	大动脉转位
舒张期主动脉瓣反流（非常罕见）	共同动脉干 瓣膜发育不良（如 18- 三体综合征） 原发性左心室心内膜弹力纤维增生症 心肌病 主动脉 – 左心室隧道 Marfan 综合征

注：VSD—室间隔缺损。

短轴或三血管切面

在短轴或三血管切面，彩色多普勒可显示起源于右心室的肺动脉。心尖视角超声扫查显示肺动脉血流为蓝色，提示无湍流通过肺动脉瓣且肺动脉分支为左、右肺动脉（图 13.20）；如果超声扫查更偏向右侧，则显示肺动脉血流为红色。当平面略微倾斜时，可显示肺动脉与动脉导管的连接（图 13.20A）。

三血管 – 气管切面

三血管 – 气管切面是评估胎儿心脏非常重要的切面之一 [9,17,18]（见第 9 章）。该切面可显示肺动脉主干、动脉导管、主动脉弓横部、主动脉峡部及上腔静脉，主动脉弓和动脉导管弓形成 "V" 字形征象，并指向后方脊柱的左侧（图 13.21）。气管位于大血管右侧和上腔静脉后方，气管壁回声明亮。该切面还可以提供收缩期和舒张期左、右室流出道的血流信息。该切面上肺动脉比主动脉弓横部内径稍大，位置更靠前，彩色多普勒有助于快速评估大血管内径的大小。彩色多普勒可以很容易地评估湍流、反向血流、血管比例失衡，甚至某条血管的缺失或离断 [9,18]。三血管 – 气管切面彩色多普勒对妊娠早期胎儿心脏评估非常重要，因为它能较容易地确定大血管的内径大小、位置和血流模式。减小速度标尺并略微调整换能器可使位于气管前正常走行的右侧锁骨下动脉清晰显示（图 13.22）。表 13.4 列出了三血管 – 气管切面彩色多普勒可识别的常见心脏畸形。

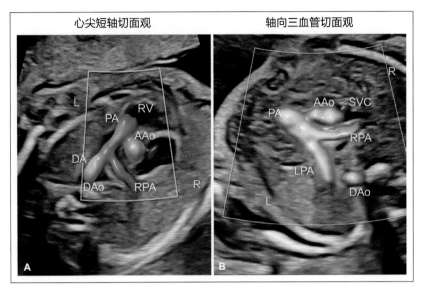

图 13.20　收缩期心尖短轴切面（A）和右侧轴向观三血管切面（B）彩色多普勒。A. 显示肺动脉主干（PA）如何分出右肺动脉（RPA）和动脉导管（DA）。B. 显示肺动脉主干（PA）分出左肺动脉（LPA）和 RPA。PA 和上腔静脉（SVC）之间为升主动脉（AAo）的横切面
DAo—降主动脉；L—左；R—右；RV—右心室

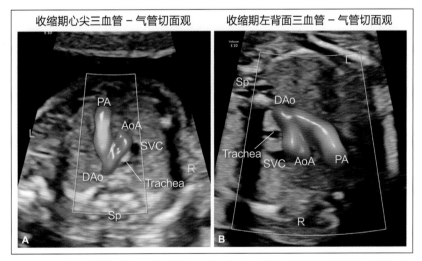

图 13.21　从胎儿脊柱（Sp）的背后（心尖）（A）或背前（B）位置获得三血管 – 气管（3VT）切面的彩色多普勒图像。胎儿的背后（A）和背前（B）位置是显示 3VT 切面的最佳入路。可见主动脉弓（AoA）横部和肺动脉（PA）血流进入降主动脉（DAo）。由于速度标尺设置较高，上腔静脉（SVC）内无彩色多普勒信号填充
L—左；R—右；Trachea—气管

主动脉弓和动脉导管弓长轴切面

主动脉弓和动脉导管弓可在彩色多普勒超声长轴旁矢状切面显示。彩色多普勒还可显示主动脉弓的 3 个分支（图 13.1，13.23）。由于血流速度范围不同，常规彩色多普勒通常很难同时显示主动脉弓及其分支。能量多普勒或双向高分辨率彩色多普勒由于具有较高的敏感性和彩色显示一致性（图 13.23B），通常用来显示主动脉弓及其分支。动脉导管弓切面可显示肺动脉主干、动脉导管，某些切面也可显示左肺动脉。通过腹部视角更容易获得胎儿的动脉导管弓切面，也可在收缩期确认动脉导管内的层流。

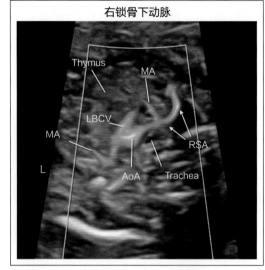

右锁骨下动脉

图 13.22　上胸部轴向三血管 – 气管切面的高分辨率立体血流成像，显示右侧锁骨下动脉（RSA）起源于近端主动脉弓（AoA），走行于气管前方（正常）。乳腺动脉（MA）在胸腺的外侧缘向前纵隔走行。左侧头臂静脉（LBCV）位于主动脉弓前方、胸腺下缘

L—左；Thymus—胸腺；Trachea—气管

表 13.4　舒张期和收缩期彩色多普勒三血管 – 气管切面：异常征象和可能存在的心脏畸形

彩色血流征象	可能存在的心脏畸形
PA 和主动脉弓内均为前向血流，但扩张的 PA 内为湍流	肺动脉狭窄
PA 和主动脉弓内均为前向血流，但扩张的主动脉弓内为湍流	主动脉狭窄
PA 和主动脉弓内均为前向血流，但 PA 狭窄	法洛四联症中的肺动脉狭窄、Ebstein 畸形、DORV、三尖瓣闭锁合并 VSD 等
PA 和主动脉弓内均为前向血流，但主动脉弓狭窄	主动脉缩窄
PA 内为前向血流，但主动脉弓不连续	主动脉弓离断或重度缩窄
PA 内为前向血流，但主动脉弓内为细小或反向血流	左心发育不良综合征
主动脉弓内为前向血流，但 PA 内为细小或反向血流	室间隔完整型肺动脉闭锁或 VSD 型肺动脉闭锁
只有一条大血管，内为前向血流，另一条血管未显示	D-TGA、c-TGA、DORV 合并大血管异位，有些胎儿合并肺动脉闭锁和 VSD（另一条血管可能位于大血管后方）

注：c-TGA—矫正型大动脉转位；D-TGA—完全型大动脉转位；DORV—右室双出口；PA—肺动脉；VSD—室间隔缺损。

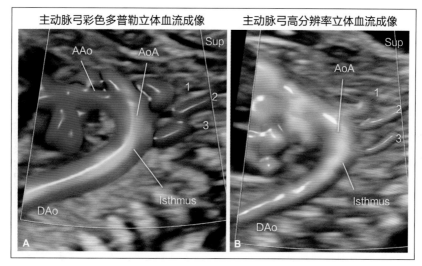

图 13.23　在 2 例胎儿背部获取的上胸部矢状切面的彩色多普勒立体血流成像（A）和高分辨率彩色多普勒立体血流成像（B）显示主动脉弓。两个切面均可显示升主动脉（AAo）、主动脉弓横部（AoA）及 3 支头臂血管（1、2、3）和降主动脉（DAo）
Isthmus—峡部；Sup—上

肺静脉

胎儿有 4 条肺静脉，即 2 条上肺静脉和 2 条下肺静脉，在左心房后方从左、右两侧汇入左心房。胎儿彩色多普勒通常很难显示所有肺静脉[8]。应用彩色多普勒时，可从心尖视角显示左、右下肺静脉内为红色血流束，它们从后方汇入左心房（图 13.24）。右下肺静脉近似沿房间隔的方向走行，因此易于观察，左下肺静脉的走行直接指向卵圆孔（图 13.24）。彩色多普勒技术的应用，如能量多普勒或高分辨率血流成像技术对于观察肺静脉非常有帮助，特别是在声束角度为垂直方向时（图 13.24B）。

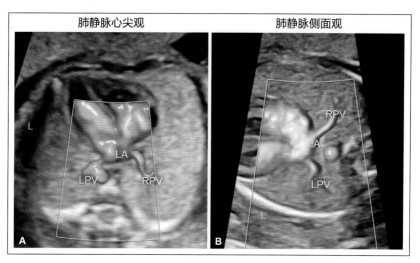

图 13.24　胎儿四腔心切面高分辨率立体血流成像，采用低速度标尺从心尖（A）和轴向（B）方向扫查,可显示右下肺静脉（RPV）和左下肺静脉（LPV）汇入左心房（LA）
L—左

彩色多普勒在妊娠早期筛查中的应用

妊娠早期胎儿心脏和大血管的超声检查对影像科医师来说可能是一项挑战，因为它需要高分辨率的二维灰阶和彩色多普勒图像，通常需要联合经腹和经阴道检查方法[19]。妊娠早期胎儿心脏检查通常侧重于评估体位、四腔心和大血管，以确定正常的解剖结构及排除复杂的先天性心脏病。彩色多普勒的应用有助于对妊娠早期胎儿心血管系统的评估。妊娠早期胎儿心脏的检查步骤与妊娠中、晚期心脏的检查步骤相似。在妊娠中期，仅使用灰阶超声就可以进行心脏筛查，但在妊娠早期，灰阶超声应辅以彩色多普勒。根据笔者的经验，妊娠早期的彩色多普勒主要用于间接评估心腔和大血管的形状和内径大小。图 13.25 显示了经腹（图 13.25A ~ C）和经阴道（图 13.25D ~ F）彩色多普勒超声检查的图像。第 11 章提供了有关妊娠早期心脏检查的详细信息。关于妊娠早期超声的全面综述，建议读者阅读这一主题的书籍，书名为《妊娠早期胎儿异常的超声诊断》（*First Trimester Ultrasound Diagnosis of Fetal Abnormalities*）[19]。

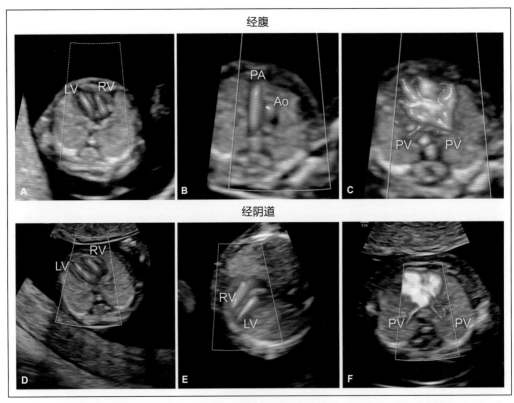

图 13.25 妊娠早期（妊娠第 11 ~ 14 周）胎儿心脏和大血管在不同模式及频率下的彩色多普勒图像。切面 A ~ C 分别显示经腹低速血流成像下的四腔心切面（4CV）、三血管 – 气管切面和肺静脉（PV）。切面 D 和 E 分别显示经阴道的心尖切面和基底四腔心切面。切面 F 为经阴道低速血流成像，显示下肺静脉（PV）引流入左心房。经阴道彩色多普勒改善了图像质量

Ao—主动脉；LV—左心室；PA—肺动脉；RV—右心室

要点　彩色多普勒胎儿超声心动图

- 彩色多普勒超声利用血管内红细胞流动产生的频移生成图像。
- 能量多普勒利用血管内的红细胞的信号强度产生多普勒信号振幅，生成不依赖角度的彩色图像。
- 对于小血管，能量多普勒和双向数字多普勒（高分辨率彩色成像）技术可以提高显示血管走行的敏感性，且不会出现彩色混叠。
- 胎儿超声心动图检查应使用彩色多普勒。
- 彩色多普勒优化对于显示最佳图像至关重要。
- 彩色取样框越小，帧频越高。
- 房室瓣和半月瓣的彩色多普勒预设包括高速度标尺、高通滤波器、低彩色增益和低彩色余辉。
- 肺静脉和其他小血管的彩色多普勒预设包括低速度标尺、低通滤波器、高彩色增益和高彩色余辉。
- 使用彩色多普勒时，声束与血流方向平行有助于优化图像质量。
- 三血管 - 气管切面彩色多普勒是胎儿心脏评价中获得信息最多的切面之一。

（刘园园）

参考文献

1. DeVore GR, Horenstein J, Siassi B, Platt LD. Fetal echocardiography. VII. Doppler color flow mapping: a new technique for the diagnosis of congenital heart disease. *Am J Obstet Gynecol.* 1987;156:1054-1064.
2. Sharland GK, Chita SK, Allan LD. The use of colour Doppler in fetal echocardiography. *Int J Cardiol.* 1990;28:229-236.
3. Gembruch U, Chatterjee MS, Bald R, Redel DA, Hansmann M. Color Doppler flow mapping of fetal heart. *J Perinat Med.* 1991;19:27-32.
4. Copel JA, Morotti R, Hobbins JC, Kleinman CS. The antenatal diag-nosis of congenital heart disease using fetal echocardiography: is color flow mapping necessary? *Obstet Gynecol.* 1991;78:1-8.
5. DeVore GR. Color Doppler examination of the outflow tracts of the fetal heart: a technique for identification of cardiovascular malformations. *Ultrasound Obstet Gynecol.* 1994;4:463-471.
6. Chaoui R, Bollmann R. Fetal color Doppler echocardiography. Part 1: general principles and normal findings. *Ultraschall Med.* 1994;15: 100-104.
7. Chaoui R, Bollmann R. Fetal color Doppler echocardiography. Part 2: abnormalities of the heart and great vessels. *Ultraschall Med.* 1994;15: 105-111.
8. Chaoui R, Lenz F, Heling KS. Doppler examination of the fetal pulmonary venous circulation. In: Maulick D, ed. *Doppler Ultrasound in Obstetrics and Gynecology.* Springer Verlag; 2003:451-463.
9. Chaoui R, McEwing R. Three cross-sectional planes for fetal color Doppler echocardiography. *Ultrasound Obstet Gynecol.* 2003;21:81-93.
10. Abuhamad A. Color and pulsed Doppler in fetal echocardiography. *Ultrasound Obstet Gynecol.* 2004;24:1-9.
11. Lee W, Allan L, Carvalho JS, et al.; ISUOG Consensus Statement. What constitutes a fetal echocardiogram? *Ultrasound Obstet Gynecol.* 2008; 32:239-242.
12. International Society of Ultrasound in Obstetrics and Gynecology, Carvalho JS, Allan LD, Chaoui R, et al. ISUOG Practice Guidelines (updated): sonographic screening examination of the fetal heart. *Ultrasound Obstet Gynecol.* 2013;41:348-359.

13. Chaoui R, Kalache KD, Hartung J. Application of three-dimensional power Doppler ultrasound in prenatal diagnosis. *Ultrasound Obstet Gynecol*. 2001;17:22-29.

14. Chaoui R, Hoffmann J, Heling KS. Three-dimensional (3D) and 4D color Doppler fetal echocardiography using spatio-temporal image correlation (STIC). *Ultrasound Obstet Gynecol*. 2004;23:535-545.

15. Heling KS, Chaoui R, Bollmann R. Advanced dynamic flow—a new method of vascular imaging in prenatal medicine. A pilot study of its applicability. *Ultraschall Med*. 2004;25:280-284.

16. Chaoui R, Rake A, Heling KS. Aortic arch with four vessels: aberrant right subclavian artery. *Ultrasound Obstet Gynecol*. 2008;31:115-117.

17. Jeanty P, Chaoui R, Tihonenko I, Grochal F. A review of findings in fetal cardiac section drawings. Part 3: the 3-vessel-trachea view and variants. *J Ultrasound Med*. 2008;27:109-117.

18. Gardiner H, Chaoui R. The fetal three-vessel and tracheal view revisited. *Semin Fetal Neonatal Med*. 2013;18:261-268.

19. Abuhamad A, Chaoui R. *First Trimester Ultrasound Diagnosis of Fetal Ab-normalities*. Lippincott Wilkins; 2017.

第 14 章
胎儿心脏频谱多普勒成像

概述

频谱多普勒和彩色多普勒技术分别在 20 世纪 80 年代早期和末期出现，为胎儿心血管系统提供了无创性检查，这项成像方式的重要进展有助于更好地理解正常或异常胎儿血流动力学的变化，包括心脏结构异常和胎儿疾病，如宫内生长受限、贫血、胎儿水肿等。胎儿心血管系统的频谱多普勒研究为血流模式提供了定量信息，这种定量信息可以诊断心脏解剖异常和胎儿在疾病状态下的血流异常。本章主要介绍频谱多普勒在胎儿心脏瓣膜及相邻动、静脉血流动力学中的应用。不同技术对胎儿心脏功能的评估方法将在第 18 章讨论。

多普勒原理

彩色多普勒和频谱多普勒超声的概念源于多普勒效应，其基础是光波和声波在接近或远离观察者时频率的变化[1]。当使用一定频率的超声波检测一根血管时，所反射的频率或者频移与血管内流动的红细胞速度（血流的速度）成正比（图 14.1）。这种频移与声束和血管夹角（入射角）的 cos 值成正比，而且与超声波的频率成正比（图 14.1）。因此，多普勒频移可以反映血流速度，但测量的并不是实际的血流速度。

频谱多普勒超声，即频谱以图像的形式显示（图 14.2）。纵轴表示频

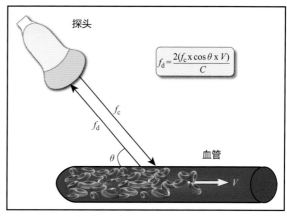

$$f_d = \frac{2(f_c \times \cos\theta \times V)}{C}$$

探头

f_c

f_d

θ

血管

V

图 14.1　超声多普勒效应。当使用超声波检测血管时，反射的超声波频移（f_d）分别与超声波发射频率（f_c）、血管内的血流速度（V）、声束和血管的夹角（θ）的 cos 值成正比，与声速（C）成反比，声速反映了声束在介质中的传播速度

移（或测量速度），横轴表示心动周期中频移的瞬时变化（时间）（图 14.2）。因此，频移可以在心动周期的任意一点轻易测量，心功能参数也可以通过相应的多普勒波形测量出来（图 14.3，14.4）。

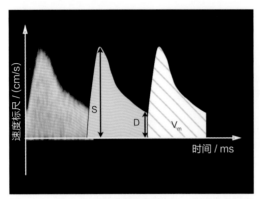

图 14.2　胎儿动脉频谱多普勒超声。纵轴表示频移（速度标尺）（cm/s），横轴表示时间（ms）。频谱图可以反映心动周期中超声频移的瞬时变化。胎儿心血管系统常用的多普勒测量参数见表 14.2。收缩期峰值速度（S）、舒张末期速度（D）和平均速度（V_m）是波形定量分析的常用参数

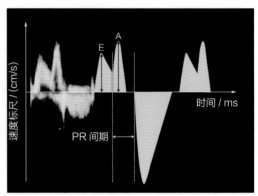

图 14.3　跨房室瓣血流的多普勒波形定量分析。E/A 值可用于多普勒波形定量分析，E 峰代表早期心室充盈时的峰值速度，A 峰代表舒张期心房收缩时的峰值速度。PR 间期对应心电图 P 波至 R 波的距离，可以从多普勒波形中测量。详见正文和表 14.3

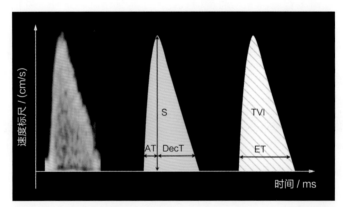

图 14.4　跨半月瓣多普勒波形定量分析。AT 代表加速时间或达峰时间，DecT 代表减速时间，S 为收缩期峰值速度，ET 为收缩期射血时间，TVI 代表时间速度积分（曲线下面积）。详见正文和表 14.2

在临床实践中，多普勒速度的测量常用于评估下游血流的阻力[2]。理论基础是平均血流量与平均血压成正比，与下游的平均阻力成反比（$Q_m = P_m/R_m$）。然而，这个概念只适用于稳定的非搏动性流体条件。在血流有搏动的医学环境中，血流受到的阻力用血管阻抗而不是血管阻力来描述[3]。下游血流的阻力仅仅是血管阻抗的一部分，血管阻抗还受脉冲频率、血流惯性、血管壁的膨胀性以及超声波的反射的影响[3-6]。在实验室设计中，血管阻抗的测量是可行的。多普勒血流指数与搏动血流的阻抗、压力的波动性以及血管阻力具有很好的相关性[7]。因此，多普勒频移为研究下游血管床阻抗提供了信息。多普勒超声技术也可以用于测量真实的血流速度，这对胎儿贫血和通过心脏瓣膜血流的评价有着重要价值。

而且，结合血管内径的测量，大血管多普勒可用于计算心输出量。

多普勒波形的定量分析

频谱多普勒的定量分析高度依赖所检查的部位。通常，心血管系统的 3 个检查部位（动脉系统、心脏瓣膜和静脉系统）是可区分的。在每个部位检查时可以得到一个非常类似却又不同的速度波形，但它们的定量分析是相似的。在胎儿超声检查时，为了获得准确的多普勒波形，取样容积需要置于瓣膜的瓣尖水平或血管内，声束与血流束之间角度应为 15°～20°，

在胎儿呼吸暂停瞬间获取多普勒波形，并进行多次测量。彩色多普勒常被用来确定取样容积放置的位置，通常将其放置在彩色血流束最明亮的部位，以确保测量的准确性。应在不同心动周期进行数次测量，确保结果的可重复性。表 14.1 列出了胎儿频谱多普勒超声心动图检查的步骤。

表 14.1　频谱多普勒超声心动图检查的步骤

将取样容积置于目标瓣膜的瓣尖水平或血管（静脉）内

使声束与血流方向夹角小于 30°

将取样容积放置在彩色血流束最明亮的部位

在胎儿呼吸暂停瞬间获取多普勒波形

重复测量

频谱多普勒评估胎儿动脉系统

胎儿动脉系统血流速度波形有收缩期峰值流速高和舒张期峰值流速低的特点（图 14.2，14.4），冠状动脉血流除外[8]，本章在此不予讨论。表 14.2 列出了外周动脉常用的波形定量分析多普勒参数，即搏动指数、阻力指数和 S/D 值（收缩期峰值速度与舒张末期速度之比），这些参数都存在声束角度依赖性。典型血管有脐动脉、降主动脉、大脑中动脉、动脉导管、主动脉峡部和肺动脉分支。

表 14.2　大血管多普勒测量参数

参数	定义
收缩期峰值速度（S）（cm/s）	多普勒频谱中收缩期的最大血流速度
舒张末期速度（D）（cm/s）	舒张末期血流速度
时间速度积分（TVI）（cm）	一个心动周期中多普勒波形下的面积
平均速度（V_m）（cm/s）	时间速度积分 / 心动周期时间
搏动指数（PI）	（收缩期速度 − 舒张期速度）/ 平均速度
阻力指数（RI）	（收缩期速度 − 舒张期速度）/ 收缩期速度
S/D 值	收缩期峰值速度 / 舒张末期速度
左心室搏出量（mL）	时间速度积分 × 主动脉瓣横切面面积
右心室搏出量（mL）	时间速度积分 × 肺动脉瓣横切面面积
左心室心输出量（LCO）（mL/min）	左心室搏出量 × 胎儿心率
右心室心输出量（RCO）（mL/min）	右心室搏出量 × 胎儿心率

频谱多普勒评估心脏瓣膜

尽管多普勒指数在胎儿外周循环的评估中被广泛应用，但在心脏水平的多普勒波形定量分析更依赖于绝对值的测量，这和多普勒指数不同，具有角度依赖性。跨房室瓣和半月瓣的多普勒评估将在后文介绍。跨瓣膜血流可分别显示收缩期和舒张期的血流情况。由于跨瓣膜声波可以通过最佳角度获得，除了测量速度比值或时间参数之外，还可以测量绝对值。心脏舒张早期和心房收缩期峰值速度比值（E/A 值）（图 14.3）及跨半月瓣的峰值速度（图 14.4）都是可以计算的。通常，测量平均速度后再结合测量所得的血管面积，就能对心脏血流量进行量化。表 14.3 归纳了心脏瓣膜的多普勒测量参数。

表 14.3　心脏瓣膜的多普勒测量参数

参数	定义
E 峰	舒张早期通过二尖瓣或三尖瓣的峰值速度（E）
A 峰	舒张期心房收缩时通过二尖瓣或三尖瓣的峰值速度（A）
E/A 值	舒张早期峰值速度 / 舒张期心房收缩峰值速度
加速时间（达峰时间）	从起始点达到收缩期峰值速度的时间（ms）
减速时间	从收缩期峰值速度沿下降支到达基线的时间（ms）
射血（收缩）时间	心动周期内心脏收缩的时间
充盈（舒张）时间	心动周期内心脏舒张的时间
总时间	一个心动周期持续的时间
等容收缩时间（ICT）（ms）	心肌收缩伴随心室内压力升高但心室容积不变的时间，所有瓣膜关闭
等容舒张时间（IRT）（ms）	心肌舒张伴随心室内压力下降但心室容积不变的时间，所有瓣膜关闭
PR 间期	舒张早期充盈结束至收缩期开始的时间，相当于心电图 P 波到 R 波的时间

频谱多普勒评估胎儿静脉系统

胎儿静脉系统血流速度波形在外周静脉中显示为典型的持续性血流，而与心脏相连或靠近的静脉搏动性增强。除了肝内脐静脉显示为持续性血流以外，回流至心脏的胎儿静脉多普勒频谱表现为 3 个峰：S 峰、D 峰和 A 峰 [9]。S 峰为心室收缩期的峰值速度，D 峰为心脏舒张期的峰值速度，A 峰为舒张末期心房收缩时正向或反向速度（图 14.5，14.6）。部分静脉如静脉导管和肺静脉，在整个心动周期显示为正向血流，而另一部分静脉如上腔静脉、下腔静脉和肝静脉，在心房收缩期显示为反向血流。搏动指数和峰值速度指数是静脉血流多普勒定量分析的指标。根据 A 峰的反向血流，可以计算反向血流百分比或者前负荷指数。表 14.4 归纳了胎儿静脉系统的多普勒测量参数。

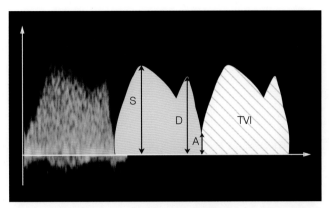

图 14.5　静脉导管（DV）的多普勒波形定量分析。S 代表收缩期峰值速度，D 代表舒张期峰值速度，A 代表心房收缩期最低速度。TVI 为时间速度积分（曲线下面积）。详见正文和图 14.13。肺静脉和静脉导管的多普勒波形相似，定量分析指标也相似

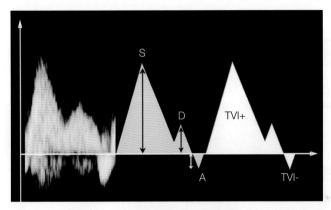

图 14.6　下腔静脉、上腔静脉或肝静脉的多普勒波形定量分析（3 支静脉的多普勒波形的形状和特征相似）。S 代表收缩期峰值速度，D 代表舒张期峰值速度，A 代表心房收缩期反向血流。TVI 代表时间速度积分（曲线下面积）。TVI+ 代表波形正向血流面积，TVI− 代表波形负向血流面积。详见正文

表 14.4　胎儿静脉系统的多普勒测量参数

参数	定义
收缩期速度（S）（cm/s）	心室收缩期峰值速度
舒张期速度（D）（cm/s）	舒张早期峰值速度
心房速度（A）（cm/s）	心房收缩期的舒张峰值速度（可以是负值）
时间速度积分（TVI）（cm）	一个心动周期中多普勒频谱下的面积
平均速度（V_m）（cm/s）	时间速度积分 / 心动周期时间
静脉搏动指数（PIV）	（收缩期速度 − 舒张期速度）/ 平均速度
静脉峰值速度指数（PVIV）	（收缩期速度 − 舒张期心房速度）/ 舒张期速度
下腔静脉前负荷指数	舒张期心房速度 / 收缩期速度
反向血流百分比	反向血流时间速度积分 / 整个前向血流时间速度积分 ×100

瓣膜和血管

房室瓣

多普勒技术

首先获得心尖或心底四腔心切面，确定声束角度与跨房室瓣血流束方向之间的角度小于20°。利用彩色多普勒识别通过房室瓣的血流，并将取样容积放置在心室侧二尖瓣或三尖瓣的瓣尖水平，即血流色彩最明亮的部位。

多普勒波形

图14.7显示了通过房室瓣血流的典型多普勒波形。该多普勒波形与舒张期心室充盈相对应，为双相波。第一个时相为E峰，对应舒张早期心室充盈；第二个时相为A峰，对应舒张期心室主动充盈（心房收缩期或心房射血期）。由于二尖瓣与主动脉瓣环之间存在纤维连接，二尖瓣多普勒波形的收缩期部分反映的是主动脉血流（图14.7B）。此外，由于肺动脉瓣下圆锥肌把肺动脉瓣环和三尖瓣环分开，因而在通过三尖瓣血流的多普勒波形中没有明显的肺动脉血流（图14.7A）。E/A值用于跨房室瓣口血流的多普勒波形定量分析（图14.3，14.7），心动周期的间隔可以通过跨房室瓣血流的多普勒波形获取（图14.8）。

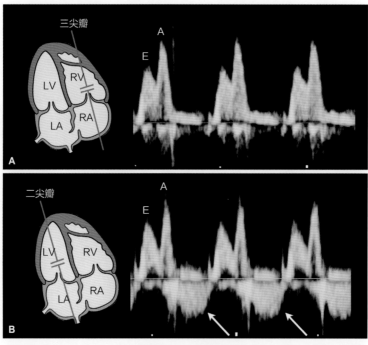

图14.7 跨三尖瓣（A）和二尖瓣（B）血流的多普勒波形。选取小的取样容积，并置于瓣尖水平，声束与血流束之间的夹角小于20°。多普勒波形为双相波，如图14.3。由于二尖瓣与主动脉瓣之间存在纤维连接，故二尖瓣多普勒波形（B）收缩期部分显示主动脉血流（图B箭头）。跨三尖瓣多普勒波形不显示肺动脉血流（A）。E峰对应心脏舒张早期峰值速度，A峰对应心房收缩期峰值速度。详见正文和表14.3

LA—左心房；LV—左心室；RA—右心房；RV—右心室

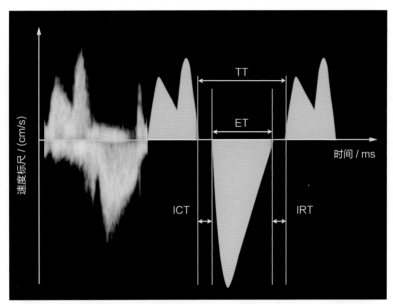

图 14.8　通过跨二尖瓣血流的多普勒波形显示心动周期中的间隔，通常用于评估心脏功能。ET 代表收缩射血期时间，ICT 代表等容收缩期时间，IRT 代表等容舒张期时间，TT 代表时间总和。TT=ET+ICT+IRT

　　通过房室瓣的多普勒波形受心室肌的顺应性、前负荷和后负荷的影响[10,11]。E/A 值是评价心室舒张功能的指标。与出生后不同，胎儿期 A 峰的速度大于 E 峰，可能与胎儿期心肌的僵硬度更高有关[12]，因此，胎儿期心房收缩对心脏充盈具有更重要的意义。随着孕龄的增加，心室的僵硬度逐渐下降，E/A 值由妊娠早期的 0.53±0.05 增加到妊娠晚期的 0.70±0.02[13,14]，到分娩前 E/A 值达到 0.82±0.04[15]。随着孕龄增加，E/A 值的增加表明血流从舒张末期转变到舒张早期。这种血流变化的原因是心室肌顺应性提高（心肌僵硬度下降）、心室松弛率提高或者胎盘血管的阻力下降使心脏后负荷降低，上述这些变化均随着孕龄增加而发生[16]。比较二尖瓣与三尖瓣的多普勒波形可发现，无论在舒张早期还是舒张末期，通过三尖瓣的峰值血流速度均较高[14-16]。这与既往研究的结果一致，即胎儿期通过三尖瓣的血流量比二尖瓣多[17-19]，这一结果也支持在胎儿期右心系统占主导地位的观点，在宫内妊娠末期才转为左心系统占主导地位[20]。E/A 值是衡量心室前负荷与顺应性的指标。

临床应用和异常表现

　　左心发育不良综合征和重度主动脉狭窄时会出现二尖瓣舒张充盈异常且呈小波形。三尖瓣的异常波形见于室间隔完整型肺动脉闭锁合并右心室发育不良。扩张型心肌病和肥厚型心肌病常合并双侧房室瓣多普勒波形异常。收缩期房室瓣异常主要与二尖瓣或三尖瓣反流有关。二尖瓣反流多见于心内膜弹力纤维增生症合并重度主动脉狭窄、左心发育不良综合征或容量负荷过重合并三尖瓣反流。三尖瓣反流很常见，详见第 25 章。

半月瓣

多普勒技术

主动脉 获取心尖或心底四腔心切面，旋转探头略朝头部方向，使其显示主动脉从左心室发出的切面（五腔心切面）。在孕妇腹部调整探头方向，使声束与胎儿主动脉血流方向的夹角小于 20°。应用彩色多普勒识别通过主动脉瓣的血流。将多普勒取样容积置于主动脉内、瓣环远端、血流最明亮的部分（图 14.9A）。

肺动脉 在胎儿五腔心切面的基础上，旋转或者倾斜探头直至能够看到肺动脉从右心室发出。在孕妇腹部调整探头方向，使声束与胎儿肺动脉血流方向的夹角小于 20°。应用彩色多普勒识别通过肺动脉瓣的血流。将多普勒取样容积置于肺动脉内、瓣环远端、血流最明亮的部分（图 14.9B）。

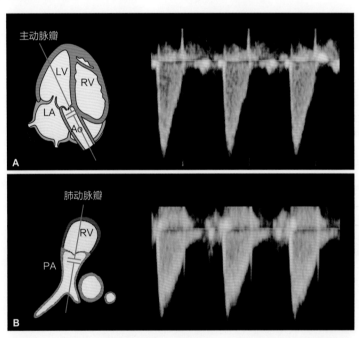

图 14.9 通过主动脉瓣（A）和肺动脉瓣（B）的血流的典型多普勒波形。详见正文和表 14.2

Ao—主动脉；LA—左心房；LV—左心室；PA—肺动脉；RV—右心室

多普勒波形

图 14.9A 和 B 分别显示了通过主动脉瓣和肺动脉瓣的血流的典型多普勒波形。收缩期峰值速度及达峰时间是常用的定量指标（图 14.4），可反映心室收缩性、动脉压力及后负荷。收缩期峰值速度反映心肌收缩力、瓣环大小、前负荷和后负荷[21,22]，达峰时间反映平均动脉压[23]。随着孕龄的增加，主动脉及肺动脉内的收缩期峰值速度及达峰时间逐渐增长[24-27]。主动脉收缩期峰值速度大于肺动脉[28,29]，原因是肺动脉瓣环略大，或经过脑循环后主动脉后负荷下降[28,30]。而肺动脉的达峰时间比主动脉短，提示胎儿肺动脉平均动脉压较高[25]。

临床应用和异常表现

重度主动脉狭窄或主动脉缩窄时可见跨主动脉瓣血流的多普勒波形异常。肺动脉狭窄或肺动脉反流时可见跨肺动脉瓣血流的多普勒波形异常。

肺动脉分支

多普勒技术

在右肺动脉短轴切面、倾斜的三血管 – 气管切面或左肺动脉旁矢状切面很容易观察到左、右肺动脉[31]（图 14.10）。右移探头至血流束和声束平行时，可见右肺动脉血流。多普勒取样容积最好放置在肺动脉主干分叉处，在肺门处可略向外偏移以避开相邻血管的干扰。

多普勒波形

肺动脉分支血流速度波形反映了肺阻力的变化，具有特征性频谱[32]。在妊娠中期和晚期，大部分收缩期前向血流呈"细针样"收缩峰，原因是肺动脉内血流加速极快，随后是早期减速（图 14.10）。重搏切迹有时表现为反向血流，表明收缩期血流灌注结束，随后为舒张期低速前向血流[32]（图 14.10）。

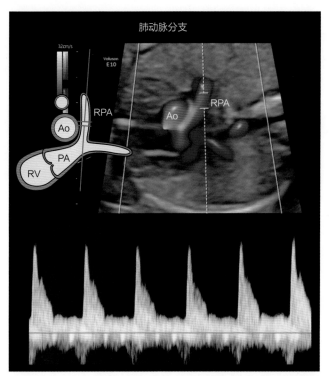

图 14.10　短轴切面右肺动脉（RPA）多普勒波形。显示取样容积放置的位置，声束与血流束几乎平行。详见正文

Ao—主动脉；PA—肺动脉；RV—右心室

临床应用和异常表现

外周肺动脉循环的多普勒超声检查在 20 世纪 90 年代末期已有研究[32,33]，偶尔应用于特定条件下的临床诊断[34]。肺动脉高压和肺动脉发育不良的高风险胎儿，多普勒波形显示为舒张末期血流消失，搏动指数增高。其在肾发育不全、胎膜早破以及其他原因导致的羊水过少胎儿，或先天性膈疝和生长发育受限的胎儿中也有报道。由于在最后 3 个月胎儿肺循环对氧变化很敏感，孕妇吸氧前后对氧的反应性的检查已有报道[34]。最近的研究对先天性膈疝胎儿在行宫内镜下气管球囊封堵术前后进行了肺动脉多普勒检查，并证实了术后胎儿肺功能有所改善。

主动脉峡部

多普勒技术

观察胎儿主动脉峡部可以通过以下两个切面：显示主动脉弓长轴的旁矢状切面、三血管－气管切面[35]（图 14.11）。取样容积放置的最佳位置是左锁骨下动脉远心端和动脉导管与降主动脉连接处近心端。

多普勒波形

主动脉峡部的速度波形与降主动脉相似，表现为峰值速度迅速升高和收缩末期速度减慢，随后为舒张期前向速度减慢（图 14.11）[35]。

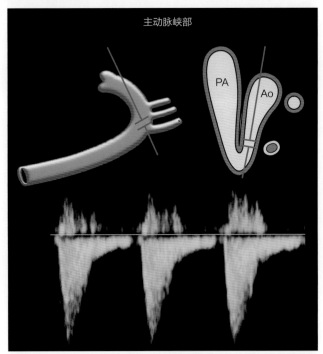

图 14.11　主动脉峡部多普勒波形。主动脉峡部可以通过主动脉弓旁矢状切面或三血管－气管切面获得。详见正文

Ao—主动脉；PA—肺动脉

临床应用和异常表现

主动脉峡部多普勒检查在胎儿严重生长受限中的应用已有报道。脑保护效应是血液集中的一个信号，只能通过从动脉导管弓和降主动脉分流的血液来维持[36,37]。这种分流会导致舒张期主动脉峡部出现血流反向，其持续时间和所占比例与神经发育迟缓有关[36,37]。另外，主动脉峡部反向血流也是严重心脏畸形伴流出道梗阻的典型表现，如左心发育不良综合征和重度主动脉狭窄（见第 32 章）。

动脉导管

多普勒技术

观察胎儿动脉导管可以通过以下两个切面：显示动脉导管弓长轴的旁矢状切面、三血管 – 气管切面（图 14.12）[38]。彩色多普勒可以帮助定位多普勒取样容积放置在动脉导管弓的理想位置，即在肺动脉和动脉导管的连接处。由于此处略窄，因此容易识别，彩色多普勒显示为五彩镶嵌高速血流。

多普勒波形

动脉导管的血流速度波形具有特征性[39]，其达峰时间较长，上升速度缓慢，紧接着是一个较高的收缩期峰值速度，这是胎儿血流的最高速度，在妊娠中、晚期可达 80 ~ 200 cm/s（图 14.12）。与主动脉多普勒波形相比，更长的减速时间导致波形变宽。重搏切迹标志着收缩期结束，紧接着是舒张期血流速度上升并出现舒张期峰值流速。

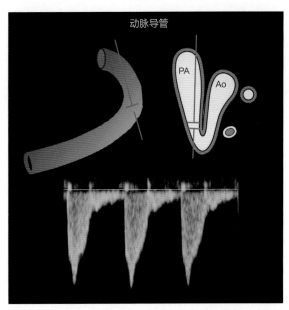

图 14.12 动脉导管弓（动脉导管）的多普勒波形。动脉导管可以通过动脉导管弓旁矢状切面或三血管 – 气管切面获得。多普勒速度波形显示明显的舒张期切迹。详见正文
Ao—主动脉；PA—肺动脉

临床应用和异常表现

在多普勒超声心动图应用的早期就已对动脉导管进行多普勒测量，主要用于对宫内动脉导管闭合或收缩的评估，这种现象可为自发性的（很少），也可是由吲哚美辛或其他非甾体抗炎药治疗引起的并发症（见第 47 章）。当动脉导管收缩时，曲线形状会发生改变，表现为峰值速度升高（大于 200 cm/s），并伴有搏动指数降低（小于 1.8）。另外，动脉导管频谱多普勒还可应用于出生后肺循环依赖动脉导管的胎儿的心脏异常筛查。更多详情将在相应章节中讨论。

下腔静脉

多普勒技术

获取胎儿胸腹部矢状切面，进行彩色多普勒检查。滑动探头得到右旁矢状切面，可显示下腔静脉汇入右心房。观察下腔静脉可以选择以下两个位置：汇入右心房处或肾静脉和静脉导管汇入处。这两处测量值之间具有较好的相关性，测量时注意使声束方向与血流方向之间的夹角最小[40]。

多普勒波形

图 14.6 显示下腔静脉的多普勒频谱，其波形呈三相波，第一时相代表心房舒张期及心室收缩期，第二时相代表心室舒张早期，第三时相代表心室舒张晚期或心房收缩期[40,41]。下腔静脉舒张晚期频谱显示为典型的反向血流[40-42]。反向血流百分比为心房收缩期的时间速度积分除以整个前向血流的时间速度积分再乘以 100，可用于下腔静脉的多普勒波形定量分析[41]（见表 14.4）。该指标反映了舒张末期右心房与右心室之间的压力梯度，且取决于心室顺应性和右心室舒张末期压力[40,43-45]。下腔静脉反向血流百分比随孕龄增加呈线性下降趋势，平均值由妊娠第 20 周的 14.7%±2.55%，下降至出生前的 4.7%±2.55%[40]。这种下降趋势可能与随孕龄增加而提高的心室顺应性以及下降的外周阻力有关。虽然下腔静脉的前向血流与上腔静脉无明显差别，但心房收缩期下腔静脉的反向血流比上腔静脉多[41]。

临床应用和异常表现

下腔静脉多普勒波形异常一般见于严重的宫内生长受限，表现为舒张末期的反向血流增加。

静脉导管

多普勒技术

在膈肌水平获取胎儿腹部旁矢状切面，略微调整探头直至观察到下腔静脉汇入右心房处。将彩色多普勒叠加到灰阶图像上，可以显示静脉导管是一条起自脐静脉并在汇入右心房前接近下腔静脉的血管（图 14.13）。静脉导管内常显示彩色多普勒混叠，且肝左静脉与静脉导管相邻。胎儿腹部轴向切面也可以观察到静脉导管，但旁矢状切面是妊娠早期筛查的首选切面。获得轴向切面的方法比较简便，一般通过在胎儿腹围水平进行腹部的横切面或斜切面扫查获得（见第 10 章）。首先在胎儿腹围水平取得横切面，将彩色多普勒叠加到灰阶图像上，沿着脐静脉走行调整探头，使之略朝向头部，则可观察到静脉导管。

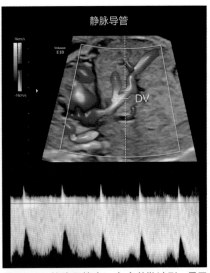

图 14.13　静脉导管（DV）多普勒波形。显示多普勒取样容积较小并置于静脉导管内，与声束夹角为 20° ～ 30° 或以下。多普勒波形呈三相波。波形定量分析见图 14.5，详见正文和表 14.3

多普勒波形

图 14.13 是在静脉导管水平获得的多普勒波形，呈三相波，第一个峰出现在收缩期（S），第二个峰出现在舒张早期（D），最低点出现在心房收缩期（A）[46]。与下腔静脉不同，正常胎儿静脉导管内血流在整个心动周期内均为前向血流[42]。静脉导管是一支长约 2 cm，直径约 2 mm 的小静脉[47]。其管腔小，使得血流快速流向卵圆孔[48]。静脉导管血流的平均峰值速度从妊娠 18 周的 65 cm/s 增加到出生前的 75 cm/s[48]。由于血流峰值速度的测量具有角度依赖性，因此需要其他指标来定量评价静脉导管内的血流速度波形。根据心室收缩期和心房收缩期的峰值速度可得到两个指标 [S/A、(S–A)/S][49]。通常，这两个指标随孕龄增加而改变，能够较好地反映右心室的前负荷变化。

临床应用和异常表现

静脉导管多普勒波形异常一般见于严重宫内生长受限，主要表现为心房收缩期波形（A）降低、缺失或反向；也可见于右心梗阻性病变。

肺静脉

多普勒技术

肺静脉在其汇入左心房处可以观察到。在心底四腔心切面可以观察到右下肺静脉，横位四腔心切面可以观察到左下肺静脉（图 14.14）。彩色多普勒显示左、右下肺静脉的血流与声束平行（图 14.14）。多普勒的取样容积应放在进入左心房之前的肺实质中的肺静脉内。

多普勒波形

肺静脉的速度波形可反映整个心动周期内左心房压力的变化情况。其波形与静脉导管波形相似，呈三相波。首先为收缩期峰值（S），随后为舒张期峰值（D），心房收缩时的最低点为 A 峰（图 14.14）。

临床应用和异常表现

肺静脉波形异常一般见于左心发育不良综合征时心房间交通狭窄，表现为舒张末期反向血流。在胎儿期出现异常静脉连接时，典型的肺静脉三相波消失。

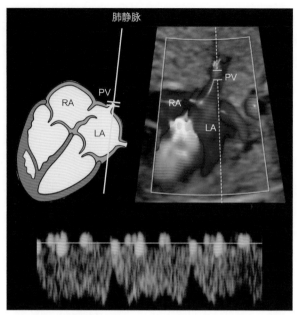

图 14.14 肺静脉多普勒波形。显示多普勒取样容积较小并置于肺实质的肺静脉内，与声束的夹角为 20° ~ 30° 或以下。多普勒波形呈三相波。波形定量分析见图 14.6，详见正文和表 14.3
LA—左心房；PV—肺静脉；RA—右心房

结论

频谱多普勒是胎儿超声心动图的重要组成部分，可以通过对血流和多普勒波形的定量分析从而评估心脏畸形和功能。图 14.15 和 14.16 显示了胎儿心脏与各种瓣膜、动脉和静脉的示意图与相应的多普勒波形。

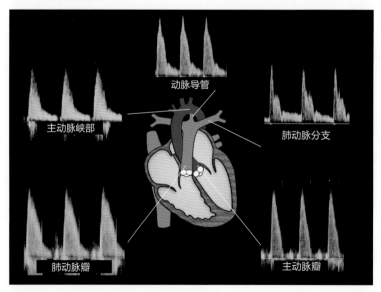

图 14.15 心脏四腔心切面和大血管的示意图，以及对应的主动脉瓣、肺动脉瓣、主动脉峡部、动脉导管和肺动脉分支的多普勒波形。详见正文

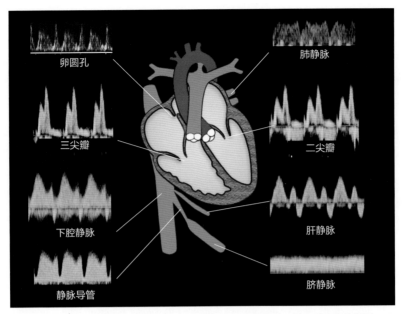

图 14.16　四腔心切面、大血管、与心脏相连的静脉示意图，以及对应的卵圆孔、三尖瓣、下腔静脉、静脉导管、肺静脉、二尖瓣、肝静脉、脐静脉的多普勒波形。详见正文

要点　频谱多普勒胎儿超声心动图

- 多普勒频移直接与目标血管的血流速度、声束与血管夹角的 cos 值及超声频率成正比。
- 多普勒频移可以提供下游血管床血流阻抗的信息。
- 大多数心脏多普勒波形定量分析依赖于频率绝对值，具有角度依赖性。
- 胎儿的血液循环是并行的而非单循环的，且右心室输出量大于左心室输出量。
- 静脉导管内的血液优先经卵圆孔进入左心房。
- 随着孕龄的增加，心室顺应性提高，总外周阻力降低，前负荷增大，心输出量增大。
- 胎儿期的肺血管阻力高。
- 房室瓣口血流多普勒波形呈双相波。
- 胎儿期跨房室瓣血流的 A 峰大于 E 峰。
- 半月瓣的收缩期峰值速度和达峰时间是波形定量分析的指标。
- 下腔静脉多普勒波形呈三相波。
- 正常胎儿舒张晚期下腔静脉的血流呈反向。
- 静脉导管多普勒波形呈三相波。
- 正常胎儿静脉导管内血流在整个心动周期内均为前向血流。

> ■ 肺静脉的血流速度波形反映左心房在整个心动周期的压力变化。
>
> ■ 肺静脉多普勒波形与静脉导管相似，呈三相波。

（黄丹青）

参考文献

1. Doppler C. über das farbige Licht der Doppelsterne und einiger anderer Gestirne des Himmels [On the colored light of the double stars and cer-tain other stars of heaven]. *Abh Kigl Bm Ges Wiss*. 1843;2:465-482.
2. Schulman H, Winter D, Farmakides G, et al. Doppler examinations of the umbilical and uterine arteries during pregnancy. *Clin Obstet Gynecol*. 1989;32:738-745.
3. Nichols W, O'Rourke M. *McDonald's Blood Flow in Arteries*. Edward Arnold; 1990.
4. Stuart B, Drumm J, FitzGerald DE, et al. Fetal blood velocity waveforms in normal pregnancy. *Br J Obstet Gynaecol*. 1980;87:780-785.
5. Gosling R, King DH. Ultrasound angiology. In: Marcus AW, Adamson L, eds. *Arteries and Veins*. Churchill-Livingstone; 1975;62-83.
6. Pourcelot L. *Applications clinique de l'examen Doppler transcutane [Clinical applications of transcutaneous Doppler examination]. In: Per-onneau P, ed. Velocimetrie Ultrasonore Doppler [Doppler Ultrasound Velo-cimetry]*. Paris, France: INSERM; 1974:213-220.
7. Adamson SL, Langille BL. Factors determining aortic and umbilical blood flow pulsatility in fetal sheep. *Ultrasound Med Biol*. 1992;18:255-266.
8. Chaoui R. Coronary arteries in fetal life: physiology, malformations and the "heart-sparing effect." *Acta Paediatr Suppl*. 2004;93:6-12.
9. Sinkovskaya E, Klassen A, Abuhamad A. A novel systematic approach to the evaluation of the fetal venous system. *Semin Fetal Neonatal Med*. 2013;18:269-278.
10. Stoddard MF, Pearson AC, Kern MJ, et al. Influence of alteration in preload on the pattern of left ventricular diastolic filling as assessed by Doppler echocardiography in humans. *Circulation*. 1989;79:1226-1236.
11. Labovitz AJ, Pearson AC. Evaluation of left ventricular diastolic func-tion: clinical relevance and recent Doppler echocardiographic insights. *Am Heart J*. 1987;114:836-851.
12. Romero T, Covell J, Friedman WF. A comparison of pressure-volume relations of the fetal, newborn, and adult heart. *Am J Physiol*. 1972;222: 1285-1290.
13. Wladimiroff JW, Huisman TW, Stewart PA. Fetal cardiac flow velocities in the late 1st trimester of pregnancy: a transvaginal Doppler study. *J Am Coll Cardiol*. 1991;17:1357-1359.
14. van der Mooren K, Barendregt LG, Wladimiroff JW. Fetal atrioventricular and outflow tract flow velocity waveforms during normal second half of pregnancy. *Am J Obstet Gynecol*. 1991;165:668-674.
15. Reed KL, Sahn DJ, Scagnelli S, et al. Doppler echocardiographic studies of diastolic function in the human fetal heart: changes during gestation. *J Am Coll Cardiol*. 1986;8:391-395.
16. Wladimiroff JW, Stewart PA, Burghouwt MT, et al. Normal fetal cardiac flow velocity waveforms between 11 and 16 weeks of gestation. *Am J Obstet Gynecol*. 1992;167:736-739.
17. De Smedt MC, Visser GH, Meijboom EJ. Fetal cardiac output estimated by Doppler echocardiography during mid- and late gestation. *Am J Cardiol*. 1987;60:338-342.
18. Kenny JF, Plappert T, Doubilet P, et al. Changes in intracardiac blood flow velocities and right and left ventricular stroke volumes with gestational age in the normal human fetus: a prospective Doppler echocar-diographic study. *Circulation*. 1986;74:1208-1216.
19. Reed KL, Meijboom EJ, Sahn DJ, et al. Cardiac Doppler flow velocities in human fetuses. *Circulation*. 1986;73:41-46.
20. Chang CH, Chang FM, Yu CH, et al. Systemic assessment of fetal he-modynamics by Doppler ultrasound. *Ultrasound Med Biol*. 2000;26: 777-785.
21. Bedotto JB, Eichhorn EJ, Grayburn PA. Effects of left ventricular preload and afterload on ascending aortic blood velocity and acceleration in coronary artery disease. *Am J Cardiol*. 1989;64:856-859.
22. Gardin JM. Doppler measurements of aortic blood flow velocity and acceleration: load-independent indexes of left ventricular performance? *Am J Cardiol*. 1989;64:935-936.
23. Kitabatake A, Inoue M, Asao M, et al. Noninvasive evaluation of pulmonary hypertension by a pulsed Doppler technique. *Circulation*. 1983;68: 302-309.
24. Groenenberg IA, Stijnen T, Wladimiroff JW. Blood flow velocity waveforms in the fetal cardiac outflow tract as a

measure of fetal well-being in intrauterine growth retardation. *Pediatr Res*. 1990;27:379-382.

25. Machado MV, Chita SC, Allan LD. Acceleration time in the aorta and pulmonary artery measured by Doppler echocardiography in the midtrimester normal human fetus. *Br Heart J*. 1987;58:15-18.

26. Rizzo G, Arduini D, Romanini C. Doppler echocardiographic assessment of fetal cardiac function. *Ultrasound Obstet Gynecol*. 1992;2:434-445.

27. Severi FM, Rizzo G, Bocchi C, et al. Intrauterine growth retardation and fetal cardiac function. *Fetal Diagn Ther*. 2000;15:8-19.

28. Allan LD, Chita SK, Al-Ghazali W, et al. Doppler echocardiographic evaluation of the normal human fetal heart. *Br Heart J*. 1987;57: 528-533.

29. Reed KL, Anderson CF, Shenker L. Fetal pulmonary artery and aorta: two-dimensional Doppler echocardiography. *Obstet Gynecol*. 1987;69: 175-178.

30. Comstock CH, Riggs T, Lee W, et al. Pulmonary-to-aorta diameter ratio in the normal and abnormal fetal heart. *Am J Obstet Gynecol*. 1991;165: 1038-1044.

31. Taddei F, Chaoui R, Lenz F, et al. Doppler examination of the fetal left and right pulmonary artery. Relation to fetal position and gestational age: a methodological study [in German]. *Ultraschall Med*. 1997;18:14-18.

32. Chaoui R, Taddei F, Rizzo G, et al. Doppler echocardiography of the main stems of the pulmonary arteries in the normal human fetus. *Ultrasound Obstet Gynecol*. 1998;11:173-179.

33. Rizzo G, Capponi A, Angelini E, et al. Blood flow velocity waveforms from fetal peripheral pulmonary arteries in pregnancies with preterm premature rupture of the membranes: relationship with pulmonary hypoplasia. *Ultrasound Obstet Gynecol*. 2000;15:98-103.

34. Cruz-Martinez R, Castanon M, Moreno-Alvarez O, et al. Usefulness of lung-to-head ratio and intrapulmonary arterial Doppler in predicting neonatal morbidity in fetuses with congenital diaphragmatic hernia treated with fetoscopic tracheal occlusion. *Ultrasound Obstet Gynecol*. 2013;41:59-65.

35. Fouron JC, Zarelli M, Drblik P, et al. Flow velocity profile of the fetal aor-tic isthmus through normal gestation. *Am J Cardiol*. 1994;74:483-486.

36. Fouron JC. The unrecognized physiological and clinical significance of the fetal aortic isthmus. *Ultrasound Obstet Gynecol*. 2003;22:441-447.

37. Fouron JC, Gosselin J, Raboisson MJ, et al. The relationship between an aortic isthmus blood flow velocity index and the postnatal neurodevel-opmental status of fetuses with placental circulatory insufficiency. *Am J Obstet Gynecol*. 2005;192:497-503.

38. Brezinka C, Gittenberger-de Groot AC, Wladimiroff JW. The fetal ductus arteriosus, a review. *Zentralbl Gynakol*. 1993;115:423-432.

39. Brezinka C, Huisman TW, Stijnen T, et al. Normal Doppler flow velocity waveforms in the fetal ductus arteriosus in the first half of pregnancy. *Ultrasound Obstet Gynecol*. 1992;2:397-401.

40. Rizzo G, Arduini D, Romanini C. Inferior vena cava flow velocity wave-forms in appropriate-and small-for gestational-age fetuses. *Am J Obstet Gynecol*. 1992;166:1271-1280.

41. Reed KL, Appleton CP, Anderson CF, et al. Doppler studies of vena cava flows in human fetuses. Insights into normal and abnormal cardiac physiology. *Circulation*. 1990;81:498-505.

42. Huisman TW, Stewart PA, Wladimiroff JW. Flow velocity waveforms in the fetal inferior vena cava during the second half of normal pregnancy. *Ultrasound Med Biol*. 1991;17:679-682.

43. Brawley RK, Oldham HN, Vasko JS, et al. Influence of right atrial pressure pulse on instantaneous vena caval blood flow. *Am J Physiol*. 1966;211: 347-353.

44. Reuss ML, Rudolph AM, Dae MW. Phasic blood flow patterns in the superior and inferior venae cavae and umbilical vein of fetal sheep. *Am J Obstet Gynecol*. 1983;145:70-78.

45. Wexler L, Bergel DH, Gabe IT, et al. Velocity of blood flow in normal human venae cavae. *Circ Res*. 1968;23:349-359.

46. Soregaroli M, Rizzo G, Danti L, et al. Effects of maternal hyperoxygenation on ductus venosus flow velocity waveforms in normal third-trimester fetuses. *Ultrasound Obstet Gynecol*. 1993;3:115-119.

47. Chacko AW, Reynolds SR. Embryonic development in the human of the sphincter of the ductus venosus. *Anat Rec*. 1953;115:151-173.

48. Kiserud T, Eik-Nes SH, Blaas HG, et al. Ultrasonographic velocimetry of the fetal ductus venosus. *Lancet*. 1991; 338:1412-1414.

49. DeVore GR, Horenstein J. Ductus venosus index: a method for evaluating right ventricular preload in the second-trimester fetus. *Ultrasound Obstet Gynecol*. 1993;3:338-342.

15

第 15 章
胎儿心脏 M 型成像

概述

M 型或运动模式（时间 – 运动）成像技术是第一个用于评估心脏的超声技术。在 20 世纪 70 年代早期首次被描述[1]，这种超声模式是当时小儿和成人心脏病学中唯一可用的技术，直到 20 世纪 80 年代早期，快速处理计算机使实时二维灰阶模式（B 型）成为可能[2]。在胎儿中，M 型成像技术首先用于观察心脏结构（如心室壁和瓣膜）、进行基本的心脏生物特征测量、评估心包积液，之后用于评价心律失常和心脏功能[3,4]。二维灰阶联合频谱和彩色多普勒的实时应用，取代了 M 型成像技术的很多应用[2,5-7]。目前，除了记录妊娠早期的心脏活动外，M 型成像技术的应用还包括通过计算缩短分数、射血分数以及瓣环位移来评估心律失常和心脏功能（见第 18 章）。本章讨论了优化 M 型成像的方法，并描述了目前胎儿心脏成像中可用的 M 型成像的特征。M 型成像技术在心脏功能和胎儿心律失常评价中的应用分别将在第 18 章和第 46 章中详细讨论。

M 型成像技术

一般设置

在临床实践中，首先获得胎儿心脏的二维图像，然后将 M 型取样线放置在心脏的预定位置。M 型取样线的应用取决于研究的特定目的。在时间轴（x 轴）上，沿 M 型取样线显示所有结构随心动周期的位移（图 15.1）。实际应用中面临的主要问题之一是 M 型成像显示过小（图 15.2A），建议放大心脏感兴趣区心脏结构的二维图像（图 15.2B）。胎儿 M 型成像的另一个主要局限性是 M 型成像激活前（图 15.2B）或追踪速度不合适时的灰阶图像质量较差。图 15.3 显示了一些低质量的 M 型超声追踪图像以及不适当的追踪速度。因此，为了优化 M 型超声的追踪图像，需要高对比度和高分辨率的灰阶图像，如本章图中所示。

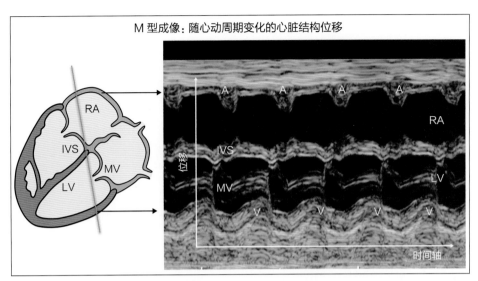

图 15.1　M 型成像模式的原理：取样线通过某心脏结构时（左图蓝线），可以追踪该心脏结构随心动周期变化的运动曲线，如右图 M 型追踪所示。在示意图中，M 型取样线经过右心房（RA）、室间隔（IVS）、二尖瓣（MV）和左心室（LV），对应的 M 型图像表示为心肌位移的时间函数
A—右心房壁运动；V—左心室壁运动

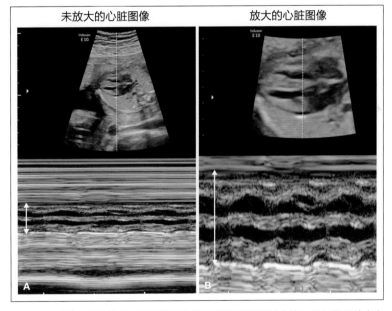

图 15.2　胎儿心脏的轴向四腔心切面应用 M 型取样线经过心室，显示是否放大心脏对追踪图像质量的影响。A. 未放大心脏的二维图像，M 型成像可显示心脏室壁运动，但显示的范围较小（双向箭头），难以解释或获取测量结果。B. 在使用 M 型取样线之前，放大心脏的二维超声图像，从而提高 M 型成像的追踪质量（双向箭头）。未放大二维图像是 M 型成像追踪中最常见的错误。参见图 15.3

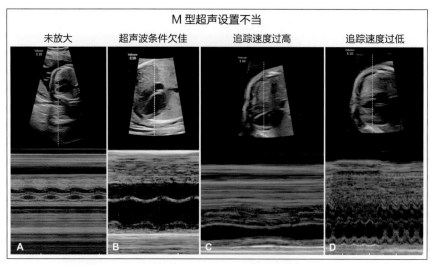

图 15.3　M 型成像追踪中的常见错误。胎儿心脏的二维图像放大不佳（A）（见图 15.2）、胎儿心脏的二维图像回声调节不佳（B）、M 型成像追踪速度过高（C）或过低（D）

房室收缩节律的评估

（1）获取胎儿心脏四腔心切面的最佳方法是从心尖或轻微倾斜角度扫查（图 15.4，15.5）。

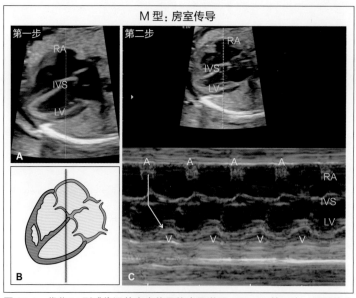

图 15.4　优化 M 型成像评估房室传导的步骤说明。A、B. 第一步，通过放大图像和减少伪影的方式优化灰阶图像，清晰显示待分析的心脏结构。本例选择了右轴向超声扫查（图 15.5 显示的是经心尖扫查），将 M 型取样线放置在心房和心室相交的位置。C. 第二步，激活 M 型功能，无须移动探头，记录数个均匀的心脏房室壁运动后冻结图像，可见每次的心房收缩（A）和相应的轻微延迟的心室收缩（V）（箭头）

IVS—室间隔；LV—左心室；RA—右心房

（2）在高对比度和高分辨率下，四腔心切面应清晰显示右心房在前、左心室在后，或右心室在前、左心房在后。

（3）放大胎儿心脏图像，使之占据显示屏的 2/3（图 15.4A）。

（4）激活 M 型成像模式，将取样线置于心房和心室壁相交的位置，以显示房室收缩关系（图 15.4B）。

（5）选择二维和 M 型成像的 50/50 屏幕显示，这将放大 M 型成像显示的图像内容。

（6）根据需要调整 M 型成像的时间轴速度。当胎儿心动过速时，建议提高时间轴速度。

（7）录像时间为 10 ～ 15 秒及以上。

（8）将心房与相应的心室壁运动相关联（图 15.4C，15.5），以确定是否存在房室收缩不同步和（或）传导阻滞的异位搏动。

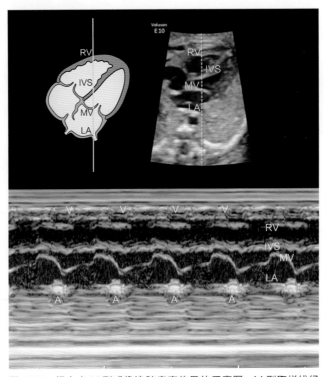

图 15.5　经心尖 M 型成像追踪房室传导的示意图。M 型取样线经过右心室（RV）、室间隔（IVS）、二尖瓣（MV）和左心房（LA）。M 型成像追踪显示正常的窦性节律，每次心房收缩（A）和随后的心室收缩（V）

室壁缩短分数的评估

（1）获取胎儿四腔心切面轴向观（图 15.6A）。

（2）四腔心切面应清晰显示在水平方向前后排列的心室，室间隔位于中间。

（3）放大胎儿心脏图像，使其占显示屏的 2/3（图 15.6A）。

（4）激活 M 型模式，将取样线放置在同时经心室前、后壁且垂直于室间隔的位置（图 15.6B）。

（5）选择二维和 M 型成像的 50/50 屏幕显示，这将放大 M 型超声图像（图 15.6C）。

（6）根据需要调整 M 型成像的时间轴速度，建议使用固定的速度测量缩短分数。

（7）冻结和使用图像回放功能，以获得最佳的 M 型超声图像。

（8）使用测量键测量左心室舒张末期内径（end-diastolic diameter, EDD）和收缩末期内径（end-systolic diameter, ESD）（图 15.6C），缩短分数的计算公式为（EDD － ESD）/ EDD × 100%，正常的缩短分数大于28%（见第18章），有些超声仪器可以自动计算缩短分数。

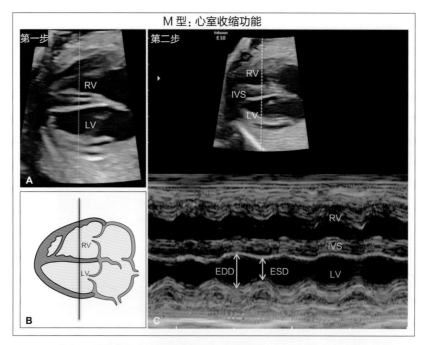

图 15.6　优化 M 型成像评估心室收缩功能的步骤说明。A、B. 第一步，放大图像，减少伪影，优化灰阶图像，清晰显示右心室（RV）和左心室（LV），且声束角度应垂直于室间隔（IVS），使 M 型取样线垂直于 IVS。C. 第二步，激活 M 型功能，在不移动探头的情况下，记录数个均匀的心室壁运动后冻结图像，注意舒张期和收缩期 IVS 与 LV、RV 的室壁之间的距离发生变化（双向箭头）。M 型超声可测量舒张末期内径（EDD）和收缩末期内径（ESD），其中 EDD 最大，ESD 最小。心室缩短分数计算公式为（EDD － ESD）/ EDD × 100%（见第 18 章）

M 型成像的类型

传统 M 型成像

快速激发的单晶体以高帧频交替发送和接收声波，产生 M 型波束。M 型成像是显示组织随 M 型波束运动的线性时间函数（图 15.1）。与二维灰阶实时成像相比，传统 M 型成像的高时间分辨率可以更好地识别所分析结构的细微变化。M 型成像的追踪质量随孕龄的增加而增高，并且随分辨率的提高和心脏不断增大而增高（图 15.7）。一些超声仪器制造商可提供一种传统 M 型成像的少见的版本：使用双 M 型取样线。此外，通过灰阶图像回放功能离线获得 M 型追踪的能力，称为解剖 M 型成像，该版本目前已可用并将在本章后文详细讨论。

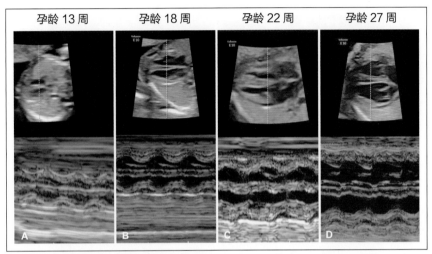

图 15.7　不同孕龄胎儿的 M 型超声心动图。M 型超声心动图的图像质量随孕龄的增加而增高，这是因为分辨率的提高和心脏不断增大

　　临床应用　M 型成像通常用于心动周期相关事件的可视化或精确计算。最常见的应用是评估正常和异常胎儿心律中心房收缩与心室收缩的关系（图 15.4，15.8 ～ 15.10），以及测量舒张末期、舒张中期或收缩末期的内径（图 15.11）。当纵向评估三尖瓣和（或）二尖瓣环长轴位移时，M 型成像也可以评估胎儿的整体纵向功能：三尖瓣环收缩期位移（tricuspid

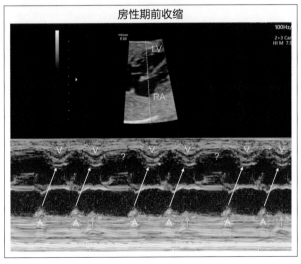

图 15.8　房性期前收缩胎儿的 M 型超声心动图。M 型取样线经过左心室（LV）和右心房（RA）。正常的心房收缩（A）后记录到正常的心室收缩（V）（白色箭头）。图中显示 3 次房性期前收缩（绿色箭头）之后无心室收缩（？）

annular plane systolic excursion, TAPSE）和二尖瓣环收缩期位移（mitral annular plane systolic excursion, MAPSE）（见第 18 章和本章"解剖 M 型成像"部分）。此外，M 型成像还可显示室壁的正常或异常运动（图 15.11，15.12），以及房室瓣、半月瓣、卵圆孔瓣（图

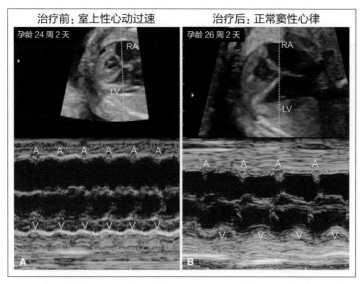

图 15.9　胎儿治疗前室上性心动过速（supraventricular tachycardia, SVT）和治疗后正常窦性心律的 M 型超声心动图。M 型取样线经过右心房（RA）和左心室（LV）。在 M 型超声心动图中，心房收缩以 A 标记，心室收缩以 V 标记。注意在图 A 和 B 中，房室传导的比例为 1∶1。M 型超声是评估胎儿心律失常以及房室传导关系的有效方法

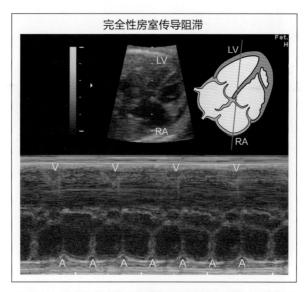

图 15.10　完全性房室传导阻滞的 M 型超声心动图。M 型取样线经过左心室（LV）和右心房（RA）。心室收缩（V）发生的速度较慢，与心房收缩（A）分离

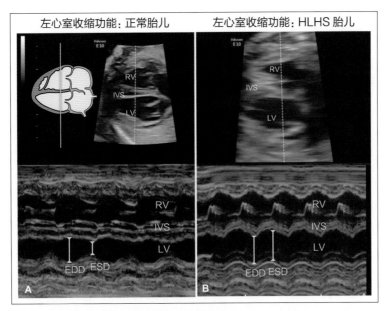

图 15.11　正常胎儿（A）和左心发育不良综合征（HLHS）胎儿（B）心室收缩功能的比较。A. 正常胎儿左心室（LV）收缩末期内径（ESD）小于舒张末期内径（EDD），缩短分数正常。B. HLHS 胎儿左心室的 EDD 和 ESD 几乎相同，导致缩短分数非常小，注意胎儿右心室（RV）收缩正常，左心室收缩功能不全。如图所示，M 型超声有助于评估心室收缩功能

IVS—室间隔

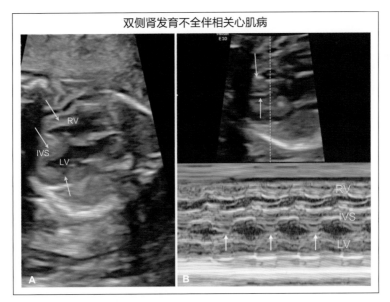

图 15.12　双侧肾发育不全伴相关心肌病导致羊水过少的妊娠 18 周胎儿的心脏四腔心切面的灰阶和相应的 M 型超声图像。A. 室间隔（IVS）以及右心室（RV）和左心室（LV）的室壁心肌增厚（黄色箭头）。B. M 型超声显示 RV 和 LV 的室壁增厚，心室腔缩小，导致收缩期心腔几乎完全消失（白色箭头）

15.13）、室间隔和其他心脏结构。M 型成像也是记录妊娠 11 周前心脏活动的首选方法，而不是使用多普勒技术（图 15.14）。心脏肿瘤相对于心腔的运动也可以采用 M 型成像来评估（图 15.15）。图 15.4 和 15.15 显示了传统 M 型成像在胎儿心脏评估中的一些临床应用。

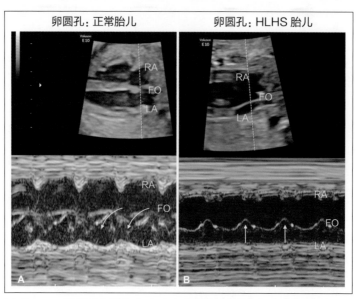

图 15.13　正常胎儿卵圆孔（A）和左心发育不良综合征（HLHS）胎儿继发隔卵圆孔瓣位移（B）的 M 型超声心动图。M 型取样线经过右心房（RA）和左心房（LA），垂直于房间隔。A. 房水平右向左分流时，卵圆孔瓣（FO）膨向 LA（弯箭头）。B. HLHS 胎儿的 LA 较小，存在左向右的异常分流，导致 FO 膨向 RA（直箭头）

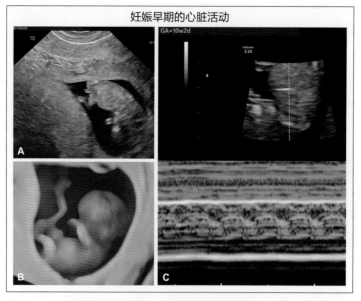

图 15.14　影像学检查指南建议记录妊娠早期的心脏活动。出于安全考虑，不推荐使用频谱多普勒。M 型超声是有效的评价方法。本例为妊娠 10 周胎儿，可观察其灰阶（A）和三维（B）超声图像，将取样线置于心脏可记录 M 型超声心动图（C）

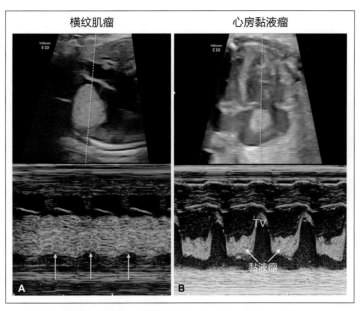

图 15.15　心腔组织结构运动的 M 型成像追踪。2 例胎儿均诊断为心脏肿瘤，M 型成像追踪显示肿瘤活动及与心脏结构的相对关系。A. 根据其起源及瘤体活动（黄色箭头），考虑是横纹肌瘤。B. 二维灰阶超声显示右心房内瘤体活动与三尖瓣（TV）启闭活动一致，考虑是右心房黏液瘤，M 型超声清晰显示了黏液瘤随 TV 启闭的 M 型运动曲线

彩色多普勒 M 型成像

　　将彩色或组织多普勒与 M 型成像相结合，称为彩色或组织多普勒 M 型成像。彩色多普勒 M 型成像于 20 世纪 80 年代首次被引入心脏检查中，能够高分辨率显示心脏随心动周期变化的血流动力学。血流方向平行于声束方向时，彩色多普勒 M 型成像显示可达到最佳优化水平（图 15.16）。

　　临床应用　彩色多普勒 M 型成像可以评估心动周期内各心腔的血流动力学状态。相关的临床应用包括评估房室瓣的血流状态，例如收缩期房室瓣反流的持续时间（收缩早期

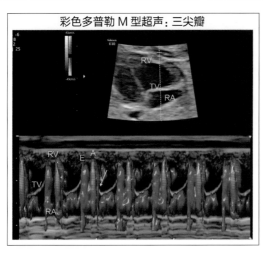

图 15.16　1 例妊娠 22 周正常胎儿窦性心律状态下右室流出道的彩色多普勒 M 型超声心动图。为清晰显示三尖瓣流入道，M 型取样线经右心房（RA）、三尖瓣口和右心室（RV），置于三尖瓣口的中间。可见心动周期中的彩色血流，两条前向流入血流（红色）分别对应经过三尖瓣（TV）的 E 波和 A 波（见第 14 章）。第一次流入对应舒张早期充盈（E），第二次流入对应心房收缩（A）。值得注意的是，M 型超声可清晰显示轻度的 TV 反流（蓝色血流，黄色箭头），这在实时彩色多普勒评估中是看不到的

及全收缩期）（图 15.17），以及心律失常状态下的血流动力学情况，例如异位起搏、心动过速（图 15.18）或房室传导阻滞。图 15.16～15.18 是彩色多普勒 M 型超声在胎儿心脏检查中的应用示例。

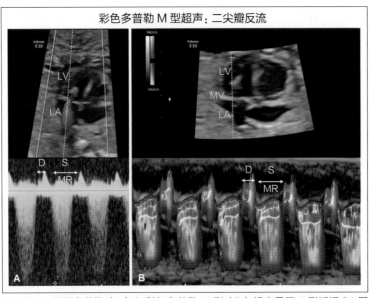

图 15.17　频谱多普勒（A）和彩色多普勒 M 型（B）超声显示 1 例妊娠 21 周的胎儿，可见重度主动脉瓣狭窄、左心室功能障碍和重度二尖瓣反流（MR）。A. 频谱多普勒检查显示重度 MR。B. M 型取样线经过左心房（LA）、二尖瓣（MV）和左心室（LV），显示心动周期中的彩色血流，可以看到非常短的舒张期（D）血流流入（红色，短双向箭头），随后是收缩期（S）重度 MR（蓝色，长双向箭头）。与图 15.16 比较，该胎儿的舒张期较短

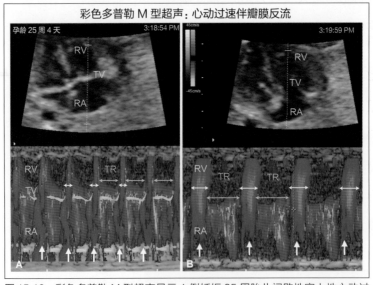

图 15.18　彩色多普勒 M 型超声显示 1 例妊娠 25 周胎儿间歇性室上性心动过速（SVT）和三尖瓣反流。M 型取样线经过右心室（RV）、三尖瓣（TV）和右心房（RA）。A. SVT 发作期间可见快速胎心率（白色箭头）、较短的舒张期（白色双向箭头）和三尖瓣反流（TR）（蓝色双向箭头）。B. 1 分钟后（图中时间），胎心率自发恢复至正常窦性心律（白色箭头），舒张充盈良好（白色双向箭头），但仍有持续性 TR（蓝色双向箭头）

解剖 M 型成像

应用 M 型成像检查胎儿心脏时所面临的一个主要挑战是在相当多的病例中，M 型取样线难以放置在胎儿心脏的理想位置，以获得所需信息[8]。这个挑战在心律失常的病例中不是问题，但在心脏生理学测量或功能测定时显得尤为突出。随着超声技术的进步，解剖 M 型成像先被引入心脏病学，然后被引入胎儿心脏成像[9]。解剖 M 型成像通过后处理的方式，从二维图像循环中重建 M 型超声图像以克服胎儿位置的限制。解剖 M 型成像的取样线可以自由定位[8]（图 15.19）。与传统的 M 型成像相比，由于解剖 M 型成像依赖储存数据的质量，其时间分辨率显著降低。

临床应用　解剖 M 型成像的临床应用与传统 M 型成像相似，但图像分辨率和测量精度稍低。解剖 M 型成像一个有趣的应用是能够同时获取心房和心室的两条 M 型成像追踪轨迹并比较与时间关联的运动（图 15.20）。解剖 M 型成像也可与彩色多普勒相结合，但与实时彩色多普勒 M 型成像相比，图像质量欠佳。图 15.19 和 15.20 是解剖 M 型成像在胎儿心脏成像中的两个应用示例。

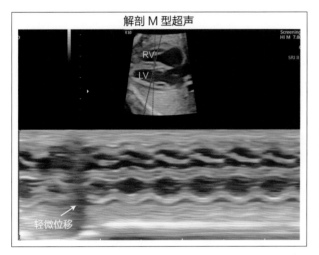

图 15.19　解剖 M 型超声的显示原理。在几乎没有胎动时（箭头），采集数个心动周期的影像回放资料，存储至系统硬盘。调出影像回放，激活解剖 M 型超声，可以看到一条作为方向箭头的取样线，以及一条解剖 M 型取样线，将解剖 M 型取样线移动到感兴趣区域并垂直于室间隔。请注意，追踪质量反映了灰阶图像的质量，解剖 M 型超声的分辨率低于传统 M 型超声。但在许多情况下，解剖 M 型超声的图像质量足以提供相关的临床信息
LV—左心室；RV—右心室

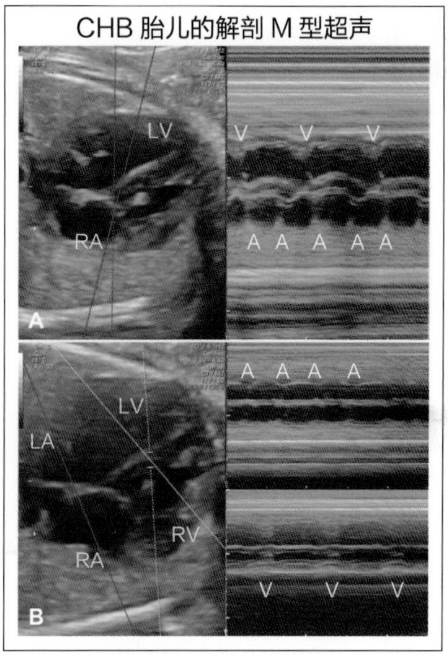

图 15.20　完全性心脏传导阻滞（complete heart block, CHB）胎儿的解剖 M 型超声。设置时可以使用两种方法。A. 第一种方法，使用四腔心切面的影像剪辑，M 型取样线经过左心室（LV）和右心房（RA），显示 RA 的正常节律和独立于 RA 收缩（A）的 LV 收缩（V）的缓慢节律。B. 第二种方法，使用两条 M 型取样线，一条（绿色）经过右心室（RV）和 LV，另一条（红色）经过左心房（LA）和 RA，上方的红色 M 型取样线显示心房壁运动，下方的绿色 M 型取样线显示心室壁运动，注意缓慢的心室率（V）与正常心房率（A）分离

时间－空间关联 M 型成像

时间－空间关联成像（spatiotemporal image correlation，STIC）能够获取胎儿心脏的四维容积数据，在第 16 章详细介绍。STIC 技术通过扫描将单个心脏周期数据储存重建，在空间和时间上进行后处理。时间－空间关联 M 型成像（简称 STIC-M 型成像）将 M 型模式作为存储 STIC 容积的后处理工具，克服了胎儿位置和运动的限制（图 15.21）。M 型模式在 STIC 容积上沿 z 轴旋转胎儿心脏，操作者通过调整 M 型取样线的方向选择心脏最佳定位，以显示心脏目标区域结构的运动。由于 STIC 可以与彩色多普勒相结合，所以 STIC-M 型成像也可以用于彩色多普勒 M 型成像。最近该方法已被用于心脏测量[10]并与传统 M 型成像同时进行心脏功能的评估[11,12]。

临床应用　STIC-M 型成像的临床应用与传统和彩色多普勒 M 型成像相似，因为它们都是由 STIC 容积经过后处理获得的。STIC-M 型成像在评估心脏功能方面具有重要的应用价值，因为它能够将心脏旋转到所需方向后纵向或正交放置 M 型取样线[11,12]（见第 18 章）（图 15.22）。需要注意的是，STIC-M 型成像不适用于心律失常的评估，因为容积是从单个心动周期中获得的（见第 16 章）。图 15.21 和 15.22 是胎儿心脏 STIC-M 型成像应用的示例。

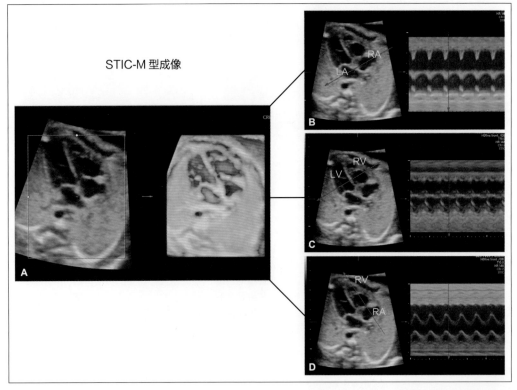

图 15.21　STIC-M 型成像的原理。A. 获取并存储 STIC 容积后，激活 M 型成像，可沿任何感兴趣区的心脏解剖区域绘制取样线。B. 取样线经过右心房（RA）和左心房（LA）。C. 取样线经过右心室（RV）和左心室（LV）。D. 取样线经过 RA 和 RV。图 B、C 的胎心率相似，因为 STIC 存储的是单个心动周期的容积，可反复显示单个心动周期的运动。这项技术适用于心脏室壁运动和心脏功能评估，但不适用于异位搏动或心脏传导阻滞胎儿

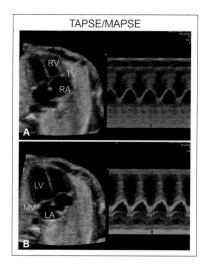

图 15.22 胎儿心尖四腔心切面的 STIC-M 型成像。可沿任何感兴趣的心脏解剖区域绘制取样线。本例 M 型取样线沿着三尖瓣（TV）（A）和二尖瓣（MV）（B），分别评估 TV 环和 MV 环的长轴位移。最大纵向环形位移也称为三尖瓣环收缩期位移（TAPSE）或二尖瓣环收缩期位移（MAPSE），是可以量化的指标
LA—左心房；LV—左心室；RA—右心房；RV—右心室

结论

M 型成像的使用在过去的心脏评估中发挥了重要作用，但多年来随着超声技术的进步，其他技术相继出现并在多个领域取代了 M 型成像。然而，M 型成像在胎儿心脏评估中仍具有重要价值，特别是在胎儿心律失常和心脏功能评估方面。本书后面的章节将进一步详细介绍 M 型成像在胎儿心律失常和心脏功能评估方面的具体应用。

要点 胎儿心脏 M 型成像

■ 快速激发的单晶体以高帧频交替发送和接收声波，产生 M 型波束。

■ 为了优化 M 型成像的追踪质量，需要高分辨率、高对比度的灰阶图像。

■ M 型成像是组织随 M 型波束运动的线性时间函数。

■ M 型成像是记录妊娠早期胎儿心脏活动的首选方法。

■ 最常见的应用是测定心房和心室收缩的关系。

■ M 型成像通过确定心房与心室收缩的关系来评估心律失常。

■ M 型成像通过测量心室舒张末期和收缩末期内径，计算缩短分数，从而评估心脏功能。

■ 彩色多普勒 M 型成像能够高分辨率显示心脏随心动周期变化的血流动力学。

■ 解剖 M 型成像通过后处理的方式，从二维图像循环中重建 M 型超声图像以自由定位取样线。

■ 解剖 M 型成像能够在单个图像中同时获得两条 M 型追踪轨迹。

■ STIC-M 型成像是 M 型成像在灰阶或彩色多普勒的 STIC 容积内的应用。

- STIC-M 型成像可以将容积任意旋转，把 M 型取样线放置于合适的位置。
- STIC-M 型成像不适用于心律失常的评估，因为容积是从单个心动周期中获取的。

（赵庆庆）

参考文献

1. Winsberg F. Echocardiography of the fetal and newborn heart. *Invest Radiol*. 1972;7:152-158.
2. Harvey Feigenbaum F. Role of M-mode technique in today's echocardiography. *J Am Soc Echocardiogr*. 2010;23:240-257.
3. DeVore GR, Donnerstein RL, Kleinman CS, Platt LD, Hobbins JC. Fetal echocardiography. I. Normal anatomy as determined by real-time— directed M-mode ultrasound. *Am J Obstet Gynecol*. 1982;144:249-260.
4. DeVore GR, Donnerstein RL, Kleinman CS, Platt LD, Hobbins JC. Fetal echocardiography. II. The diagnosis and significance of a pericardial ef-fusion in the fetus using real-time—directed M-mode ultrasound. *Am J Obstet Gynecol*. 1982;144:693-700.
5. Sharland GK, Allan LD. Normal fetal cardiac measurements derived by cross-sectional echocardiography. *Ultrasound Obstet Gynecol*. 1992;2:175-181.
6. Chaoui R, Heling KS, Bollmann R. Ultrasound measurements of the diameter of the aorta and pulmonary trunk of the fetus. *Gynakol Geburtshilfliche Rundsch*. 1994;34:145-151.
7. Chaoui R, Heling KS, Bollmann R. Ultrasound measurements of the fetal heart in the 4-chamber image plane. *Geburtshilfe Frauenheilkd*. 1994;54:92-97.
8. Godfrey ME, Messing B, Valsky DV, Cohen SM, Yagel S. Fetal cardiac function: M-mode and 4D spatiotemporal image correlation. *Fetal Diagn Ther*. 2012;32:17-21.
9. Jürgens J, Chaoui R. Three-dimensional multiplanar time-motion ultrasound or anatomical M-mode of the fetal heart: a new technique in fetal echocardiography. *Ultrasound Obstet Gynecol*. 2003;21: 119-123.
10. Luewan S, Yanase Y, Tongprasert F, Srisupundit K, Tongsong T. Fe-tal cardiac dimensions at 14-40 weeks' gestation obtained using cardio-STIC-M. *Ultrasound Obstet Gynecol*. 2011;37:416-422.
11. Tanis JC, Mohammed N, Bennasar M, et al. Online versus offline spatiotemporal image correlation (STIC) M-mode for the evaluation of cardiac longitudinal annular displacement in fetal growth restriction. *J Matern Fetal Neonatal Med*. 2018;31:1845-1850.
12. Messing B, Gilboa Y, Lipschuetz M, Valsky DV, Cohen SM, Yagel S. Fetal tricuspid annular plane systolic excursion (f-TAPSE): evaluation of fetal right heart systolic function with conventional M-mode ultrasound and spatiotemporal image correlation (STIC) M-mode. *Ultrasound Obstet Gynecol*. 2013;42:182-188.

第 16 章
胎儿心脏三维及四维成像

概述

近 10 年来，三维及四维超声已成为产科成像的重要工具。与传统的二维超声不同，三维超声提供了目标解剖区的容积数据，包含了大量二维图像。三维超声技术的发展依赖于先进的机械及电子探头的发展，探头通过内部元件扫描获得靶器官的容积数据，并可在数毫秒内传输至快速计算机处理器。所获得的三维容积数据可以在屏幕上以二维图像的形式进行多平面显示，也能以空间结构的方式显示，并可以同时显示其内部和外部解剖结构。尽管三维超声有众多显而易见的优势，但无论是图像的采集、显示，还是三维容积数据的操作都需要丰富的经验[1]。在产科超声检查中，由于胎儿在子宫内位置多变，实际操作较困难，也限制了三维超声技术的临床应用，尤其是在胎儿心脏这样复杂的解剖结构中。本章将着重探讨三维超声在胎儿心脏检查中的基础和进阶的工作原理。三维超声在胎儿心脏畸形评估中的应用价值将在本书后面相应章节进行讨论。

三维容积数据的采集

容积数据采集的优化方法

获取高质量三维图像或容积数据的前提是要有高质量的二维图像。因此，三维容积数据采集的第一步应着重优化二维超声检查图像。由于三维容积数据采集始于二维超声检查，因此，操作者在扫描胎儿心脏时应该遵循表 16.1 所示步骤，以确保二维图像质量最佳。采

表 16.1　胎儿心脏二维超声检查的优化步骤

在超声仪器中使用胎儿超声心动图预设条件
屏幕中使用最小的深度
缩小扇面宽度
调整聚焦区域至胎儿心脏水平
使声束与心脏之间具有一定角度，以避开胎儿骨骼

集三维容积数据时，最初的二维切面称为"参考切面"或"采集切面"。

使用机械式三维探头时，高质量的容积图像可在参考平面及与参考平面平行的切面获得，而由参考平面重建的正交或斜平面图像的质量就大大下降。参考平面应该根据心脏感兴趣区（region of interest，ROI）的不同来选定。四腔心切面最适合作为三维容积的参考平面来评价胸腔横切面，包括心腔、大动脉起源和三血管－气管切面。主动脉、动脉导管弓、静脉连接的图像最好由胎儿胸部矢状切面的三维容积获得。图像最好在仰卧位（脊柱在后）采集，以避免肋骨和脊柱声影的遮挡。

在进行三维容积数据采集时应着重考虑 3 个重要因素：① ROI 取样框（三维取样框）；②采集角度；③图像的质量。

（1）ROI 取样框。ROI 决定了三维容积的高度和宽度，分别对应 y 轴和 x 轴（图 16.1）。操作者应该用最小的 ROI 取样框覆盖目标容积的所有解剖结构。尽可能将包含胎儿心脏及相连血管的所有解剖结构的 ROI 取样框控制到最小，以确保最快的采集速度，同时使产生的伪影最小化。

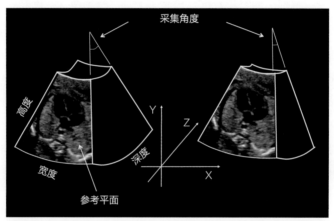

图 16.1　容积采集之前，通过在二维超声感兴趣区放置取样框来选择参考平面。取样框的大小决定了容积的宽度（x 轴）和高度（y 轴）。容积采集角度是深度（z 轴）。本图显示两个容积采集的宽度和高度相同，而深度（采集角度）不同。参考平面（四腔心切面）位于取样框的中心。为了更好地显示，将参考平面置于图像的最前端

（2）采集角度。采集角度是探头内扫描元件的扫查角度，可以在三维容积采集前由操作者进行预设和调整。采集角度指的是容积深度，对应于 z 轴（图 16.1）。选择三维容积角度时，要对目标器官的解剖结构和容积获取的方式有基本了解。目前根据设备厂和特殊探头的不同，容积数据采集可选的扫描角度为 10° ～ 120°。STIC 的采集角度通常为 20° ～ 35°。静态三维容积成像的采集角度为 35° ～ 45°，这一角度可以显示下至胃、上至主动脉弓（锁骨）的信息，对于胎儿胸部扫查已经足够。确保以最小角度进行三维容积采集可以加快采集速度、减少伪影以及优化三维容积图像质量。

（3）图像质量。采集质量是在容积指数内采集的平面数量（图 16.2）。三维静态采集时，质量分为低、中或高（图 16.2），而在 STIC 中图像质量由采集时间的长短（7.5 秒、10.0 秒、12.5 秒、15.0 秒）决定（图 16.2）。ROI 大小、采集角度、图像质量应根据三维容积成像方式和目标解剖区的不同而适当调整，以获得最佳效果。

三维容积的多平面显示提供了有关 ROI 和容积采集角度的信息。图 16.3 所示的多平面图像中，A 平面（左上）是参考平面，它是三维容积的初始解剖二维平面，显示容积数据

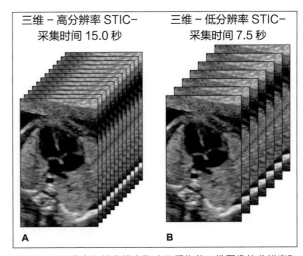

图 16.2　三维容积的分辨率取决于采集前二维图像的分辨率和采集取样框内的层数（平面数）。A. 三维静态采集设为高分辨率时，时间 – 空间关联成像（STIC）的采集时间长，容积内采集到的层数较多。B. 三维静态采集设为低分辨率时，STIC 的采集时间短，容积内采集到的层数较少

内 ROI 的大小；B 平面（右上）是由 A 平面重建的正交平面，显示相应的容积采集角度。当观察三维容积的多平面图像时，操作者可以很好地评价所观察的目标器官 ROI 的大小和采集角度（图 16.3）。Deng[2] 提出关于三维术语的分类命名。本书将讨论目前关于三维容积采集的一些最新观点。

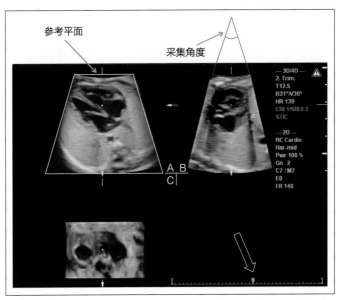

图 16.3　STIC 在四腔心切面获得的正交垂直切面图像。参考平面（A 平面）显示了选定容积的高度及宽度。B 平面的采集角度为 30°，可见伪影（运动伪影）。右下角显示 STIC 容积时间轴（空心箭头），箭头指向心动周期中正交显像时的确切时间。移动取样线可以显示收缩期和舒张期

静态三维成像

原理

静态三维成像采用三维容积采集的非门控性静态模式采集容积数据（图 16.4）。所获得的容积数据包含大量的二维静态图像而无时间或空间运动。目前，这是妇科及产科进行容积数据采集的最常用模式，也是胎儿器官三维评价的常用模式。研究心脏及大动脉起源时，四腔心切面是静态三维容积数据采集的最佳参考平面。研究主动脉弓或肺动脉时，旁矢状切面为参考平面。

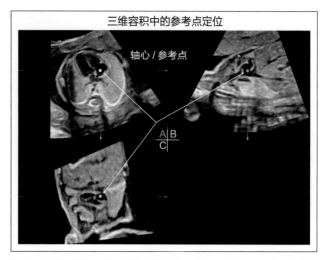

图 16.4　通过采集胎儿四腔心切面水平胸腔横切面（A 平面为参考平面）获得静态三维容积。B 平面和 C 平面分别与 A 平面垂直。参考点（轴心）放置在 A 平面右心房处，本图显示了另外两个正交平面的同一结构的图像

优点

胎儿心脏静态三维成像的优点包括采集速度快（采集时间为 0.5 ~ 2.0 秒）和易操作。另外，静态三维采集时，无论是 ROI 还是采集角度，均能获取较大的容积，产生最小的伪影。静态三维容积采集可以同彩色多普勒、能量多普勒或二维灰阶血流成像（B-Flow）相结合评估容积内的血管情况。静态三维采集时推荐使用能量多普勒或 B-Flow，因为它们的显像色彩一致 [3-5]。应用能量多普勒进行容积数据采集时，血管搏动造成的运动伪影可明显减小 [3-5]。

缺点

静态三维成像的缺点是不能评价心动周期、瓣膜运动及心肌收缩力。

时间 – 空间关联成像

原理

时间 – 空间关联成像（STIC）采用间接运动 – 门控的脱机模式采集数据，基于心脏运动时产生的组织位移来提取心动周期不同时相的信息。这一概念最早在 1996 年提出 [5]，几年后应用于临床超声 [6,7]。STIC 容积数据的采集时间为 7.5 ~ 15.0 秒，采集角度为 15° ~ 40°。将采集的容积数据进行内部数据处理，根据收缩峰值计算胎心率，然后根据

心动周期的不同时相重新排列容积图像，从而形成单心动周期的电影回放图像。

优化 STIC 的容积采集的方法：清晰的二维参考平面，以减小胎儿骨骼声影造成的影响；尽可能缩小 ROI，仅包含心腔即可；妊娠中期采集角度为 20°～ 25°；胎动较少的情况下尽量将取样时间增加至 7.5 ～ 15.0 秒。这将提高所采集容积的时间与空间分辨率，并且能够最大限度提高帧率（图 16.2）。最近，新一代矩阵探头的快速图像计算（eSTIC 或 iSTIC）将 STIC 的容积采集时间缩短为 3 秒，将在本章后面讨论[1,8]。

优点

STIC 可以评价心房和心室的壁运动及瓣膜活动。容积采集的四维信息可以在数秒内获得，有利于临床应用。如果参考平面的图像质量优良，就可以很容易地获得容积数据。STIC 可以在二维灰阶图像基础上联合其他成像模式，如彩色多普勒、能量多普勒、高分辨率血流成像及 B-Flow。

缺点

STIC 的缺点是需要相对长的采集时间，因此，胎动或孕妇的呼吸运动会造成影响，出现伪影。

实时四维成像

原理

一系列三维容积的实时采集称为实时四维成像，可以使用机械探头获取，但是在目前的技术条件下，旋转电机是获取大的采集角度或高分辨率的限制因素[9]。目前以及未来的实时四维心脏容积采集将使用矩阵探头来进行实时动态四维评估[8]。矩阵探头的使用经验将在本章末介绍。

优点

产后研究表明，实时四维超声对先天性心脏病（CHD）的评估优于传统的二维超声[10,11]。实时四维成像的主要优点是不需要对心率进行门控，并能实时显示搏动心脏的容积图像而不需要对数据进行转换或后处理。此外，实时四维成像还能够在屏幕上即刻显示二维和实时四维容积图像[8]。彩色多普勒可同时应用于实时三维图像采集[8,12]。这项技术可以在多种 CHD（如室间隔缺损、瓣膜狭窄和反流）的分析中呈现四维彩色的血流形态、血流方向及流动情况[12]。矩阵探头的出现促进了实时四维成像技术的发展，实时四维超声检查时，帧频可以高达 20 ～ 40 帧 / 秒，将在本章后文讨论[8]。

缺点

尽管这项技术在未来有很高的应用价值，但是目前由于取样容积大小的限制经常无法对胎儿心脏和大血管进行整体的评价，并且探头的造价和维护成本较高[11]。

二维图像的容积显示

在屏幕上对容积数据采集的结果进行演示称为容积显示。容积采集后，有不同的方式进行容积显示和操作。容积显示可通过以下两种方式呈现：①从容积中提取二维图像，称为多平面显示或多平面重建；②获取容积内、外部空间成像，称为容积重建（见下一部分内容）。

二维单平面或多平面正交显示

原理

多平面模式对三维容积的显示建立在 3 个互相垂直的二维平面的基础上，通常称为 A 平面、B 平面和 C 平面（图 16.3，16.4）。A 平面位于左上角，是图像采集的参考平面，B 平面和 C 平面是根据容积内参考点位置形成的 2 个正交平面（图 16.3，16.4）。操作者可以在超声屏幕上显示 3 个平面、2 个平面或单独 1 个平面。多平面显示通常用于三维静态成像和 STIC。STIC 可以慢速循环播放动态图像，也可以在对心动周期特定时相详细分析时在任何时间进行停帧（图 16.3 空心箭头）。参考点是多平面显示时 3 个切面的交点，可以对容积进行操作。推荐使用一个简单的方法：移动 A 平面或 B 平面的参考点到目标心脏解剖结构，使其在 3 个正交平面上显示，然后通过对 x、y 或 z 轴进行微调以充分显示。图 16.4 显示的 3 个正交平面上的右心房的解剖结构是通过将参考点移至 A 平面右心房内获得的。如上所述，在多平面模式中对三维容积的标准化显示是将 A 平面的脊柱旋转至 6 点钟方向并使心尖位于左上胸部[13]（图 16.5，表 16.2）。使获取的四腔心切面静态三维图像或 STIC 容积图像标准化后，即可获得其他心脏平面的诊断切面[14]。表 16.3 列出了在妊娠中期获得的胎儿心脏四腔心切面的标准化心脏诊断切面的空间关系[14]。关于三维成像和 STIC 技术方面的更多内容，读者可以参考本书作者的其他著作[1]。

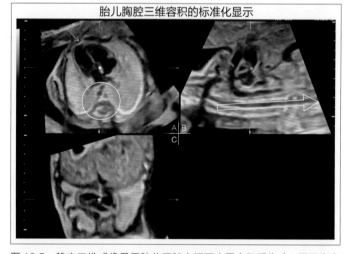

图 16.5　静态三维成像显示胎儿四腔心切面水平容积采集（A 平面为参考平面）。胎儿胸腔三维容积的标准化显示：沿着 z 轴旋转 A 平面使脊柱位于图像 6 点钟方位（圆圈），使胎儿心尖位于左上象限（蓝色箭头）。进一步标准化显示，沿着 z 轴旋转 B 平面和 C 平面，使脊柱分别处于水平位（空心箭头）和垂直位，并使轴心/参考点位于 A 平面的心脏十字交叉处（黄点）。因为参考点放置在心脏流入道，脊柱在 C 平面无法显示。详见正文及表 16.2

表 16.2　胎儿胸腔三维容积的标准化显示（头位）

容积采集	• 参考平面：四腔心切面水平的胸腔横切面，确保每侧肋骨完整显示 • 取样框：调整取样框宽度以确保胎儿胸腔在取样框内，取样框的边缘放置在紧贴胎儿的皮肤外侧 • 采集角度：调整使角度足够大，以包括下至胃、上至颈部下方的区域
容积显示	• 沿 z 轴旋转 A 平面（四腔心切面），使脊柱位于图像 6 点钟方向，使胎儿心尖位于左上胸部 • 将参考点移动至 A 平面中的脊柱（椎体）处，这将使 B 平面和 C 平面显示脊柱的长轴 • 沿 z 轴旋转 C 平面（冠状切面），直至中胸部脊柱切面处于垂直位 • 沿 z 轴旋转 B 平面（矢状切面），直至中胸部脊柱切面（心脏后方）处于水平位 • 使 A 平面的轴心位于心脏十字交叉处，此处为三尖瓣隔叶附着于室间隔的位置

注：臀位时，将三维容积图像沿 y 轴旋转 180°，然后按上述操作进行。
引自 Abuhamad A. Standardization of 3-dimensional volumes in obstetric sonography: a required step for training and automation. *J Ultrasound Med*, 2005; 24:397-401.

表 16.3　心脏平面 1～3 与四腔心切面（4VC）的空间关系和断层超声成像（TUI）显像

心脏平面	与四腔心切面的空间关系	TUI 层距 [a]
1	平行位移：–3.84 mm y 轴旋转：26.5°	0.56 mm
2	平行位移：–9.00 mm	1.00 mm
3	平行位移：+14.00 mm	2.00 mm

注：心脏平面 1—左室流出道平面；心脏平面 2—右室流出道平面；心脏平面 3—腹围平面。
[a] 每一个心脏诊断切面的 TUI 输出设置为 7 个平面。
引自 Abuhamad A, Falkensammer P, Reichartseder F, et al. Automated retrieval of standard diagnostic fetal cardiac planes in the second trimester of pregnancy: a prospective evaluation of software. *Ultrasound Obstet Gynecol*.2008;31:30-36.

优点

　　多平面显示方式的优点包括医师对二维切面显示和二维解剖结构更为熟悉，操作相对简单，能够同时从 3 个正交平面显示心脏畸形。通过对获得的 STIC 容积图像进行旋转，操作者不但能以序列形式显示许多诊断平面（如腹部平面、四腔心切面、五腔心切面和三血管 – 气管切面）（图 16.6），而且能够回放心动周期中特定时相的各个切面（图 16.6 B、C）。应用三维静态和 STIC 容积扫描对胎儿心脏流出道的显示方法称为自旋技术，即沿 x 轴和 y 轴的旋转[15]。彩色多普勒 STIC 容积扫描评价正常和异常心脏的优势已在前瞻性研究中得到证实[16]。几乎所有的病例数据均成功采集，35 例正常心脏中的 31 例、27 例异常心脏中的 24 例能够显示 3 个横切面（四腔心切面、五腔心切面和三血管 – 气管切面）[16]。

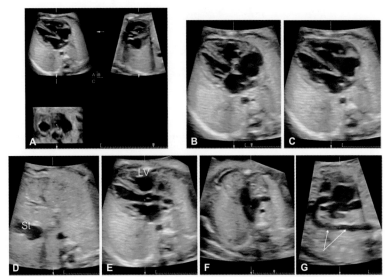

图 16.6　时间－空间关联成像（STIC）容积的操作。原始 STIC 数据在一个正交平面显示（A）。四腔心切面（单切面）显示房室瓣收缩期（B）关闭、舒张期（C）开放。旋转容积以显示上腹部胃（St）（D）、略倾斜的五腔心切面（E）、上胸部三血管－气管切面（F）、重建的主动脉弓长轴切面（G）。重建的平面质量较差，可见图 G 中的降主动脉的运动伪影（图 G 箭头）

LV—左心室

缺点

与实时检查相比，二维图像显示的不足之处主要与重建切面有关。采集过程中的伪影可导致二维重建平面出现错误信息。建议获取多个胎儿心脏容积数据以提高脱机分析的准确性。

在胎儿心脏畸形中的应用

二维图像显示可以应用于所有心脏畸形的评价，它可以通过慢速播放容积数据对胎儿心脏进行实时检查（图 16.6）。仔细观察收缩期和舒张期心脏十字交叉水平的情况，有助于房室间隔缺损的检出（图 16.7）。3 个正交平面的交叉参考点可用于确认是否存在室间隔缺损。参考点同样可以显示大动脉转位病例中的大动脉平行起源关系[15]。理想的主动脉弓切面可以通过胎儿胸腔旁矢状切面（首选）重建以确定主动脉弓的连续性和正常大小（图 16.6G）。

多平面断层超声成像

原理

断层超声成像（tomographic ultrasound imaging, TUI）又称作多层分析，是一种多平面图像显示模式，多个平行的二维图像同时显示容积内某区域的一系列解剖图像（图 16.8），可以调节显示平面的数量、层距以及每层解剖区的厚度。目标解剖区域内每层图像的具体位置在 TUI 图像的左上图显示（图 16.8）。断层超声成像可与彩色多普勒联合使用，以评估心腔收缩期和舒张期的血流动力学状态（图 16.9）。

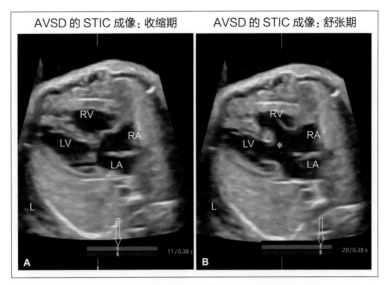

图 16.7　胎儿房室间隔缺损（AVSD）的时间 – 空间关联成像（STIC）。A. 由于瓣叶关闭，缺损显示不清，可移动取样线（空心箭头）观察。B. 瓣叶开放时，室间隔缺损（星号）清晰可见

L—左；LA—左心房；LV—左心室；RA—右心房；RV—右心室

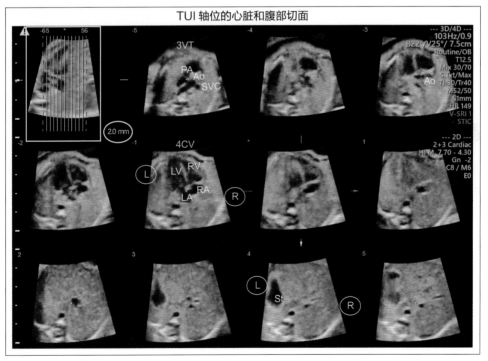

图 16.8　胎儿心脏灰阶时间 – 空间关联成像（STIC）容积断层超声成像（TUI）。参考平面显示的互相平行的竖线代表所显示的平面（−5 到 +5）（左上黄色方框）。检查者选择平面间的距离（2.0 mm）和平面的总数。本图显示胃（St）位于身体的左侧，四腔心切面（4CV）上心尖轴指向左侧，三血管 – 气管切面（3VT）可同时清晰显示。断层超声成像的优点是可获取从腹部到大血管各节段的整体观。TUI 的彩色多普勒见图 16.9，心脏畸形的 TUI 见图 16.10 ~ 16.13

Ao—主动脉；L—左；LA—左心房；LV—左心室；PA—肺动脉；R—右；RA—右心房；RV—右心室；SVC—上腔静脉

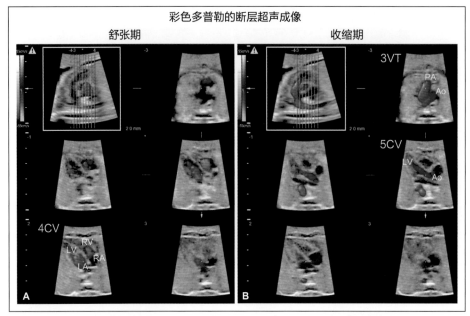

图 16.9　胎儿心脏彩色多普勒时间 – 空间关联成像（STIC）容积断层超声成像（TUI）。通常很难在一个超声图像上同时显示收缩期和舒张期的彩色多普勒血流模式，所以一般选取相同切面的舒张期（A）和收缩期（B）显示图像。左上图（图 A、B 中黄色方框）中互相平行的竖线代表上至胸腔、下至四腔心切面的几个平面。A. 左下图四腔心切面（4CV）显示舒张期充盈的右心室（RV）和左心室（LV）。B. 右中图可见部分显示的收缩期五腔心切面（5CV）;右上图为三血管 – 气管切面（3VT），可清晰显示肺动脉（PA）和主动脉（Ao）的前向血流

LA—左心房；RA—右心房

优点

TUI 类似计算机断层扫描和磁共振成像，具有从纵向、横向、冠状面多个平面显示的优势，能够提供心脏解剖的整体图像。对大多数累及心脏多个部位的胎儿心脏畸形的检查应该包括对不同平面的分析，而在使用 TUI 时可以将其显示在同一幅图像中。使用 TUI 评价心脏畸形的优势已在 103 例确诊的先天性心脏病病例中得到了确认[17]。妊娠第 19 ～ 23 周时使用的平均层距为 2.7 mm [标准差（standard deviation，SD），0.3]，妊娠第 30 ～ 33 周时使用的平均层距为 4.0 mm（SD，0.4），所有病例能够得到一个完整的序列切面[17]。A 平面经初始标准化后显示由三维静态成像或 STIC 获得的心脏诊断切面已做介绍[18]。这项自动化超声显示技术可以使胎儿超声心动图检查标准化和简单化，减少了传统二维超声模式对操作者技术的依赖性。TUI 是自动化超声成像的重要组成部分，通过多平面了解胎儿心脏内在的解剖变异（心轴、心脏在胸腔的位置、胸腔的大小）。在一项对胎儿大动脉转位 STIC 容积自动分析软件的评价中，所有胎儿的心室动脉连接异常均可显示[19]（见自动多平面成像部分）。

缺点

TUI 是对多个切面的重建，因此成像缺乏实时性。采集时取样框的大小会限制解剖信息的显示。TUI 显示的平行切面可能不是诊断所需要的切面，尤其是存在心脏畸形时。在

这些病例中，需结合对 x 轴或 y 轴的旋转进行 TUI 评价。

在胎儿心脏畸形中的应用

　　大多数心脏畸形会累及心脏的多个部位，而 TUI 能以多个切面显示心脏畸形。心脏畸形的例图参见图 16.10 ～ 16.13，不同畸形将在本书的相应章节阐述。

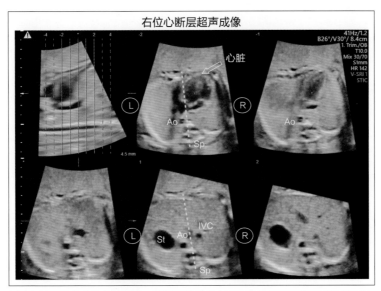

图 16.10　胎儿右位心的时间 – 空间关联成像（STIC）容积断层超声成像（TUI），同时显示腹部和胸部的图像。中下图显示胃（St）位于左侧，主动脉（Ao）位于左侧（L），下腔静脉（IVC）位于脊柱（Sp）右侧（R）。中上图显示了异常的四腔心切面，心尖指向右侧（空心箭头），降主动脉位于左侧

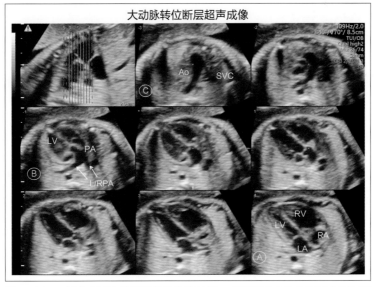

图 16.11　1 例完全型大动脉转位胎儿的时间 – 空间关联成像（STIC）容积断层超声成像（TUI）。A. 正常的四腔心切面。B. 肺动脉（PA）起源于左心室（LV）并发出左肺动脉（LPA）和右肺动脉（RPA）。C. 主动脉弓（Ao）位于上纵隔
RA—右心房；RV—右心室；SVC—上腔静脉

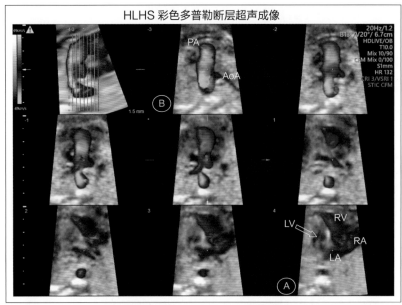

图 16.12　1 例左心发育不良综合征（hypoplastic left heart syndrome, HLHS）胎儿的时间－空间关联成像（STIC）容积彩色多普勒断层超声成像（TUI）。图 A 和 B 显示 HLHS 的典型超声成像。A. 四腔心切面，左心室（LV）无血流充盈（空心箭头），正常前向血流从右心房（RA）流入右心室（RV）。B. 三血管－气管切面，肺动脉（PA）内为前向血流（蓝色），主动脉弓（AoA）内为逆向血流（红色）

LA—左心房

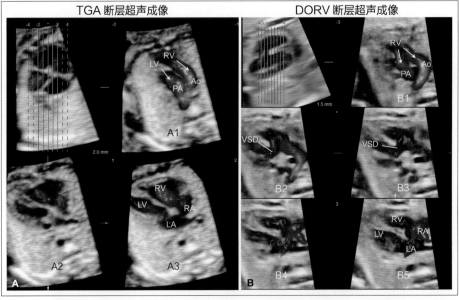

图 16.13　2 例胎儿的时间－空间关联成像（STIC）容积彩色多普勒断层超声成像（TUI）。胎儿 A 为大动脉转位（transposition of the great arteries, TGA），胎儿 B 为右室双出口（double-outlet right ventricle, DORV）。显示断层超声成像中的一部分以便比较。需要注意的是，图 A2 和 A3 以及图 B4 和 B5 均显示右心室（RV）和左心室（LV）正常充盈的四腔心切面。图 A1 和 B1 显示大动脉并列走行，B1 显示肺动脉（PA）和主动脉（Ao）均起源于右心室。另外，图 B2 和 B3 中可见室间隔缺损（ventricular septal defect, VSD），在 DORV 中比较常见

LA—左心房；RA—右心房

容积重建

容积重建指对所获得的容积进行外部或内部表面的显示。表面容积重建成像时，在所获得的容积内设置取样框，参考的边界（重建切面方向，常由彩色线条显示）是表面成像的方向（图 16.14）。操作者可以调节表面成像的方向以及容积内目标解剖区域的取样框厚度。

由不同阈值形成的多种表面重建模式产生了与临床相关的不同显示方式（图 16.15）。

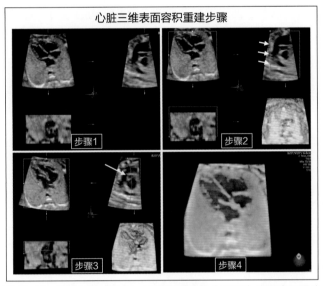

图 16.14　使用三维或时间 – 空间关联成像（STIC）表面容积重建模式显示四腔心切面的步骤。步骤 1，声束从心尖方向发射以获取三维容积四腔心切面。步骤 2，选用表面容积重建模式并调整相应设置，以便在上纵隔的视角下将取样框竖直排列（箭头）。步骤 3，在主动脉根部下方（黄色长箭头）通过排列心脏内的绿色显示线来缩小取样框，选择弯曲的绿色显示线通常可以获得更好的成像效果（比较步骤 2 和 3 中的绿色线条）。步骤 4，选择一个平面图像，选用 70/30 表面 / 平滑高清重建模式，调整光线方向。在步骤 4 中可以选择颜色和光亮度调整以及其他工具选项，如图 16.15 所示

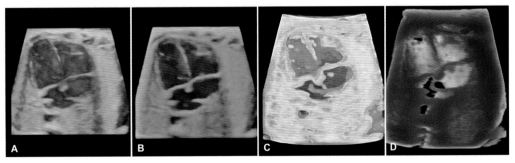

图 16.15　时间 – 空间关联成像（STIC）容积灰阶表面重建模式显示四腔心切面，以不同的成像模式显示：表面动态模式（A）、高清皮肤模式（B）、轮廓模式（C）及背面有光源的高清皮肤模式（D）

表面模式

原理

典型的表面重建模式与三维超声一样，能够近乎完美地显示胎儿面部图像。在三维或 STIC 模式中，心腔的表面及其与血液的边界易于显示（图 16.14）。这种模式可以直观显示一些胎儿心脏内的 ROI（图 16.16）。图 16.14 描述了表面模式在胎儿心脏临床应用中，取样框在相关区域内的正确放置方法以及重建方位的设置。有文献报道分析重建切面对显示房室瓣畸形（瓣膜发育不良或房室间隔缺损）和大动脉畸形（大动脉转位）有重要意义[1]。通过表面重建模式得到的新平面能够帮助理解心脏各结构的空间位置关系，用于临床的适合切面有待进一步研究[1]。

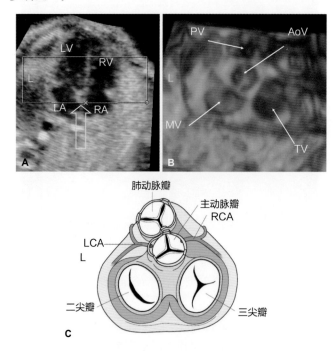

图 16.16　时间－空间关联成像（STIC）容积灰阶表面重建模式，通过四腔心切面（参考平面）（A）获得并显示房室瓣和半月瓣心底观（B）。图 A 的三维取样框放置在四腔心切面上，重建线（空心箭头）放置在心房。C. 心脏瓣膜的解剖示意图

AoV—主动脉瓣；L—左；LA—左心房；LCA—左冠状动脉；LV—左心室；MV—二尖瓣；PV—肺动脉瓣；RA—右心房；RCA—右冠状动脉；RV—右心室；TV—三尖瓣

在胎儿心脏畸形中的应用

表面模式可以显示典型的胎儿心脏三维切面，如图 16.15 所示。可以应用四腔心切面的三维图像显示心脏畸形。图 16.17 总结了一些心脏畸形病例的三维表面模式，其他病例将在相应章节中描述。

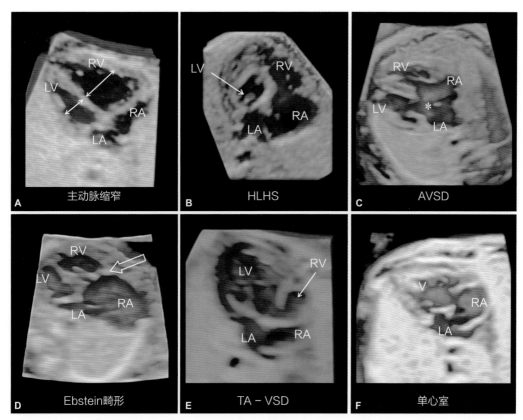

图 16.17　时间 – 空间关联成像（STIC）容积灰阶表面重建模式显示四腔心切面水平的多种心脏畸形。A. 主动脉缩窄，表现为左心室（LV）与右心室（RV）不对称。B. 左心发育不良综合征（HLHS），LV 缩小。C. 房室间隔缺损（AVSD），可见心脏十字交叉处大的缺损（星号）。D. Ebstein 畸形，空心箭头指向 Ebstein 畸形中较低的三尖瓣附着点。E. 三尖瓣闭锁合并室间隔缺损（TA-VSD），RV 缩小。F. 心室双入口型单心室
LA—左心房；LV—左心室；RA—右心房；V—心室

最小透明模式

原理

最小透明模式可应用于静态成像或 STIC 采集，显示模式类似 X 线或 MRI，可增强无回声的结构（暗颜色）并对周围有回声结构进行模糊处理（图 16.18）[20]。这种模式显示空间细微解剖关系的能力受限，但对无回声的结构，如心腔和大血管的解剖结构的显示很有帮助。

在胎儿心脏畸形中的应用

最小透明模式可以用于显示心腔或大血管等解剖结构的薄层切面。图 16.18A 显示了正常心脏的大血管交叉关系，图 16.18B 显示了胎儿大动脉转位的大血管平行关系。目前该模式的临床应用有限。

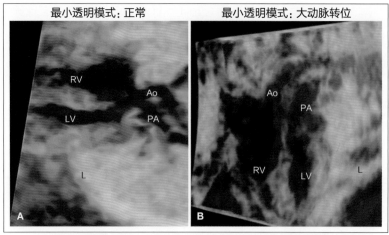

图 16.18　最小透明模式显示正常胎儿心脏（A）和完全型大动脉转位心脏（B）。A. 前面观，通过投影同时显示右心室（RV）、左心室（LV）以及正常起源的主动脉（Ao）和肺动脉（PA）的交叉关系。B. 与图 A 相同的切面，显示完全型大动脉转位，平行且分别起源于 RV 和 LV 的 Ao 和 PA

L—左

反转模式

原理

反转模式可以叠加在静态成像或 STIC 采集的重建模式中。顾名思义，反转模式是容积成分的回声反射。换句话说，它是用最小透明模式显示信息的反转。可应用于胎儿心脏充满血流的空间，例如心腔回声明亮，而心室壁、血管壁或肺消失（图 16.19）。屏幕上的回声随着灰度阈值的升高或降低而变化（图 16.19）。由于胎儿肋骨和脊柱的影响而产生的伪影可以通过电子切割去除（图 16.19 步骤 3）。由反转模式得到的三维容积重建图像与能量多普勒或 B- Flow 模式获得的图像类似。反转模式与能量多普勒相比，优点是具有更高的帧频和分辨率，因此图像质量更高。图 16.19 显示反转模式应用于胎儿心脏时的推荐操作步骤。

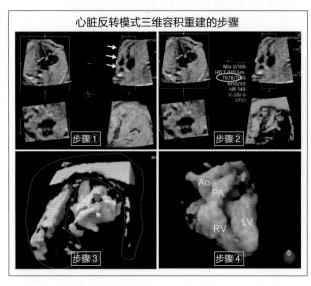

图 16.19　胎儿心脏反转模式重建的步骤。步骤 1，显示三维容积的采集和绘制，如图 16.14 所示；值得注意的是，取样框需包含整个心脏和大血管。步骤 1 中的箭头指向纵隔方向，如图 16.14 所示。步骤 2，将重建模式从表面模式切换到反转模式，并将灰度阈值（圆圈）从 35 升高到近 80（本例为 78）。步骤 3，使用电子切割去除伪影（蓝线区域）。步骤 4，调整心脏为前面观，显示右心室（RV）、左心室（LV）及分别从 RV 和 LV 发出的肺动脉（PA）和主动脉（Ao）

在胎儿心脏畸形中的应用

反转模式可以用来创建心腔和大血管的"数字铸型"[21,24]，已有研究报道反转模式在胎儿心内及心外含液性结构显像中的价值[22,23]。反转模式同样可以显示大血管的空间关系。图 16.20 为正常胎儿心脏正面观，显示其收缩期和舒张期。反转模式已应用于许多心脏畸形的检查，如大动脉转位（图 16.21A）、右室双出口（图 16.21B）、大动脉共干、室间隔完整型肺动脉闭锁等。

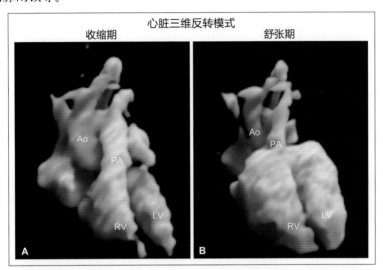

图 16.20　反转模式显示正常心脏大动脉交叉关系的正面观。A. 收缩期，左心室（LV）和右心室（RV）收缩，主动脉（Ao）和肺动脉（PA）扩张。B. 舒张期，心室扩张，大动脉收缩

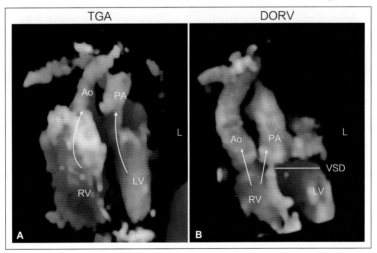

图 16.21　反转模式显示 2 例胎儿心脏畸形的正面观，主动脉（Ao）和肺动脉（PA）起源异常。A. 大动脉转位（TGA），Ao 起自右心室（RV），PA 起自左心室（LV），呈平行关系。B. 右室双出口（DORV），Ao 和 PA 均起自 RV，可见室间隔缺损（VSD）

L—左

三维彩色多普勒和玻璃体模式

原理

彩色多普勒、能量多普勒和高分辨率血流显像（类似双向能量多普勒）都可以与三维静态成像和STIC联合应用。这种重建方式可以选择只显示彩色信息、只显示灰阶信息或两者同时显示，称为"玻璃体模式"（图16.22）。近年来随着软件的发展，光源的使用可加强对结构深度的显示效果，并提供更好的空间感（图16.22 ~ 16.25）。

在胎儿心脏畸形中的应用

玻璃体模式彩色多普勒成像有助于对CHD大血管关系的显示[4,8,16,24]，尤其是与心动周期相关的血流异常。心脏玻璃体模式彩色多普勒的应用包括在四腔心切面显示收缩期与舒张期的正常和异常血流（图16.22 ~ 16.24）、显示冠状切面正常和异常大血管的空间关系（图16.22 ~ 16.25）以及显示心脏及上腹部大血管的侧面观。

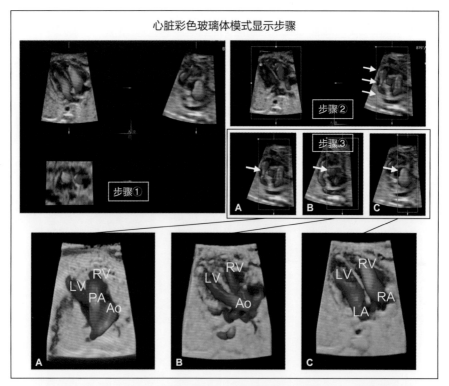

图16.22 三维或时间–空间关联成像（STIC）容积彩色多普勒在四腔心切面的显示步骤。步骤1，声束从心尖方向发射以获取三维容积四腔心切面。步骤2，激活玻璃体（或高分辨率）模式，调整设置，使取样线竖直排列（箭头所示绿线）。步骤3，操作者移动重建线（箭头所示绿线）显示胎儿心脏的重要解剖平面。A平面显示主动脉（Ao）和肺动脉（PA）交叉走行，PA位于前面；B平面显示五腔心切面；C平面显示四腔心切面。A平面和B平面，选取大动脉收缩期的血流；C平面，选取舒张期心室充盈状态

LA—左心房；LV—左心室；RA—右心房；RV—右心室

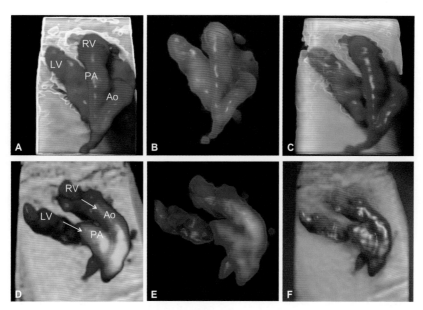

图 16.23　正常胎儿（A～C）和大动脉转位胎儿（D～F）心脏的时间 – 空间关联成像（STIC）容积彩色多普勒采集。分别以玻璃体模式（A、D）、彩色多普勒结合剪影模式（B、E）和单色玻璃体模式（C、F）显示

Ao—主动脉；LV—左心室；PA—肺动脉；RV—右心室

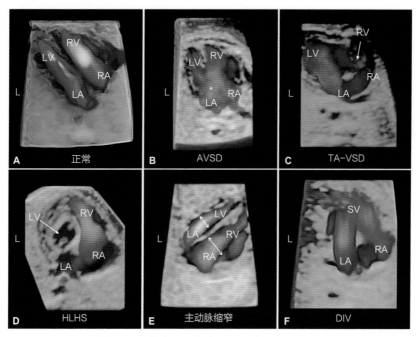

图 16.24　时间 – 空间关联成像（STIC）容积玻璃体模式下的四腔心切面彩色多普勒采集。显示胎儿心脏正常（A）、房室间隔缺损（AVSD）（B）、三尖瓣闭锁合并室间隔缺损（TA-VSD）（C）、左心发育不良综合征（HLHS）（D）、主动脉缩窄合并心室比例失调（E）、心室双入口型单心室（SV）（F）

DIV—心室双入口；L—左；LA—左心房；LV—左心室；RA—右心房；RV—右心室

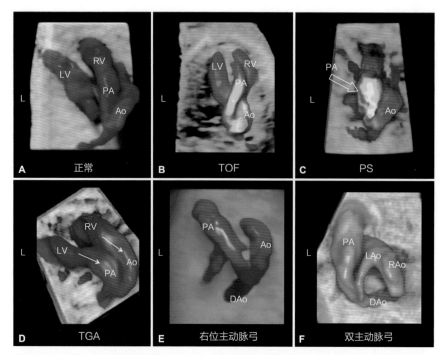

图 16.25 时间－空间关联成像（STIC）容积彩色多普勒采集。A. 正常胎儿玻璃体模式下的三血管－气管切面，显示肺动脉（PA）和主动脉（Ao）的走行。图 B～F 显示胎儿心脏畸形在玻璃体模式下的三血管－气管切面。B. 法洛四联症（TOF），与 Ao 相比，PA 较细。C. 肺动脉狭窄（PS），PA 可见湍流血流显像（空心箭头）。D. 大动脉转位（TGA），大动脉并列走行。E. 右位主动脉弓。F. 双主动脉弓
DAo—降主动脉；L—左；LAo—左主动脉弓；LV—左心室；RAo—右主动脉弓；RV—右心室

三维 B-Flow 模式

原理

B-Flow 模式是不依赖多普勒效应的血流成像模式，可以直接显示血细胞的反射回声，由于无角度依赖性，因此可以在声束与血管垂直时成像。B-Flow 模式的另一特点是只显示血流的信息，不显示其他邻近组织的信息。应用 B-Flow 模式获取的三维容积的血管成像也是无角度依赖性的（图 16.26）[25]。其成像与反转模式相似，但它显示为流动模式，更适合显示血管之间的关系，对小血管也是如此，例如，显示肺静脉及异常起源的小血管（图 16.26）[25]。

电子矩阵探头

先进的三维和四维探头

三维超声的一个新兴领域涉及电子矩阵探头的应用，它可使采集容积的速度和分辨率提高。这一新技术在胎儿超声心动图检查中有很好的应用前景。本节旨在阐述该领域的应

用经验并着重介绍其潜在的应用价值。

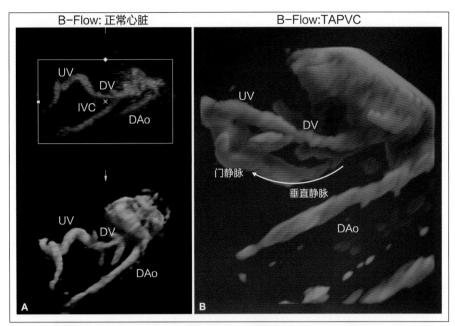

图 16.26　B-Flow 模式显示血管，无角度依赖性。显示正常心脏（A）和心下型完全型肺静脉异位连接（TAPVC）（B）的 STIC 容积 B-Flow 模式腹部和胸部的矢状切面。A. 正常心脏，显示 B-Flow 模式三维重建血管及其空间关系。B. TAPVC，显示从胸腔到肝走行的与门静脉相通的垂直静脉

DAo—降主动脉；DV—静脉导管；IVC—下腔静脉；UV—脐静脉

原理

传统的三维探头是机械探头，由一排用于生成二维图像的晶体和用于扫描超声束的机械电机组成，以便将生成的多个二维图像叠加在一起产生三维容积。传统的三维容积采集速度很慢，但是非常适合图像中运动很少的妇科和产科患者。在胎儿超声心动图检查中，心脏快速运动是传统机械探头三维容积采集时的主要限制因素。STIC 技术在胎儿心脏的高帧频和采集时间短之间取得了很好的平衡。

电子矩阵探头由多排晶体（一些是 64 排）构成，探头元件超过 8000 个，因而命名为矩阵探头。随着计算速度的提高，矩阵探头能够以电子方式控制超声束通过 ROI，并且采集容积的速度较三维机械探头快 2 ～ 4 倍[1,8]。超声图像的快速获取提高了三维容积的分辨率，并可实时显示 2 个图像和 ROI 的薄层图像。应用矩阵探头获取的高分辨率三维容积数据可以在重建的 B 平面、C 平面或其他平面的图像质量改善中得以体现[1,8]。本书将在下面的部分探讨矩阵探头在胎儿心脏三维 / 四维可视化中的经验和潜在应用价值。

双平面或实时 X- 平面成像

使用矩阵探头即刻采集多幅图像可实时显示高帧频和高分辨率的相互垂直的二维平面（图 16.27 ～ 16.33），而不需要采集四维容积。双平面或实时 X- 平面成像[26] 能够同时

显示两个相互垂直的平面，一个是实际扫描平面，另一个是与它垂直的平面。这一新技术可应用于二维（图 16.27 ~ 16.30）或彩色多普勒成像（图 16.31 ~ 16.33）[1,8]。其他应用包括间隔的可视化[27,30]，可用两个正交平面显示间隔缺损（图 16.31）[1,8]。它能够同时在两个正交平面（图 16.29 ~ 16.32）显示正常心脏解剖中的大血管关系和圆锥动脉干畸形中的异常大血管关系（图 16.33）[8,28]。

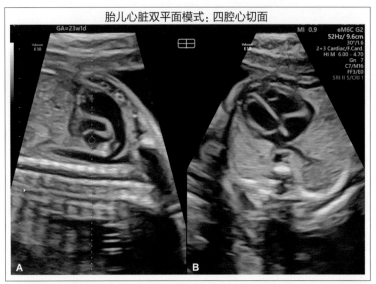

图 16.27　双平面模式成像：电子矩阵探头用于双平面模式。A. 扫描平面为胸腔和心脏的矢状切面。检查者沿着图像放置一条线激活双平面模式，实时显示一个与扫描平面垂直的平面。B. 双平面模式显示四腔心切面，对应图 A 中的虚线位置。通过在图 A 中向头部移动该线从而实时显示胎儿心脏的多个横切面图像

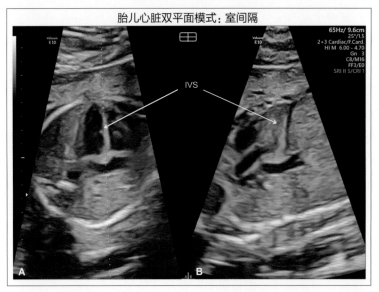

图 16.28　双平面模式显示室间隔（IVS）。A. 虚线在四腔心切面沿着 IVS 放置。B. IVS 区域的直视图

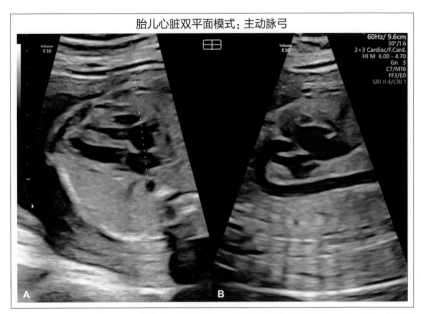

图 16.29　双平面模式显示胎儿心脏轴位平面。图 B 显示的主动脉弓对应于图 A 中虚线的位置

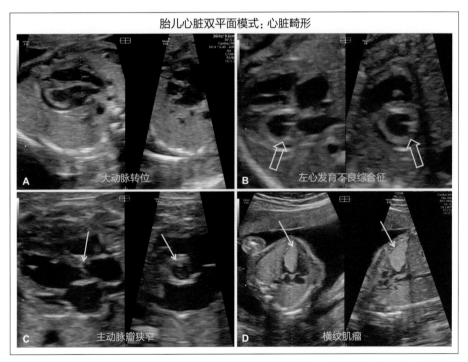

图 16.30　双平面模式显示心脏畸形。双平面模式可从两个相互垂直的切面显示心脏内的解剖结构。A. 大动脉转位，分别在横切面和纵切面上显示并行的大动脉。B. 左心发育不良综合征，分别在四腔心切面和心室短轴切面显示小的左心室（空心箭头）。C. 主动脉瓣狭窄，分别在横切面和纵切面显示主动脉瓣（箭头）。D. 巨大的横纹肌瘤（箭头），分别在心尖轴切面和矢状切面显示其充满左心室

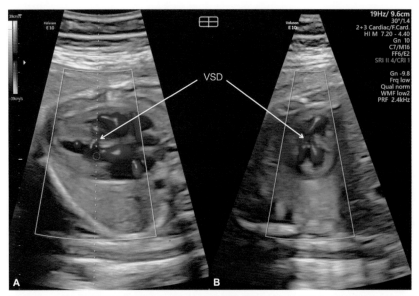

图 16.31　彩色多普勒双平面模式显示胎儿肌部室间隔缺损（VSD），图 A 和 B 中均可见通过 VSD 的血流

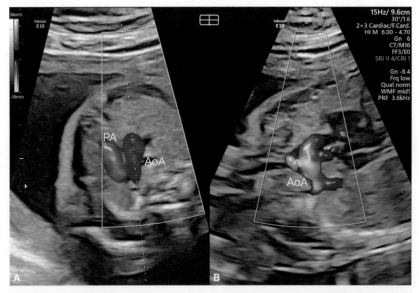

图 16.32　彩色多普勒双平面模式显示。A. 三血管－气管切面的上纵隔轴位切面，显示肺动脉（PA）和主动脉弓（AoA）。B. AoA 的矢状切面对应图 A 中的主动脉横弓虚线的位置

实时四维和快速 STIC 成像

　　矩阵探头最大的好处就是能够实时四维扫描心脏。根据笔者的经验，选择窄的容积采集取样框能够进行高帧频（20～40 帧 / 秒）的实时四维心脏检查（图 16.34）。可以选择多种成像模式，如正交平面（图 16.34）、断层模式、表面模式（图 16.34, 16.35），或应用

自由解剖成像技术任意选择横切面。实时四维模式中也可以启动彩色多普勒，但是增加彩色多普勒会大大降低帧频（10 ～ 25 帧 / 秒）。矩阵探头的快速图像计算能力可促进新的快速 STIC 采集技术（eSTIC 或 iSTIC）的发展，它可使容积数据的采集在 3 秒内完成[1,8]。如本章先前讨论，它是理想的彩色多普勒容积成像及脱机分析工具。

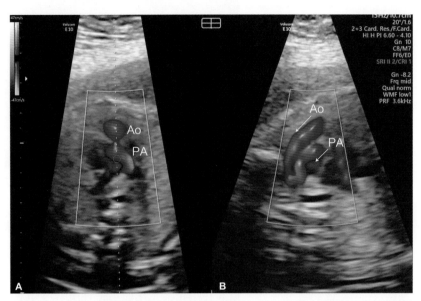

图 16.33　胎儿大动脉转位的彩色多普勒双平面显示。A. 三血管 – 气管切面的上纵隔轴位切面，主动脉（Ao）位于肺动脉（PA）前方，沿着大动脉放置双平面线。B. 大动脉走行异常的 PA 和 Ao 矢状切面

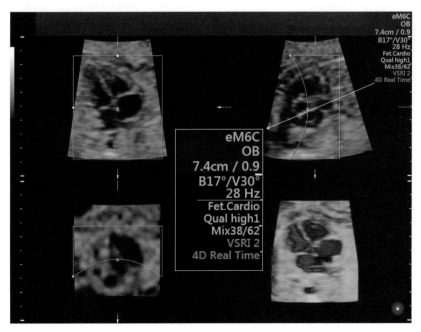

图 16.34　应用矩阵探头的实时模式（实时四维）扫描胎儿四腔心切面。右下图为四腔心切面四维扫描图像。放大技术平面显示采集角度为 30°，帧频为 28 帧 / 秒（下划线）

容积对比成像 – 平面 A

矩阵探头在胎儿心脏检查中的一个良好的应用前景是容积对比成像 – 平面 A（volume contrast imaging-plane A, VCI-A）技术。检查者采集多个相邻的图像作为 1 个薄层，而不用采集全容积，这样可以通过不同的重建模式显示更高对比度的图像。例如，选择厚度为 3 ～ 5 mm 的切片结合组织 – 对比（X 线模式）重建模式可使心内膜产生的伪影最小，从而得到心肌的高对比度图像（图 16.36）[1]。VCI-A 联合应用最小透明模式也是研

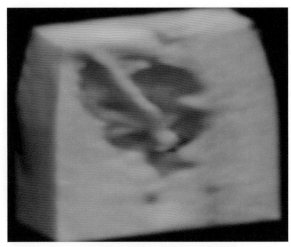

图 16.35　应用矩阵探头实时模式（实时四维模式）扫描胎儿心脏，显示四腔心切面的表面重建模式

究者感兴趣的重建模式，可用于显示血管之间的空间关系（图 16.37, 16.38）。选择一个厚的 VCI-A 切片联合反转模式能够更好地突出显示大血管之间的关系，图 16.38 显示了正常心脏和大动脉转位的心脏。图 16.37 显示了胸部和腹部的纵面观，在不同平面显示下腔静脉和主动脉（图 16.37A），并且在一层薄片中用最小透明模式（图 16.37B）和反转模式（图 16.37C）同时显示。

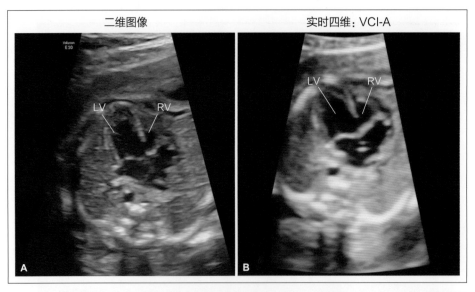

图 16.36　应用矩阵探头实时扫描采集平面容积对比成像 – 平面 A 模式（VCI-A）。VCI-A 容积显示可根据检查者的需要选择。A. 传统二维心脏图像显示三尖瓣闭锁、室间隔缺损、正常的左心室（LV）及小的右心室（RV）。B. VCI-A 结合对比 X 线模式清晰显示心内结构的边界

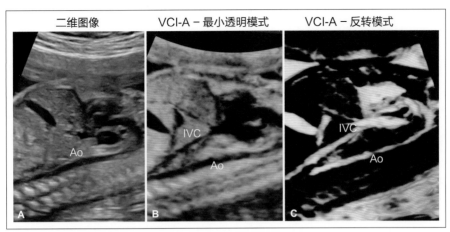

图 16.37　采集平面容积对比成像 – 平面 A 模式（VCI-A）。A. 胎儿胸部和腹部二维矢状切面
显示降主动脉，下腔静脉（IVC）由于走行于主动脉（Ao）的右侧，不在二维扫描平面内，没
有显示。B. 应用 8 mm VCI-A 切片，同时显示 Ao 和 IVC，联合最小透明模式。C. 应用 8 mm
VCI-A 切片，同时显示 Ao 和 IVC，联合反转模式

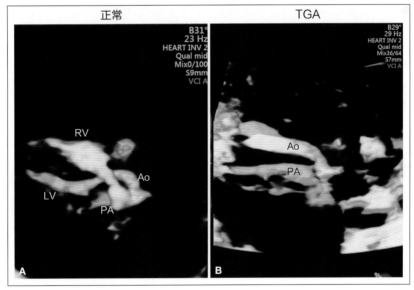

图 16.38　采集平面容积对比成像 – 平面 A 模式（VCI-A），应用 5 mm 切片联合反转模
式显示心脏右轴位切面。A. 正常胎儿肺动脉（PA）与主动脉（Ao）交叉走行。B. 大动
脉转位（TGA）胎儿 Ao 与 PA 并列走行
LV—左心室；RV—右心室

三维 / 四维功能在胎儿心脏成像中的新视野

　　三维 / 四维功能在胎儿心脏检查中的应用具有重要意义，但仍有许多操作者还没有认
识到三维 / 四维功能在胎儿心脏检查及其他方面的潜在应用价值。笔者认为，通过对本章
和本书相关内容的系统学习，操作者可以获取典型的高质量的容积图像[1]。三维 / 四维功

能的巨大应用潜力不仅仅在于它对动脉及心腔的空间关系的可视化，还在于可对心脏容积进行离线处理。为了扩展三维 / 四维功能在胎儿心脏成像中的应用，应致力简化和压缩容积的采集，改进心脏容积内解剖标志的自动检测，从而有效呈现心脏畸形。除了本章介绍的各种三维 / 四维功能之外，笔者认为另有两种应用有可能在未来影响心脏成像。这两种应用包括心脏检查的自动化和将原始容积数据导出至外部工作站，通过三维打印或虚拟现实（virtual reality, VR）及增强现实（augmented reality, AR）技术显示心脏解剖。

自动多平面成像

尽管三维超声在产科成像中具有明显优势，但是在图像采集、显示和三维容积的操作方面存在技术难度，这限制了其临床应用，特别是在解剖结构复杂的脏器中的应用，如胎儿心脏。随着超声新技术的发展，尤其是三维超声的应用，先天性心脏病的产前筛查有望得到改善，但遗憾的是并没有实现，尽管最近有了显著的改善，但基于人群研究，先天性心脏病的产前筛查情况仍然不是最理想的。胎儿心脏产前评估的困难与其复杂的解剖结构、较小的体积以及心脏畸形的多样性有关。此外，对操作者的依赖性以及胎儿在腹腔的位置不固定，导致超声检查缺乏标准化、一致性和可重复性。然而，三维超声向自动化迈出了一大步，使超声检查简化和标准化，可降低对操作者的依赖性。值得一提的是，与三维超声自动化检查有关的两个重要概念：①三维超声采集的特定解剖结构的容积数据（如胎儿心脏容积数据）包含对该结构进行完整解剖评估的所有二维平面；②对每个人体器官（包括胎儿心脏）进行完整解剖评估所需的二维平面，以恒定的空间解剖关系排列。因此，可以获取如胎儿心脏或胸腔的三维容积，应用自动化程序分析该容积即可获取对该器官进行完整解剖评估的所有二维切面。笔者最早描述了三维胎儿超声自动化检查，最初将这一方法命名为自动多平面成像[29]，后来发展成为 SonoVCAD，用于容积计算机辅助诊断系统检索切面的断层显示[14]。SonoVCAD 随后被应用到商用超声系统中（Voluson, GE, Zipf, Austria）。后来，有一支团队推出了一种类似的方法，称为胎儿智能导航超声心动图（fetal intelligent navigation echocardiography, FINE），现用于另一种商用超声系统（WS80, Samsung, Seoul, Korea）[30,31]。

自动化原理是基于理想状态，在胎儿仰卧位心脏四腔心切面获取的[32]。三维容积的标准化显示是自动化之前所需的初始步骤[13]。胎儿胸腔三维容积的标准化显示是通过确保容积内脊柱或主动脉为统一的方向来达到最佳效果的。它可以通过在参考平面（A 平面）和左上胸部心尖处将脊柱 / 主动脉置于 6 点钟方位来获得（图 16.39）。这一标准位置的确定使检查切面自动化成为可能（图 16.40 ~ 16.42）[13]。

三维容积标准化后，操作者可在容积数据上定义一些特定解剖结构（如间隔、降主动脉等），以确定容积方位（图 16.39）。然后，自动化软件将常规诊断图像从容积数据中提取出来（图 16.40 ~ 16.42）[32]。以上内容表明，这些技术可以简化胎儿心脏的检查，并减少超声检查对

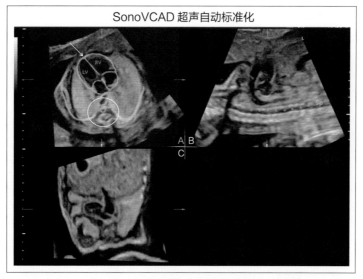

图 16.39　第一个用于胎儿心脏评估的三维自动化商业软件是 SonoVCAD（GE Voluson, Zipf, Austria）。本图显示了将 SonoVCAD 应用于胎儿心脏的自动化方法。胎儿心脏超声检查自动化首先是三维容积的标准化。通过沿 z 轴旋转参考平面（A 平面）进行标准化，直到胎儿脊柱位于 6 点钟方位（白色圆圈）且心尖指向左侧（箭头）。一些超声仪器通过提供叠加图帮助实现标准化（左上图中绿色叠加区域）。执行了标准化后胎儿心脏的诊断平面就可以从三维容积中自动检索，如图 16.40 ~ 16.42 所示

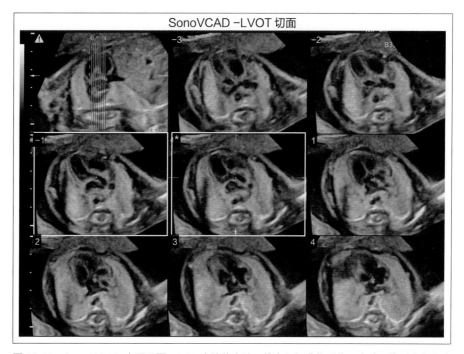

图 16.40　SonoVCAD 应用于图 16.39 中胎儿胸腔三维容积标准化采集。自动显像对应左室流出道（LVOT）切面。多平面的断层显示是为了解释胎儿的细微变化。LVOT 在平面 −1 和平面 *中清晰显示（白色矩形框）

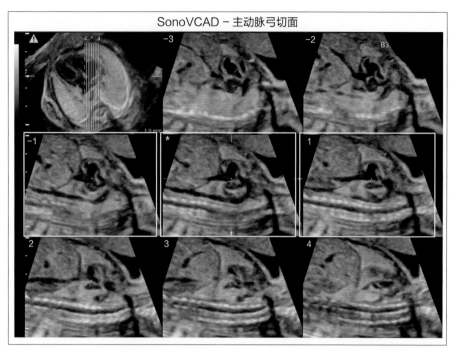

图 16.41　SonoVCAD 应用于图 16.39 中胎儿胸腔三维容积采集。自动显像对应主动脉弓切面。多平面的断层显示是为了解释胎儿的细微变化。主动脉弓在平面 −1、平面 * 和平面 1 中清晰显示（白色矩形框）

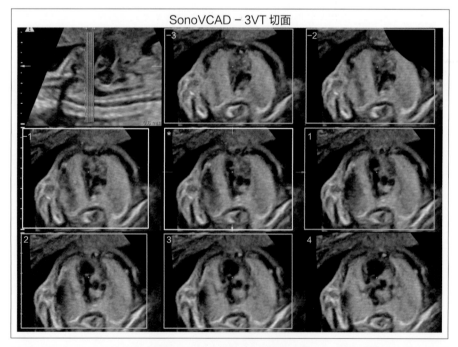

图 16.42　SonoVCAD 应用于图 16.39 中胎儿胸腔三维容积采集。自动显像对应三血管 − 气管（3VT）切面。多平面的断层显示是为了解释胎儿的细微变化。3VT 切面分别在平面 −1 和平面 *（白色矩形框）、平面 1 ~ 3（动脉导管弓切面，绿色矩形框）及平面 −3 和平面 −2（主动脉峡部切面中，蓝色矩形框）中清晰显示

操作者的依赖性 [32]。须谨记，软件主要显示超声诊断图像，而图像正确性的判断是由操作者决定的。

最近一些相关研究强调了此项技术的 4 个局限性 [32]：①结果主要取决于容积数据采集的质量，以避免伪影导致的错误信息；②软件设计主要适用于 20 周左右的妊娠中期检查，在妊娠早期和妊娠晚期不一定能得到满意的成像结果；③软件基于正常心脏解剖结构存在感兴趣区域而设计；④操作者必须能够标记心脏解剖结构的感兴趣区域，这是自动化软件提取诊断影像的先决条件 [32]。因此，笔者认为当前的自动化技术在筛查先天性心脏病方面具有一定价值，而不仅仅是用于绘制心脏畸形的特征。笔者相信，三维 / 四维技术将最大限度地降低对操作者的依赖性，向心脏全自动化检查靠近，在简化和优化先天性心脏病筛查方面做出贡献。预计在未来，机械化学习和图像识别软件将增强对正常和异常胎儿心脏解剖结构的识别能力，促进胎儿超声心动图危险妊娠分级向更专业化的方向发展。

AR、VR、三维打印设备的应用

游戏机、VR 设备和平板电脑等多媒体设备彻底改变了人们的日常生活。在医学领域中，器官的容积数据，尤其是用于 AR 和 VR 的心脏容积数据，是基于磁共振成像的原理获取的。三维超声的应用提高了使用 AR 和 VR 来显示胎儿正常和畸形解剖的可能性。在解剖教学的实践过程中，这种方法已经得到证实 [33]。在指导家庭咨询方面，胎儿心脏容积的 AR 技术能够更好地帮助操作者理解正常和异常心脏解剖的空间结构 [34]。VR 技术在胎儿超声心动图中具有教学和指导临床诊断工作的作用 [34,35]。

三维容积在胎儿心脏成像中的另一个潜在价值是容积数据可以应用在三维打印中。这一点已经得到证实，并且在胎儿心脏畸形筛查工作中发挥着巨大作用 [34,36-39]。

结论

三维超声已然是胎儿超声心动图的有价值的补充，它有多种采集和显示模式，对理解正常及异常心脏解剖结构有很大帮助。在本书中，读者将在心脏畸形相关章节了解到三维超声的应用及其发现。

目前，三维超声已经延伸到了远程应用，基层单位可以将复杂的胎儿超声心动图的三维容积数据发送给经验丰富的医师远程会诊 [40,41]。新的应用模式可以计算心腔容积和胎儿的每搏输出量及射血分数 [42-44]。未来的发展包括更适合产科扫查的矩阵探头，这将开启实时四维超声的大门。结合实时四维超声的自动化软件，胎儿心脏检查会更简便，先天性心脏病的产前检出率也将大大提高。

三维技术在产科领域中的探索令人振奋，特别是考虑到它在未来的重要临床应用，笔者鼓励读者更加熟悉这项技术。

要点　三维及四维胎儿超声心动图

- 三维超声心动图包含了目标解剖区内大量的二维图像。
- 三维容积采集的第一步是优化二维超声检查。
- 参考平面为进行三维采集的初始二维切面。
- ROI 决定了三维容积的两个参数：高度和宽度（相当于 x 轴和 y 轴）。
- 采集角度指容积的深度，相当于 z 轴。
- 减小采集角度可以加快采集速度、减少伪影并且优化三维容积数据的质量。
- 在多平面显示中 A 平面（左上）代表参考平面，即三维容积采集的二维初始切面，代表 ROI 各切面的大小。
- 在多平面显示中 B 平面（右上）是重建的与 A 平面垂直的平面，代表容积采集的角度。
- STIC 数据采集是间接运动门控的脱机模式，基于心脏运动同时产生的组织位移而抽取心动周期不同时相的信息。
- STIC 容积采集的优点是可以评价心房和心室的壁运动以及瓣膜的活动，并且可以与彩色多普勒联合应用。
- STIC 容积采集的缺点是采集的时间相对较长，因此，胎动或孕妇呼吸运动会造成很大的影响，使容积数据出现伪影。
- 实时四维心脏容积采集最好使用矩阵探头，可以进行实时动态三维容积的评价。
- 多平面显示经常用于三维静态成像和 STIC 采集。
- TUI 或称作多平面分析，是多平面成像的修正模式，可同时显示大量平行的二维图像，序列显示 1 个解剖区域的容积切面。
- 容积重建可获得容积内部或外部表面的图像。
- 表面模式可以显示胎儿心脏多个感兴趣区的直视图。
- 最小透明模式成像类似 X 线投影成像，可增强无回声的结构（暗颜色），并且对周围有回声的结构进行模糊处理。
- 反转模式是将容积内有回声的结构进行反转。
- 彩色多普勒结合 STIC 或实时四维成像称作玻璃体模式，可以显示心腔和大血管血流异常的空间图像。
- B-Flow 模式是非多普勒依赖性的血流显像模式，它直接显示了血细胞的反射，因此无角度依赖性。
- 矩阵探头用于胎儿心脏实时四维超声成像，可以结合新技术，如双平面、VCI-A 及表面模式评估胎儿心脏。

（王　莹）

参考文献

1. Chaoui R, Heling K-S. *3D-Ultrasound in Prenatal Diagnosis: A Practical Approach*. 1st ed. DeGruyter; 2016.
2. Deng J. Terminology of three-dimensional and four-dimensional ultrasound imaging of the fetal heart and other moving body parts. *Ultrasound Obstet Gynecol*. 2003;22:336-344.
3. Chaoui R, Kalache KD. Three-dimensional power Doppler ultrasound of the fetal great vessels. *Ultrasound Obstet Gynecol*. 2001;17:455-456.
4. Chaoui R, Kalache KD, Hartung J. Application of three-dimensional power Doppler ultrasound in prenatal diagnosis. *Ultrasound Obstet Gynecol*. 2001;17:22-29.
5. Nelson TR, Pretorius DH, Sklansky M, Hagen-Ansert S. Three-dimensional echocardiographic evaluation of fetal heart anatomy and function: acquisition, analysis, and display. *J Ultrasound Med*. 1996;15:1-9, quiz 11-12.
6. DeVore GR, Falkensammer P, Sklansky MS, Platt LD. Spatio-temporal image correlation (STIC): new technology for evaluation of the fetal heart. *Ultrasound Obstet Gynecol*. 2003;22:380-387.
7. Goncalves LF, Lee W, Chaiworapongsa T, et al. Four-dimensional ultrasonography of the fetal heart with spatiotemporal image correlation. *Amer J Obstet Gynecol*. 2003;189:1792-1802.
8. Chaoui R, Abuhamad A, Martins J, Heling K-S. Recent development in three and four dimension fetal echocardiography. *Fetal Diagn Ther*. 2020;47:345-353.
9. Arzt W, Tulzer G, Aigner M. Real time 3D sonography of the normal fetal heart—clinical evaluation. *Ultraschall Med*. 2002;23:388-391.
10. Marx GR, Fulton DR, Pandian NG, et al. Delineation of site, relative size and dynamic geometry of atrial septal defects by real-time three-dimensional echocardiography. *J Am Coll Cardiol*. 1995;25:482-490.
11. Acar P, Dulac Y, Taktak A, Abadir S. Real-time three-dimensional fetal echocardiography using matrix probe. *Prenat Diagn*. 2005;25:370-375.
12. Hata T, Dai SY, Inubashiri E, et al. Real-time three-dimensional color Doppler fetal echocardiographic features of congenital heart disease. *J Obstet Gynaecol Res*. 2008;34:670-673.
13. Abuhamad AZ. Standardization of 3-dimensional volumes in obstetric sonography: a required step for training and automation. *J Ultrasound Med*. 2005;24:397-401.
14. Abuhamad A, Falkensammer P, Reichartseder F, Zhao Y. Automated retrieval of standard diagnostic fetal cardiac ultrasound planes in the second trimester of pregnancy: a prospective evaluation of software. *Ultrasound Obstet Gynecol*. 2008;31:30-36.
15. DeVore GR, Polanco B, Sklansky MS, Platt LD. The "spin" technique: a new method for examination of the fetal outflow tracts using three-dimensional ultrasound. *Ultrasound Obstet Gynecol*. 2004;24:72-82.
16. Chaoui R, Hoffmann J, Heling KS. Three-dimensional (3D) and 4D color Doppler fetal echocardiography using spatio-temporal image cor-relation (STIC). *Ultrasound Obstet Gynecol*. 2004;23:535-545.
17. Paladini D, Vassallo M, Sglavo G, Lapadula C, Martinelli P. The role of spatiotemporal image correlation (STIC) with tomographic ultrasound imaging (TUI) in the sequential analysis of fetal congenital heart dis-ease. *Ultrasound Obstet Gynecol*. 2006;27:555-561.
18. Abuhamad A, Falkensammer P, Zhao Y. Automated sonography: defining the spatial relationship of standard diagnostic fetal cardiac planes in the second trimester of pregnancy. *J Ultrasound Med*. 2007;26:501-507.
19. Rizzo G, Capponi A, Cavicchioni O, Vendola M, Pietrolucci ME, Arduini D. Application of automated sonography on 4-dimensional volumes of fetuses with transposition of the great arteries. *J Ultrasound Med*. 2008;27:771-776, quiz 777.
20. Espinoza J, Goncalves LF, Lee W, et al. The use of the minimum projection mode in 4-dimensional examination of the fetal heart with spatiotemporal image correlation. *J Ultrasound Med*. 2004;23:1337-1348.
21. Goncalves LF, Espinoza J, Lee W, et al. A new approach to fetal echo-cardiography: digital casts of the fetal cardiac chambers and great vessels for detection of congenital heart disease. *J Ultrasound Med*. 2005;24:415-424.
22. Goncalves LF, Espinoza J, Lee W, Mazor M, Romero R. Three- and four-dimensional reconstruction of the aortic and ductal arches using in-version mode: a new rendering algorithm for visualization of fluid-filled anatomical structures. *Ultrasound Obstet Gynecol*. 2004;24:696-698.
23. Lee W, Goncalves LF, Espinoza J, Romero R. Inversion mode: a new volume analysis tool for 3-dimensional ultrasonography. *J Ultrasound Med*. 2005;24:201-207.
24. Goncalves LF, Espinoza J, Romero R, et al. A systematic approach to prenatal diagnosis of transposition of the great arteries using 4-dimensional ultrasonography with spatiotemporal image correlation. *J Ultrasound Med*. 2004;23:1225-1231.
25. Volpe P, Campobasso G, Stanziano A, et al. Novel application of 4D sonography with B-flow imaging and spatio-temporal image correla-tion (STIC) in the assessment of the anatomy of pulmonary arteries in fetuses with pulmonary atresia and ventricular septal defect. *Ultrasound Obstet Gynecol*. 2006;28:40-46.
26. Xiong Y, Chen M, Chan LW, et al. Scan the fetal heart by real-time three-dimensional echocardiography with live xPlane imaging. *J Matern Fetal Neonatal Med*. 2012;25:324-328.

27. Xiong Y, Liu T, Wu Y, et al. Comparison of real-time three-dimensional echocardiography and spatiotemporal image correlation in assess-ment of fetal interventricular septum. *J Matern Fetal Neonatal Med*. 2012;25:2333-2338.

28. Xiong Y, Liu T, Gan HJ, et al. Detection of the fetal conotruncal anomalies using real-time three-dimensional echocardiography with live xPlane imaging of the fetal ductal arch view. *Prenat Diagn*. 2013;33:462-466.

29. Abuhamad A. Automated multiplanar imaging: a novel approach to ultrasonography. *J Ultrasound Med*. 2004;23:573-576.

30. Yeo L, Luewan S, Romero R. Fetal intelligent navigation echocardiography (FINE) detects 98% of congenital heart disease. *J Ultrasound Med*. 2018;37:2577-2593.

31. Veronese P, Bogana G, Cerutti A, Yeo L, Romero R, Gervasi MT. A prospective study of the use of fetal intelligent navigation echocardiography (FINE) to obtain standard fetal echocardiography views. *Fetal Diagn Ther*. 2017;41:89-99.

32. Yeo L, Romero R. Intelligent navigation to improve obstetrical sonography. *Ultrasound Obstet Gynecol*. 2015;47:403-409.

33. Ebert J, Tutschek B. Virtual reality objects improve learning efficiency and retention of diagnostic ability in fetal ultrasound. *Ultrasound Obstet Gynecol*. 2019;53:525-528.

34. Werner H, Lopes J, Ribeiro G, Raposo AB, Trajano E, Araujo Júnior E. Three-dimensional virtual traveling navigation and three-dimensional printing models of a normal fetal heart using ultrasonography data. *Prenat Diagn*. 2019;39:175-177.

35. Ong C, Faden M, Baschat AA, Garcia J, Miller JL. OC05.03: Virtual reality projection of fetal cardiac anomalies from three-dimensional prenatal ultrasound data. *Ultrasound Obstet Gynecol*. 2018;52:10-10.

36. Tutschek B. 3D prints from ultrasound volumes. *Ultrasound Obstet Gynecol*. 2018;52:691-698.

37. Ruedinger KL, Zhou H, Trampe B, et al. Modeling fetal cardiac anoma-lies from prenatal echocardiography with 3-dimensional printing and 4-dimensional flow magnetic resonance imaging. *Circ Cardiovasc Imaging*. 2018;11:1-3.

38. Acar P, Hadeed K, Dulac Y. Advances in 3D echocardiography: from foetus to printing. *Arch Cardiovasc Dis*. 2016;109:84-86.

39. Chen SA, Ong CS, Hibino N, Baschat AA, Garcia JR, Miller JL. 3D printing of fetal heart using 3D ultrasound imaging data. *Ultrasound Obstet Gynecol*. 2018;52:808-809.

40. Vinals F, Poblete P, Giuliano A. Spatio-temporal image correlation (STIC): a new tool for the prenatal screening of congenital heart defects. *Ultrasound Obstet Gynecol*. 2003;22:388-394.

41. Vinals F, Mandujano L, Vargas G, Giuliano A. Prenatal diagnosis of congenital heart disease using four-dimensional spatio-temporal image correlation (STIC) telemedicine via an Internet link: a pilot study. *Ultrasound Obstet Gynecol*. 2005;25:25-31.

42. Meyer-Wittkopf M, Cole A, Cooper SG, Schmidt S, Sholler GF. Three-dimensional quantitative echocardiographic assessment of ven-tricular volume in healthy human fetuses and in fetuses with congenital heart disease. *J Ultrasound Med*. 2001;20:317-327.

43. Esh-Broder E, Ushakov FB, Imbar T, Yagel S. Application of free-hand three-dimensional echocardiography in the evaluation of fetal car-diac ejection fraction: a preliminary study. *Ultrasound Obstet Gynecol*. 2004;23:546-551.

44. Messing B, Cohen SM, Valsky DV, et al. Fetal cardiac ventricle volumetry in the second half of gestation assessed by 4D ultrasound using STIC combined with inversion mode. *Ultrasound Obstet Gynecol*. 2007;30:142-151.

第 17 章
胎儿心脏成像生物学测量

概述

自早期的胎儿心脏成像技术应用以来，学者们已经测量了心脏的各种生物学参数，并报道了其参考值范围。最初的心脏测量使用的是 M 型超声，M 型取样线垂直于心肌壁、心室、心房或瓣膜 [1,2]。高分辨率超声成像的出现，结合放大与动态回放技术，可以在收缩期和舒张期清晰地显示心脏的各种结构，并可以直接在二维图像上进行心脏测量 [3-8]。三维超声成像中应用的时间 – 空间关联成像技术（见第 16 章）也同样被用于二维和三维超声心脏参数的测量 [9-11]。由于早期超声技术在胎儿心脏成像应用中的局限性，胎儿心脏成像主要集中在妊娠中、晚期，报道的各种参数的参考值范围也主要集中在该妊娠时期 [2-4,6,7]。随着技术的进步，现在可以进行不同胎龄心脏的生物学测量，例如 18 周 [8]、14 周 [5]，甚至 11 周以前 [12,13]。本章将介绍胎儿心脏成像生物学测量的相关问题。读者可参考本书的附录，其中详细描述了各种心脏结构的参考值范围。

为什么要进行心脏测量？

在临床实践中，心脏测量在胎儿超声心动图中的应用有以下作用。

（1）评估结构的大小（如头围、心脏横径等）或其生长发育情况与胎龄的关系。

（2）降低主观性，提供客观观察数据，使随访检查和测量（如心胸比、心室和主动脉内径等）更准确。

（3）为了正确显示感兴趣结构，建议必要时进行测量。

（4）怀疑发现结构异常时，常使用参考范围（如左心室内径、主动脉峡部内径等）来报告与正常值的偏差。

（5）测量是心脏公式或评分（如缩短分数、心胸比等）的一部分。

（6）当存在心脏畸形时，测量大血管（如主动脉和肺动脉）的内径用于预后评估。

应在何时进行心脏测量？

第 5 章介绍了胎儿心脏筛查和胎儿超声心动图检查指南。一般来说，在常规心脏筛查时不建议对心腔或大血管进行二维超声测量，但在胎儿超声心动图[14-16]中，必须进行二维超声测量。心脏结构的定量评估能够客观地反映某些心脏损害的严重程度，并可作为妊娠期间心脏结构变化比较的基础[16]。当怀疑有心脏结构异常时，应进行胎儿超声心动图测量，以便与正常范围进行比较[17]。通过使用参考范围或计算 Z 值[8,12,18 21]可优化结果解读（见本章后文）。表 17.1 总结了美国医学超声学会（American Institute of Ultrasound in Medicine，AIUM）关于胎儿超声心动图心脏生物学测量的建议[14]。

表 17.1　胎儿超声心动图生物学测量：AIUM 指南

已经公布的胎儿心脏测量的正常范围有百分位数和 Z 值，它们基于胎龄或胎儿生物学测量值。单个测量值可从二维超声确定，并包括右侧所列参数	收缩期主动脉和肺动脉瓣环直径
	舒张期三尖瓣和二尖瓣瓣环直径
	对可疑异常进行检查
	左、右心室的内径
	测量主动脉弓和峡部直径
	肺动脉主干和动脉导管内径的测量
	舒张末期在房室瓣下方测量心室横径
	舒张期在房室瓣下方测量心室游离壁和室间隔的厚度
	心胸比
	其他测量（如有必要）
	● 收缩期心室横径
	● 心房横径
	● 肺动脉分支内径

注：改编自 Adapted from American Institute of Ultrasound in Medicine. AIUM practice guideline for the performance of fetal echocardiography. *J Ultrasound Med*. 2020;39:E5-E16.

心脏二维超声测量的参考范围

当胎龄未知时，胎儿心脏二维超声测量的参考范围与胎儿生物学测量相关；而当已知胎龄时，二维超声心脏测量的参考范围则与胎龄相关。当用胎儿生物学测量关联心脏测量时，通常使用股骨长度或双顶径[12,18-20]。许多学者将心脏测量与胎龄和胎儿大小相结合。笔者的经验和偏好是在可行的情况下考虑胎龄相关性。文献中心脏生物学测量的相关参数和参考范围各有不同，其中一些文献在表格中提供了公式，而另一些则提供涵盖标准差（standard deviation，SD）、百分位数或可信区间的图表。通常，读者需要参考不同的文献才能获得感兴趣区的测量方法。附录中提供了笔者从各种文献中搜集的胎儿心脏成像中最常见的测量参数。其中的大多数曲线，笔者根据提供的公式重新计算了参考范围，并以统一的图表呈现与胎龄相关的第 2.5、第 50 及第 97.5 百分位数，以及对应的平均值 ±1.96 SD。

Z 值及其用途

在胎儿超声心动图检查时进行胎儿心脏生物学测量，以记录与正常值的偏差。异常的测量值常被报告为小于第 5 百分位数或大于第 95 百分位数。而为了便于比较，需要更精确地描述心脏生物学测量的指标，尤其在进行随访检查时[14,16]。这一点至关重要，特别是当心脏测量的绝对值依赖另一个变量时，例如生长中胎儿的胎龄。为此，在胎儿医学检查中引入了 Z 值，以消除胎龄的影响。简单来说，Z 值是测量值与胎龄预期平均值的偏离程度。Z 值等于测量值与胎龄预期平均值之间的差值除以 SD。因此，Z 值为胎龄平均值相对 SD 的倍数。Z 值为负意味着测量值比平均值小，而 Z 值为正意味着测量值比平均值大，Z 值为 0 则代表是平均值，Z 值为 +1 和 +2 分别对应于第 1 个和第 2 个 SD。表 17.2 汇总了百分位数与相应 Z 值的关系。

表 17.2　百分位数与相应 Z 值的关系

百分位数	Z 值	计算
第 1	−2.33	平均值 −2.33×SD
第 2.5	−1.96	平均值 −1.96×SD
第 5	−1.65	平均值 −1.65×SD
第 10	−1.28	平均值 −1.28×SD
第 20	−0.84	平均值 −0.84×SD
第 25	−0.65	平均值 −0.65×SD
第 50	0	平均值
第 75	0.65	平均值 +0.65×SD
第 80	0.84	平均值 +0.84×SD
第 90	1.28	平均值 +1.28×SD
第 95	1.65	平均值 +1.65×SD
第 97.5	1.96	平均值 +1.96×SD
第 99	2.33	平均值 +2.33×SD

注：SD—标准差。

临床病例　1 例妊娠 22 周的胎儿被发现有进展为主动脉缩窄的迹象，且伴有室间隔缺损和主动脉根部狭窄。其预后取决于妊娠期间主动脉瓣的生长情况。在妊娠 22 周时测量的主动脉根部直径为 2 mm，妊娠 34 周随访时测量的主动脉根部直径为 3.8 mm（图

17.1)。应用 Shapiro 等的参考范围计算胎龄 22 周时的 Z 值[5]。妊娠 22 周时，实际测量值（2 mm）与预期的主动脉根部直径测量值（3.8 mm）之间的差值为 −1.8 mm。用测得的差值（−1.8 mm）除以妊娠 22 周时的 SD，即 0.46 mm，得到的 Z 值为 −3.91，这意味着 2 mm 的测量值比妊娠 22 周平均值低 3.9 倍的 SD。在妊娠 34 周时，测得的主动脉根部直径为 3.8 mm，而不是预期的 6.8 mm。用测得的差值 −3.0 mm 除以妊娠 34 周时的 SD，即 0.66 mm，得到的 Z 值为 −4.5。

结果解读 根据妊娠 22 周及 34 周主动脉根部直径测量的绝对值，可以推断主动脉瓣直径从 2 mm 增长到了 3.8 mm，几乎增长了一倍。当使用百分位数曲线解读该结果时，这两个值都低于第 1 百分位数所对应的 Z 值（即 −2.33 SD）（表 17.2），无法进行进一步的鉴别。将数值绘制在图表上后，可见主动脉瓣连续生长的迹象（图 17.1）。当仅计算 Z 值时，妊娠 22 周和 34 周的主动脉瓣内径的 Z 值分别为 −3.9 和 −4.6，数值略有降低，这在患者咨询时是一个重要临床信息。

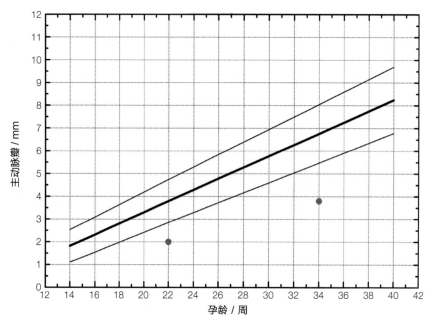

图 17.1 主动脉根部偏小的胎儿于妊娠 22 周和 34 周时测量的主动脉瓣直径。3 条线由下至上分别表示第 2.5、第 50 和第 97.5 百分位数的参考范围。绘制的数值代表心脏生物学测量的一种方式（相关说明和更多详细信息请参阅正文）

引自 Shapiro I, Degani S, Leibovitz Z, Ohel G, Tal Y, Abinader EG. Fetal cardiac measurements derived by transvaginal and transabdominal cross-sectional echocardiography from 14 weeks of gestation to term. *Ultrasound Obstet Gynecol*. 1998;12:404-418. 已获得授权.

生物学测量异常与胎儿心脏缺陷

胎儿超声心动图检查中，当检测到心室腔或大血管内径大小异常时，几乎可以考虑诊断为心脏缺陷，但其中与心脏位置异常和大血管走行异常有关的例外。心室腔及大血管的内径大小异常通常与一些潜在的畸形相关，必须系统地排除。典型的例子是左、右心室不对称，这是诊断某些先天性心脏畸形的线索（见第 32 章）。表 17.3 列出了可能出现心脏生物学测量异常的常见心脏畸形。

表 17.3　通常与心脏生物测量异常相关的先天性心脏畸形

心脏结构	偏差	可能存在的心脏畸形
心脏宽度 / 心脏大小	大	所有合并严重瓣膜反流的心脏畸形、三尖瓣下移畸形（Ebstein 畸形）、三尖瓣发育不良、CMP、心脏传导阻滞或心动过速、全心受累的多发性横纹肌瘤、重度主动脉狭窄、左心室室壁瘤、心外起源的容量超负荷（TTTS 受血儿、贫血、动静脉瘘等）
	小	气管闭锁、横膈疝、囊性肺发育不良或严重胸腔积液导致的心脏压迫
左心室	大	单纯性心内膜弹力纤维增生症或合并重度主动脉狭窄、左心室室壁瘤、扩张型 CMP、左心室横纹肌瘤、解剖学右心室位于左侧的矫正型大动脉转位
	小	HLHS、主动脉缩窄、二尖瓣闭锁合并 VSD、DORV、TAPVC、LSVC、非平衡型 AVSD、Shone 综合征中的二尖瓣狭窄
右心室	大	Ebstein 畸形（合并右心房增大）、三尖瓣发育不良、室间隔完整型 PA、肺动脉瓣缺如综合征中动脉导管过早收缩、扩张型 CMP、Uhl 畸形、右心室横纹肌瘤、解剖学左心室位于右侧的矫正型大动脉转位、心外起源的容量超负荷（TTTS 受血儿、贫血、动静脉瘘等）
	小	室间隔完整型 PA、三尖瓣闭锁合并 VSD
主动脉	大	法洛四联症中的主动脉骑跨、CAT 伴 PA 合并 VSD、主动脉瓣狭窄、主动脉瓣二叶畸形、马方综合征、完全型大动脉转位时将肺动脉误认为主动脉
	小	重度的左室流出道梗阻如主动脉闭锁、重度主动脉狭窄、主动脉弓离断、重度主动脉缩窄、Shone 综合征中的主动脉瓣环狭窄合并二叶畸形
肺动脉	大	肺动脉瓣缺如综合征、孤立性肺动脉狭窄、马方综合征、代偿性扩张的 HLHS
	小	室间隔完整型 / 室间隔缺损型 PA、法洛四联症中的肺动脉狭窄、Ebstein 畸形、DORV、三尖瓣闭锁合并 VSD 等

注：AVSD—房室间隔缺损；CAT—共同动脉干；CMP—心肌病；DORV—右室双出口；HLHS—左心发育不良综合征；LSVC—左上腔静脉；PA—肺动脉闭锁；TAPVC—完全型肺静脉异位连接；TTTS—双胎输血综合征；VSD—室间隔缺损。

结论

单独对心脏结构进行常规测量并不能得出先天性心脏病的特异性诊断。因此，心脏结构的生物学测量现在被推荐为胎儿超声心动图的常规测量方法，尤其当心脏的常规检测有可疑发现时。普遍认为，心脏生物学测量为主观印象或结果描述提供了更客观的诊断依据。在某些情况下，生物学测量可以用来寻找潜在的畸形，如表 17.3 所示。在报告心脏生物学测量值时可以有不同的选择，笔者建议使用 Z 值比较数值并提供随胎龄变化的客观评估。常见的胎儿心脏测量参考范围及相关图表见附录。

> ## 要点　胎儿心脏成像生物学测量
>
> - 进行心脏生物学测量以评估与胎龄相关的结构大小或生长情况，目的是降低主观性，客观评价胎儿的生长发育情况。
> - 常规心脏筛查中不推荐测量心腔或大血管内径，但现在建议在胎儿超声心动图中进行测量。
> - 笔者建议，在可行的情况下，将心脏生物学测量与胎龄关联起来。
> - Z 值的计算方法是胎龄的实测值和预期平均值之差除以 SD。
> - 在报告心脏生物学测量值时可以采用不同的方法，笔者建议使用 Z 值比较数值并提供随胎龄变化的客观评估。

（尚　宁）

参考文献

1. DeVore GR, Siassi B, Platt LD. Fetal echocardiography. IV. M-mode assessment of ventricular size and contractility during the second and third trimesters of pregnancy in the normal fetus. *Am J Obstet Gynecol*. 1984;150:981-988.

2. DeVore GR, Siassi B, Platt LD. Fetal echocardiography. V. M-mode measurements of the aortic root and aortic valve in second- and third-trimester normal human fetuses. *Am J Obstet Gynecol*. 1985; 152:543-550.

3. Chaoui R, Heling KS, Bollmann R. Ultrasound measurements of the fetal heart in the 4-chamber image plane. *Geburtshilfe Frauenheilkd*. 1994;54:92-97.

4. Chaoui R, Heling KS, Bollmann R. Ultrasound measurements of the diameter of the aorta and pulmonary trunk of the fetus. *Gynakol Geburtshilfliche Rundsch*. 1994;34:145-151.

5. Shapiro I, Degani S, Leibovitz Z, Ohel G, Tal Y, Abinader EG. Fetal cardiac measurements derived by transvaginal and transabdominal cross-sectional echocardiography from 14 weeks of gestation to term. *Ultrasound Obstet Gynecol*. 1998;12:404-418.

6. Sharland GK, Allan LD. Normal fetal cardiac measurements derived by cross-sectional echocardiography. *Ultrasound Obstet Gynecol*. 1992;2:175-181.

7. Tan J, Silverman NH, Hoffman JI, Villegas M, Schmidt KG. Cardiac dimensions determined by cross-sectional echocardiography in the normal human fetus from 18 weeks to term. *Am J Cardiol*. 1992;70:1459-1467.

8. Pasquini L, Mellander M, Seale A, et al. Z-scores of the fetal aortic isthmus and duct: an aid to assessing arch hypoplasia. *Ultrasound Obstet Gynecol*. 2007;29:628-633.

9. Traisrisilp K, Tongprasert F, Srisupundit K, Luewan S, Tongsong T. Reference ranges for the fetal cardiac circumference derived by cardio-spatiotemporal image correlation from 14 to 40 weeks' gestation. *J Ultrasound Med*. 2011;30:1191-1196.

10. Traisrisilp K, Tongprasert F, Srisupundit K, Luewan S, Tongsong T. Reference ranges of ductus arteriosus derived by cardio-spatiotemporal image correlation from 14 to 40 weeks of gestation. *Gynecol Obstet Invest*. 2013;76:25-31.

11. Hamill N, Yeo L, Romero R, et al. Fetal cardiac ventricular volume, cardiac output, and ejection fraction determined with 4-dimensional ultrasound using spatiotemporal image correlation and virtual organ computer-aided analysis. *Am J Obstet Gynecol*. 2011;205:76:e71-10.

12. Li X, Zhou Q, Huang H, Tian X, Peng Q. Z-score reference ranges for normal fetal heart sizes throughout pregnancy derived from fetal echo-cardiography. *Prenat Diagn*. 2014.

13. Smrcek JM, Berg C, Geipel A, Fimmers R, Diedrich K, Gembruch U. Early fetal echocardiography: heart biometry and visualization of car-diac structures between 10 and 15 weeks' gestation. *J Ultrasound Med*. 2006;25:173-182, quiz 183-175.

14. American Institute of Ultrasound in Medicine. AIUM practice guideline for the performance of fetal echocardiography. *J Ultrasound Med*. 2020;39:E5-E16.

15. International Society of Ultrasound in Obstetrics and Gynecology, Carvalho JS, Allan LD, et al. ISUOG Practice

Guidelines (updated): sonographic screening examination of the fetal heart. *Ultrasound Obstet Gynecol.* 2013;41:348-359.

16. Lee W, Allan L, Carvalho JS, et al. ISUOG consensus statement: what constitutes a fetal echocardiogram? *Ultrasound Obstet Gynecol.* 2008;32:239-242.

17. Allan L, Dangel J, Fesslova V, et al. Recommendations for the practice of fetal cardiology in Europe. *Cardiol Young.* 2004;14:109-114.

18. DeVore GR. Assessing fetal cardiac ventricular function. *Semin Fetal Neonatal Med.* 2005;10:515-541.

19. Devore GR. The use of Z-scores in the analysis of fetal cardiac dimensions. *Ultrasound Obstet Gynecol.* 2005;26:596-598.

20. Lee W, Riggs T, Amula V, et al. Fetal echocardiography: z-score reference ranges for a large patient population. *Ultrasound Obstet Gynecol.* 2010;35:28-34.

21. Schneider C, McCrindle BW, Carvalho JS, Hornberger LK, McCarthy KP, Daubeney PE. Development of Z-scores for fetal car-diac dimensions from echocardiography. *Ultrasound Obstet Gynecol.* 2005;26:599-605.

18

第18章
胎儿心脏功能的超声评价

概述

胎儿超声心动图主要用来诊断结构性心脏病。随着超声技术的发展和操作者经验的积累，当前不论简单还是复杂的先天性心脏病，大部分可以在产前做出诊断。儿童和成人的一些心脏成像方法在胎儿超声心动图检查中的应用使临床工作者在妊娠早期就可以评价胎儿心脏功能。有研究证实，在高危妊娠如胎儿生长发育受限（fetal growth restriction, FGR）、双胎输血综合征（twin-twin transfusion syndrome, TTTS）、糖尿病妊娠和胎儿水肿等情况下，胎儿心脏功能评估具有重要的临床价值。近年来的临床证据显示，胎儿对宫内不良妊娠结局的适应对其成人后心脏健康状态有重要影响[1]，因此，胎儿心脏功能的超声评价领域正在快速发展。本章主要概述胎儿循环，回顾目前在各种临床情况下评估胎儿心脏功能所使用的超声技术。

胎儿循环

胎儿循环在很多方面与成人不同。胎儿循环是并行循环，成人循环是序贯循环，胎儿右心室的心输出量（cardiac output, CO）高于左心室[2,3]。胎儿期开放的卵圆孔和动脉导管使血液不通过肺也能从右心流向左心。右心室血液大部分通过动脉导管射入降主动脉，仅小部分通过左、右肺动脉进入肺[3]。流经胸主动脉的血液约50%通过脐动脉回到胎盘[4]。在胎盘进行氧气交换后，高度氧合的血液通过脐静脉回流进入胎儿。脐静脉的血液约一半进入静脉导管，余下的进入门静脉和肝静脉[4]。来自静脉导管和肝静脉的血液在膈下前庭区进入心脏，然后优先通过卵圆孔进入左心房[5,6]。血液从左心房流入左心室，于收缩期射入主动脉。卵圆孔和动脉导管水平的右向左分流对心脏血流模式有显著作用，影响血液和氧气在不同器官的分配比例。这种分流机制使含氧高的血液能够输送到冠状动脉循环和脑循环。

胎儿期右心室容量高于左心室容量，比值为 1.3：1[3,7]。足月胎儿的全心输出量大约为 1735 mL/min，用于估算胎儿体重的流量是一个常量，平均为（553±153）mL/(min·kg)[8]。随着孕龄的增加，每搏量（stroke volume, SV）呈指数级上升[9]。右心室的每搏量从妊娠 20 周的 0.7 mL 增长到足月时的 7.6 mL，左心室的每搏量从妊娠 20 周的 0.7 mL 增加到足月时的 5.2 mL[9]。多普勒研究证实，Frank–Starling 机制在胎儿心脏中依然起作用，前负荷增高会使心室每搏量增大[10]。

随着孕龄增加，胎儿器官的不断生长发育影响着血液的分配和血管的阻力[2]。随孕龄增加，心室的顺应性也会增强（僵硬度变小），总外周血管阻力下降，前负荷增高，联合心输出量（combined cardiac output, CCO）升高[2]。与右心室相比，胎儿左心室的顺应性随孕龄改变得更快[2]。胎儿期的肺血管阻力较高，肺动脉的压力几乎与体循环一致[11]。流向肺血管床的血流一直保持着低流率，在妊娠期结束前才可见明显上升[3,11]。胎儿期 CO 主要受前负荷和心室顺应性的影响[2]。

出生后，随着脐带 - 胎盘循环终止及相关血管活性物质的变化，肺血管阻力改变，左向右的压力差开始建立，胎儿期的 3 处血液分流逐步关闭，胎儿循环转换为成人循环，左心室血液完全进入体循环、右心室血液完全进入肺循环。

心动周期

正常情况下，心动周期主要包括以下 5 个阶段，周而复始。

（1）舒张早期（early diastole）：舒张早期开始于房室瓣开放，心室逐渐充盈。由于心室是渐进性松弛，故舒张早期心室压保持稳定。血液被动进入心室（图 18.1）。

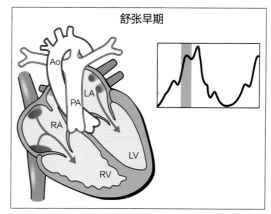

图 18.1　舒张早期胎儿心脏及相应的多普勒血流速度波形示意图。房室瓣开放，半月瓣关闭。舒张早期由于心室进行性舒张，心室腔压力不变，血液以被动的方式充盈心室

Ao—主动脉；LA—左心房；LV—左心室；PA—肺动脉；RA—右心房；RV—右心室

（2）心房收缩期（atrial contraction）：发生在舒张晚期，心室完成最后的充盈。在心房收缩期，心室压力轻度上升（图 18.2）。

（3）等容收缩期（isovolumetric contraction）：开始于心肌收缩，也是收缩期的开始。在等容收缩期，心室压力迅速上升，但由于房室瓣和半月瓣都处于关闭状态，心室容积没有变化（图 18.3）。等容收缩时间（isovolumetric contraction time, ICT）平均为 28 ms，范围为 22 ～ 33 ms[12,13]。

（4）射血期（ejection）：随着心室压力持续上升，当其压力超过大动脉内压力时，半

月瓣开放，形成快速射血期。随着心室射血，心肌发生形变，心腔内容积和压力下降（图18.4）。射血时间（ejection time, ET）平均为 175 ms，范围为 159 ~ 195 ms[12,13]。

（5）等容舒张期（isovolumetric relaxation）：当室内压低于大动脉压时，半月瓣关闭。心室开始等容舒张，此时心室腔压力下降，但因房室瓣是关闭状态，心室容积没有变化（图18.5）。等容舒张时间（isovolumetric relaxation time, IRT）平均为 34 ms，范围为 26 ~ 41 ms[12,13]。当心室内压低于心房内压时，房室瓣打开。

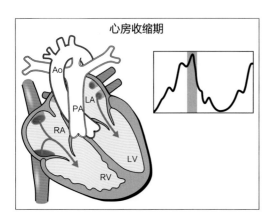

图 18.2　心房收缩期胎儿心脏及相应的多普勒血流速度波形示意图。在心房收缩期，心室完成最后的充盈。房室瓣开放，半月瓣关闭。此期心室压力轻度升高
Ao—主动脉；LA—左心房；LV—左心室；PA—肺动脉；RA—右心房；RV—右心室

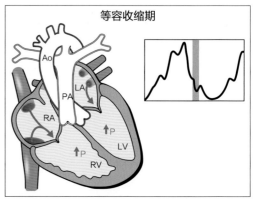

图 18.3　等容收缩期胎儿心脏及相应的多普勒血流速度波形示意图。此时相为收缩期的开始，房室瓣和半月瓣都处于关闭状态。此期心室压力（P）陡然上升，而心室容积不变
Ao—主动脉；LA—左心房；LV—左心室；PA—肺动脉；RA—右心房；RV—右心室

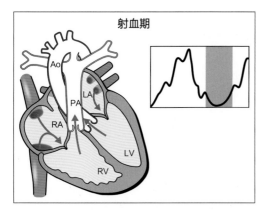

图 18.4　射血期胎儿心脏和相应多普勒血流速度波形示意图。房室瓣关闭，半月瓣开放。此期心肌形变，心室容积和压力减小
Ao—主动脉；LA—左心房；LV—左心室；PA—肺动脉；RA—右心房；RV—右心室

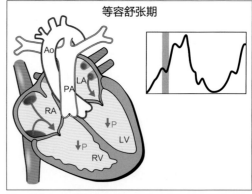

图 18.5　等容舒张期胎儿心脏及相应多普勒血流速度波形示意图。房室瓣和半月瓣都处于关闭状态。此期心室压力（P）降低，但容积无变化
Ao—主动脉；LA—左心房；LV—左心室；PA—肺动脉；RA—右心房；RV—右心室

心脏功能评估参数

　　胎儿心脏功能的评估大部分参照儿童和成人超声心动图参数，包括心脏瓣口的多普勒波形、血容量的评估、心肌运动及运动速度、心肌形变、心室容积等。在这些参数中，一些主要用于评估收缩功能，另一些用于评估舒张功能或整体心脏功能。表 18.1 列出了可用于评估收缩、舒张和整体功能的参数及相应的超声心动图技术[14]。应用这些心脏功能参数评估胎儿心脏时可能需要进行调整，使其适用于胎儿。胎儿心脏的超声入射角、胎儿心率（快）、胎儿不能使用心电图、图像帧频（较低）以及妊娠晚期图像分辨率（低）等局限性，限制了超声心动图在胎儿心脏评估中的广泛应用。其他技术的局限性将在后文列出。

表 18.1　胎儿心脏功能超声心动图技术及评估参数

心脏功能	心脏功能参数	超声心动图技术
收缩功能	血流评估—射血分数	M 型超声、斑点追踪技术
	血流评估—心输出量	常规多普勒超声、STIC
	心肌运动—瓣环位移	M 型超声、斑点追踪技术
	心肌运动—瓣环运动峰值速度	频谱 TDI、彩色 TDI
	心肌形变—应变	彩色 TDI、斑点追踪技术
	心肌形变—应变率	彩色 TDI、斑点追踪技术
舒张功能	多普勒定量—E/A 值	常规多普勒超声、频谱 TDI
	多普勒定量—E/E′ 值	常规多普勒超声、频谱 TDI
	多普勒定量—等容舒张时间	常规多普勒超声、频谱 TDI
	心肌运动—瓣环运动峰值速度	频谱 TDI、彩色 TDI
整体心脏功能	多普勒定量—MPI	常规多普勒超声、频谱 TDI

注：STIC—时间 – 空间关联成像；TDI—组织多普勒成像。
引自 Crispi F, Gratacos E. Fetal cardiac function: technical considerations and potential research and clinical applications. *Fetal Diagn Ther*. 2012;32:47. 已获得 S. Karger AG 和 Basel 授权。

心脏功能评估技术

　　许多超声技术已用于胎儿心脏功能的评估，如灰阶和彩色多普勒技术、常规频谱多普勒技术、组织多普勒成像技术、M 型超声、斑点追踪技术和四维时间 – 空间关联成像技术。本章将对这些技术进行简要介绍，包括如何获取和展示相应图像，以及在评估胎儿心脏功能方面的优点和局限性。本书不对这些技术进行全面综述，仅进行摘要式介绍。读者可以阅读参考文献，了解每种技术的更详细内容。

常规频谱（脉冲）多普勒技术

　　胎儿超声心动图检查中，经常需要获取常规频谱多普勒参数，用于评估胎儿心脏功能。频谱多普勒检查目前是胎儿超声心动图指南中规定的内容（见第 5 章）。常规频谱多普勒检查主要包括房室瓣和半月瓣血流波形的定量检测。第 14 章详细介绍了心脏频谱多普勒图像的获取、展示和量化。本章重点介绍常规频谱多普勒技术在胎儿心脏功能评估中的应用。

使用常规频谱多普勒技术评估胎儿心脏功能主要需要 3 个多普勒参数：房室瓣多普勒波形、半月瓣多普勒波形和心肌做功指数（myocardial performance indes, MPI），后者是可反映整体心脏功能的衍生参数。

胎儿房室瓣多普勒波形

房室瓣多普勒波形主要采用 E/A 值来量化分析（图 18.6）。E/A 值反映胎儿心脏舒张功能。多普勒波形中 E 峰代表心肌舒张时心室被动充盈（图 18.1），A 峰代表心房收缩时心室主动充盈（图 18.2）。胎儿期 E/A 值小于 1，提示在胎儿期心室舒张期血流充盈主要依赖心房收缩，这与胎儿期心室顺应性较低有关。随着孕龄增加，心室的顺应性增高（僵硬度减低），舒张期被动充盈相对增多，频谱上表现为 E 峰速度和 E/A 值的逐渐增高（图 18.7）。胎儿右心室的 E 峰、A 峰速度较左心室高，而 E/A 值较左心室略低[15]。出生后，E/A 值大于 1。需注意的是，如果将取样容积放置在心室内，则双峰的多普勒波形消失；取样容积过大，

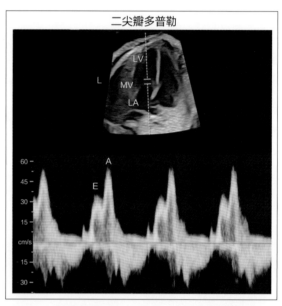

图 18.6　房室瓣频谱多普勒波形，本例为二尖瓣频谱多普勒(mitral valve doppler)。多普勒频谱用 E/A 值进行量化，反映胎儿心脏的舒张功能。E 峰代表心室被动充盈，A 峰代表与心房收缩相关的心室主动充盈
L—左；LA—左心房；LV—左心室；MV—二尖瓣

会引入来自流出道和室壁运动的伪影。第 14 章已详细介绍胎儿 E/A 值获取技术。

在不同的异常情况中，E/A 波形也不同。胎儿心动过速时 E 峰和 A 峰融合[16]（图

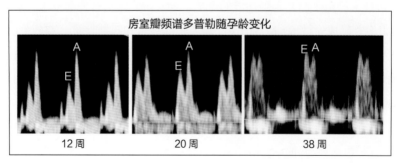

图 18.7　妊娠 12、20 和 38 周时胎儿房室瓣的频谱多普勒波形。在一个心动周期中，舒张期心房收缩贡献了大部分血液，频谱上表现为较高的 A 峰。随着孕龄增加，心室顺应性不断升高，心室被动充盈成分占比随之增高，表现为 E 峰升高、E/A 值升高。E/A 值在足月前接近 1，如图中 38 周时所示

18.8)。胎儿生长发育受限（fetal growth restriction, FGR）时，E 峰、A 峰速度都明显减低，早期表现出现在右心室（图 18.9）[17]。这种情况也可见于控制欠佳的糖尿病妊娠[18]。当 FGR 进一步加重时，房室瓣血流波形呈单相模式。

胎儿半月瓣多普勒波形

主动脉和肺动脉流出道的血流速度反映灌注血管床的外周血管阻力。主动脉瓣常规频谱多普勒反映胎儿上半身的血管阻力，包括大脑；肺动脉瓣频谱多普勒反映胎儿下半身及胎盘的血管阻力。主动脉瓣和肺动脉瓣的频谱波形呈单峰（图 18.10）。半月瓣频谱波形可用于测量以下几个参数：收缩期峰值速度、

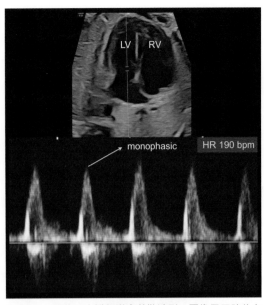

图 18.8 胎儿二尖瓣频谱多普勒波形，图像显示胎儿心率（HR）加快（190 次 / 分）。注意 E 峰、A 峰融合，呈单峰（monophasic）波形
LV—左心室；RV—右心室

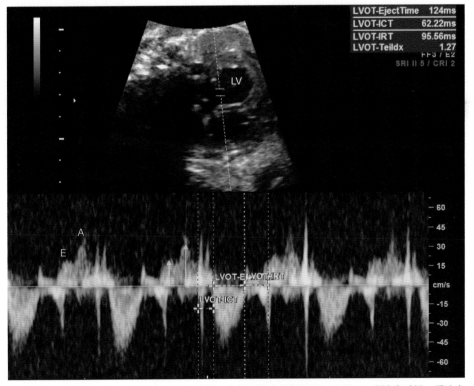

图 18.9 1 例妊娠 36 周严重生长受限胎儿的二尖瓣频谱多普勒波形。E 峰、A 峰速度减低，反映心脏前负荷下降。该胎儿 Tei 指数（心肌做功指数）升高（1.27），提示胎儿整体心脏功能下降
ICT—等容收缩时间；IRT—等容舒张时间；LV—左心室；LVOT—左室流出道

加速时间、速度时间积分（velocity time integral, VTI）、射血时间（ejection time, ET）和搏动指数（图 18.10）。通过测量流出道血流速度及流出道面积，可以计算右心室心输出量（right cardiac output, RCO）、左心室心输出量（left cardiac output, LCO）和联合心输出量（CCO）（图 18.11）。主动脉瓣和肺动脉瓣频谱多普勒获取技术详见第 14 章。

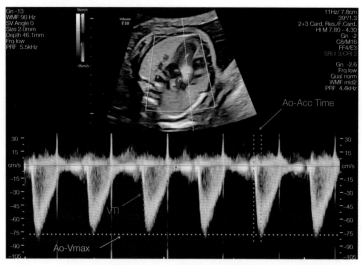

图 18.10　1 例妊娠 22 周胎儿的主动脉瓣频谱多普勒波形。波形呈单峰。多普勒频谱上显示测量了收缩期主动脉峰值速度（Ao-Vmax）、主动脉加速时间（Ao-Acc Time）和速度时间积分（VTI）

左心室型或右心室型单心室可以通过将主动脉或肺动脉速度时间积分乘以相应的血管面积获得（图 18.11）。血管横切面面积可通过 $\pi \times$（血管直径 /2）^{2} 来计算。为了减少测量误差，一般取 3 次血管直径测量的平均值计算血管面积[19]。LCO 和 RCO 是将相应的 SV 乘以心率（图 18.11）。RCO 较 LCO 高，占 CCO 的 55% ～ 60%[20]。

复杂妊娠时心输出量的评估价值存在争议[21]。在胎羊中，急性低氧血症往往伴随着 RCO、LCO 和 CCO 的降低[22]。

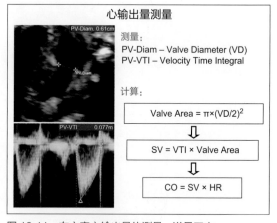

图 18.11　右心室心输出量的测量。详见正文
CO—心输出量；HR—心率；PV—肺动脉瓣；SV—每搏量；VTI—速度时间积分

但该情况未在人类身上观察到，研究显示与对照组相比，心输出量没有变化[23,24]。而且，心输出量异常通常在胎儿适应低氧血症的后期表现出来。

心肌做功指数

Tei 等在 1995 年首先提出 MPI 的概念[25]。MPI 是一个非几何参数，反映心室的整体功能，

其将收缩和舒张的时间间期均考虑在内。胎儿心脏收缩功能下降导致 ICT 延长，舒张功能下降导致 IRT 延长。MPI=(ICT+IRT)/ET，当心室功能下降时，MPI 升高。通过 MPI 无法识别是心脏收缩功能异常还是舒张功能异常，这在胎儿期也没必要区别，因为复杂妊娠时主要受影响的是 IRT[21]。心室负荷、心室收缩和舒张功能异常都会导致 MPI 异常。

心律失常会影响 MPI 的值。研究显示在妊娠期间，MPI 会有轻度波动，MPI 平均值为 0.36（范围为 0.28 ～ 0.44）[12]。

由于解剖位置相近，测量左心 MPI 时可用一个取样容积同时测量主动脉瓣和二尖瓣频谱（图 18.12），从同一波形中测量 MPI 会提高其可靠性。妊娠 20 周前可在一个心动周期内同时获得肺动脉瓣和三尖瓣的血流波形。妊娠 20 周后，随着肺动脉瓣和三尖瓣解剖距离的增大，就无法通过一个取样框同时获得二者的血流波形。使用常规多普勒对妊娠 20 周以上的胎儿进行右心 MPI 测量时，建议将三尖瓣和肺动脉瓣多普勒设置保持不变，两处位置测量时胎儿心率差异也应控制在 10 次 / 分以内。至少测量 3 次，可提高测量结果的重复性[12]。图 18.13 显示了在三尖瓣口和肺动脉瓣口获得的多普勒波形，可应用简单方法测量，MPI= (a− b)/b，其中 a 代表 IRT + ET + ICT，b 代表 ET。

瓣膜开放和关闭时的多普勒波形可用于识别心动周期的间期，从而更准确地评估 ICT 和 IRT[26,27]。表 18.2 列出了优化左心 MPI 测量的技巧。

MPI 被认为是可反映心室整体功能的参数，常在疾病早期表现出异常。胎儿生长发育

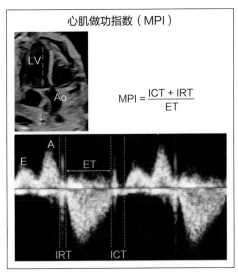

图 18.12　频谱多普勒法计算心肌做功指数（MPI）。MPI 为等容收缩时间（ICT）与等容舒张时间（IRT）之和除以射血时间（ET）。由于二尖瓣和主动脉瓣位置紧邻，如图通过在五腔心切面将取样框放置在两个瓣膜之间即可计算得到 MPI，在同一个多普勒频谱上可以同时展示二尖瓣流入（舒张期）和主动脉流出（收缩期）的血流
Ao—主动脉；LV—左心室

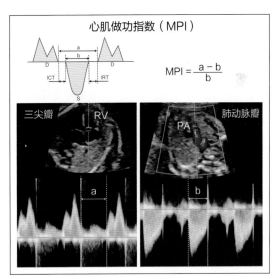

图 18.13　使用右心室频谱多普勒技术测量心肌做功指数（MPI）。由于三尖瓣和肺动脉瓣相距较远，计算 MPI 时需要分别获取两个不同的频谱：舒张期三尖瓣口频谱（D）和收缩期肺动脉瓣口频谱（S）。此时，MPI 可采用公式 (a−b)/b 计算
RV—右心室；PA—肺动脉

受限时，MPI 在低氧血症早期即可受到影响，并在胎儿病变的各个阶段均显示异常[28]。胎儿生长发育受限时，MPI 升高，脐动脉血流前向，由此也说明 MPI 异常是胎儿病变的早期标志[29]。MPI 还可以反映糖尿病妊娠和 TTTS 胎儿心脏功能的改变[30,31]，因此 MPI 是在多种疾病状态下反映胎儿心脏功能的非常有价值的工具。笔者推荐使用 MPI 评估胎儿心脏功能，因其重复性好，适用于胎儿的各种情况，

表 18.2 优化左心心肌做功指数测量的技巧
获得胎儿心脏的五腔心切面
使声束与升主动脉的夹角 < 20°
确保二尖瓣和主动脉瓣都清晰可见
将多普勒取样容积调整到 3 ~ 4 mm
将多普勒取样容积放置在二尖瓣和主动脉瓣交界处
降低整体增益，减少噪声和伪影
使用高通壁滤波器
识别瓣膜启闭的多普勒波形
重复测量至少 3 次以提高重复性

且与疾病早期胎儿适应性改变相关性好。新的超声仪器已经可以通过频谱多普勒描记自动测量并计算 MPI 的值。

组织多普勒成像

组织多普勒成像（tissue Doppler imaging，TDI），也称多普勒心肌成像或心肌速度成像，可以直接分析局部心肌特征，如心动周期内胎儿心脏任意节段的心肌运动（心肌运动速度）和心肌形变。因节段性室壁运动的速度变化与收缩能力变化密切相关，TDI 可用于识别胎儿早期病变时的心脏功能异常，并被证实可以预测新生儿发病率和死亡率[32-34]。TDI 通过分析从心肌组织反射回来的超声波波形的频移来计算心肌运动速度，所以依赖心肌运动而不依赖血流，心肌运动的特征表现为低速度、高振幅。TDI 可在频谱（脉冲）多普勒或彩色多普勒模式下使用。

频谱组织多普勒成像

使用频谱组织多普勒（spectral tissue Doppler imaging, S-TDI）技术时，频谱多普勒取样容积应放置在心肌内，使室壁运动方向尽可能与超声声束方向一致。所得到的速度波形代表此部位在整个心动周期的瞬时峰值速度。在胎儿超声心动图中，S-TDI 通常用于心尖或基底四腔心切面，可测量长轴方向上的心室运动。心肌运动速度在频谱上显示为时间函数，横坐标代表时间（图 18.14）。胎儿 S-TDI 的具体测量方法见表 18.3。

应用 S-TDI 技术时，取样容积应放置在瓣环水平，频谱显示为组织的峰值瓣环速度（peak annular veloctiy, PAV）（图 18.14）。在该频谱上，E′ 或 E_a（区别于常规多普勒，"a"代表瓣环）代表舒张早期瓣环松弛速度，A′ 或 A_a 代表心房收缩期瓣环运动速度，S′ 或 S_a 代表心室收缩期瓣环运动速度。与常规频谱多普勒相似，S-TDI 的频谱也可以用于测量心动周期中的时间间期，如 ICT′、IRT′ 和 ET′，因此反映整体心脏功能的 MPI′ 也可以根据以下公式计算：MPI′= (ICT′+ IRT′) / ET′。

一些研究探讨了 S-TDI 技术应用在妊娠中期初的胎儿的可行性和重复性。总体来说，这些研究也证实了 S-TDI 在胎儿中应用的可行性和重复性，其中从右侧房室瓣环获得的测量值较从左侧房室瓣环获得的测量值更可靠，重复性更好[35-38]。S-TDI 的缺点包括无法同时在心脏多个部位进行评价以及需要超声声束的方向与室间隔保持接近平行，这限制了其在胎儿某些体位时的应用。

笔者通过一项前瞻性的横断面研究，比较了 79 例未经选择的高风险的妊娠晚期胎儿应用常规频谱多普勒和组织多普勒测量左心和右心 MPI 的完成率和重复性[39]，结果显示，不论是右心室还是左心室，在妊娠晚期使用组织多普勒都较常规频谱多普勒有更好的完成率和重复性[39]。基于此，笔者推荐在妊娠晚期使用组织多普勒来计算 MPI，尤其是右心室的 MPI。

彩色组织多普勒成像

彩色组织多普勒成像（color tissue Doppler imaging, C-TDI）是一种叠加在二维图像上的能够显示心脏结构和运动的彩色编码图的技术（图 18.15）。在 C-TDI 中，朝向探头运动的心肌速度被编码为红

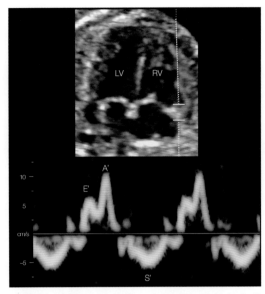

图 18.14 四腔心切面的三尖瓣环频谱组织多普勒成像（S-TDI）。频谱为整个心动周期对应的心肌瞬时峰值运动速度。E′ 代表舒张早期的瓣环运动速度，A′ 代表心房收缩期的瓣环运动速度，S′ 代表心室收缩期的瓣环运动速度
LV—左心室；RV—右心室

表 18.3　获得胎儿频谱组织多普勒的技巧
获得心尖或基底部的四腔心切面
放大四腔心切面的图像，使其占显示屏的 75%
启动频谱多普勒，将取样容积调至 2 ~ 4 mm
保持声束与室间隔的角度 < 30°
不要校正角度
将取样容积放置在房室瓣环侧壁

色，背离探头的被编码为蓝色。需要注意的是，C-TDI 测量的是局部的平均速度，而 S-TDI 测量的是峰值速度。这种差别可以解释为什么应用 C-TDI 测量的心肌运动速度较用 S-TDI 测量的运动速度平均低 15% ~ 20%。C-TDI 与 S-TDI 相比，其优势在于可同步记录心肌各个节段的运动速度，从而直接比较局部室壁的运动情况（图 18.16）。而且，与 S-TDI 不同，C-TDI 动态图可以数字化存储，且后期可以使用脱机软件进行分析。

组织多普勒设备的使用范围有限，限制了 C-TDI 的临床应用。通过调节彩色多普勒超声的增益和速度，C-TDI 图像可以从标准超声仪器上获取。该技术使 C-TDI 可以在标准超声仪器上显示，但平均速度的测量还需使用脱机软件或专用的心脏超声仪器。表 18.4 列出了在常规标准超声仪器上获取 C-TDI 图像的推荐步骤。

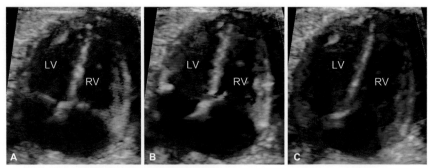

图 18.15　心尖四腔心切面彩色组织多普勒成像（C-TDI），收缩期（A）、舒张早期（B）和舒张晚期（C）。注意彩色编码的心肌图像叠加在二维图像上。朝向探头运动时心肌运动速度被编码为红色，背离探头运动时心肌运动速度被编码为蓝色。常规标准超声仪器获得 C-TDI 的步骤见表 18.4

LV—左心室；RV—右心室

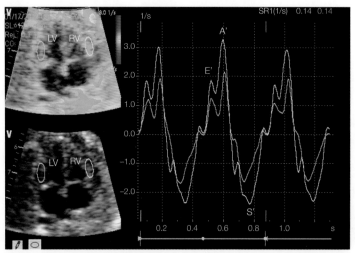

图 18.16　胎儿四腔心切面彩色组织多普勒成像（C-TDI）。在该图像上，比较了三尖瓣环和二尖瓣环两个部位在整个心动周期中的平均心肌运动速度，横轴代表时间。E′ 代表舒张早期松弛速度，A′ 代表心房收缩期运动速度，S′ 代表心室收缩时的运动速度。这些信息可通过脱机软件分析获得

LV—左心室；RV—右心室

表 18.4　常规超声设备获取 C-TDI 图像的推荐步骤

获得胎儿心脏心尖或心底部四腔心切面

确保声束与感兴趣区平行（通常为室间隔，角度 <30°）

放大胎儿心脏的图像，使其占据显示图像的 75%

启动彩色多普勒，确保彩色框只覆盖感兴趣区（心脏）

确保使用尽可能高的帧频（可能的话应在 200 帧 / 秒以上）

降低彩色多普勒增益，直至血流信号的彩色编码消失

调整脉冲重复频率以检测低速血流

降低壁滤波器至低速状态

在相同设置和相同胎儿体位下获取至少 5 个心动周期图像

在胎儿安静时获取心动周期图像

　　C-TDI 输出的图像可用于测量心肌运动速度、应变和应变率（应变和应变率将在本章后文讨论）。目前该技术存在一些局限性，限制了其在临床实践中的广泛应用。在临床上，不能保证总能获得胎儿心脏合适的高帧频超声图像，需要脱机软件分析，以及缺乏同步记录的 ECG 以准确记录胎儿心肌运动时相，都严重影响了该技术的应用。研究显示，虚拟胎儿心电图具有较好的重复性[40]。尽管存在以上局限性，笔者相信 C-TDI 技术在心脏功能评估中仍然发挥着重要作用，一些研究已经展示了该技术在 FGR 胎儿、母体糖尿病胎儿及心律失常胎儿中评估心脏功能的应用价值。有研究报道了在 FGR 胎儿中使用 C-TDI 检测到了收缩期和舒张期的心脏功能异常[37,41]，而常规多普勒则显示正常，这提示 C-TDI 可以检测到 FGR 胎儿亚临床状态下的心脏功能异常[42]。

M 型超声

　　M 型或运动型超声心动图技术在所有传统超声仪器上均可使用，最早于 1971 年被用于成人心脏功能的评估[43]。M 型超声的声束由能快速激发的单晶片产生，具有很高的时间分辨率，适用于评估心脏节律异常。M 型超声还可以用于测量心脏径线的大小，如室壁厚度和心室大小（图 18.17）。胎儿心腔的正常值在几十年前就已公布[44]。第 15 章详细介绍了如何在胎儿心脏超声检查时合理使用 M 型超声。

　　当 M 型超声的声束垂直于室间隔时，就可以准确地测量舒张末期和收缩末期的心室横径，从而计算出短轴缩短率（shortening fraction, SF），SF =（心室舒张末期横径 − 心室收缩末期横径）/ 心室舒张末期横径（图 18.18）。虽然 SF 和射血分数（ejection fraction, EF）是评估成人心脏功能的重要参数，但在胎儿期可能只与妊娠晚期心脏功能改变相关，其主要反映心脏纵向的功能[14]。

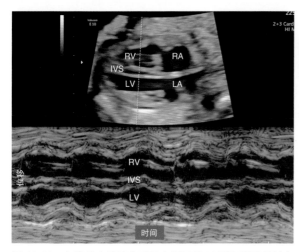

图 18.17　在胎儿心脏轴向四腔心切面使 M 型取样线经过心室。M 型取样线跨过右心室（RV）、室间隔（IVS）和左心室（LV）。注意，相应的 M 型扫描线代表心肌随时间的运动位移

LA—左心房；RA—右心房

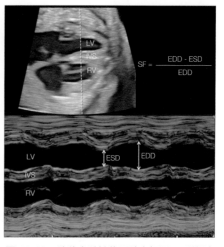

图 18.18　胎儿心脏轴位四腔心切面 M 型超声图像。可以准确测量舒张末期（EDD）和收缩末期（ESD）的心室横径，据此可计算短轴缩短率（SF）和射血分数

IVS—室间隔；LV—左心室；RV—右心室

使用 M 型超声测量三尖瓣环或二尖瓣环长轴方向上的位移（long-axis displacement, LAD），可以评估胎儿心脏整体的纵向功能[45,46]。该方法记录了收缩期房室瓣环相对于 M 型示踪线的下降程度（图 18.19）。有研究证实，长轴方向上最大的瓣环位移，即三尖瓣瓣环收缩期位移或二尖瓣瓣环收缩期位移，与左心室收缩功能有很好的相关性[47-50]。产前研究显示了该技术的可行性，LAD 随孕龄增加而增加[45,46]，可能反映了心室随孕龄增加而增大。瓣环 LAD 在右心室最大，其次是在左心室和室间隔[51]。左心室心肌纤维主要为环形排列，右心室心肌纤维多为纵向排列[45,52]，因此 LAD 似乎更适合用于右心室功能的评估。

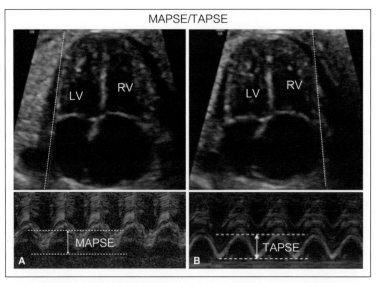

图 18.19　心尖四腔心切面 M 型取样线放置在二尖瓣环（A）和三尖瓣环（B）上，分别评估二尖瓣环和三尖瓣环长轴方向上的位移。图示为测量最大长轴位移，也称二尖瓣瓣环收缩期位移（MAPSE）（A）或三尖瓣瓣环收缩期位移（TAPSE）（B）
LV—左心室；RV—右心室

测量 LAD 时需与胎儿心脏纵向对齐，该检查常因胎儿体位而受限。解剖 M 型超声作为 STIC 容积图像的一个后处理工具，克服了该局限性[53]。但将 STIC 容积成像的解剖 M 型超声广泛用于临床心脏功能评估，还需要大规模的验证。

斑点追踪技术

应变和应变率

心肌在舒张期随着心室充盈而被拉长，在收缩期则随着心室收缩而缩短，这种心肌形变是反映心室功能的重要指标[54]。应变反映心肌形变的能力，应变率反映形变的速度。当局部心肌节段伸长时，应变的计算是用该节段的最终长度（L）减去初始长度（L_0），再除以初始长度（L_0），即应变（ε）=（L−L_0）/L_0。应变率的计算是用应变除以帧频间的时间间期。正的应变率意味着心肌节段被拉长，而负的应变率意味着心肌节段缩短。

斑点追踪技术是一种非多普勒、非角度依赖性的技术，可以测量心肌的应变、应变率、旋转或扭转。该技术可逐帧追踪由超声反射产生的显示在二维动态图上的心肌明亮斑点回声（图 18.20）。这些斑点图案在动态图的下一帧被识别，并能以其前一帧初始位置为参考，从而得出速度和位移数据。数据采用追踪算法专利软件进行分析，偶尔可联合应用斑点图识别软件。

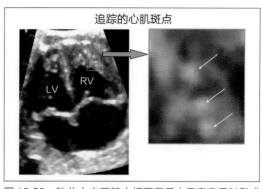

图 18.20　胎儿心尖四腔心切面显示由于声束反射形成的心肌斑点回声（黄色箭头）。斑点追踪技术追踪这些明亮的斑点回声以测量心肌的应变、应变率、扭转和旋转
LV—左心室；RV—右心室

一旦确定了用于斑点追踪分析的胎儿心脏动态图像，操作者可在胎儿四腔心切面或短轴切面沿着心室内边界进行描记分析。软件会自动跟踪其后续帧幅的心室边界，由此计算出心肌的形变能力。整体或局部的心脏节段形变测量均可以如此进行。斑点追踪技术的典型参数包括应变、应变率和位移。随着技术的不断进步，新的超声设备已能够自动测量左心室和右心室心肌的形变（图 18.21，18.22），因此可以将斑点追踪技术扩展应用于心脏功能的评估。基于应用软件，还能够以图表显示心肌速度向量、心室容积和射血分数等参数（图 18.21，18.22）。

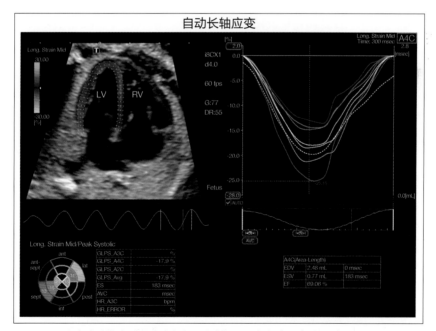

图 18.21　斑点追踪技术测量胎儿心尖四腔心切面左心室（LV）应变（由超声仪器自带软件自动生成）。展示了左心室壁整个心动周期的纵向应变并能自动显示心室舒张末期容积（EDV）、收缩末期容积（ESV）和射血分数（EF）
RV—右心室；long.strain mid/peak systolic—长轴应变中间段 / 收缩期峰值应变；ant-sept—前间隔；sept—间隔；ant—前壁；lat—侧壁；post—后壁；inf—下壁

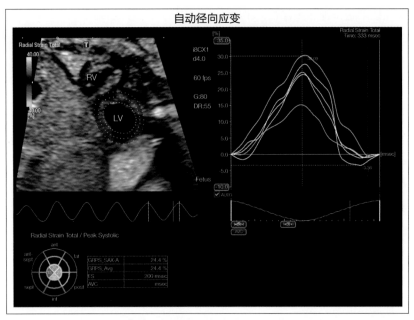

图 18.22　斑点追踪技术测量短轴切面左心室(LV)应变(由超声仪器自带软件自动生成)。展示了左心室整个心动周期的纵向应变

RV—右心室；radial strain total/peak systolic—整体轴向应变 / 收缩期峰值应变；ant-sept—前间隔；sept—间隔；ant—前壁；lat—侧壁；post—后壁；inf—下壁

　　受一些因素影响，应用斑点追踪技术评估胎儿心脏功能目前还具有一定挑战性，其中胎儿心脏小、心率快、在宫内体位变化多等都是主要的挑战，可能也是造成一些相关报道结果不一致的原因[55]。胎儿心脏斑点追踪技术证实了使用其他心脏功能技术检测的结果，即心肌运动速度随孕龄增加而增快[55]。而随着妊娠期进展，在心肌应变的变化情况方面目前还存在明显的争议，一些报道认为无变化[56-58]，而另一些认为只有右心室心肌出现应变降低[59]或升高[60]。斑点追踪分析需要留取心脏动态图像，图像的质量对于数据分析尤其重要。表 18.5 列出了斑点追踪分析中留取和分析胎儿心脏动态图的优化步骤。

表 18.5　胎儿斑点追踪分析的优化步骤

从胎儿胸腔横切面获取略成角的四腔心切面，并确保在留存该动态图时位置保持不变
避免在母体或胎儿活动时获取图像
采用高对比度的谐波成像，避开胎儿骨骼或其他结构产生的声影
确保四腔心切面的内、外边界清晰显示，没有回声失落
通过减小深度、缩窄扇形区域宽度、在感兴趣水平采用单一焦点等方式，获得尽可能高的帧频
通过正确放置和调节取样线来优化分析

　　斑点追踪技术在成人心脏检查中已经被证实是实用的工具，例如可以在二维动态图上进行脱机分析，对心肌形变的各种参数可以自动以图表的形式显示。虽然初期研究显示该技术是有前景的，但若要将其应用到胎儿中，则还需要了解其局限性。总体来说，彩色多

普勒 TDI 技术与斑点追踪技术所获得的应变率有很好的相关性[61]。但笔者认为，将斑点追踪技术大规模应用到胎儿心脏功能评估中，还需要更大规模的验证性研究。目前高端仪器上的斑点追踪模块已实现自动测量，这使该技术离更广泛的临床应用又前进了一步。

球形指数

斑点追踪技术可计算左心室和右心室的球形指数（sphericity index, SI），测量时需将舒张末期的左心室和右心室从基底段到心尖段分为 24 个横向节段，同时还需测量舒张末期基底段中点到心尖的距离[62]。每个节段的 SI 都可以通过用基底段中点到心尖的长度除以该节段的横向长度算出（图 18.23）。通过回归分析，可以绘出胎儿不同孕龄和生物测量值对应的心室 SI 正常值曲线。笔者发现，右心室较左心室呈更明显的球形，两心室心尖部的 SI 都比基底段的高。正常对照组胎儿的 SI 与胎儿发育指标无明显相关性。

笔者认为，SI 是评估心室功能的新方法，在高风险妊娠胎儿心脏功能评估方面可发挥重要作用。然而，与很多新技术一样，将 SI 应用到临床之前，还需要系统且全面地研究该参数，包括测量的可重复性及其与现有心脏功能评估方法的可比性等。

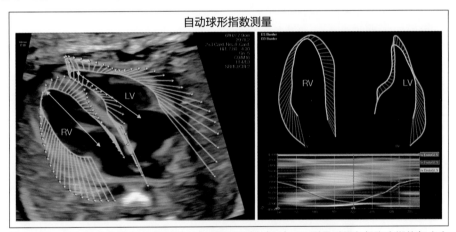

图 18.23　右心室（RV）和左心室（LV）的球形指数（SI）。SI 测量时需在舒张末期将每个心室从基底段到心尖分为 24 个横向节段（绿色箭头），同时需要测量舒张末期基底段中点到心尖的距离（黄色箭头）。每个节段的 SI 都可以通过用基底段中点到心尖的长度除以该节段的横向长度算出

时间 – 空间关联成像技术

时间 – 空间关联成像（STIC）技术在第 16 章已进行了详细介绍。STIC 技术基于一次扫描的容积数据集重建完整的心动周期，可在时间和空间上进行后处理。由于在 STIC 容积数据上可以将胎儿心脏沿着 z 轴旋转，操作者可以在图像上通过改变心脏的位置，使 M 型取样线非常完美地沿着长轴方向放置，从而测量瓣环 LAD。目前已经有几家公司的超声设备可以实现在 STIC 容积上加 M 型超声的功能，该功能可实现三尖瓣环收缩期位移的测量。截止笔者撰写本章前，还未见有大样本的基于 STIC 容积数据的 LAD 测量的验证性研究发表[53]。

STIC 技术还可以通过识别容积数据集内的瓣膜活动，来测量收缩末期和舒张末期的心室容积，从而计算胎儿的 SV、EF 和 CO[53,63]。STIC 技术对心腔容积的计算可以通过虚拟器官计算机分析，联合反转成像模式或手动进行节段划分来进行[53,63]。可以预见，随着技术的进步，将来可以应用 STIC 容积数据自动计算胎儿心脏容积。

STIC 技术的劣势在于对心脏功能的评估仅基于一次心动周期储存的数据，所以需要在 STIC 容积相互垂直的切面上获取高分辨率的图像。该技术由于操作较难，且对操作者依赖性较强，容积计算很可能有误差。另外，SV、EF 和 CO 的变化似乎到胎儿病变晚期才会出现[23,24]。

心血管评分系统

心血管评分系统是将直接和间接的心血管功能参数结合起来，包括以下 5 项指标：胎儿水肿情况、静脉多普勒超声、心脏大小、心脏功能和动脉多普勒超声（图 18.24），每一项指标的最高分为 2 分。心血管评分系统由 Huhta[64] 首次报道，一些研究也证实该评分系统可以预测胎儿 / 新生儿的死亡率和发病率[65,66]。正常的心血管评分为 10 分，5 分及以下预示着胎儿有围产期死亡的可能性[66,67]。

	正常（2 分）	−1 分	−2 分
水肿情况	无	腹水或胸腔积液或心包积液	皮肤水肿
静脉多普勒超声（脐静脉和静脉导管）	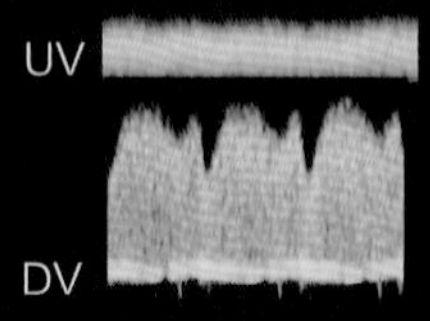 UV DV	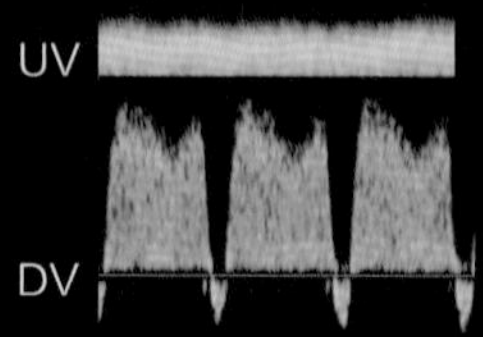 UV DV	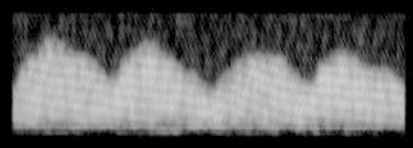 脐静脉搏动
心脏大小（心脏面积 / 胸腔面积）	> 0.20 和 < 0.35	0.35 ~ 0.50	> 0.50 或 < 0.20
心脏功能	二尖瓣和三尖瓣正常、右心室 / 左心室短轴缩短率 > 0.28 且舒张期充盈为双峰	全收缩期三尖瓣反流或右心室 / 左心室短轴缩短率 < 0.28	全收缩期二尖瓣反流、三尖瓣反流 dP/dt 400 或舒张期充盈呈单峰
动脉多普勒超声（脐动脉）	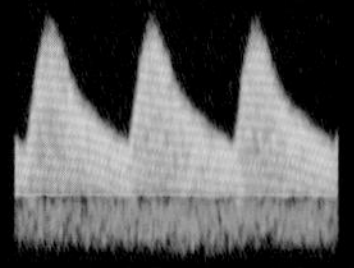 脐动脉	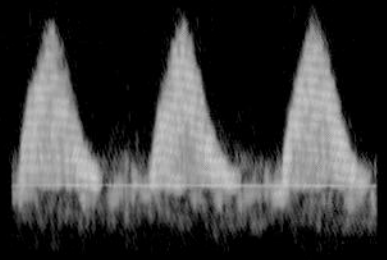 脐动脉（舒张期血流缺失）	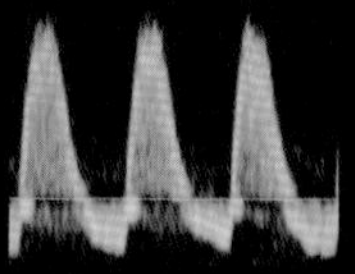 脐动脉（舒张期血流反向）

图 18.24　心血管评分系统，共 5 项指标，包括胎儿水肿情况、静脉多普勒超声、心脏大小、心脏功能和动脉多普勒超声，每一项指标分别为 2 分、−1 分、−2 分

UV—脐静脉；DV—静脉导管

要点　胎儿心脏功能

- 胎儿右心室容量高于左心室，比值为 1.3 : 1。
- 胎儿心输出量（CO）主要受前负荷和心室顺应性影响。
- 正常情况下，心动周期主要分为 5 个时相：舒张早期、心房收缩期、等容收缩期、射血期和等容舒张期。
- 房室瓣多普勒波形可以通过 E/A 值进行量化分析，E/A 值反映胎儿心脏的舒张功能。E 峰代表心室被动充盈；A 峰代表心室主动充盈，与心房收缩有关。
- 随着孕龄的增加，心室顺应性增高，舒张期被动充盈相对增大，表现为二尖瓣血流 E 峰速度升高，E/A 值增大。半月瓣常规频谱多普勒波形为单峰，主动脉瓣的频谱多普勒反映胎儿上半身的血管阻力，肺动脉瓣的频谱多普勒反映胎儿下半身和胎盘的阻力。
- 左、右心室的每搏量（SV）计算：用主动脉或肺动脉的频谱多普勒速度时间积分（VTI）乘以相应的血管横切面面积。
- 心肌做功指数（MPI）是反映心室整体功能的非几何指标，心室收缩和舒张的时间间期均包括在内，MPI = (ICT + IRT) / ET。
- 心室功能下降时，MPI 增大。
- 胎儿生长发育受限（FGR）时，MPI 在低氧血症早期即可有所改变，并在胎儿病变的各个阶段都表现为异常。
- 组织多普勒成像（TDI）可直接分析心肌运动（心肌运动速度）及心动周期内任一节段的形变情况。
- 频谱组织多普勒（S-DTI）室壁运动速度波形代表心动周期中该部位室壁的瞬时峰值速度。
- S-DTI 可用于测量心动周期的时间间期，如 ICT′、IRT′、ET′ 和 MPI′。
- 彩色组织多普勒（C-TDI）可同步记录各个心肌节段的平均心肌运动速度。
- M 型超声可以准确测量舒张末期和收缩末期的心室横径，从而计算出短轴缩短率（SF）。
- SF 和射血分数（EF）与晚期妊娠胎儿的心脏功能异常相关。
- M 型超声测量的长轴方向上的最大瓣环位移（TAPSE 或 MAPSE），已被证实与心室收缩功能有良好的相关性。
- 斑点追踪技术可以定量评价心肌的形变能力，应变率可以反映心肌形变的速率。
- 斑点追踪技术是非多普勒、非角度依赖性的技术，主要用于测量心肌的应变、应变率、扭转和旋转。
- STIC 技术可通过识别容积数据集中的瓣膜活动测量心室收缩末期和舒张末期的容积，从而测量胎儿的 SV、EF 和 CO。

（袁丽君）

参考文献

1. Barker DJ, Osmond C, Golding J, Kuh D, Wadsworth ME. Growth in utero, blood pressure in childhood and adult life, and mortality from cardiovascular disease. *BMJ*. 1989;298(6673):564-567.

2. Chang CH, Chang FM, Yu CH, et al. Systemic assessment of fetal hemodynamics by Doppler ultrasound. *Ultrasound Med Biol*. 2000;26:777-785.

3. Mielke G, Norbert B. Cardiac output and central distribution of blood flow in the human fetus. *Circulation*. 2001;103:1662-1668.

4. Itskovitz J. Maternal-fetal hemodynamics. In: Maulik D, McNellis D, eds. Doppler Ultrasound Measurement of Maternal-Fetal Hemodynamics (Reproductive and Perinatal Medicine VIII). *Perinatology*; 1987;13.

5. Griffin D, Cohen-Overbeek T, Campbell S. Fetal and uteroplacental blood flow. *Clin Obstet Gynecol*. 1983;10(3):565-602.

6. Reed KL, Meijboom EJ, Sahn DJ, Scagnelli SA, Valdes-Cruz LM, Schen-ker L. Cardiac Doppler flow velocities in human fetuses. *Circulation*. 1986;73:41-46.

7. de Smedt MCH, Visser GHA, Meijboom EJ. Fetal cardiac output esti-mated by Doppler echocardiography during mid-and late gestation. *Am J Cardiol*. 1987;60:338-348.

8. Kenny JF, Plappert T, Doubilet P, et al. Changes in intracardiac blood flow velocities and right and left ventricular stroke volumes with gesta-tional age in the normal human fetus: a prospective Doppler echocardiographic study. *Circulation*. 1986;74(6):1208-1216.

9. Reed KL, Sahn DJ, Marx GR, et al. Cardiac Doppler flows during fetal arrhythmias: physiologic consequences. *Obstet Gynecol*. 1987;70(1):1-6.

10. Mielke G, Benda N. Blood flow velocity waveforms of the fetal pulmonary artery and the ductus arteriosus: reference ranges from 13 weeks to term. *Ultrasound Obstet Gynecol*. 2000;15:213-218.

11. Hong Y, Choi J. Doppler study on pulmonary venous flow in the human fetus. *Fetal Diagn Ther*. 1999;14:86-91.

12. Hernandez-Andrade E, Figueroa-Diesel H, Kottman C, et al. Gestational-age-adjusted reference values for the modified myocardial performance index for evaluation of fetal left cardiac function. *Ultrasound Obstet Gynecol*. 2007;29(3):321-325.

13. Van Mieghem T, Gucciardo L, Lewi P, et al. Validation of the fetal myocardial performance index in the second and third trimesters of gestation. *Ultrasound Obstet Gynecol*. 2009;33(1):58-63.

14. Crispi F, Gratacos E. Fetal cardiac function: technical considerations and potential research and clinical applications. *Fetal Diagn Ther*. 2012;32:47-64.

15. Van der Mooren K, Barendregt LG, Wladimiroff JW. Fetal atrioventricular and outflow tract flow velocity waveforms during normal second half of pregnancy. *Am J Obstet Gynecol*. 1991;165(3):668-674.

16. Maeno Y, Hirose A, Kanbe T, Hori D. Fetal arrhythmia: prenatal diagnosis and perinatal management. *J Obstet Gynaecol Res*. 2009;35(4):623-629.

17. Crispi F, Comas M, Hernández-Andrade E, et al. Does preeclampsia influence fetal cardiovascular function in early-onset intrauterine growth restriction? *Ultrasound Obstet Gynecol*. 2009;34(6):660-665.

18. Wong SF, Chan FY, Cincotta RB, McIntyre HD, Oats JJ. Cardiac function in fetuses of poorly-controlled pre-gestational diabetic pregnancies—a pilot study. *Gynecol Obstet Invest*. 2003;56(2):113-116.

19. Kiserud T, Rasmussen S. How repeat measurements affect the mean diameter of the umbilical vein and the ductus venosus. *Ultrasound Obstet Gynecol*. 1998;11(6):419-425.

20. Kiserud T, Ebbing C, Kessler J, Rasmussen S. Fetal cardiac output, distribution to the placenta and impact of placental compromise. *Ultrasound Obstet Gynecol*. 2006;28(2):126-136.

21. Hernandez-Andrade E, Benavides-Serralde JA, Cruz-Martinez R, Welsh A, Mancilla-Ramirez J. Evaluation of conventional Doppler fetal cardiac function parameters: E/A ratios, outflow tracts, and myocardial performance index. *Fetal Diagn Ther*. 2012;32:22-29.

22. Tchirikov M, Strohner M, Scholz A. Cardiac output and blood flow volume redistribution during acute maternal hypoxia in fetal sheep. *J Perinat Med*. 2010;38(4):387-392.

23. M.kikallio K, Vuolteenaho O, Jouppila P, R.s.nen J. Ultrasonographic and biochemical markers of human fetal cardiac dysfunction in placental insufficiency. *Circulation*. 2002;105(17):2058-2063.

24. Bahtiyar MO, Copel JA. Cardiac changes in the intrauterine growth-restricted fetus. *Semin Perinatol*. 2008;32(3):190-193.

25. Tei C, Dujardin KS, Hodge DO, et al. Doppler echocardiographic index for assessment of global right ventricular function. *J Am Soc Echocardiogr*. 1996;9(6):838-847.

26. Hernandez-Andrade E, López-Tenorio J, Figueroa-Diesel H, et al. A modified myocardial performance (Tei) index based on the use of valve clicks improves reproducibility of fetal left cardiac function assessment. *Ultrasound Obstet Gynecol*. 2005;26(3):227-232.

27. Raboisson MJ, Bourdages M, Fouron JC. Measuring left ventricular myocardial performance index in fetuses. *Am J Cardiol*. 2003;91(7): 919-921.

28. Hernandez-Andrade E, Crispi F, Benavides-Serralde JA, et al. Contribution of the myocardial performance index

and aortic isthmus blood flow index to predicting mortality in preterm growth-restricted fetuses. *Ultrasound Obstet Gynecol.* 2009;34(4):430-436.

29. Benavides-Serralde A, Scheier M, Cruz-Martinez R, et al. Changes in central and peripheral circulation in intrauterine growth-restricted fetuses at different stages of umbilical artery flow deterioration: new fetal cardiac and brain parameters. *Gynecol Obstet Invest.* 2011;71(4):274-280.

30. Turan S, Turan OM, Miller J, Harman C, Reece EA, Baschat AA. Decreased fetal cardiac performance in the first trimester correlates with hyperglycemia in pregestational maternal diabetes. *Ultrasound Obstet Gynecol.* 2011;38(3):325-331.

31. Stirnemann JJ, Mougeot M, Proulx F, et al. Profiling fetal cardiac function in twin-twin transfusion syndrome. *Ultrasound Obstet Gynecol.* 2010;35(1):19-27.

32. Waggoner AD, Bierig SM. Tissue Doppler imaging: a useful echocardiographic method for the cardiac sonographer to assess systolic and diastolic ventricular function. *J Am Soc Echocardiogr.* 2001;14(12):1143-1152.

33. Price DJ, Wallbridge DR, Stewart MJ. Tissue Doppler imaging: current and potential clinical applications. *Heart.* 2000;84(Suppl 2): II11- II18.

34. Yu CM, Sanderson JE, Marwick TH, Oh JK. Tissue Doppler imaging a new prognosticator for cardiovascular diseases. *J Am Coll Cardiol.* 2007;49(19):1903-1914.

35. Chan LY, Fok WY, Wong JT, Yu CM, Leung TN, Lau TK. Reference charts of gestationspecific tissue Doppler imaging indices of sys-tolic and diastolic functions in the normal fetal heart. *Am Heart J.* 2005;150(4):750-755.

36. Comas M, Crispi F, Gómez O, Puerto B, Figueras F, Gratacós E. Gestational age-and estimated fetal weight-adjusted reference ranges for myocardial tissue Doppler indices at 24-41 weeks' gestation. *Ultrasound Obstet Gynecol.* 2011;37(1):57-64.

37. Comas M, Crispi F, Cruz-Martinez R, Martinez JM, Figueras F, Gratacós E. Usefulness of myocardial tissue Doppler vs conventional echocardiography in the evaluation of cardiac dysfunction in early-onset intrauterine growth restriction. *Am J Obstet Gynecol.* 2010;203(1):45.e1-e7.

38. Acharya G, Pavlovic M, Ewing L, Nollmann D, Leshko J, Huhta JC. Comparison between pulsed-wave Doppler- and tissue Doppler-derived Tei indices in fetuses with and without congenital heart disease. *Ultrasound Obstet Gynecol.* 2008;31(4):406-411.

39. Porche LM, Sinkovskaya E, Seaman RD, et al. Fetal myocardial performance index in the third trimester of pregnancy: feasibility and re-producibility of conventional spectral Doppler versus spectral tissue Doppler technique. *Am J Perinatol.* 2019;38:1-8.

40. Crispi F, Sepulveda-Swatson E, Cruz-Lemini M, et al. Feasibility and reproducibility of a standard protocol for 2D speckle tracking and tissue Doppler-based strain and strain rate analysis of the fetal heart. *Fetal Diagn Ther.* 2012;32(1-2):96-108.

41. Larsen LU, Sloth E, Petersen OB, Pedersen TF, Sorensen K, Uldbjerg N. Systolic myocardial velocity alterations in the growth-restricted fetus with cerebroplacental redistribution. *Ultrasound Obstet Gynecol.* 2009;34(1):62-67.

42. Comas M, Crispi F, Cruz-Martinez R, Figueras F, Gratacos E. Tissue Doppler echocardiographic markers of cardiac dysfunction in small-for-gestational age fetuses. *Am J Obstet Gynecol.* 2011;205(1):57.e1-e6.

43. Pombo JF, Troy BL, Russell RO Jr. Left ventricular volumes and ejection fraction by echocardiography. *Circulation.* 1971;43(4):480-490.

44. Allan LD, Joseph MC, Boyd EG, Campbell S, Tynan M. M-mode echocardiography in the developing human fetus. *Br Heart J.* 1982;47(6):573-583.

45. Gardiner HM, Pasquini L, Wolfenden J, et al. Myocardial tissue Doppler and long axis function in the fetal heart. *Int J Cardiol.* 2006;113(1):39-47.

46. Carvalho JS, O'Sullivan C, Shinebourne EA, Henein MY. Right and left ventricular long-axis function in the fetus using angular M-mode. *Ultrasound Obstet Gynecol.* 2001;18(6):619-622.

47. Morcos P, Vick GW 3rd, Sahn DJ, Jerosch-Herold M, Shurman A, Sheehan FH. Correlation of right ventricular ejection fraction and tricuspid annular plane systolic excursion in tetralogy of Fallot by magnetic resonance imaging. *Int J Cardiovasc Imaging.* 2009;25(3):263-270.

48. Lamia B, Teboul JL, Monnet X, Richard C, Chemla D. Relationship between the tricuspid annular plane systolic excursion and right and left ventricular function in critically ill patients. *Intensive Care Med.* 2007;33(12):2143-2149.

49. López-Candales A, Rajagopalan N, Saxena N, Gulyasy B, Edelman K, Bazaz R. Right ventricular systolic function is not the sole determinant of tricuspid annular motion. *Am J Cardiol.* 2006;98(7):973-977.

50. Bazaz R, Edelman K, Gulyasy B, López-Candales A. Evidence of robust coupling of atrioventricular mechanical function of the right side of the heart: insights from M-mode analysis of annular motion. *Echocardiography.* 2008;25(6):557-561.

51. Germanakis I, Pepes S, Sifakis S, Gardiner H. Fetal longitudinal myocardial function assessment by anatomic M-Mode. *Fetal Diagn Ther.* 2012;32:65-71.52.

52. Ho SY, Nihoyannopoulos P. Anatomy, echocardiography, and normal right ventricular dimensions. *Heart.* 2006;92(Suppl 1):i2-i13.

53. Godfrey ME, Messing B, Valsky DV, Cohen SM, Yagel S. Fetal cardiac function: M-Mode and 4D spatiotemporal

image correlation. *Fetal Diagn Ther*. 2012;32:17-21.

54. Mirsky I, Parmley WW. Assessment of passive elastic stiffness for iso-lated heart muscle and the intact heart. *Circ Res*. 1973;33(2):233-243

55. Germanakis I, Gardiner E. Assessment of fetal myocardial deformation using speckle tracking techniques. *Fetal Diagn Ther*. 2012;32:39-46.

56. Perles Z, Nir A, Gavri S, Rein AJ. Assessment of fetal myocardial performance using myocardial deformation analysis. *Am J Cardiol*. 2007;99(7):993-996.

57. Younoszai AK, Saudek DE, Emery SP, Thomas JD. Evaluation of myocardial mechanics in the fetus by velocity vector imaging. *J Am Soc Echocardiogr*. 2008;21(5):470-474.

58. Peng QH, Zhou QC, Zeng S, et al. Evaluation of regional left ventricular longitudinal function in 151 normal fetuses using velocity vector imaging. *Prenat Diagn*. 2009;29(12):1149-1155.

59. Matsui H, Germanakis I, Kulinskaya E, Gardiner HM. Temporal and spatial performance of vector velocity imaging in the human fetal heart. *Ultrasound Obstet Gynecol*. 2011;37(2):150-157.

60. Willruth AM, Geipel AK, Fimmers R, Gembruch UG. Assessment of right ventricular global and regional longitudinal peak systolic strain, strain rate and velocity in healthy fetuses and impact of gestational age using a novel speckle/feature-tracking based algorithm. *Ultrasound Obstet Gynecol*. 2011;37(2):143-149.

61. Ta-Shma A, Perles Z, Gavri S, et al. Analysis of segmental and global function of the fetal heart using novel automatic functional imaging. *J Am Soc Echocardiogr*. 2008;21(2):146-150.

62. DeVore GR, Klas B, Satou G, Sklansky M. 24-segment sphericity index: a new technique to evaluate fetal cardiac diastolic shape. *Ultrasound Obstet Gynecol*. 2018;51:650-658.

63. Molina FS, Faro C, Sotiriadis A, Dagklis T, Nicolaides KH. Heart stroke volume and cardiac output by four-dimensional ultrasound in normal fetuses. *Ultrasound Obstet Gynecol*. 2008;32:181-187.

64. Huhta JC. Right ventricular function in the human fetus. *J Perinat Med*. 2001;29(5):381-389.

65. Falkensammer CB, Paul J, Huhta JC. Fetal congestive heart failure: correlation of Tei-index and Cardiovascular-score. *J Perinat Med*. 2001;29:390-398.

66. Hofstaetter C, Hansmann M, Eik-Nes SH, Huhta JC, Luther SL. A cardiovascular profile score in the surveillance of fetal hydrops. *J Matern Fetal Neonatal Med*. 2006;19:407-413

67. M.kikallio K, Rasanen J, M.kikallio T et al. Human fetal cardiovascular profile score and neonatal outcome in fetal growth restriction. *J Ultrasound Obstet Gynecol*. 2008;31:48-54.

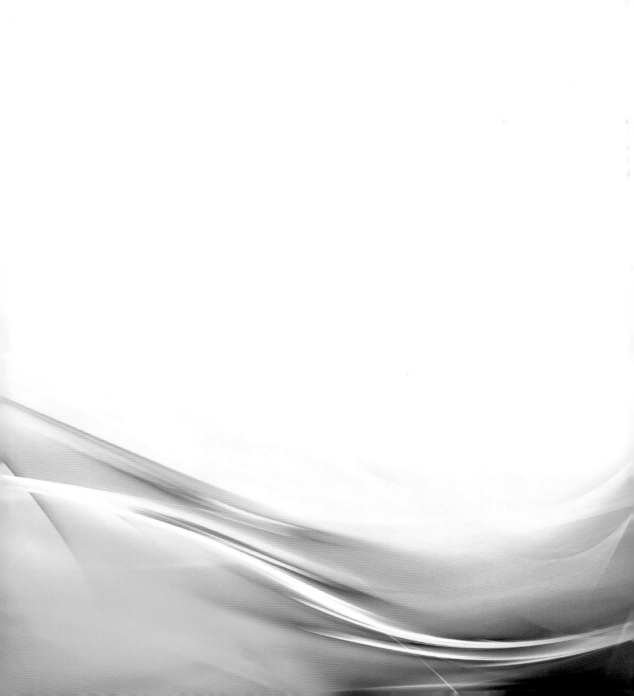

第三部分

心脏异常

第 19 章
房间隔缺损

房间隔缺损

定义、疾病谱和发病率

房间隔的发育是在胚胎发育的第 4 ~ 8 周，包括原发隔和继发隔的形成（见第 3 章和图 3.5）。原发隔和继发隔的交通口是卵圆孔形成的基础，在胎儿期形成右心房向左心房分流。这种分流使含氧量高的脐静脉血可以到达冠状动脉循环和脑循环。

房间隔缺损（atrial septal defect，ASD）是房间隔的一种病理性缺损，导致左心房与右心房之间相通[1]。新生儿期 ASD 的发生率很高，占新生儿先天性心脏病的 7%，每 1500 例活产新生儿中就有 1 例发生 ASD，男女比例为 2 ： 1[2,3]。根据其胚胎起源和解剖位置，ASD 可分为以下 4 种类型[1]（图 19.1）。

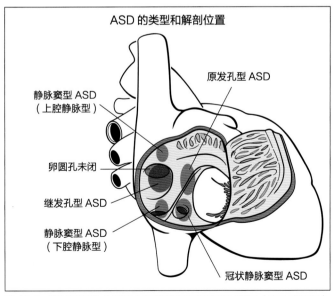

图 19.1 房间隔缺损（ASD）的类型和解剖位置示意图（右心房面观）。ASD 包括原发孔型 ASD、继发孔型 ASD、静脉窦型（可进一步分为上腔静脉型和下腔静脉型）ASD 和冠状静脉窦型 ASD。详情请参阅正文

继发孔型 ASD　继发孔型 ASD（ASD Ⅱ）是解剖学上位于卵圆孔或卵圆孔区域的一种缺损，主要由于原发隔存在一个或多个缺损（图 19.1）。继发孔型 ASD 是最常见的 ASD 类型，约占所有 ASD 的 80%[4]。由于胎儿时期卵圆孔是开放的，所以继发孔型 ASD 很少在产前诊断出[5]，除非缺损很大或合并有其他心脏畸形，此时可以推测性诊断。

原发孔型 ASD　原发孔型 ASD（ASD Ⅰ）是第二常见的 ASD 类型，原因是胚胎发育时原发隔区域存在一个裂隙，毗邻两个房室瓣（图 19.1）。它被认为是部分型房室间隔缺损的一种形式（见第 21 章）。

静脉窦型 ASD　静脉窦型 ASD 在解剖学上位于房间隔的后上方（上腔静脉型）或后下方（下腔静脉型）（图 19.1），通常包括 1 个或多个右肺静脉和右心房之间的交通，位于上腔静脉（上腔静脉型）或下腔静脉（下腔静脉型）的右心房入口处。静脉窦型 ASD 很少在产前诊断（见本章后文），当下腔静脉或上腔静脉骑跨于房间隔时可以怀疑为静脉窦型 ASD。

冠状静脉窦型 ASD　罕见的冠状静脉窦型 ASD 位于右心房冠状静脉窦开口处（图 19.1）。冠状静脉窦与左心房之间的组织部分或完全缺失，导致左心房和右心房之间存在交通。左上腔静脉通常合并冠状静脉窦型 ASD，称为拉吉布综合征（Raghib complex）[6]。

一些学者认为，ASD 一词仅适用于继发孔型 ASD（ASD Ⅱ），而"心房间交通"一词适用于所有其他类型的 ASD[1]。为简单起见，本书使用房间隔缺损（ASD）来描述所有 4 种类型。

超声表现

尽管 ASD 是新生儿和婴儿中最常见的一种先天性心脏病，但是除了原发孔型 ASD（ASD Ⅰ）外，其余类型很少在产前诊断。

继发孔型 ASD 在解剖学上位于卵圆孔区域（图 19.2，19.3），胎儿期原发隔不能完全覆盖心房间交通可导致产后出现 ASD。继发孔型 ASD 不仅可以由卵圆孔瓣（原发隔）的部分或完全缺失引起（图 19.2，19.3），还可以由原发隔的多个交通口引起。继发孔型 ASD 的产前诊断具有挑战性，有较高的假阳性和假阴性诊断率。产前卵圆孔大小有很大的差异性，研究表明胎儿期卵圆孔直径范围为妊娠第 19 ~ 20 周时的 3 mm 到足月时的 6 ~ 8 mm，与主动脉内径大小相似[7-9]。在产前灰阶超声检查中，当观察到卵圆孔扩大并伴有间隔组织缺损时，特别是当缺损看起来非常大时，可以怀疑继发孔型 ASD（图 19.2，19.3）。少数产前确诊为继发孔型 ASD 的病例多伴有其他心脏畸形或遗传综合征（图 19.3）。彩色多普勒并不能提供诊断信息，因为卵圆孔血流在正常和有缺损的房间隔中均为右向左分流。根据笔者的经验，当患儿有继发孔型 ASD 家族史时（母亲、父亲或兄弟姐妹患病），常可诊断为继发孔型 ASD，此时需进行针对性的胎儿超声心动图检查以明确诊断。在这种情况下，应告知患者产前超声检查 ASD 的局限性，并对胎儿进行详细的解剖学评估。

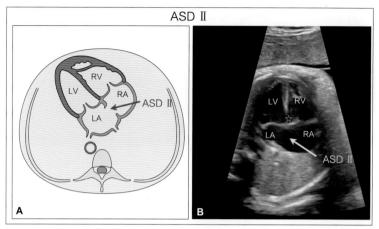

图 19.2　继发孔型房间隔缺损（ASD Ⅱ）（箭头）胎儿的心尖四腔心切面示意图（A）与相应的超声图像（B）。注意缺损位于房间隔中部，未见卵圆孔瓣。此胎儿同时合并流入道室间隔缺损（图 B 星号），并被诊断为 Holt-Oram 综合征，且怀疑与父母遗传史有关。Holt-Oram 综合征与 ASD 存在相关性（见第 2 章）
LA—左心房；LV—左心室；RA—右心房；RV—右心室

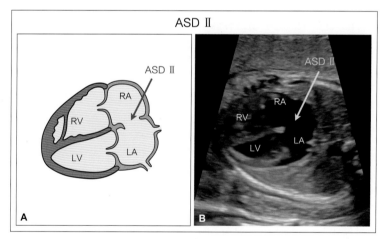

图 19.3　继发孔型房间隔缺损（ASD Ⅱ）（箭头）胎儿的四腔心切面示意图（A）与相应的超声图像（B）。注意缺损位于房间隔中部，未见卵圆孔瓣。与较小的 ASD Ⅱ不同，较大的 ASD Ⅱ（如本例）可以在产前诊断
LA—左心房；LV—左心室；RA—右心房；RV—右心室

　　原发孔型 ASD 也称为部分型或不完全型房室间隔缺损，胎儿期可通过观察原发隔区域下方的缺损来明确诊断，通常伴有两个房室瓣附着于同一水平（图 19.4 ~ 19.8）。在胎儿心尖、右侧方或左侧方扫查时可以观察到缺损（图 19.4 ~ 19.8）。彩色多普勒可通过显示缺损部位的右向左分流来确诊原发孔型 ASD（图 19.7, 19.8）。这两个征象非常重要，最常见的假阳性诊断的原因是此类型常合并的左上腔静脉引起冠状静脉窦扩张，其与原

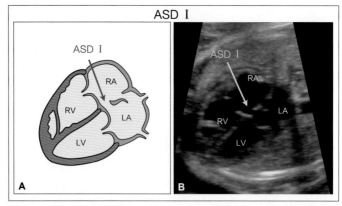

图 19.4 原发孔型房间隔缺损（ASD Ⅰ）（箭头）胎儿的心底四腔心切面示意图（A）与相应的超声图像（B）。注意 ASD 位于心脏十字交叉处，两组房室瓣位于同一水平，其余部分的房间隔及卵圆孔区发育正常
LA—左心房；LV—左心室；RA—右心房；RV—右心室

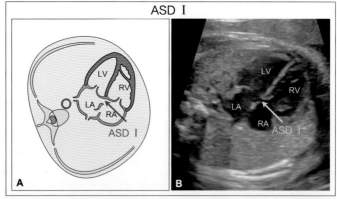

图 19.5 原发孔型房间隔缺损（ASD Ⅰ）（箭头）胎儿的心尖四腔心切面示意图（A）与相应的超声图像（B）。注意 ASD 位于心脏十字交叉处，两组房室瓣位于同一水平，其余部分的房间隔及卵圆孔区发育正常
LA—左心房；LV—左心室；RA—右心房；RV—右心室

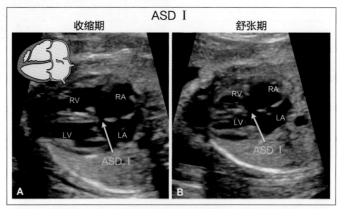

图 19.6 原发孔型房间隔缺损（ASD Ⅰ）（箭头）胎儿的轴向四腔心切面收缩期和舒张期超声图像。注意收缩期（A）和舒张期（B）心脏十字交叉处的 ASD（箭头）。在同一水平观察闭合的房室瓣的最好时相为收缩期（A）
LA—左心房；LV—左心室；RA—右心房；RV—右心室

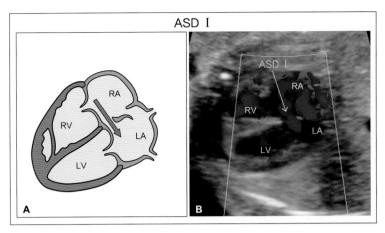

图 19.7　原发孔型房间隔缺损（ASD Ⅰ）（箭头）胎儿的横向四腔心切面示意图（A）与相应的彩色多普勒图像（B）。注意彩色多普勒显示右心房（RA）到左心房（LA）的分流（图 B 蓝色）
LV—左心室；RV—右心室

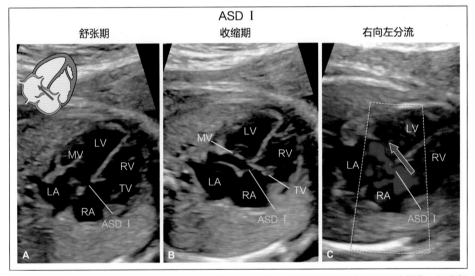

图 19.8　原发孔型房间隔缺损（ASD Ⅰ）胎儿的心尖四腔心切面收缩期及舒张期超声图像。注意舒张期（A）及收缩期（B）位于原发隔区域的缺损。在收缩期可见闭合的二尖瓣及三尖瓣附着于同一水平（B）。注意彩色多普勒所示的由右心房（RA）至左心房（LA）的分流（红色）（图 C 箭头）。可与图 19.9 冠状静脉窦扩张胎儿的超声图像相对比
LV—左心室；MV—二尖瓣；RV—右心室；TV—三尖瓣

发孔型 ASD 很相似[10]，而在扩张的冠状静脉窦中，彩色多普勒可显示血流由左心房流向右心房（图 19.9）。图 19.8 ～ 19.11 显示了使用彩色多普勒区分原发孔型 ASD 和扩张的冠状静脉窦的方法。

　　静脉窦型 ASD 即使在出生后也很难探查，其典型表现为上腔静脉或下腔静脉与房间隔连接处存在交通（图 19.12，19.13）。超声图像显示静脉骑跨在 ASD 上（图 19.12B，19.13），使静脉与房间隔的连续性消失（图 19.12A），该特征在旁矢状切面上最容易识别。

图 19.12A 显示上腔静脉与房间隔的正常连接，图 19.12B 和 19.13 显示静脉窦型 ASD 时静脉骑跨的灰阶和彩色多普勒超声图像。

虽然左上腔静脉(left superior vena cava, LSVC)相对容易诊断，但冠状静脉窦型 ASD(无顶冠状静脉窦）是非常罕见的，且在产前较难诊断。LSVC 通常回流入开口于右心房的冠状静脉窦，但当冠状静脉窦型 ASD 存在时，LSVC 则回流入左心房或冠状静脉窦壁的缺损处，导致左、右心房之间的交通。孤立型冠状静脉窦型 ASD 的产前诊断非常困难。如果在产前超声检查中发现有 LSVC 存在，且婴儿有临床表现，则提示儿科心脏医师应注意是否存在冠状静脉窦型 ASD。在房室间隔缺损（atrioventricular septa defect, AVSD）中，LSVC 通常合并冠状静脉窦型 ASD。

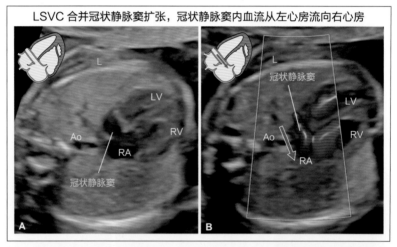

图 19.9　四腔心略后侧切面的灰阶（A）和彩色多普勒（B）超声图像，显示胎儿左上腔静脉（LSVC）回流入扩张的冠状静脉窦。注意彩色多普勒图像（B）显示冠状静脉窦内血流方向为从左到右（蓝色箭头），与经卵圆孔的血流方向（从右到左）相反
Ao—主动脉；L—左；LV—左心室；RA—右心房；RV—右心室

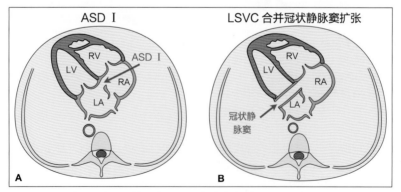

图 19.10　原发孔型房间隔缺损（ASD Ⅰ）胎儿（A）和左上腔静脉（LSVC）合并冠状静脉窦扩张(B)胎儿的心尖四腔心切面示意图。这两种情况的灰阶超声表现相似，彩色多普勒有助于区分两者的血流方向（图 19.8，19.9）。在 ASD Ⅰ 中，彩色多普勒超声显示从右心房（RA）到左心房（LA）的分流，与 LSVC 分流的血流方向相反，参见图 19.11
LV—左心室；RV—右心室

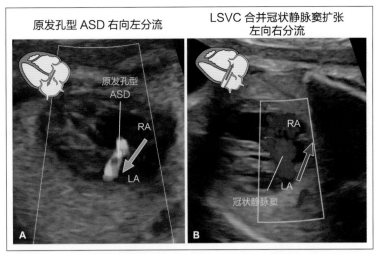

图 19.11 原发孔型房间隔缺损（ASD Ⅰ）（A）和左上腔静脉（LSVC）合并冠状静脉窦扩张（B）胎儿的横向四腔心切面彩色多普勒超声图像及示意图。彩色多普勒有助于区分 ASD Ⅰ 和扩张的冠状静脉窦，两者在二维图像上非常相似。彩色多普勒显示，ASD Ⅰ（A）的分流是从右心房（RA）到左心房（LA）（蓝色箭头），而 LSVC（B）的分流是从 LA 到 RA（红色箭头）。请与图 19.8 和 19.9 相比较

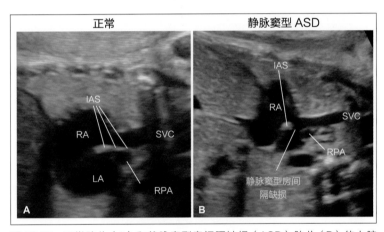

图 19.12 正常胎儿（A）和静脉窦型房间隔缺损（ASD）胎儿（B）的上腔静脉（SVC）与右心房（RA）连接处灰阶超声长轴切面图像。注意正常胎儿的 SVC 和房间隔（IAS）之间连续性完整（A），而静脉窦型 ASD 胎儿的 SVC 与 IAS 不连续（图 B 箭头）
LA—左心房；RPA—右肺动脉

　　当存在卵圆孔瓣冗长（redundancy of the foramen ovale flap, RFOF）时，要怀疑是否存在继发孔型 ASD（ASD Ⅱ）。卵圆孔瓣冗长，也被称为卵圆孔膨胀瘤，即卵圆孔瓣凸入左心房的部分超过左心房直径的 50%[11,12]。在卵圆孔血流受限的病例中，约 1/3 的病例存在 RFOF[13]。当不合并其他心脏畸形时，RFOF 可合并心室比例失调（图 19.14）和异位起搏[14-16]。事实上，在一些病例中，RFOF 合并心室比例失调时的表现与主动脉缩窄非常相似，部分病例可见缩窄的主动脉峡部存在反向血流[16]。图 19.15 和 19.16 示胎儿 RFOF 合并心室比例失调及主动脉峡部细小伴反向血流，表现类似主动脉缩窄。当胎儿存在心室比例失调时，

应密切关注卵圆孔的情况，观察有无 RFOF，可减少主动脉缩窄诊断的假阳性率。

合并心内和心外畸形

ASD 通常是孤立性疾病，但产前诊断的病例常与心脏畸形相关，包括 AVSD、异构、肺静脉异位连接、三尖瓣闭锁、单心室、三尖瓣下移畸形、室间隔完整型肺动脉闭锁等。静脉系统的异常也很常见，10%～15% 的继发孔型 ASD 和 80%～90% 上腔静脉窦型 ASD 合并部分静脉连接异常[1,17]。冠状静脉窦型 ASD 通常与 LSVC 有关。

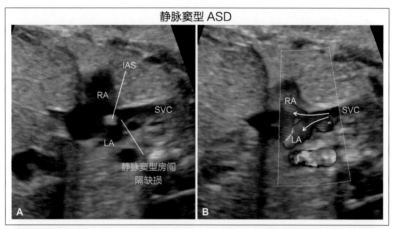

图 19.13　与图 19.12B 所示为同一胎儿，静脉窦型房间隔缺损（ASD）胎儿长轴切面的灰阶超声（A）和彩色多普勒（B）图像，显示上腔静脉（SVC）和右心房（RA）连接处。值得注意的是，SVC 骑跨于 ASD 处，彩色多普勒（B）显示血流从 SVC 同时流入 RA 和左心房（LA）（箭头）

IAS—房间隔

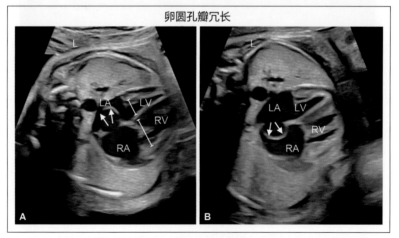

图 19.14　妊娠 30 周卵圆孔瓣冗长（箭头）胎儿的横向四腔心切面灰阶超声图像。当此现象孤立存在时，预后是正常的，不应被误诊为继发孔型房间隔缺损（ASD Ⅱ）（见正文相关内容）。注意左心室（LV）和右心室（RV）之间存在心室比例失调（A），卵圆孔瓣偶尔向右心房（RA）膨出（B）

L—左；LA—左心房

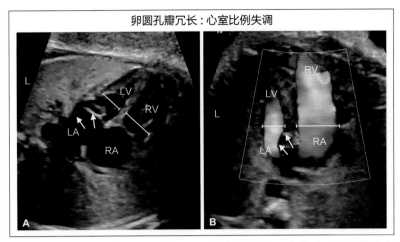

图 19.15　妊娠 28 周卵圆孔瓣冗长胎儿的心尖四腔心切面灰阶（A）和彩色多普勒（B）超声图像。注意存在心室比例失调，左心室（LV）比右心室（RV）小。彩色多普勒（B）显示冗长的卵圆孔瓣在心脏舒张期阻碍左心室充盈，与三尖瓣相比，通过二尖瓣的血流较窄（图 B 双杠线）。其灰阶和彩色多普勒超声图像上的表现与主动脉缩窄相似，详见图 19.16

L—左；LA—左心房；RA—右心房

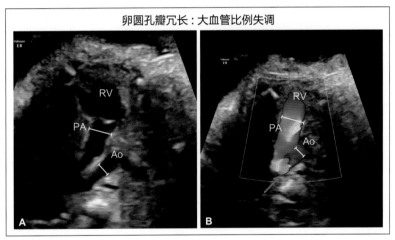

图 19.16　妊娠 28 周卵圆孔瓣冗长胎儿的三血管 - 气管切面灰阶（A）和彩色多普勒（B）超声图像。注意血管比例失调，主动脉（Ao）直径小于肺动脉（PA）。彩色多普勒（B）显示主动脉峡部血流反向（红色箭头）。其灰阶和彩色多普勒超声图像上的表现与主动脉缩窄相似，详情请参阅正文

RV—右心室

原发孔型 ASD 是一种与 21- 三体综合征密切相关的部分型 AVSD，与完全型 AVSD 相比，病变较轻。产前系列研究显示，约 12.5% 的原发孔型 ASD 合并 21- 三体综合征，非整倍体调整后的总体比例为 29%[10]。主动脉缩窄是最常见的合并心脏畸形，可见于 13% 的部分型 AVSD 病例中。心外畸形也很常见，高达 33% 的产前诊断的原发孔型 ASD 合并心外畸形[10]。

继发孔型 ASD 在心外畸形及遗传综合征中均可见（如 21- 三体综合征），因为它在产前诊断时通常不作为一种孤立性疾病，因此不再一一列举所有可能的相关综合征，但需特

别注意 Holt-Oram 综合征，因为其有 85% ~ 95% 的风险发生心脏畸形，其中最常见的是继发孔型 ASD 和肌部室间隔缺损（见第 2 章）。

鉴别诊断

当怀疑存在 ASD 时，应排除相关的心脏畸形，尤其是房室间隔缺损和肺静脉异位连接。疑似 ASD 病例最常见的表现是冠状静脉窦扩张伴 LSVC，彩色多普勒可显示心房水平由左向右分流（图 19.9，19.11B）。

预后与转归

对于一些小的 ASD，尤其是继发孔型 ASD，如果有显著的自发闭合机会，可以在产后行保守性随访。而对于中到大的继发孔型 ASD 和其他类型的 ASD，则需要对缺损进行封闭，以避免由左至右的血液分流导致右心房和肺部容量负荷过重。明显的左向右分流提高了充血性心力衰竭、肺动脉高压和心律失常的风险[18]。可以通过手术或非手术方式封闭缺损，如经皮导管封堵术。所有类型的孤立性房间隔缺损病例的短期和长期预后都非常好。ASD 合并其他心脏畸形或遗传综合征时，预后主要取决于相关异常的严重程度。

诊断方法

图 19.17 总结了疑似房间隔缺损（ASD）胎儿的诊断方法。

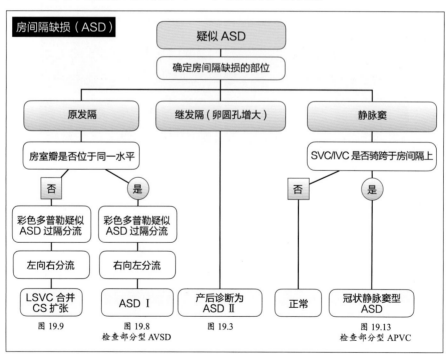

图 19.17　疑似 房间隔缺损（ASD）胎儿的诊断方法。详情请参阅正文

APVC—肺静脉异位连接；ASD Ⅰ—原发孔型 ASD；ASD Ⅱ—继发孔型 ASD；AVSD—房室间隔缺损；CS—冠状静脉窦；IVC—下腔静脉；LSVC—永存左上腔静脉；SVC—上腔静脉

要点　房间隔缺损

- 根据解剖位置，ASD 可分为原发孔型、继发孔型、静脉窦型和冠状静脉窦型缺损。
- 继发孔型 ASD 最常见，约占所有 ASD 的 80%。
- 除了原发孔型 ASD 外，胎儿孤立性 ASD 的诊断非常困难，除非缺损非常大。
- 原发孔型 ASD 又称为部分型房室间隔缺损，可通过原发隔缺损和房室瓣附着于同一水平诊断。
- 彩色多普勒显示原发孔型 ASD 的血流为从右向左分流，与扩张的冠状静脉窦（血流为从左向右分流）不同。
- 原发孔型 ASD 通常与非整倍体相关，如 21- 三体综合征。
- 10% ~ 15% 的继发孔型 ASD 及 80% ~ 90% 的冠状静脉窦型 ASD 合并部分静脉异常连接。
- 冠状静脉窦型 ASD 常合并左上腔静脉。

（王　静）

参考文献

1. Redington A, Anderson RH, Spicer D. Interatrial communications. In: Wernovsky G, Anderson RH, Kumar K, Mussatto KA, Redington AN, Tweddell JS, eds. *Anderson's Pediatric Cardiology*. Elsevier; 2019:503-516.
2. Hoffman JI, Christianson R. Congenital heart disease in a cohort of 19,502 births with long-term follow-up. *Am J Cardiol*. 1978;42:641-647.
3. Samanek M. Children with congenital heart disease: probability of natural survival. *Pediatr Cardiol*. 1992;13:152-158.
4. Feldt RH, Avasthey P, Yoshimasu F, Kurland LT, Titus JL. Incidence of congenital heart disease in children born to residents of Olmsted County, Minnesota, 1950-1969. *Mayo Clinic Proc*. 1971;46:794-799.
5. Allan LD, Sharland GK, Milburn A, et al. Prospective diagnosis of 1,006 consecutive cases of congenital heart disease in the fetus. *J Am Coll Cardiol*. 1994;23:1452-1458.
6. Raghib G, Ruttenberg HD, Anderson RC, Amplatz K, Adams P, Edwards JE. Termination of left superior vena cava in left atrium, atrial septal defect, and absence of the coronary sinus: a developmental complex. *Circulation*. 1965;31:906-918.
7. Wilson AD, Rao PS, Aeschlimann S. Normal fetal foramen flap and transatrial Doppler velocity pattern. *J Am Soc Echocardiogr*. 1990;3: 491-494.
8. Phillipos EZ, Robertson MA, Still KD. The echocardiographic assessment of the human fetal foramen ovale. *J Am Soc Echocardiogr*. 1994;7:257-263.
9. Kiserud T, Rasmussen S. Ultrasound assessment of the fetal foramen ovale. *Ultrasound Obstet Gynecol*. 2001;17:119-124.
10. Paladini D, Volpe P, Sglavo G, et al. Partial atrioventricular septal defect in the fetus: diagnostic features and associations in a multicenter series of 30 cases. *Ultrasound Obstet Gynecol*. 2009;34:268-273.
11. Maeno YV, Kamenir SA, Sinclair B, van der Velde ME, Smallhorn JF, Hornberger LK. Prenatal features of ductus arteriosus constriction and restrictive foramen ovale in d-transposition of the great arteries. *Circulation*. 1999;99:1209-1214.
12. Tuo G, Paladini D, Montobbio G, et al. Prenatal echocardiographic assessment of foramen ovale appearance in fetuses with D-transposition of the great arteries and impact on neonatal outcome. *Fetal Diagn Ther*. 2017;42:48-56.
13. Gu X, Zhang Y, Han J, Liu X, Ge S, He Y. Isolated premature restriction or closure of foramen ovale in fetuses:

echocardiographic characteristics and outcome. *Echocardiography*. 2018;35:1189-1195.

14. Stewart PA, Wladimiroff JW. Fetal atrial arrhythmias associated with redundancy/aneurysm of the foramen ovale. *J Clin Ultrasound*. 1988; 16:643-650.

15. Rice MJ, McDonald RW, Reller MD. Fetal atrial septal aneurysm: a cause of fetal atrial arrhythmias. *J Am Coll Cardiol*. 1988;12:1292-1297.

16. Vena F, Donarini G, Scala C, Tuo G, Paladini D. Redundancy of the foramen ovale flap may mimic aortic coarctation in the fetus. *Ultrasound Obstet Gynecol*. 2020;56:857-863.

17. Ettedgui JA, Siewers RD, Anderson RH, Park SC, Pahl E, Zuberbuhler JR. Diagnostic echocardiographic features of the sinus venosus defect. *Br Heart J*. 1990;64:329-331.

18. Campbell M. Natural history of atrial septal defect. *Br Heart J*. 1970; 32:820-826.

第 20 章
室间隔缺损

定义、疾病谱和发病率

室间隔缺损（ventricular septal defect，VSD）是最常见的先天性心脏畸形，可孤立存在或合并其他心内畸形[1]。VSD 导致左心室和右心室之间的血流交通。VSD 有几种分型方法[1]，最常用的是根据室间隔缺损的解剖位置进行分型。室间隔在解剖学上分为 4 个区域：流入道、肌部、膜周部和流出道。据此将 VSD 分为 4 个亚型（图 20.1 ～ 20.3）[1,2]。

流入道室间隔缺损 流入道室间隔是指三尖瓣和二尖瓣之间的室间隔，此处的缺损称为流入道 VSD（后部或下部）（图 20.1 ～ 20.3A）。流入道 VSD 常见于房室间隔缺损，约占 VSD 的 5%。

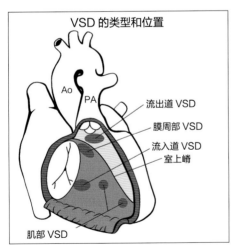

图 20.1 室间隔缺损（VSD）的类型和解剖位置示意图（右心室面观）
Ao—主动脉；PA—肺动脉

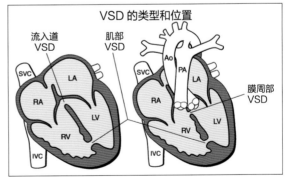

图 20.2 四腔心切面（左）与流出道切面（右）显示室间隔缺损（VSD）的类型和解剖位置示意图
Ao—主动脉；IVC—下腔静脉；LA—左心房；LV—左心室；PA—肺动脉；RA—右心房；RV—右心室；SVC—上腔静脉

肌部室间隔缺损　厚的肌部（或小梁）室间隔是室间隔最大的组成部分，从三尖瓣附着处延伸至心尖，肌部 VSD 可位于肌部室间隔的任何部位（图 20.1 ～ 20.3B），并具有完整的肌性边缘[2]。随着彩色多普勒超声的普及，肌部 VSD 的诊断较为常见，且是产前诊断的最常见的 VSD 类型，占 VSD 的 80% ～ 90%[3]。

膜周部室间隔缺损　膜部室间隔小而薄，位于左室流出道主动脉瓣和室上嵴的下方，该区域的缺损称为膜周部（膜部）VSD（图 20.1 ～ 20.3C），是新生儿中最常见的 VSD 类型，占 VSD 病例的 70% ～ 80%[1,2]。在较大的膜周部 VSD 中，相邻的解剖区域，包括流入道、肌部或流出道室间隔，均可受累，因此称为膜周部 VSD 而非膜部 VSD。

流出道室间隔缺损　流出道室间隔包括动脉瓣下方和室上嵴上方区域的室间隔圆锥部和漏斗部，该区域的 VSD 称为流出道 VSD（图 20.1），也称为嵴上型、圆锥型或漏斗型VSD，或者称双动脉下型 VSD。流出道 VSD 占 VSD 的 5%，在亚裔中更常见，据报道超过 30% 的亚裔 VSD 患儿为流出道 VSD[1]。

如果排除二叶式主动脉瓣和二尖瓣脱垂，孤立性 VSD 是最常见的先天性心脏病[1]。孤立性 VSD 的真实患病率很难估计，而产前和产后彩色多普勒超声的广泛应用提高了孤立性 VSD 的诊断率。产后超声心动图相关研究报道了孤立性 VSD 的患病率在活产婴儿中占 2.0‰ ～ 3.8‰[4-7]，占先天性心脏病婴儿的 41% ～ 49%[5-7]。VSD 也常合并各种心脏畸形，在某些情况下它们是一定存在的，而在其他情况下则是经常或偶尔被发现[1,4]。VSD 的复发率较高，女性较为常见[6,8]，本章将讨论孤立性 VSD，合并其他胎儿心内畸形的 VSD 将在本书后面的章节中讨论。

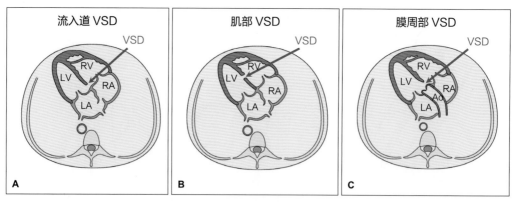

图 20.3　胎儿心尖切面显示流入道（A）、肌部（B）和膜周部（C）室间隔缺损（VSD）的示意图
Ao—主动脉；LA—左心房；LV—左心室；RA—右心房；RV—右心室

超声表现

灰阶超声

当缺损大小在 2 ～ 3 mm 及以上时，灰阶超声可在妊娠中、晚期发现 VSD（图 20.4 ～ 20.9）。在产前超声检查中，较小的 VSD 常被漏诊，有时可通过彩色多普勒超声检查发现。

大多数已报道的胎儿 VSD 在发现心外或心内畸形的基础上仔细检查心脏或在彩色多普勒超声常规用于心脏筛查时发现。检查者应牢记，一旦怀疑存在 VSD，应结合彩色多普勒超声从不同的角度进行观察，以降低假阳性的风险。

　　流入道 VSD 在四腔心切面房室瓣区域显示最佳（图 20.4A ～ 20.6）。流入道 VSD 往往很难与回声失落伪影、轻型完全型或部分型房室间隔缺损相鉴别（见第 21 章）。灰阶超声的回声失落伪影和彩色多普勒影像的重叠(溢出伪影)可导致流入道 VSD 的假阳性诊断。灰阶超声的心脏侧切面或横切面有助于减少假阳性和假阴性诊断。如果出现房室瓣的线性插入并伴有疑似流入道 VSD，提示可能存在部分型房室间隔缺损。

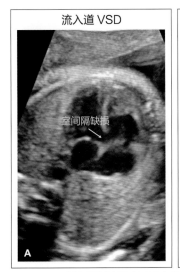
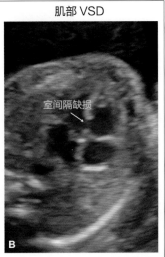
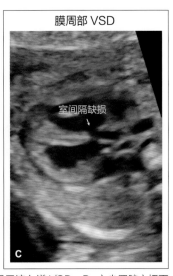

图 20.4　3 类室间隔缺损（VSD）的灰阶超声图像。A. 心尖四腔心切面显示流入道 VSD。B. 心尖四腔心切面显示肌部 VSD。C. 侧向五腔心切面显示膜周部 VSD

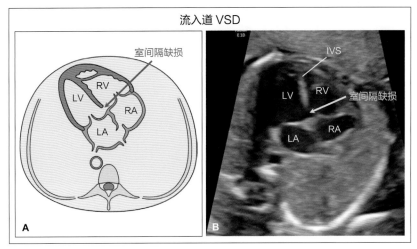

图 20.5　流入道室间隔缺损（VSD）胎儿的心尖四腔心切面示意图（A）及相应的灰阶超声图像（B）。箭头所示为两组房室瓣之间的室间隔缺损

LA—左心房；LV—左心室；RA—右心房；RV—右心室；IVS—室间隔

肌部 VSD 在灰阶超声检查中很少被发现，除非缺损较大（2～3 mm 及以上）（图 20.4B，20.7，20.8）。肌部 VSD 可以在心尖四腔心切面（图 20.4B，20.7，20.8A）或横向（轴向）四腔心切面识别（图 20.8B）。在心尖四腔心切面，VSD 的边缘常出现回声增强（图 20.4B，20.7，20.8A），这有助于区分真正的肌部 VSD 和伪影。VSD 的边缘回声是回声增强伪影所致。大多数肌部 VSD 通过常规彩色多普勒超声发现（将在后文讨论）。

膜周部 VSD 常由灰阶超声发现，通常在五腔心切面可见（图 20.4C，20.9）。其存在的第一个线索是室间隔与升主动脉内侧壁之间的连续性中断（图 20.4C，20.9）。

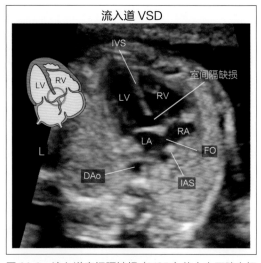

图 20.6　流入道室间隔缺损（VSD）的心尖四腔心切面灰阶超声图像与相应的示意图

DAo—降主动脉；FO—卵圆孔；IAS—房间隔；IVS—室间隔；L—左；LA—左心房；LV—左心室；RA—右心房；RV—右心室

当发现膜周部 VSD 时，鉴于其与圆锥动脉干关系密切，必须对大动脉进行详细评估（表 20.1）。当怀疑存在膜周部 VSD 时，建议在侧切面检查室间隔，以便更好地区分 VSD 和回声失落伪影。此外，使用彩色多普勒超声显示 VSD 的血液分流，可证实膜周部 VSD 的存在。

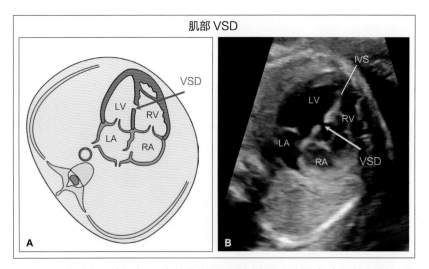

图 20.7　肌部室间隔缺损（VSD）胎儿的心尖四腔心切面示意图（A）及相应的超声图像（B）。箭头示室间隔中部缺损和回声增强伪影所致的 VSD 边缘回声增强。灰阶超声可以诊断较大的肌部 VSD，而其他大多数肌部 VSD 只能通过彩色多普勒超声诊断

IVS—室间隔；LA—左心房；LV—左心室；RA—右心房；RV—右心室

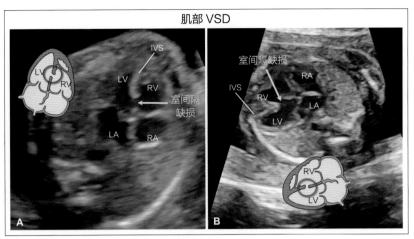

图 20.8　2 例肌部室间隔缺损（VSD）胎儿的心尖（A）与右侧向（B）四腔心切面灰阶超声图像与相应的示意图。图 A、B 中的箭头分别示位于室间隔中部的缺损和 VSD 边缘回声增强。大多数肌部 VSD 缺损太小，仅能通过彩色多普勒超声显示
IVS—室间隔；LA—左心房；LV—左心室；RA—右心房；RV—右心室

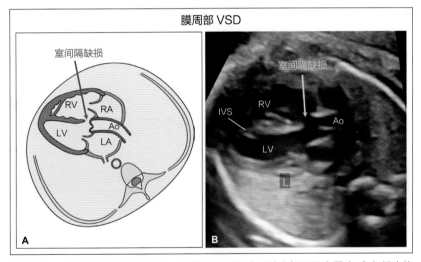

图 20.9　1 例膜周部室间隔缺损（VSD）胎儿的侧向五腔心切面示意图（A）与相应的超声图像（B）。在缺损处可见室间隔 – 主动脉连续性中断（箭头）
Ao—主动脉；L—左；LA—左心房；LV—左心室；RA—右心房；RV—右心室

　　流出道 VSD 很难在产前被发现，尤其是孤立存在时。某些情况下，在五腔心切面稍偏头侧的切面上可以观察到，但也可能出现伪影。最近的一项对 23 例疑似孤立性流出道 VSD 胎儿的研究发现，短轴切面对诊断最有价值[9]，研究者认为联合应用左室流出道切面和短轴切面可以提高流出道 VSD 的检测准确性，减少假阳性诊断。图 20.10 比较了 1 例正常胎儿和 2 例流出道 VSD 胎儿的心脏短轴切面灰阶图像。

　　彩色多普勒

　　彩色多普勒超声有助于显示 VSD 的穿隔血流，对确诊具有重要价值，尤其当 VSD 较

表 20.1　VSD 合并的心内畸形	
合并类型	心内畸形
必然合并	房室间隔缺损
	三尖瓣闭锁 + 室间隔缺损
	二尖瓣闭锁 + 室间隔缺损
	单心室（心室双入口）
	法洛四联症
	室间隔缺损型肺动脉闭锁
	肺动脉瓣缺如综合征
	共同动脉干
	右室双出口
	主动脉弓离断
偶然合并	完全型大动脉转位
	矫正型大动脉转位
	主动脉缩窄

小或检查条件不佳时，图 20.11 ~ 20.15 分别显示彩色多普勒超声用于诊断流入道 VSD、肌部 VSD、膜周部 VSD 和流出道 VSD。因胎儿肌部 VSD 缺损常较小，彩色多普勒超声对其确诊尤其重要（图 20.16，20.17），肌部 VSD 最常位于室间隔的心尖段和中段，彩色多普勒下可见典型的双向分流。目前，肌部 VSD 是产前诊断中最常见的 VSD 类型[10]。使检测角度垂直于室间隔，可减少运动和回声失落伪影，在室间隔缺损处显示真实的血液分流（图 20.16，20.17）。尽管胎儿的两侧心室压力几乎相等，但由于舒张期和收缩期的压力变化，还是会出现穿隔血流（图 20.18，20.19）。当采用频谱多普勒检测时，可见 VSD 通常为双向分流（图 20.18B，20.19D），除非存

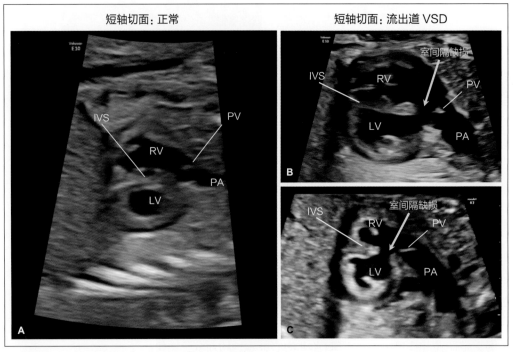

图 20.10　1 例正常胎儿（A）与 2 例流出道室间隔缺损（VSD）胎儿（B、C）的右室流出道短轴切面灰阶超声图像。A. 可见肺动脉瓣（PV）下完整的室间隔（IVS）。B、C. 流出道 VSD，位于 PV 下的 IVS 存在缺损。彩色多普勒超声表现见图 20.15

LV—左心室；PA—肺动脉；RV—右心室

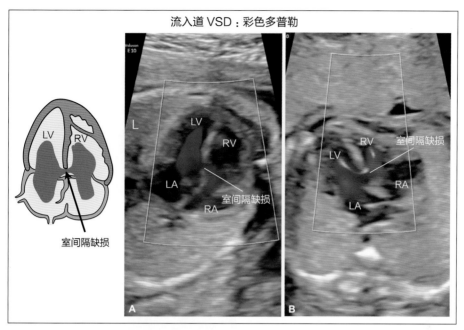

图 20.11　2 例流入道室间隔缺损（VSD）胎儿（A、B）的心尖四腔心切面示意图与相应的彩色多普勒超声图像，显示心室水平分流

L—左；LA—左心房；LV—左心室；RA—右心房；RV—右心室

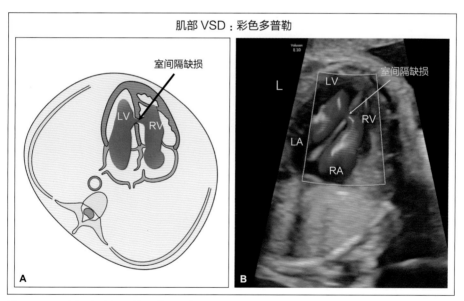

图 20.12　1 例肌部室间隔缺损（VSD）胎儿的心尖四腔心切面示意图与相应的彩色多普勒超声图像，显示心室水平分流

L—左；LA—左心房；LV—左心室；RA—右心房；RV—右心室

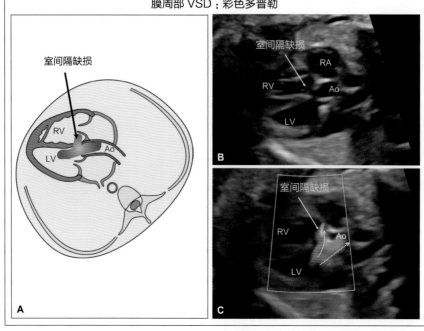

图 20.13　1 例膜周部室间隔缺损（VSD）胎儿的右侧向五腔心切面示意图（A）与相应的灰阶（B）、彩色多普勒（C）超声图像。在 VSD 处可见室间隔－主动脉连续性中断。彩色多普勒显示收缩期左向右分流（弯箭头），虚线直箭头显示血流进入升主动脉

Ao—主动脉；LV—左心室；RA—右心房；RV—右心室

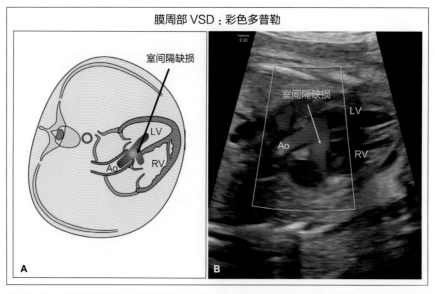

图 20.14　1 例膜周部室间隔缺损（VSD）胎儿的左侧向五腔心切面示意图（A）与相应的彩色多普勒超声图像（B）。在 VSD 处可见室间隔－主动脉连续性中断。彩色多普勒显示收缩期左向右血液分流，血流同时进入主动脉

Ao—主动脉；LV—左心室；RV—右心室

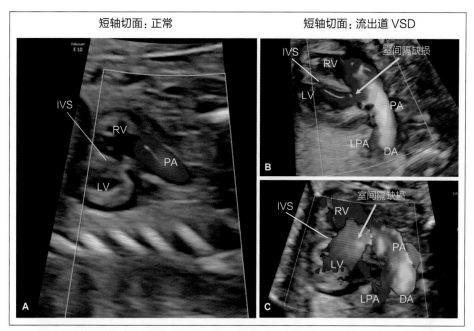

图 20.15　1 例正常胎儿（A）与 2 例流出道室间隔缺损（VSD）胎儿（B、C）的右室流出道短轴切面彩色多普勒图像。A. 肺动脉（PA）后方的室间隔（IVS）连续性完整，无明显血流通过 IVS。B、C. 流出道 VSD 胎儿于肺动脉后方室间隔处可见穿隔血流：胎儿 B 血流由右心室（RV）流向左心室（LV）（蓝色，箭头），胎儿 C 血流由 LV 流向 RV（红色，箭头）。VSD 分流通常为典型的双向分流

DA—动脉导管；LPA—左肺动脉

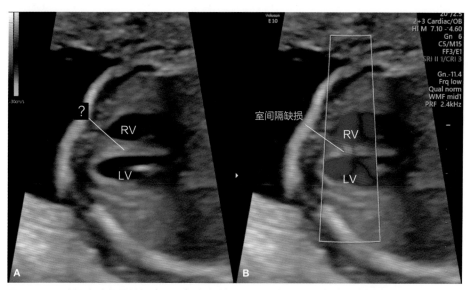

图 20.16　1 例肌部室间隔缺损（VSD）胎儿的轴位四腔心切面灰阶（A）与彩色多普勒双模式（B）超声图像。A. 灰阶图像未见 VSD（？，室间隔未见回声中断）。B. 彩色多普勒显示 VSD 穿隔血流，证实存在 VSD，箭头示 VSD 处可见彩色混叠

LV—左心室；RV—右心室

在心室流出道梗阻而出现心室间压差时（例如，右室双出口或主动脉缩窄时左向右分流，法洛四联症时右向左分流）。肌部 VSD 可为多发，在这种情况下彩色多普勒超声是最佳的诊断方法（图 20.20）。当灰阶超声图像怀疑存在膜周部 VSD 时，彩色多普勒超声有助于明确诊断。笔者认为横切面（侧向）/斜五腔心切面彩色多普勒超声是确诊膜周部 VSD

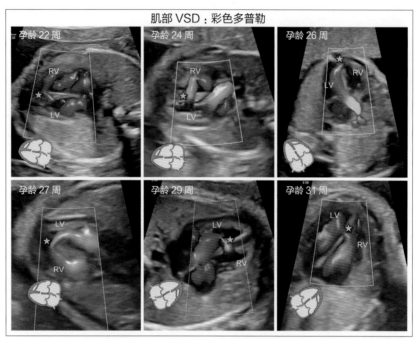

图 20.17　6 例不同孕龄的肌部室间隔缺损（VSD）（星号）胎儿的彩色多普勒超声图像。彩色多普勒超声显示 VSD 的穿隔血流可证实诊断

LV—左心室；RV—右心室

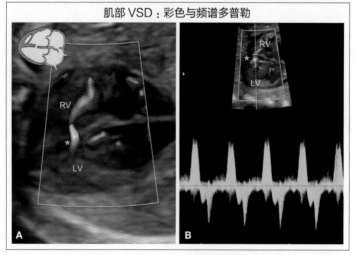

图 20.18　1 例肌部室间隔缺损（VSD）（星号）胎儿的彩色（A）与频谱（B）多普勒超声图像。频谱多普勒显示双向分流，图像与过房室瓣和半月瓣频谱相似。应用彩色或频谱多普勒超声可以证实存在 VSD

LV—左心室；RV—右心室

的最佳方法，可以显示 VSD 的双向穿隔血流，收缩期为左向右分流（图 20.21A），舒张末期为右向左分流（图 20.21B）。

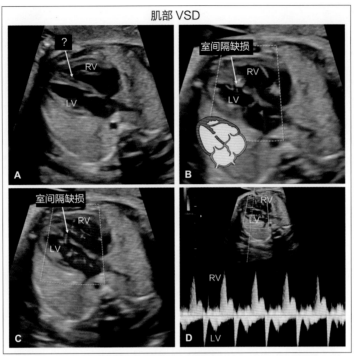

图 20.19 1 例小的室间隔中段肌部室间隔缺损（VSD）胎儿的轴位四腔心切面灰阶（A）、彩色多普勒（B、C）与频谱多普勒（D）超声图像。A. 未见 VSD（？）。B、C. 彩色多普勒清楚显示 VSD 的穿隔血流呈双向，可见血流方向由左心室（LV）到右心室（RV）（B）和由右心室（RV）到左心室（LV）（C）。D. 频谱多普勒同样证实了通过 VSD 的双向分流

RV—右心室；LV—左心室

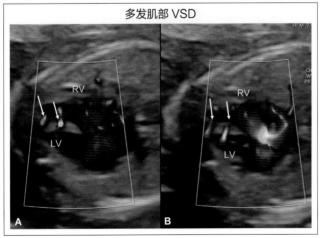

图 20.20 1 例有两处小的肌部室间隔缺损（VSD）的胎儿的心尖四腔心切面彩色多普勒图像，分别为收缩期（A）和舒张期（B）。可见左向右分流（图 A 箭头）与右向左分流（图 B 箭头）

LV—左心室；RV—右心室

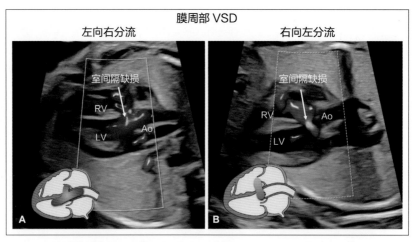

图 20.21 1 例膜周部室间隔缺损（VSD）胎儿的五腔心切面彩色多普勒超声图像，显示
心室水平双向分流，收缩期左向右分流（A），舒张末期右向左分流（B）
Ao—主动脉；LV—左心室；RV—右心室

妊娠早期

妊娠第 11 ~ 14 周时，孤立性 VSD 通常很小，无法准确诊断。妊娠早期诊断 VSD 应
谨慎，回声失落和彩色重叠会导致假阳性诊断增多。妊娠早期发现 VSD 的穿隔血流可确
诊 VSD（图 20.22，20.23）。当 VSD 合并其他心内畸形或在四腔心切面发现解剖异常时，
灰阶和彩色多普勒超声也能明确显示 VSD（图 20.22）。

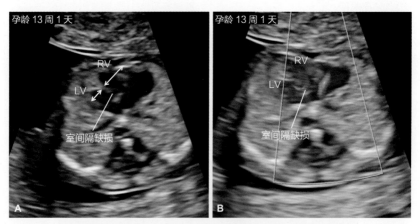

图 20.22 1 例妊娠 13 周 13- 三体综合征胎儿的轴位四腔心切面的灰阶（A）与彩色
多普勒（B）超声图像。A. 左心室与右心室比例失调（双向箭头）伴可疑的室间隔缺
损（VSD）。B. 彩色多普勒超声显示 VSD 处的穿隔血流
LV—左心室；RV—右心室

三维超声

四腔心切面获取的三维容积断层超声图像可以显示多个相邻平面的 VSD，而常规灰
阶超声只能显示单个平面。正交三维成像可与彩色 STIC 技术联合使用，通过将交叉点放

置在 VSD 分流处可显示 3 个切面的 VSD（图 20.24）[11]。在三维容积室间隔正面视图中，表面渲染模式可以直接显示大的 VSD 缺损（图 20.25）[12]，联合彩色 STIC 技术还可显示血液分流（图 20.26）[13]。与 STIC 技术相结合的其他工具，如自由解剖成像技术（见第 16 章），可以沿室间隔选择不同节段，并在彩色多普勒中显示 VSD 分流。电子矩阵探头可以实现实时双平面成像，并能够与彩色多普勒相结合，通过同时显示两个正交切面来确定 VSD 的存在（图 20.27）[14]。

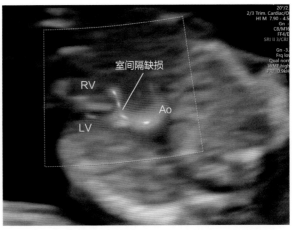

图 20.23　1 例妊娠 13 周疑似室间隔缺损（VSD）胎儿的轴位（侧向）五腔心切面彩色多普勒超声图像。显示收缩期左向右分流。灰阶超声图像无法识别缺损，仅能通过彩色多普勒显示，妊娠中期证实存在 VSD

Ao—主动脉；LV—左心室；RV—右心室

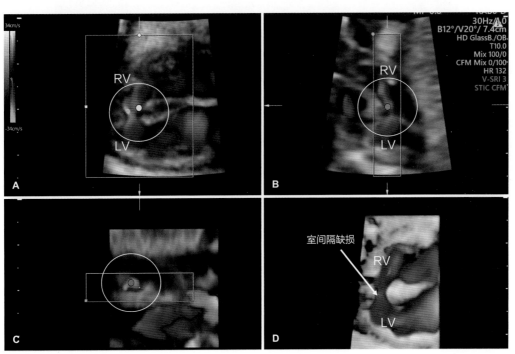

图 20.24　三维超声正交切面显示肌部室间隔缺损（VSD）。圆圈内的圆点代表 3 个切面的交叉点。圆点位于横位四腔心切面（A）、心室短轴切面（B）和室间隔正面视图（C）的 VSD 处。图 D 为三维渲染图，显示了由左心室（LV）到右心室（RV）的 VSD 分流

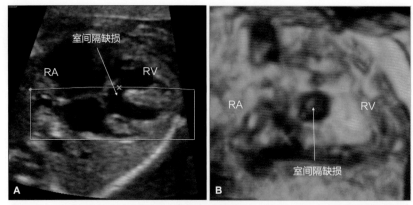

图 20.25　三维超声表面渲染模式显示室间隔正面视图，可见大的膜周部室间隔缺损（VSD）。A. 将三维取样框置于二维超声显示的室间隔上。B. 表面渲染模式显示室间隔正面视图（右心室面观），可见 VSD

RA—右心房；RV—右心室

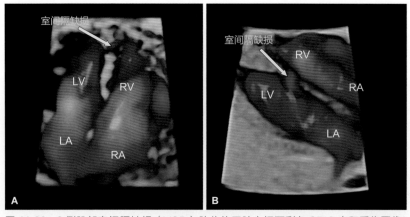

图 20.26　2 例肌部室间隔缺损（VSD）胎儿的四腔心切面彩色 STIC 容积采集图像，以玻璃体模式显示舒张期 VSD 分流。可见通过小的肌部 VSD 的心室之间的分流（箭头）

LA—左心房；LV—左心室；RA—右心房；RV—右心室

合并心内和心外畸形

合并心内畸形的情况很常见且通常比 VSD 发现得更早，当妊娠中期检测到明显的大的（2 ~ 3 mm 及以上）孤立性 VSD 时，鉴于 VSD 与圆锥动脉干畸形具有高度相关性，应仔细观察流出道的情况。表 20.1 总结了 VSD 最常合并的心内畸形。

VSD 合并的心外畸形并无特异性，可累及任何器官。VSD 合并心外畸形提高了存在遗传综合征或染色体异常的风险。VSD 是许多染色体异常中最常见的病变，如 21- 三体综合征、18- 三体综合征和 13- 三体综合征。

超过 20% 的 VSD 胎儿有染色体异常（如 21- 三体综合征），染色体异常与主要的心内和心外畸形有关[10,15]。在一项对 248 例 VSD 病例的大型研究中，216 例（87.1%）为肌

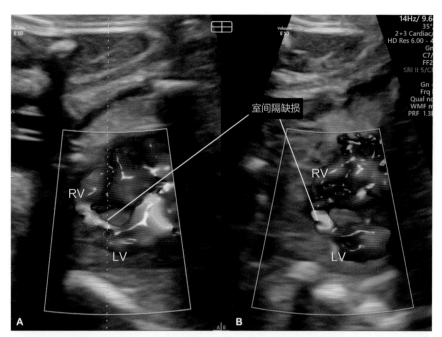

图 20.27　四维电子矩阵探头双平面模式联合彩色多普勒超声显示四腔心切面（A）和相应的正交切面（B）。图 A 和 B 可同时显示肌部室间隔缺损（VSD），正交切面还显示了 VSD 分流

LV—左心室；RV—右心室

部 VSD，32 例（12.9%）为膜周部 VSD。膜周部 VSD 中有 1 例（3.1%）合并临床相关的染色体异常，而 216 例肌部 VSD 中未发现染色体异常[3]。因此，孤立性肌部 VSD 与正常妊娠者的染色体异常风险相似[3,10]。

　　微阵列相关研究发现：近年来，随着新的基因技术的快速发展，多项研究评估了一般心脏畸形胎儿[16-19]以及某些特定心脏畸形（如 VSD）胎儿发生拷贝数变异的风险[20,21]，详见第 2 章。在一项对 151 例 VSD 胎儿（其中 79 例为孤立性 VSD，72 例为非孤立性 VSD）的回顾性研究中[20]，核型分析发现 16 例存在染色体异常（15/16 在非孤立性 VSD 组），在非孤立性 VSD 组中发现 26 例（36.1%）病理性 CNV，而在孤立性 VSD 组中仅发现 1 例（1.3%）病理性 CNV[20]。其他研究也报道了类似的数据，显示无论哪种亚型的 VSD 合并心外畸形时，遗传异常的发生风险都会更高[17,21,22]。

鉴别诊断

　　妊娠 20 周前 VSD 常见的假阳性诊断由回声失落伪影造成，伪影主要出现在室间隔膜周部。为改善灰阶超声图像而设计的谐波和复合成像可能导致纤薄的膜周部回声反射减少，而被误诊为 VSD（见第 12 章）。VSD 的假阳性诊断多见于从心尖观察室间隔时。而横向观察室间隔以及应用敏感的彩色多普勒超声将有助于明确诊断 VSD。

预后与转归

VSD 胎儿的长期预后与转归取决于缺损的大小和位置以及所合并的心内和心外畸形。彩色多普勒超声检测到的小的肌部和膜周部 VSD 预后良好，高达 80% 的病例会在出生前或 2 岁内自发闭合 [2,10,23,24]。一项关于孤立性 VSD 的大型研究发现，5.2% 胎儿的 VSD 会在产前自发闭合，76.3% 出生时患有 VSD 的新生儿会在产后自发闭合。根据 VSD 的大小和位置可以预测其闭合情况 [3]，这也考验医师的临床经验。最近，也有其他研究分析了胎儿 VSD 的闭合率，其报道的闭合率更高，范围为 43%[25] ~ 84%[26]，这在笔者的工作中无法再现。对于妊娠中期诊断肌部 VSD 者，建议在妊娠晚期进行随访，以确认其存在并排除其他小的 VSD 或其他心内畸形。大多数小的 VSD 病例预后良好 [1,2]。当 VSD 中等或较大时，相应的血流动力学改变需要手术治疗以降低远期发病率。血流动力学改变包括婴儿期左向右分流，可能会导致心力衰竭。如果膜周部 VSD 直径小于主动脉瓣直径的 50%，则提示膜周部 VSD 较小；如果膜周部 VSD 大于主动脉瓣直径 [1,2]，则提示 VSD 较大。小至中等的 VSD 经药物治疗后的长期预后良好 [23]。研究表明，VSD 较大时，在出生的第一年进行早期修复者较后期修复者，患者的左心室功能增强和肥厚消退的比例更高 [27]。

诊断方法

图 20.28 总结了疑似室间隔缺损（VSD）胎儿的诊断方法。

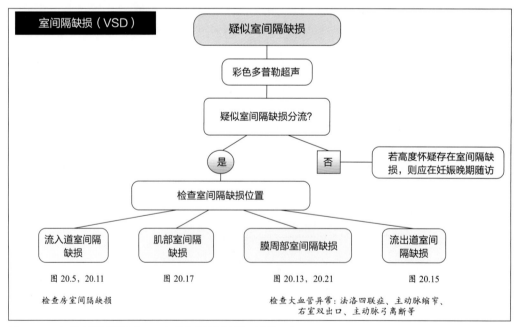

图 20.28　疑似室间隔缺损（VSD）胎儿的诊断方法，详见正文

要点　室间隔缺损

- VSD 是最常见的先天性心脏畸形，仅次于主动脉瓣二叶畸形。
- VSD 的 4 种解剖分型：流入道 VSD、流出道 VSD、膜周部 VSD 和肌部 VSD。
- 在 VSD 病例中，膜周部 VSD 在新生儿中最常见，而肌部 VSD 在产前最常见。
- 灰阶超声的回声失落伪影与彩色多普勒的重叠效应（溢出伪影）可导致 VSD 的假阳性诊断。
- 灰阶超声的心脏侧向或横切面有助于减少 VSD 的假阳性和假阴性诊断。
- VSD 边缘的回声增强，有助于区分真正的肌部 VSD 与伪影。
- 当发现膜周部 VSD 时，鉴于其与圆锥动脉干畸形密切相关，此时必须对大动脉进行详细评估。
- 据报道，超过 20% 的 VSD 胎儿会出现染色体异常，常合并其他心内畸形。
- 产前诊断的孤立性肌部 VSD 不会提高染色体异常的风险。
- VSD 是许多染色体异常中最常见的病变，如 21- 三体综合征、18- 三体综合征和 13- 三体综合征。
- VSD 合并其他心外畸形时，存在较高的致病性 CNV 风险。
- 约 80% 小的肌部 VSD 可在出生前或 2 岁内自行闭合。

（邓　燕）

参考文献

1. Tretter J, Benson L, Crucean A, Spicer D, Anderson RH. Ventricular septal defects. In: Wernovsky G, Anderson RH, Kumar K, Mussatto KA, Redington AN, Tweddell JS, eds. *Anderson's Pediatric Cardiology*. Elsevier; 2019:555-584.
2. Rubio AE, Lewin MB. Ventricular septal defects. In: Allen HD, Driscoll DJ, Shaddy RE, Feltes TF, eds. *Moss and Adams' Heart Disease in Infants, Children, and Adolescents*. Lippincott Williams & Wilkins; 2013:713-721.
3. Gómez O, Martínez JM, Olivella A, et al. Isolated ventricular septal defects in the era of advanced fetal echocardiography: risk of chromo-somal anomalies and spontaneous closure rate from diagnosis to age of 1 year. *Ultrasound Obstet Gynecol*. 2014;43:65-71.
4. Ferencz C, Rubin JD, Loffredo CA, Magee CA. *Epidemiology of Congenital Heart Disease. The Baltimore-Washington Infant Study 1981-1989*. Fu-tura Publishing Company; 1993.
5. Samanek M, Voriskova M. Congenital heart disease among 815,569 children born between 1980 and 1990 and their 15-year survival: a prospective Bohemia survival study. *Pediatr Cardiol*. 1999;20:411-417.
6. Lindinger A, Schwedler G, Hense H-W. Prevalence of congenital heart defects in newborns in Germany: results of the first registration year of the PAN Study (July 2006 to June 2007). *Klin Padiatr*. 2010;222:321-326.
7. Roguin N, Du Z-D, Barak M, Nasser N, Hershkowitz S, Milgram E. High prevalence of muscular ventricular septal defect in neonates. *J Am Coll Cardiol*. 1995;26:1545-1548.
8. Hoffman JI, Rudolph AM. The natural history of ventricular septal defects in infancy. *Am J Cardiol*. 1965;16:634-653.
9. Dall'Asta A, Cavalli C, Galli L, et al. Is the short axis view of the fetal heart useful in improving the diagnostic accuracy of outlet ventricular septal defects? *Prenat Diagn*. 2017;37:156-161.
10. Axt-Fliedner R, Schwarze A, Smrcek J, Germer U, Krapp M, Gembruch U. Isolated ventricular septal defects detected by color Doppler imag-ing: evolution during fetal and first year of postnatal life. *Ultrasound Obstet*

Gynecol. 2006;27:266-273.

11. Chaoui R, Hoffmann J, Heling KS. Three-dimensional (3D) and 4D color Doppler fetal echocardiography using spatio-temporal image cor-relation (STIC). *Ultrasound Obstet Gynecol.* 2004;23:535-545.

12. Paladini D, Giovanna Russo M, Vassallo M, Tartaglione A. The "in-plane" view of the inter-ventricular septum. A new approach to the characterization of ventricular septal defects in the fetus. *Prenat Diagn.* 2003; 23:1052-1055.

13. Yagel S, Valsky DV, Messing B. Detailed assessment of fetal ventricular septal defect with 4D color Doppler ultrasound using spatiotemporal image correlation technology. *Ultrasound Obstet Gynecol.* 2005;25:97-98.

14. Chaoui R, Abuhamad A, Martins J, Heling KS. Recent development in three and four dimension fetal echocardiography. *Fetal Diagn Ther.* 2020;47:345-353.

15. Allan LD, Sharland GK, Milburn A, et al. Prospective diagnosis of 1,006 consecutive cases of congenital heart disease in the fetus. *J Am Coll Cardiol.* 1994;23:1452-1458.

16. Jansen FA, Blumenfeld YJ, Fisher A, et al. Array comparative genomic hybridization and fetal congenital heart defects: a systematic review and meta-analysis. *Ultrasound Obstet Gynecol.* 2015;45:27-35.

17. Hureaux M, Guterman S, Hervé B, et al. Chromosomal microarray analysis in fetuses with an isolated congenital heart defect: a retrospec-tive, nationwide, multicenter study in France. *Prenat Diagn.* 2019;39: 464-470.

18. Sukenik-Halevy R, Sukenik S, Koifman A, et al. Clinical aspects of prenatally detected congenital heart malformations and the yield of chro-mosomal microarray analysis. *Prenat Diagn.* 2016;36:1185-1191.

19. Turan S, Asoglu MR, Benziv RG, Doyle L, Harman C, Turan OM. Yield rate of chromosomal microarray analysis in fetuses with congenital heart defects. *Eur J Obstet Gynecol Reprod Biol.* 2018;221:172-176.

20. Cai M, Huang H, Su L, et al. Chromosomal abnormalities and copy number variations in fetal ventricular septal defects. *Mol Cytogenet.* 2018; 11:58.

21. Du L, Xie H-N, Huang L-H, Xie Y-J, Wu L-H. Prenatal diagnosis of submicroscopic chromosomal aberrations in fetuses with ventricular septal defects by chromosomal microarray-based analysis. *Prenat Diagn.* 2016;36:1178-1184.

22. Fu F, Deng Q, Lei T-Y, et al. Clinical application of SNP array analysis in fetuses with ventricular septal defects and normal karyotypes. *Arch Gynecol Obstet.* 2017;296:929-940.

23. Kidd L, Gersony WM, Hayes CJ, et al. Second natural history study of congenital heart defects. Results of treatment of patients with ventricular septal defects. *Circulation.* 1993;87:I38-I51.

24. Paladini D, Palmieri S, Lamberti A, Teodoro A, Martinelli P, Nappi C. Characterization and natural history of ventricular septal defects in the fetus. *Ultrasound Obstet Gynecol.* 2000;16:118-122.

25. Cho Y-S, Park SE, Hong S-K, Jeong N-Y, Choi E-Y. The natural history of fetal diagnosed isolated ventricular septal defect. *Prenat Diagn.* 2017;37:889-893.

26. Chau AC, Jones A, Sutherland M, et al. Characteristics of isolated ventricular septal defects less likely to close in utero. *J Ultrasound Med.* 2018;37:1891-1898.

27. Cordell D, Graham TPJ, Atwood GF, Boerth RC, Boucek RJ, Bender HW. Left heart volume characteristics following ventricular septal defect closure in infancy. *Circulation.* 1976;54:294-298.

第 21 章
房室间隔缺损

定义、疾病谱和发病率

房室间隔缺损（atrioventricular septal defect，AVSD）是表现为共同房室连接、不同程度的房室间隔缺损和房室瓣异常的一种心脏畸形[1]。AVSD 的常见同义词有房室管缺损及心内膜垫缺损。

完全型 AVSD 指原发孔型房间隔缺损合并流入道室间隔缺损，伴有连接左、右心室的异常共同房室瓣（图 21.1）。共同房室瓣通常有 5 个瓣叶。瓣叶的排列，尤其是与房室孔有关的桥接小叶，以及 Rastelli 分类（有 3 种亚型，取决于共同房室瓣的前桥叶的形态）[1]在产后评估和外科修复中非常重要，但在胎儿中很难显示，因此不在本章讨论之列。

部分型 AVSD 包括原发孔型房间隔缺损和二尖瓣前叶裂。在部分型 AVSD 中，有二尖瓣环和三尖瓣环，但均附着于室间隔的同一水平[1]。第 19 章讨论了部分型 AVSD（原发孔型 ASD）。

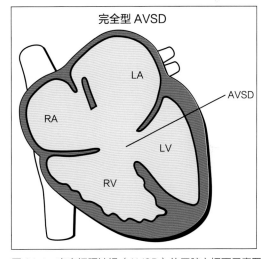

图 21.1　房室间隔缺损（AVSD）的四腔心切面示意图
LA—左心房；LV—左心室；RA—右心房；RV—右心室

平衡型和非平衡型 AVSD：大多数 AVSD 病例表现为房室连接骑跨于两个心室上，在舒张期流向左、右心室的血流几乎相等，这种情况称为"平衡型"AVSD；相反，非平衡型 AVSD 的房室连接使血液主要流向左心室或右心室，导致心室大小不协调。非平衡型 AVSD 常合并左、右室流出道梗阻，典型表现与异构有关（见第 41 章）。

AVSD 是一种常见的心脏畸形，据报道在活产儿中的发病率为 0.27‰ ～ 0.36‰ [2,3]。

AVSD 是婴儿先天性心脏病（CHD）中的常见诊断，在 CHD 患儿中的发病率为 2.5%～7.4%[2-5]。AVSD 也常在胎儿期确诊，在转诊中心的大样本研究中，该病占心脏畸形的 20%[6,7]。AVSD 在女性中更常见，与染色体异常（主要是 21-三体综合征）高度相关[8,9]。图 21.2 为 AVSD 胎儿的心脏解剖标本。

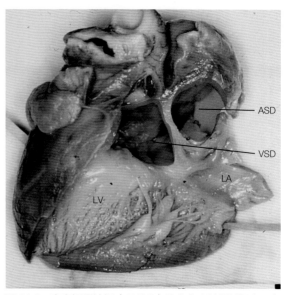

图 21.2　房室间隔缺损（AVSD）胎儿的心脏解剖标本。心脏从左心房（LA）到左心室（LV）切开，可见大的原发孔型房间隔缺损（ASD）及室间隔缺损（VSD）

ASD—房间隔缺损；VSD—室间隔缺损

超声表现

灰阶超声

AVSD 的典型超声特征包括心脏中心的 ASD 和 VSD（图 21.3）合并共同房室瓣（图 21.4）。AVSD 的主要特征之一是左侧、右侧房室瓣附着于同一水平，在心尖四腔心切面显示最佳（图 21.4）。舒张期共同房室瓣开放，心脏中心（即十字交叉）的缺损由于缺乏组织结构而被识别（图 21.3，21.5，21.6）。心脏中心的缺损是由房室区较大的 ASD 和 VSD 引起的（图 21.5，21.6）。ASD 和 VSD 的大小可能有所不同，当缺损较小时，很难在灰阶超声中检测到（图 21.6D、F）。笔者建议使用回放功能逐帧回放图像，这样可以更清晰地显示心脏周期中各

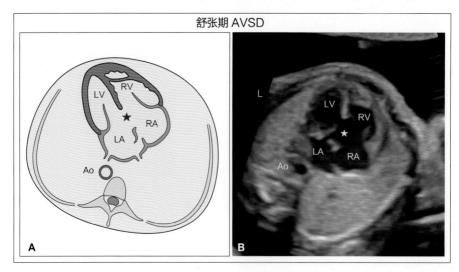

图 21.3　1 例较大的完全型和平衡型 AVSD 胎儿的舒张期心尖四腔心切面示意图（A）和相应的超声图像（B）。舒张期可见较大的 AVSD（星号）

Ao—主动脉；L—左；LA—左心房；LV—左心室；RA—右心房；RV—右心室

时相的心脏结构（图 21.7，21.8）。收缩期，当共同房室瓣关闭时，三尖瓣在室间隔附着点的正常近心尖的偏移消失，共同房室瓣呈线样（图 21.4，21.5B，21.7B，21.8B）。在部分型 AVSD 中可以看到房室瓣呈线样插入，合并原发孔型房间隔缺损，但没有大的室间隔缺损（见第 19 章）。病变较轻的 AVSD 可能被忽略，尤其是在横位四腔心切面，故无法

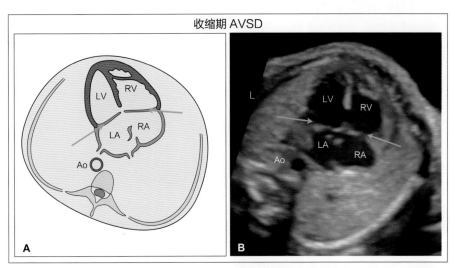

图 21.4　1 例较大的完全型和平衡型 AVSD 胎儿的收缩期心尖四腔心切面示意图（A）和相应的灰阶超声图像（B）。收缩期瓣叶呈线样插入（箭头），怀疑为共同房室瓣

L—左；LA—左心房；LV—左心室；RA—右心房；RV—右心室

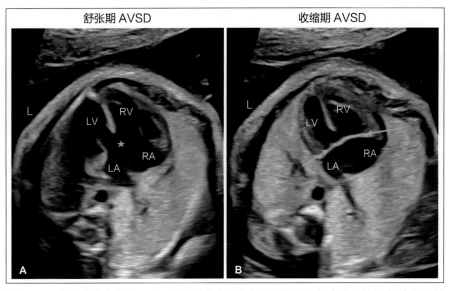

图 21.5　1 例较大的完全型 AVSD 胎儿的心尖四腔心切面舒张期（A）和收缩期（B）灰阶超声图像。A. 在舒张期，较大的完全型 AVSD 清晰可见（星号）。B. 在收缩期，可见瓣叶呈线样插入（箭头），怀疑为共同房室瓣

L—左；LA—左心房；LV—左心室；RA—右心房；RV—右心室

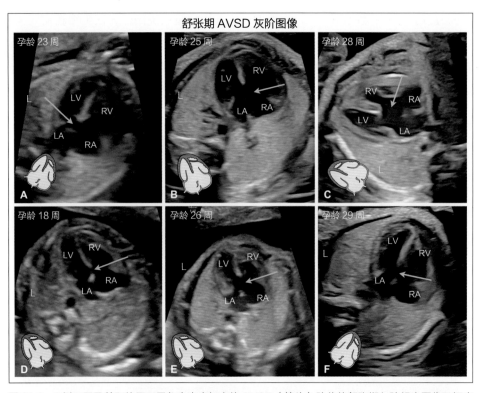

图 21.6　6 例不同孕龄和使用不同角度声束扫查的 AVSD（箭头）胎儿的舒张期灰阶超声图像及相应的示意图。注意房间隔缺损和室间隔缺损并不总是可以明显检测到，有的可能不易发现（D、F）

L—左；LA—左心房；LV—左心室；RA—右心房；RV—右心室

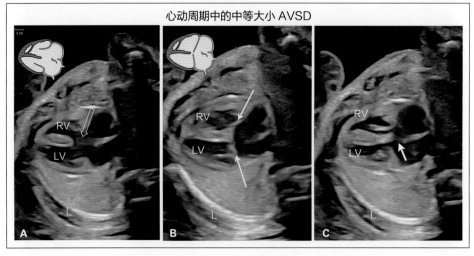

图 21.7　1 例 AVSD 胎儿的右侧横位四腔心切面灰阶超声图像，据此诊断中等大小完全型 AVSD 十分困难。A. 在舒张末期，完全型 AVSD 易于识别（空心箭头）。B. 在收缩早期，可能被误认为正常，但可见房室瓣呈线样插入（黄色箭头）。C. 在收缩晚期，房间隔缺损（箭头）是 AVSD 唯一可识别的表现。虽然房间隔缺损在所有图像中都存在，但室间隔缺损仅在舒张期（A）清晰可见

L—左；LV—左心室；RV—右心室

充分评估房室瓣插入情况（图 21.7，21.8），或者间隔缺损太小而无法在横位切面清晰看到（图 21.8）。有趣的是，笔者发现 AVSD 胎儿的房室长度比（atrial-to-ventricular length，AVL）增大（正常值为 0.5），这一发现有助于提高 AVSD 的检出率[10]（图 21.9，21.10）。当 AVL 的截断值超过 0.6 时，83% 的胎儿患有 AVSD，假阳性率为 5.7%[10]（图 21.10）。经验丰富的检查者可尝试获得共同瓣的正面视图（图 21.11），也可以使用各种三维技术进行观察。

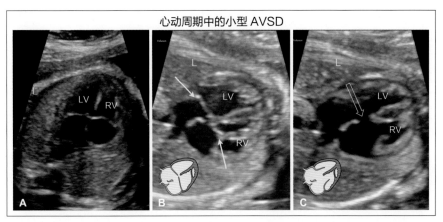

图 21.8　1 例 AVSD 胎儿的心尖（A）和横位（B、C）四腔心切面灰阶超声图像及相应的示意图，诊断小型完全型 AVSD 较为困难。A. 怀疑为流入道室间隔缺损，回声失落以类似的方式出现。B. 收缩期除了房室瓣呈线样插入外（箭头），无其他异常表现，没有发现间隔缺损。C. 心舒张期可以识别出小的完全型 AVSD（空心箭头）

L—左；LV—左心室；RV—右心室

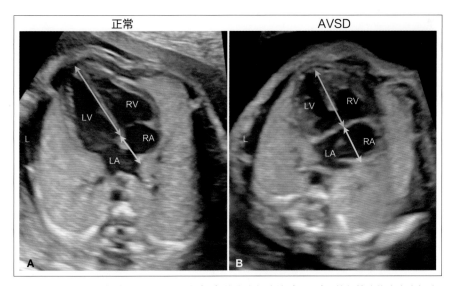

图 21.9　正常胎儿（A）和 AVSD 胎儿（B）的房室长度比（AVL）。蓝色箭头代表心房长度，绿色箭头代表心室长度。注意与正常胎儿（A）相比，AVSD 胎儿（B）的心房长度增加，心室长度缩短

L—左；LA—左心房；LV—左心室；RA—右心房；RV—右心室

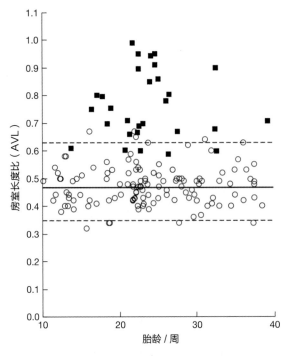

图 21.10　正常胎儿（空心圆形）和 AVSD 胎儿（实心方形）的房室长度比（AVL）与胎龄的关系。实线表示正常胎儿的平均 AVL，虚线标出了 95% 的参考范围

引自 Machlitt A, Heling KS, Chaoui R. Increased cardiac atrial-toventricular length ratio in the fetal four-chamber view: a new marker for atrioventricular septal defects. *Ultrasound Obstet Gynecol*. 2004;24(6):618-622.

在四腔心切面检测到 AVSD 时，笔者建议确认胎儿体位是否正常，并确保心脏后方没有扩张的奇静脉，以排除常合并的异构（内脏异位）（图 21.12）。存在完全型心脏传导阻滞时，很可能合并左侧异构，心肌常出现肥厚（图 21.12）。需要观察心室－动脉连接，以评估是否存在圆锥动脉干畸形，这是 AVSD 的常见并发症。典型的合并畸形包括法洛四联症、右室双出口、右位主动脉弓、主动脉缩窄等。偶尔可以发现左上腔静脉（图 21.12B）。怀疑异构时还应排除其他静脉异常，如肺静脉异位连接。

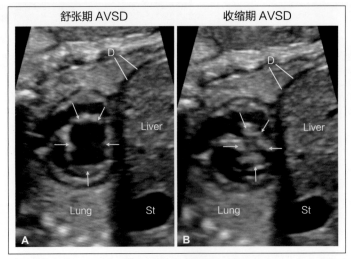

图 21.11　完全型 AVSD 胎儿共同房室瓣的冠状切面基底部。在舒张期（A）可见共同瓣口（箭头），而不是两个分离的流入瓣，在收缩期（B）可见覆盖共同瓣口的 5 个瓣叶（箭头）。冠状切面中可见膈肌（D）、肝（Liver）、胃（St）和肺（Lung）

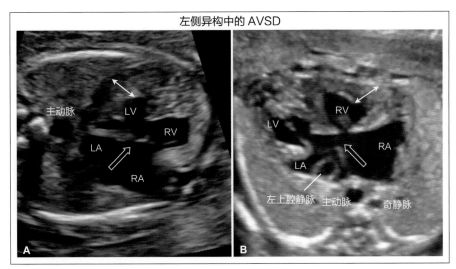

图 21.12　2 例 AVSD 胎儿均合并左侧异构和心脏传导阻滞。注意存在心肌肥厚（双向箭头）
LA—左心房；LV—左心室；RA—右心房；RV—右心室

彩色多普勒

　　彩色多普勒对 AVSD 的诊断有很大帮助。彩色多普勒显示舒张期通过室间隔的残余部分进入心室的单一血液信号，可明确诊断（图 21.13 ～ 21.16）。较小的 AVSD 在产前更难诊断，尤其是当无法获得心尖四腔心切面时。图 21.17 显示了 6 例 AVSD 胎儿（AVSD 的大小不同）的四腔心切面彩色多普勒图像。彩色多普勒和频谱多普勒在收缩期也有助于发

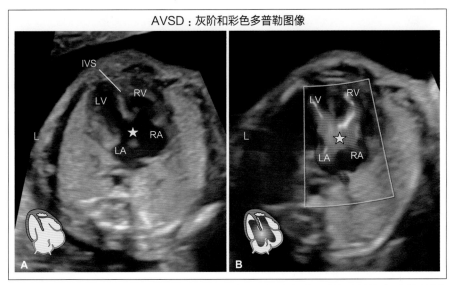

图 21.13　完全型 AVSD 胎儿的心尖四腔心切面舒张期灰阶（A）和彩色多普勒（B）超声图像及相应的示意图。A. 注意心房和心室之间的交通（星号）。B. 彩色多普勒显示通过共同房室瓣（星号）进入心室的单通道血流信号，从而证实了 AVSD 的诊断
IVS—室间隔；L—左；LA—左心房；LV—左心室；RA—右心房；RV—右心室

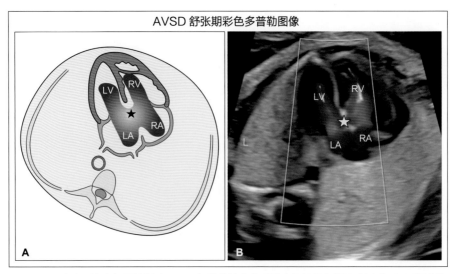

图 21.14　完全型房室间隔缺损（AVSD）胎儿的心尖四腔心切面舒张期示意图（A）和相应的彩色多普勒超声图像（B）。彩色多普勒显示通过共同房室瓣（星号）进入心室的单通道血流信号
L—左；LA—左心房；LV—左心室；RA—右心房；RV—右心室

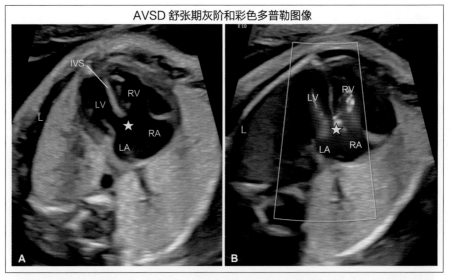

图 21.15　完全型 AVSD 胎儿心尖四腔心切面舒张期灰阶（A）和彩色多普勒（B）超声图像。
A. 与图 21.16 的病例相比，这是一个较大的 AVSD。注意心房和心室之间的交通（星号）。
B. 彩色多普勒显示通过共同房室瓣（星号）进入心室的单通道血流信号
IVS—室间隔；L—左；LA—左心房；LV—左心室；RA—右心房；RV—右心室

现 AVSD，因为在大多数完全型 AVSD 病例中，彩色多普勒和频谱多普勒均显示共同房室瓣的反流（图 21.18，21.19）。瓣膜反流通常起源于瓣膜中心，极少严重到能引起心房扩张的程度。因为胎儿二尖瓣反流比较罕见，所以当发现瓣膜反流似乎起源于左心室时应警惕是否存在完全型或部分型 AVSD。

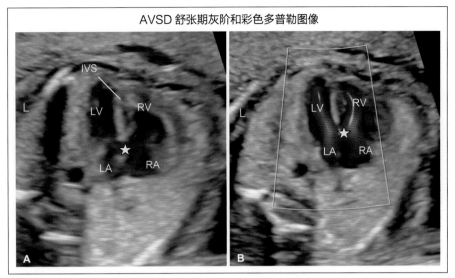

图 21.16　完全型房室间隔缺损（AVSD）胎儿的心尖四腔心切面舒张期灰阶（A）和彩色多普勒（B）超声图像。A. 与图 21.15 的病例相比，这是一个小的 AVSD。注意心房和心室之间相对较小的交通（星号）。B. 彩色多普勒显示通过共同房室瓣（星号）进入心室的单通道血流信号
L—左；LA—左心房；LV—左心室；RA—右心房；RV—右心室；IVS—室间隔

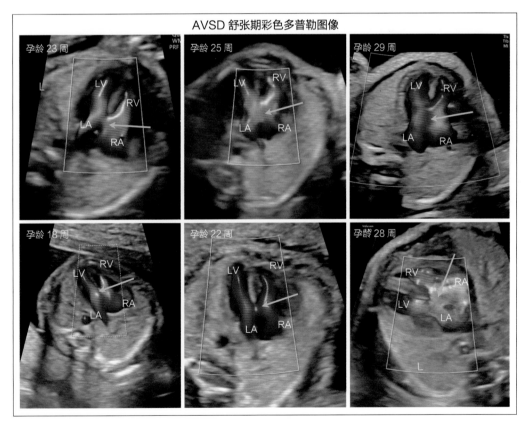

图 21.17　6 例不同胎龄、不同大小 AVSD（箭头）胎儿的四腔心切面舒张期彩色多普勒超声图像
L—左；LA—左心房；LV—左心室；RA—右心房；RV—右心室

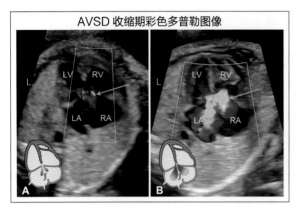

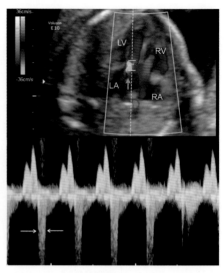

图21.18　2例妊娠26周（A）和28周（B）的完全型AVSD胎儿的心尖四腔切面收缩期彩色多普勒超声图像及相应的示意图。注意，与图B病例的重度瓣膜反流（绿色箭头）相比，图A病例仅存在轻度瓣膜反流（绿色箭头）。由于房室瓣发育不良，瓣膜反流在AVSD中常见，在妊娠早期就可以检测到

L—左；LA—左心房；LV—左心室；RA—右心房；RV—右心室

图21.19　AVSD胎儿的心尖四腔心切面彩色多普勒和频谱多普勒超声图像。注意彩色多普勒显示收缩期房室瓣反流（蓝色箭头）。频谱多普勒显示收缩期瓣膜反流的频谱（白色箭头）

LA—左心房；LV—左心室；RA—右心房；RV—右心室

　　四腔心切面的灰阶和彩色多普勒图像也可以评估非平衡型AVSD胎儿的心室大小（图21.20～21.22）。非平衡型AVSD中常见的变异是右心室占优势伴左心室较小（图21.20～21.22），且常合并左室流出道梗阻（图21.22）。左心室占优势伴右心室较小的情况也可以出现，但不常见（图21.23）。

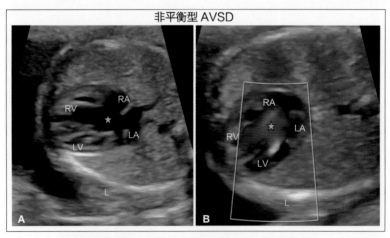

图21.20　非平衡型完全型AVSD胎儿的心底四腔心切面舒张期灰阶（A）和彩色多普勒（B）超声图像。A. 可见AVSD（星号），与右心室（RV）相比，左心室（LV）偏小。B. 彩色多普勒显示存在AVSD（星号）和心室大小不均。这种以RV为主的病例常合并左室流出道梗阻

L—左；LA—左心房；RA—右心房

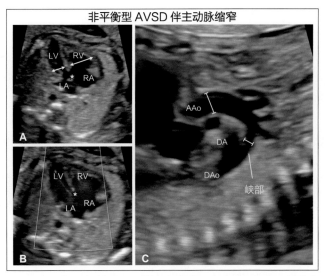

图 21.21 非平衡型 AVSD 伴左心室（LV）变小。A、B. 四腔心切面可见 AVSD（星号）和 LV 变小（双向箭头）。C. 主动脉弓（峡部）狭窄，提示主动脉缩窄

AAo—升主动脉；DA—动脉导管弓；DAo—降主动脉；LA—左心房；RA—右心房；RV—右心室

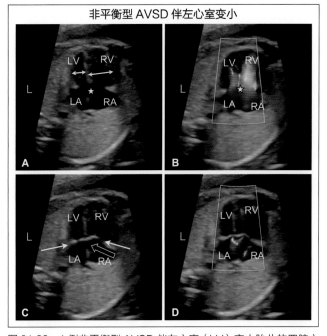

图 21.22 1 例非平衡型 AVSD 伴左心室（LV）变小胎儿的四腔心切面灰阶（A、C）和彩色多普勒（B、D）超声图像。A. 舒张期灰阶超声图像显示 AVSD（星号）伴左心室变小（双向箭头）。B. 彩色多普勒显示，流入 LV 的血液比流入 RV 的更少。C. 收缩期共同房室瓣关闭，可见瓣叶呈线样插入（箭头），此时只能识别房间隔缺损（空心箭头）。D. 收缩期彩色多普勒显示共同瓣反流（蓝色）

L—左；LA—左心房；RA—右心房

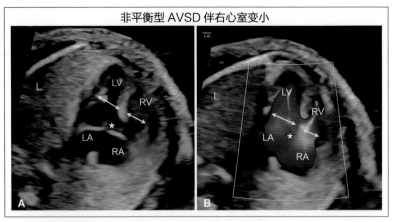

图 21.23　灰阶（A）和彩色多普勒（B）超声图像显示非平衡型 AVSD（星号）伴右心室（RV）变小。注意与左心室（LV）相比，右心室变小

L—左；LA—左心房；RA—右心房

妊娠早期

在妊娠 11 ～ 13 周的扫查中，通过灰阶和彩色多普勒超声图像评估舒张期心脏中心的缺损，可以识别 AVSD（图 21.24 ～ 21.26）。彩色多普勒显示舒张期单一血液通道和收缩期瓣膜反流（图 21.24，21.25）。频谱多普勒可以通过收缩期瓣膜反流来确认 AVSD 的诊断（图

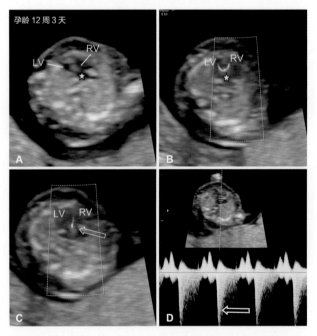

图 21.24　妊娠 12 周完全型 AVSD 胎儿经腹超声检查，心尖四腔心切面的灰阶（A）、彩色多普勒（B、C）和频谱多普勒（D）超声图像。A. 显示 AVSD（星号）。B. 舒张期显示单通道血流通过共同房室瓣（星号）进入心室。C. 收缩期出现瓣膜反流（空心箭头）。D. 频谱多普勒显示瓣膜反流（空心箭头）。通常经阴道超声检查可以获得更高的分辨率（图 21.25）

LV—左心室；RV—右心室

21.24D）。为了避免伪影，妊娠早期应当合理使用彩色多普勒，当怀疑 AVSD 时，经阴道超声检查有助于确认诊断。最近一项研究[11]评估了 211 例妊娠 11 ～ 13 周 CHD 胎儿的超声检查结果，11 例 AVSD 病例中有 10 例在胎儿期检出。有时缺损非常大，图像类似单心室畸形[12]。颈项透明层增厚、静脉导管血流反向或心轴异常时应警惕合并 AVSD，经阴道超声检查有助于详细评估胎儿心脏[11,13]（见第 11 章）。

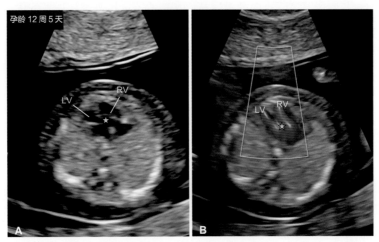

图 21.25　妊娠 12 周完全型 AVSD 胎儿经阴道超声检查，舒张期心尖四腔心切面的灰阶（A）和彩色多普勒（B）超声图像。可见 AVSD（星号），注意彩色多普勒显示单束血流通过共同房室瓣进入心室
LV—左心室；RV—右心室

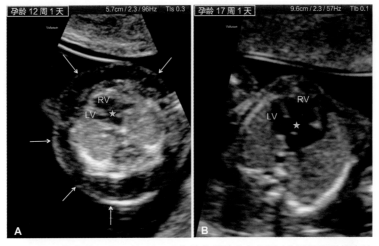

图 21.26　完全型 AVSD 伴 21- 三体综合征胎儿在妊娠 12 周经阴道超声检查（A）和妊娠 17 周经腹超声随访（B）显示胸腔横切面。A. 注意胎儿水肿（箭头）和明显的 AVSD 伴有心室不均衡和左心室（LV）变小。B. 妊娠 17 周超声随访可见水肿消退，可清晰显示 AVSD（星号），与右心室（RV）相比，左心室（LV）小

三维超声

应用三维容积断层超声成像模式扫查四腔心切面能从多个平面展示 AVSD 的解剖学特征 [14-16]。在显示共同瓣和间隔缺损时，容积对比成像－平面 A(volume-contrast image of the A-plane，VCI-A）可提高对比度和分辨率（图 21.27）。四腔心切面灰阶和彩色多普勒超声应用表面渲染模式可以更好地显示心脏十字交叉部位的缺损大小（图 21.28，21.29）。共同房室瓣的正面观可以从心房或心室区域观察，后者的优势是可提供有价值的瓣膜结构的解剖学信息（图 21.30）[17]。典型的彩色多普勒模式可以通过三维成像结合彩色多普勒（如玻璃体模式）更好地显示完全型 AVSD。

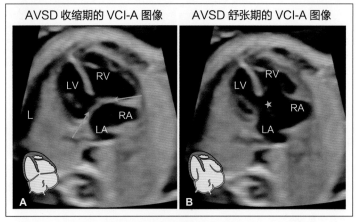

图 21.27　完全型 AVSD 胎儿的四腔心切面收缩期（A）和舒张期（B）的三维超声图像。应用 VCI-A 技术可提高图像的对比度和分辨率。A. 收缩期共同房室瓣的典型线样排列（箭头）清晰可见。B. 舒张期心脏十字交叉部位的空隙（星号）显示清晰

L—左；LA—左心房；LV—左心室；RA—右心房；RV—右心室

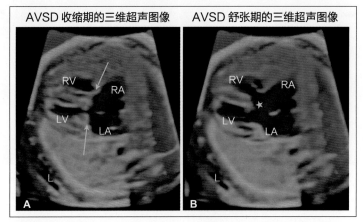

图 21.28　完全型 AVSD 胎儿收缩期（A）和舒张期（B）四腔心切面的三维超声表面渲染模式。A. 收缩期可见共同房室瓣的典型线样排列（箭头）。B. 舒张期可见心脏十字交叉部位的空隙（星号）

L—左；LA—左心房；LV—左心室；RA—右心房；RV—右心室

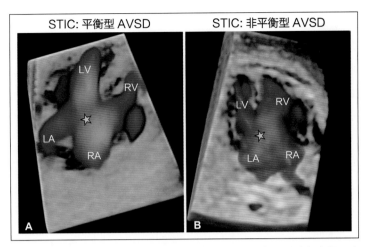

图 21.29　平衡型 AVSD（A）和非平衡型 AVSD（B）胎儿的舒张期四腔心切面彩色多普勒时间 – 空间相关成像（STIC）玻璃体模式的容积图像。注意舒张期血液流经心房和心室之间大的 AVSD（星号）
LA—左心房；LV—左心室；RA—右心房；RV—右心室

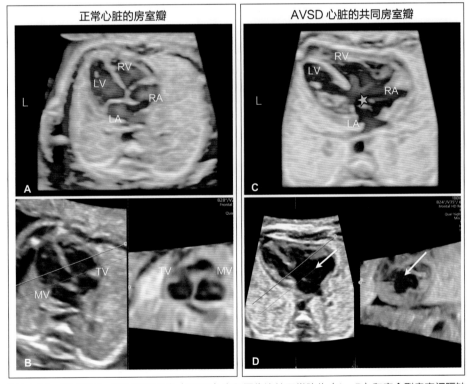

图 21.30　通过时间 – 空间相关成像（STIC）容积图像比较正常胎儿（A、B）和完全型房室间隔缺损（AVSD）胎儿（C、D）的房室瓣。四腔心切面以表面模式显示（A、C），房室瓣膜通过自由解剖切面方式显示（B、D），从心室侧可以直接看到瓣膜。在正常心脏（A）中，两个瓣膜清晰可见，两个瓣膜孔之间的隔膜也清晰可见（B）。与二尖瓣（MV）和三尖瓣（TV）分离良好的正常心脏相比，在 AVSD 心脏中，可以看到共同瓣膜（星号）和可以很好识别的共同孔（箭头），其间没有隔膜
L—左；LA—左心房；LV—左心室；RA—右心房；RV—右心室

合并心内和心外畸形

AVSD 合并的心内畸形包括法洛四联症、心室双出口、右位主动脉弓以及其他圆锥动脉干畸形。也可发现肺动脉闭锁、肺静脉和体静脉异常，主要合并左侧异构和右侧异构。非平衡型 AVSD 可导致心室比例失调伴一侧心室发育不良。非平衡型 AVSD 典型的并发症是左心室变小和主动脉缩窄（图 21.21），也可以显示重度的主动脉弓发育不良，导致血流动力学改变，类似左心发育不良综合征。

AVSD 合并的心外畸形主要由染色体异常引起，常见于 21- 三体综合征，较少见于 18- 三体综合征和 13- 三体综合征。40% ~ 45% 的 21- 三体综合征患儿合并 CHD，其中 40% 为 AVSD，通常为完全型 [8,9,18]。在产前诊断为孤立性 AVSD 的病例中，58%[19,20] 合并 21- 三体综合征。若伴发心内强回声光点则非整倍体的风险升高。在伴有法洛四联症的 AVSD 患儿中，21- 三体综合征的风险显著增高。AVSD 合并左心发育不良可在特纳综合征胎儿中发现。在大约 1/3 的病例中，产前诊断的 AVSD 属于内脏异构综合征的一部分 [19]。当 AVSD 合并异构时，几乎不存在染色体异常的风险，但由于存在严重的心内和心外畸形，预后差。

除了染色体数量异常和异构，AVSD 可合并其他综合征，包括致病性拷贝数变异（CNV），但没有特异性疾病需要强调 [21]（见第 2 章）。最近的一项研究发现，AVSD 是最常合并遗传病的心脏畸形之一，包括致病性 CNV 和单基因疾病 [22]。此外，在一项对 202 名 CHARGE 综合征患者的队列研究中，13% 的病例伴有 AVSD，发病率仅次于圆锥动脉干畸形 [23]。

鉴别诊断

如果没有仔细观察房间隔是否正常和三尖瓣附着部位是否正常，孤立性流入道室间隔缺损可能会被误诊为 AVSD。在左上腔静脉的病例中，扩张的冠状静脉窦与 AVSD 相似 [24]。21- 三体综合征 [25, 26] 常见的伴发异常也包括不伴间隔缺损的两侧房室瓣的线样插入。大的 AVSD 或非平衡型 AVSD 与单心室的鉴别可能很困难，尤其是右侧或左侧异构的胎儿。此外，在少数情况下，非平衡型 AVSD 可能难以与重度主动脉缩窄、左心发育不良综合征以及基于左心室或右心室发育不良的三尖瓣闭锁相鉴别。

预后与转归

没有其他心内畸形的平衡型 AVSD 合并 21- 三体综合征的新生儿，在刚出生的几周内是无症状的，需要在 3 ~ 6 月龄完成 AVSD 的手术矫正 [27]。在一项纳入 138 例接受完全型 AVSD 修复的患者的大型研究中，手术死亡率低至 1.4%，总死亡率为 5.8%[27]。随访至 8 岁时，约有 13% 的患者需要进行再次手术，再次手术的危险因素是出院时出现中度或更严重的左侧房室瓣反流。在这项研究中，AVSD 修复的最佳时间为 3 ~ 6 月龄 [27]。

另外，某地区胎儿医疗中心 [28] 报道，除终止妊娠及失访病例外，产前诊断的完全型 AVSD 患儿的总存活率是 32%。产前诊断的 AVSD 患儿预后较差的原因主要是高发的心内和心外畸形[28]。在一项针对 88 例诊断为 AVSD 胎儿的回顾性研究中，预后不良与异构、非平衡型 AVSD 以及需行单心室修复有关[29]。合并染色体异常并不影响患儿死亡率[29]。此外，大量产前系列研究发现，妊娠早期检出的 AVSD 合并较少心内畸形的 21- 三体综合征胎儿的双心室修复率较高，存活率也较高[30]。表 21.1 总结了 AVSD 胎儿预后不良的主要特征。

表 21.1 AVSD 胎儿预后不良的主要特征
合并左侧或右侧异构
非平衡型 AVSD 合并左心室变小或右心室变小
重度瓣膜反流
房室瓣骑跨
胎儿心脏传导阻滞和水肿
心肌增厚
合并严重的心外畸形
合并遗传综合征

孤立性病例的远期预后良好，20 年存活率为 95%，手术死亡率非常低（< 2%）[31,32]。大约 1/4 的患者需要再次手术，主要是由于渐进性左侧房室瓣反流或左室流出道梗阻[33]，手术方法包括修补室间隔和房间隔缺损，重建房室瓣结构[1]。与平衡型 AVSD 相比，非平衡型 AVSD 由于一侧心室严重发育不良难以进行双心室修复，因而手术效果更差。与单心室矫治的病例一样，通常会进行姑息性手术。

诊断方法

图 21.31 列出了怀疑胎儿房室间隔缺损（AVSD）时的诊断方法。

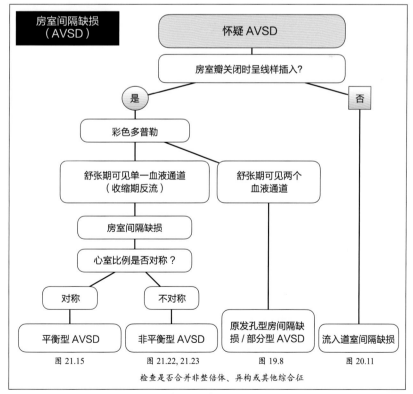

图 21.31 怀疑胎儿 房室间隔缺损（AVSD）时的诊断方法。详见正文

要点　房室间隔缺损

- AVSD 指原发孔型房间隔缺损合并室间隔缺损及异常的共同房室瓣。
- AVSD 的共同房室瓣通常有 5 个小叶。
- 部分型 AVSD 包括原发孔型房间隔缺损和二尖瓣前叶裂，伴有 2 个不同的二尖瓣环和三尖瓣环。
- 在非平衡型 AVSD 中，其房室连接使血液主要流向两个心室中的一个，导致心室比例失调。
- 非平衡型 AVSD 常合并异构综合征。
- 心尖四腔心切面是诊断 AVSD 的最佳切面。
- AVSD 在收缩期可见共同房室瓣呈线样插入。
- 部分型 AVSD 的房室瓣呈线样插入，合并原发孔型房间隔缺损，但没有大的室间隔缺损。
- 收缩期，大多数完全型 AVSD 病例的彩色多普勒显示共同房室瓣反流。
- AVSD 占 21- 三体综合征 CHD 患者的 40%。
- AVSD 合并异构时，几乎不存在染色体异常的风险。
- 由于合并心内和心外畸形，产前诊断的完全型 AVSD 的总存活率低。
- 孤立性 AVSD 患者的远期预后良好。

（吴　娟）

参考文献

1. Ebels T, Tretter J, Spicer D, Anderson RH. Atrioventricular septal de-fects. In: Wernovsky G, Anderson RH, Kumar K, Mussatto KA, Reding-ton AN, Tweddell JS eds. *Anderson's Pediatric Cardiology*. Elsevier; 2019: 521-554.
2. Lindinger A, Schwedler G, Hense H-W. Prevalence of congenital heart defects in newborns in Germany: results of the first registration year of the PAN Study (July 2006 to June 2007). *Klin Padiatr*. 2010;222: 321-326.
3. Bedard T, Lowry RB, Sibbald B, et al. Congenital heart defect case as-certainment by the Alberta Congenital Anomalies Surveillance System. *Birth Defects Res A Clin Mol Teratol*. 2012;94:449-458.
4. Samanek M, Voriskova M. Congenital heart disease among 815,569 children born between 1980 and 1990 and their 15-year survival: a prospective Bohemia survival study. *Pediatr Cardiol*. 1999;20: 411-417.
5. Ferencz C, Rubin JD, Loffredo CA, Magee CA. *Epidemiology of Con-genital Heart Disease. The Baltimore-Washington Infant Study 1981-1989*. Futura Publishing Company; 1993.
6. Allan LD, Sharland GK, Milburn A, et al. Prospective diagnosis of 1,006 consecutive cases of congenital heart disease in the fetus. *J Am Coll Cardiol*. 1994;23:1452-1458.
7. Berg C, Georgiadis M, Geipel A, Gembruch U. The area behind the heart in the four-chamber view and the quest for congenital heart de-fects. *Ultrasound Obstet Gynecol*. 2007;30:721-727.
8. Allan LD. Atrioventricular septal defect in the fetus. *Am J Obstet Gynecol*. 1999;181:1250-1253.
9. Morlando M, Bhide A, Familiari A, et al. The association between pre-natal atrioventricular septal defects and chromosomal abnormalities. *Eur J Obstet Gynecol Reprod Biol*. 2017;208:31-35.
10. Machlitt A, Heling KS, Chaoui R. Increased cardiac atrial-to-ventricular length ratio in the fetal four-chamber view: a new marker for atrioventricular septal defects. *Ultrasound Obstet Gynecol*. 2004;24:618-622.

11. Minnella GP, Crupano FM, Syngelaki A, Zidere V, Akolekar R, Nico-laides KH. Diagnosis of major heart defects by routine first-trimester ultrasound examination: association with increased nuchal translucency, tricuspid regurgitation and abnormal flow in ductus venosus. *Ultrasound Obstet Gynecol.* 2020;55:637-644.

12. Abuhamad A, Chaoui R. *First Trimester Ultrasound Diagnosis of Fetal Ab-normalities.* Lippincott Wilkins; 2017.

13. Sinkovskaya ES, Chaoui R, Karl K, Andreeva E, Zhuchenko L, Abuha-mad AZ. Fetal cardiac axis and congenital heart defects in early gestation. *Obstet Gynecol.* 2015;125:453-460.

14. Chaoui R, Heling KS. New developments in fetal heart scanning: three-and four-dimensional fetal echocardiography. *Semin Fetal Neonatal Med.* 2005;10:567-577.

15. Paladini D, Vassallo M, Sglavo G, Lapadula C, Martinelli P. The role of spatio-temporal image correlation (STIC) with tomographic ultrasound imaging (TUI) in the sequential analysis of fetal congenital heart disease. *Ultrasound Obstet Gynecol.* 2006;27:555-561.

16. Yagel S, Benachi A, Bonnet D, et al. Rendering in fetal cardiac scanning: the intracardiac septa and the coronal atrioventricular valve planes. *Ultrasound Obstet Gynecol.* 2006;28:266-274.

17. Vinals F, Pacheco V, Giuliano A. Fetal atrioventricular valve junction in normal fetuses and in fetuses with complete atrioventricular septal defect assessed by 4D volume rendering. *Ultrasound Obstet Gynecol.* 2006;28:26-31.

18. De Biase L, Di Ciommo V, Ballerini L, Bevilacqua M, Marcelletti C, Marino B. Prevalence of left-sided obstructive lesions in patients with atrioventricular canal without Down's syndrome. *J Thorac Cardiovasc Surg.* 1986;91:467-469.

19. Huggon IC, Cook AC, Smeeton NC, Magee AG, Sharland GK. Atrioventricular septal defects diagnosed in fetal life: associated cardiac and extracardiac abnormalities and outcome. *J Am Coll Cardiol.* 2000;36:593-601.

20. Delisle MF, Sandor GG, Tessier F, Farquharson DF. Outcome of fetuses diagnosed with atrioventricular septal defect. *Obstet Gynecol.* 1999;94: 763-767.

21. Hureaux M, Guterman S, Hervé B, et al. Chromosomal microarray analysis in fetuses with an isolated congenital heart defect: a retrospective, nationwide, multicenter study in France. *Prenat Diagn.* 2019;39: 464-470.

22. van Nisselrooij AEL, Lugthart MA, Clur S-A, et al. The prevalence of genetic diagnoses in fetuses with severe congenital heart defects. *Genet Med.* 2020;22:1-9.

23. Corsten-Janssen N, Kerstjens-Frederikse WS, Marchie Sarvaas du GJ, et al. The cardiac phenotype in patients with a CHD7 mutation. *Circ Cardiovasc Genet.* 2013;6:248-254.

24. Park JK, Taylor DK, Skeels M, Towner DR. Dilated coronary sinus in the fetus: misinterpretation as an atrioventricular canal defect. *Ultrasound Obstet Gynecol.* 1997;10:126-129.

25. Fredouille C, PiercecchiMarti MD, Liprandi A, et al. Linear insertion of atrioventricular valves without septal defect: a new anatomical landmark for Down's syndrome? *Fetal Diagn Ther.* 2002;17:188-192.

26. Adriaanse BME, Bartelings MM, van Vugt JMG, et al. The differential and linear insertion of the atrioventricular valves: a useful tool? *Ultrasound Obstet Gynecol.* 2014;44:568-574.

27. Xie O, Brizard CP, d'Udekem Y, et al. Outcomes of repair of complete atrioventricular septal defect in the current era. *Eur J Cardiothorac Surg.* 2014;45:610-617.

28. Rasiah SV, Ewer AK, Miller P, Wright JG, Tonks A, Kilby MD. Outcome following prenatal diagnosis of complete atrioventricular septal defect. *Prenat Diagn.* 2008;28:95-101.

29. Beaton AZ, Pike JI, Stallings C, Donofrio MT. Predictors of repair and outcome in prenatally diagnosed atrioventricular septal defects. *J Am Soc Echocardiogr.* 2013;26:208-216.

30. Berg C, Kaiser C, Bender F, et al. Atrioventricular septal defect in the fetus-associated conditions and outcome in 246 cases. *Ultraschall Med.* 2009;30:25-32.

31. Aubert S, Henaine R, Raisky O, et al. Atypical forms of isolated partial atrioventricular septal defect increase the risk of initial valve replacement and reoperation. *Eur J Cardiothoracic Surg.* 2005;28:223-228.

32. Studer M, Blackstone EH, Kirklin JW, et al. Determinants of early and late results of repair of atrioventricular septal (canal) defects. *J Thorac Cardiovasc Surg.* 1982;84:523-542.

33. McGrath LB, Gonzalez-Lavin L. Actuarial survival, freedom from reop-eration, and other events after repair of atrioventricular septal defects. *J Thorac Cardiovasc Surg.* 1987;94:582-590.

22

第 22 章
心室双入口

单心室性房室连接是心房经房室瓣完全或大部分连接至单一心室的一组心脏畸形。从胚胎学角度来说，这种畸形源于球室管旋转阶段发育失败。这组心脏畸形的细化分型、入选及排除标准至今仍存在很多争议[1-3]。从临床角度来看，生理学单心室是一种单心室性房室连接的先天性心脏畸形，指心脏只有 1 个功能心室，有 1 个或 2 个心房与其连接。描述这种异常的术语包括单心室、原始心室、共同心室、单一心室、三腔两房心、两腔心、优势心室和心室双入口（double inlet ventricle, DIV）。Hallermann 等[5] 对经典的 Van Praagh 分型[4] 进行了修改，将单心室描述为有 1 个或 2 个房室瓣，血流共同汇入 1 个单独心室，并排除了二尖瓣和（或）三尖瓣闭锁。Anderson 简化分型将其描述为 1 个较大的单心室伴（或不伴）发育不良的残余心腔，合并二尖瓣或三尖瓣闭锁[6-7]。在 Anderson 分型中，如果有残余心腔，则无流入道，但可以有流出道[6-7]。单心室性房室连接可分为 3 个亚型：双入口型，2 个心房通过 2 组房室瓣连接 1 个心室；单入口型，1 个心房通过 1 组房室瓣连接 1 个心室；共同入口型，2 个心房通过 1 组房室瓣连接 1 个心室[2]。心室的形态一般为左心室形态伴有 1 个未发育的右心室；少数情况下为右心室形态伴有 1 个未发育的左心室，或不定型心室且不伴残余心腔。由先天性心脏矫治手术造成的单心室不属于单心室性房室连接。值得注意的是，功能性单心室这一术语最近被用于描述左心发育不良综合征、室间隔完整型肺动脉闭锁、房室瓣闭锁、DIV、房室瓣骑跨、非平衡型房室间隔缺损和复杂 DIV 等畸形[1]。表 22.1 列出了胎儿心脏超声检查中表现为单心室性房室连接的几种心脏畸形。其中，DIV 和三尖瓣闭锁通常被归类于单心室性房室连接合并室间隔缺损，将分别在本章和第 23 章中讨论。

表 22.1　胎儿超声心动图显示为单心室的心脏畸形

- 左心发育不良综合征
- 室间隔完整型肺动脉闭锁
- 房室间隔缺损（非平衡型）
- 单心室合并左侧或右侧异构
- 矫正型大动脉转位合并三尖瓣闭锁
- 二尖瓣闭锁合并室间隔缺损
- 心室双入口
- 三尖瓣闭锁合并室间隔缺损

图 22.1 显示了不同的心脏畸形在四腔心切面表现为"单心室"。

定义、疾病谱和发病率

DIV 是一种经典且最常见的单心室性房室连接类型[2]。其特征是发育正常的左、右心房分别通过左侧和右侧的房室瓣连接于 1 个共同心室（图 22.2，22.3）。其中最常见的 DIV 类型是双入口连接于形态学左心室，约占 80%，也称为左心室双入口（double inlet left ventricle, DILV）[4]。DILV 常有 1 个发育不良的右心室，通过室间隔缺损（ventricular septal defect, VSD）与单心室相连（图 22.4）。这个残余心室是一个小的流出腔，室间隔缺损通常被称为球室孔。主动脉和肺动脉由于心室扭转常出现 D 型或 L 型转位，这两条大动脉（双出口）或其中之一起自小的流出腔。若球室孔分流受限，则会有从残余心室发出的相应大动脉狭窄（肺动脉狭窄或主动脉缩窄）。其他类型的 DIV 包括右心室双入口、混合 DIV 和未确定或未分化形态的 DIV[4]等。DIV 罕见，占活产儿的 0.1‰[8]。因其在四腔心切面具有显著特征，所以胎儿期较常见。

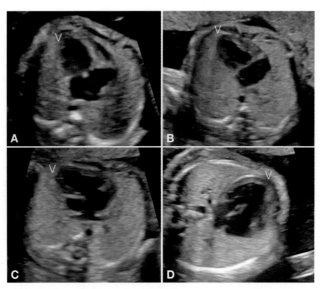

图 22.1 单心室性房室连接的疾病谱：4 种不同心脏畸形的胎儿在四腔心切面表现为"单心室"（V），在胎儿超声心动图上检测到 1 个心室并不等同于单心室。A. 胎儿右心室发育不良合并室间隔完整型肺动脉闭锁。B. 左心发育不良：二尖瓣和主动脉瓣闭锁合并左心室缺如。C. 共同入口型单心室合并右心房异构和其他复杂畸形。D. 双入口型单心室

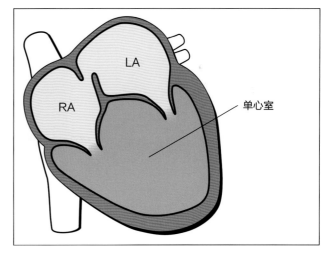

图 22.2 DIV 示意图。双心房通过 2 组房室瓣将血液引流至单心室。在多数情况下，单心室为形态学左心室，偶尔可见 1 个残余心室（此示意图中未显示）
LA—左心房；RA—右心房

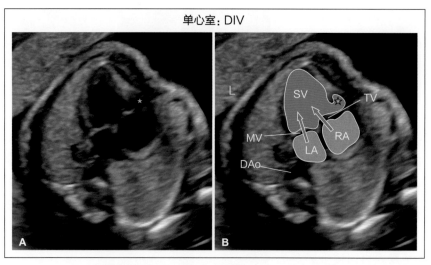

图 22.3　DIV 胎儿的四腔心切面无注释灰阶超声图像（A）和有注释灰阶超声图像及相应示意图（B）。通常，双心房通过 2 组房室瓣（二尖瓣和三尖瓣）连接于单心室（蓝色箭头）。注意右侧存在 1 个残余心室（星号）

DAo—降主动脉；L—左；SV—单心室；RA—右心房；LA—左心房；TV—三尖瓣；MV—二尖瓣

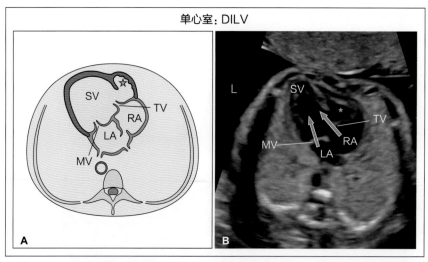

图 22.4　1 例左心室双入口（DILV）胎儿的四腔心切面示意图（A）和相应的舒张期灰阶超声图像（B）。通常，双心房通过 2 组房室瓣（二尖瓣和三尖瓣）开口于单心室（蓝色箭头）。注意右侧存在 1 个残余心室（星号），并且主心室为形态学左心室

L—左；LA—左心房；MV—二尖瓣；RA—右心房；SV—单心室；TV—三尖瓣

超声表现

灰阶超声

DIV 在四腔心切面显示异常，表现为单一心室合并室间隔缺损（图 22.2 ～ 22.4）。超

声检查基于右心室和左心室的解剖形态学特征（图 22.5）来鉴别单心室的形态。左心室内膜光滑，肌小梁细小（图 22.4，22.5C、D），而右心室内膜粗糙、不规则（图 22.5E、F）。房室瓣和（或）乳头肌附着位置不能用于单心室性房室连接的主心室形态评估。尽管 DILV 中的残余流出腔常位于主心室的左侧（左袢）[3]，但根据笔者的经验，在产前诊断 DILV 中残余流出腔位于右侧（右袢）的情况更常见（图 22.4，22.5C、D）。当小的流出腔位于左侧时，通常为 L 型大动脉转位；当其位于右侧时，通常为 D 型大动脉转位，肺动脉起自小的流出腔[3]。流出道梗阻主要由于心腔和大动脉管腔大小存在差异，而不是由血流动力学障碍所致，可以不存在血流动力学障碍（图 22.6）。肺动脉内径变小提示肺动脉狭窄或闭锁，而升主动脉内径变小与主动脉缩窄或主动脉弓发育不良有关（图 22.6）。

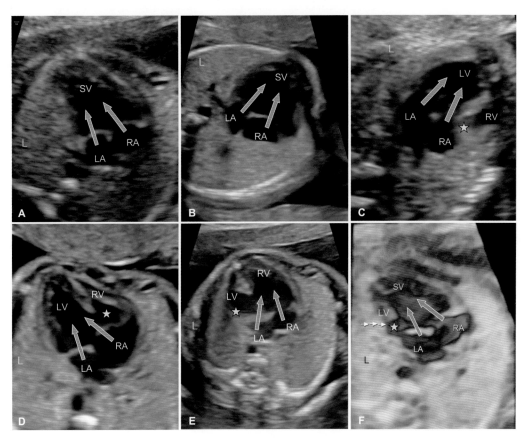

图 22.5　6 例解剖学特征不同的 DIV 胎儿的四腔心切面灰阶超声图像。所有胎儿的左、右心房通过 2 组房室瓣连接于单心室。图 A、B 显示了不定型单心室（SV）。图 C ~ F 显示了主心腔和残余心腔。图 C、D 分别显示了左心室双入口和残余右心室，左心室是输出腔。图 E、F 显示了残余左心室的右心室双入口，右心室是输出腔
L—左；LA—左心房；LV—左心室；RA—右心房；RV—右心室

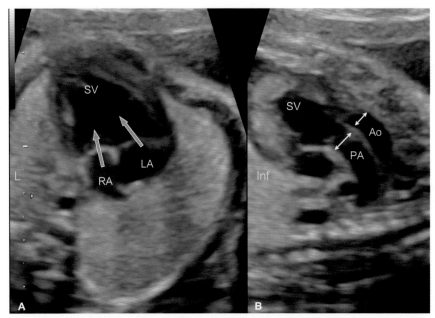

图 22.6　DIV 胎儿的四腔心切面（A）显示右心房、左心房引流至单心室（SV, 箭头）。通常，存在未发育的残余心腔（图 A 中未显示），并发出肺动脉和主动脉。同一胎儿的长轴切面灰阶超声图像（B）可见主动脉和肺动脉并列走行，主心腔和残余心腔（未能清楚显示）之间的室间隔缺损较小，导致主动脉在瓣环水平（双向箭头）处内径小于肺动脉。该例胎儿出生后诊断为主动脉缩窄

Ao—主动脉；Inf—下；L—左；LA—左心房；PA—肺动脉；RA—右心房

彩色多普勒

　　四腔心切面的彩色多普勒可能产生误导，因为有 2 个房室瓣开放，显示为 2 股血流，故会产生有分隔或室间隔存在的假象[9]（图 22.7 ~ 22.9）。DIV 的诊断要基于二维超声，

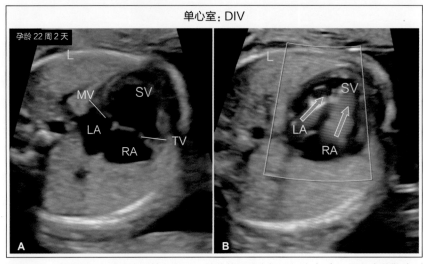

图 22.7　1 例妊娠 22 周不定型单心室 DIV 胎儿的四腔心切面灰阶（A）和彩色多普勒（B）超声图像。A. 右心房、左心房引流至单心室（SV）。B. 双心房的血液分别通过 2 组房室瓣（二尖瓣和三尖瓣）引流入单心室（箭头）

L—左；LA—左心房；MV—二尖瓣；RA—右心房；TV—三尖瓣

辅以彩色多普勒观察左、右房室瓣的开放情况（图 22.7 ~ 22.9）和血流穿过 VSD 及大动脉的情况，尤其要观察大动脉有无狭窄或闭锁（图 22.10）。在 DILV 中，有时在四腔心切面可以看到残余右心室（图 22.4，22.5C、D），但在大多数情况下，室间隔缺损（球室孔）和残余右心室在四腔心切面不显示，而是在更靠近胎儿头侧的切面且在试图观察大血管时才显示（图 22.10，22.11）。DILV 若伴限制性 VSD，使用彩色多普勒（图 22.10）更有助于观察。当四腔心切面显示瓣膜闭锁时，彩色多普勒有助于评估房室瓣口的血流情况。图

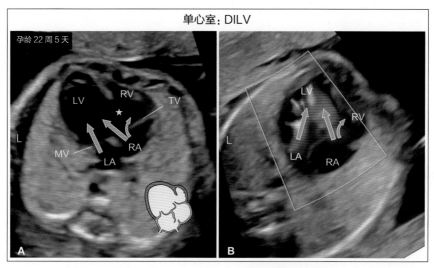

图 22.8 1 例妊娠 22 周左心室双入口（DILV）胎儿的四腔心切面灰阶（A）和彩色多普勒（B）超声图像。双心房的血液分别通过 2 组房室瓣（二尖瓣和三尖瓣）引流至左心室（箭头）。残余右心室通过一个较大的室间隔缺损（星号）与左心室连通
L—左；LA—左心房；LV—左心室；MV—二尖瓣；RA—右心房；RV—右心室；TV—三尖瓣

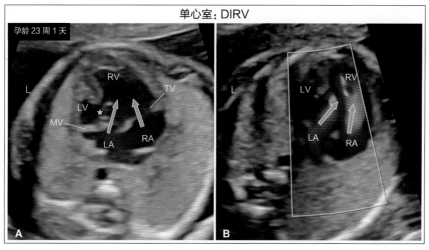

图 22.9 1 例妊娠 23 周右心室双入口（DIRV）胎儿的四腔心切面灰阶（A）和彩色多普勒（B）超声图像。双心房血液分别通过 2 组房室瓣（二尖瓣和三尖瓣）引流至右心室。残余左心室通过较大的室间隔缺损（星号）与右心室连通
L—左；LA—左心房；LV—左心室；MV—二尖瓣；RA—右心房；RV—右心室；TV—三尖瓣

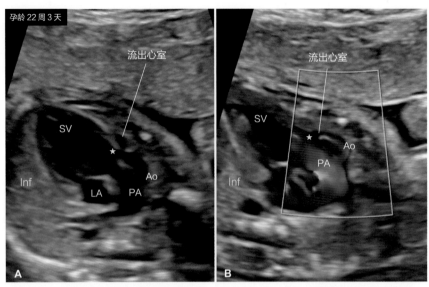

图 22.10　1 例妊娠 22 周 DIV 胎儿的长轴切面灰阶（A）和彩色多普勒（B）超声图像，显示单心室（SV）和残余流出心室。残余流出心室通过室间隔缺损（球室孔，星号）与单心室相连。主动脉与肺动脉并行，由于室间隔缺损较小（限制性），主动脉偏细

Ao—主动脉；Inf—下；LA—左心房；PA—肺动脉；SV—单心室

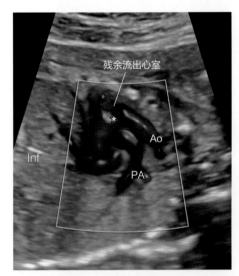

图 22.11　DIV 胎儿的长轴切面彩色多普勒图像，可见残余流出心室。残余流出心室通过称为球室孔的室间隔缺损（星号）与单心室相连。与图 22.10 中所示的主动脉相比，本例的室间隔缺损较大，所以主动脉内径较宽。主动脉和肺动脉并列走行

Ao—主动脉；Inf—下；PA—肺动脉

22.12 显示了使用灰阶超声评估 1 例胎儿心脏的四腔心切面（图 22.12A），初步怀疑为三尖瓣闭锁伴 VSD，但彩色多普勒证实三尖瓣血流通畅（图 22.12B），并显示其汇入主心腔左心室（DILV），灰阶和彩色多普勒超声共同证实 DILV 的存在，这是一种罕见的畸形。

妊娠早期

妊娠早期怀疑 DIV 时，可检查四腔心切面有无室间隔和大血管起源异常（图 22.13 ～ 22.15）。应注意，在妊娠早期很难观察到室间隔，彩色多普勒观察四腔心切面可能显示为正常，鉴于 DIV 常伴大血管走行异常，因此评估大血管的情况可能更有助于诊断（图 22.14B，22.15C）。在妊娠早期，很难确定单心室的形态，经阴道灰阶超声可以显示单心室的解剖学结构（图 22.15A）。

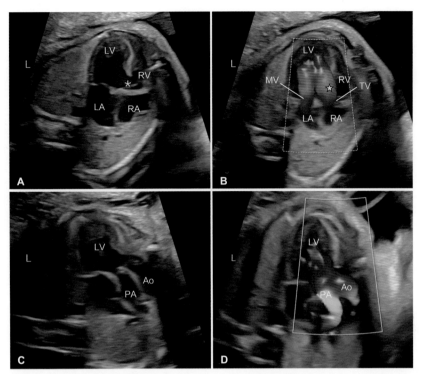

图 22.12　1 例妊娠 27 周左心室双入口（DILV）合并左室双出口（DOLV）胎儿的四腔心切面灰阶（A）和彩色多普勒（B）超声图像以及大血管斜切面灰阶（C）和彩色多普勒（D）超声图像。A. 灰阶超声最初提示三尖瓣闭锁合并室间隔缺损（星号）。B. 彩色多普勒显示三尖瓣开放，血液经三尖瓣和二尖瓣流入形态学左心室（LV）。C、D. 2 条大血管起自左心室，肺动脉与前方的主动脉平行走行

Ao—主动脉；L—左；LA—左心房；MV—二尖瓣；PA—肺动脉；RA—右心房；RV—右心室；
TV—三尖瓣

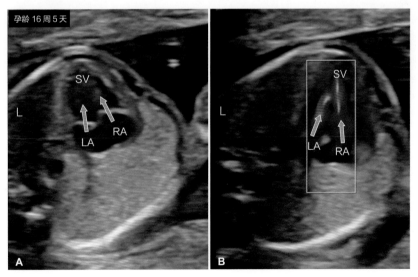

图 22.13　使用经腹线阵探头，显示 1 例妊娠 16 周 DIV 胎儿的四腔心切面灰阶（A）和彩色多普勒（B）超声图像。左心房（LA）和右心房（RA）的血液通过各自的房室瓣引流至单心室（SV，箭头）

L—左

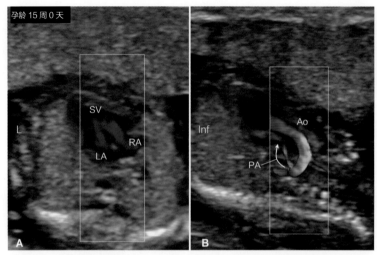

图 22.14　使用经腹线阵探头，显示 1 例妊娠 15 周 DIV 胎儿的四腔心切面（A）和长轴切面（B）彩色多普勒超声图像。左心房（LA）和右心房（RA）的血液通过各自的房室瓣引流至单心室（SV）。长轴切面显示肺动脉闭锁合并肺动脉发育不良，彩色多普勒显示血流逆灌（箭头）。注意肺动脉（PA）位于主动脉（Ao）后方

Inf—下；L—左

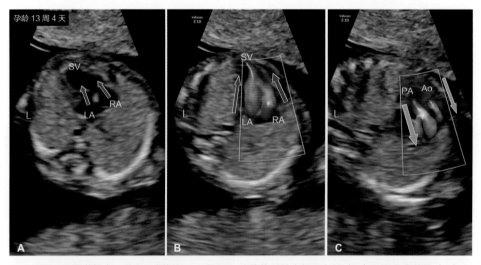

图 22.15　经阴道超声，显示 1 例妊娠 13 周 DIV 胎儿的四腔心切面灰阶（A）和彩色多普勒（B）以及长轴切面彩色多普勒（C）超声图像。A、B. 左心房（LA）和右心房（RA）的血流通过各自的房室瓣进入单心室（SV，箭头）。C. 主动脉（Ao）和肺动脉（PA）并行，且血流均为前向（箭头），主动脉内径小于肺动脉，提示存在主动脉狭窄或缩窄

L—左

三维超声

三维超声联合断层成像可以同时显示四腔心切面异常、残余心腔以及大血管的走行。脱机模式下，容积数据分析更有助于评估大血管的空间位置关系。表面渲染模式显示 2 组房室瓣开口于 1 个大的心室和 1 个残余流出腔（图 22.16，22.17），有助于确定大血管的空间位置关系。

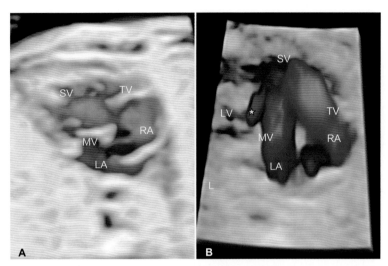

图 22.16 1 例 DIV 胎儿的四腔心切面的三维表面渲染模式灰阶（A）和彩色多普勒玻璃体模式（B）超声图像，显示左心房（LA）和右心房（RA）以及右心室型单心室（SV）。图 B 显示双心房的血液进入单心室，以及残余左心室（LV）通过室间隔缺损（星号）接收来自右心室的血流

L—左；MV—二尖瓣；TV—三尖瓣

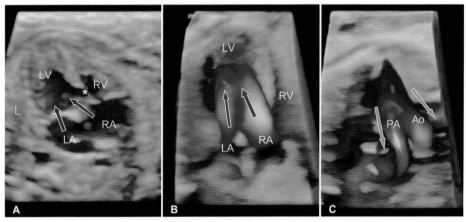

图 22.17 1 例左心室双入口（DILV）胎儿的四腔心切面三维表面渲染模式灰阶（A）、彩色多普勒玻璃体模式（B）和流出道纵切面彩色多普勒（C）超声图像。A. 可见 1 个残余右心室（RV），通过室间隔缺损（星号）与左心室（LV）连通。B. 左心房（LA）及右心房（RA）的血液均流入左心室（箭头）。C. 2 条大血管并行，肺动脉（PA）位于主动脉（Ao）前方

L—左

合并心内和心外畸形

DIV 常合并的心内畸形有房室瓣闭锁、发育不良或骑跨，肺动脉（或瓣下）流出道梗阻，主动脉（或瓣下）流出道梗阻和由传导系统的解剖学结构被破坏导致的传导异常[2]。

最需要排除的心外畸形是左侧或右侧异构（见第 41 章），尤其是共同入口型单心室[10]。按胎儿心脏检查的顺序分析法可以发现这些相关畸形。除异构外，染色体异常和其他心外畸形很少见，有研究报道占比仅为 5%[11]。

鉴别诊断

表 22.1 列出了需与 DIV 鉴别诊断的几种心脏畸形。产前超声漏诊 DIV 的原因可能是舒张期心脏侧面扫查时，乳头肌被误认为单心室内的室间隔。

预后与转归

伴有房室瓣开放的 DIV 在胎儿期具有较好的耐受性。产前超声随访很重要，血流量减少和血管发育不良会导致流出道梗阻或病变加重。新生儿的转归主要取决于主心腔类型，主心腔为左心室的患者预后优于主心腔为右心室或不定型心室的患者[12]。大血管的走行以及是否存在梗阻，也是影响预后的重要因素。单心室多采用姑息性手术，手术类型（肺动脉环缩术、Fontan 手术或其他）主要取决于大血管的走行和血流灌注情况[11]。

不伴有心律失常的 DIV 胎儿多数预后良好。最新的一项研究表明，115 例产前诊断为单心室的新生儿的总存活率为 90.4%（104/115），与右心室双入口组相比（86.5%，64/74），左室双出口组新生儿的预后更佳（97.5%，40/41）[12]。该研究中左心室双入口组包括 DILV、三尖瓣闭锁合并室间隔缺损、室间隔完整型肺动脉闭锁和 DILV 合并内脏异位病例[12]。在一项研究中，58 例 DILV 婴儿的 10 年存活率高达 94%[11]。

诊断方法

图 22.18 列出了怀疑胎儿心室双入口（DIV）时的诊断方法。

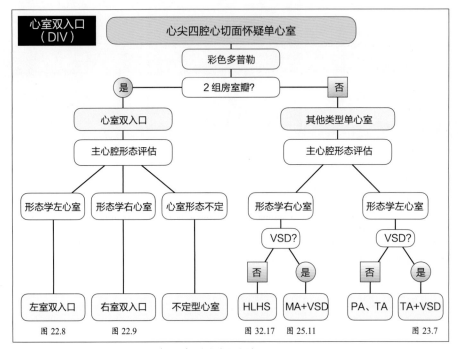

图 22.18　怀疑胎儿心室双入口（DIV）时的诊断方法

HLHS—左心发育不良综合征；MA+VSD—二尖瓣闭锁合并室间隔缺损；PA—肺动脉闭锁；TA—三尖瓣闭锁；TA+VSD—三尖瓣闭锁合并室间隔缺损；VSD—室间隔缺损

要点　心室双入口

- DILV 是单心室性房室连接的最常见类型。
- DIV 的特征是 2 个发育正常的左、右心房通过单独的左侧或右侧房室瓣连接于 1 个共同心室。
- DIV 的最常见类型是双入口连接于形态学左心室，约占 80%。
- 在 DILV 中，残余心腔通过室间隔缺损（又称球室孔）与左心室相连。
- DIV 的四腔心切面表现异常。
- DIV 常合并流出道梗阻并影响起自残余心室的血管。
- DIV 合并的心内畸形包括房室瓣闭锁、发育不良或骑跨，肺动脉（或瓣下）流出道阻塞，主动脉（或瓣下）流出道梗阻和传导异常。

（王　钰）

参考文献

1. Anderson RH, Spicer D. Anatomic considerations in the functionally univentricular heart. In: Wernovsky G, Anderson RH, Kumar K, Mus-satto KA, Redington AN, Tweddell JS, eds. *Anderson's Pediatric Cardiology*. Elsevier; 2019:1245-1260.
2. Earing MG, Hagler DJ, Edwards WD. Univentricular atrioventricular connection. In: Allen HD, Driscoll DJ, Shaddy RE, Feltes TF, eds. *Moss & Adams' Heart Disease in Infants, Children, and Adolescents*. Lippincott Williams & Wilkins; 2013:1175-1194.
3. Hornberger LK. Double-inlet ventricle in the fetus. In: Allan LD, Hornberger LK, Sharland GK, eds. *Textbook of Fetal Cardiology*. London: Greenwich Medical Media. 2000:174-182.
4. Van Praagh R, Van Praagh S, Vlad P, Keith JD. Diagnosis of the anatomic types of single or common ventricle. *Am J Cardiol*. 1965;15: 345-366.
5. Hallermann FJ, Davis GD, Ritter DG, Kincaid OW. Roentgenographic features of common ventricle. *Radiology*. 1966;87:409-423.
6. Anderson RH, Tynan M, Freedom RM, et al. Ventricular morphology in the univentricular heart. *Herz*. 1979;4:184-197.
7. Anderson RH, Becker AE, Tynan M, Macartney FJ, Rigby ML, Wilkinson JL. The univentricular atrioventricular connection: getting to the root of a thorny problem. *Am J Cardiol*. 1984;54:822-828.
8. Hoffman JIE, Kaplan S. The incidence of congenital heart disease. *J Am Coll Cardiol*. 2002;39:1890-1900.
9. Chaoui R, McEwing R. Three cross-sectional planes for fetal color Dop-pler echocardiography. *Ultrasound Obstet Gynecol*. 2003;21:81-93.
10. Van Praagh R, Ongley PA, Swan HJ. Anatomic types of single or common ventricle in man: morphologic and geometric aspects of sixty necropsied cases. *Am J Cardiol*. 1964;13:367-386.
11. Alsoufi B, McCracken C, Kanter K, Shashidharan S, Kogon B. Current results of single ventricle palliation of patients with double inlet left ventricle. *Ann Thorac Surg*. 2017;104:2064-2071.
12. Wolter A, Nosbüsch S, Kawecki A, et al. Prenatal diagnosis of functionally univentricular heart, associations and perinatal outcomes. *Prenat Diagn*. 2016;36:545-554.

第 23 章
三尖瓣闭锁

三尖瓣闭锁（tricuspid atresia，TA）属于由房室瓣闭锁所致的功能性单心室类的先天性心脏畸形[1]。单心室性房室连接的亚型中，TA 是单入口房室连接最常见的病因，本章将详细讨论。有关单心室性房室连接（包括心室双入口）的不同亚型和分类的更多信息请参阅本书第 22 章。鉴于室间隔缺损（VSD）在 TA 中存在的必然性，TA 亦称为三尖瓣闭锁合并室间隔缺损（TA+VSD）。

定义、疾病谱和发病率

三尖瓣闭锁（TA）的特征是右侧房室连接缺如导致右心房和右心室之间无交通[1]（图 23.1）。形态学上 TA 可分为 4 种亚型，肌性型闭锁约占 2/3，其次为膜型、Ebstein 型，以及罕见的瓣膜型。右心室容积明显变小。大多数病例的三尖瓣未发育，超声检查时表现为右侧房室连接部有增厚的组织回声。常伴有流入部室间隔缺损，较为经典的是膜周部缺损，右心室的大小与室间隔缺损大小相关（图 23.1）。由于三尖瓣阻塞，所以必然存在一个大的心房间交通，可能为大的卵圆孔未闭或房间隔缺损。TA 根据大血管起源空间关系分为 3 型[2]：1 型，大动脉起源正常（主动脉发自左心室、

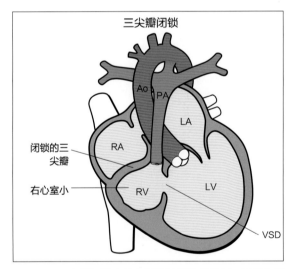

图 23.1 三尖瓣闭锁合并室间隔缺损的示意图。显示右侧房室连接缺失、右心室（RV）小、室间隔缺损（VSD），并可见卵圆孔增大和右室流出道梗阻（图中为肺动脉狭窄）
Ao—主动脉；LA—左心房；LV—左心室；PA—肺动脉；RA—右心房

肺动脉发自右心室），占 70% ～ 80%（图 23.1）；2 型，占 12% ～ 25%，合并 D 型大动脉转位；3 型，为罕见畸形，包括 TA 的其余病例，常合并复杂大动脉畸形，例如，永存动脉干或 L 型大动脉转位。TA 极少见，在活产儿中的发病率为 0.08‰[3]。据报道，TA 占产前诊断先天性心脏病的 4%[4]，由于 TA 是与四腔心切面异常有关的一种心脏畸形，因此，在产前检查中更常见[5-8]。图 23.2 是 1 例 TA 胎儿的心脏解剖标本。

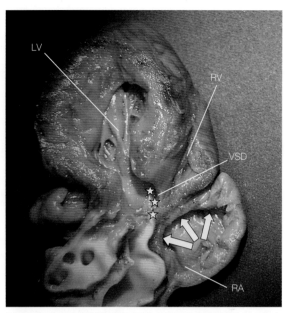

图 23.2　TA+VSD 胎儿的四腔心切面心脏解剖标本。右心室（RV）小，通过室间隔缺损（VSD）与左心室（LV）相连，右侧房室连接缺如。闭锁的三尖瓣（黄色箭头）显示为增厚的组织

RA—右心房

超声表现

灰阶超声

　　四腔心切面对 TA 具有诊断价值，能够显示缩小的右心室、室间隔缺损、右侧房室连接缺如（图 23.3，23.4）。右心室的大小主要与室间隔缺损大小相关：室间隔缺损越小则右心室越小（图 23.3，23.4）。右心室收缩正常，心肌无增厚。闭锁的右侧房室瓣表现为增厚的组织回声且右心房轻度扩

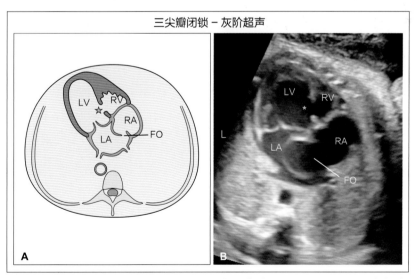

图 23.3　TA+VSD 胎儿的心尖四腔心切面示意图（A）和相应的灰阶超声图像（B）。可见室间隔缺损（星号），常合并大的卵圆孔（FO）

L—左；LA—左心房；LV—左心室；RA—右心房；RV—右心室

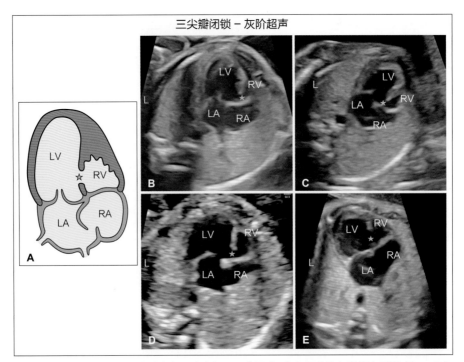

图23.4 4例TA+VSD胎儿的心尖四腔心切面示意图（A）和相应的灰阶超声图像（B～E）。可见室间隔缺损（星号）。VSD越大，右心室（RV）越大。VSD很小时，RV不能很好地显示（B）或非常小（C），而VSD较大时，RV也相应增大（D、E）。通常，内径小的右室流出道可有梗阻表现，且与RV和VSD的大小相对应

L—左；LA—左心房；LV—左心室；RA—右心房

大（图23.3，23.4）。心房间交通变大，可见过长的卵圆孔瓣凸向左心房（图23.3）。房间隔和室间隔排列错位（图23.3，23.4）。五腔心切面、心室短轴切面、三血管-气管切面可用于评价心室与大动脉的连接是否一致。由于常合并狭窄，应仔细评价起自右心室的大血管的内径。右室流出道梗阻的严重程度与右心室和室间隔缺损的大小直接相关。偶伴肺动脉或主动脉闭锁。右位主动脉弓时，在三血管-气管切面可见主动脉走行至气管的右侧。长轴切面有助于评估大血管的空间位置关系（图23.5）。需要注意的是，四腔心切面对于TA+VSD具有很高的诊断价值，但不是诊断依据，需要应用彩色多普勒确认是否存在TA并排除左心室双入口（图22.12）。

彩色多普勒

在灰阶超声基础上应用彩色多普勒显示通过三尖瓣的血流信号缺失以及开放的二尖瓣可以明确诊断TA（图23.6）。由于二尖瓣口血流速度增快，可见二尖瓣口彩色信号混叠（图23.6）。产前彩色多普勒超声发现二尖瓣反流时，提示胎儿预后不良。舒张晚期左心室血流信号经室间隔缺损由左向右分流入右心室，彩色多普勒可观察到通过室间隔缺损的血流信号（图23.7）。彩色多普勒对评价大动脉血流亦有帮助（图23.8，23.9）。通过肺动脉的血流通常为前向非湍流信号（图23.8）。肺动脉狭窄时，彩色多普勒血流通常不表现为湍流，

应根据肺动脉内径变窄诊断肺动脉狭窄,而不能通过彩色多普勒血流来进行判断。三血管–气管切面显示的动脉导管内的血流通常为前向血流,若动脉导管血流为逆向,则提示为动脉导管依赖型肺循环,这会导致新生儿出生后发绀(图23.9,23.10)。TA的动脉导管依赖型肺循环常见于重度肺动脉狭窄或闭锁合并右心室小的病例。由于通过卵圆孔的血流量

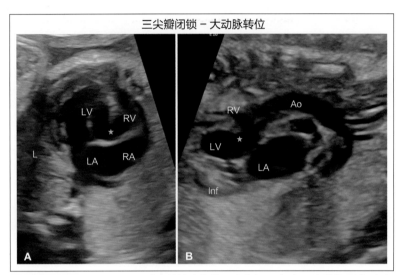

图23.5　1例TA+VSD伴大动脉转位胎儿的四腔心切面(A)和矢状切面(B)灰阶超声图像。可见室间隔缺损(星号)。矢状切面显示了位于前方的主动脉及向上分出的头部和颈部血管
Inf—下;L—左;LA—左心房;LV—左心室;RA—右心房;RV—右心室

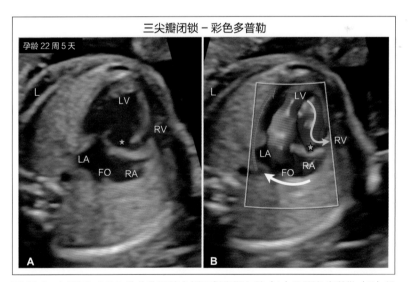

图23.6　1例TA+VSD胎儿的四腔心切面舒张期灰阶(A)和彩色多普勒(B)超声图像,可见室间隔缺损(星号)。彩色多普勒显示舒张期通过三尖瓣的血流消失,可证实TA的诊断。进入右心房的血液通过扩张的卵圆孔进入左心房(白色箭头),并通过二尖瓣进入左心室(红色箭头)(B)。在舒张末期和收缩末期,血流信号通过室间隔缺损(星号),从左心室进入右心室(蓝色箭头)。另见图23.7
FO—卵圆孔;L—左;LA—左心房;LV—左心室;RA—右心房;RV—右心室

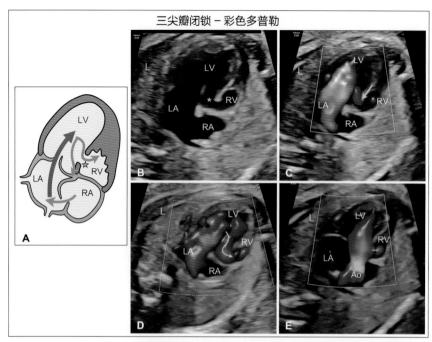

图 23.7　TA+VSD 胎儿的四腔心切面示意图（A）和相应的灰阶超声图像（B），以及四腔心切面舒张早期（C）和舒张晚期（D）、五腔心切面收缩期（E）彩色多普勒超声图像，可见室间隔缺损（星号）（A、B）。舒张早期，有少量血流进入右心室（蓝色直箭头）（C）。舒张晚期（D）和收缩期（E），大部分血流通过室间隔缺损进入右心室（蓝色弯箭头）。收缩期，血流从左心室射入升主动脉（E）

Ao—升主动脉；L—左；LA—左心房；LV—左心室；RA—右心房；RV—右心室

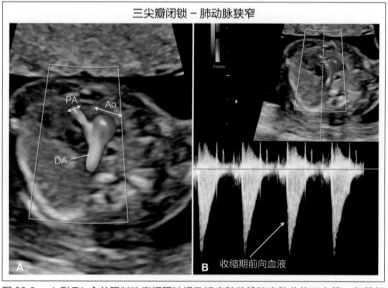

图 23.8　1 例 TA 合并限制性室间隔缺损及轻度肺动脉狭窄胎儿的三血管 – 气管切面的彩色多普勒（A）和脉冲多普勒（B）超声图像。可见狭窄的肺动脉与相对扩张的主动脉（双向箭头）（A）。彩色多普勒（A）和脉冲多普勒（B）均可见收缩期肺动脉内的前向血流

Ao—主动脉；DA—动脉导管；PA—肺动脉

有限，右心房前负荷增加，静脉导管频谱常显示为舒张晚期 A 波倒置[9]，不要将之误认为心力衰竭的征象。

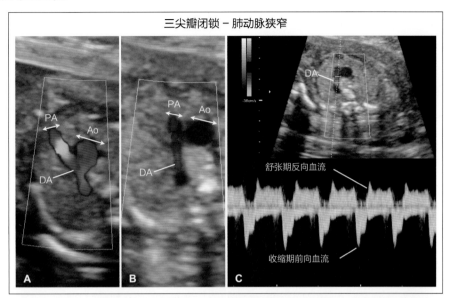

图 23.9　1 例 TA 合并限制性室间隔缺损及重度肺动脉狭窄胎儿的三血管 – 气管切面收缩期（A）和舒张期（B）彩色多普勒及动脉导管（DA）的脉冲多普勒（C）超声图像。图 A、B 显示细小的肺动脉（PA）与相对扩张的主动脉（Ao）（双向箭头）。A. 可见收缩期通过主动脉及肺动脉的前向血流。B. 可见舒张期 DA 的反向血流。C. 脉冲多普勒显示 DA 收缩期的前向血流及舒张期的反向血流，为重度流出道梗阻和产后动脉导管依赖型肺循环的征象

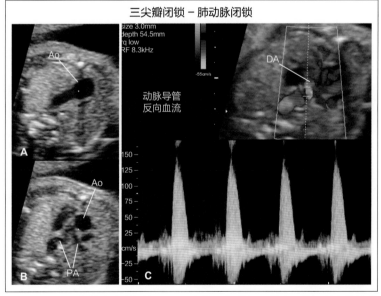

图 23.10　TA 合并肺动脉闭锁。A. 三血管 – 气管切面显示了位于前方扩张的主动脉（Ao）。B. 三血管切面显示发育不良的右肺动脉和左肺动脉（PA）。C. 彩色和频谱多普勒显示动脉导管（DA）内的反向血流（红色），频谱多普勒（图 C 下方）证实 DA 为全收缩期反向血流。这些均是典型的 TA 合并肺动脉闭锁的超声表现

妊娠早期

由于四腔心切面表现异常，因此 TA 可以在妊娠早期通过灰阶超声或联合应用彩色多普勒超声诊断（图 23.11，23.12）。妊娠早期 TA 可合并 NT 增厚[10]。有报道，在妊娠中、晚期可观察到 TA 合并静脉导管 A 波倒置，此现象也可在妊娠 11～13 周就出现，A 波倒置是右心房前负荷增加的早期征象[9]。近期一项对 9 万多例妊娠早期胎儿的超声检查研究显示，在 211 例有重大心脏缺陷的病例中，7 例 TA 在妊娠 11～13 周发现[11]，7 例中有 4 例 NT 增厚或静脉导管血流异常[11]。

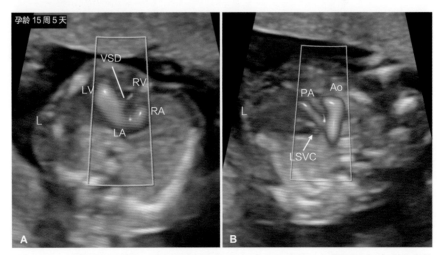

图 23.11　1 例妊娠 15 周 TA 胎儿的四腔心切面（A）和三血管 – 气管切面（B）彩色多普勒超声图像。A. 四腔心切面显示血流经二尖瓣从左心房（LA）进入左心室（LV），经室间隔缺损（VSD）进入右心室（RV）。B. 三血管 – 气管切面显示，与主动脉（Ao）相比，肺动脉（PA）细小（合并肺动脉狭窄），胎儿同时伴有左上腔静脉（LSVC）

L—左；RA—右心房

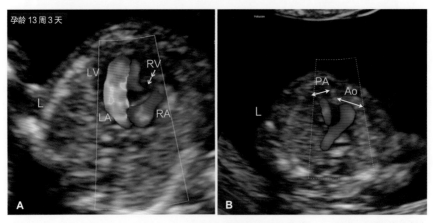

图 23.12　经阴道超声显示妊娠 13 周 TA 胎儿的彩色多普勒图像。A. 四腔心切面显示血流经二尖瓣从左心房（LA）进入左心室（LV），经室间隔缺损（VSD）进入右心室（RV）（箭头）。B. 三血管 – 气管切面显示，与主动脉（Ao）相比，肺动脉（PA）细小（双向箭头）（合并肺动脉狭窄）

L—左；RA—右心房

三维超声

断层和正交切面超声图像可以显示 TA 的主要特征，如四腔心切面异常、右心室小、室间隔缺损、大血管位置关系及大血管内径[12,13]。容积对比成像（图 23.13）和容积重建的表面模式（图 23.14）或者其他模式（反转模式、玻璃体模式）（图 23.15）有助于评价心室大小及大血管的空间位置关系。

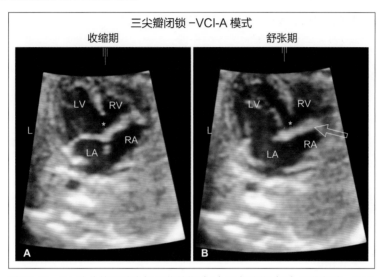

图 23.13　TA 胎儿的四腔心切面收缩期（A）和舒张期（B）三维超声，显示 VCI-A 模式通过增加层厚提高了图像的对比度。A. 收缩期仅显示流入部室间隔缺损（星号）。B. 舒张期，仅二尖瓣打开，右侧房室连接（三尖瓣）闭锁（空心箭头）
L—左；LA—左心房；LV—左心室；RA—右心房；RV—右心室

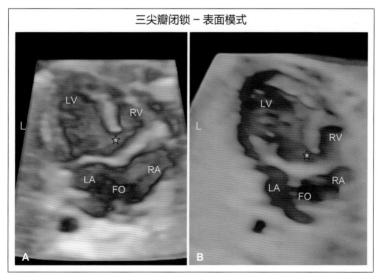

图 23.14　2 例 TA+VSD 胎儿的四腔心切面三维容积表面渲染模式，显示增大的左心室（LV）和发育不良的右心室（RV）
L—左；LA—左心房；RA—右心房；星号—室间隔缺损

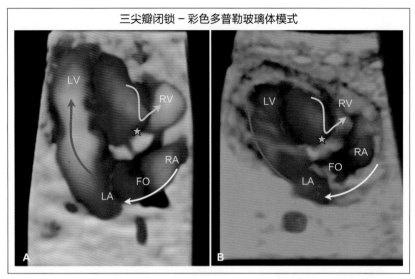

图 23.15　2 例 TA+VSD 胎儿的四腔心切面三维容积彩色多普勒玻璃体模式。 左心室（LV）和右心室（RV）的大小不同,血流经卵圆孔（FO）从右心房（RA）进入左心房（LA）（白色箭头）,经二尖瓣进入左心室（红色箭头）,经室间隔缺损（星号）进入发育不良的右心室（蓝色箭头）

合并心内和心外畸形

　　合并的心内畸形包括一个大的心房间交通, 如卵圆孔未闭或房间隔缺损, 以及大动脉转位和不同程度的心室流出道梗阻。心室流出道梗阻表现不一 : 可以是肺动脉正常、狭窄、闭锁 ; 也可以是主动脉正常、狭窄、缩窄或主动脉弓离断。一项对胎儿心脏畸形的多中心研究显示, 60 例 TA 胎儿中有 9 例大血管正常, 16 例肺动脉狭窄, 11 例肺动脉闭锁, 6 例主动脉狭窄, 4 例主动脉缩窄, 9 例主动脉发育不良, 2 例主动脉弓离断, 3 例共同动脉干及不定型心室 – 大动脉连接 [7]。值得注意的是, 所有合并肺动脉流出道梗阻胎儿的心室 – 大动脉连接是一致的, 而几乎所有主动脉流出道梗阻胎儿的心室 – 大动脉连接是不一致的 [7]。合并的其他心内畸形包括左上腔静脉、右位主动脉弓、肺静脉异常和心耳并列 [7]。有时还可合并矫正型大动脉转位, 在既往研究报道中约占 6/60[7]。由于房室连接不一致, 右心室在左侧, 闭锁的瓣膜也在左侧, 这种情况可能被误认为二尖瓣闭锁伴室间隔缺损。一项对 TA 胎儿产前病情及预后的研究显示, 54 例 TA 胎儿中有 28 例心室 – 大动脉连接一致, 其中 14 例存在肺动脉流出道梗阻 ; 25 例心室 – 大动脉连接不一致, 其中 14 例有主动脉流出道梗阻 [8] ; 19 例胎儿静脉导管的静脉峰值流速显著升高, 这一结果与宫内预后不良没有相关性 [8] ; 12 例胎儿合并心外畸形, 5 例存在染色体异常 [8]。54 例中 17 例终止妊娠, 2 例宫内死亡, 33 例存活的胎儿经过 12 ～ 120 个月（中位数 26 个月）随访, 结果显示继续妊娠胎儿的短期总存活率超过 89%, 产后 1 年内死亡率最高 [8]。TA 可合并心外畸形, 尽管极少合并染色体异常（如 22q11.2 的微缺失综合征）, 但是仍建议进行胎儿染色体核型检查 [7]。

鉴别诊断

TA 需要与两种心脏畸形进行鉴别：室间隔完整型肺动脉闭锁和心室双入口。心室双入口在第 22 章中已有讨论，室间隔完整型肺动脉闭锁将在第 27 章中进行讨论。表 23.1 对 TA+VSD 与室间隔完整型肺动脉闭锁进行了鉴别，二者在四腔心切面均显示为右心室发育不良。

表 23.1　肺动脉闭锁合并室间隔缺损（TA+VSD）和室间隔完整型肺动脉闭锁（PA-IVS）的鉴别特征

鉴别点	TA+VSD	PA-IVS
右心室	发育不良	通常发育不良，但也可以正常或扩张
右心室壁	正常	肥厚
室间隔	缺损	完整，凸向左心室
三尖瓣	组织回声增强且无瓣叶结构	通常三尖瓣发育不良，活动受限，偶有三尖瓣反流
右心房	大小正常，心房间有大的交通	由于三尖瓣大量反流而增大
肺动脉和肺动脉瓣	肺动脉狭窄，肺动脉瓣开放（闭锁罕见）	肺动脉狭窄，肺动脉瓣闭锁
动脉导管	通常为前向血流	总为反向血流
大动脉	80% 连接一致，20% 转位	连接一致
其他特征	无心室冠状动脉交通	可能存在心室冠状动脉交通
产后	稳定，无发绀	发绀

预后与转归

产前超声心动图随访对评价卵圆孔开放和右室流出道梗阻十分重要。几乎所有病例都会出现静脉导管舒张期反向血流，但这只能反映右心室功能不良，并不是预后不良的征象[9]。多中心研究报道，产前诊断 TA 后终止妊娠率为 30%[7,8]。

产后的转归取决于合并的心内及心外畸形。产前诊断 TA 的转归研究显示，积极治疗后 1 年存活率达 83%[7]。多因素分析显示，2 个独立的因素与积极治疗组的时间相关死亡率增高有关：①染色体异常；②使用体外膜氧合[7]。这项研究显示，产前诊断的 TA 活产儿与以往报道的产后诊断的 TA 患儿，短期存活率相似[7]。

由于 TA 导致功能性单心室，因此治疗的重点是单心室姑息性手术矫治，以提供充分的全身和肺部灌注。手术取决于大血管的解剖结构情况（正常连接或转位）和右室流出道梗阻的程度（通畅、狭窄或闭锁）。TA 外科矫治包括右心室旁路建立以及体循环与肺循环之间管道的建立。大多数 TA 病例进行了 Fontan 手术，即腔静脉 - 肺动脉分流。如果肺动脉内径正常，可通过环缩肺动脉来防止肺循环灌注过多和肺动脉高压。在儿科病例中，

Fontan 手术的术后总死亡率为 7% ~ 10%[14,15]，但在过去 20 年中随着外科手术方式的改进，Fontan 手术的中长期并发症逐渐减少，死亡率有所降低。最近的多中心研究显示，死亡率低于 1%[16]。Alsouf 等 [17] 报道了 107 例 TA 新生儿的手术结果，发现 8 年总存活率为 84%。在这项研究中，存活率不取决于病变的亚型、梗阻程度或姑息阶段，而是取决于是否存在相关的遗传和心外畸形 [17]。即使存在大动脉转位合并主动脉弓缩窄，经过必要的主动脉扩张术，也可以获得相似的转归 [18]。

诊断方法

图 23.16 列出了怀疑胎儿三尖瓣闭锁（TA）时的诊断方法。

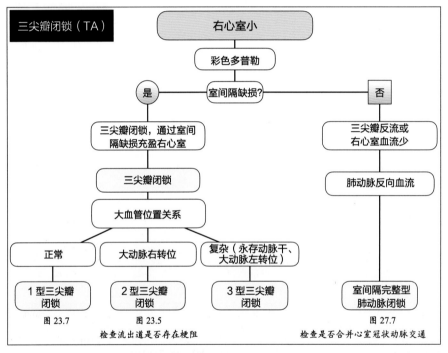

图 23.16 怀疑胎儿三尖瓣闭锁（TA）时的诊断方法

要点 三尖瓣闭锁

- TA 的特征是右侧房室连接缺如导致右心房和右心室之间无交通。
- TA 常伴有流入道室间隔缺损，也见于膜周部室间隔缺损。
- TA 的心房间交通增大合并卵圆孔瓣冗长。
- 心室 – 动脉连接一致在 TA 中占 70% ~ 80%，不一致占 12% ~ 25%。

- TA 合并的心内畸形包括增大的心房间交通，如卵圆孔未闭或房间隔缺损，以及大动脉转位和不同程度的右室流出道梗阻。
- TA 胎儿产前连续的超声检查对评估卵圆孔开放和右室流出道梗阻十分重要。
- 产前诊断 TA 胎儿的转归研究显示，通过积极处理，1 年存活率约为 83%。

（纪学芹）

参考文献

1. Earing MG, Hagler DJ, Edwards WD. Univentricular atrioventricular connection. In: Allen HD, Driscoll DJ, Shaddy RE, Feltes TF, eds. *Moss & Adams' Heart Disease in Infants, Children, and Adolescents*. Lippincott Williams & Wilkins; 2013:1175-1194.
2. Tandon R, Edwards JE. Tricuspid atresia. A re-evaluation and classification. *J Thorac Cardiovasc Surg*. 1974;67:530-542.
3. Hoffman JIE, Kaplan S. The incidence of congenital heart disease. *J Am Coll Cardiol*. 2002;39:1890-1900.
4. Berg C, Georgiadis M, Geipel A, Gembruch U. The area behind the heart in the four-chamber view and the quest for congenital heart defects. *Ultrasound Obstet Gynecol*. 2007;30:721-727.
5. De Vore GR, Siassi B, Platt LD. Fetal echocardiography: the prenatal diagnosis of tricuspid atresia (type Ic) during the second trimester of pregnancy. *J Clin Ultrasound*. 1987;15:317-324.
6. Tongsong T, Sittiwangkul R, Wanapirak C, Chanprapaph P. Prenatal diagnosis of isolated tricuspid valve atresia: report of 4 cases and review of the literature. *J Ultrasound Med*. 2004;23:945-950.
7. Wald RM, Tham EB, McCrindle BW, et al. Outcome after prena-tal diagnosis of tricuspid atresia: a multicenter experience. *Am Heart J*. 2007;153:772-778.
8. Berg C, Lachmann R, Kaiser C, et al. Prenatal diagnosis of tricuspid atresia: intrauterine course and outcome. *Ultrasound Obstet Gynecol*. 2010;35:183-190.
9. Berg C, Kremer C, Geipel A, Kohl T, Germer U, Gembruch U. Ductus venosus blood flow alterations in fetuses with obstructive lesions of the right heart. *Ultrasound Obstet Gynecol*. 2006;28:137-142.
10. Galindo A, Comas C, Martínez JM, et al. Cardiac defects in chromosomally normal fetuses with increased nuchal translucency at 10-14 weeks of gestation. *J Matern Fetal Neonatal Med*. 2003;13: 163-170.
11. Minnella GP, Crupano FM, Syngelaki A, Zidere V, Akolekar R, Nicolaides KH. Diagnosis of major heart defects by routine first-trimester ultrasound examination: association with increased nuchal translucency, tricuspid regurgitation and abnormal flow in ductus venosus. *Ultrasound Obstet Gynecol*. 2020;55:637-644.
12. Chaoui R, Hoffmann J, Heling KS. Three-dimensional (3D) and 4D color Doppler fetal echocardiography using spatiotemporal image correlation (STIC). *Ultrasound Obstet Gynecol*. 2004;23: 535-545.
13. Goncalves LF, Lee W, Chaiworapongsa T, et al. Four-dimensional ultrasonography of the fetal heart with spatiotemporal image correlation. *Am J Obstet Gynecol*. 2003;189:1792-1802.
14. Gentles TL, Mayer JE, Gauvreau K, et al. Fontan operation in five hundred consecutive patients: factors influencing early and late outcome. *J Thorac Cardiovasc Surg*. 1997;114:376-391.
15. Sharma R, Iyer KS, Airan B, et al. Univentricular repair. Early and midterm results. *J Thorac Cardiovasc Surg*. 1995;110:1692-1700; discussion 1700-1701.
16. Jacobs JP, Mayer JE, Pasquali SK, et al. The Society of Thoracic Surgeons Congenital Heart Surgery Database: 2019 update on outcomes and quality. *Ann Thorac Surg*. 2019;107:691-704.
17. Alsoufi B, Schlosser B, Mori M, et al. Influence of morphology and initial surgical strategy on survival of infants with tricuspid atresia. *Ann Thorac Surg*. 2015;100:1403-1409; discussion 1409-1410.
18. Park WK, Baek JS, Kwon BS, et al. Revisitation of double-inlet left ventricle or tricuspid atresia with transposed great arteries. *Ann Thorac Surg*. 2019;107:1212-1217.

24

第 24 章
Ebstein 畸形和三尖瓣发育不良

Ebstein 畸形

定义、疾病谱和发病率

1866 年，Wilhelm Ebstein 首次描述了 Ebstein 畸形，是一种主要表现为三尖瓣在右心室异常附着的心脏畸形。正常心脏中，三尖瓣在室间隔的附着点比二尖瓣更靠心尖（见第 4 章和第 7 章）。Ebstein 畸形时，三尖瓣的隔叶和后叶从三尖瓣环的正常位置向心尖下移，起自右心室心肌，三尖瓣前叶正常附着于三尖瓣环，右心室近端与真正的右心房连续，形成房化右心室（图 24.1）。Ebstein 畸形的疾病谱范围很广，可以从三尖瓣轻度下移合并少量三尖瓣反流的轻度病变，到整个右心室房化伴有大量三尖瓣反流的严重病变。

常合并的畸形包括右室流出道梗阻，如肺动脉狭窄或闭锁，以及房间隔和室间隔缺损。Ebstein 畸形属于少见的心脏畸形，占活产儿先天性心脏病的 0.5% ~ 1%[1]，男女分布相同 [2]。Ebstein 畸形在产前更常见，占胎儿先天性心脏病的 3% ~ 7%[3-5]。出现这种较高的产前发病率的原因是心脏增大和右心房扩张使其容易识别，以及重症病例的严重三尖瓣反流及肺发育不良使胎儿或新生儿早期死亡增多。

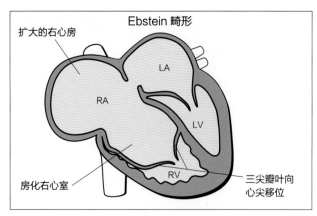

图 24.1　Ebstein 畸形示意图
LA—左心房；LV—左心室；RA—右心房；RV—右心室

超声表现

灰阶超声

Ebstein 畸形的四腔心切面灰阶超声显示心脏增大，心胸比增大[6]。右心房增大是心脏增大和心胸比异常的原因（图 24.2）。右心室的大小取决于三尖瓣下移的程度，严重者可出现整个右心室房化（图 24.3，24.4）。但在妊娠中期右心房可能只是轻微增大，如果不使用彩色多普勒很容易漏诊（图 24.5A）。

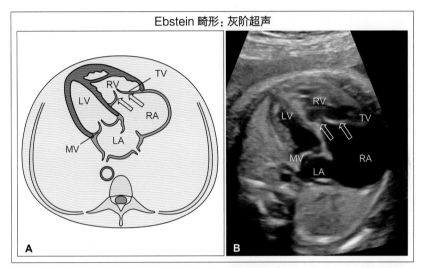

图 24.2　1 例 Ebstein 畸形胎儿的心尖四腔心切面示意图（A）及相应的灰阶超声图像（B），与二尖瓣相比，三尖瓣显示为向心尖方向下移的经典表现（空心箭头），右心房因严重三尖瓣反流而扩大

LA—左心房；LV—左心室；MV—二尖瓣；RA—右心房；RV—右心室；TV—三尖瓣

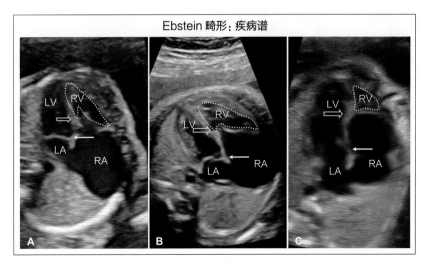

图 24.3　3 例胎儿的四腔心切面显示不同严重程度的 Ebstein 畸形，三尖瓣隔叶的附着点及下移程度不同（空心箭头）。实心箭头所指为二尖瓣的位置，胎儿 C 的三尖瓣下移及右心室房化程度最重。黄色虚线内为右心室

LA—左心房；LV—左心室；RA—右心房；RV—右心室

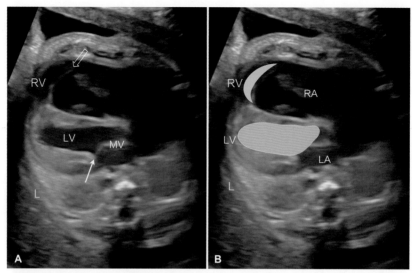

图 24.4　1 例妊娠 28 周重度 Ebstein 畸形胎儿的轴位四腔心切面（A）及示意图叠加（B）超声图像对比。三尖瓣隔叶下移，附着点极低（空心箭头），因此功能右心室很小（绿色区域），而房化的右心室很大。实心箭头所指为二尖瓣（MV）的正常附着点，蓝色区域为正常大小的左心室。注意心轴显著偏移及心脏扩大导致了肺的压缩
L—左；LA—左心房；LV—左心室；RA—右心房；RV—右心室

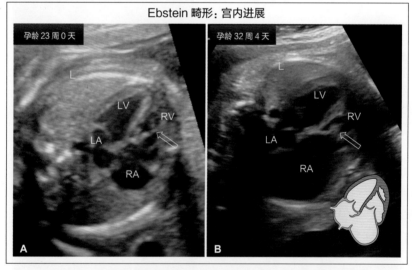

图 24.5　1 例 Ebstein 畸形胎儿妊娠 23 周（A）及妊娠 32 周随访（B）的心尖四腔心切面灰阶超声图像。Ebstein 畸形在灰阶超声下不容易识别，但可因三尖瓣反流的彩色多普勒得以发现（图 24.8）。注意胎儿妊娠 23 周时心脏大小正常，妊娠 32 周时心脏明显扩大，显示疾病进展。空心箭头所指为右心室内发育不良的三尖瓣的位置
L—左；LA—左心房；LV—左心室；RA—右心房；RV 右心室

　　通常，随着妊娠的进展，可以观察到因三尖瓣反流增加导致的右心房进行性增大（图 24.5B）。仔细观察收缩期和舒张期三尖瓣的解剖结构（图 24.2 ～ 24.4），可以发现三尖瓣隔叶附着在心室壁而非瓣环。这一征象对于区分 Ebstein 畸形和三尖瓣发育不良（本章稍

后讨论）至关重要。在重度的 Ebstein 畸形中，观察严重房化的右心室时可见室间隔的反常运动，即室间隔的心尖段和基底段呈反向运动。合并肺动脉狭窄或闭锁时，肺动脉看起来比升主动脉细（图 24.6），短轴切面可显示肺动脉瓣活动度差。Ebstein 畸形合并肺动脉狭窄或闭锁的发病机制可能与重度三尖瓣反流导致的肺动脉瓣血流减少有关。继发孔型房间隔缺损（ASD Ⅱ）可能是宫内重度三尖瓣反流导致右心房扩张所致，尽管产前诊断 ASD Ⅱ 很困难，但此时明显增大的卵圆孔有助于诊断（图 24.2，24.3）。有时因重度三尖瓣反流的存在，本来开放的肺动脉瓣会出现宫内功能性闭锁。在这种情况下，出生后随着肺血管阻力下降，肺动脉瓣的通畅性可以恢复 [7]。

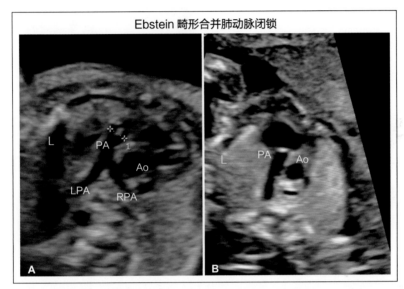

图 24.6　2 例 Ebstein 畸形合并右室流出道梗阻胎儿的三血管水平胸腔横切面（A）及动脉导管弓切面（B）显示肺动脉（PA）。与升主动脉（Ao）相比，PA 细小
L—左；LPA—左肺动脉；RPA—右肺动脉

严重的 Ebstein 畸形可见心脏显著扩大，心脏占整个胸腔的 2/3 以上，使两肺受压而造成显著的肺发育不良 [6]（图 24.4，24.5B）。Ebstein 畸形严重时，心输出量低及心房显著扩张导致的阵发性心动过速可引起胎儿宫内心力衰竭及水肿。胎儿水肿和（或）节律异常是预后不良的征象。

彩色多普勒

彩色多普勒显示收缩期三尖瓣反流起源于右心室深处（图 24.7），而不是典型的三尖瓣环水平，这是三尖瓣发育不良的特征性表现，对 Ebstein 畸形的诊断有很大帮助。在轻度 Ebstein 畸形病例中，右心房或心脏明显增大之前，彩色多普勒检查对诊断至关重要，因为它能显示典型的重度三尖瓣反流（图 24.8）。当右心房扩大是四腔心切面唯一的异常时，三尖瓣彩色多普勒检查可以显示收缩期瓣膜反流，并能呈现反流束的起源位置，从而

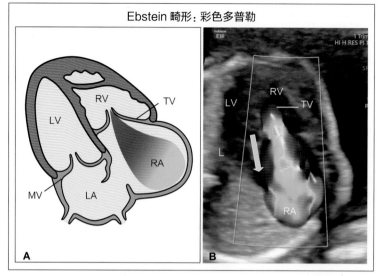

图 24.7　Ebstein 畸形胎儿的四腔心切面示意图（A）及收缩期彩色多普勒超声图像（B），显示重度三尖瓣反流（蓝色箭头）进入扩张的右心房（RA）。注意反流束的解剖起源位于右心室（RV）深处，是与三尖瓣发育不良的鉴别要点

L—左；LA—左心房；LV—左心室；MV—二尖瓣；TV—三尖瓣

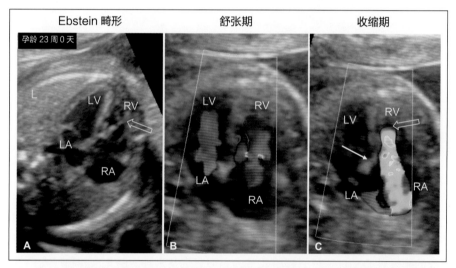

图 24.8　1 例妊娠 23 周轻度 Ebstein 畸形胎儿的四腔心切面灰阶（A）、舒张期彩色多普勒（B）及收缩期彩色多普勒（C）超声图像。A. 注意心脏扩大在此孕龄不明显（A），在妊娠晚期则明显（图 24.5）。B. 舒张期彩色多普勒显示房室充盈正常。C. 收缩期彩色多普勒显示重度三尖瓣反流起自右心室近心尖的位置。图 A、C 的空心箭头所指为三尖瓣关闭点的位置。图 C 箭头所指为二尖瓣的附着点

L—左；LA—左心房；LV—左心室；RA—右心房；RV—右心室

确认是否存在 Ebstein 畸形（图 24.9）。在伴有心脏增大的重度 Ebstein 畸形病例中，彩色多普勒有助于确认严重三尖瓣反流（图 24.10，24.11）。三尖瓣反流为全收缩期，典型峰值速度大于 200 cm/s（图 24.12）。当合并肺动脉闭锁和狭窄时，右室流出道彩色多普勒显示血流由动脉导管向肺动脉反向流动（图 24.13）或前向进入狭窄的肺动脉干[8]。重症病

例的肺动脉瓣反流可至右心室，故可提高胎儿心力衰竭、水肿和死亡的风险[9,10]。严重的 Ebstein 畸形胎儿偶尔会出现循环分流，三尖瓣反流通过卵圆孔流入左心室，随后进入主动脉、动脉导管，并通过肺动脉反流回到右心室[9-11]。这种血液循环模式与胎儿高死亡率有关（更多详细信息，请参阅本章后文"预后与转归"）。

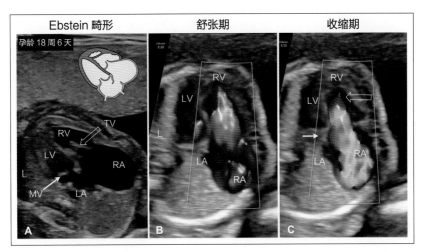

图 24.9　1 例妊娠 18 周重度 Ebstein 畸形胎儿的心尖四腔心切面灰阶（A）、舒张期彩色多普勒（B）及收缩期彩色多普勒（C）超声图像。A. 除右心房（RA）增大外，无明显心脏扩大。B. 舒张期彩色多普勒显示正常房室充盈至右心室（RV）。C. 收缩期见重度三尖瓣反流起自右心室内近心尖处。图 A 和图 C 可见三尖瓣关闭点（空心箭头）和二尖瓣附着点（箭头）

L—左；LA—左心房；LV—左心室；MV—二尖瓣；TV—三尖瓣

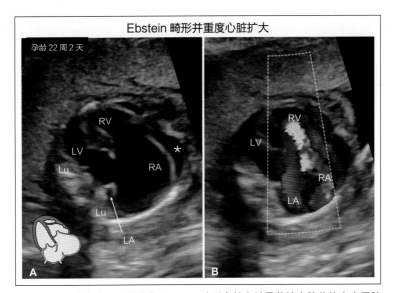

图 24.10　1 例妊娠 22 周重度 Ebstein 畸形合并心脏显著扩大胎儿的心尖四腔心切面灰阶（A）及彩色多普勒（B）超声图像。注意心脏几乎充满了整个胸腔，肺（Lu）受压且变小。此时胎儿已出现心包积液（图 A 星号）

LA—左心房；LV—左心室；RA—右心房；RV—右心室

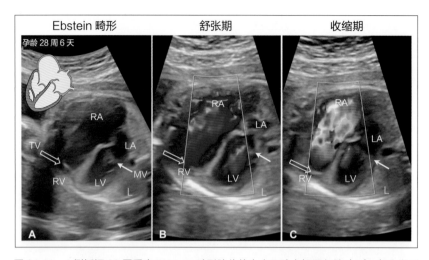

图 24.11　1 例妊娠 28 周重度 Ebstein 畸形胎儿的心尖四腔心切面灰阶（A）、舒张期彩
色多普勒（B）及收缩期彩色多普勒（C）超声图像。A. 心脏明显扩大，三尖瓣（TV）附
着点下移至右心室（RV）心尖部。B. 舒张期 RV 及左心室（LV）正常充盈。C. 收缩期
见重度三尖瓣反流起自 RV 内近心尖处。空心箭头所指为三尖瓣关闭点，箭头所指为二尖
瓣（MV）附着点
L—左；LA—左心房；RA—右心房

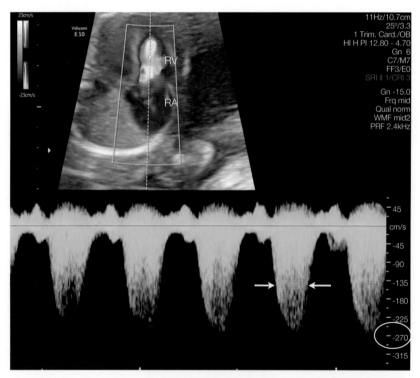

图 24.12　1 例 Ebstein 畸形胎儿三尖瓣反流的彩色多普勒（上图）及连续多普勒（下图）
超声图像。反流束为全收缩期（箭头），峰值速度超过 250 cm/s
RA—右心房；RV—右心室

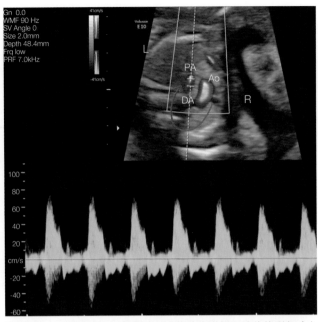

图 24.13　1 例 Ebstein 畸形合并右室流出道梗阻胎儿的彩色（上图）及频谱多普勒（下图）超声图像。主动脉（Ao）血流通过动脉导管（DA）逆向进入肺动脉（PA）。由于 Ebstein 畸形时三尖瓣反流严重，PA 较细，肺动脉瓣常狭窄或功能性闭锁

L—左；R—右

妊娠早期

重度 Ebstein 畸形胎儿在妊娠第 11 ～ 14 周就会出现三尖瓣反流（图 24.14 ～ 24.16），但通常在妊娠晚期出现心脏增大和右心房扩大。早期严重心脏增大的病例可能合并胎儿水肿（图 24.14，24.15）和（或）颈项透明层增厚，提示存在染色体异常（图 24.16）。大

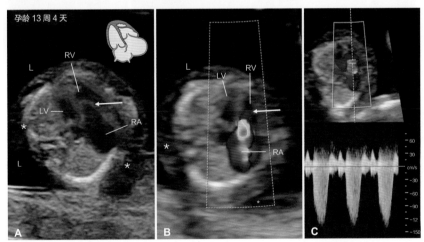

图 24.14　1 例妊娠 13 周 Ebstein 畸形胎儿的灰阶（A）、彩色多普勒（B）及频谱多普勒（C）超声图像。胎儿全身水肿（图 A、B 星号），右心室（RV）内可见三尖瓣附着点向心尖部下移（图 A 箭头），重度三尖瓣反流起自右心室近心尖部（图 B 箭头）；全收缩期三尖瓣反流，峰值速度为 120 cm/s（C）

L—左；LV—左心室；RA—右心房

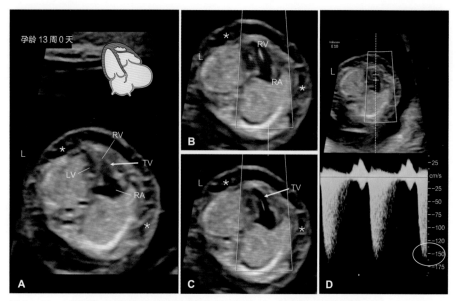

图 24.15　1 例妊娠 13 周 Ebstein 畸形胎儿的灰阶（A）、舒张期彩色多普勒（B）、收缩期彩色多普勒图（C）及频谱多普勒（D）超声图像。胎儿全身水肿（图 A ~ C 星号），右心室（RV）内可见三尖瓣（TV）附着点下移（A），RV 在舒张期充盈正常（B），重度三尖瓣反流起自右心室近心尖部（C）；全收缩期三尖瓣反流，峰值速度为 150 cm/s（D），绒毛取样显示为 21- 三体综合征

L—左；LV—左心室；RA—右心房

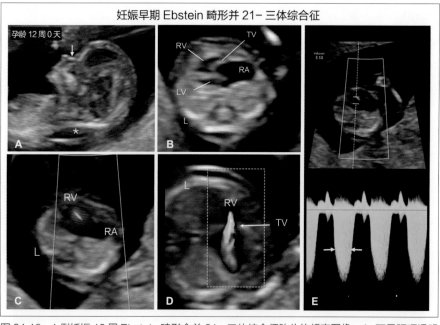

图 24.16　1 例妊娠 12 周 Ebstein 畸形合并 21- 三体综合征胎儿的超声图像。A. 可见颈项透明层增厚（星号）和鼻骨（短箭头）。图 B ~ E 显示 Ebstein 畸形。B. 可见右心室（RV）内三尖瓣（TV）附着点向心尖部下移，可疑 Ebstein 畸形。C. 显示 RV 在舒张期充盈正常。D. 显示收缩期重度三尖瓣反流起自 RV 近心尖部。E. 频谱多普勒证实全收缩期三尖瓣重度反流（黄色箭头），峰值速度超过 150 cm/s。绒毛取样显示为 21- 三体综合征

L—左；LV—左心室；RA—右心房

部分重症病例在妊娠早期可被发现，而轻度 Ebstein 畸形在宫内可能被漏诊，多是到婴儿期甚至成年后才被发现[12]。近期的研究表明，妊娠早期诊断的 Ebstein 畸形与 21- 三体综合征之间的相关性更高[11,13-15]（图 24.15，24.16）。鉴于 90% 的 21- 三体综合征胎儿在妊娠早期可以表现出多种超声特征[16]，笔者建议在妊娠早期发现三尖瓣反流时应对胎儿心脏进行详细检查。

三维超声

三维超声（如断层成像或正交平面）可以在同一视图中显示 Ebstein 畸形的心脏增大情况、三尖瓣瓣叶的附着水平，以及细小的肺动脉。表面渲染模式（图 24.17A，24.18A）可以更好地评估瓣膜的解剖异常[17]，对产后治疗咨询具有重要意义。三尖瓣反流束可以在表面渲染模式中通过玻璃体模式显示（图 24.17B、C，24.18B）[18]。功能右心室的容积测量可能有助于评估胎儿预后不良的风险。

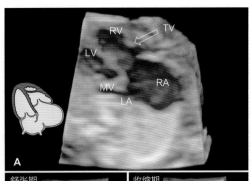

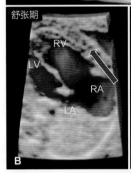 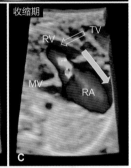

图 24.17　1 例 Ebstein 畸形胎儿的四腔心切面三维超声表面渲染模式（A）以及玻璃体模式舒张期（B）和收缩期（C）超声图像。A. 可见三尖瓣（TV）附着点下移（空心箭头）、二尖瓣（MV）附着点正常，以及扩大的右心房（RA）和缩小的右心室（RV）。B. 彩色多普勒显示舒张期心室充盈正常。C. 收缩期重度三尖瓣反流（C）

LA—左心房；LV—左心室

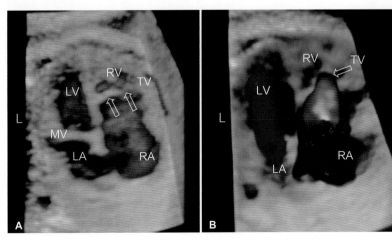

图 24.18　1 例 Ebstein 畸形胎儿的四腔心切面三维超声表面渲染模式（A）及玻璃体模式（B）超声图像。A. 可见三尖瓣（TV）附着点下移（空心箭头）、二尖瓣（MV）附着点正常，以及扩大的右心房（RA）和缩小的右心室（RV）。B. 收缩期重度三尖瓣反流

L—左；LA—左心房；LV—左心室

合并心内和心外畸形

相关的心脏畸形包括由于肺动脉狭窄或闭锁引起的右室流出道梗阻,大约 60% 及以上的 Ebstein 畸形胎儿合并此类畸形(图 24.6,24.13)[4]。房间隔缺损(ASD)是另一种常合并的心脏畸形,据报道,高达 60% 的 Ebstein 畸形患儿合并有 ASD[19]。也有合并先天矫正型大动脉转位或肺动脉瓣缺如综合征的报道。右心房增大和较高的心脏旁路患病率均增高了室上性快速心律失常的发生风险,但主要见于产后相关研究,也有产前相关研究的报道(图 24.19,24.20)[20,21]。一项对 Ebstein 畸形新生儿的大型多中心回顾性研究,通过 25 年的随访发现心律失常的患病率为 17%,其中室上性心律失常最常见[22]。重度三尖瓣反流可导致胎儿宫内心力衰竭和水肿,这可能是心脏畸形的首发表现。当有严重心脏增大时会出现肺发育不良,从而增高新生儿的患病率和死亡率。心脏增大且心胸面积比大于 0.6 与胎儿出生后肺发育不良有关[6]。

大多数 Ebstein 畸形孤立发病[21],但近年来,越来越多的报道认为其与遗传综合征相

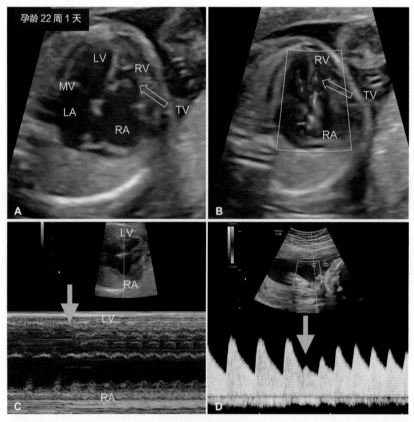

图 24.19　1 例妊娠 22 周 Ebstein 畸形胎儿合并少见的心动过速。A. 四腔心切面灰阶超声图像,与二尖瓣(MV)附着点相比,三尖瓣(TV)附着点更低(空心箭头)。B. 三尖瓣反流从右心室(RV)进入右心房(RA)。C、D. 分别为通过心腔的 M 型超声和脐动脉频谱多普勒超声,均显示 1 次正常窦性节律后折返性心动过速发作(蓝色箭头)。随访见图 24.20

LA—左心房;LV—左心室

关，包括染色体数目畸变、拷贝数变异（CNV）和非综合征基因突变[9,11,13,23]。在染色体数目畸变中，21- 三体综合征最常见（图 24.15，24.16）[9,11,13]，但也有 18- 三体综合征或 13- 三体综合征。一种常见的关联是染色体 1p36 缺失[9,24]，其他 CNV 如 22q11 重复 / 缺失[11,13]和 5p 缺失（猫叫综合征）[25]也有报道。一项研究发现，两个 Ebstein 畸形的胎儿患有 CHARGE 综合征[9]。除了微阵列检查外，羊膜穿刺术诊断性核型分析也应作为检查的一部分（见第 2 章）。

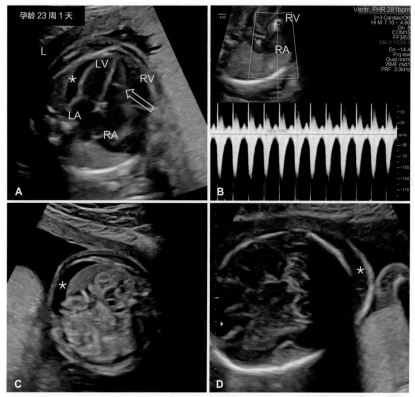

图 24.20　1 例妊娠 23 周胎儿（与图 24.19 为同一胎儿）。A. 四腔心切面灰阶超声显示心包积液（星号），空心箭头显示三尖瓣附着点下移，这是 Ebstein 畸形的特征性表现。B. 三尖瓣频谱多普勒显示持续性心动过速，心率为 280 次 / 分。C. 腹部横切面显示腹水（星号）。D. 头部横切面显示皮肤水肿（星号）。胎儿几天后死亡
L—左；LA—左心房；LV—左心室；RA—右心房；RV—右心室

鉴别诊断

产前有时可能很难区分 Ebstein 畸形和三尖瓣发育不良，应用彩色多普勒超声观察三尖瓣反流的起源点有助于二者的区分。三尖瓣发育不良时，反流束起源于正常三尖瓣瓣环水平，而 Ebstein 畸形时，由于隔叶、后叶的附着位置较低，反流束起源于右心室下部（图 24.7 ~ 24.11）。扩张型心肌病和其他胎儿血流动力学受损的非心脏性病变中也可发现重度三尖瓣反流伴心脏增大。动脉导管过早闭合也可伴有三尖瓣反流。对三尖瓣进行灰阶、彩色多普勒和频谱多普勒血流速度的全面评估，有助于 Ebstein 畸形的鉴别诊断。

预后与转归

有研究报道 Ebstein 畸形胎儿的预后较差，约 45% 的胎儿在宫内死亡，总死亡率为 75% ~ 90%[13,26,27]。预后不良的产前指标包括心脏显著增大、肺动脉狭窄导致的右心室输出量减少和胎儿水肿 [26,28]。肺部受压可能导致肺发育不良，这是新生儿的一个重要危险因素。鉴于重度病例的先天选择性，Ebstein 畸形的产前诊断与不良结局相关。笔者观察到，妊娠早期尤其是 22 周前观察到心脏增大时，胎儿预后较差，因为随着妊娠的进展血流动力学变化会提高预后不良的风险 [29]。Ebstein 畸形属于少见的心脏畸形，与其他心脏畸形相比，有较高的宫内死亡率 [13]，应在遗传咨询期间进行说明。最近的一项多中心研究评估了 76 例 Ebstein 畸形胎儿，发现胎儿水肿是与宫内死亡显著相关的唯一参数，而其他产前指标仅与产后死亡率显著相关 [13]。

新生儿 Ebstein 畸形的超声心动图分级评分称为 "Celermajer 指数"，涉及计算舒张末期四腔心切面中右心房和房化右心室的联合面积与功能右心室和左心的联合面积之比（图 24.21）[30]。表 24.1 总结了从轻到重的 4 个等级及相应预后 [30]。

在一项预测妊娠中期诊断 Ebstein 畸形胎儿的围产期死亡率的研究中，围产期死亡的最高风险与右心房面积相对比值 ≥ 0.29 及诊断时三尖瓣下移指数（tricuspid valve displacement index, TVDI）≥ 0.65 有关 [31]，右心房面积相对比值为右心房和房化右心室的联合面积与总心脏面积的比值，TVDI 是三尖瓣自瓣环下移的距离与左心室长度的比值 [31]。

一项以成人 Ebstein 畸形为主的研究表明，39% 的患者伴有心肌或瓣膜受累的左心异常，因此 Ebstein 畸形不应被视为局限于右心的疾病 [32]。在对 37 例胎儿（其中 Ebstein 畸形 26 例，三尖瓣发育不良 11 例）的回顾性研究中，首次胎儿超声心动图上记录的肺动脉瓣的前向血流与良好结局相关，而逆向血流则与胎儿或新生儿死亡密切相关 [33]。一项对 21 例胎儿（其中 Ebstein 畸形 17 例，三尖瓣发育不良 4 例）的围产期研究显示，在左心室心肌做功指数亚组分析中，死亡胎儿的等容收缩和舒张时间之和比存活胎儿小 [34]。

尽管新生儿保健取得了进步，Ebstein 畸形和三尖瓣发育不良患儿的围产期死亡率仍然很高。在一项对 2005—2011 年诊断为 Ebstein 畸形或三尖瓣发育不良胎儿的大型同期研究中，243 例胎儿的死亡率为 17%，另有 32% 的新生儿在出院前死亡，围产期总死亡率为 45%[9]。死亡率的独立预测因素为诊断时胎龄（小于 32 周）、三尖瓣环直径 Z 评分以及肺动脉瓣反流和心包积液 [9]。死亡者在任何胎龄更容易出现肺动脉瓣反流，且出生时胎龄和体重较低 [9]。

一项对 Ebstein 畸形和三尖瓣发育不良的单中心研究发现，66 例活产儿的 1 个月、1 年及 5 年的存活率分别为 86%、82% 和 80%[11]。多变量分析显示，出生后死亡的相关因素包括低胎龄出生、三尖瓣环直径增大以及无肺动脉前向血流。这项研究报道的 Ebstein 畸形和三尖瓣发育不良的存活率比以往报道的要高。胎儿诊断后的死亡率与循环分流的血流动力学变化显著相关，包括引起舒张期脐动脉血流逆转的重度肺动脉瓣反流和三尖瓣反流。

在一项对 Ebstein 畸形胎儿的小样本病例研究中，为了诱导导管收缩并改善胎儿血流动力学，尝试了胎儿循环分流、经胎盘使用非甾体抗炎药治疗[10]。在妊娠第 26 ～ 34 周开始治疗后，3/4（75%）的胎儿对治疗有反应，出现持续性导管收缩和血流动力学功能改善，得以继续妊娠 3 ～ 7 周后选择性分娩[10]。所有治疗成功的病例经产后立即手术以消除循环分流后，均得以存活[10]。尽管本研究中的胎儿数量较少，但这种新方法似乎可避免胎儿宫内死亡，并能延长孕龄，从而增加新生儿存活的机会。在体循环窃血的早期阶段开始这种新的治疗有助于防止灌注不足所致的脑损伤[10]。这种新方法的长期效果尚需更大规模的研究来评估。

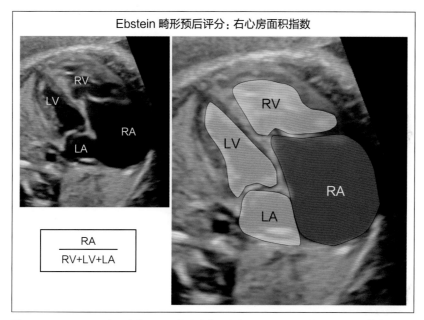

图 24.21　Ebstein 畸形胎儿预后评分的计算，称为 Celermajer 指数或右心房面积指数。A. 心尖四腔心切面。B. 放大并对相关区域进行彩色高亮显示，右心房及房化右心室面积（紫色区，RA），除以剩余右心室（RV）、左心房（LA）及左心室（LV）面积之和（黄色区），评分低于 0.5 提示预后较好，大于 1.5 提示预后非常差，详见表 24.1

表 24.1　胎儿及婴儿 Ebstein 畸形的超声心动图分级评分

分级	分值[a]	预后
一级	<0.5	很好
二级	0.5 ～ 0.99	好，存活率高达 92%
三级	1 ～ 1.49	不良，早期死亡率为 10%，儿童期死亡率为 45%
四级	>1.5	极差，死亡率 100%

注：[a] 舒张末期四腔心切面中右心房和房化右心室的联合面积与功能右心室和左心的联合面积之比。

引自 Celermajer DS, Bull C, Till JA, et al. Ebstein's anomaly: presentation and outcome from fetus to adult. *J Am Coll Cardiol.* 1994;23:170-176; Paranon S, Acar P. Ebstein's anomaly of the tricuspid valve: from fetus to adult. *Heart.* 2008;94:237-243.

三尖瓣发育不良

三尖瓣发育不良包括一组涉及三尖瓣异常的异质性畸形，三尖瓣瓣叶的附着点保持在正常三尖瓣环的解剖水平（图24.22）。疾病谱包括从仅有瓣叶轻度增厚的轻型病例，到瓣叶发育不良并腱索异常插入的严重病例。在儿科文献中，三尖瓣发育不良偶尔也被归为室间隔完整型肺动脉闭锁。与Ebstein畸形类似，三尖瓣发育不良与右室流出道梗阻和房间隔缺损有关。超声发现包括瓣叶增厚、收缩期闭合不良以及四腔心切面显示右心房增大（图24.23，24.24）。彩色多普勒通常显示起自瓣环水平的重度三尖瓣反流（图24.25），这一点与Ebstein畸形不同。若存在明显的右室流出道梗阻，肺动脉内径大小可能正常或接近

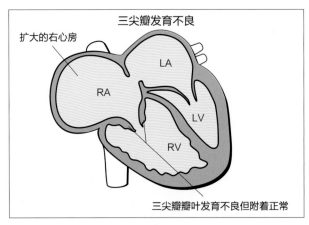

图24.22　三尖瓣发育不良示意图
LA—左心房；LV—左心室；RA—右心房；RV—右心室

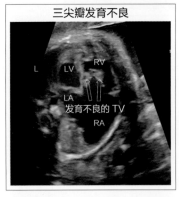

图24.23　三尖瓣（TV）发育不良胎儿的四腔心切面超声图像。不同于Ebstein畸形，三尖瓣发育不良中三尖瓣的附着点位置正常，三尖瓣瓣叶增厚（空心箭头），且因重度三尖瓣反流(此灰阶图像中未显示)右心房(RA)扩大
L—左；LA—左心房；LV—左心室；RV—右心室

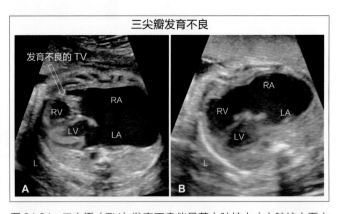

图24.24　三尖瓣（TV）发育不良伴显著心脏扩大（心脏扩大至占据整个胸腔）胎儿的横向四腔心切面收缩期（A）和舒张期（B）超声图像。收缩期可见增厚的三尖瓣瓣叶附着在室间隔的正常解剖位置，据此可与Ebstein畸形相鉴别（详见正文），右心房（RA）重度扩大
L—左；LA—左心房；LV—左心室；RV—右心室

正常，但瓣膜活动度很小（图 24.26）。彩色多普勒显示动脉导管内的反向血流，偶尔显示肺动脉瓣反流。三维超声渲染模式（图 24.27）有助于评估三尖瓣瓣叶的解剖结构和附着位置，彩色玻璃体模式有助于评估反流的严重程度（图 24.28）。三尖瓣发育不良的鉴别诊

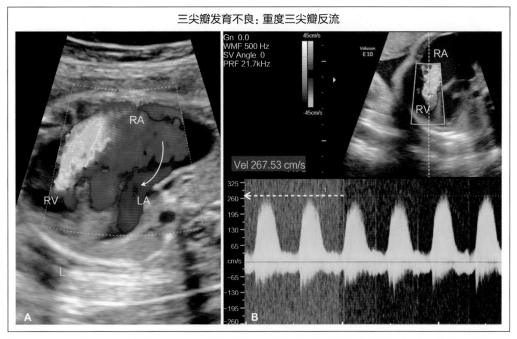

图 24.25　三尖瓣发育不良伴显著心脏扩大胎儿的横向四腔心切面收缩期彩色多普勒（A）和连续多普勒（B）超声图像（与图 24.24 为同一胎儿）。A. 可见重度三尖瓣反流导致右心房（RA）扩大，血流通过宽大的卵圆孔从右心房向左心房（LA）分流（弯箭头）。B. 三尖瓣连续多普勒显示血流速度超过 260 cm/s（虚线箭头）
L—左；RV—右心室

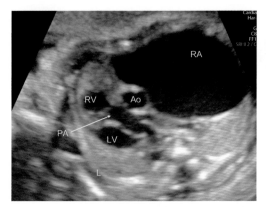

图 24.26　三尖瓣发育不良伴显著心脏扩大胎儿的短轴切面显示肺动脉（PA）发育良好但瓣膜闭合，表现为肺动脉闭锁的征象（与图 24.24 为同一胎儿）。三尖瓣发育不良时，右心室流出血流减少可导致功能性肺动脉闭锁
Ao—主动脉；L—左；LV—左心室；RA—右心房；RV—右心室

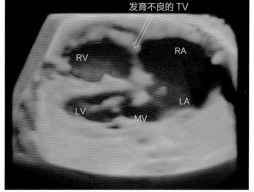

图 24.27　三尖瓣（TV）发育不良伴显著心脏扩大胎儿的三维超声表面渲染模式（与图 24.24 为同一胎儿）。三尖瓣附着于正常解剖位置
LA—左心房；LV—左心室；MV—二尖瓣；RA—右心房；RV—右心室

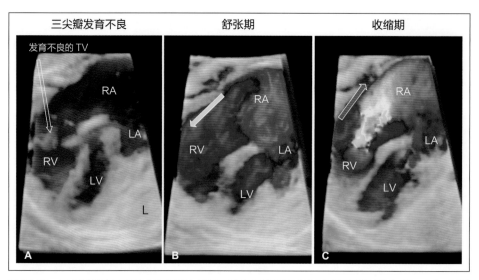

图 24.28　三尖瓣发育不良胎儿的四腔心切面三维表面渲染模式（A）及玻璃体模式（B、C）。可见增大的右心房（RA）、右心室（RV）以及增厚、发育不良的三尖瓣（TV）。彩色多普勒显示舒张期（B）右心室充盈（蓝色箭头）及收缩期（C）发育不良的重度三尖瓣反流（红色箭头）
L—左；LA—左心房；LV—左心室

断包括 Ebstein 畸形、室间隔完整型肺动脉闭锁伴严重三尖瓣反流以及动脉导管提前收缩。相关的染色体和非染色体异常与 Ebstein 畸形相似，因为大多数研究都将 Ebstein 畸形及三尖瓣发育不良一起分析。三尖瓣发育不良的胎儿多预后良好（图 24.29），但罕见的重症病例除外，可能与心力衰竭、严重心脏扩大、右室流出道梗阻、重度三尖瓣反流、胎儿水肿、胎儿循环分流和新生儿高死亡率有关 [9,11]。由于 Ebstein 畸形与三尖瓣发育不良的心脏增大表

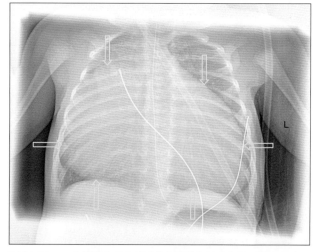

图 24.29　三尖瓣发育不良并显著心脏扩大新生儿的 X 线胸片（与图 24.24 ～ 24.27 为同一胎儿）。虽然心脏显著扩大（空箭头），经成功强化治疗及手术，新生儿存活。未见肺发育不良征象
L—左

现和血流动力学变化相似，多项研究把它们作为同一类疾病进行评估 [9,11]。三尖瓣发育不良的详细产后转归已在本章 Ebstein 畸形的"预后与转归"部分进行了介绍。

诊断方法

图 24.30 列出了怀疑胎儿 Ebstein 畸形及三尖瓣发育不良时的诊断方法。

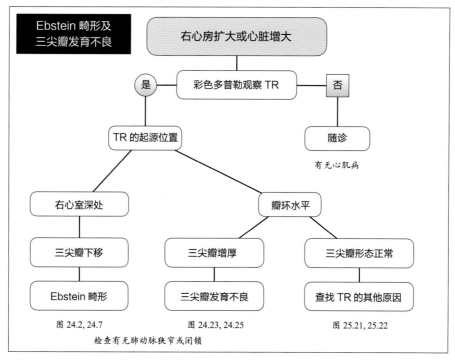

图 24.30 怀疑胎儿 Ebstein 畸形或三尖瓣发育不良时的诊断方法
TR—三尖瓣反流

要点 Ebstein 畸形和三尖瓣发育不良

- Ebstein 畸形时，三尖瓣的隔叶和后叶自三尖瓣环向心尖下移，起源于右心室心肌。
- Ebstein 畸形时，三尖瓣前叶正常附着于瓣环位置。
- Ebstein 畸形时，近端右心室与右心房形成房化右心室。
- 三尖瓣发育不良包括涉及三尖瓣异常的一组异质性畸形。
- 三尖瓣发育不良时，三尖瓣瓣叶正常附着于瓣环位置。
- 彩色多普勒在右心房扩大之前即可检出 Ebstein 畸形的重度三尖瓣反流。
- Ebstein 畸形和三尖瓣发育不良的三尖瓣反流均发生于全收缩期，峰值速度较高。
- Ebstein 畸形时，典型的三尖瓣反流起自右心室中部。
- 三尖瓣发育不良的反流束起自三尖瓣瓣环水平，这是与 Ebstein 畸形的鉴别要点。
- 由于 Ebstein 畸形和三尖瓣发育不良的相似性，许多研究将二者合并分析。

- Ebstein 畸形和三尖瓣发育不良常合并的心脏畸形包括右室流出道梗阻和房间隔缺损。
- Ebstein 畸形和三尖瓣发育不良都可能出现遗传综合征，包括三体综合征、染色体 1p36 缺失和其他综合征。
- Ebstein 畸形和三尖瓣发育不良的预后不良标志：产前出现巨大心脏、右心房与剩余心脏面积的比值较高、存在循环分流和胎儿水肿。
- 在 Ebstein 畸形和三尖瓣发育不良中，严重心脏扩大均可伴发肺发育不良。
- 能够在新生儿期存活下来的患儿一般预后良好。

（王廉一）

参考文献

1. Ferencz C, Rubin JD, Loffredo CA, Magee CA. *Epidemiology of Con-genital Heart Disease. The Baltimore-Washington Infant Study 1981-1989*. Futura Publishing Company; 1993.
2. Bialostozky D, Horwitz S, Espino-Vela J. Ebstein's malformation of the tricuspid valve. A review of 65 cases. *Am J Cardiol*. 1972;29:826-836.
3. Copel JA, Pilu G, Green J, Hobbins JC, Kleinman CS. Fetal echocardiographic screening for congenital heart disease: the importance of the four-chamber view. *Am J Obstet Gynecol*. 1987;157:648-655.
4. Sharland GK, Chita SK, Allan LD. Tricuspid valve dysplasia or displacement in intrauterine life. *J Am Coll Cardiol*. 1991;17:944-949.
5. Berg C, Georgiadis M, Geipel A, Gembruch U. The area behind the heart in the four-chamber view and the quest for congenital heart defects. *Ultrasound Obstet Gynecol*. 2007;30:721-727.
6. Chaoui R, Bollmann R, Goldner B, Heling KS, Tennstedt C. Fetal cardiomegaly: echocardiographic findings and outcome in 19 cases. *Fetal Diagn Ther*. 1994;9:92-104.
7. Rato J, Sousa A, Teixeira A, Anjos R. Ebstein's anomaly with "reversible" functional pulmonary atresia. *BMJ Case Rep*. 2019;12:e229809.
8. Chaoui R, McEwing R. Three cross-sectional planes for fetal color Doppler echocardiography. *Ultrasound Obstet Gynecol*. 2003;21:81-93.
9. Freud LR, Escobar-Diaz MC, Kalish BT, et al. Outcomes and predictors of perinatal mortality in fetuses with Ebstein anomaly or tricuspid valve dysplasia in the current era. *Circulation*. 2015;132:481-489.
10. Torigoe T, Mawad W, Seed M, et al. Treatment of fetal circular shunt with non-steroidal anti-inflammatory drugs. *Ultrasound Obstet Gynecol*. 2019;53:841-846.
11. Wertaschnigg D, Manlhiot C, Jaeggi M, et al. Contemporary outcomes and factors associated with mortality after a fetal or neonatal diagnosis of Ebstein anomaly and tricuspid valve disease. *Can J Cardiol*. 2016; 32:1500-1506.
12. Zimmer EZ, Blazer S, Lorber A, Solt I, Egenburg S, Bronshtein M. Fetal Ebstein's anomaly: early and late appearance. *Prenat Diagn*. 2012;32: 228-233.
13. Gottschalk I, Gottschalk L, Stressig R, et al. Ebstein's anomaly of the tricuspid valve in the fetus—a multicenter experience. *Ultraschall Med*. 2017;38:427-436.
14. Pepeta L, Clur S-A. Ebstein's anomaly and Down's syndrome. *Cardiovasc J Afr*. 2013;24:382-384.
15. Siehr SL, Punn R, Priest JR, Lowenthal A. Ebstein anomaly and Trisomy 21: a rare association. *Ann Pediatr Cardiol*. 2014;7:67-69.
16. Abuhamad A, Chaoui R. *First Trimester Ultrasound Diagnosis of Fetal Abnormalities*. Lippincott Wilkins; 2017.
17. Acar P, Dulac Y, Taktak A, Abadir S. Real-time three-dimensional fetal echocardiography using matrix probe. *Prenat Diagn*. 2005;25:370-375.
18. Goncalves LF, Lee W, Chaiworapongsa T, et al. Four-dimensional ultrasonography of the fetal heart with spatiotemporal image correlation. *Am J Obstet Gynecol*. 2003;189:1792-1802.
19. Watson H. Natural history of Ebstein's anomaly of the tricuspid valve in childhood and adolescence. *Br Heart J*. 1971;33:143.
20. Cappato R, Schluter M, Weiss C, et al. Radiofrequency current catheter ablation of accessory atrioventricular pathways in Ebstein's anomaly. *Circulation*. 1996;94:376-383.

21. Gucer S, Ince T, Kale G, et al. Noncardiac malformations in congenital heart disease: a retrospective analysis of 305 pediatric autopsies. *Turk J Pediatr*. 2005;47:159-166.

22. Delhaas T, Marchie Sarvaas du GJ, Rijlaarsdam ME, et al. A multicenter, long-term study on arrhythmias in children with Ebstein anomaly. *Pediatr Cardiol*. 2009;31:229-233.

23. Giannakou A, Sicko RJ, Zhang W, et al. Copy number variants in Ebstein anomaly. *PLoS One*. 2017;12:e0188168.

24. Xun Z, Ping H, Jin H, et al. Prenatal detection of 1p36 deletion syndrome: ultrasound findings and microarray testing results. *J Matern Fetal Neonatal Med*. 2020:1-5.

25. Olivella A, Manotas H, Payán-Gómez C, Pi.eros JG. Ebstein anomaly associated with cri du chat (cat's cry) syndrome and 20q duplication. *BMJ Case Rep*. 2020;13:e233766.

26. Hornberger LK, Sahn DJ, Kleinman CS, Copel JA, Reed KL. Tricuspid valve disease with significant tricuspid insufficiency in the fetus: diagnosis and outcome. *J Am Coll Cardiol*. 1991;17:167-173.

27. Roberson DA, Silverman NH. Ebstein's anomaly: echocardiographic and clinical features in the fetus and neonate. *J Am Coll Cardiol*. 1989;14:1300-1307.

28. McElhinney DB, Salvin JW, Colan SD, et al. Improving outcomes in fetuses and neonates with congenital displacement (Ebstein's malformation) or dysplasia of the tricuspid valve. *Am J Cardiol*. 2005; 96:582-586.

29. Selamet Tierney ES, McElhinney DB, Freud LR, et al. Assessment of progressive pathophysiology after early prenatal diagnosis of the Ebstein anomaly or tricuspid valve dysplasia. *Am J Cardiol*. 2017; 119:106-111.

30. Celermajer DS, Bull C, Till JA, et al. Ebstein's anomaly: presenta-tion and outcome from fetus to adult. *J Am Coll Cardiol*. 1994;23: 170-176.

31. Masoller N, Gómez del Rincón O, Herraiz I, et al. Prediction of perinatal mortality in Ebstein's anomaly diagnosed in the second trimester of pregnancy. *Fetal Diagn Ther*. 2020;47:604-614.

32. Attenhofer Jost CH, Connolly HM, O'Leary PW, Warnes CA, Tajik AJ, Seward JB. Left heart lesions in patients with Ebstein anomaly. *Mayo Clin Proc*. 2005;80:361-368.

33. Barre E, Durand I, Hazelzet T, David N. Ebstein's anomaly and tricuspid valve dysplasia: prognosis after diagnosis in utero. *Pediatr Cardiol*. 2012;33:1391-1396.

34. Lasa JJ, Tian ZY, Guo R, Rychik J. Perinatal course of Ebstein's anomaly and tricuspid valve dysplasia in the fetus. *Prenat Diagn*. 2012;32: 245-251.

第 25 章
三尖瓣反流

定义

正常三尖瓣会在收缩期关闭，以防止血液在心室收缩时返回右心房。当收缩期血液被射入右心房时，称为三尖瓣反流（tricuspid regurgitation, TR）或三尖瓣关闭不全（图25.1）。三尖瓣反流是一种可通过彩色血流显像、频谱多普勒或彩色多普勒 M 型超声探测到的血流动力学事件。在妊娠 11 周到足月的胎儿中均可发现三尖瓣反流[1-4]。

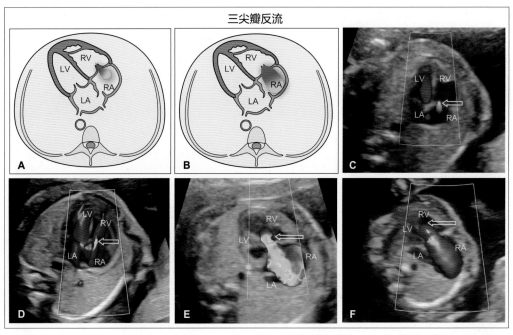

图 25.1 四腔心切面彩色多普勒示意图（A、B），以及 4 例三尖瓣反流（TR）（空心箭头）胎儿的超声图像（C ~ F），显示了三尖瓣反流束的空间分布。图 A、C、D 显示轻至中度的三尖瓣反流，反流束小而窄，未充满整个右心房（RA）。值得注意的是，瓣膜水平的反流束宽度（即缩流颈）很小。图 B、E、F 显示了瓣膜水平射流束宽大的重度三尖瓣反流，扩展并几乎充填整个右心房。可使用彩色多普勒对其严重程度进行主观评估，但还需频谱多普勒进行客观量化

LA—左心房；LV—左心室；RV—右心室

三尖瓣反流可表现为短期或长期无明显临床影响的微量反流，但也可表现为导致心力衰竭以及胎儿或新生儿死亡的重度反流。三尖瓣反流的收缩期持续时间和反流束的峰值速度变异很大。精确描述和量化三尖瓣反流对于了解其病理生理学和临床相关性至关重要。本章将描述三尖瓣反流的特征，并探讨与三尖瓣反流相关的各种心内及心外病因。

三尖瓣反流的特征

在胎儿、婴儿和成人超声心动图中，三尖瓣反流是很常见的现象[3,5]。胎儿三尖瓣反流没有明确的定义、标准或分类，大多数产前经验来自产后观察以及对儿童和成人超声心动图的分析[5,6]。

彩色多普勒三尖瓣反流的空间分布

通常使用彩色多普勒可以观察到三尖瓣反流，随着现代超声设备的发展，彩色多普勒的灵敏度提高，其检出率也随之增高。普遍认为，与仅超过三尖瓣叶水平的细小射流相比，延伸到右心房深处的较大面积彩色射流代表了更严重的三尖瓣反流。某些技术已能用于量化彩色多普勒三尖瓣反流束。三尖瓣反流程度的分级可以通过测量三尖瓣水平彩色多普勒射流束的宽度（称为缩流颈）和右心房内射流束分布的范围来进行评估（图 25.1），并可通过右心房内射流束的长度和（或）其占据右心房的面积来量化。

Gembruch 等和 Messing 等的研究根据彩色多普勒右心房内射流束的长度和其与相对的心房壁的距离关系，将其严重程度分为 4 个等级：轻度（射流束长度 < 1/3）、轻 – 中度（射流束长度为 1/3 ~ 2/3）、中度（射流束长度 > 2/3，未到达对侧心房壁）和重度（射流束到达对侧心房壁）[1,3]。此外，根据射流束覆盖的右心房面积也可以评估其严重程度，当覆盖面积小于 25% 为轻度三尖瓣反流，覆盖面积在 25% ~ 50% 之间为中度三尖瓣反流，覆盖面积大于 50% 为重度三尖瓣反流[1,3]。

频谱多普勒三尖瓣反流严重程度

在不依赖彩色多普勒表现的情况下，通过频谱或连续频谱多普勒量化收缩期三尖瓣反流的严重程度是至关重要的。据笔者所知，关于胎儿频谱多普勒三尖瓣反流的严重程度还没有明确的定义。研究者们将反流束的峰值速度作为评估其严重程度的标准：峰值速度在 30 ~ 100 cm/s 之间为轻度三尖瓣反流，峰值速度在 100 ~ 200 cm/s 之间为中度三尖瓣反流，峰值速度大于 200 cm/s 为重度三尖瓣反流（图 25.2）。频谱多普勒评估三尖瓣反流还应考虑收缩期三尖瓣反流的持续时间，本章"收缩期三尖瓣反流的持续时间"将对此进行讨论。

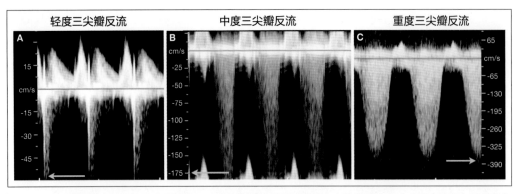

图25.2 三尖瓣反流（TR）的严重程度可以通过频谱多普勒测量反流束的峰值速度（或压力梯度）进行量化的评估。A.峰值速度小于70 cm/s的轻度三尖瓣反流（箭头）。B.峰值速度接近200 cm/s的中度三尖瓣反流（箭头）。C.峰值速度达到380 cm/s的重度三尖瓣反流（箭头）。为了避免出现混叠现象，获取高速多普勒血流信息时可能需要专用的连续波多普勒换能器

　　临床上通过静息状态时是否有症状来判断三尖瓣反流严重程度的方法也可用于胎儿，类似出生后对患儿三尖瓣反流严重程度的分级[6]。在胎儿时期，临床上更行之有效的分级方法是，当右心房或心脏（心胸比）未见扩大（或增大）时考虑为轻度三尖瓣反流，当出现心脏扩大不伴有胎儿水肿时考虑为中度三尖瓣反流，当出现心力衰竭并伴有胎儿水肿时考虑为重度三尖瓣反流。需要注意的是，胎儿右心室的顺应性较出生后低，三尖瓣反流会因为血流动力学不稳定而迅速发展。由于三尖瓣反流的血液可以通过卵圆孔从右心房进入左心系统，因此即便是严重的三尖瓣反流，胎儿也可以很好地耐受。对于所有中－重度三尖瓣反流病例，笔者推荐将取样容积置于静脉导管中测量频谱，因为静脉导管内的高搏动性或反向血流的出现可早于胎儿水肿和死亡。

收缩期三尖瓣反流的持续时间

　　当三尖瓣反流束局限于收缩早期或收缩中期时，分别被称为收缩早期或收缩中期三尖瓣反流（图25.3A）。三尖瓣反流也可以发生在整个收缩期，称为全收缩期三尖瓣反流（图25.3B）。频谱多普勒可以完美地评价收缩期三尖瓣反流的持续时间，而彩色多普勒M型超声也能评估其持续时间（图25.4）[1]（见第15章）。据报道，使用彩色多普勒结合回放功能用于评估三尖瓣反流持续时间的方法，可以区分收缩早期和收缩早—中期三尖瓣反流[3]。但笔者认为这种评估需要设备和色彩预设具有一致性，难以进行不同超声室之间的比较。因此，推荐使用频谱多普勒评估收缩期三尖瓣反流的持续时间[1]。

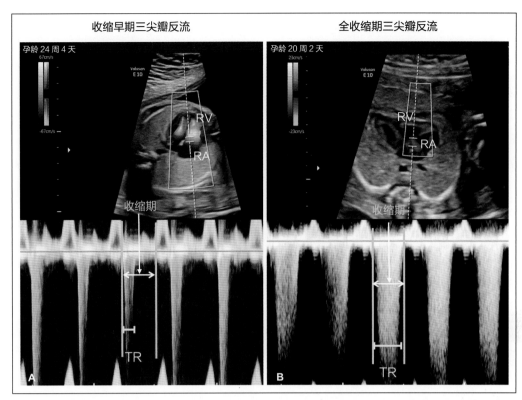

图 25.3　频谱多普勒评估收缩期（双向箭头）三尖瓣反流（TR）的持续时间。A. 三尖瓣反流发生于收缩期的开始，为收缩早期三尖瓣反流。B. 反流频谱持续整个收缩期，称为全收缩期三尖瓣反流
RA—右心房；RV—右心室

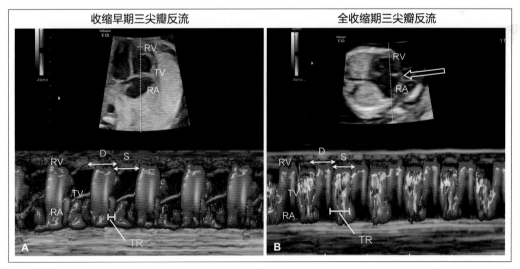

图 25.4　彩色多普勒 M 型超声描记正常胎儿（A）和 Ebstein 畸形胎儿（B）的右室流入道血流。在 M 型超声中，将游标线贯穿两个胎儿的右心房（RA）、三尖瓣口（TV）和右心室（RV），并使之通过三尖瓣口中心，以使三尖瓣流入道血流的显示效果最佳。分别显示 2 例胎儿随心动周期变化的彩色血流：在舒张期（D），可见两束彩色跨三尖瓣流入道血流（红色）；在收缩期（S），高分辨率的 M 型超声显示了正常胎儿的轻度三尖瓣反流（TR）位于收缩期开始（图 A 蓝色），Ebstein 胎儿的重度全收缩期三尖瓣反流持续整个收缩期（图 B 蓝色）

三尖瓣反流的常见病因

针对婴儿和成人的研究报道了研究人群中三尖瓣反流的发生率高达 75% [5]，类似的发生率也见于妊娠中期初的胎儿 [3]。有研究还发现，由于妊娠晚期胎儿心室比例失衡和动脉导管变窄，胎儿三尖瓣反流发生率会从妊娠 24 周时的 35% 增高到妊娠 34 周时的 80% [7]。微量三尖瓣反流在胎儿中很常见，应与临床相关的三尖瓣反流相区分，因此建议在给出微量三尖瓣反流诊断前应一步一步寻找可能存在的三尖瓣反流的病因。三尖瓣反流可由原发性心脏病和（或）继发性心脏病以及心外疾病引起。心脏病可能由三尖瓣异常引起，例如，Ebstein 畸形、三尖瓣发育不良、三尖瓣口无功能（瓣膜缺如）或存在于房室间隔缺损等背景下的瓣膜发育不良。继发性心脏病的三尖瓣反流发生在三尖瓣正常的情况下，由右心室容量负荷过重、压力负荷增大或心肌功能异常引起。继发性心脏病包括肺动脉狭窄、动脉导管收缩、肺静脉或体静脉异常连接、持续性心律失常、左室流出道梗阻、解剖单心室、心肌病等。导致三尖瓣反流的心外疾病包括可引起心脏容量负荷过重的胎儿贫血、双胎输血综合征的受血儿或外周动静脉瘘（包括 Galen 静脉瘤畸形）等。某些病因（如妊娠早期的 21- 三体综合征）的机制尚不清楚，可能由心肌不成熟、心室比例失衡、心脏结构异常等原因导致。本章后文将讨论常见的三尖瓣反流疾病，并在最后对诊断方法进行总结。

微量三尖瓣反流

微量三尖瓣反流是一种不伴有心脏或心外异常的孤立现象，表现为少量和非全收缩期的反流，且最大速度不超过 200 cm/s（图 25.5）[4]。微量三尖瓣反流相当常见，在妊娠中期的胎儿心脏超声检查中的检出率为 1% ~ 5% [4]。一项关于低危妊娠的研究报道了妊娠 14 ~ 16 周的胎儿微量三尖瓣反流的发生率为 83%，且大多数胎儿的三尖瓣反流会在妊娠中期消失 [3]。然而，这项研究采用了彩色多普勒诊断三尖瓣反流，并未应用频谱多普勒量化反流严重程度和反流持续时间 [3]。微量三尖瓣反流的发病机制尚不清楚，可能是胎儿心肌不成熟（顺应性差）以及妊娠期肺血管床压力升高所致 [3]。推荐进行超声随访，在大多数情况下，三尖瓣反流在妊娠晚期消失。必须牢记的是，只有在其他病因都被排除的前提下才可考虑微量三尖瓣反流的诊断。

妊娠早期染色体异常

妊娠 11 ~ 14 周胎儿的三尖瓣反流与染色体异常有关 [8]（图 25.6）。一项对 1557 名妊娠 11^{+0} 周 ~ 13^{+6} 周胎儿的研究，在绒毛活检取样之前评价三尖瓣反流的存在情况，发现不足 5% 的染色体正常胎儿存在三尖瓣反流，而超过 65% 的 21- 三体综合征以及超过

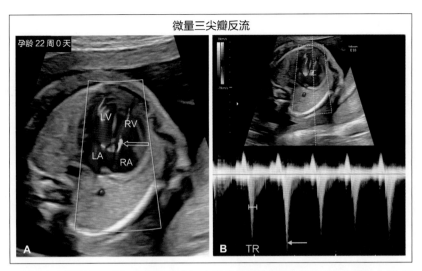

图 25.5　1 例妊娠 22 周三尖瓣反流（TR）胎儿的心尖四腔心切面彩色多普勒（A）和
频谱多普勒（B）超声图像。A. 细窄的三尖瓣反流束（空心箭头）。B. 频谱多普勒显示反
流出现在收缩早期（工字线），峰值速度为 150 cm/s（箭头）（未显示多普勒标尺）。本
例胎儿由于没有发现三尖瓣反流的病因，并且在 4 周后的随访中反流消失，因此被认为
是微量三尖瓣反流

LA—左心房；LV—左心室；RA—右心房；RV—右心室

30% 的 18- 三体综合征胎儿合并三尖瓣反流[8]。由于一些彩色多普勒超声设备的灵敏度较
低，故使用频谱多普勒在妊娠早期显示三尖瓣反流的效果最好。妊娠 11 ～ 14 周探测三尖
瓣反流的技术参数包括将多普勒取样容积设置为 2 ～ 3 mm 并置于心尖四腔心切面跨三尖
瓣口水平，取样容积的一条标线位于右心房侧，另一条标线位于右心室侧，声束与血流
方向的夹角小于 20°（图 25.7）。如果妊娠早期三尖瓣反流束收缩期峰值速度大于 60 cm/s，
且反流束持续时间至少占据收缩期的一半，可以诊断为三尖瓣反流[8]（图 25.7）。在妊娠
第 1 ～ 4 个月进行胎儿颈项透明层厚度和血清生化指标筛查后，进一步检查是否存在三尖
瓣反流，可以使染色体疾病筛查的假阳性率从 5% 降至 3% 以下，同时可以保持 90% 的高
检出率，从而提高筛查效能[9,10]。妊娠早期三尖瓣反流的真正病理生理机制尚不清楚，但
可能与心肌发育不成熟、导致颈部组织液增多的因素以及心脏畸形（如房室间隔缺损）有
关。据报道在高危转诊人群中，妊娠中期时 28% 的 21- 三体综合征胎儿存在三尖瓣反流，
但并不以孤立性三尖瓣反流的形式存在[11]。

结构性心脏畸形

　　一旦确诊三尖瓣反流，应进行胎儿心脏超声检查以排除已知的与三尖瓣反流相关的典
型心脏畸形。

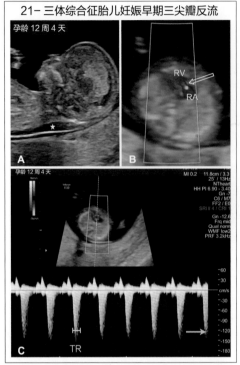

图 25.6　1 例妊娠 12 周 21- 三体综合征胎儿出现三尖瓣反流（TR）。A. 可见增厚的颈项透明层（星号），高度怀疑胎儿可能存在非整倍体异常。B. 四腔心切面的收缩期彩色多普勒，可见从右心室（RV）进入右心房（RA）的三尖瓣反流束（TR）（空心箭头）。C. 频谱多普勒也确认了三尖瓣反流的存在，并显示三尖瓣反流持续半个收缩期（工字线），峰值速度约为 140 cm/s（箭头）

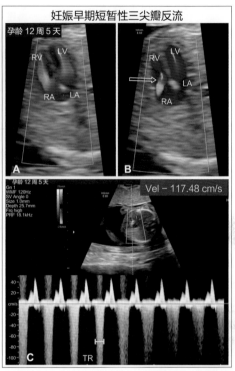

图 25.7　1 例妊娠 12 周伴有三尖瓣反流（TR）胎儿的经阴道超声检查所见。A. 四腔心切面显示左心室（LV）和右心室（RV）在舒张期充盈。B. 收缩期三尖瓣反流（空心箭头），表现为进入右心房（RA）的蓝色射流束。C. 频谱多普勒显示三尖瓣反流占据整个收缩期（工字线），峰值速度为 117.48 cm/s。基因检测排除非整倍体异常，在妊娠 16 周和 22 周的超声检查随访中三尖瓣反流消失
LA—左心房

三尖瓣发育不良

　　三尖瓣反流是发育不良的三尖瓣病变的重要组成部分，见于 Ebstein 畸形和三尖瓣发育不良（图 24.7，24.25）。伴有三尖瓣反流的罕见右心室畸形还包括三尖瓣缺如（称为三尖瓣口无功能）[12]。房室间隔缺损时也可见到发育不良的三尖瓣，这种疾病由 2 个二尖瓣叶和 3 个三尖瓣叶形成一个共同的瓣环，通常与二尖瓣反流、三尖瓣反流以及前面提到的共同房室瓣反流有关（图 25.8）。

右室流出道梗阻

　　伴有右心室高压的胎儿心脏病变包括结构性右室流出道梗阻，例如室间隔完整型肺动脉闭锁以及严重的肺动脉狭窄（图 25.9），通常伴有三尖瓣反流，尤其是在妊娠晚期（见第 26、27 章）。右心室压力增高也可由功能性右室流出道梗阻引起，例如妊娠 28 周以后，动脉导管收缩时常可观察到三尖瓣反流现象。此外，其他右心病变，如肺动脉瓣缺如综合

征，可因肺动脉反流引起右心室容量增大，以及发育不良的瓣膜造成肺动脉梗阻而导致三尖瓣反流。在极少数情况下，如右室双出口发生右心室扩张时，也可出现三尖瓣反流。

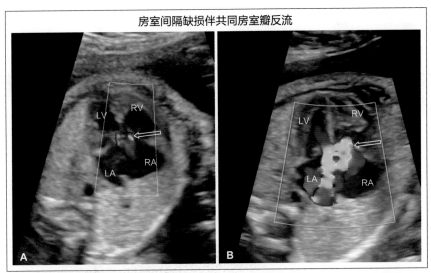

图 25.8　2 例伴有房室间隔缺损（AVSD）的 21- 三体综合征胎儿的心尖四腔心切面超声图像，收缩期彩色多普勒显示共同房室瓣反流（空心箭头）。房室间隔缺损的一个重要特征是存在不同程度的共同房室瓣反流。A. 胎儿在妊娠 26 周时发现共同房室瓣微量反流。B. 胎儿在妊娠 28 周时发现共同房室瓣重度反流，射流束到达心房边界。在 3 周后的超声随访中发现胎儿死亡
LA—左心房；LV—左心室；RA—右心房；RV—右心室

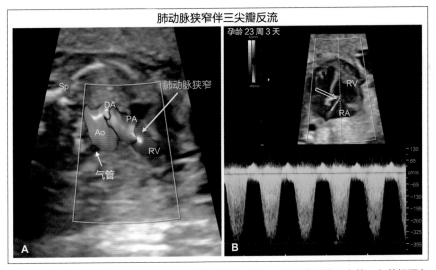

图 25.9　1 例严重肺动脉狭窄胎儿的三尖瓣反流（TR）。A. 彩色多普勒三血管 - 气管切面左侧视图显示跨主动脉（Ao）的前向层流信号，跨肺动脉瓣的混叠的湍流（蓝色）信号为肺动脉狭窄的征象。B. 同一胎儿的收缩期心尖四腔心切面，可见从右心室（RV）进入右心房（RA）的三尖瓣反流束（空心箭头），连续频谱多普勒显示三尖瓣反流束的峰值速度为 380 cm/s，是右心室高压的征象
DA—动脉导管；PA—肺动脉；Sp—脊柱

左心病变

伴随着右心室代偿性扩张而产生的三尖瓣反流，也可见于仅有一组房室瓣的单心室和左心病变，如主动脉缩窄、左心发育不良综合征（图 25.10）、二尖瓣闭锁伴室间隔缺损（图 25.11）。左心异常时发生三尖瓣反流的病理生理机制可能是左心压力增大导致血液通过卵圆孔从左向右分流到右心室的血流量增加，某些情况下还同时伴有三尖瓣发育不良（图 25.11）。

持续性心律失常

在伴有完全性心脏传导阻滞的心脏畸形中，由于病理生理学上的结构异常和容量负荷过重，发生三尖瓣反流的风险亦增大。即使不合并心脏畸形，持续性心动过速（图 25.12）或心脏传导阻滞（图 25.13）也可导致三尖瓣反流，并且由于心室顺应性降低及血容量增大，通常还伴有二尖瓣反流。除此之外，持续性快速性心律失常患者还可能存在心肌损伤，心脏复律后心肌损伤持续数天才能缓解（图 25.12D）。

静脉畸形

完全性静脉异常连接、静脉导管缺如伴有脐静脉与体循环静脉系统异常连接时，血液可汇入右心房、冠状窦、下腔静脉或髂静脉，导致右心房扩张、右心室血流增加，进而造成三尖瓣反流。 如第 10、42 和 43 章所讨论的，存在三尖瓣反流时有必要对静脉进行系统的评估。

心脏肿瘤

肿瘤也可能导致二尖瓣和（或）三尖瓣反流，主要与流入道或流出道梗阻有关（见第 45 章）。笔者观察过 1 例酷似右心房内"血凝块"的心房黏液瘤，因阻碍了右室流入道血流而出现三尖瓣反流（图 25.14）。三尖瓣反流在心脏肿瘤中相对罕见。

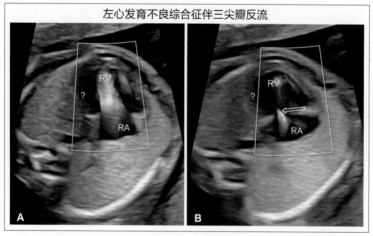

图 25.10　1 例伴有二尖瓣和主动脉瓣闭锁的左心发育不良综合征（HLHS）胎儿超声图像，解剖学左心室完全缺失（？）。A. 舒张期彩色多普勒显示血流跨过三尖瓣充盈右心室（RV），没有血液流入左心室（？）。B. 收缩期有轻度三尖瓣反流（空心箭头）

RA—右心房

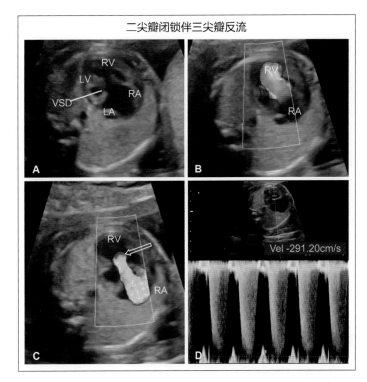

图 25.11　1 例二尖瓣闭锁胎儿伴有室间隔缺损（VSD）和三尖瓣发育不良。A. 灰阶超声显示左心室（LV）小和室间隔缺损。B. 彩色多普勒显示舒张期从右心房（RA）流向右心室（RV）的充盈血流。C. 彩色多普勒显示收缩期重度三尖瓣反流（空心箭头）到达右心房后壁。D. 频谱多普勒显示峰值速度超过 290 cm/s 的全收缩期三尖瓣反流

LA—左心房

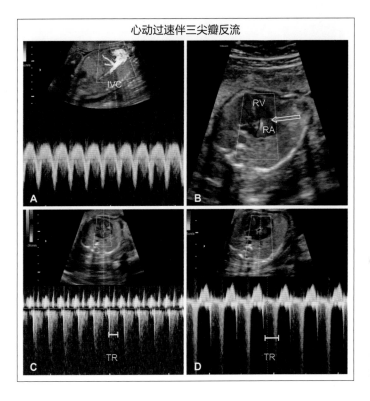

图 25.12　1 例妊娠 25 周胎儿间歇性室上性心动过速。A. 下腔静脉（IVC）频谱多普勒显示心动过速。B. 四腔心切面彩色多普勒显示收缩期存在三尖瓣反流（TR）（空心箭头）。C、D. 分别显示心动过速和窦性心律时频谱多普勒记录的三尖瓣频谱。值得注意的是，在心动过速发作期间，图 C 可能很难显示三尖瓣反流，转为正常窦性心律后三尖瓣反流仍持续存在

RA—右心房；RV—右心室

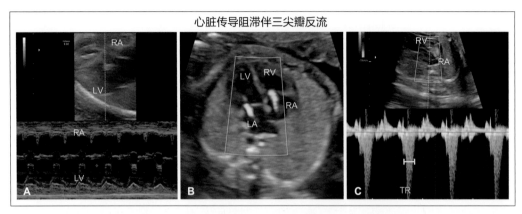

图 25.13 先天性 Ⅱ 度心脏传导阻滞胎儿的 M 型（A）、彩色多普勒（B）和频谱多普勒（C）超声图像。A. M 型超声的取样线穿过右心房（RA）和左心室（LV），可见 Ⅱ 度传导阻滞。B. 彩色多普勒显示收缩期三尖瓣和二尖瓣反流束。C. 频谱多普勒证实了全收缩期（工字线）的三尖瓣反流（TR）

LA—左心房；RV—右心室

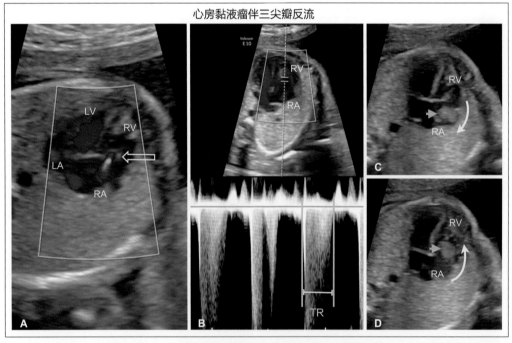

图 25.14 1 例胎儿在妊娠 23 周时因间歇性三尖瓣反流（TR）转诊。彩色多普勒（A）和频谱多普勒（B）证实了三尖瓣反流（图 A 空心箭头）的存在。使用高分辨率灰阶成像（C、D）评估三尖瓣，发现了 1 个起源于右心房（RA）的带蒂"肿瘤"（蓝色箭头），可跨过三尖瓣环并往返于 RA 与右心室（RV）（弯曲的黄色箭头），符合心房黏液瘤的诊断。心脏肿瘤可能是胎儿三尖瓣反流的原因

LA—左心房；LV—左心室

心肌功能受损

三尖瓣反流可能与心肌功能受损有关，这在肥厚型和扩张型心肌病中都可以观察到（图 25.15），且与心肌病是原发性遗传因素还是继发性因素（如双肾未发育或发育不良）所致无关（见第 44 章）。扩张型心肌病中，由于心室扩张能够进一步促进三尖瓣反流的发展，因此三尖瓣反流程度可能更加严重。在严重宫内生长受限并伴有低氧血症的胎儿中，心室顺应性降低和后负荷增加也可引起三尖瓣反流，静脉导管的高搏动性甚至反向血流通常与之相关。胎儿感染（常为巨细胞病毒、细小病毒和弓形虫感染）可引起心肌炎和随之而来的三尖瓣反流，常伴有心包积液。细小病毒感染时，其典型表现胎儿贫血通常是三尖瓣反流的主要原因，胎儿输血治疗后三尖瓣反流仍可持续数天或数周，可能与贫血导致的心肌功能障碍有关。存在自身免疫性疾病时，如 Sjogren 抗体可引起胎儿心肌炎和三尖瓣反流，与心脏传导阻滞存在与否无关，但在此类情况中，可以观察到心肌和心内膜回声的改变。单绒毛膜双胎也可出现心肌功能障碍，通常发生在双胎输血综合征（TTTS）的受血儿中，由容量负荷过重引起（图 25.16）。TTTS 中供血儿发生的三尖瓣反流可以作为心肌损伤的征象，并且通常与脐动脉多普勒阻抗增大有关。糖尿病心肌病也可引起三尖瓣反流，但这种情况很少见也鲜有报道。正如第 18 章所讨论的，当怀疑有心肌功能障碍时，评估三尖瓣反流的同时进行心脏功能评价十分重要。

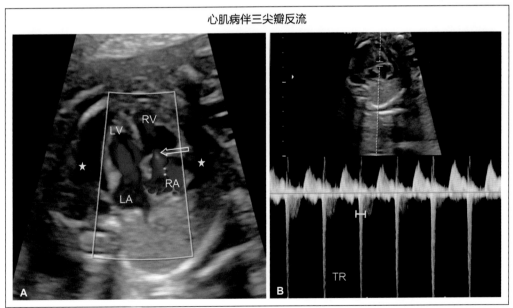

图 25.15　1 例近亲婚配孕妇妊娠 23 周的扩张型心肌病胎儿的四腔心切面彩色多普勒（A）和频谱多普勒（B）超声图像。A. 注意存在心包积液（星号）和三尖瓣反流（TR）（空心箭头）。B. 频谱多普勒显示为收缩早期三尖瓣反流（工字线）
LA—左心房；LV—左心室；RA—右心房；RV—右心室

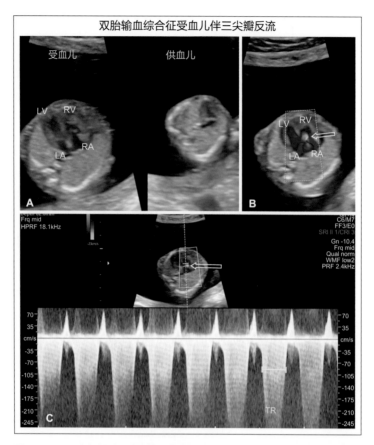

图 25.16　双胎妊娠中双胎输血综合征（TTTS）胎儿的四腔心切面超声图像。A. 灰阶超声显示小的供血儿和大的受血儿。B. 受血儿四腔心切面的彩色多普勒显示存在三尖瓣反流（空心箭头）。C. 受血儿频谱多普勒显示三尖瓣反流（TR）的严重程度，其峰值速度大于 300 cm/s，为全收缩期反流（工字线）

LA—左心房；LV—左心室；RA—右心房；RV—右心室

心外因素导致的容量负荷过重

右心室容量负荷过重可导致三尖瓣反流。容量负荷过重见于胎儿贫血（如 Rhesus 病、细小病毒感染等）、外周动静脉瘘（图 25.17）（如 Galen 静脉畸形）、骶尾部畸胎瘤、绒毛膜血管瘤（图 25.18）、肝内或肺内动静脉畸形等。双胎反向动脉灌注（twin reverse arterial perfusion, TRAP）序列征中，泵血儿可因存在类似外周动静脉吻合的高流量状态而发生三尖瓣反流。

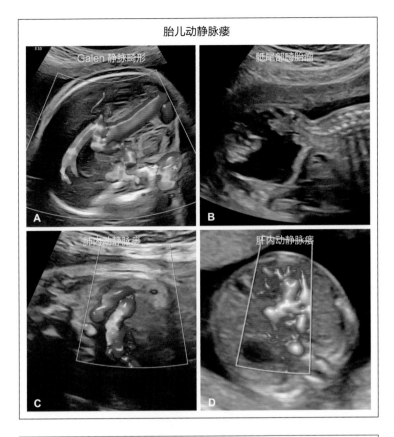

图 25.17 各种胎儿动静脉瘘，导致胎儿循环容量负荷过重和房室瓣反流

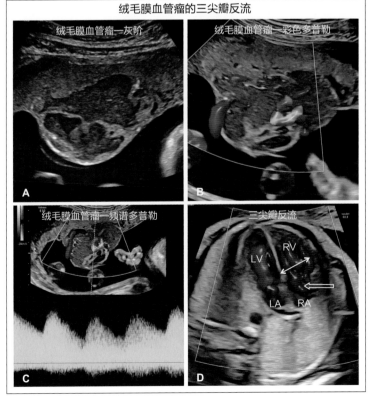

图 25.18 1 例胎盘绒毛膜血管瘤胎儿的超声图像。A. 灰阶超声图像。B、C. 分别为彩色多普勒和频谱多普勒超声图像，注意图中呈现的血流量增大并伴有混叠。D. 四腔心切面彩色多普勒显示右心室（RV）扩张（双向箭头）和三尖瓣反流（空心箭头）

LA—左心房；LV—左心室；RA—右心房

诊断方法

图 25.19 和 25.20 列出了三尖瓣反流的心源性病因和导致三尖瓣反流的胎儿血管异常。图 25.21 和 25.22 为胎儿三尖瓣反流的诊断方法。

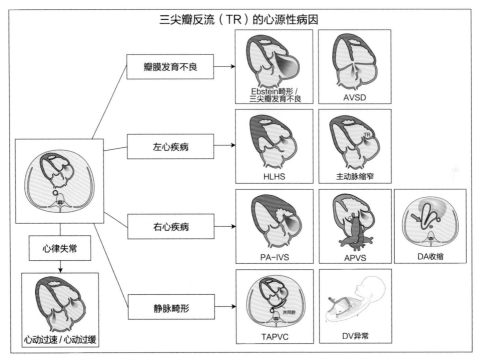

图 25.19　三尖瓣反流（TR）的心源性病因。详见正文

APVS—肺动脉瓣缺如综合征；AVSD—房室间隔缺损；DA—动脉导管；DV—静脉导管；HLHS—左心发育不良综合征；PA-IVS—室间隔完整型肺动脉闭锁；TAPVC—完全型肺静脉异位连接

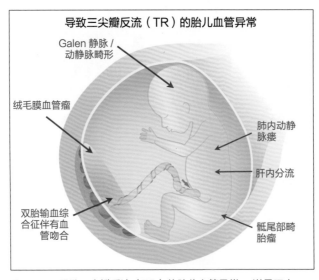

图 25.20　导致三尖瓣反流（TR）的胎儿血管异常。详见正文

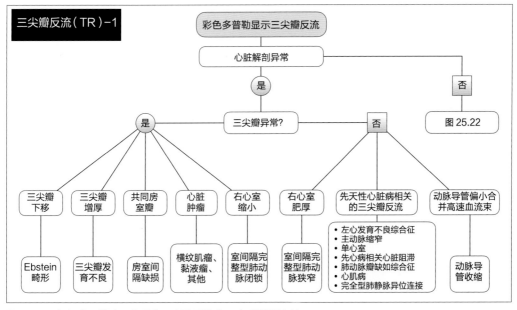

图 25.21　怀疑心源性病因的胎儿三尖瓣反流（TR）的诊断方法

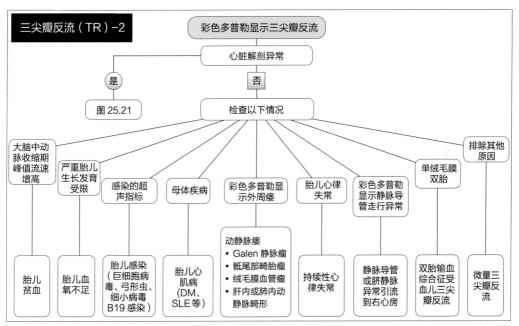

图 25.22　怀疑非心源性病因的胎儿三尖瓣发流（TR）的诊断方法
DM—糖尿病；SLE—系统性红斑狼疮

要点 三尖瓣反流

- 三尖瓣反流在收缩期持续时间、反流束的峰值速度及其在右心房的空间分布方面各有差异。
- 彩色多普勒可以通过三尖瓣水平的射流束宽度（称为缩流颈），以及射流束在右心房内的分布范围评估三尖瓣反流程度。
- 当三尖瓣反流仅限于收缩早期或收缩中期时，分别称为收缩早期或收缩中期三尖瓣反流。
- 三尖瓣反流可发生在整个收缩期，称为全收缩期三尖瓣反流。
- 三尖瓣反流可以由原发性心脏病和（或）继发性心脏以及心外疾病引起。
- 三尖瓣反流可在胎儿中短暂性出现。
- 在没有心内或心外异常的情况下，孤立性存在的微量三尖瓣反流表现为轻度的、最大速度小于 200 cm/s 的非全收缩期反流。
- 在胎儿心脏超声检查中，胎儿微量三尖瓣反流的发生率为 1% ~ 5%。
- 如果妊娠早期反流束的收缩期峰值速度大于 60 cm/s，并且射流持续时间大于收缩期的一半，可以诊断为三尖瓣反流。
- 峰值速度为 30 ~ 100 cm/s 的三尖瓣反流为轻度三尖瓣反流，峰值速度为 100 ~ 200 cm/s 的为中度三尖瓣反流，峰值速度超过 200 cm/s 的为重度三尖瓣反流。

（武 俊）

参考文献

1. Gembruch U, Smrcek JM. The prevalence and clinical significance of tricuspid valve regurgitation in normally grown fetuses and those with intrauterine growth retardation. *Ultrasound Obstet Gynecol*. 1997;9:374-382.
2. Huggon IC, DeFigueiredo DB, Allan LD. Tricuspid regurgitation in the diagnosis of chromosomal anomalies in the fetus at 11-14 weeks of gestation. *Heart*. 2003;89:1071-1073.
3. Messing B, Porat S, Imbar T, Valsky DV, Anteby EY, Yagel S. Mild tricuspid regurgitation: a benign fetal finding at various stages of pregnancy. *Ultrasound Obstet Gynecol*. 2005;26:606-610.
4. Respondek ML, Kammermeier M, Ludomirsky A, Weil SR, Huhta JC. The prevalence and clinical significance of fetal tricuspid valve regurgitation with normal heart anatomy. *Am J Obstet Gynecol*. 1994;171:1265-1270.
5. Lancellotti P, Moura L, Pierard LA, et al. European Association of Echocardiography recommendations for the assessment of valvular regurgitation. Part 2: mitral and tricuspid regurgitation (native valve disease). *Eur J Echocardiogr*. 2010;11:307-332.
6. Baumgartner H, Falk V, Bax JJ, et al. 2017 ESC/EACTS guidelines for the management of valvular heart disease. *Eur Heart J*. 2017;38:2739-2791.
7. Tague L, Donofrio MT, Fulgium A, McCarter R, Limperopoulos C, Schidlow DN. Common findings in late-gestation fetal echocardiogra-phy. *J Ultrasound Med*. 2017;36:2431-2437.
8. Falcon O, Faiola S, Huggon I, Allan L, Nicolaides KH. Fetal tricuspid regurgitation at the 11 + 0 to 13 + 6-week scan: association with chromosomal defects and reproducibility of the method. *Ultrasound Obstet Gynecol*. 2006;27:609-612.
9. Falcon O, Auer M, Gerovassili A, Spencer K, Nicolaides KH. Screening for trisomy 21 by fetal tricuspid

regurgitation, nuchal translucency and maternal serum free β-hCG and PAPP-A at 11 + 0 to 13 + 6 weeks. *Ultrasound Obstet Gynecol*. 2006;27:151-155.

10. Nicolaides KH, Spencer K, Avgidou K, Faiola S, Falcon O. Multicenter study of first-trimester screening for trisomy 21 in 75 821 pregnancies: results and estimation of the potential impact of individual risk-orientated two-stage first-trimester screening. *Ultrasound Obstet Gynecol*. 2005;25:221-226.

11. DeVore GR. Trisomy 21: 91% detection rate using second-trimester ultrasound markers. *Ultrasound Obstet Gynecol*. 2000;16:133-141.

12. Indrani S, Vijayalakshmi R, Suresh S. Color Doppler flow pattern in antenatal diagnosis of unguarded tricuspid valve. *Ultrasound Obstet Gynecol*. 2005;25:514-516.

第 26 章
肺动脉狭窄

定义、疾病谱和发病率

肺动脉狭窄是一种以肺动脉血流受阻为特征的心脏畸形。肺动脉狭窄由肺动脉瓣异常（图 26.1）、瓣下（漏斗部）狭窄或罕见的瓣上狭窄，累及肺动脉主干或其分支所致[1]。肺动脉狭窄可以是一种单纯性心脏畸形，也可以是其他心脏畸形的一部分，如表 26.1 所示。本章将讨论单纯性肺动脉狭窄。

瓣膜交界处融合是肺动脉狭窄最常见的病因（图 26.1）。偶尔，肺动脉狭窄由未融合、增厚、发育不良的瓣叶所致，常合并肺动脉瓣反流。未融合、发育不良的瓣叶也见于肺动脉狭窄合并 Noonan 综合征[1,2]。漏斗部肺动脉狭窄是法洛四联症的典型特征，在不伴室间隔缺损的情况下十分少见[1]（见第 28 章）。右心室肥厚所致漏斗部增厚也是双胎输血综合征受血儿肺动脉狭窄的常见病因。病变狭窄严重程度从轻度（产前通常会被漏诊）至重度（伴有右心室肥厚和三尖瓣反流）不等。肺动脉狭窄在子宫内逐渐进展，可出现重度肺动脉狭窄甚至肺动脉闭锁。显然，单纯性肺动脉狭窄通常与房间隔缺损相关[1]，但是房间隔缺损一般不在产前诊断。

单纯性肺动脉狭窄在活产新生儿中的发病率约为 7.3/10 000，是仅次于室间隔缺损的第二常见心脏畸形，约占活产新生儿先天性心脏病的 9%[3,4]。大多数肺动脉狭窄病例在新生儿期之后才首次确诊，这可能是因为产前和新生儿期诊断具有难度且某些病例是逐渐进展的[3]。据估计，一胎患病，再次妊娠胎儿出现肺动脉狭窄的概率约为 2%；

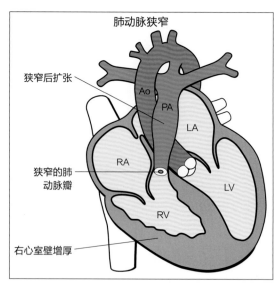

图 26.1　肺动脉瓣狭窄示意图
Ao—主动脉；LA—左心房；LV—左心室；PA—肺动脉；RA—右心房；RV—右心室

两胎患病，再次妊娠胎儿出现肺动脉狭窄的概率约为 6%[5]。

表 26.1 合并肺动脉狭窄的心脏畸形
法洛四联症
右室双出口
三尖瓣闭锁合并室间隔缺损
Ebstein 畸形，三尖瓣发育不良
完全型大动脉转位
矫正型大动脉转位
合并心脏畸形的内脏异位综合征（右房异构）

超声表现

灰阶超声

大多数肺动脉狭窄病例在妊娠中期超声检查时不明显。产前怀疑肺动脉狭窄时，四腔心切面通常表现为右心室肥厚、室间隔凸向左心室（图 26.2）。由于心肌肥大，右心室腔相对缩小，三尖瓣偏移，偶尔出现三尖瓣反流，导致右心房轻度扩张。右心室壁增厚更常见于妊娠晚期。肺动脉狭窄最好通过右室流出道切面直接观察肺动脉瓣进行确诊，表现为收缩期瓣叶活动异常、增厚和隆起（图 26.3，26.4）。动态回放时显示整个心动周期中肺动脉内均可观察到狭窄的肺动脉瓣（图 26.4）。而正常肺动脉瓣因收缩期瓣叶紧贴动脉壁，故看不见瓣叶回声。大多数情况下，三血管切面和三血管 – 气管切面可显示肺动脉狭窄后扩张（图 26.3，26.4）。轻至中度肺动脉狭窄时，超声征象不明显，最好辅以彩色和频谱多普勒进行初步探查。

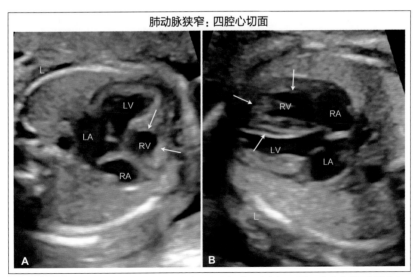

图 26.2　2 例肺动脉狭窄胎儿的心尖（A）和横位（B）四腔心切面显示右心室肥厚（箭头）。右心室肥厚在妊娠晚期更为明显

L—左；LA—左心房；LV—左心室；RA—右心房；RV—右心室

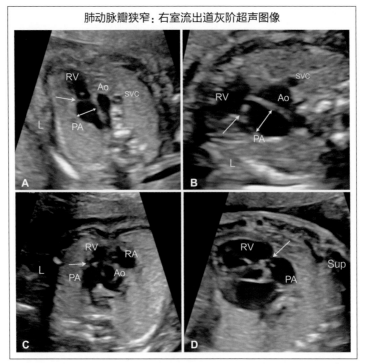

图 26.3　上胸部横向右室流出道切面灰阶超声图像显示肺动脉瓣狭窄的典型特征，包括肺动脉瓣增厚和回声增强（黄色箭头）及肺动脉狭窄后扩张（双向箭头）。这些特征可以在三血管－气管切面（A、B）、短轴切面（C）和矢状切面（D）中显示

Ao—主动脉；L—左；PA—肺动脉；RA—右心房；RV—右心室；Sup—上；SVC—上腔静脉

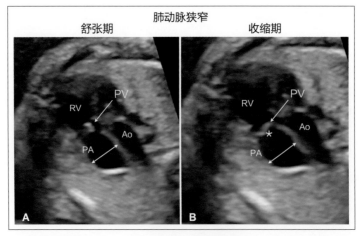

图 26.4　1 例肺动脉狭窄胎儿舒张期（A）和收缩期（B）上胸部横切面（三血管－气管切面）的灰阶超声图像。A. 舒张期肺动脉瓣增厚、回声增强（箭头）。B. 收缩期瓣叶"隆起"（星号）。两图均可见肺动脉狭窄后扩张（双向箭头）

Ao—主动脉；PA—肺动脉；PV—肺动脉瓣；RV—右心室

彩色和频谱多普勒

　　彩色和频谱多普勒超声是确诊和评估肺动脉狭窄严重程度的必要手段。在三血管或短轴切面，彩色多普勒显示肺动脉瓣为彩色混叠的前向湍流（图 26.5 ～ 26.9）；频谱多普勒

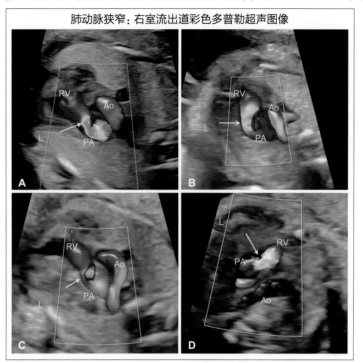

图 26.5　4 例肺动脉狭窄胎儿的三血管 – 气管切面彩色多普勒显示彩色混叠，提示右室流出道梗阻。血流由右心室经狭窄的肺动脉瓣（黄色箭头）流入扩张的肺动脉。所有胎儿的肺动脉瓣狭窄彩色多普勒图像均显示彩色混叠（黄色箭头）。该平面可通过彩色多普勒将有彩色混叠的肺动脉与没有彩色混叠的主动脉进行比较

Ao—主动脉；L—左；PA—肺动脉；RV—右心室

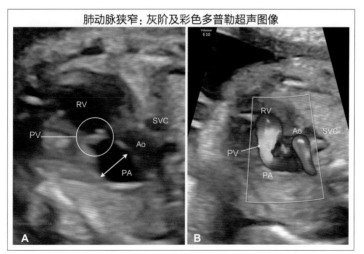

图 26.6　1 例妊娠 26 周肺动脉狭窄胎儿的三血管 – 气管切面灰阶（A）和彩色多普勒（B）超声图像。A. 显示肺动脉瓣增厚和肺动脉狭窄后扩张（双向箭头）。B. 跨肺动脉瓣处显示彩色混叠

Ao—主动脉；PA—肺动脉；PV—肺动脉瓣；RV—右心室；SVC—上腔静脉

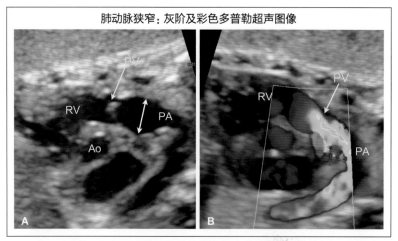

图 26.7　1 例妊娠 27 周肺动脉狭窄胎儿的右室流出道切面灰阶（A）和彩色多普勒（B）超声图像。A. 显示肺动脉瓣增厚和肺动脉狭窄后扩张（双向箭头）。B. 跨肺动脉瓣处显示彩色混叠

Ao—主动脉；PA—肺动脉；PV—肺动脉瓣；RV—右心室

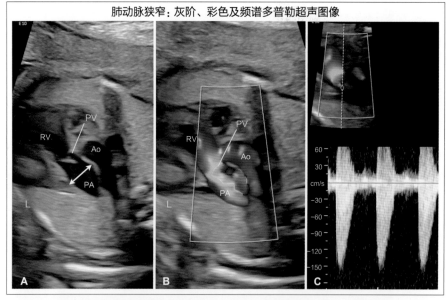

图 26.8　1 例妊娠 28 周肺动脉狭窄胎儿的三血管 – 气管切面灰阶（A）、彩色多普勒（B）和频谱多普勒（C）超声图像。A. 显示肺动脉瓣增厚和肺动脉狭窄后扩张（双向箭头）。B. 与主动脉对比，跨肺动脉瓣处显示彩色混叠。C. 频谱多普勒证实肺动脉瓣跨瓣血流速度增快，峰值流速达 150 cm/s

Ao—主动脉；L—左；PA—肺动脉；PV—肺动脉瓣；RV—右心室

显示肺动脉瓣跨瓣血流速度增快，流速大于 120 cm/s，严重病变时流速大于 200 cm/s（图 26.8 ~ 26.11）。 肺动脉瓣收缩期峰值流速大于 100 cm/s 即为异常，应考虑是否存在肺动脉狭窄。大多数肺动脉狭窄病例的动脉导管内为前向血流。动脉导管出现反向血流是进展

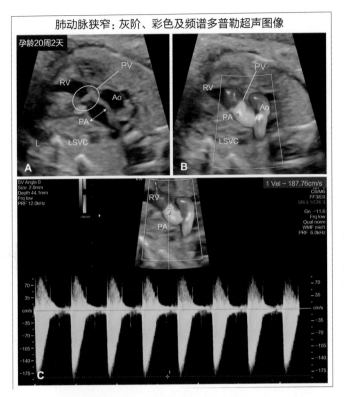

图 26.9　1 例妊娠 29 周肺动脉狭窄胎儿的三血管 – 气管切面灰阶（A）、彩色多普勒（B）和频谱多普勒（C）超声图像。本病例合并左上腔静脉（LSVC）。A. 肺动脉瓣增厚和肺动脉瓣上扩张（双向箭头）。B. 与主动脉对比，跨肺动脉瓣处呈彩色混叠。C. 频谱多普勒证实肺动脉瓣跨瓣血流速度增快，峰值流速达 185 cm/s
Ao—主动脉；L—左；PA—肺动脉；PV—肺动脉瓣；RV—右心室

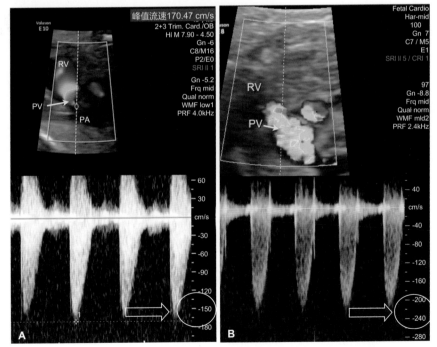

图 26.10　2 例分别为轻度（A）和中度（B）肺动脉瓣狭窄胎儿的三血管 – 气管切面彩色和频谱多普勒超声图像。2 例胎儿肺动脉内均出现彩色混叠。频谱多普勒显示肺动脉瓣跨瓣血流峰值流速增高，达 170 cm/s（A）和 220 cm/s（B）
PA—肺动脉；PV—肺动脉瓣；RV—右心室

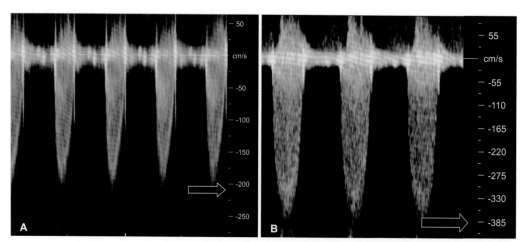

图 26.11　2 例分别为中度（A）和重度（B）肺动脉狭窄胎儿的肺动脉瓣频谱多普勒超声图像。收缩期峰值流速分别为 210 cm/s（A）和 385 cm/s（B）

为肺动脉闭锁和发生不良结局的异常征象[6]。当肺动脉瓣叶发育不良时，彩色和频谱多普勒显示瓣膜反流（图 26.12，26.13），此时，动脉导管内可能出现双向血流。轻、中度肺动脉狭窄可能不出现三尖瓣反流，而重度肺动脉狭窄时，四腔心切面彩色和频谱多普勒表现为全收缩期三尖瓣反流（图 26.14）。彩色和频谱多普勒可显示心房收缩期静脉导管内出现反向血流[7]。

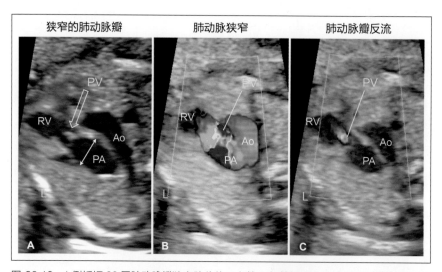

图 26.12　1 例妊娠 22 周肺动脉瓣狭窄胎儿的三血管 – 气管切面灰阶（A）和收缩期（B）、舒张期（C）彩色多普勒超声图像。A. 除增厚、回声增强的肺动脉瓣（空心箭头）外，还可见肺动脉狭窄后扩张（双向箭头）。B. 通过彩色混叠可识别收缩期经过狭窄肺动脉瓣的高速血流。C. 舒张期肺动脉瓣反流，由于狭窄的肺动脉瓣发育不良，偶尔会出现反流

Ao—主动脉；L—左；PA—肺动脉；PV—肺动脉瓣；RV—右心室

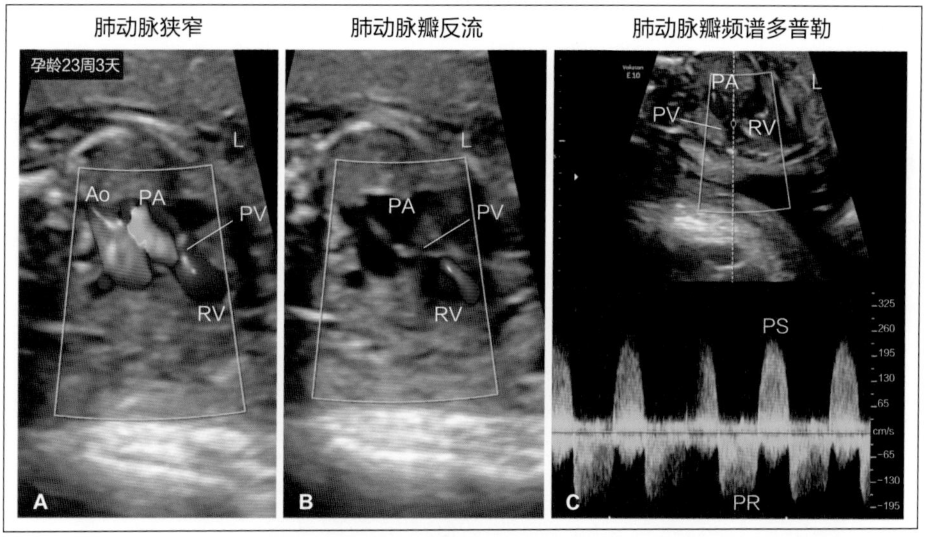

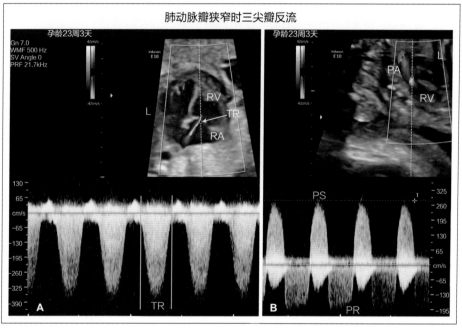

图 26.13　1 例妊娠 23 周重度肺动脉狭窄和肺动脉瓣反流胎儿的左横位三血管－气管切面收缩期（A）及舒张期（B）彩色多普勒超声图像。A. 通过彩色混叠可识别收缩期跨过发育不良的狭窄肺动脉瓣的高速血流。B. 显示反流束（蓝色），提示肺动脉瓣反流。C. 显示肺动脉瓣狭窄和肺动脉瓣反流的频谱多普勒超声图像。这些表现通常与三尖瓣反流有关（图 26.14）

Ao—主动脉；L—左；PA—肺动脉；PR—肺动脉瓣反流；PS—肺动脉瓣狭窄；PV—肺动脉瓣；RV—右心室

肺动脉瓣狭窄时三尖瓣反流

图 26.14　1 例肺动脉瓣狭窄胎儿的心尖四腔心切面（A）和右室流出道切面（B）彩色及频谱多普勒超声图像。A. 彩色多普勒显示收缩期反流束（箭头），表明存在重度三尖瓣反流；频谱多普勒显示三尖瓣反流的峰值流速为 350 cm/s。B. 胎儿背部朝向母体时的前部切面肺动脉瓣频谱多普勒提示重度肺动脉瓣狭窄（峰值流速为 270 cm/s）和重度肺动脉瓣反流

L—左；PA—肺动脉；PR—肺动脉瓣反流；PS—肺动脉瓣狭窄；RA—右心房；RV—右心室；TR—三尖瓣反流

妊娠早期

在妊娠早期诊断肺动脉狭窄具有挑战性，因为超声表现可能很细微或难以观察。图 26.15 为 1 例肺动脉狭窄病例。当妊娠早期出现三尖瓣反流时，应对胎儿心脏进行针对性检查，包括肺动脉的彩色及频谱多普勒检查。肺动脉狭窄合并胎儿颈项透明层增厚或水囊瘤时应警惕 Noonan 综合征。

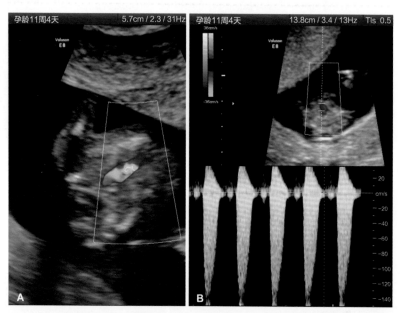

图 26.15　经阴道超声探查妊娠 11 周肺动脉瓣狭窄胎儿时的右室流出道切面彩色（A）和频谱（B）多普勒超声图像。可见跨肺动脉瓣处彩色混叠（A）及频谱多普勒中肺动脉峰值流速达 150 cm/s（B）

三维超声

三维超声的灰阶和彩色多普勒图像可在同一视图中显示肺动脉狭窄的多种超声表现，如右心室肥厚、肺动脉干扩张、三尖瓣反流以及收缩期跨肺动脉瓣的彩色混叠（图 26.16）。三维模型重建可显示收缩期狭窄的瓣叶开放受限（图 26.17）。心室容积测量可能有助于评估胎儿未来进展为严重狭窄和右心室功能不全的风险。

合并心内和心外畸形

合并的心内畸形包括右心室肥厚和三尖瓣反流，这些表现由肺动脉狭窄引起的血流动力学改变所致。其他心脏畸形包括房间隔缺损、主动脉瓣或三尖瓣狭窄以及完全型肺静脉异位连接。表 26.1 列出了与肺动脉狭窄相关的典型心脏畸形。

合并的心外畸形很少见，包括某些综合征，如 Noonan 综合征、Beckwith-Wiedemann 综合征、Alagille 综合征和 Williams-Beuren 综合征等。约 50% 的 Noonan 综合征患儿伴有先天性心脏病，主要为肺动脉狭窄[2]。研究表明，双胎输血综合征受血儿肺动脉狭窄的发病率较高，

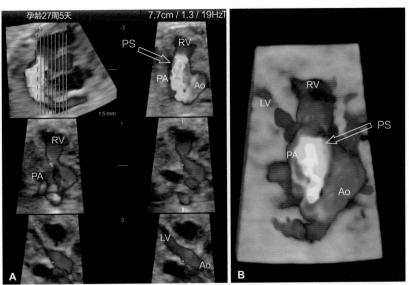

图 26.16　肺动脉狭窄（PS）胎儿的收缩期三维时间－空间关联成像和彩色多普勒超声图像，断层扫描模式（A）和三维彩色模式（B）可见肺动脉内彩色混叠（空心箭头）。与之相比，主动脉（Ao）内血流显示为正常的层流
LV—左心室；PA—肺动脉；RV—右心室

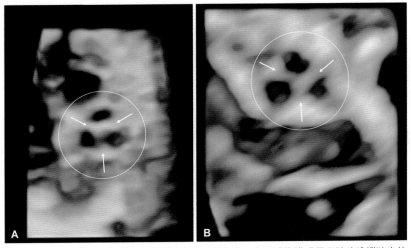

图 26.17　2 例肺动脉狭窄胎儿的心脏三维重建图像，表面成像模式显示肺动脉瓣狭窄的前面观。可见 3 个增厚的肺动脉瓣叶（箭头）及缩小的瓣口

这可能与宫内慢性血流动力学异常有关。慢性三尖瓣反流引发的容量负荷增大可能与肺动脉瓣前向血流减少及瓣环发育不良有关[8]。单纯性肺动脉狭窄病例中染色体异常并不常见。

鉴别诊断

　　肺动脉狭窄和肺动脉闭锁的鉴别诊断存在一定的困难。如果彩色多普勒标尺未调整到评估心脏血流的适宜状态，可能造成肺动脉狭窄的假阳性诊断。调整超声仪器的速度标尺，并使用频谱多普勒有助于准确诊断。

预后与转归

除严重病例外，宫内肺动脉狭窄无特殊表现，可能逐渐导致三尖瓣反流严重程度增强，随后出现右心房扩大、心脏肥大和心力衰竭。疾病进展还可能导致严重肺动脉狭窄发展为室间隔完整型肺动脉闭锁[6,9-11]。肺动脉狭窄可进展为肺动脉闭锁，若在妊娠期积极行子宫内球囊肺动脉瓣成形术治疗，可能将出生后需进行单心室矫治的外科治疗改为双心室矫治的管理模式[12]。与其他心脏畸形相似，产前诊断为肺动脉狭窄者较产后诊断者的预后更差。一项系列研究表明，妊娠 24 周前诊断为肺动脉狭窄的胎儿的存活率为 67%[6]。

建议对患有肺动脉狭窄的胎儿每 2 ～ 4 周进行一次随访超声检查，以评估肺动脉瓣狭窄的峰值流速、三尖瓣反流的严重程度、动脉导管内的血流方向（为前向或反向），以及三尖瓣和右心室大小的变化。动脉导管内出现反向血流和右心室缩小是疾病进展和预后不良的征象。静脉导管内反向血流是右心梗阻的常见表现，与预后无关[7]。

单纯性轻 – 中度肺动脉狭窄的预后较好，出生后治疗方法通常取决于产后的肺动脉狭窄程度评估。轻度患儿仅需临床随访，无须干预治疗。而中 – 重度患儿需行导管或球囊肺动脉瓣成形术治疗，其治疗效果良好。肺动脉瓣发育不良的患儿则需进行外科手术修复。

诊断方法

图 26.18 列出了怀疑胎儿肺动脉狭窄（PS）时的诊断方法。

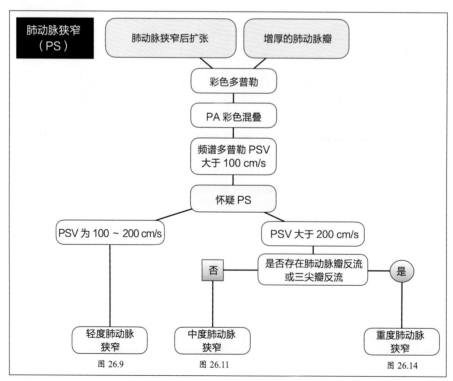

图 26.18　怀疑胎儿肺动脉狭窄时的诊断方法

PA—肺动脉；PSV—峰值流速

要点　肺动脉狭窄

- 肺动脉狭窄主要由肺动脉瓣异常导致右心室流出道阻塞。
- 瓣叶交界处融合是肺动脉狭窄最常见的原因。
- 肺动脉狭窄会在宫内进展，导致重度肺动脉狭窄和肺动脉闭锁。
- 肺动脉狭窄的四腔心切面表现为右心室肥厚，偶尔出现三尖瓣反流，进而可能导致右心房扩大。
- 肺动脉狭窄时，肺动脉瓣可见收缩期瓣叶活动异常、增厚和隆起。
- 肺动脉狭窄时，整个心动周期均可见瓣叶。
- 许多病例的三血管切面可显示肺动脉狭窄后扩张。
- 基于彩色和频谱多普勒对肺动脉狭窄的确诊和严重程度评估至关重要。
- 肺动脉狭窄时，彩色多普勒表现为彩色混叠的前向湍流，频谱多普勒显示血流速度增快。
- 单纯性轻 – 中度肺动脉狭窄预后良好。

（李一丹）

参考文献

1. Dayton JD, Holzer RJ, Anderson RH. Pulmonary stenosis. In: Wernovsky G, Anderson RH, Kumar K, Mussatto KA, Redington AN, Tweddell JS, eds. *Anderson's Pediatric Cardiology*. Elsevier; 2019:775-802.
2. Van der Hauwaert LG, Fryns JP, Dumoulin M, Logghe N. Cardiovascular malformations in Turner's and Noonan's syndrome. *Br Heart J*. 1978; 40:500-509.
3. Ferencz C, Rubin JD, Loffredo CA, Magee CA. *Epidemiology of Congenital Heart Disease. The Baltimore-Washington Infant Study 1981-1989*. Futura Publishing Company; 1993.
4. Hoffman JIE, Kaplan S. The incidence of congenital heart disease. *J Am Coll Cardiol*. 2002;39:1890-1900.
5. Nora JJ, Berg K, Nora AH. *Cardiovascular Diseases: Genetics, Epidemiology, and Prevention*. Oxford University Press; 1991.
6. Todros T, Paladini D, Chiappa E, et al. Pulmonary stenosis and atresia with intact ventricular septum during prenatal life. *Ultrasound Obstet Gynecol*. 2003;21:228-233.
7. Berg C, Kremer C, Geipel A, Kohl T, Germer U, Gembruch U. Ductus venosus blood flow alterations in fetuses with obstructive lesions of the right heart. *Ultrasound Obstet Gynecol*. 2006;28:137-142.
8. Lougheed J, Sinclair BG, Fung Kee Fung K, et al. Acquired right ventricular outflow tract obstruction in the recipient twin in twin-twin transfusion syndrome. *J Am Coll Cardiol*. 2001;38:1533-1538.
9. Hornberger LK, Benacerraf BR, Bromley BS, Spevak PJ, Sanders SP. Prenatal detection of severe right ventricular outflow tract obstruction: pulmonary stenosis and pulmonary atresia. *J Ultrasound Med*. 1994; 13:743-750.
10. Wang Q, Wu YR, Jiao XT, et al. Fetal pulmonary valve stenosis or atresia with intact ventricular septum: predictors of need for neonatal intervention. *Prenat Diagn*. 2018;38:273-279.
11. Gottschalk I, Strizek B, Menzel T, et al. Severe pulmonary stenosis or atresia with intact ventricular septum in the fetus: the natural history. *Fetal Diagn Ther*. 2020;47:420-428.
12. Galindo A, Gutierrez-Larraya F, Velasco JM, la Fuente de P. Pulmonary balloon valvuloplasty in a fetus with critical pulmonary stenosis/atresia with intact ventricular septum and heart failure. *Fetal Diagn Ther*. 2006;21:100-104.

第 27 章
室间隔完整型肺动脉闭锁

定义、疾病谱和发病率

室间隔完整型肺动脉闭锁（pulmonary atresia with intact ventricular septum, PA-IVS）是右心室（right ventricle, RV）与肺动脉循环（肺动脉闭锁）之间失去连接，且室间隔完整的一种心脏畸形（图 27.1）。肺动脉闭锁通常是膜性闭锁，瓣交界完全融合且有发育正常的漏斗部。少数情况下，肺动脉闭锁是肌性闭锁，表现为右室流出道严重变形。右心室发育不良表现为右心室心肌增厚（图 27.1）或右心室扩大伴三尖瓣发育不良和严重三尖瓣反流 [1]。大多数病例会出现右心室发育不良 [2]。右心室的大小与三尖瓣环 Z 值相关 [3,4]。PA-IVS 和右心室发育不良的病例，其主要的合并畸形是冠状动脉循环异常，即心室冠状动脉

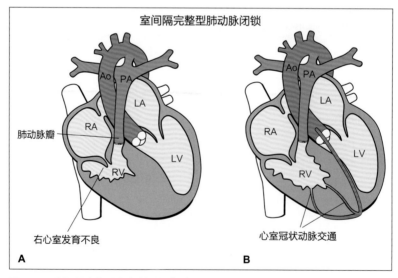

图 27.1　室间隔完整型肺动脉闭锁（A）和室间隔完整型肺动脉闭锁合并心室冠状动脉交通（B）的示意图

Ao—主动脉；LA—左心房；LV—左心室；PA—肺动脉；RA—右心房；RV—右心室

交通（ventriculocoronary arterial communication, VCAC）（图 27.1B），约占 PA-IVS 的 1/3[1,5]。室间隔缺损型肺动脉闭锁的一个典型特征是粗大体 – 肺动脉侧支血管，但在 PA-IVS 病例中没有这种病理改变（见第 29 章）。

PA-IVS 是一种罕见的心脏畸形，约占活产新生儿先天性心脏病的 3%，患病率为活产新生儿的 0.042‰ ~ 0.053‰[1]，PA-IVS 在胎儿期更常见，因其四腔心切面可显示解剖结构异常。本章主要关注 PA-IVS 合并右心室发育不良的情况。PA-IVS 合并右心室扩张和严重的三尖瓣反流已在前面讨论。

超声表现

灰阶超声

PA-IVS 的四腔心切面可见右心室发育不良，右心室运动减低合并室壁增厚（图 27.2，27.3）。PA-IVS 的右心室解剖特征与左心发育不良综合征相似。不同病例"发育不良"的程度可有不同，从右心室完全缺如到右心室内径正常合并收缩力显著降低（图 27.3）。三尖瓣发育不良且瓣环小、瓣叶活动异常。随着孕龄的增加，右心室壁逐渐增厚，室间隔增厚并凸向左心室（图 27.3）。通过观察肺动脉瓣和肺动脉主干可诊断 PA-IVS。右室流出道切面和三血管 – 气管切面显示肺动脉主干明显变细或发育不良（图 27.4）。大多数严重的病例在灰阶超声中很难显示右室流出道切面，但通过彩色多普勒能够辨认。

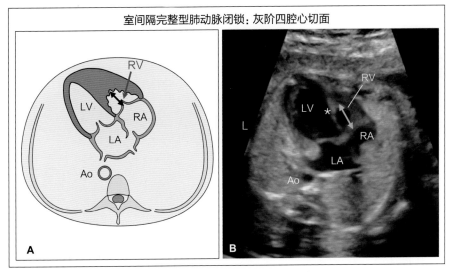

图 27.2　1 例室间隔完整型肺动脉闭锁胎儿的灰阶超声四腔心切面示意图（A）和相应的超声图像（B），显示右心室发育不良。右心室长径变短（双向箭头），室间隔略凸向左心室（星号）

Ao—主动脉；L—左；LA—左心房；LV—左心室；RA—右心房；RV—右心室

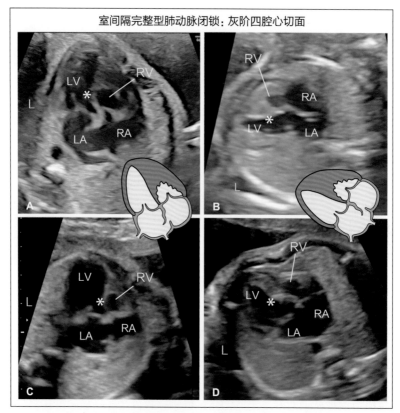

图27.3　4例室间隔完整型肺动脉闭锁胎儿的心尖（A、C）和右侧（B、D）四腔心切面超声图像及示意图。右心室（RV）发育不良的程度略有不同，且心室长径变短，室间隔凸向左心室（星号）

L—左；LA—左心房；LV—左心室；RA—右心房

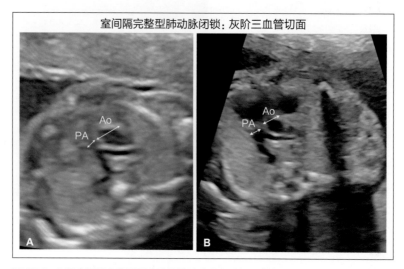

图27.4　2例室间隔完整型肺动脉闭锁胎儿的灰阶三血管切面。2例胎儿均存在肺动脉发育不良，肺动脉与主动脉比例失调

Ao—主动脉；PA—肺动脉

彩色多普勒

彩色多普勒有助于诊断和鉴别不同亚型的 PA-IVS 。大多数胎儿舒张期右心室充盈缺失（图 27.5, 27.6A）。当右心室接近正常或扩张时，可见舒张期充盈减少（图 27.6B）。某些病例在右心室充盈之后，可见全收缩期重度三尖瓣反流（图 27.7 ~ 27.9）。其中一些病例，三尖瓣反流常合并三尖瓣发育不良，请参见第 24 章。

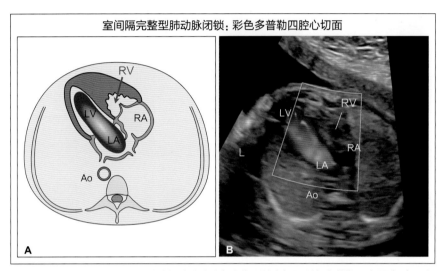

图 27.5　1 例室间隔完整型肺动脉闭锁胎儿的舒张期四腔心切面彩色多普勒示意图（A）和相应的超声图像（B）。本病例的彩色多普勒显示左心室充盈正常，右心室变小且充盈缺失

Ao—主动脉；L—左；LA—左心房；LV—左心室；RA—右心房；RV—右心室

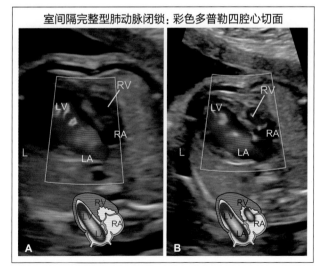

图 27.6　2 例室间隔完整型肺动脉闭锁胎儿的舒张期四腔心切面彩色多普勒超声图像和示意图。舒张期彩色多普勒显示，右心室变小且血流充盈缺失（A），变小的右心室仅有很少量血流充盈信号（B）。在室间隔完整型肺动脉闭锁中，当右心室有很少量血流充盈时，常合并三尖瓣反流或心室冠状动脉交通

L—左；LA—左心房；LV—左心室；RA—右心房；RV—右心室

PA-IVS 合并的畸形还包括右心室冠状动脉瘘，即心室冠状动脉交通（VCAC）（图 27.1B）。可以应用彩色多普勒诊断胎儿 PA-IVS 合并 VCAC，或者应用频谱多普勒进行排除[6-8]。收缩期 VCAC 会虹吸右心室的血液，彩色多普勒显示 PA-IVS 舒张期右心室充盈且收缩期没有明显反流（图 27.10，27.11）。彩色多普勒可显示在心尖部或右心室壁交通

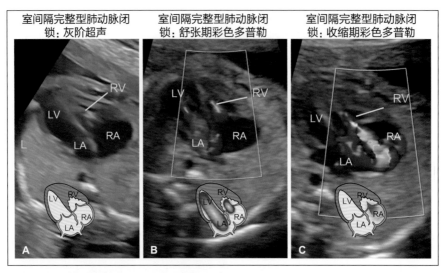

图 27.7　1 例室间隔完整型肺动脉闭锁胎儿的舒张期四腔心切面灰阶（A）以及舒张期（B）和收缩期（C）彩色多普勒超声图像和示意图。A. 右心室变小且右心室壁回声增强。B. 舒张期彩色多普勒显示右心室仅有少量血流充盈信号。C. 收缩期三尖瓣发育不良且重度反流

L—左；LA—左心房；LV—左心室；RA—右心房；RV—右心室

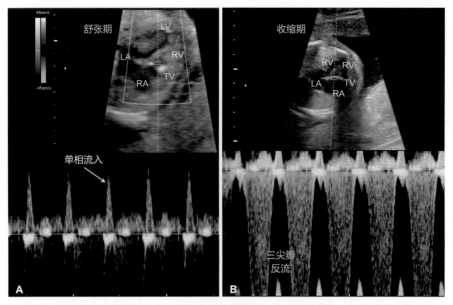

图 27.8　1 例室间隔完整型肺动脉闭锁胎儿的三尖瓣（TV）频谱多普勒。A. 取样容积置于右心室（RV）且远离三尖瓣环处，显示流入部血流频谱异常，右心室呈单相流入，提示发育不良。B. 取样容积置于右心房（RA）且靠近三尖瓣环处，显示全收缩期重度三尖瓣关闭不全

LA—左心房；LV—左心室

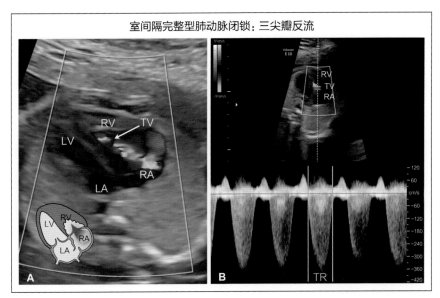

图 27.9　1 例室间隔完整型肺动脉闭锁胎儿的彩色多普勒（A）和频谱多普勒（B）超声图像。A. 彩色多普勒显示重度三尖瓣反流。B. 取样容积置于右心房（RA）且靠近三尖瓣环处时，显示重度全收缩期三尖瓣反流

LA—左心房；LV—左心室；RV—右心室

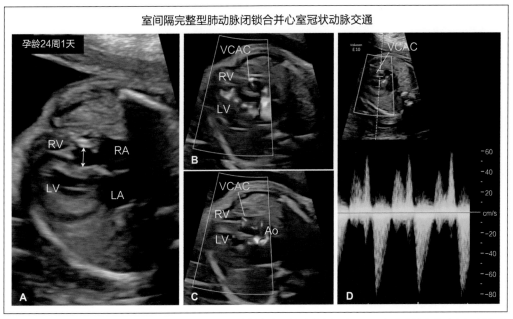

图 27.10　1 例妊娠 24 周室间隔完整型肺动脉闭锁合并心室冠状动脉交通（VCAC）胎儿的灰阶（A）、彩色多普勒（B、C）和频谱多普勒（D）超声图像。A. 右侧四腔心切面显示右心室（RV）发育不良，回声增强，运动减低（实时）。B. 舒张期彩色多普勒显示 RV 和冠状动脉（红色）之间存在小的 VCAC；在舒张晚期，血流信号从 VCAC（蓝色）进入 RV。C. 应用频谱多普勒明确是否存在 VCAC 很重要，其目的是避免将心包积液的流动误认为 VCAC。D. 频谱多普勒显示舒张期（上）2 个峰值，收缩期（下）1 个峰值

LA—左心房；LV—左心室；RA—右心房

处的涡流信号（图 27.10，27.11），追踪探查可见血流信号沿着右心室壁走行，起源于主动脉根部的左、右冠状动脉（图 27.11）。不要将 VCAC 与心包积液的流动相混淆，请参见第 7 章的图 7.20。频谱多普勒可用于确认是否存在 VCAC，因为 VCAC 的频谱多普勒呈高速双向湍流（50 ~ 150 cm/s）（图 27.10）。

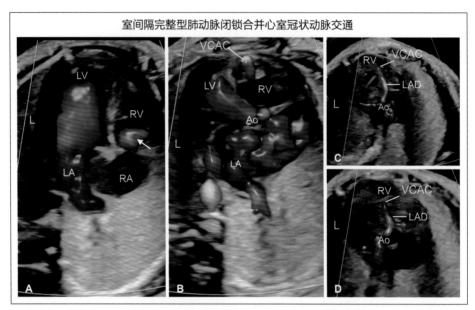

图 27.11　1 例妊娠 28 周室间隔完整型肺动脉闭锁合并心室冠状动脉交通（VCAC）胎儿的彩色多普勒超声图像。A. 舒张期心尖四腔心切面，显示左心室（LV）充盈正常，右心室（RV）充盈明显减少（箭头）；与 LV 相比，RV 明显变小。B. 收缩期心尖五腔心切面，显示 RV 心尖部血流信号从 RV 进入 VCAC。C. 朝向胎儿头侧扫查，收缩期右心室的血流信号通过 VCAC 进入左前降支（LAD）。D. 朝向胎儿头侧扫查，舒张期血流信号从主动脉（Ao）进入左前降支，通过 VCAC 返回 RV

L—左；LA—左心房；RA—右心房

　　诊断 PA-IVS 时，尽管由四腔心切面表现可怀疑是 PA-IVS，也需要确认右室流出道内是否有前向血流信号。短轴和三血管切面彩色多普勒，未见肺动脉瓣前向血流信号，但可见动脉导管内反向血流信号（图 27.12）。三血管 - 气管切面，可见主动脉增宽且血流方向正常，而肺动脉主干内径变窄，收缩晚期血流信号经动脉导管逆行进入肺动脉。左、右肺动脉内径变窄，由动脉导管逆行进入的血流信号充填（图 27.12）。

妊娠早期

　　PA-IVS 在妊娠早期即可表现出来（图 27.13，27.14）。有研究报道，妊娠第 3 个月应用彩色多普勒能够发现动脉导管内反向血流信号[9]。最近的一项大样本回顾性研究报道，93 209 例孕妇在妊娠第 11 ~ 13 周检查时，仅 11 例胎儿为肺动脉闭锁，这些胎儿的染色体、颈项透明层、三尖瓣跨瓣血流以及动脉导管血流均正常[10]。如图 27.13 和 27.14 所示病例，妊娠早期与妊娠晚期的血流动力学表现相似。甚至，妊娠早期的 VCAC 也有报道[9]。在子宫内，肺动脉狭窄渐进性加重会发展为肺动脉闭锁。因此，胎儿肺动脉狭窄时，即使四腔心切面显示正常，且彩色多普勒也显示舒张期血流充盈正常，也不能排除发展为肺动脉闭锁的可能。

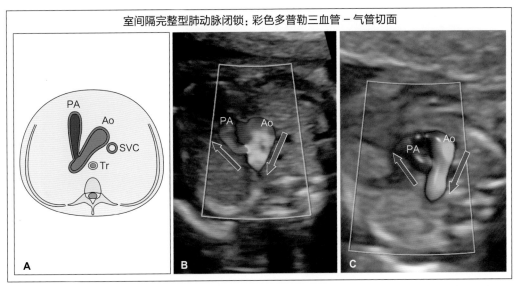

图 27.12　2 例室间隔完整型肺动脉闭锁胎儿的三血管－气管切面示意图（A）和相应的超声图像（B、C），主动脉横弓（Ao）内为前向血流信号（蓝色），变窄的肺动脉（PA）内为反向血流信号（红色）
SVC—上腔静脉；Tr—气管

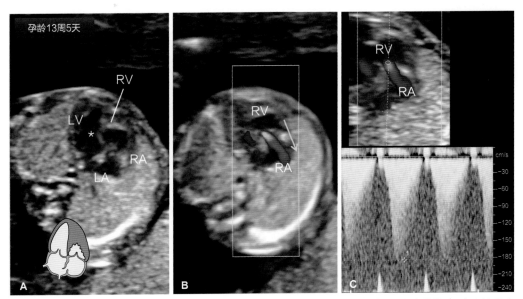

图 27.13　1 例妊娠 13 周室间隔完整型肺动脉闭锁胎儿的四腔心切面灰阶（A）、彩色多普勒（B）和连续多普勒（C）超声图像。A. 右心室（RV）变小且室间隔凸向左心室（LV）（星号）。B. 收缩期三尖瓣反流（蓝色箭头）。C. 连续多普勒探及全收缩期重度三尖瓣反流（185 cm/s）
LA—左心房；RA—右心房

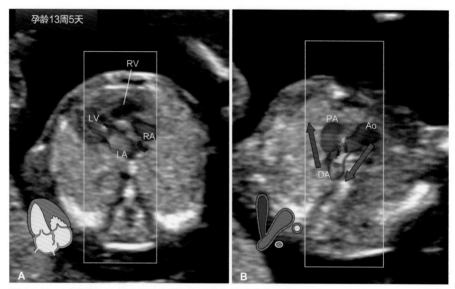

图 27.14　1 例妊娠 13 周室间隔完整型肺动脉闭锁胎儿的彩色多普勒四腔心切面（A）、三血管 –
气管切面（B）超声图像及示意图（与图 27.13 为同一个胎儿）。A. 舒张期右心室（RV）血流充
盈缺失。B. 主动脉弓内可见正向血流信号（蓝色箭头），而动脉导管内的逆向血流信号进入肺动
脉（红色箭头）

LA—左心房；LV—左心室；RA—右心房

三维超声

应用三维超声的灰阶和彩色多普勒断层超声成像技术（tomographic ultrasound imaging,
TUI）能够显示 PA-IVS 合并的解剖异常，例如室壁增厚、右心室发育不良和肺动脉变窄。
TUI 联合彩色多普勒可显示三尖瓣反流、动脉导管内反向血流和（或）右心室冠状动脉
交通。表面模式可显示右心室比左心室明显变小。三维超声可计算心室容积或三尖瓣和二
尖瓣的面积，对预后评估有较大帮助。三维反转模式可显示右心室变小和右心室运动减低。

合并心内和心外畸形

合并的心内畸形包括右心室发育不良、右心房扩大、三尖瓣发育不良、VCAC、由室
间隔凸起导致的主动脉瓣下梗阻、房间隔缺损、右位心和完全型大动脉转位。顺序节段法
扫查能够排除内脏异位综合征，尤其是内脏位置异常。心外畸形可见，但是并没有器官特
异性。染色体异常有 21– 三体综合征、22q11.2 缺失综合征，其他类型的染色体缺失或重
复很罕见（图 2.11H）。

鉴别诊断

主要的鉴别诊断包括肺动脉狭窄、三尖瓣闭锁合并室间隔缺损和室间隔缺损型肺动脉
闭锁。肺动脉狭窄时，彩色多普勒显示肺动脉内为前向血流信号。三尖瓣闭锁时，彩色多

普勒显示三尖瓣口没有跨瓣血流信号。PA-IVS 时，三尖瓣口可见很少量的跨瓣血流信号。室间隔缺损型肺动脉闭锁与 PA-IVS 的胚胎学和血流动力学完全不同。表 27.1 总结了这两种疾病的特征。

表 27.1　室间隔完整型肺动脉闭锁和室间隔缺损型肺动脉闭锁的特征

鉴别点	室间隔完整型肺动脉闭锁	室间隔缺损型肺动脉闭锁
肺动脉瓣	闭锁	闭锁或没有肺动脉瓣环
四腔心切面	右心室发育不良	正常
五腔心切面	正常	室间隔缺损合并主动脉骑跨
肺动脉主干	发育不良或正常	发育不良或缺如
动脉导管	血流反向或内径变窄	血流反向或涡流
典型的其他心内畸形	心室冠状动脉交通	粗大体 – 肺动脉侧支血管
合并染色体异常	罕见	常见，20% 病例合并 22q11.2 缺失综合征

预后与转归

　　PA-IVS 胎儿的预后变异很大，与右心室的大小和功能情况有关。预后最好的是能够行双心室矫治以及右心室功能良好的病例。宫内和新生儿期存在重度三尖瓣反流的病例死亡率高。反之，没有三尖瓣反流的病例在胎儿期能够较好存活。当右心室的流入道和流出道发育良好时，产后可行肺动脉瓣激光打孔介入治疗或射频消融术。一项回顾性研究报道，PA-IVS 胎儿在出生时三尖瓣大小的 Z 值小于 −3 与单心室预后有关 [3]。另一项研究通过对 60 例 PA-IVS 患者随访 25 年得出，患者的短期和长期预后均较好 [11]。首次入院的 PA-IVS 患者的 10 年整体存活率为 86.5%，根据首次诊断时右心室发育不良的程度分为轻度组、中度组和重度组，3 组患者的 10 年存活率分别是 96.3%、77.8% 和 79.4%[11]。还有几项最近的产前研究分析了 PA-IVS 和重度肺动脉瓣狭窄患者的预后 [12-15]。其中一项研究测量了三尖瓣大小并指出，胎儿三尖瓣与二尖瓣之比大于 0.63 比出生时三尖瓣的 Z 值有更好的预测价值 [12]。另一项研究发现，三尖瓣的 Z 值大于 −3.28、三尖瓣与二尖瓣之比大于 0.71 和右心室与左心室长径之比（RV/LV）大于 0.62 的胎儿，产后可行双心室矫治术 [14]。一项最近的研究评估了 49 例胎儿的宫内和产后结局，其中 11 例为肺动脉狭窄，38 例为室间隔完整型肺动脉闭锁，39% 的胎儿合并 VCAC，43% 的胎儿合并右心室发育不良 [15]。77% 的胎儿在随访时通过治疗存活，所有行双心室矫治的活产新生儿均存活，而单心室循环的新生儿的存活率为 64%[15]。单心室循环的主要预测指标包括三尖瓣反流最大流速小于 2 m/s、RV/LV 小于 0.6、存在 VCAC，满足其中一项时，其预测单心室循环的灵敏度和特异度即可达 100%[15]。表 27.2 列出了 PA-IVS 的短期和长期预后不良指标。

表 27.2　室间隔完整型肺动脉闭锁预后不良指标

- 重度三尖瓣反流
- 三尖瓣环小（Z 值小于 –3）
- 右心室与左心室的长径或横径之比小（小于 0.5）
- 存在 VCAC
- 合并心内畸形
- 合并心外畸形

诊断方法

图 27.15 列出了怀疑胎儿室间隔完整型肺动脉闭锁（PA-IVS）时的诊断方法。

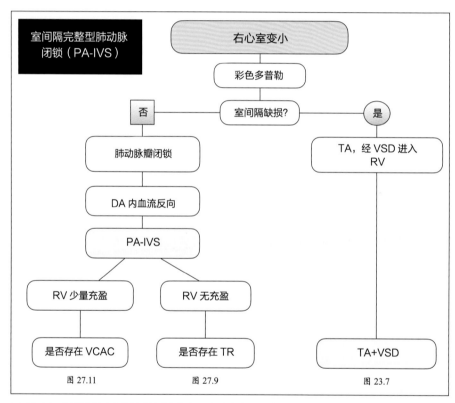

图 27.15　怀疑胎儿室间隔完整型肺动脉闭锁时的诊断方法
DA—动脉导管；RV—右心室；TA—三尖瓣闭锁；TA+VSD—三尖瓣闭锁合并室间隔缺损；TR—三尖瓣反流；VCAC—心室冠状动脉交通；VSD—室间隔缺损

要点　室间隔完整型肺动脉闭锁

- PA-IVS 是右心室与肺循环之间失去连接且室间隔完整的一种心脏畸形。
- PA-IVS 时右心室发育不良且右心室心肌增厚，或者右心室扩大合并重度三尖瓣反流。

- 通常，PA-IVS 中的三尖瓣发育不良合并活动受限。
- 1/3 的 PA-IVS 病例合并心室冠状动脉交通。
- 四腔心切面显示右心室发育不良，右心室也可以正常或扩大。
- 右室流出道切面或三血管切面显示肺动脉主干内径小或发育不良。
- 彩色多普勒显示肺动脉瓣无前向血流。
- 三血管切面显示动脉导管内血流反向进入肺动脉主干。
- PA-IVS 合并染色体异常者罕见。
- PA-IVS 胎儿的预后不同，与右心室大小、右心室功能情况以及是否合并 VCAC 有关。

(刘　琳)

参考文献

1. Quail MA, Anderson RH, Spicer D, Daubeney PE. Pulmonary atresia with intact ventricular septum. In: Wernovsky G, Anderson RH, Kumar K, Mussatto KA, Redington AN, Tweddell JS, eds. *Anderson's Pediatric Cardiology*. Elsevier; 2019:803-818.
2. Todros T, Paladini D, Chiappa E, et al. Pulmonary stenosis and atresia with intact ventricular septum during prenatal life. *Ultrasound Obstet Gynecol*. 2003;21:228-233.
3. Hanley FL, Sade RM, Blackstone EH, Kirklin JW, Freedom RM, Nanda NC. Outcomes in neonatal pulmonary atresia with intact ventricular septum. A multiinstitutional study. *J Thorac Cardiovasc Surg*. 1993;105:406-423;424-427; discussion 423-424.
4. Humpl T, S.derberg B, McCrindle BW, et al. Percutaneous balloon valvotomy in pulmonary atresia with intact ventricular septum: impact on patient care. *Circulation*. 2003;108:826-832.
5. Freedom R. How can something so small cause so much grief? Some thoughts about the underdeveloped right ventricle in pulmonary atresia and intact ventricular septum. *J Am Coll Cardiol*. 1992;19:1038-1040.
6. Chaoui R, Tennstedt C, Goldner B, Bollmann R. Prenatal diagnosis of ventriculo-coronary communications in a second-trimester fetus using transvaginal and transabdominal color Doppler sonography. *Ultrasound Obstet Gynecol*. 1997;9:194-197.
7. Maeno YV, Boutin C, Hornberger LK, et al. Prenatal diagnosis of right ventricular outflow tract obstruction with intact ventricular septum, and detection of ventriculocoronary connections. *Heart*. 1999;81: 661-668.
8. Taddei F, Signorelli M, Groli C, Scalchi S, Bianchi UA. Prenatal diagnosis of ventriculocoronary arterial communication associated with pulmonary atresia. *Ultrasound Obstet Gynecol*. 2003;21:413-415.
9. Chaoui R, Machlitt A, Tennstedt C. Prenatal diagnosis of ventriculo-coronary fistula in a late first-trimester fetus presenting with increased nuchal translucency. *Ultrasound Obstet Gynecol*. 2000;15:160-162.
10. Minnella GP, Crupano FM, Syngelaki A, Zidere V, Akolekar R, Nicolaides KH. Diagnosis of major heart defects by routine first-trimester ultrasound examination: association with increased nuchal translucency, tricuspid regurgitation and abnormal flow in ductus venosus. *Ultrasound Obstet Gynecol*. 2020;55:637-644.
11. Schneider AW, Blom NA, Bruggemans EF, Hazekamp MG. More than 25 years of experience in managing pulmonary atresia with intact ventricular septum. *Ann Thorac Surg*. 2014;98:1680-1686.
12. Lowenthal A, Lemley B, Kipps AK, Brook MM, Moon-Grady AJ. Prena-tal tricuspid valve size as a predictor of postnatal outcome in patients with severe pulmonary stenosis or pulmonary atresia with intact ventricular septum. *Fetal Diagn Ther*. 2014;35:101-107.
13. Wang Q, Wu YR, Jiao XT, et al. Fetal pulmonary valve stenosis or atresia with intact ventricular septum: predictors of need for neonatal inter-vention. *Prenat Diagn*. 2018;38:273-279.
14. Liu L, Wang H, Cui C, et al. Prenatal echocardiographic classification and prognostic evaluation strategy in fetal pulmonary atresia with in-tact ventricular septum. *Medicine*. 2019;98:e17492-e17499.
15. Gottschalk I, Strizek B, Menzel T, et al. Severe pulmonary stenosis or atresia with intact ventricular septum in the fetus: the natural history. *Fetal Diagn Ther*. 2020;47:420-428.

第 28 章
法洛四联症

法洛四联症

定义、疾病谱和发病率

法洛四联症（tetralogy of Fallot，TOF），由 Etienne-Louis Arthur Fallot 在 1888 年首次详细描述，是常见的发绀型先天性心脏病之一。TOF 有四个主要解剖学特征：主动脉瓣下（对位不良型）室间隔缺损（VSD）、主动脉根部骑跨于 VSD 上、不同程度的右室流出道梗阻（漏斗部和肺动脉狭窄）以及右心室肥厚（图 28.1）。右心室肥厚通常不会在胎儿期出现，出生后右心室长期在体循环压力作用下才会出现。

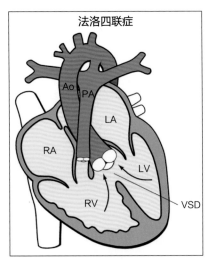

图 28.1 法洛四联症示意图
Ao—主动脉；LA—左心房；LV—左心室；PA—肺动脉；RA—右心房；RV—右心室；VSD—室间隔缺损

胚胎学上，TOF 被认为是由漏斗隔（圆锥间隔）的向前、向上和向左的偏移以及大动脉不完全扭转引起的，导致 VSD、肺动脉下（漏斗部）和（或）肺动脉瓣狭窄以及主动脉骑跨，主动脉位于更靠前的解剖位置。

TOF 的疾病谱较广泛，包括 TOF 伴不同程度的肺动脉狭窄、TOF 伴肺动脉闭锁（也称为室间隔缺损型肺动脉闭锁）以及 TOF 伴肺动脉瓣缺如等。室间隔缺损型肺动脉闭锁和肺动脉瓣缺如综合征将分别在第 29 章和第 30 章讨论。TOF 在活产儿中的发病率约为 1/3600，占先天性心脏病婴儿的 3% ~ 7%[1-3]。已生育过一个 TOF 患儿的家庭，再育的发病率为 2.5% ~ 3%[4]。典型的 TOF 伴肺动脉狭窄约占所有 TOF 新生儿的 80%，这也是本章关注的重点。

超声表现

灰阶超声

在胎儿和新生儿中，TOF 的 4 个病理特征中有 3 个特征可以在超声上显示：VSD、主动脉骑跨、肺动脉漏斗部或瓣膜狭窄。TOF 的四腔心切面通常显示正常（图 28.2A），除非 VSD 很大，否则不会在该平面上显示。偶尔，TOF 的四腔心切面可观察到心轴左偏，这可作为提示心脏畸形的第一线索（图 28.2A）。通常在五腔心切面中发现的 TOF，表现为膜周部主动脉瓣下 VSD 伴主动脉骑跨[5-7]（图 28.2B）。这种主动脉骑跨是室间隔与主动脉内壁间不连续（所以被称为对位不良型室间隔缺损），以及主动脉部分连接右心室（图28.3）所导致的。因此，主动脉略微向右移（这种情况被称为主动脉右移位），并且主动脉瓣和二尖瓣之间沿着后下方以纤维延续。与正常心脏的升主动脉不同，TOF 患儿中，骑跨的主动脉与室间隔呈平行走行（图 28.4），这是一个重要的特征，该特征是提示主动脉骑跨的第一线索（图 28.4）。一般来说，主动脉根部由于接受左、右心室的血液而扩张，特别是在妊娠晚期，这是诊断 TOF 的又一线索（图 28.5A，28.6A）[5]。TOF 的诊断还需要明确肺动脉主干是否细小但未闭锁[7]，即肺动脉狭窄（图 28.5B，28.6B）。肺动脉狭窄的最佳显示方法是在短轴或三血管切面成像（图 28.5B，28.6B，28.7）。图 28.8 显示了诊断 TOF 伴右位主动脉弓的常用切面。在一些轻型的 TOF 中，特别是在妊娠中期，肺动脉主干和主动脉之间的内径大小差异可能很小，但其会随妊娠进展变得更明显。妊娠中期特别是在轻型 TOF 病例中，其血管内径差异不明显，VSD 不易被发现，极少数情况下超声检查会漏诊。笔者还观察到，在一些妊娠早期诊断为膜周部 VSD 的病例中，大血管内径正常。但随着妊娠的进展，VSD 的对位不良更加明显，血液优先流向升主动脉，才导致大血管内径不一致，发展为轻型 TOF。

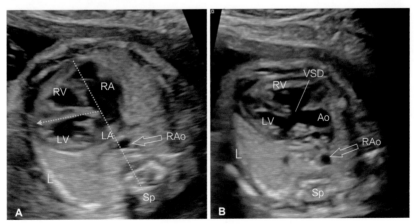

图 28.2　1 例法洛四联症胎儿的四腔心切面（A）和五腔心切面（B）的胸腔横切面超声图像。A. 四腔心切面显示结构正常，仅见右位主动脉弓（RAo）（空心箭头）和心轴左偏（绿色箭头）。B. 五腔心切面显示较大的室间隔缺损（VSD）和扩张的主动脉（Ao）骑跨。本例胎儿合并 21- 三体综合征

L—左；LA—左心房；LV—左心室；RA—右心房；RV—右心室；Sp—脊柱

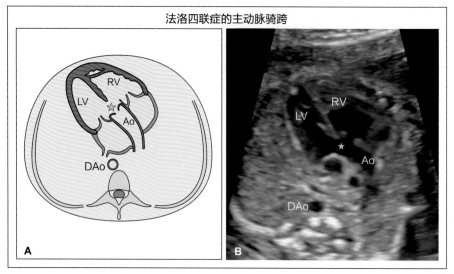

图 28.3　1 例法洛四联症（TOF）主动脉（Ao）骑跨胎儿的五腔心切面示意图（A）和相应的超声图像（B）。值得注意的是，TOF 的第一条典型线索是主动脉骑跨于室间隔缺损（星号）上。此时，右心室（RV）和左心室（LV）的血液汇入升主动脉，导致升主动脉扩张，特别是在妊娠中晚期。主动脉骑跨是许多心脏畸形的常见标志，将在本章和第 29、30、35 章讨论

DAo—降主动脉

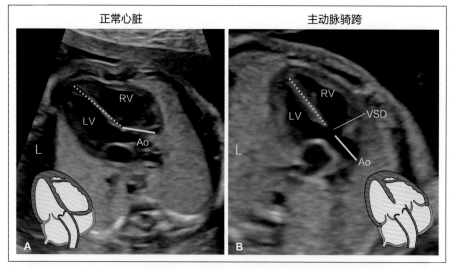

图 28.4　正常胎儿（A）与法洛四联症胎儿（B）的心尖五腔心切面比较，后者有主动脉骑跨及较大的室间隔缺损（VSD）。A. 正常胎儿的升主动脉指向胎儿右肩，且室间隔（虚线）和升主动脉前壁（实线）呈较大夹角。B. 主动脉骑跨的胎儿，升主动脉的走行（实线）与室间隔（虚线）平行。其他涉及主动脉骑跨的畸形也有这一超声表现

Ao—主动脉；L—左；LV—左心室；RV—右心室；VSD—室间隔缺损

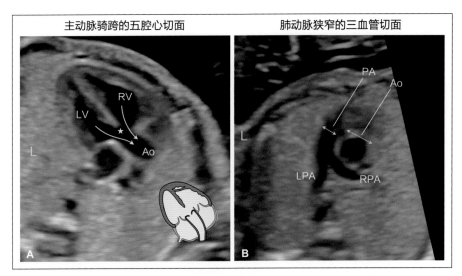

图 28.5　法洛四联症的 2 个典型诊断平面：五腔心切面（A）和三血管切面（B）超声图像。A. 右心室和左心室均与主动脉相连（弧形箭头），显示室间隔缺损（星号）、主动脉（Ao）骑跨和 Ao 扩张。B. 右室流出道切面显示存在肺动脉狭窄，与 Ao（双向箭头）比较，主肺动脉（PA）相对细小

L—左；LPA—左肺动脉；LV—左心室；RPA—右肺动脉；RV—右心室

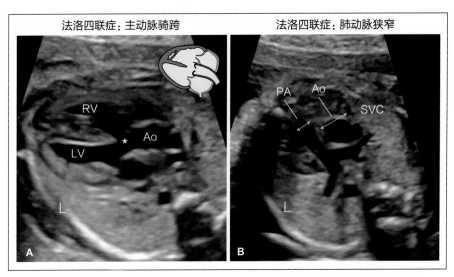

图 28.6　1 例法洛四联症胎儿的五腔心切面（A）和三血管切面（B）超声图像。A. 可见较大的室间隔缺损（星号）和典型的主动脉（Ao）骑跨。B. 可见扩张的 Ao（双向箭头）及相对细小的肺动脉（PA）

L—左；LV—左心室；RV—右心室；SVC—上腔静脉

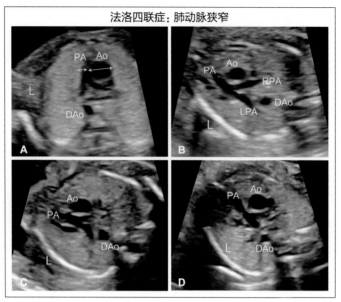

图 28.7　4 例法洛四联症胎儿的心尖（A）和轴向三血管横切面（B ～ D）二维超声图像，均可见扩张的主动脉（Ao）及相对细小的肺动脉（PA）。三血管切面和短轴切面（未展示）是显示血管内径发育是否一致的二维超声理想切面。在应用彩色多普勒检测时，使用三血管 – 气管切面观察更合适（图 28.10B）

DAo—降主动脉；L—左；LPA—左肺动脉；RPA—右肺动脉

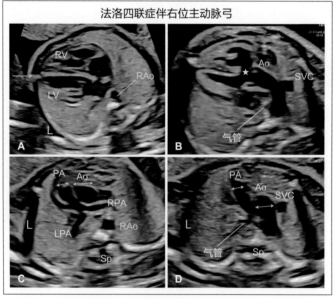

图 28.8　1 例法洛四联症伴右位主动脉弓（RAo）胎儿的 4 个切面的灰阶超声图像。A. 四腔心切面，可见心脏解剖结构正常，仅有轻微的心轴左偏（箭头），注意降主动脉位于脊柱的右侧。B. 五腔心切面，显示主动脉（Ao）骑跨室间隔缺损（星号）。C. 三血管切面，可见狭窄的肺动脉（PA）紧邻扩张的 Ao（双向箭头），注意 RAo 也存在扩张。D. 三血管 – 气管切面，可见狭窄的 PA 似乎连于 Ao 的一侧，两支大血管均走行在气管右侧

L—左；LPA—左肺动脉；LV—左心室；RPA—右肺动脉；RV—右心室；Sp—脊柱；SVC—上腔静脉

彩色多普勒

彩色多普勒通过显示是否有过隔血流以鉴别诊断 VSD，并可以显示血液从两个心室流入主动脉根部（图 28.9B，28.10A，28.11A），这也是确认主动脉骑跨的理想方法。三血管－气管切面的彩色多普勒可显示细小的肺动脉（图 28.10B，28.11B，28.12）。通常情况下，因为血液流入主动脉速度快、流量较大，血流在彩色多普勒上呈混叠现象（图 28.11A）。彩色多普勒也可以帮助识别动脉导管（ductus arteriosus，DA），DA 通常连接到主动脉弓远端的一侧，在 TOF 中呈树枝状，而在正常胎儿中呈 V 形（图 28.12）。胎儿肺动脉的彩色和频谱多普勒血流速度一般是正常的，或仅有轻微增高[7]（图 28.13），这与出

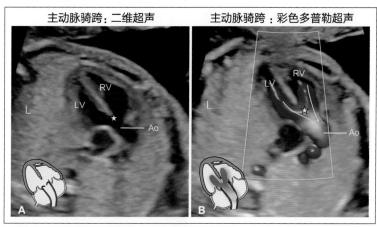

图 28.9　1 例法洛四联症胎儿心尖五腔心切面的二维（A）和彩色多普勒（B）超声图像及相应的示意图。星号表示室间隔缺损和主动脉（Ao）骑跨的位置。彩色多普勒（B）显示右心室（RV）和左心室（LV）的血液均流向骑跨且扩张的主动脉（箭头）

L—左

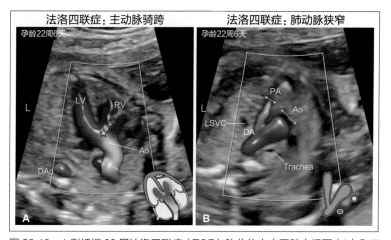

图 28.10　1 例妊娠 22 周法洛四联症（TOF）胎儿的心尖五腔心切面（A）和三血管－气管切面（B）的彩色多普勒图像及相应示意图。注意彩色多普勒图像可见 TOF 的 3 个主要超声表现：室间隔缺损（星号）和主动脉（Ao）骑跨（A），以及肺动脉（PA）狭窄的前向血流（B）。该胎儿合并左上腔静脉（LSVC）（B）。注意，PA 与主动脉弓左侧的动脉导管（DA）相连

DAo—降主动脉；L—左；LV—左心室；RV—右心室

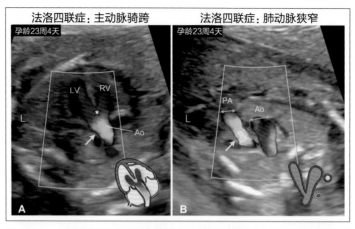

图 28.11　1 例妊娠 23 周法洛四联症胎儿的彩色多普勒心尖五腔心切面（A）和三血管 – 气管切面（B）超声图像以及相应的示意图。注意彩色多普勒显示 TOF 的 3 个主要超声表现：室间隔缺损（星号）和主动脉（Ao）骑跨（A），以及肺动脉（PA）狭窄的前向血流（B）。注意，容量负荷过重引起了骑跨的主动脉内彩色多普勒混叠（图 A 箭头），肺动脉狭窄引起了肺动脉内彩色多普勒混叠（图 B 箭头）

L—左；LV—左心室；RV—右心室

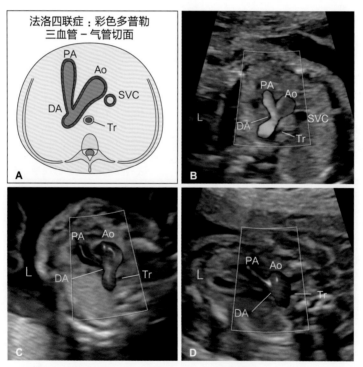

图 28.12　3 例法洛四联症（TOF）胎儿的彩色多普勒示意图（A）和三血管 – 气管切面（B ~ D）超声图像，显示了 TOF 的 2 个典型表现：① 2 支大动脉的内径差异，即肺动脉（PA）略小于主动脉（Ao）；② 2 支大动脉中的前向血流。TOF 的一个有趣且常见的标志是动脉导管（DA）与降主动脉的连接。注意动脉导管从左侧以分支附着结构与降主动脉相连（B ~ D），而非典型的 V 形结构（动脉导管与主动脉峡部均汇入降主动脉）

L—左；SVC—上腔静脉；Tr—气管

生后的检查结果不同[8]。在 TOF 中，DA 很小，合并右位主动脉弓时，DA 也可缺如或隐藏在主动脉弓下方（图 28.14）。明确 DA 内血流方向对预后有重要的预测价值。轻型 TOF（图 28.15A）时，若通过 DA 的血流是前向（右向左的），则新生儿通常不会有发绀，这种情况称为粉红色 TOF。若通过 DA 的血流是反向的，则提示有明显的右室流出道梗阻（图 28.15B，28.16），这一现象常发生于蓝色 TOF（存在发绀）新生儿。出生后肺循环对动脉导管的依赖性可能与新生儿发绀有关，出生后需要立即行前列腺素治疗。应牢记，妊娠中

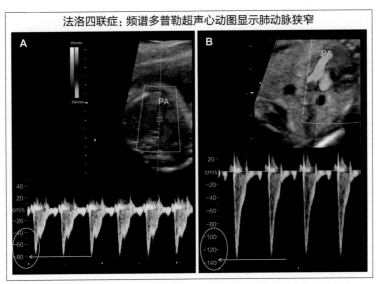

图 28.13　2 例法洛四联症（TOF）胎儿肺动脉瓣的彩色和频谱多普勒超声图像。A. 血流速度在正常范围内，为 80 cm/s。B. 血流速度略快，为 130 cm/s。TOF 肺动脉狭窄的主要诊断依据是肺动脉（PA）内径细小，而非血流峰值速度

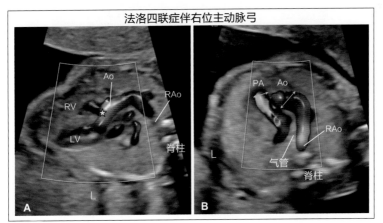

图 28.14　1 例法洛四联症（TOF）伴右位主动脉弓（RAo）胎儿的五腔心切面（A）和三血管 – 气管切面（B）彩色多普勒超声图像。A. 室间隔缺损（星号）和骑跨的升主动脉（Ao）清晰可见。B. 可见大血管的内径大小不一致，肺动脉（PA）比主动脉细，即 PA 狭窄。同时，胎儿合并右位主动脉弓（RAo）。合并 RAo 的 TOF 通常无法看到动脉导管，因为动脉导管可能缺如或者隐藏在右位主动脉弓下方和（或）起源于右肺动脉

L—左；LV—左心室；RV—右心室

期的超声心动图并不总能预测出 TOF 的动脉导管依赖性，因此，妊娠晚期的持续监测至关重要。胎儿超声心动图可以区分 TOF 的不同亚型，如表 28.1 所示，进一步讨论见第 29 章和第 30 章。

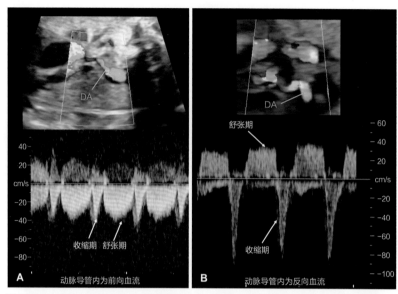

图 28.15　2 例法洛四联症合并动脉导管(DA)狭窄胎儿的彩色和频谱多普勒超声图像。A. DA 在整个心动周期中存在前向血流。B. 可见 DA 在舒张期的反向血流，本例胎儿在出生后有发生动脉导管依赖型肺循环的风险

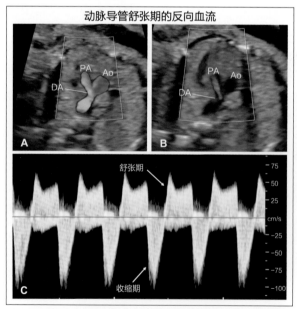

图 28.16　1 例法洛四联症合并动脉导管（DA）狭窄胎儿的彩色多普勒（A、B）和频谱多普勒（C）超声图像。A. 可见 DA 在收缩期的前向血流（蓝色）。B. 可见 DA 在舒张期的反向血流（红色）。C. 频谱多普勒证实 DA 在收缩期为正向血流，舒张期为反向血流

Ao—主动脉；PA—肺动脉

表 28.1　法洛四联症 3 个亚型的鉴别特征

鉴别点	TOF+ 肺动脉狭窄	TOF+ 肺动脉闭锁	TOF+ 肺动脉瓣缺如
四腔心切面	正常	正常	右心室扩大，尤其在妊娠晚期
五腔心切面	室间隔缺损 + 主动脉骑跨	室间隔缺损 + 主动脉骑跨	室间隔缺损 + 主动脉骑跨
主动脉根部	有扩张	扩张明显	大小正常
肺动脉	狭窄，前向血流	严重狭窄，甚至不显示，反向血流	显著扩张，往返血流
动脉导管	血流前向或者反向，合并右位主动弓时，动脉导管由于位于主动脉弓的下方而难以显示	迂曲且血流逆向	通常缺如
粗大体 – 肺动脉侧支血管	通常不存在	20% 以上的病例存在	不存在
预后	好	不良	不良
22q11 缺失	发病率为 10%～15%	发病率为 20%～25%	发病率为 30%～40%

妊娠早期

　　妊娠早期末及妊娠中期初可以诊断 TOF，但大多数情况下诊断是困难的。诊断的线索包括二维和彩色多普勒五腔心切面显示增宽的主动脉根部和（或）细小的肺动脉（图 28.17 ～ 28.19）。在没有彩色多普勒超声辅助的情况下，很难检测到主动脉骑跨。妊娠早期心轴的偏离（图 28.19）也可能是发现心脏畸形的第一个线索[9]。五腔心切面大血管呈 Y 形（Y 征）已被认为是妊娠早期发现主动脉右移（包括 TOF 和右室双出口）的

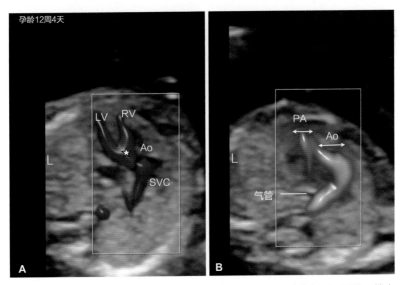

图 28.17　1 例妊娠 12 周法洛四联症（TOF）胎儿。A. 五腔心切面，可见一较大的室间隔缺损（星号）和主动脉（Ao）骑跨。B. 三血管 – 气管切面，显示狭窄的肺动脉（PA）为前向血流，合并右位主动脉弓。TOF 在妊娠早期与妊娠中期的超声表现是相似的。本图与图 28.14 是同一胎儿

L—左；LV—左心室；RV—右心室；SVC—上腔静脉

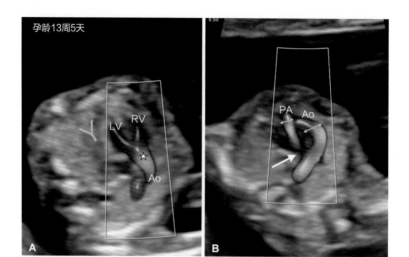

图28.18　1例妊娠13周法洛四联症合并18-三体综合征胎儿的经腹超声检查，分别为彩色多普勒超声的五腔心切面（A）和三血管－气管切面（B）图像。A. 扩张的主动脉（Ao）骑跨于室间隔缺损（星号），注意来自右心室（RV）和左心室（LV）的血流与骑跨的主动脉形成Y形。B. 可见比Ao内径更细小的肺动脉（PA）。与图28.12类似，三血管－气管切面可见动脉导管与主动脉间呈树枝状连接（箭头）

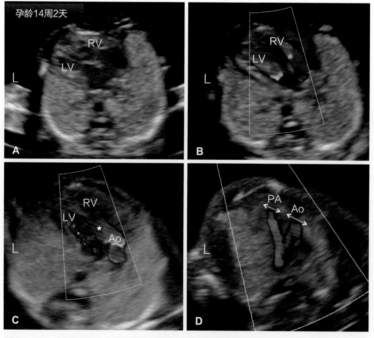

图28.19　1例妊娠14周法洛四联症胎儿的经阴道超声，分别为四腔心切面的二维（A）和彩色多普勒（B）超声图像，以及五腔心切面（C）和三血管－气管切面（D）的彩色多普勒超声图像。除了轻微的心轴左偏，还可见舒张期血流充盈正常（B）。五腔心切面（C）彩色多普勒显示扩张的主动脉（Ao）骑跨于室间隔缺损（星号）上。三血管－气管切面（D）彩色多普勒显示与Ao相比，肺动脉（PA）狭窄

L—左；LV—左心室；RV—右心室

标志[10]（图 28.17A，28.18A）。在一项对包括 17 例右位主动脉弓胎儿的 6025 例孕妇的前瞻性研究中，Y 征、心轴异常以及这两种标志联合使用的敏感度分别为 94%、76% 和 94%[10]。三血管 - 气管切面可显示主动脉和肺动脉的粗细，彩色多普勒可显示这两支血管为前向血流，这也是妊娠早期诊断的重要标志（图 28.17B，28.18B，28.19D）。据报道，即使在没有染色体异常的情况下，颈项透明层增厚与 TOF 呈显著相关，在一项研究中几乎一半的病例显示了这种相关性[11]。

三维超声

三维容积成像中应用断层扫描模式，可以在四腔心切面水平获取的多个平面图中显示 VSD、主动脉骑跨和肺动脉狭窄。表面三维重建模式更有利于显示主动脉骑跨的空间结构（图 28.20）。应用时间 - 空间关联成像（STIC）结合彩色多普勒技术中的玻璃体模式可清楚地显示主动脉骑跨[12]（图 28.21A），并且在三血管 - 气管切面上，可清楚显示与主动脉相比内径较小的肺动脉（图 28.21B）。

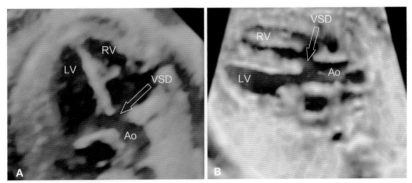

图 28.20　2 例法洛四联症胎儿三维超声表面重建（surface-rendering）模式下的五腔心切面图像。扩张的主动脉（Ao）骑跨于较大的室间隔缺损（VSD）上（空心箭头）
LV—左心室；RV—右心室

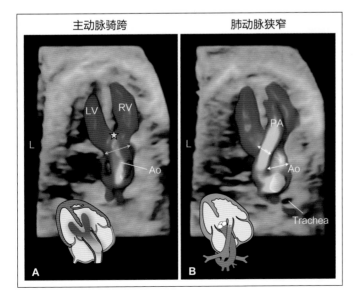

图 28.21　1 例法洛四联症胎儿应用三维彩色时间 - 空间关联成像（STIC）技术在玻璃体模式下显示五腔心切面（A）和三血管 - 气管切面（B）的超声图像及其示意图。A. 注意收缩期右心室（RV）和左心室（LV）血流共同射入骑跨的主动脉（Ao）。B. 细小的肺动脉（PA）中为前向血流。与 Ao 相比，PA 细小
L—左；Trachea—气管

合并心内和心外畸形

TOF 中可发现相关的心脏畸形。产前超声常发现右位主动脉弓，约占所有病例的25%。动脉导管可能迂曲、细小、甚至缺如。偶见房室间隔缺损与 TOF 并存，染色体异常风险增高[13]。据报道，83% 的 TOF 新生儿合并卵圆孔未闭或房间隔缺损，11% 的 TOF 新生儿合并左上腔静脉[14]。偶见冠状动脉解剖结构的变异，这可能影响外科手术修复方式[15]。与诊断为 TOF 的新生儿和婴儿相比，在这种心脏异常胎儿中，心外畸形、染色体异常和遗传综合征的发生率更高[11,16]。相关的先天性心外畸形是相当常见的，但不涉及某一特定器官[16]。染色体异常发生率约为 30%，其中以 21、13、18 号染色体三体为主[11]。TOF 的胎儿和新生儿中，22q11.2 缺失的发生率为 10% ～ 15%[16-18]。当合并胸腺发育不良[19,20]、右位主动脉弓、心外畸形或羊水过多[21]时，22q11.2 缺失的风险增高。表 28.2 列出了与 TOF 相关的常见心内和心外畸形。TOF 也可见于遗传综合征，如 CHARGE 综合征[22]、Alagille 综合征和许多其他综合征[23,24]。近年来，为了评估这些复杂的心脏畸形是否存在病理性拷贝数异常和单核苷酸变异（见第 2 章），亚染色体分析（微阵列）和单基因疾病检测的应用越来越多。

表 28.2 法洛四联症常合并的心内和心外畸形

合并心内畸形	发生率
• 卵圆孔未闭 / 房间隔缺损	83%
• 右位主动脉弓	25%
• 左上腔静脉	11%
• 房室间隔缺损	<5%
• 冠状动脉循环异常	<5%
• 肺静脉异位连接	<1%
合并心外畸形	**发生率**
• 染色体异常	30%
• 22q11.2 缺失	10% ～ 15%
• 先天性脏器畸形	常见

鉴别诊断

TOF 的鉴别诊断包括主动脉骑跨类的疾病，如室间隔缺损型肺动脉闭锁、肺动脉瓣缺如、永存动脉干、右室双出口，以及无大血管异常的对位不良型 VSD。这些畸形可以通过正确评估肺动脉干的内径大小和起源进行鉴别。表 28.3 列出了这些心脏畸形的鉴别诊断。

表 28.3　大血管骑跨于室间隔缺损的鉴别诊断

疾病	诊断线索	其他指征
TOF	肺动脉开放、狭窄 前向血流	动脉导管前向血流或反向血流
室间隔缺损型肺动脉闭锁	肺动脉非常细小 无前向血流	动脉导管迂曲伴反向血流
肺动脉瓣缺如	肺动脉非常宽大 往返血流	动脉导管通常缺如 主动脉根部比肺动脉细
永存动脉干	肺动脉起源于骑跨的大血管	骑跨的大血管瓣膜可能有反流
右室双出口	肺动脉骑跨并与主动脉平行	类似室间隔缺损型大动脉转位，主动脉或肺动脉内径大小正常或狭窄

预后与转归

　　系列产前超声检查记录胎儿肺动脉的生长和动脉导管血流情况，对新生儿的咨询和适宜护理至关重要，因为肺动脉的生长发育已被证明是可变且不可预测的[8,25]。由于产前诊断的 TOF 病例与染色体异常、相关综合征和复杂心外畸形的相关性更强[11]，因此，相比产后才诊断出的 TOF 病例，前者预后更差。TOF 病例报道与心脏外科数据库分析表明，TOF 婴儿的短期和长期存活率均超过 90%[26,27]。不良预后的征象包括肺动脉发育缓慢、升主动脉生长加速、通过肺动脉瓣的前向血流中断，以及通过动脉导管的血流反向[8]。在一项对 60 例 TOF 胎儿的回顾性研究中，四腔心切面出现心轴异常比心轴正常更可能与肺动脉闭锁、右位主动脉弓和出生后死亡相关[28]。有研究回顾了预测右室流出道梗阻胎儿是否需要新生儿干预的产前超声心动图指标。一项对 52 例右室流出道梗阻胎儿的研究显示，在胎儿超声心动图中，肺动脉与主动脉直径的比值小于 0.6 或肺动脉直径 Z 值为 −3 具有很高的敏感性（92%），但特异性较低（50%）。将动脉导管的血流方向进行分类［正常（全部从主肺动脉流向主动脉）或异常（主动脉流向肺动脉或双向血流）］对于预测新生儿是否需要介入性治疗具有高度的敏感性（100%）和特异性（95%）[29]。在一项涉及 23 例孤立性 TOF 的活产新生儿的研究中，妊娠 19 ~ 22 周的肺动脉瓣收缩期峰值速度（pulmonary valve peak systolic velocity，PVPSV）不低于 87.5 cm/s，预测需早期新生儿干预的敏感性和特异性分别为 100% 和 93.3%[30]。此外，妊娠 34 ~ 38 周，PVPSV 不低于 144.5 cm/s 时均需进行早期新生儿干预[30]。TOF 合并肺动脉瓣闭锁（室间隔缺损型肺动脉闭锁）或肺动脉瓣缺如的患儿预后较差。表 28.4 列出了与 TOF 相关的不良预后体征。单纯 TOF 合并肺动脉狭窄的新生儿预后良好。发绀者(蓝色 TOF)需在产后第一周进行手术，无发绀者(粉红色 TOF)可推迟到产后 3 ~ 6 个月进行手术。在美国胸外科医师学会最近登记的先天性心脏病手术资料中，TOF 患儿的手术结果非常好，手术总死亡率为 1.3%[31]。

表 28.4　法洛四联症（TOF）不良预后体征
● 肺动脉生长发育减慢
● 升主动脉生长加速
● 肺动脉前向血流中断
● 动脉导管血流反向
● TOF 合并肺动脉瓣闭锁（室间隔缺损型肺动脉闭锁）
● 肺动脉瓣缺如
● 合并染色体异常
● 合并先天性心外畸形
● 左心室小
● 静脉连接异常

诊断方法

图 28.22 列出了怀疑胎儿法洛四联症（TOF）或大动脉骑跨伴室间隔缺损（VSD）时的诊断方法。

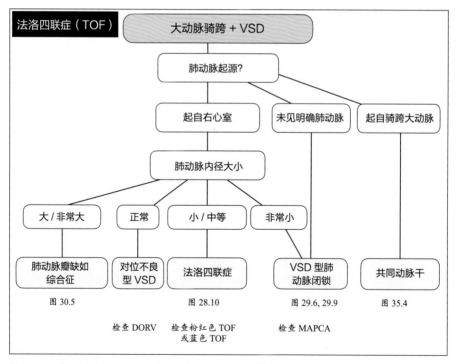

图 28.22　怀疑胎儿法洛四联症（TOF）或大动脉骑跨伴室间隔缺损（VSD）时的诊断方法

DORV—右室双出口；MAPCA—粗大体－肺动脉侧支血管

要点　法洛四联症

- 法洛四联症的特点是主动脉下室间隔缺损、主动脉根部骑跨和漏斗部肺动脉狭窄。
- TOF 是最常见的发绀型先天性心脏病之一。
- 合并肺动脉狭窄的典型 TOF 占所有病例的 80%。
- TOF 中四腔心切面显示结构正常，VSD 除非很大否则无法在该切面观察到。
- TOF 通常在五腔心切面上被发现，显示膜周部主动脉下 VSD 伴主动脉根部骑跨。
- TOF 主动脉根部扩张，特别是在妊娠晚期。
- 颈项透明层增厚与 TOF 有很强的相关性。
- TOF 常合并心内和心外畸形。
- 83% 的 TOF 可见卵圆孔未闭或房间隔缺损。
- 右位主动脉弓和左上腔静脉分别占 TOF 的 25% 和 11%。
- 合并染色体异常者约占 TOF 的 30%。
- 10% ～ 15% 的 TOF 胎儿存在 22q11.2 微缺失。
- TOF 的不良预后体征包括：肺动脉发育迟缓、升主动脉生长加速、无肺动脉瓣前向血流，以及动脉导管血流反向。

（李　军）

参考文献

1. Mitchell SC, Korones SB, Berendes HW. Congenital heart disease in 56,109 births. Incidence and natural history. *Circulation*. 1971; 43:323-332.
2. Ferencz C, Rubin JD, Loffredo CA, Magee CA. *Epidemiology of Congenital Heart Disease. The Baltimore-Washington Infant Study 1981-1989*. Futura Publishing Company; 1993.
3. Apitz C, Anderson RH, Dees L, Tweddell JS, Spicer D, Redington A. Tetralogy of Fallot with pulmonary stenosis. In: Wernovsky G, Anderson RH, Kumar K, Mussatto KA, Redington AN, Tweddell JS, eds. *Ander-son's Pediatric Cardiology*. Elsevier; 2019:631-652.
4. Calcagni G, Digilio MC, Sarkozy A, Dallapiccola B, Marino B. Familial recurrence of congenital heart disease: an overview and review of the literature. *Eur J Pediatr*. 2007;166:111-116.
5. DeVore GR, Siassi B, Platt LD. Fetal echocardiography. VIII. Aortic root dilatation—a marker for tetralogy of Fallot. *Am J Obstet Gynecol*. 1988;159:129-136.
6. Shinebourne EA, Babu-Narayan SV, Carvalho JS. Tetralogy of Fallot: from fetus to adult. *Heart*. 2006;92:1353-1359.
7. Jatavan P, Tongprasert F, Srisupundit K, Luewan S, Traisrisilp K, Tongsong T. Quantitative cardiac assessment in fetal tetralogy of Fallot. *J Ultrasound Med*. 2016;35:1481-1488.
8. Hornberger LK, Sanders SP, Sahn DJ, et al. In utero pulmonary artery and aortic growth and potential for progression of pulmonary outflow tract obstruction in tetralogy of Fallot. *J Am Coll Cardiol*. 1995;25:739-745.
9. Sinkovskaya ES, Chaoui R, Karl K, Andreeva E, Zhuchenko L, Abuhamad AZ. Fetal cardiac axis and congenital heart defects in early gestation. *Obstet Gynecol*. 2015;125:453-460.
10. Pasternok M, Nocun A, Knafel A, et al. "Y Sign" at the level of the 3-vessel and trachea view: an effective fetal

marker of aortic dextroposition anomalies in the first trimester. *J Ultrasound Med*. 2018;37:1869-1880.

11. Poon LCY, Huggon IC, Zidere V, Allan LD. Tetralogy of Fallot in the fetus in the current era. *Ultrasound Obstet Gynecol*. 2007;29:625-627.

12. Chaoui R, Abuhamad A, Martins J, Heling KS. Recent development in three and four dimension fetal echocardiography. *Fetal Diagn Ther*. 2020;47:345-353.

13. Uretzky G, Puga FJ, Danielson GK, et al. Complete atrioventricular canal associated with tetralogy of Fallot. Morphologic and surgical considerations. *J Thorac Cardiovasc Surg*. 1984;87:756-766.

14. Rao BN, Anderson RC, Edwards JE. Anatomic variations in the tetralogy of Fallot. *Am Heart J*. 1971;81:361-371.

15. Need LR, Powell AJ, del Nido P, Geva T. Coronary echocardiography in tetralogy of Fallot: diagnostic accuracy, resource utilization and surgical implications over 13 years. *J Am Coll Cardiol*. 2000;36:1371-1377.

16. Wolter A, Gebert M, Enzensberger C, et al. Outcome and associated findings in individuals with pre- and postnatal diagnosis of tetralogy of Fallot (TOF) and prediction of early postnatal intervention. *Ultraschall Med*. 2020;41: 504-513.

17. Boudjemline Y, Fermont L, Le Bidois J, Lyonnet S, Sidi D, Bonnet D. Prevalence of 22q11 deletion in fetuses with conotruncal cardiac defects: a 6-year prospective study. *J Pediatr*. 2001;138:520-524.

18. Goldmuntz E, Clark BJ, Mitchell LE, et al. Frequency of 22q11 deletions in patients with conotruncal defects. *J Am Coll Cardiol*. 1998;32:492-498.

19. Chaoui R, Kalache KD, Heling KS, Tennstedt C, Bommer C, Korner H. Absent or hypoplastic thymus on ultrasound: a marker for deletion 22q11.2 in fetal cardiac defects. *Ultrasound Obstet Gynecol*. 2002;20:546-552.

20. Chaoui R, Heling KS, Sarut Lopez A, Thiel G, Karl K. The thymic-thoracic ratio in fetal heart defects: a simple way to identify fetuses at high risk for microdeletion 22q11. *Ultrasound Obstet Gynecol*. 2011;37:397-403.

21. Besseau-Ayasse J, Violle-Poirsier C, Bazin A, et al. A French collaborative survey of 272 fetuses with 22q11.2 deletion: ultrasound findings, fetal autopsies and pregnancy outcomes. *Prenat Diagn*. 2014;34:424-430.

22. Corsten-Janssen N, Kerstjens-Frederikse WS, Marchie Sarvaas du GJ, et al. The cardiac phenotype in patients with a CHD7 mutation. *Circ Cardiovasc Genet*. 2013;6:248-254.

23. Pierpont ME, Brueckner M, Chung WK, et al. Genetic basis for congenital heart disease: revisited: a scientific statement from the American Heart Association. *Circulation*. 2018;138:e653-e711.

24. van Nisselrooij AEL, Lugthart MA, Clur SA, et al. The prevalence of genetic diagnoses in fetuses with severe congenital heart defects. *Genet Med*. 2020;22:1206-1214.

25. Pepas LP, Savis A, Jones A, Sharland GK, Tulloh RMR, Simpson JM. An echocardiographic study of tetralogy of Fallot in the fetus and infant. *Cardiol Young*. 2003;13:240-247.

26. Murphy JG, Gersh BJ, Mair DD, et al. Long-term outcome in patients undergoing surgical repair of tetralogy of Fallot. *N Engl J Med*. 1993;329:593-599.

27. Gibbs JL, Monro JL, Cunningham D, Rickards A. Survival after surgery or therapeutic catheterisation for congenital heart disease in children in the United Kingdom: analysis of the central cardiac audit database for 2000-1. *BMJ*. 2004;328:611.

28. Zhao Y, Edington S, Fleenor J, Sinkovskaya E, Porche L, Abuhamad A. Fetal cardiac axis in tetralogy of Fallot: associations with prenatal findings, genetic anomalies and postnatal outcome. *Ultrasound Obstet Gynecol*. 2017;50:58-62.

29. Quartermain MD, Glatz AC, Goldberg DJ, et al. Pulmonary outflow tract obstruction in fetuses with complex congenital heart disease: predicting the need for neonatal intervention. *Ultrasound Obstet Gynecol*. 2012;41:47-53.

30. Escribano D, Herraiz I, Granados MA, Arbues J, Mendoza A, Galindo A. Tetralogy of Fallot: prediction of outcome in the mid-second trimester of pregnancy. *Prenat Diagn*. 2011;31:1126-1133.

31. Jacobs JP, Mayer JE, Pasquali SK, et al. The society of thoracic surgeons congenital heart surgery database: 2019 update on outcomes and quality. *Ann Thorac Surg*. 2019;107:691-704.

第 29 章
室间隔缺损型肺动脉闭锁

定义、疾病谱和发病率

室间隔缺损型肺动脉闭锁（pulmonary atresia with ventricular septal defect，PA-VSD）以肺动脉瓣闭锁、肺动脉系统发育不良、膜部或漏斗部室间隔缺损和主动脉骑跨为特征（图 29.1）。PA-VSD 以往被称为重型法洛四联症，也常被称为 TOF 合并肺动脉闭锁，以与 TOF 合并肺动脉狭窄相区别[1]。PA-VSD 与 TOF 的鉴别特征包括右室流出道缺如和肺循环严重异常，即肺循环血供完全来自体循环的动脉系统。肺血供来源包括动脉导管或体－肺侧支循环，或两者兼有。体－肺侧支循环通常包括来自降主动脉向肺部供血的侧支动脉，称为粗大体－肺动脉侧支血管（major aortopulmonary collateral artery，MAPCA）[1-4]（图 29.2）。PA-VSD 在所有 TOF 病例中约占 20%，在先天性心脏病中约

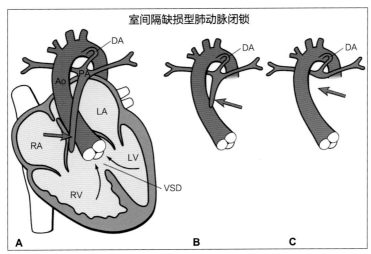

图 29.1　室间隔缺损型肺动脉闭锁（PA-VSD）示意图。这种先天畸形的疾病谱包括肺动脉主干（PA）与右心室（RV）连接（A）、PA 短小（B），以及 PA 缺如（C）
Ao—主动脉；DA—动脉导管；LA—左心房；LV—左心室；RA—右心房；VSD—室间隔缺损

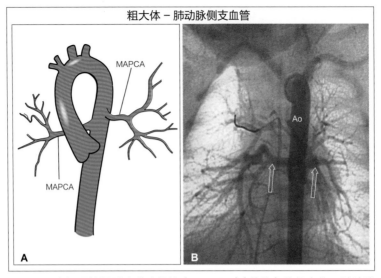

图 29.2　室间隔缺损型肺动脉闭锁（PA-VSD）（箭头）的粗大体－肺动脉侧支血管（MAPCA）示意图（A）和降主动脉产后血管造影（B）。许多 PA-VSD 病例的肺灌注通过 MAPCA 实现。详见正文

占 2%，在活产儿中约占 0.07/1000[1,5]。母体糖尿病的胎儿患 PA-VSD 的风险增高 10 倍[5]。此外，25% 的 PA-VSD 患儿存在 22q11.2 微缺失[6-8]，当合并 MAPCA 时发生率高达 50%[4]。图 29.3 展示了 PA-VSD 胎儿的心脏解剖标本。从临床和外科角度讲，根据肺循环的解剖和形态，PA-VSD 可分为 3 种类型：A 型，有肺动脉，无 MAPCA；B 型，同时有肺动脉和 MAPCA；C 型，仅有 MAPCA，无肺动脉[3,4]。

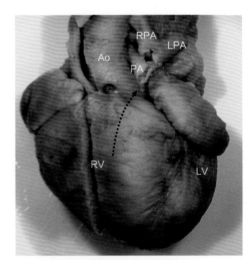

图 29.3　室间隔缺损型肺动脉闭锁（PA-VSD）胎儿的心脏解剖标本。升主动脉（Ao）宽大，肺动脉（PA）、右肺动脉（RPA）及左肺动脉（LPA）细小。显示肺动脉主干发育不良且与右心室（RV）无连接（箭头）
LV—左心室

超声表现

灰阶超声

PA-VSD 的四腔心切面通常正常，但在一些病例中可观察到心轴左偏。偶尔大的 VSD 可在四腔心切面显示（图 29.4A）。当 PA-VSD 合并右位主动脉弓时，也可在这一切面显示（图 29.4A，29.5A）。在五腔心切面观察到 VSD 和主动脉骑跨时应怀疑 PA-VSD（图 29.4B，29.5B）。PA-VSD 的右心室每搏量全部经室间隔缺损射入骑跨的主动脉内，所以主动脉根部比 TOF 还要宽（图 29.3，29.4B，29.5B）。三血管－气管切面偶可见肺动脉发育不良，但重症病例在灰阶超声中常

难以显示（图 29.6）。在某些病例中可见闭锁的肺动脉瓣和细小的肺动脉主干（图 29.6），偶尔近端肺动脉主干缺如（图 29.1B、C），动脉导管细小且常常迂曲，但当动脉导管由肺循环供应时则扩张，并在三血管 – 气管切面的灰阶超声中容易检出。彩色多普勒超声有助于显示动脉导管，将在后文叙述。MAPCA 太细小，灰阶超声难以显示，通常会使用彩色多普勒超声加以确认。

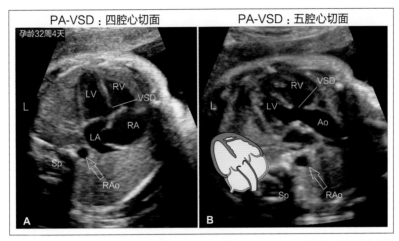

图 29.4　1 例妊娠 32 周室间隔缺损型肺动脉闭锁（PA-VSD）胎儿的心尖四腔心切面（A）和五腔心切面（B）超声图像。A. 四腔心切面可见室间隔缺损（VSD）和降主动脉位于脊柱（Sp）右侧，即右位主动脉弓（RAo），其余显示正常。B. 可见大的室间隔缺损和增宽骑跨的主动脉（Ao）

L—左；LA—左心房；LV—左心室；RA—右心房；RV—右心室

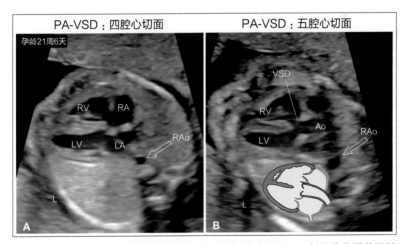

图 29.5　1 例妊娠 22 周室间隔缺损型肺动脉闭锁（PA-VSD）胎儿的横位四腔心切面（A）和五腔心切面（B）超声图像。A. 胎儿四腔心切面正常，但可见降主动脉位于脊柱右侧，即右位主动脉弓（RAo）。B. 可见大的室间隔缺损（VSD）和增宽骑跨的升主动脉（Ao）。仅依据这两个切面的超声图像尚不能诊断为 PA-VSD、TOF 或其他心脏畸形，需要进一步鉴别诊断（见第 28 章）

L—左；LA—左心房；LV—左心室；RA—右心房；RV—右心室

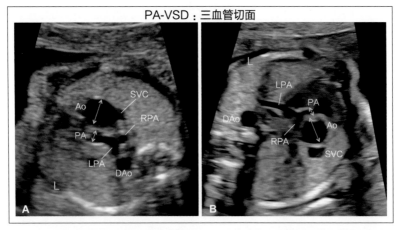

图 29.6　2 例室间隔缺损型肺动脉闭锁（PA-VSD）胎儿三血管切面的上纵隔轴切面。增宽的主动脉（Ao）与发育不良的肺动脉主干（PA）、右肺动脉（RPA）及左肺动脉（LPA）相邻。有时肺动脉极度发育不良，只能通过彩色多普勒显示。2 例胎儿的灰阶超声均显示无肺动脉瓣开放，同时显示降主动脉（DAo）扩张

L—左；SVC—上腔静脉

彩色多普勒

　　主动脉骑跨伴双心室血流灌注在彩色多普勒中容易显示（图 29.7，29.8A）。彩色多普勒可帮助鉴别诊断 PA-VSD 和 TOF（表 29.1）。在 PA-VSD 中，彩色多普勒证实没有右心室血液流入肺动脉主干，并显示左、右肺动脉内的血流反向充盈。三血管 – 气管切面可见粗大的主动脉而无相对应的肺动脉（图 29.8B）。动脉导管和肺动脉分支可在主动脉弓下被发现。彩色和频谱多普勒有助于显示迂曲的动脉导管内的反向血流。这在主动脉长轴切

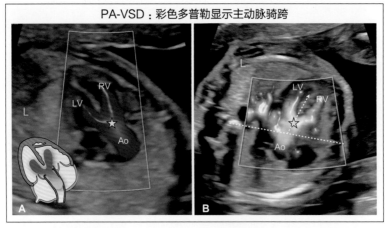

图 29.7　2 例室间隔缺损型肺动脉闭锁（PA-VSD）胎儿的五腔心切面彩色多普勒图像及示意图。可见主动脉（Ao）增宽骑跨，彩色多普勒显示右心室（RV）和左心室（LV）的血液共同流入主动脉。星号为室间隔缺损的部位。图 B 显示心轴明显左偏（虚线）。PA-VSD 胎儿的五腔心切面与法洛四联症相似，主动脉由于血流量增大而增宽骑跨

L—左

面容易观察到（图 29.9 ~ 29.11）。一旦怀疑 PA-VSD，检查者需应用低速血流在降主动脉水平寻找是否存在 MAPCA，因为此处是 MAPCA 的典型发出部位（图 29.12，29.13）。从前面或侧面扫查主动脉长轴切面或可提高显示率（图 29.12，29.13），而四腔心切面水平的短轴切面也具有一定的诊断价值（图 29.14）。通常可发现至少 1 条 MAPCA。即使在首次超声检查中没有发现，也应在以后的超声检查中探查 MAPCA。应用频谱多普勒超声进一步确认 MAPCA 时，显示比肺动脉低阻的典型的动脉频谱（图 29.15）。

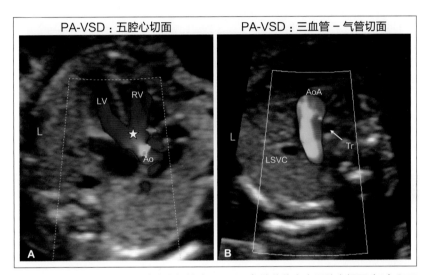

图 29.8　1 例室间隔缺损型肺动脉闭锁（PA-VSD）胎儿的心尖五腔心切面（A）和三血管 – 气管切面（B）超声图像。图中表现常见于妊娠早期的大多数 PA-VSD 病例（图 29.16，29.17），三血管 – 气管切面没有显示发育不良的肺动脉。扭曲的动脉导管因位于主动脉的下方，在本切面也未显示，但容易在长轴切面显示（图 29.9）。A. 可见增宽的主动脉（Ao）骑跨于室间隔缺损上（星号）。B. 三血管 – 气管切面显示 1 条单独的宽大血管，即主动脉弓（AoA），胎儿合并左上腔静脉（LSVC）
L—左；LV—左心室；RV—右心室；Tr—气管

表 29.1　室间隔缺损型肺动脉闭锁（PA-VSD）与法洛四联症（TOF）的鉴别要点

鉴别点	室间隔缺损型肺动脉闭锁	法洛四联症
四腔心切面	正常	正常
五腔心切面	VSD+ 主动脉骑跨	VSD+ 主动脉骑跨
主动脉根部	扩张（++）	扩张（+）
肺动脉	非常窄，甚至缺如，血流逆灌	窄，前向血流
动脉导管	扭曲合并血流逆灌	前向血流或血流逆灌
MAPCA	20% ~ 60% 的病例存在	不典型
预后	单发时预后良好	单发时预后很好
22q11.2 缺失	20% ~ 50%	10% ~ 15%

注：MAPCA—粗大体 – 肺动脉侧支血管；VSD—室间隔缺损。

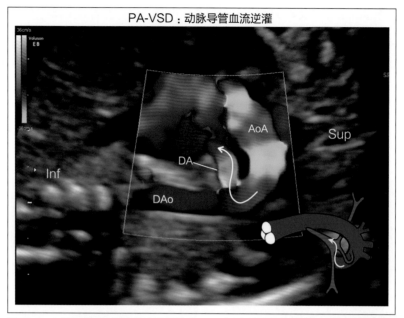

图29.9　1例室间隔缺损型肺动脉闭锁（PA-VSD）胎儿的主动脉长轴切面超声图像及示意图。彩色多普勒显示增宽的主动脉（AoA）及位于主动脉下方细小、扭曲的动脉导管（DA）。由于肺动脉闭锁，可见动脉导管内反向血流（箭头）

DAo—降主动脉；Inf—下；Sup—上

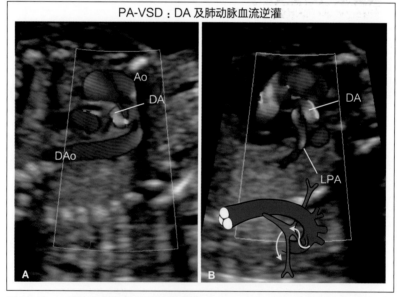

图29.10　1例室间隔缺损型肺动脉闭锁（PA-VSD）胎儿的胸腔纵切面（A）、斜切面（B）的超声图像。A. 可见扩张的主动脉弓（Ao），在Ao下方及后方，可见扭曲、细小的动脉导管（DA）。B. 左肺动脉（LPA）与DA相连，图B中的箭头显示从Ao向DA和LPA的血流方向

DAo—降主动脉

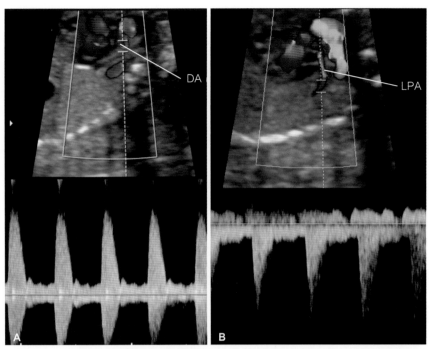

图 29.11　1 例室间隔缺损型肺动脉闭锁（PA-VSD）胎儿动脉导管（DA）的频谱多普勒（A）和左肺动脉（LPA）的频谱多普勒（B）超声图像，与图 29.10 为同一胎儿。图 B 显示 DA内的反向高速血流和 LPA 内的前向血流

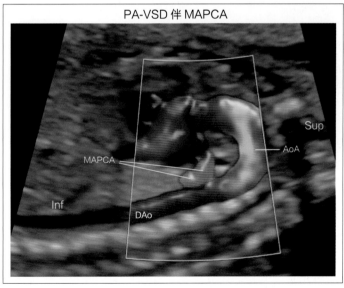

图 29.12　1 例室间隔缺损型肺动脉闭锁（PA-VSD）胎儿胸腔矢状面的彩色多普勒超声图像。显示 MAPCA 起自降主动脉（DAo）后注入肺。MAPCA 最易用低速彩色多普勒速度设置检出

AoA—主动脉弓；Inf—下；Sup—上

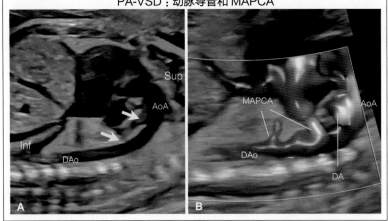

图 29.13　1 例妊娠 25 周室间隔缺损型肺动脉闭锁（PA-VSD）胎儿的灰阶（A）和彩色多普勒（B）超声图像。A. 动脉导管和粗大体 – 肺动脉侧支血管（MAPCA）无法可靠识别（短箭头）。B. 同时显示动脉导管（DA）与 MAPCA，DA 总是在主动脉弓（AoA）下方，而 MAPCA 起自胸主动脉的心房水平

DAo—降主动脉；Inf—下；Sup—上

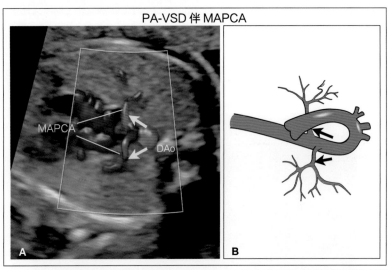

图 29.14　1 例室间隔缺损型肺动脉闭锁（PA-VSD）胎儿的胸腔轴切面超声图像（A）和示意图（B），显示 2 根粗大体 – 肺动脉侧支血管（MAPCA）起自降主动脉（DAo）后注入肺。MAPCA 用低速彩色多普勒速度设置容易检出

妊娠早期

　　PA-VSD 可通过增宽、骑跨的主动脉根部和内径大小异常的肺动脉在妊娠早期被检出（图 29.16，29.17）。偶尔，胎儿心轴偏移（图 29.16）[9] 或颈项透明层增厚是需要进行详细心脏检查的指征。彩色多普勒成像可通过右心室到肺动脉的血流缺失及主动脉弓下方动脉导管内的反向血流而发现 PA-VSD（图 29.16）。MAPCA 也可在妊娠早期被检出，尤其在血管内径大小足够大，可以使用新型高敏彩色多普勒工具或使用经阴道超声检查方式检出血流信号时（图 29.17D）。

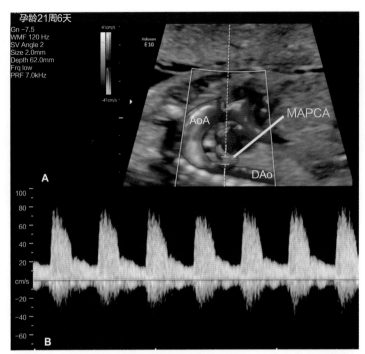

图 29.15　1 例妊娠 21 周室间隔缺损型肺动脉闭锁（PA-VSD）胎儿胸腔矢状切面的彩色（A）和频谱多普勒（B）超声图像。粗大体 - 肺动脉侧支血管（MAPCA）起源于降主动脉（DAo），在主动脉弓（AoA）长轴切面上可显示。频谱多普勒（B）证实为典型的 MAPCA 动脉血流频谱，与肺动脉分支的频谱相比表现为低阻血流

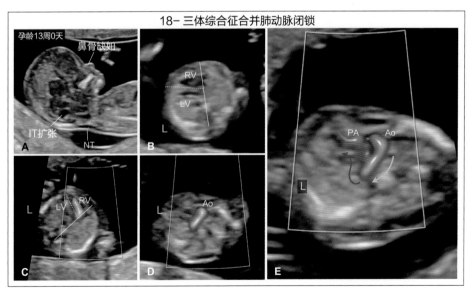

图 29.16　1 例 18- 三体综合征胎儿肺动脉闭锁的多个显示切面。A. 测量颈项透明层（NT）的正中矢状切面，显示胎儿大小正常，但鼻骨缺如合并颅内透明层（IT）扩张。B. 四腔心切面显示心轴偏移。C. 彩色多普勒血流证实心轴偏移。D. 三血管 - 气管切面，单一主动脉（Ao）增宽合并前向血流。E. 略微倾斜探头显示 Ao 内的前向血流（蓝色箭头）和细小的肺动脉（PA）内的反向血流

L—左；LV—左心室；RV—右心室

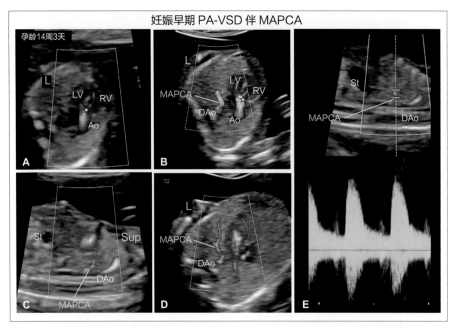

图29.17　1例妊娠14周室间隔缺损型肺动脉闭锁（PA-VSD）胎儿多个切面的彩色多普勒（A～D）和频谱多普勒（E）超声图像。主动脉（Ao）增宽骑跨，其内充满来源于右心室（RV）和左心室（LV）的彩色血流，星号显示室间隔缺损的位置（A、B）。妊娠早期无法显示肺动脉和动脉导管，但直接起源于降主动脉（DAo）的粗大体－肺动脉侧支血管（MAPCA）在轴切面（B、D）和旁矢状切面（C）可以显示。频谱多普勒（E）证实为MAPCA的典型动脉频谱。与图29.12～29.14相比，妊娠中期可见MAPCA。与传统的彩色多普勒（B）相比，低速血流新技术（D）的应用提高了MAPCA及其肺内分支的检出率

L—左；St—胃；Sup—上

三维超声

　　第28章讨论了三维超声容积断层成像的应用。三维超声联合重建模式（与二维灰阶血流、彩色或能量多普勒成像相比）的优势主要在于可以显示主动脉弓下方迂曲的动脉导管走行和MAPCA起源的空间成像（图29.18，29.19）。四维超声心动图联合二维灰阶血流成像及时间－空间关联成像技术时，有经验的医师可观察到所有PA-VSD病例的肺动脉血流，应用二维超声及彩色多普勒时，约2/3病例的肺动脉血流能够显示[10]。

合并心内和心外畸形

　　右位主动脉弓占全部病例的20%～50%[11]。出生后约一半的病例合并继发孔型房间隔缺损或卵圆孔未闭[11]。也有报道显示，约一半的病例无动脉导管。20%～60%的病例存在MAPCA[4,6,7]。

　　合并的心外畸形包括染色体异常（发病率高）。对美国巴尔的摩－华盛顿婴儿的研究显示，8.3%的PA-VSD患儿存在染色体异常[5]。22q11微缺失的发病率高且见于18%～25%的PA-VSD胎儿[6,8,12]，伴MAPCA和（或）右位主动脉弓或胸腺发育不良的

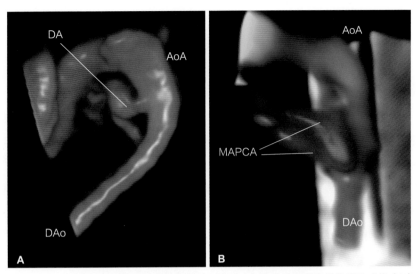

图 29.18　2 例室间隔缺损型肺动脉闭锁（PA-VSD）胎儿的三维多普勒超声成像（A）和玻璃体模式成像（B）。显示扭曲的动脉导管（DA）直接起源于主动脉弓（AoA）下方。可见粗大体－肺动脉侧支血管（MAPCA）起源于胸主动脉水平（B）

DAo—降主动脉

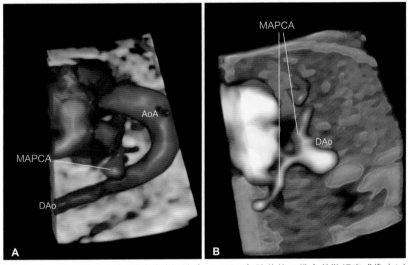

图 29.19　2 例室间隔缺损型肺动脉闭锁（PA-VSD）胎儿的三维多普勒超声成像（A）和玻璃体模式成像（B）。矢状切面（A）和轴切面（B）可见粗大体－肺动脉侧支血管（MAPCA）

AoA—主动脉弓；DAo—降主动脉

发生率更高[7,13,14]。一些系列研究发现，22q11 微缺失在 PA-VSD 中比在 TOF 中更常见[12,15,16]，其他罕见的拷贝数变异也是如此[17]。其他非染色体心外畸形在 PA-VSD 中也可见到，除了异构之外，还可影响其他器官[7,8]。一项来自 3 个三级转诊中心的回顾性研究分析了 50 例产前诊断为 PA-VSD 的胎儿，其中 44% 为单发 PA-VSD，4% 合并心内畸形，10% 合并心外畸形，38% 存在染色体异常，4% 存在非染色体综合征。在 32 例活产儿中，56% 存在动脉导管未闭合并反向血流，25% 存在 MAPCA 合并动脉导管缺失，18% 存在双重血流供应 [8]。

鉴别诊断

由于两种畸形常在一起讨论，故 PA-VSD 主要需与 TOF 进行鉴别诊断 [18]。表 29.1 列出了两种疾病的特征。将 PA-VSD 和共同动脉干相区分可能较困难，基于笔者的经验，患儿常因诊断为 PA-VSD 而转诊。存在正常的主动脉瓣、动脉导管内的反向血流、肺动脉分支和 MAPCA 有助于区分 PA-VSD 和共同动脉干。过去的共同动脉干Ⅳ型（见第 35 章），表现为 2 条肺动脉直接起自降主动脉，现归入 PA-VSD。其他鉴别诊断包括伴肺动脉狭窄或闭锁的右室双出口、伴肺动脉狭窄或闭锁的单心室、伴肺静脉梗阻的完全型肺静脉异位连接。

预后与转归

PA-VSD 的预后主要取决于肺循环的血供和合并畸形。PA-VSD 的自然病程很大程度上取决于这一畸形的解剖特征。总体而言，若动脉导管是肺循环血流的主要来源，则远期预后较好。一项对 495 例患者进行外科治疗的系列报道显示，姑息术和根治术的远期存活率分别是 61% 和 75%[19]。MAPCA 是远期死亡的主要危险因素 [19]，尤其当 MAPCA 是肺循环的唯一供血来源时（C 型）[7]。一项对 55 例 PA-VSD 胎儿的研究显示，C 型 PA-VSD 的总体存活率为 22%，而 A 型为 77%。

胎儿期检出的 PA-VSD 预后更差。一项评估 218 例胎儿（包括 153 例 TOF 和 65 例 PA-VSD）相关畸形及预后的研究显示，核型异常、22q11.2 缺失及心外畸形分别占 11%、18%、46%[18]。活产儿中有 110 例（88%）行手术治疗，92 例（74%）在 1 岁内行根治术 [18]。能否在 1 岁内行根治术取决于肺动脉融合部的内径大小及是否存在 MAPCA[18]。

最近的研究数据表明，不合并染色体异常或综合征的 PA-VSD 胎儿预后更好，并表明 MAPCA 通常不会影响胎儿预后或术后健康。一项来自 3 个三级转诊中心的研究回顾性分析了 50 例产前诊断为 PA-VSD 的病例，83% 有意接受治疗的活产病例存活，平均随访期限为 10 年。44% 的病例进行了一期根治术，56% 的病例进行了分期修复手术。除了合并染色体异常或综合征的病例外，88.9% 的病例身体健康，11.1% 的病例存在轻度异常 [8]。在存活病例和死亡病例中，以及在一期或分期修复手术后健康和仍存在损伤的病例中，合并 MAPCA 的发病率均无显著差异 [8]。

近期关于 PA-VSD 的主要研究显示，手术修复率为 70% ~ 80%，死亡率低于 10%。肺动脉缺如和 MAPCA 发育不良是最不利的解剖学因素，目前其治疗仍是挑战，只能姑息缓解 [4]。

诊断流程

图 29.20 列出了怀疑胎儿室间隔缺损型肺动脉闭锁（PA-VSD）或大动脉骑跨伴室间隔缺损（VSD）时的诊断方法。

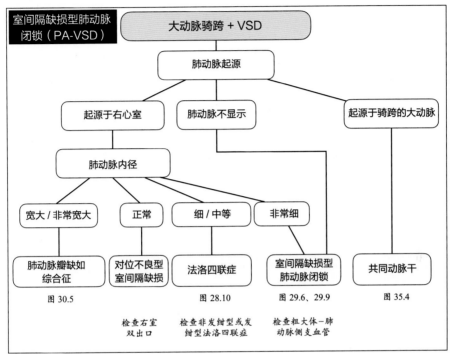

图 29.20　怀疑胎儿室间隔缺损型肺动脉闭锁（PA-VSD）或大动脉骑跨伴室间隔缺损（VSD）时的诊断方法

要点　室间隔缺损型肺动脉闭锁

- PA-VSD 以肺动脉瓣闭锁、肺动脉系统发育不良、膜部或漏斗部室间隔缺损和主动脉骑跨为特征。
- PA-VSD 的肺循环血供完全来自体循环系统。
- 母体存在糖尿病时，胎儿患 PA-VSD 的风险增高 10 倍。
- PA-VSD 的四腔心切面超声图像通常是正常的。
- 在 PA-VSD 中，主动脉增宽、骑跨是主要的诊断指征。
- 20% ~ 50% 的 PA-VSD 病例存在右位主动脉弓。
- 产后约一半的病例合并继发孔型房间隔缺损或卵圆孔未闭。
- 据报道，约一半的病例合并动脉导管缺如。
- 20% ~ 60% 的 PA-VSD 病例存在典型的 MAPCA。
- PA-VSD 中染色体数目异常的发生率高，约占 8.3%。
- 22q11.2 缺失综合征的发生率占 PA-VSD 胎儿的 20%。

> ■ PA-VSD 的预后主要取决于肺循环的血供和伴随畸形。
>
> ■ 通常 MAPCA 不合并梗阻则不影响 PA-VSD 病例的远期预后。

（孙丽娟）

参考文献

1. Asija R, Ma M, Wise-Faberowski L, et al. Tetralogy of Fallot with pulmonary atresia. In: Wernovsky G, Anderson RH, Kumar K, Mussatto KA, Redington AN, Tweddell JS, eds. *Anderson's Pediatric Cardiology*. Elsevier; 2019:653-674.

2. Macartney F, Deverall P, Scott O. Haemodynamic characteristics of systemic arterial blood supply to the lungs. *Br Heart J*. 1973;35:28-37.

3. Tchervenkov CI, Roy N. Congenital Heart Surgery Nomenclature and Database Project: pulmonary atresia—ventricular septal defect. *Ann Thorac Surg*. 2000;69:S97-S105.

4. Soquet J, Barron DJ, d'Udekem Y. A review of the management of pulmonary atresia, ventricular septal defect, and major aortopulmonary collateral arteries. *Ann Thorac Surg*. 2019;108:601-612.

5. Ferencz C, Rubin JD, Loffredo CA, Magee CA. *Epidemiology of Congenital Heart Disease. The Baltimore-Washington Infant Study 1981-1989*. Futura Publishing Company; 1993.

6. Vesel S, Rollings S, Jones A, Callaghan N, Simpson J, Sharland GK. Prenatally diagnosed pulmonary atresia with ventricular septal defect: echocardiography, genetics, associated anomalies and outcome. *Heart*. 2006;92:1501-1505.

7. Zhou J, Zhou Q, Peng Q, Zhang R, Tang W, Zeng S. Fetal pulmonary atresia with ventricular septal defect: features, associations, and out-come in fetuses with different pulmonary circulation supply types. *Prenat Diagn*. 2019;39:1047-1053.

8. Gottschalk I, Strizek B, Jehle C, et al. Prenatal diagnosis and postnatal outcome of fetuses with pulmonary atresia and ventricular septal defect. *Ultraschall Med*. 2020;41:514-525.

9. Sinkovskaya ES, Chaoui R, Karl K, Andreeva E, Zhuchenko L, Abuhamad AZ. Fetal cardiac axis and congenital heart defects in early gestation. *Obstet Gynecol*. 2015;125:453-460.

10. Volpe P, Campobasso G, Stanziano A, et al. Novel application of 4D sonography with B-flow imaging and spatiotemporal image correlation (STIC) in the assessment of the anatomy of pulmonary arteries in fetuses with pulmonary atresia and ventricular septal defect. *Ultrasound Obstet Gynecol*. 2006;28:40-46.

11. Bharati S, Paul MH, Idriss FS, Potkin RT, Lev M. The surgical anatomy of pulmonary atresia with ventricular septal defect: pseudotruncus. *J Thorac Cardiovasc Surg*. 1975;69:713-721.

12. Boudjemline Y, Fermont L, Le Bidois J, Lyonnet S, Sidi D, Bonnet D. Prevalence of 22q11 deletion in fetuses with conotruncal cardiac defects: a 6-year prospective study. *J Pediatr*. 2001;138:520-524.

13. Goldmuntz E, Clark BJ, Mitchell LE, et al. Frequency of 22q11 deletions in patients with conotruncal defects. *J Am Coll Cardiol*. 1998;32:492-498.

14. Momma K, Kondo C, Matsuoka R. Tetralogy of Fallot with pulmonary atresia associated with chromosome 22q11 deletion. *J Am Coll Cardiol*. 1996;27:198-202.

15. Chessa M, Butera G, Bonhoeffer P, et al. Relation of genotype 22q11 deletion to phenotype of pulmonary vessels in tetralogy of Fallot and pulmonary atresia-ventricular septal defect. *Heart*. 1998;79:186-190.

16. Digilio MC, Marino B, Grazioli S, Agostino D, Giannotti A, Dallapiccola B. Comparison of occurrence of genetic syndromes in ventricular septal defect with pulmonic stenosis (classic tetralogy of Fallot) versus ventricular septal defect with pulmonic atresia. *Am J Cardiol*. 1996;77:1375-1376.

17. Xie H, Hong N, Zhang E, Li F, Sun K, Yu Y. Identification of rare copy number variants associated with pulmonary atresia with ventricular septal defect. *Front Genet*. 2019;10:15.

18. Kaguelidou F, Fermont L, Boudjemline Y, Le Bidois J, Batisse A, Bonnet D. Foetal echocardiographic assessment of tetralogy of Fallot and postnatal outcome. *Eur Heart J*. 2008;29:1432-1438.

19. Cho JM, Puga FJ, Danielson GK, et al. Early and long-term results of the surgical treatment of tetralogy of Fallot with pulmonary atresia, with or without major aortopulmonary collateral arteries. *J Thorac Cardiovasc Surg*. 2002;124:70-81.

第 30 章
肺动脉瓣缺如综合征

定义、疾病谱和发病率

肺动脉瓣缺如综合征(absent pulmonary valve syndrome, APVS),是法洛四联症(tetralogy of Fallot, TOF)的一种特殊亚型,被称为"TOF 伴肺动脉瓣缺如",以肺动脉瓣缺如、发育不良或未发育为显著特征,伴有较大的对位不良的流出道室间隔缺损(ventricular septal defect, VSD)和主动脉骑跨(图 30.1)[1,2]。肺动脉瓣严重发育不良,引起肺动脉瓣狭窄和重度反流,进而导致肺动脉主干和左、右肺动脉显著扩张。扩张的肺动脉分支可压迫支气管,严重损害患儿的呼吸功能。动脉导管缺如在 APVS 病例中比较常见,有可能是 APVS 的发病机制之一[1-3],胎儿期动脉导管缺如增加了流向肺部的血流,进一步引起肺周围血管床扩张和肺组织发育异常[2]。APVS 的其他罕见类型亦有报道,表现为肺动脉瓣缺如、室间隔完整、肺动脉主干轻度扩张和动脉导管未闭。

APVS 的发病率极低,占所有 TOF 患者的 3% ~ 6%,占活产儿先天性心脏病的 0.2% ~ 0.4%[3]。根据一些胎儿中心的数据[4-8],APVS 的发病率在胎儿期可能更高。图 30.2 为 1 例 APVS 胎儿的心脏解剖标本。

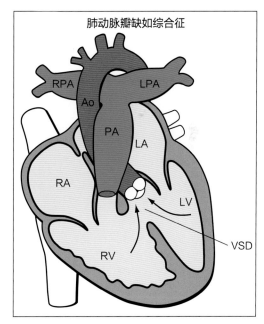

图 30.1 APVS 示意图
Ao—主动脉;LA—左心房;LPA—左肺动脉;LV—左心室;PA—肺动脉;RA—右心房;RPA—右肺动脉;RV—右心室;VSD—室间隔缺损

超声表现

灰阶超声

除了心轴左偏外，妊娠中期APVS胎儿的心轴偏左，四腔心切面大致正常（图30.3）。右心室扩大通常在妊娠晚期出现，这是由肺动脉瓣关闭不全引起的右心室容量负荷增加所致（图30.3）。五腔心切面显示对位不良的VSD伴主动脉骑跨，但与典型TOF不同的是，APVS的主动脉根部不会扩张（图30.4）。短轴切面或三血管/三血管-气管切面可见显著扩张的肺动脉主干和左、右肺动脉（图30.5），肺动脉主干内径可为10～18 mm（正常值为2～6 mm）。多数APVS病例的动脉导管缺如[4]（图30.5）。当合并右位主动脉弓时，可见降主动脉位于脊柱右前方（图30.3，30.5）。

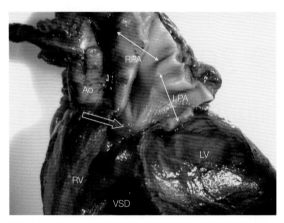

图30.2　APVS胎儿的心脏解剖标本：右室流出道解剖面显示较大的室间隔缺损（VSD）；肺动脉瓣环水平显示肺动脉瓣缺如（空心箭头）以及右肺动脉（RPA）及左肺动脉（LPA）扩张（双向箭头）

Ao—主动脉；LV—左心室；RV—右心室

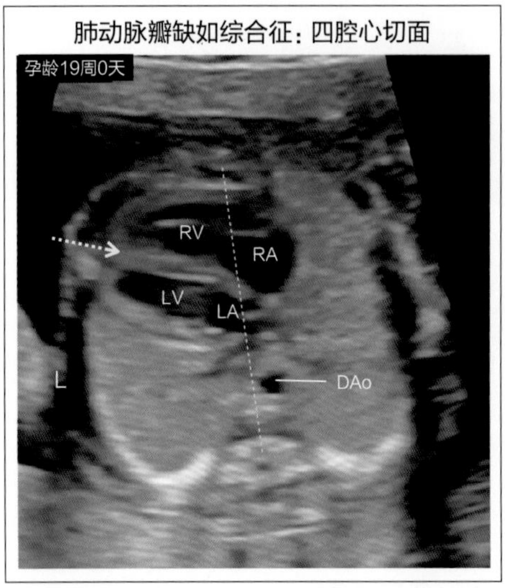

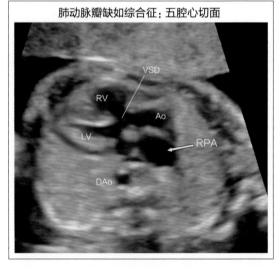

图30.3　妊娠19周APVS胎儿的横向四腔心切面超声图像。四腔心切面显示正常，仔细观察可发现心轴左偏（黄色箭头），降主动脉（DAo）的位置提示合并右位主动脉弓。与左心室（LV）相比，右心室（RV）有轻度扩大

L—左；LA—左心房；RA—右心房

图30.4　APVS胎儿的横向五腔心切面显示室间隔缺损（VSD）伴主动脉骑跨，类似法洛四联症（TOF）的超声图像表现。APVS与TOF的鉴别特征包括APVS病例的肺动脉显著扩张，图中可见主动脉（Ao）后方扩张的右肺动脉（RPA）。骑跨的主动脉扩张程度不及TOF

DAo—降主动脉；LV—左心室；RV—右心室

彩色多普勒

彩色多普勒显示通过肺动脉瓣口的双向彩色血流信号混叠，提示为高速血流（图 30.6），收缩期血液流入肺动脉主干及分支，舒张期血液反流至右心室（图 30.7）。频谱多普勒同样可见跨肺动脉瓣环的往返高速血流信号，这是肺动脉瓣狭窄和重度关闭不全的征象（图 30.8，30.9）。跨肺动脉瓣的血流速度在妊娠晚期可高达 250 ～ 300 cm/s（图 30.10）。彩色多普勒还可显示三尖瓣反流。

妊娠早期

APVS 的主要特征是肺动脉扩张，但在妊娠 22 周之前可能并不明显[7]。因此，妊娠早期 APVS 胎儿的肺动脉内径通常在正常范围内。APVS 的解剖学和血流动力学异常会在子宫内逐

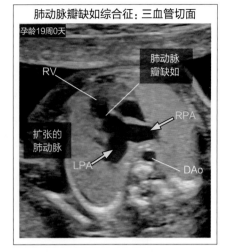

图 30.5　1 例妊娠 19 周 APVS 胎儿的三血管切面显示显著扩张的左肺动脉（LPA）和右肺动脉（RPA）（空心箭头），这是 APVS 的典型超声特征。动脉导管缺如，肺动脉瓣未显示。同时，降主动脉（DAo）位于脊柱右侧，提示合并右位主动脉弓

RV—右心室

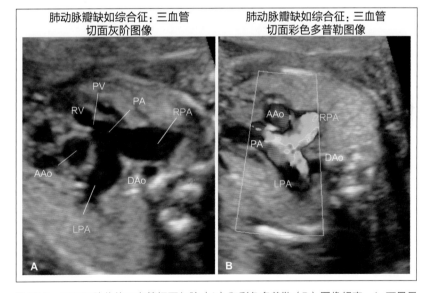

图 30.6　APVS 胎儿的三血管切面灰阶（A）和彩色多普勒（B）图像超声。A. 可见显著扩张的左肺动脉（LPA）和右肺动脉（RPA），动脉导管缺如，肺动脉瓣（PV）未显示。B. 彩色多普勒显示高速血流引起的典型彩色信号混叠，注意胎儿降主动脉（DAo）位于右侧

AAo—升主动脉；PA—肺动脉；RV—右心室

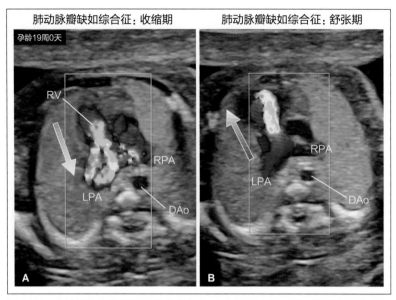

图 30.7　收缩期和舒张期彩色多普勒超声显示 APVS 胎儿特征性扩张的左肺动脉（LPA）和右肺动脉（RPA）。彩色血流信号混叠，为高速血流的征象。降主动脉（DAo）位于脊柱右侧，提示为右位主动脉弓。A. 收缩期来自右心室（RV）的血液湍流跨过肺动脉瓣缺如或仅有肺动脉瓣残迹的肺动脉瓣环进入 LPA 和 RPA（蓝色箭头）。B. 舒张期血流自肺动脉反流至右心室（红色箭头）

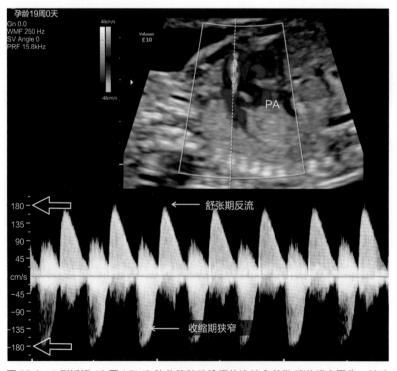

图 30.8　1 例妊娠 19 周 APVS 胎儿跨肺动脉瓣的连续多普勒频谱超声图像。肺动脉（PA）的频谱多普勒显示往返血流信号，收缩期前向和舒张期反向的高速血流（约为 150 cm/s）分别提示狭窄和关闭不全

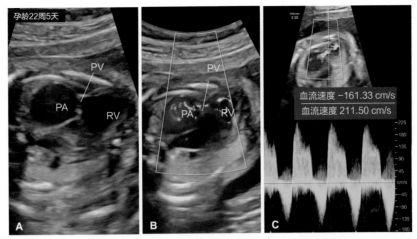

图 30.9　1 例妊娠 22 周 APVS 胎儿右室流出道的灰阶（A）、彩色多普勒（B）和频谱多普勒（C）超声图像。A. 显示肺动脉（PA）严重扩张，伴狭窄并发育不良的肺动脉瓣（PV）。B. 彩色多普勒显示血液反流至右心室（RV）。C. 频谱多普勒显示 PA 内的双向血流，收缩期（前向）和舒张期（反向）的高速血流分别提示狭窄和关闭不全

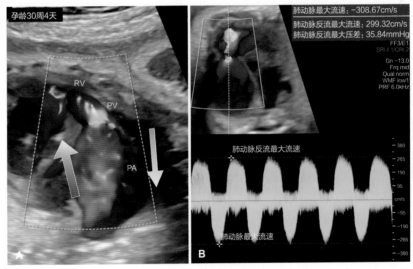

图 30.10　1 例妊娠 30 周 APVS 胎儿跨肺动脉瓣环的彩色多普勒（A）和频谱多普勒（B）超声图像（与图 30.9 为同一胎儿）。A. 彩色多普勒显示跨肺动脉瓣环的双向血流，收缩期呈蓝色（蓝色箭头），舒张期呈红色（红色箭头）。B. 肺动脉（PA）频谱多普勒也显示双向血流。与图 30.9 中妊娠 22 周时的测量值相比，肺动脉收缩期和舒张期峰值速度均增快（大于 300 cm/s）

RV—右心室；PV—肺动脉瓣

渐演变进展，有可能直到妊娠晚期，其全部异常特征才会显示出来 [9]。

　　妊娠早期诊断 APVS 很困难（图 30.11），有个案报道肺动脉瓣关闭不全是其唯一的超声表现 [9]。高达 40% 的 APVS 胎儿存在颈项透明层（NT）增厚，这可能有助于在妊娠早期识别 APVS [7]。妊娠早期脐动脉舒张期血流反向（reverse end-diastolic flow, REDF）和胎

儿水肿在 APVS 胎儿中也有报道：在一项对 614 例妊娠 10 ~ 14 周胎儿的前瞻性研究中，有 5 例胎儿脐动脉出现 REDF，其中 3 例最终确诊为 TOF 伴 APVS 和动脉导管未闭[10]；在一项对 71 例 APVS 胎儿的队列研究中[11]，胎儿水肿（69%）在妊娠早期较常见，18.3% 的病例在妊娠早期被诊断，而且这些在妊娠早期诊断的病例都未存活[11]。另一项对 40 例 APVS 胎儿的回顾性研究表明，妊娠早期 APVS 的诊断与法洛四联症、动脉导管未闭、多普勒参数异常、致死性三倍体异常和子宫内的死亡率显著相关[12]。图 30.12 显示了 1 例妊娠 13 周胎儿的 APVS 典型超声特征，包括 NT 增厚（图 30.12A）、肺动脉扩张（图 30.12B）、肺动脉瓣口双向血流（图 30.12C、D）以及高速血流频谱（图 30.12E）。

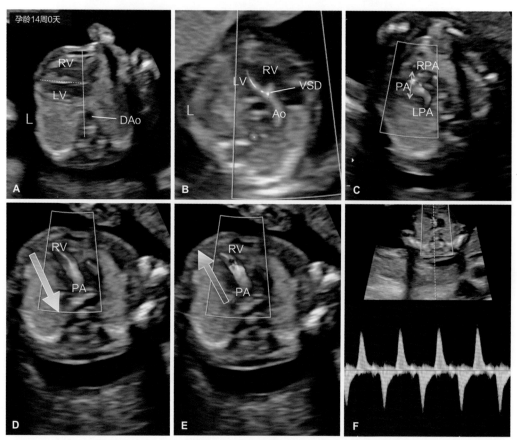

图 30.11　1 例妊娠 14 周 APVS 胎儿经阴道超声检查所得图像。A. 四腔心切面灰阶超声图像显示心轴偏移，降主动脉（DAo）走行于脊柱右侧提示右位主动脉弓。B. 五腔心切面彩色多普勒超声图像显示室间隔缺损（VSD）及其上方的主动脉（Ao）骑跨，类似法洛四联症（TOF）。C. 三血管切面彩色多普勒超声图像显示不同于 TOF 时的肺动脉狭窄，而是右肺动脉（RPA）及左肺动脉（LPA）出现明显扩张，提示 APVS；动脉导管未见。D、E. 三血管切面的彩色多普勒超声图像显示收缩期（D）肺动脉（PA）内正向血流（蓝色箭头），舒张期（E）PA 内血液反流至右心室（RV）（红色箭头）并伴彩色血流信号混叠。F. 频谱多普勒显示跨肺动脉瓣环的双向高速血流，是 APVS 的典型特征。无法清晰地识别该胎儿的胸腺组织，有创检查显示为 22q11.2 微缺失综合征

L—左；LV—左心室

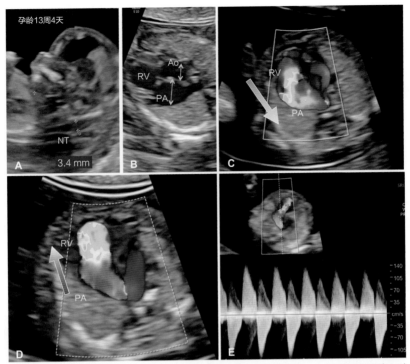

图 30.12　1 例妊娠 13 周的 APVS 胎儿经阴道超声检查所得图像。A. 颈项透明层（NT）增厚至 3.4 mm。B. 三血管－气管切面灰阶超声图像显示肺动脉（PA）内径（绿色双向箭头）相较于主动脉（Ao）增宽。C. 彩色多普勒显示收缩期 PA 内正向血流（蓝色箭头）伴彩色血流信号混叠。D. 彩色多普勒显示舒张期 PA 内血液反流至右心室（RV）（红色箭头）伴彩色血流信号混叠。E. 频谱多普勒显示通过肺动脉瓣环的典型双向高速血流频谱，为 APVS 的特征性表现

三维超声

　　三维超声的表面成像模式和玻璃体模式能呈现显著扩张的肺动脉主干及其分支（图 30.13）。彩色多普勒和三维成像的结合可显示通过肺动脉瓣的双向血流及彩色血流信号混叠（图 30.14，30.15）。

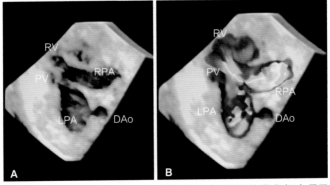

图 30.13　三维超声表面重建的灰阶模式（A）及玻璃体模式（B）显示扩张的右肺动脉（RPA）和左肺动脉（LPA）。图 B 显示跨肺动脉瓣（PV）及左、右肺动脉内彩色多普勒血流信号混叠

DAo—降主动脉；RV—右心室

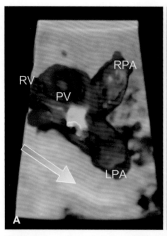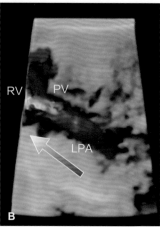

图 30.14　APVS 胎儿的三维超声玻璃体模式显示跨肺动脉瓣环的双向
血流。A. 收缩期血液从右心室（RV）流入扩张的左肺动脉（LPA）和
右肺动脉（RPA）（蓝色箭头）。B. 舒张期血液反流至 RV（红色箭头）
PV—肺动脉瓣

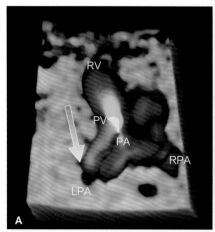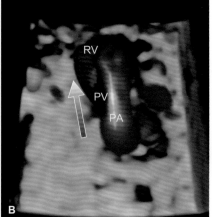

图 30.15　APVS 胎儿的三维超声玻璃体模式显示跨肺动脉瓣环的双向血流。A. 收缩期血液
从右心室（RV）流入扩张的左肺动脉（LPA）和右肺动脉（RPA）（蓝色箭头）。B. 舒张期
血液反流至 RV（红色箭头）
PA—肺动脉主干；PV—肺动脉瓣

合并心内和心外畸形

　　合并的心内畸形有动脉导管缺如和右位主动脉弓；心外畸形包括与该病高度相关的
染色体异常，尤其是 22q11.2 缺失综合征[4,7,13]，其在 APVS 中的占比为 20% ~ 50%[4,7,8]。
其他染色体异常也可能发现，但往往与合并的心外畸形相关。最近一项关于胎儿 TOF 围
产期结局和相关遗传疾病的 meta 分析显示，32% 的 APVS 病例与 22q11.2 缺失综合征有
关，12% 的 APVS 病例与除 22q11.2 缺失综合征外的染色体异常有关[14]。动脉导管缺如是

APVS的常见特征，87.5%的APVS病例合并动脉导管缺如，21%的病例合并右位主动脉弓[14]。

伴有动脉导管未闭的APVS病例极少合并染色体异常或心外畸形[7,8]。还有一种APVS的常见且严重的合并畸形为支气管软化，主要病因为肺动脉干扩张压迫支气管[8,15]，以及支气管分支和周围肺血管异常导致肺泡增殖受到抑制，从而导致肺发育不良[16]。这一情况在产前无法诊断，但应在遗传咨询时提及。

鉴别诊断

超声显示显著扩张的肺动脉时，很容易诊断APVS。APVS与伴有主动脉骑跨及肺动脉狭窄的TOF的鉴别诊断见表30.1。

表 30.1　APVS 与 TOF 合并肺动脉狭窄的鉴别特征

鉴别点	APVS	TOF+ 肺动脉狭窄
四腔心切面	可正常 右心室扩大，尤其在妊娠晚期	正常
五腔心切面	室间隔缺损＋主动脉骑跨	室间隔缺损＋主动脉骑跨
主动脉根部	大小正常	扩张
肺动脉	显著扩张，往返血流	细窄，前向血流
动脉导管	通常缺如	前向或反向血流
预后	不良	好
18 号或 21 号染色体三体	极少	常见
染色体 22q11.2 缺失	30% ～ 40%	10% ～ 15%

预后与转归

能在产前诊断的APVS病例通常提示处于疾病的终末期且预后不良。此类胎儿的存活率为15% ～ 30%[7,8,11]，其高死亡率与心力衰竭及合并支气管软化相关[8]。发生支气管软化的病例通常存在心脏扩大和肺动脉明显扩张，这是一个提示预后不良的征象。这一疾病在子宫内的进展应考虑纳入产前咨询。合并动脉导管未闭和较轻程度肺动脉扩张的胎儿可能预后较好。出生后APVS患儿的远期预后总体上是乐观的：一项对42例行手术矫治的APVS患儿的研究报道，5 ～ 10年总存活率为92.4%，伴及不伴呼吸窘迫的患儿的存活率分别为72%和100%[17]。近期的两项研究显示，当胎儿出生时存活并在产后得到积极救治时，总存活率分别为86%和84%[4,11]。

诊断方法

图30.16列出了怀疑胎儿肺动脉瓣缺如综合征（APVS）和大动脉骑跨伴室间隔缺损（VSD）时的诊断方法。

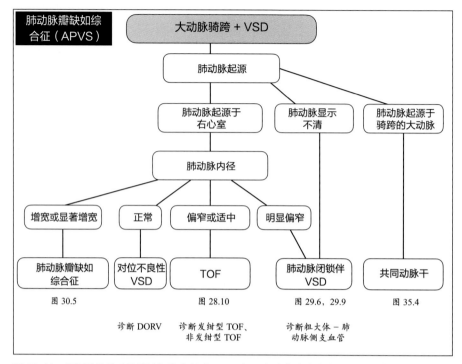

图 30.16　怀疑胎儿肺动脉瓣缺如综合征（APVS）和大动脉骑跨伴室间隔缺损（VSD）时的诊断方法

DORV—右室双出口；TOF—法洛四联症；VSD—室间隔缺损

要点　肺动脉瓣缺如综合征

- APVS 以肺动脉瓣缺如、发育不良或未发育为特征，常伴有流出道室间隔缺损。
- APVS 的四腔心切面常显示由容量负荷过重所致的右心室扩大。
- 不同于典型的 TOF，APVS 的主动脉根部不扩张。
- 大多数 APVS 胎儿的动脉导管缺如。
- 高达 40% 的 APVS 胎儿可见 NT 增厚。
- APVS 合并的心脏畸形包括右位主动脉弓。
- 约 40% 的 APVS 胎儿存在 22q11.2 微缺失综合征。
- 由肺动脉干扩张压迫支气管所致的支气管软化是 APVS 的一种常见且严重的并发症。
- APVS 胎儿的预后差。

（曾　施）

参考文献

1. Emmanoulides GC, Thanopoulos B, Siassi B, Fishbein M. "Agenesis" of ductus arteriosus associated with the syndrome of tetralogy of Fallot and absent pulmonary valve. *Am J Cardiol*. 1976;37:403-409.
2. Lev M, Eckner FA. The pathologic anatomy of tetralogy of Fallot and its variations. *Dis Chest*. 1964;45:251-261.
3. Ferencz C, Rubin JD, Loffredo CA, Magee CA. *Epidemiology of Con-genital Heart Disease. The Baltimore-Washington Infant Study 1981-1989*. Futura Publishing Company; 1993.
4. Wertaschnigg D, Jaeggi M, Chitayat D, et al. Prenatal diagnosis and outcome of absent pulmonary valve syndrome: contemporary single-center experience and review of the literature. *Ultrasound Obstet Gynecol*. 2013;41:162-167.
5. Philip S, Varghese M, Manohar K, Cherian KM. Absent pulmonary valve syndrome: prenatal cardiac ultrasound diagnosis with autopsy correlation. *Eur J Echocardiogr*. 2011;12:E44.
6. Favilli S, Lapi E, Pollini I, Calabri GB, Bini RM. Prenatal diagnosis and postnatal outcome in patients with absent pulmonary valve syndrome not associated with tetralogy of Fallot: report of one case and review of the literature. *J Cardiovasc Med*. 2008;9:1127-1129.
7. Galindo A, Gutierrez-Larraya F, Martínez JM, et al. Prenatal diagnosis and outcome for fetuses with congenital absence of the pulmonary valve. *Ultrasound Obstet Gynecol*. 2006;28:32-39.
8. Razavi RS, Sharland GK, Simpson JM. Prenatal diagnosis by echocar-diogram and outcome of absent pulmonary valve syndrome. *Am J Cardiol*. 2003;91:429-432.
9. Becker R, Schmitz L, Guschmann M, Wegner RD, Stiemer B, Entezami M. Prenatal diagnosis of familial absent pulmonary valve syndrome: case report and review of the literature. *Ultrasound Obstet Gynecol*. 2001;17:263-267.
10. Berg C, Thomsen Y, Geipel A, Germer U, Gembruch U. Reversed end-diastolic flow in the umbilical artery at 10–14 weeks of gestation is associated with absent pulmonary valve syndrome. *Ultrasound Obstet Gynecol*. 2007;30:254-258.
11. Axt-Fliedner R, Kurkevych A, Slodki M, et al. Absent pulmonary valve syndrome - diagnosis, associations, and outcome in 71 prenatally diag-nosed cases. *Prenat Diagn*. 2017;37:812-819.
12. Gottschalk I, Jehle C, Herberg U, et al. Prenatal diagnosis of absent pulmonary valve syndrome from first trimester onwards: novel insights into pathophysiology, associated conditions and outcome. *Ultrasound Obstet Gynecol*. 2017;49:637-642.
13. Chaoui R, Heling KS, Sarut Lopez A, Thiel G, Karl K. The thymic-thoracic ratio in fetal heart defects: a simple way to identify fetuses at high risk for microdeletion 22q11. *Ultrasound Obstet Gynecol*. 2011;37:397-403.
14. Zhao Y, Abuhamad A, Fleenor J, et al. Prenatal and postnatal survival of fetal tetralogy of Fallot. *J Ultrasound Med*. 2016;35:905-915.
15. Moon-Grady AJ, Tacy TA, Brook MM, Hanley FL, Silverman NH. Value of clinical and echocardiographic features in predicting outcome in the fetus, infant, and child with tetralogy of Fallot with absent pulmonary valve complex. *Am J Cardiol*. 2002;89:1280-1285.
16. Rabinovitch M, Grady S, David I, et al. Compression of intrapulmonary bronchi by abnormally branching pulmonary arteries associated with absent pulmonary valves. *Am J Cardiol*. 1982;50:804-813.
17. Hu R, Zhang H, Xu Z, Liu J, Su Z, Ding W. Late outcomes for the surgical management of absent pulmonary valve syndrome in infants. *Interact Cardiovasc Thorac Surg*. 2013;16:792-796.

第 31 章
主动脉狭窄和主动脉瓣二叶畸形

主动脉狭窄

定义、疾病谱和发病率

主动脉狭窄是指主动脉瓣水平的狭窄，会导致左室流出道梗阻（图 31.1）。根据梗阻部位与主动脉瓣的解剖位置关系，主动脉狭窄可分为主动脉瓣狭窄、主动脉瓣下狭窄和主动脉瓣上狭窄。主动脉瓣狭窄是产前最常见的一种类型（图 31.1），其余两种类型在产前超声诊断时少见，尤其是单独存在时。

主动脉瓣狭窄时，瓣叶常发育不良，可表现为三叶瓣交界处融合、二叶瓣、单叶瓣或瓣叶无融合。主动脉狭窄的疾病谱较广，可以从孤立的轻度主动脉狭窄到重度主动脉狭窄，后者可导致继发性左心室功能障碍，并伴有心内膜弹性纤维组织增生。重度主动脉狭窄将在第 32 章与左心发育不良综合征一起讨论。

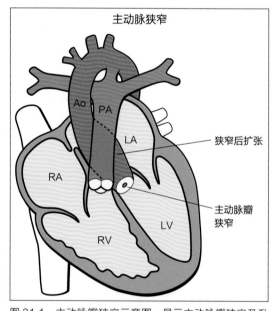

图 31.1 主动脉瓣狭窄示意图，显示主动脉瓣狭窄及升主动脉狭窄后扩张，左心室（LV）正常
Ao—主动脉；LA—左心房；PA—肺动脉；RA—右心房；RV—右心室

表 31.1 列出了轻度主动脉狭窄与重度主动脉狭窄的鉴别特征。

主动脉狭窄在结构性心脏病中占 3% ～ 6%，男性更为常见，男女比例为 3 : 1 ～ 5 : 1[1-3]。孤立的单纯性轻度主动脉狭窄在胎儿期很少见。主动脉瓣二叶畸形（bicuspid aortic valve, BAV）很常见，将在这一章的后半部分讨论，然而，BAV 的产前诊断并不常见[4]。

鉴别特征	轻度主动脉狭窄	重度主动脉狭窄
主动脉瓣	增厚	增厚
收缩期主动脉血流	前向湍流	前向湍流
左心室大小	正常	扩张
左心室收缩功能	正常	降低
左心室壁回声	正常	增强（纤维弹性组织增生）
二尖瓣血流	前向	舒张期缩短并二尖瓣反流
主动脉峡部血流	前向	部分反向
卵圆孔	右向左分流	二尖瓣反流时左向右分流

表 31.1　轻度主动脉狭窄与重度主动脉狭窄的鉴别特征

超声表现

灰阶超声

由于大多数轻度主动脉狭窄病例的四腔心切面正常，因此产前较难诊断（图 31.2A）。产后典型的左心室心肌肥大在产前不易发现，或偶见于妊娠晚期。但五腔心切面可见升主动脉狭窄后扩张（图 31.2B，31.3）。三血管 – 气管切面可见明显的升主动脉扩张并累及主动脉弓横部。在主动脉瓣水平，可探查到主动脉瓣瓣叶增厚，瓣尖呈穹隆状，收缩期瓣叶打开不完全（图 31.2B，31.3）。主动脉瓣横切面（右心室短轴切面）可能会显示瓣叶数目和融合部增厚粘连（图 31.4）[4]。

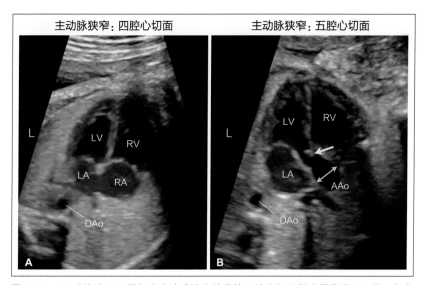

图 31.2　A. 1 例妊娠 25 周轻度主动脉狭窄胎儿的四腔心切面超声图像显示正常，左心室（LV）、右心室（RV）均正常。B. 收缩期五腔心切面超声图像显示瓣叶未完全开放（箭头）及升主动脉狭窄后扩张（双向箭头）

AAo—升主动脉；DAo—降主动脉；L—左；LA—左心房；RA—右心房

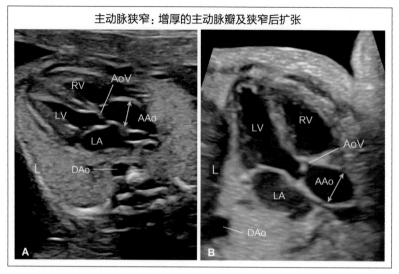

图31.3 2例主动脉狭窄胎儿分别于妊娠22周右侧位五腔心切面（A）、妊娠33周心尖左室流出道切面（B）的超声图像，显示主动脉狭窄。可见收缩期主动脉瓣呈穹隆状，瓣叶未完全开放以及狭窄后扩张的升主动脉（双向箭头）

Dao—降主动脉；L—左；LA—左心房；LV—左心室；RV—右心室；AAo—升主动脉；AoV—主动脉瓣

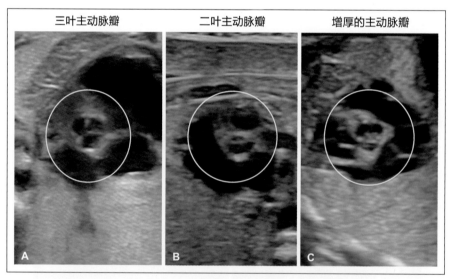

图31.4 舒张期主动脉瓣短轴切面。胎儿A可见正常的三叶主动脉瓣。胎儿B可见二叶主动脉瓣。胎儿C存在主动脉瓣狭窄，表现为瓣叶增厚、融合

彩色多普勒

主动脉狭窄的诊断主要依据常规彩色多普勒血流成像探查到的通过主动脉瓣的湍流血流信号（图31.5～31.7）。三血管－气管切面彩色多普勒显示内径正常或轻度扩张的主动脉弓横部前向湍流血流信号（图31.7B，31.8）。轻度主动脉瓣狭窄时，频谱多普勒显示收缩期峰值速度为120～200 cm/s，而重度主动脉瓣狭窄时收缩期峰值速度大于200 cm/s（图

31.9 ~ 31.11）。左心室收缩功能正常的胎儿，峰值速度越高说明狭窄程度越严重。重度主动脉瓣狭窄时，频谱多普勒波形显示为缓慢加速达到峰值流速（图 31.9B，31.10C，31.11）。

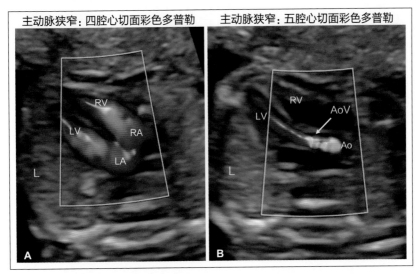

图 31.5　1 例主动脉狭窄胎儿舒张期心尖四腔心切面（A）以及收缩期心尖五腔心切面（B）的彩色多普勒图像。彩色多普勒显示舒张期（A）各心腔血液充盈良好，收缩期（B）主动脉瓣（AoV）口血流异常（湍流）

Ao—主动脉；L—左；LA—左心房；LV—左心室；RA—右心房；RV—右心室

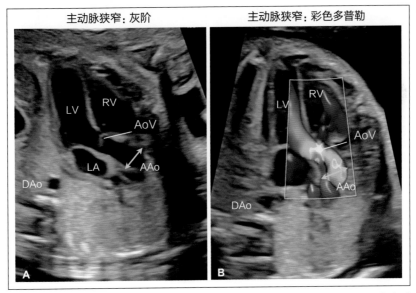

图 31.6　1 例主动脉狭窄胎儿旁矢状左室流出道长轴切面的灰阶（A）及彩色多普勒（B）图像。A. 收缩期主动脉瓣（AoV）未完全开放，合并升主动脉（AAo）狭窄后扩张（双向箭头）。B. 左心室（LV）流入升主动脉的血流为湍流信号，诊断为主动脉狭窄。通过对比主动脉根部及升主动脉（AAo）的内径可以观察到典型的狭窄后扩张（双向箭头）

DAo—降主动脉；LA—左心房；LV—左心室；RV—右心室

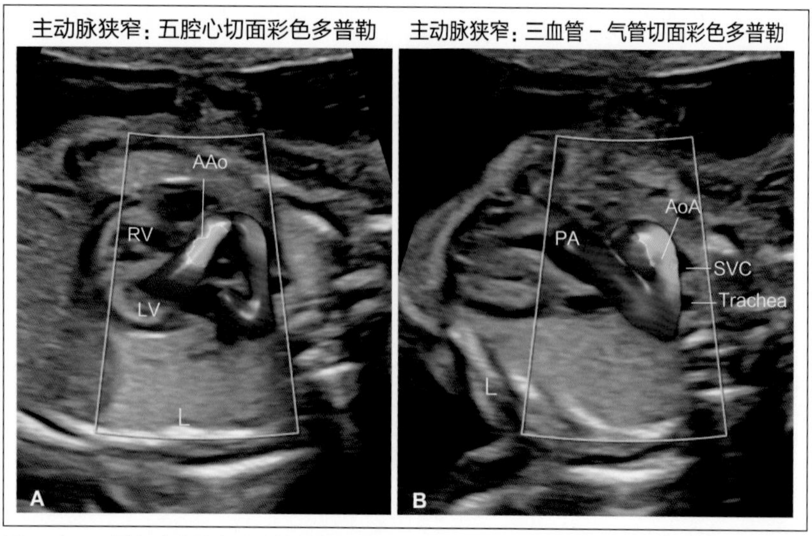

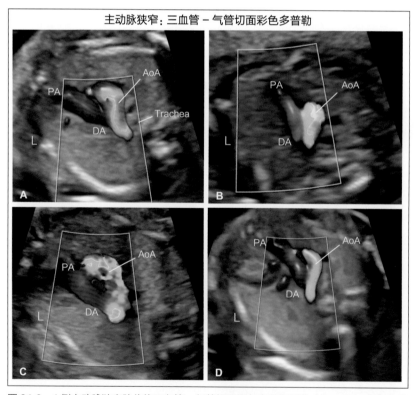

图 31.7　1 例主动脉狭窄胎儿的横位五腔心切面（A）以及三血管 - 气管切面（B）彩色多普勒图像显示典型的湍流信号。升主动脉（AAo）（A）及主动脉弓横部（AoA）（B）均可见湍流信号，主动脉弓横部内径轻度扩张

L—左；LV—左心室；PA—肺动脉；RV—右心室；SVC—上腔静脉；Trachea—气管

图 31.8　4 例主动脉狭窄胎儿的三血管 - 气管切面彩色多普勒图像（A ~ D），显示与肺动脉（PA）血流相比，主动脉弓横部（AoA）呈典型的湍流信号。部分主动脉狭窄病例的主动脉弓横部内径增宽（A ~ C）

DA—动脉导管；L—左；Trachea—气管

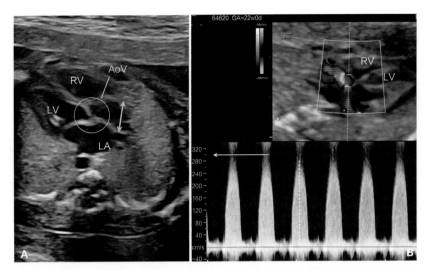

图 31.9　1 例主动脉狭窄胎儿心尖五腔心切面的灰阶（A）和彩色多普勒及频谱多普勒（B）图像。图 A 显示增厚的主动脉瓣（AoV）（圆圈）和狭窄后扩张的升主动脉（双向箭头）。彩色多普勒及频谱多普勒（B）显示主动脉瓣收缩期峰值流速增快（300 cm/s）。注意频谱多普勒波形中速度峰值的缓慢加速（B）可以通过标记的中线位置（虚线）的波形峰值证实

LA—左心房；LV—左心室；RV—右心室

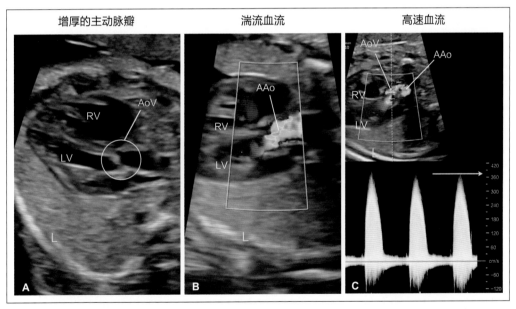

图 31.10　1 例妊娠 29 周的主动脉狭窄胎儿的三个典型特征。A. 五腔心切面灰阶超声显示增厚的主动脉瓣（AoV）。B. 彩色多普勒显示收缩期升主动脉（AAo）内湍流血流。C. 频谱多普勒测量主动脉瓣峰值血流速度增快，达到 360 cm/s

L—左；LV—左心室；RV—右心室

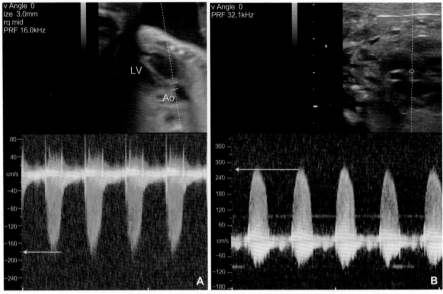

图 31.11 A. 1 例妊娠 28 周轻度主动脉狭窄胎儿的主动脉瓣频谱，收缩期峰值流速为 180 cm/s。
B. 1 例妊娠 22 周重度主动脉狭窄胎儿的主动脉瓣连续多普勒血流频谱，峰值流速达 260 cm/s。
使用连续多普勒测量收缩期峰值流速会更可靠

Ao—主动脉；LV—左心室

妊娠早期

已有妊娠早期诊断胎儿轻度主动脉狭窄的报道[5]。笔者曾通过主动脉瓣峰值流速（> 100 cm/s）比正常肺动脉瓣流速（30 cm/s）快的特点，诊断了几例胎儿轻度主动脉狭窄病例（图 31.12）。其中 1 例可见主动脉根部狭窄后扩张（图 31.12A）。通常，妊娠早期常规彩色多普勒显示混叠血流信号或升主动脉扩张时，应怀疑主动脉狭窄。

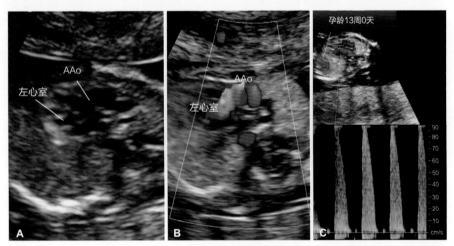

图 31.12 1 例妊娠 13 周轻度主动脉狭窄胎儿的经阴道超声图像。升主动脉（AAo）狭窄后扩张（A），彩色多普勒图像显示湍流血流信号（B），频谱多普勒显示升主动脉内峰值流速增快（C）。妊娠早期诊断主动脉狭窄者很少见

三维超声

　　三维容积断层超声成像技术可以通过多平面扫查不同解剖层面来显示主动脉狭窄的各种特征。STIC 技术可以评估心室的解剖结构及收缩功能，以及监测病的进展。表面成像模式与 STIC 技术结合可以显示主动脉瓣狭窄的直视平面图（图 31.13），在妊娠晚期更容易获得清晰的图像，但是易受到肋骨声影的遮挡。相似的切面可以通过双平面法（见第 16 章）获得，左心室长轴切面可见发育不良的瓣膜，并获得相对应的 90°瓣膜直视平面图（图 31.14）。应用反转模式可以显示左心室容积，有助于区分左、右心室的收缩力。断层成像和玻璃体模式可以更清晰地显示彩色多普勒湍流血流信号（图 31.15）。

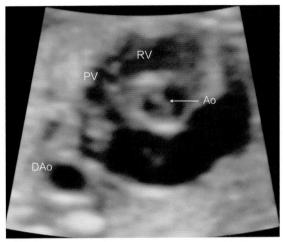

图 31.13　1 例主动脉狭窄胎儿的三维超声表面模式显示主动脉瓣（箭头）短轴切面，可见主动脉瓣瓣叶增厚
Ao—主动脉；DAo—降主动脉；PV—肺动脉瓣；RV—右心室

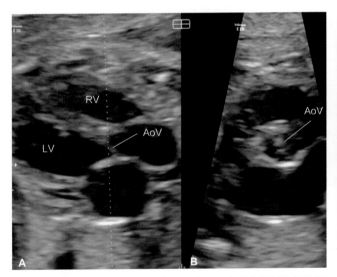

图 31.14　1 例妊娠 25 周主动脉狭窄胎儿，应用电子矩阵探头采集的双平面模式四维超声图像。两图能够同时显示增厚的主动脉瓣（AoV）。垂直的直视平面图 B 显示增厚的主动脉瓣瓣叶
LV—左心室；RV—右心室

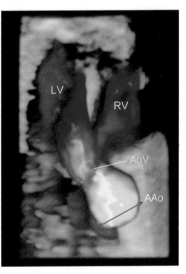

图 31.15　1 例主动脉狭窄胎儿玻璃体模式的三维超声图像。收缩期显示湍流混叠血流信号通过主动脉瓣口。升主动脉狭窄后扩张（双向箭头）
AAo—升主动脉；AoV—主动脉瓣；LV—左心室；RV—右心室

合并心内和心外畸形

约 20% 的主动脉狭窄患者合并其他心脏畸形，包括室间隔缺损、主动脉缩窄、动脉导管未闭（出生后）[6]。在某些病例中，主动脉狭窄可以进展为重度主动脉狭窄合并左心室功能障碍，最终导致左心发育不良综合征 [5,7]。主动脉狭窄的一种罕见类型是 Shone 综合征，表现为左心室的流入道、流出道梗阻，左心室收缩功能正常。某些 Shone 综合征的产前病例存在二尖瓣口狭窄、血流充盈减少，但左心室收缩功能正常。偶尔可合并室间隔缺损，当出现主动脉瓣狭窄合并主动脉弓狭窄时常提示主动脉缩窄（见第 33 章）。

主动脉狭窄合并心外畸形及染色体异常者少见。进行染色体核型检测时需注意 Williams-Beuren 综合征（染色体 7q11.23 缺失）（见第 2 章）。主动脉狭窄合并心外畸形（如肾脏畸形）、颈项透明层增厚或胎儿水肿时，提示可能存在特纳综合征（见第 2 章）。

鉴别诊断

高速血液或湍流血流在其他心脏畸形中也可能会出现，如法洛四联症、肺动脉闭锁合并室间隔缺损及共同动脉干。完全型大动脉转位时，五腔心切面上显示一条血管（肺动脉）根部扩张，类似于主动脉狭窄时出现的狭窄后扩张。母体自身免疫性疾病导致的胎儿先天性心脏传导阻滞也可能出现主动脉狭窄。妊娠中期，彩色多普勒及频谱多普勒显示主动脉血流正常并不能排除轻度主动脉狭窄。

预后与转归

轻度主动脉狭窄患儿的预后良好，但出生后仍会保持轻度狭窄。出生后内科治疗主要包括预防细菌性心内膜炎、限制运动和密切随访监测瓣膜功能异常的进展 [8]；外科治疗包括瓣膜球囊成形术。有些病例不能通过瓣膜球囊成形术得到良好的治疗时，需要行瓣叶交界处切开术 [9]，还有些病例需要进行主动脉瓣置换术。主动脉瓣的置换方法包括肺动脉瓣移植术（Ross-Konno 术）、同种移植或人工瓣膜置换术。

建议每隔 4 周对主动脉狭窄胎儿随访一次，以观察疾病的进展及恶化程度 [7,10]。已有很多文献报道，主动脉狭窄可能在妊娠早期到中期的过程中或者妊娠中期到晚期的过程中进展为左心发育不良综合征 [5,7,10-12]。左心室壁收缩力降低和回声增强，以及主动脉收缩期峰值流度降低，都是病情加重和预后不良的征象。

主动脉瓣二叶畸形

定义、发病率、基因和疾病谱

主动脉瓣二叶畸形（bicuspid aortic valve, BAV）是主动脉瓣畸形的一种类型，包括真性二叶畸形和功能性二叶畸形，真性二叶畸形有两个发育完全的瓣叶，功能性二叶畸形则有三个瓣叶，其中两个瓣叶融合（图 31.16）。BAV 被认为是最常见的先天性心血管畸形，在人群中的发病率为 0.5% ～ 2%[13-15]，男女比为 3 ∶ 1[14]。并非所有的 BAV 患者都有症状。BAV 的症状谱较广，可以是胎儿期重度主动脉狭窄导致的左心发育不良综合征或主动脉缩窄，也可以终生平稳无任何不适。孤立性 BAV 的相关症状通常首次出现在成年期[14]。BAV 具有遗传倾向，患者一级亲属的患病率约为 10%。一项大的家族研究发现，染色体 q9-34 上的 *NOTCH1* 基因突变与主动脉瓣早期发育缺陷有关[16]。当发现患者有 BAV 家族史时，应考虑到具有可变外显率的常染色体显性遗传，建议对其父母进行遗传咨询（表 31.2），以便优化遗传咨询工作[17]。BAV 可以合并其他心脏畸形，如轻度或严重主动脉狭窄、主动脉缩窄和室间隔缺损[18]。已有研究报道，50% ～ 75% 的主动脉缩窄患者伴有 BAV[18]，这种合并畸形会加重左室流出道的梗阻程度。大多数情况下，BAV 的症状首次出现在成年期。成人 BAV 最常见的严重并发症是主动脉病变，包括继发于主动脉中层异常的主动脉近端扩张，最终需进行主动脉瓣置换或主动脉重建手术治疗[19]。产前偶尔可以见到主动脉根部扩张。在胎儿或婴幼儿期，BAV 更容易合并主动脉狭窄。Shone 综合征的左室流入道、流出道梗阻通常合并 BAV。BAV 的解剖结构很复杂，在 80% ～ 90% 的病例中，主动脉瓣由两个大小不等的瓣叶组成，其中大瓣由左、右冠瓣融合形成，而小瓣通常也比正常的主动脉瓣瓣叶稍大[14]。

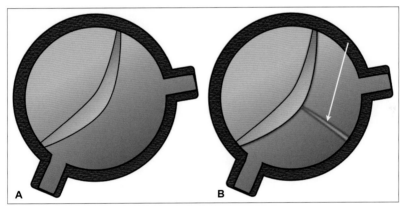

图 31.16　主动脉瓣二叶畸形的解剖变异示意图。图 A 为两个瓣叶；图 B 为三个瓣叶，其中两个瓣叶融合成脊（箭头）。此外，还可以出现许多其他解剖变异。详见正文

表 31.2　BAV 相关情况

兄弟姐妹或父母有 BAV，或者有左心发育不良或主动脉缩窄的家族史
胎儿期可疑主动脉缩窄
膜周部室间隔缺损合并主动脉根部狭窄
左上腔静脉合并左心室 / 右心室比例失调
不明原因的升主动脉轻度扩张
主动脉瓣血流信号混叠，峰值流速在正常范围
灰阶图像显示主动脉瓣回声轻度增强

产前超声所见

尽管产前可以观察到孤立性 BAV（图 31.17）[4]，但 BAV 的产前诊断通常是在合并左心梗阻类疾病时。鉴于 BAV 在一般人群中的发病率为 2%，大多数 BAV 病例在产前超声检查甚至是胎儿超声心动图检查中被漏诊，因此除非合并其他的心脏畸形，否则产前若没有其他原因通常不会主动诊断 BAV。根据笔者的经验，以下几种临床情况需要详细评估主动脉瓣瓣叶，以排除或诊断 BAV（表 31.2）。主动脉短轴切面是显示主动脉瓣瓣叶情况的最佳切面（图 31.17）。妊娠晚期主动脉瓣显示更清晰，妊娠中期在理想的扫查条件下，应用高分辨率线性探头会提高主动脉瓣瓣叶的显示质量。BAV 的超声诊断线索包括：升主动脉轻度扩张，主动脉瓣回声轻度增强，收缩晚期仍可见主动脉瓣瓣叶，彩色多普勒可见升主动脉内前向血流速度增快达正常高限。产前超声不能准确鉴别主动脉狭窄合并 BAV 和增厚发育不良的三叶主动脉瓣。妊娠中期胎儿超声心动图正常，妊娠晚期随访发现 BAV 合并主动脉狭窄的情况并不罕见。因此，在出现表 31.2 中列出的这些情况时，尝试观察主动脉瓣瓣叶是很必要的。另外，还应告知患者胎儿超声心动图检查在诊断 BAV 方面的局限性，并建议进行产后随访。

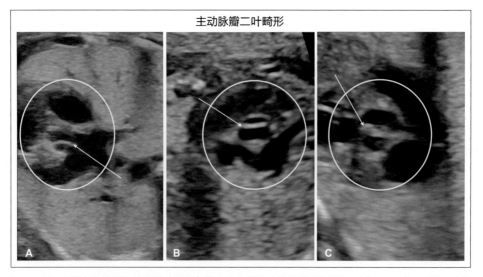

图 31.17　3 例主动脉瓣二叶畸形（箭头）胎儿的收缩期主动脉根部短轴切面（A～C）。可见二叶主动脉瓣呈一条直线横跨于主动脉瓣瓣环上

诊断方法

图 31.18 总结了怀疑胎儿主动脉狭窄的诊断方法。

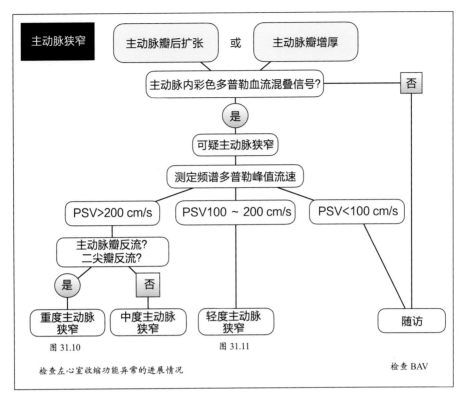

图 31.18　怀疑胎儿主动脉狭窄（AS）的诊断方法。详见正文

BAV—主动脉瓣二叶畸形；EFE—心内膜弹性纤维增生症；HLHS—左心发育不良综合征；PSV—收缩期峰值流速

要点　主动脉狭窄

- 主动脉狭窄的定义为主动脉瓣水平的狭窄，会导致左室流出道梗阻。
- 根据梗阻解剖部位的不同，狭窄可分为主动脉瓣狭窄、主动脉瓣下狭窄和主动脉瓣上狭窄。
- 产前超声检查中最常见的类型为主动脉瓣狭窄。
- 五腔心切面可以显示升主动脉的狭窄后扩张。
- 收缩期主动脉瓣峰值流速通常大于 200 cm/s。
- 大多数轻度主动脉狭窄胎儿的四腔心切面正常。
- 20% 的主动脉狭窄患者合并其他心脏畸形，包括室间隔缺损、主动脉缩窄和出生后动脉导管未闭。
- 心外畸形及染色体畸形少见。
- 主动脉狭窄可合并 Williams–Beuren 综合征或特纳综合征。
- 妊娠中期彩色多普勒及频谱多普勒显示主动脉血流正常也不能排除轻度主动脉狭窄。
- 轻度主动脉狭窄患者一般预后良好。

> ## 要点　主动脉瓣二叶畸形（BAV）
>
> - BAV 很常见，在人群中发病率为 0.5% ～ 2%。
> - 大多数 BAV 患者无症状，但是很少一部分患者在胎儿期或婴幼儿期即存在主动脉狭窄。
> - BAV 具有家族遗传性，疾病谱广，可以从无症状到左心发育不良综合征。
> - 产前诊断孤立性 BAV 比较困难且具有挑战性。
> - 偶尔，BAV 会合并近心端升主动脉扩张，但没有主动脉狭窄的征象。
> - BAV 常常合并其他左室流出道梗阻类疾病，如主动脉狭窄和主动脉缩窄。
> - 胎儿的兄弟姐妹或父母一方怀疑有左室流出道梗阻类疾病时，胎儿患 BAV 的风险会增加。

（陈娇阳）

参考文献

1. Campbell M. The natural history of congenital aortic stenosis. *Br Heart J.* 1968;30:514-526.
2. Ferencz C, Rubin JD, Loffredo CA, Magee CA. Epidemiology of Congenital Heart Disease. *The Baltimore-Washington Infant Study 1981-1989.* Futura Publishing Company; 1993.
3. Frank S, Johnson A, Ross J. Natural history of valvular aortic stenosis. *Br Heart J.* 1973;35:41-46.
4. Paladini D, Russo MG, Vassallo M, et al. Ultrasound evaluation of aortic valve anatomy in the fetus. *Ultrasound Obstet Gynecol.* 2002;20:30-34.
5. Axt-Fliedner R, Kreiselmaier P, Schwarze A, Krapp M, Gembruch U. Development of hypoplastic left heart syndrome after diagnosis of aortic stenosis in the first trimester by early echocardiography. *Ultrasound Obstet Gynecol.* 2006;28:106-109.
6. Braunwald E, Goldblatt A, Aygen MM, Rockoff SD, Morrow AG. Con-genital aortic stenosis. I. Clinical and hemodynamic findings in 100 patients. II. Surgical treatment and the results of operation. *Circulation.* 1963;27:426-462.
7. Sharland GK, Chita SK, Fagg NL, et al. Left ventricular dysfunction in the fetus: relation to aortic valve anomalies and endocardial fibroelastosis. *Br Heart J.* 1991;66:419-424.
8. Maron BJ, Zipes DP. Introduction: eligibility recommendations for competitive athletes with cardiovascular abnormalities-general considerations. *J Am Coll Cardiol.* 2005;45:1318-1321.
9. Drury NE, Veldtman GR, Benson LN. Neonatal aortic stenosis. Expert Rev Cardiovasc Ther. 2005;3:831-843.
10. Allan LD, Sharland G, Tynan MJ. The natural history of the hypoplastic left heart syndrome. *Int J Cardiol.* 1989;25:341-343.
11. Hornberger LK, Sanders SP, Rein AJ, Spevak PJ, Parness IA, Colan SD. Left heart obstructive lesions and left ventricular growth in the midtrimester fetus. A longitudinal study. *Circulation.* 1995;92:1531-1538.
12. Simpson JM, Sharland GK. Natural history and outcome of aortic stenosis diagnosed prenatally. *Heart.* 1997;77:205-210.
13. Hoffman JIE, Kaplan S. The incidence of congenital heart disease. *J Am Coll Cardiol.* 2002;39:1890-1900.
14. Siu SC, Silversides CK. Bicuspid aortic valve disease. *J Am Coll Cardiol.* 2010;55:2789-2800.
15. Basso C, Boschello M, Perrone C, et al. An echocardiographic survey of primary school children for bicuspid aortic valve. *Am J Cardiol.* 2004;93:661-663.
16. Garg V, Muth AN, Ransom JF, et al. Mutations in NOTCH1 cause aortic valve disease. *Nature.* 2005;437:270-274.
17. Bravo-Jaimes K, Prakash SK. Genetics in bicuspid aortic valve disease: where are we? *Prog Cardiovasc Dis.* 2020;63:398-406.
18. Duran AC, Frescura C, Sans-Coma V, Angelini A, Basso C, Thiene G. Bicuspid aortic valves in hearts with other congenital heart disease. *J Heart Valve Dis.* 1995;4:581-590.
19. Liu T, Xie M, Lv Q, et al. Bicuspid aortic valve: an update in morphology, genetics, biomarker, complications, imaging diagnosis and treatment. *Front Physiol.* 2018;9:1921.

第 32 章
左心发育不良综合征及重度主动脉狭窄

定义、疾病谱和发病率

左心发育不良综合征

左心发育不良综合征（hypoplastic left heart syndrome, HLHS）是一组以左心室和左室流出道显著发育不良从而导致体循环心输出量减少为特征的心脏畸形[1]。HLHS 包括多种类型，共同特征是严重的左室流出道梗阻伴心功能异常。通常将 HLHS 分为两种类型，其中一种类型较常见，其特征包括左心室尚可见、左心室壁增厚、心室呈球形、左心室收缩功能减退，以及严重的二尖瓣发育不良伴重度主动脉狭窄或主动脉闭锁（图 32.1）。

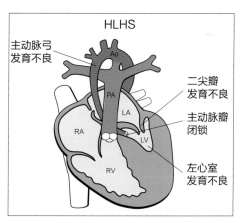

图 32.1 HLHS 示意图，典型特征包括左心室（LV）发育不良、收缩功能减退、二尖瓣发育不良、主动脉瓣闭锁、主动脉（Ao）和主动脉弓发育不良

LA—左心房；PA—肺动脉；RA—右心房；RV—右心室

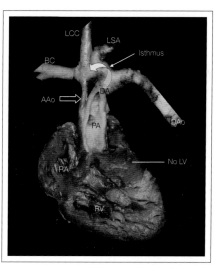

图 32.2 1 例胎儿 HLHS 的解剖标本。在四腔心切面水平切开心脏，可见左心室缺如（No LV）。升主动脉（AAo）发育不良，肺动脉（PA）主干扩张。动脉导管（DA）逆向血流供应主动脉弓（弯曲的箭头）

BC—头臂动脉；DAo—降主动脉；Isthmus—峡部；LCC—左颈总动脉；LSA—左锁骨下动脉；RA—右心房；RV—右心室

重度主动脉狭窄

重度主动脉狭窄指主动脉瓣虽开放但是严重狭窄，由于主动脉瓣狭窄，导致左心室扩张合并室壁增厚、回声增强，出现心内膜弹性纤维增生症的征象，心腔虽扩大但收缩功能低下（图32.3）。HLHS和重度主动脉狭窄有时很难鉴别，宫内重度主动脉狭窄可发展为HLHS。第31章提及宫内单纯主动脉狭窄可发展为重度主动脉狭窄并在晚期发展为HLHS。图32.4为1例严重主动脉狭窄胎儿的心脏解剖标本。

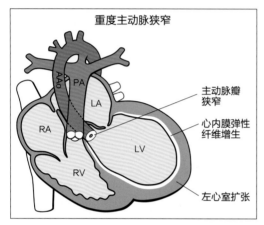

图32.3　重度主动脉狭窄示意图。主动脉瓣水平狭窄，左室流出道梗阻，升主动脉（AAo）狭窄，左心室（LV）扩张、室壁回声增强（心内膜弹性纤维增生症）

LA—左心房；PA—肺动脉；RA—右心房；RV—右心室

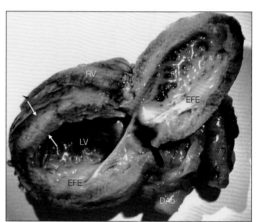

图32.4　1例重度主动脉狭窄胎儿的心脏解剖标本。左心室（LV）侧壁剖开，显示室壁增厚和内膜回声增强（箭头）

DAo—降主动脉；EFE—心内膜弹性纤维增生症；RV—右心室

二尖瓣发育不良综合征

二尖瓣发育不良综合征（mitral valve dysplasia syndrome, MVDS）是一种新近发现的左心畸形 [2,3]。MVDS和重度主动脉狭窄特征相似，都存在严重的体循环（左室流出道）梗阻合并心室功能异常。但MVDS具有一些独特的征象，如二尖瓣增厚、二尖瓣发育不良、二尖瓣呈连枷样、二尖瓣狭窄和显著的二尖瓣反流，导致左心房扩张呈球形以及卵圆孔开放受限 [2]。左心室扩张，可使室间隔凸向右心室并影响右心功能。不同于重度主动脉狭窄和HLHS，MVDS常合并胎儿水肿。MVDS的另一个常见的并发症是心内膜弹性纤维增生症。由于MVDS常发展为水肿甚至导致胎儿和新生儿死亡，故预后较HLHS和重度主动脉狭窄更差。MVDS的产前处理与HLHS（将在本章后面介绍）相似，即超声密切随访、评估卵圆孔的开放程度、在具备围生期体外循环设备的中心分娩。由于HLHS、重度主动脉狭窄和MVDS代表了同一谱系的畸形，故将三者放在本章一起讨论。

活产儿中HLHS的发生率为0.1‰ ～ 0.25‰ [4]。HLHS在所有先天性心脏病中的占比为3.8%，其中70%以上为男性患儿 [4,5]。由于四腔心切面可见明显异常，在常规心脏筛查时容易识别，故HLHS是产前最常诊断的先天性心脏畸形之一，尽管如此，仍有相当一部分胎儿会被漏诊 [6]。与其他心脏畸形相比，左心先天性心脏病的再发风险比较高，为2% ～ 13% [7]。

超声表现

灰阶超声

HLHS 的二维超声特征：四腔心切面显著异常，左心室小、收缩功能减退，心尖主要由右心室构成（图 32.5）。左心室大小多变，可缺如、缩小、正常大小甚至扩大（图 32.6，32.7）。无论是哪种类型，左心室收缩功能均显著减退。应用 M 型超声容易显示左心室与

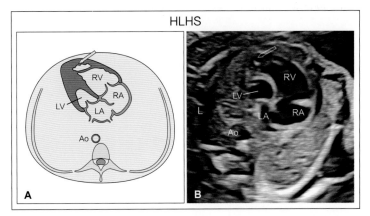

图 32.5　HLHS 胎儿的四腔心切面示意图（A）及相应的灰阶图像（B）。注意 HLHS 的典型特征：左心室（LV）小且呈球形，室壁回声增强，呈心内膜弹性纤维增生症的典型表现。图 B 显示左心房（LA）小，心尖由右心室（RV）构成（空心箭头）

Ao—主动脉；L—左；RA—右心房

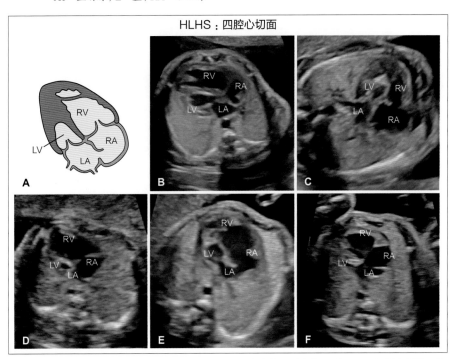

图 32.6　HLHS 示意图（A）及相应的 5 例 HLHS 胎儿的四腔心切面（B～F）超声图像。注意左心室（LV）的大小有多种变化：左心室小（B～E），甚至几乎缺如（F）

LA—左心房；RA—右心房；RV—右心室

右心室收缩功能的明显差异（图32.8）。多数病例存在主动脉瓣闭锁、二尖瓣开放但是发育不良、左心室呈球形且收缩功能低下、心内膜弹性纤维增生症导致的心内膜回声增强（图32.7 B、C）。左心房较右心房偏小，卵圆孔瓣从左向右运动，与正常胎儿的从右向左运动

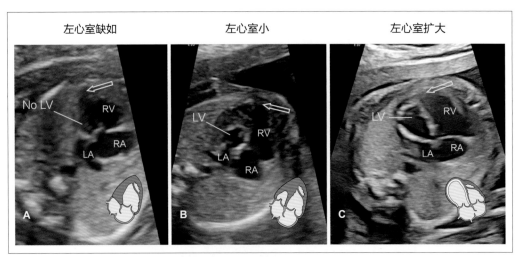

图32.7　HLHS 胎儿的四腔心切面超声图像及示意图显示左心室（LV）缺如（A）、缩小（B）及扩大（C）。注意左心室室壁回声增强（B、C），这是心内膜弹性纤维增生症的特征。所有病例的心尖（空心箭头）均由右心室（RV）构成

LA—左心房；No LV—右心室缺如；RA—右心房

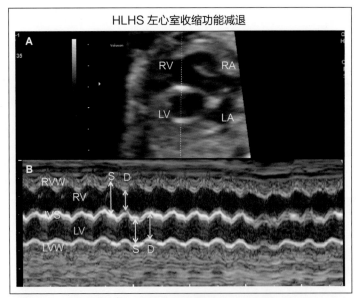

图32.8　1例 HLHS 伴心内膜弹性纤维增生症、收缩功能减退胎儿的横位四腔心切面（A）及 M 型超声（B）图像。图 A 显示左心室（LV）扩张，呈球形。图 B 显示左心室收缩功能较右心室（RV）减退。左心室收缩期内径（白色箭头）与舒张期内径（黄色箭头）几乎相等，而右心室的收缩期内径和舒张期内径有明显差别

IVS—室间隔；LA—左心房；LVW—左心室壁；RA—右心房；RVW—右心室壁

相反（图 32.9）。由于主动脉发育不良（内径小于 3 mm），五腔心切面左室流出道显示不清（图 32.10）。三血管 – 气管切面可见代偿性扩张的肺动脉与上腔静脉相邻，主动脉弓管状发育不良（表现为主动脉弓横部显示不清或发育不良）（图 32.11）。

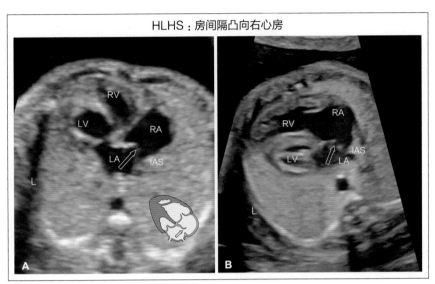

图 32.9　2 例妊娠 22 周 HLHS 胎儿房间隔（IAS）的心尖四腔心切面灰阶图像及其示意图（A）和右侧横位四腔心切面（B）灰阶图像。由于卵圆孔水平左向右分流，房间隔凸向右心房（黄色空心箭头）。注意与图 32.21 和 32.22 的彩色多普勒及频谱多普勒表现相比较
L—左；LA—左心房；LV—左心室；RV—右心室

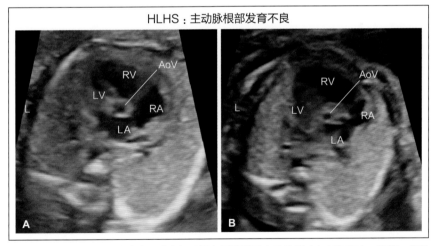

图 32.10　2 例 HLHS 胎儿的五腔心切面超声图像显示主动脉瓣（AoV）细小、闭锁。但是重度主动脉狭窄者能够显示瓣叶，且瓣叶狭窄
L—左；LA—左心房；LV—左心室；RA—右心房；RV—右心室

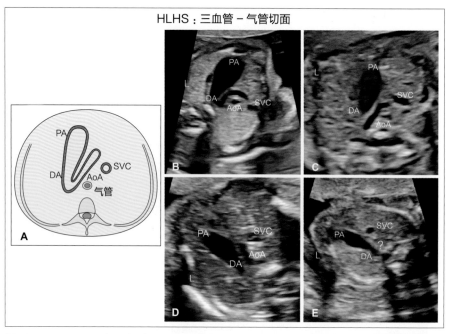

图 32.11　HLHS 示意图（A）及相应的 4 例 HLHS 胎儿的三血管 - 气管切面（B ~ E）超声图像。多数病例（B ~ D）显示主动脉狭窄，符合 HLHS 主动脉弓（AoA）管状发育不良的特征；而病例 E 不能通过灰阶图像显示主动脉弓和峡部（？），只能通过彩色多普勒来显示。注意图 B ~ E 均显示肺动脉（PA）扩张

DA—动脉导管；L—左；SVC—上腔静脉

　　重度主动脉狭窄的典型表现为四腔心切面异常、左心室扩张伴向心性收缩功能减退。左心室室壁回声常增强是心内膜弹性纤维增生症的征象（图 32.12，32.13）。与 HLHS 不同，重度主动脉狭窄时心尖由扩大的左心室构成（图 32.12，32.13）。左心房较小，若存在严

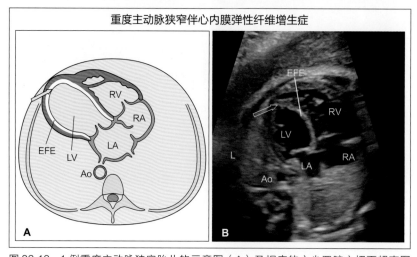

图 32.12　1 例重度主动脉狭窄胎儿的示意图（A）及相应的心尖四腔心切面超声图像（B）。重度主动脉狭窄的典型征象包括左心室（LV）扩张且呈球形、心尖由左心室构成（箭头），以及内壁回声增强——心内膜弹性纤维增生症（EFE）的征象

Ao—主动脉；L—左；LA—左心房；RA—右心房；RV—右心室

重二尖瓣反流引起左心房扩大，则提示 MVDS。重度主动脉狭窄时，M 型超声显示左心室收缩功能显著降低（图 32.14）。五腔心切面显示主动脉根部明显变窄（图 32.15），主动脉瓣运动幅度减小。HLHS 合并主动脉闭锁时则几乎不能显示主动脉根部（图 32.10）。升主动脉可表现为狭窄或狭窄后扩张（图 32.15）。

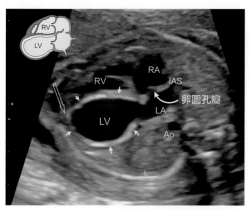

图 32.13　1 例妊娠 24 周重度主动脉狭窄伴左心室（LV）扩大胎儿的横位四腔心切面超声图像及示意图。心尖由左心室构成（空心箭头），呈球形，由于心内膜弹性纤维增生症导致室壁回声增强（黄色短箭头）。由于左向右分流，卵圆孔瓣凸向右心房（RA）（弯曲箭头）

Ao—主动脉；IAS—房间隔；L—左；LA—左心房；RV—右心室

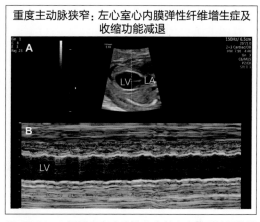

图 32.14　1 例重度主动脉狭窄合并心内膜弹性纤维增生症胎儿的横位四腔心切面（A）及 M 型超声（B）图像显示，合并典型的心室收缩功能低下。A. 显示左心室（LV）扩大，呈球形，室壁回声增强。B. 显示左心室几乎没有收缩

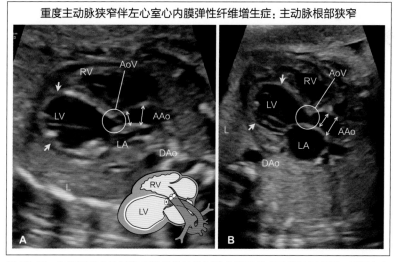

图 32.15　2 例重度主动脉狭窄胎儿的轴位五腔心切面超声图像及示意图。显示左心室（LV）扩大，以及心内膜弹性纤维增生症导致的室壁回声增强（黄色短箭头）。主动脉根部狭窄（圆圈）伴主动脉瓣（AoV）增厚。升主动脉（AAo）狭窄后扩张（双向箭头）

DAo—降主动脉；L—左；LA—左心房；RV—右心室

MVDS 的四腔心切面异常与重度主动脉狭窄相似，区别在于 MVDS 的左心房显著扩大，由于卵圆孔狭窄且开放受限，房间隔凸向右侧（图 32.16）。彩色多普勒有助于显示 MVDS 特征性的严重二尖瓣反流。

彩色多普勒

HLHS 胎儿四腔心切面彩色多普勒可显示右心房和右心室血流充盈，而左心室充盈缺失（图 32.17，32.18），或左心室发育不良并少许充盈（图 32.19，32.20）。由于左心房压力增高，彩色多普勒显示卵圆孔处呈左向右分流（图 32.21），频谱多普勒可证实（图 32.21，32.22）。五腔心切面显示闭锁主动脉瓣处无前向血流信号。三血管 – 气管切面显示扩张的肺动脉内为前向血流

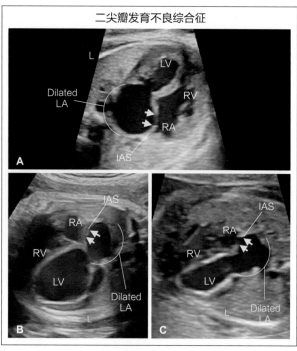

二尖瓣发育不良综合征

图 32.16　3 例二尖瓣发育不良综合征（MVDS）胎儿的四腔心切面灰阶图像。MVDS 是一种新近报道的不同类型的胎儿左心畸形，与重度主动脉狭窄的相似之处是左心室（LV）扩大和功能异常。MVDS 独有的特征是二尖瓣发育不良合并严重的二尖瓣反流，导致左心房（LA）扩大。与重度主动脉狭窄相似的是，由于左向右分流，MVDS 的房间隔（IAS）凸向右侧（短箭头）

Dilated LV—扩大的左心室；L—左；RA—右心房；RV—右心室

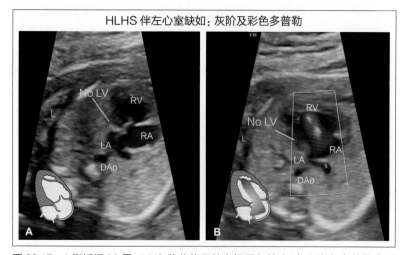

HLHS 伴左心室缺如：灰阶及彩色多普勒

图 32.17　1 例妊娠 32 周 HLHS 胎儿的四腔心切面灰阶（A）和彩色多普勒（B）超声图像及相应的示意图。A. 左心房（LA）小，左心室缺如（No LV）。B. 彩色多普勒显示舒张期左心室无充盈

DAo—降主动脉；L—左；RA—右心房；RV—右心室

信号，狭窄的主动脉峡部及主动脉弓横部内为反向血流信号（图 32.23 ～ 32.25）（见第 9 章）。主动脉弓及动脉导管弓长轴切面显示由动脉导管至主动脉峡部的反向血流信号（图 32.26，32.27）。HLHS 的肺静脉血流频谱显示舒张末期明显的反向 A 波（图 32.28）。肺静脉出现明显反向 A 波的病理生理原因是左心房压力增高[8]，这是由于在心房收缩期（A

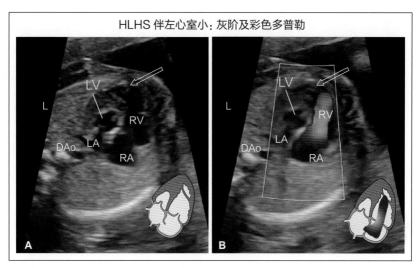

图 32.18　1 例妊娠 23 周 HLHS 胎儿的四腔心切面灰阶（A）和彩色多普勒（B）超声图像及相应的示意图。显示该胎儿左心房（LA）小，左心室（LV）发育不良、室壁回声增强（A），彩色多普勒显示舒张期无血流充盈（B）。心尖由右心室（RV）构成（空心箭头）

DAo—降主动脉；L—左；RA—右心房

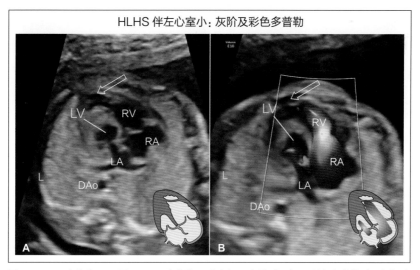

图 32.19　1 例妊娠 22 周 HLHS 胎儿的四腔心切面灰阶（A）和彩色多普勒（B）超声图像及相应的示意图。图 A 和 B 显示胎儿左心房（LA）及左心室（LV）小，左心室室壁肥厚，舒张期左心室有少许血流充盈（B）。心尖由右心室（RV）构成（空心箭头）

DAo—降主动脉；L—左；RA—右心房

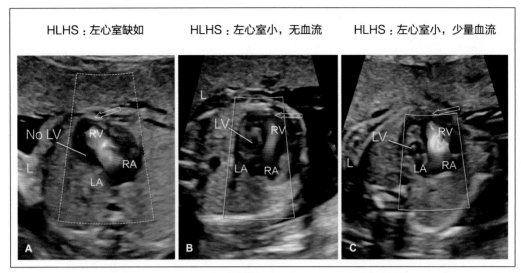

图 32.20　3 例 HLHS 胎儿的四腔心切面彩色多普勒超声图像。A. 显示左心室缺如（No LV）。B. 显示左心室（LV）小，舒张期无血流。C. 显示左心室小，舒张期少量血流。所有病例的心尖均由右心室（RV）构成（空心箭头）

L—左；LA—左心房；RA—右心房

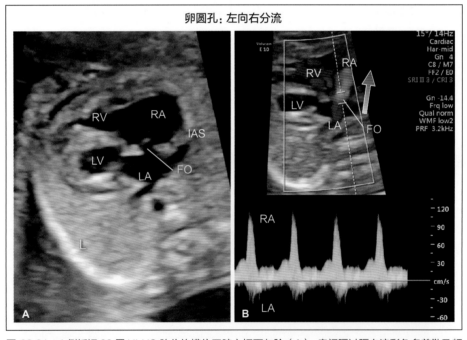

图 32.21　1 例妊娠 23 周 HLHS 胎儿的横位四腔心切面灰阶（A）、房间隔过隔血流彩色多普勒及频谱多普勒（B）超声图像。A. 由于房间隔水平左向右分流，房间隔卵圆孔瓣凸向右心房（RA）。B. 上方彩色多普勒显示卵圆孔（FO）左向右分流（红色箭头），下方频谱多普勒显示由左心房（LA）至右心房经过卵圆孔的高速血流（>100 cm/s）

L—左；LV—左心室；IAS—房间隔；RV—右心室

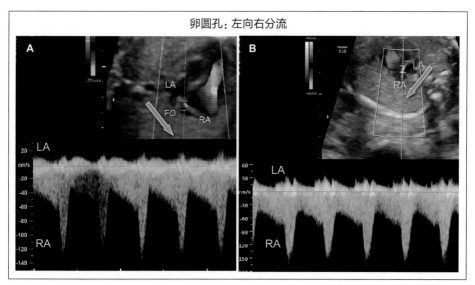

图 32.22　2 例 HLHS 胎儿的心尖四腔心切面彩色多普勒及频谱多普勒超声图像,显示卵圆孔(FO)处心房水平左向右分流的蓝色血流束(蓝色箭头)。注意,图 A 和 B 下方频谱多普勒显示高速血流

LA—左心房;RA—右心房

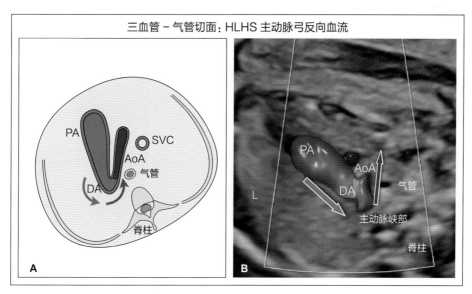

图 32.23　1 例 HLHS 胎儿的示意图(A)和相应的三血管－气管切面彩色多普勒图像(B)。肺动脉(PA)扩张,其内为正常前向血流(蓝色箭头);主动脉弓(AoA)细小,峡部为反向血流(红色箭头)

DA—动脉导管;L—左;SVC—上腔静脉

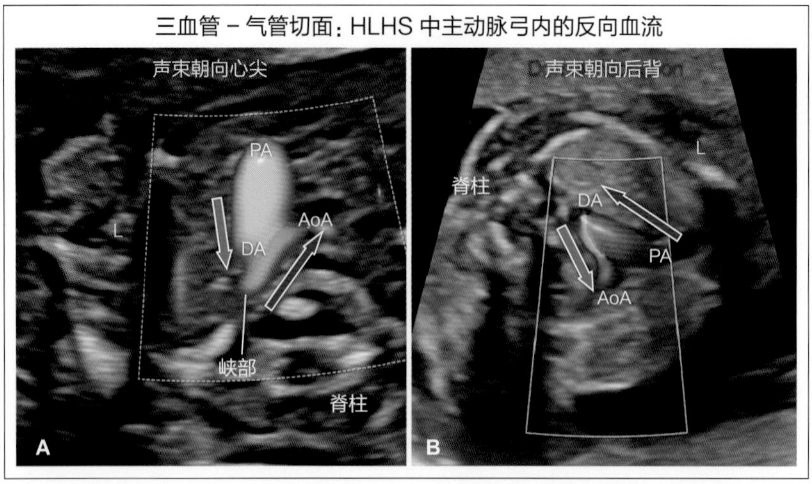

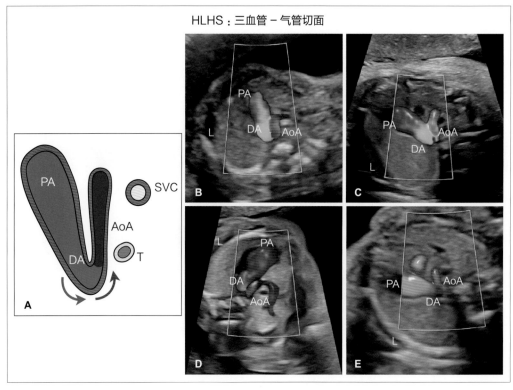

图 32.24　2 例 HLHS 胎儿的三血管 – 气管切面彩色多普勒超声图像：心尖朝前（A）和
背部朝前（B）。A. 显示肺动脉（PA）扩张伴正常前向血流朝向脊柱（蓝色箭头），主动
脉弓（AoA）细小伴反向血流（红色箭头）。B. 显示肺动脉内血流直接朝向脊柱，为红
色（红色箭头），主动脉弓血流反向，为蓝色（蓝色箭头）

DA—动脉导管；L—左

图 32.25　三血管 – 气管切面示意图（A）和相应的 4 例 HLHS 胎儿的彩色多普勒图像的前面观（B ~ D）和
右侧位观（E）。注意，图 B ~ E 显示了典型的肺动脉（PA）及动脉导管（DA）内的前向血流，以及主动脉
弓（AoA）发育不良伴反向血流

L—左；SVC—上腔静脉；T—气管

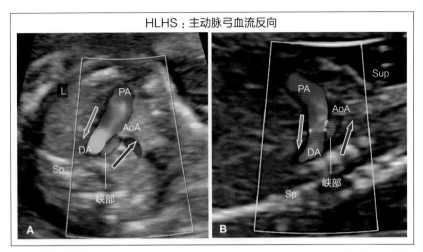

图 32.26 2 例 HLHS 胎儿的三血管 - 气管切面（A）和旁矢状长轴切面（B）彩色多普勒图像。A. 显示扩张的肺动脉（PA）和动脉导管（DA）内均为前向血流朝向脊柱（Sp）（蓝色箭头）；主动脉弓（AoA）细小，位于肺动脉右侧，血流反向（红色箭头）。有时三血管 - 气管切面不能显示细小的主动脉弓，这时长轴切面（B）会有所帮助。B. 显示肺动脉内前向血流朝向脊柱（蓝色箭头），主动脉峡部和主动脉弓位于肺动脉头侧，血流反向（红色箭头）

L—左；Sup—上

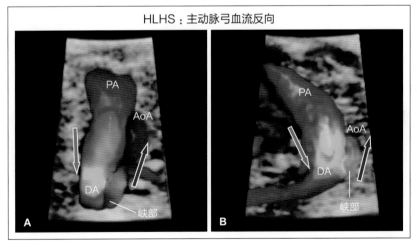

图 32.27 1 例 HLHS 胎儿的轴位和旁矢状切面三维玻璃体模式显示大血管。A. 显示细小的主动脉弓（AoA）血流反向（红色箭头），扩张的肺动脉（PA）和动脉导管（DA）内血流正向（蓝色箭头）。B. 三维玻璃体模式更好地显示了两支大血管的粗细和空间位置关系

波）HLHS 胎儿左心房和左心室之间没有血流灌注，左心房的血液通过卵圆孔进入右心房或反流至肺静脉。后者的彩色多普勒显示舒张末期肺静脉血流反向（图 32.28）。通常，卵圆孔越窄，频谱多普勒显示的肺静脉舒张末期反向血流越严重 [9]。在房间隔交通较大的罕见

情况下，肺静脉的多普勒波形中可观察不到反向血流信号，而房间隔完整无分流时，肺静脉则显示为往返的频谱[8]。图 32.29 显示了肺静脉多普勒的反向血流频谱。图 32.29D 为 1 例合并卵圆孔早闭的 HLHS 胎儿，预后差。图 32.30 为 HLHS 灰阶（图 32.30A ~ C）和彩色多普勒（图 32.30D ~ F）示意图。

重度主动脉狭窄时，彩色多普勒于四腔心切面可以显示舒张期右心室和左心室的充盈状态（图 32.31），常伴收缩期二尖瓣反流（图 32.32）。严重的病例中可见左心室充盈减少，并伴卵圆孔水平左向右分流，二尖瓣频谱呈单峰，舒张期明显缩短（图 32.32D，32.33）。五腔心

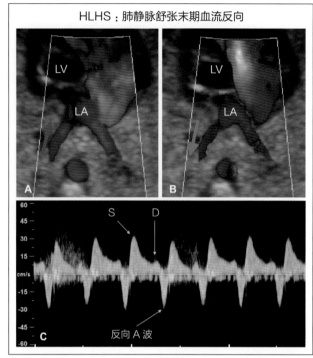

图 32.28　1 例 HLHS 合并卵圆孔开放受限胎儿的肺静脉彩色多普勒和频谱多普勒。彩色多普勒显示肺静脉汇入左心房（LA）处的双向血流（图 A 红色，图 B 蓝色）。频谱多普勒（C）显示收缩期（S）血液流速高，舒张期（D）血液流速低，心房收缩期血流反向（反向 A 波）

LV—左心室

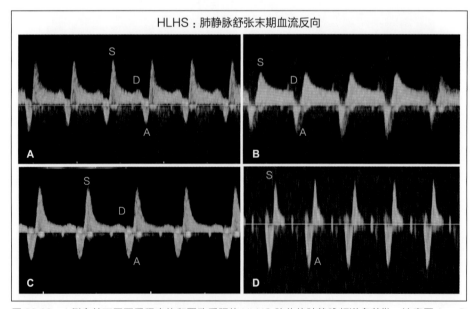

图 32.29　4 例合并不同严重程度的卵圆孔受限的 HLHS 胎儿的肺静脉频谱多普勒。注意图 A ~ D 频谱波动性逐渐增强。与前向血流相比，4 例胎儿的反流程度是不同的。图 D 是典型的卵圆孔早闭，肺静脉出现往返血流

A—心房收缩；D—舒张早期；S—收缩期

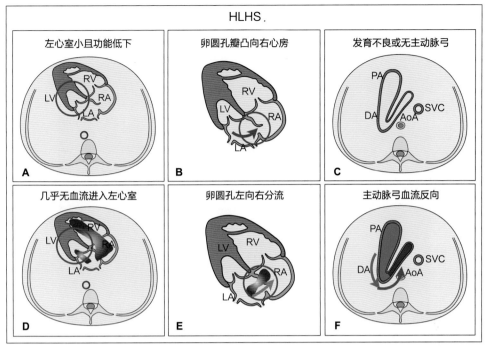

图 32.30　HLHS 胎儿典型的超声图像特征示意图：四腔心切面（A、B、D、E）和三血管 - 气管切面（C、F）。显示灰阶图像（A ~ C）和彩色多普勒图像（D ~ F）示意图。四腔心切面显示左心室（LV）小或缺如（A），卵圆孔瓣（图 B 蓝色箭头）凸向右心房（RA），三血管 - 气管切面灰阶图像显示主动脉弓（AoA）细小或几乎缺如伴肺动脉（PA）扩张（C）。彩色多普勒显示左心室舒张期无血流或仅有少许血流，而右心室（RV）充盈正常（D），卵圆孔血流为左向右分流（E）。三血管 - 气管切面彩色多普勒（F）证实动脉导管（DA）典型的前向血流（蓝色箭头），伴主动脉峡部向主动脉弓的反向血流（红色箭头）

LA—左心房；SVC—上腔静脉

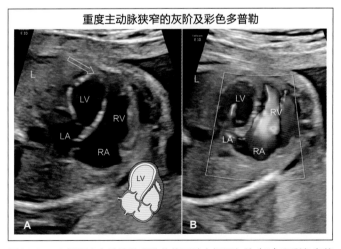

图 32.31　1 例重度主动脉狭窄胎儿的四腔心切面灰阶（A）和彩色多普勒（B）图像及示意图。A. 重度主动脉狭窄的典型特征包括左心室（LV）扩大且呈球形、左心室构成心尖（空心箭头），注意左心室室壁回声增强是心内膜弹性纤维增生症的表现。B. 彩色多普勒显示右心室（RV）正常充盈；左心室充盈减少，常伴收缩期二尖瓣反流（图中未显示）

L—左；LA—左心房；RA—右心房

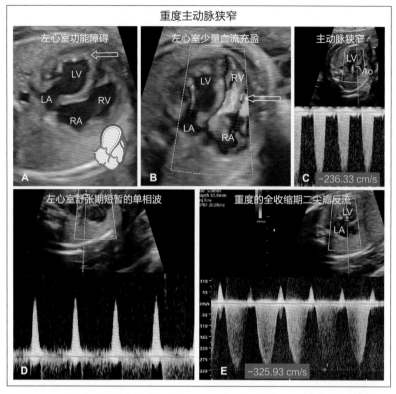

图 32.32　重度主动脉狭窄的典型特征。A. 四腔心切面的灰阶图像和示意图，显示左心室（LV）扩大且呈球形、左心室构成心尖（空心箭头）。B. 四腔心切面彩色多普勒，显示舒张期右心室（RV）充盈正常，左心室充盈减少。C. 主动脉瓣流速增高（236.33 cm/s），为典型的主动脉狭窄。D. 频谱多普勒证实左心室充盈减少，表现为二尖瓣血流持续时间短、单峰，伴收缩期二尖瓣重度反流，流速为 325.93 cm/s（E）

Ao—主动脉；LA—左心房；RA—右心房

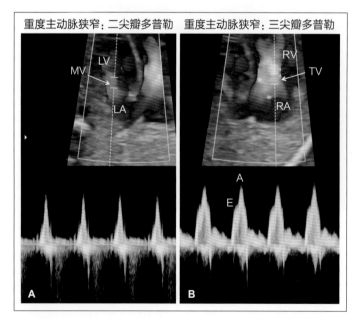

图 32.33　1 例重度主动脉狭窄胎儿的二尖瓣（MV）（A）及三尖瓣（TV）（B）的彩色多普勒及频谱多普勒超声图像。舒张期左心室（LV）充盈减少及功能异常，表现为二尖瓣流入血流呈单峰、时间缩短；而三尖瓣呈正常的 E、A 峰

LA—左心房；RA—右心房；RV—右心室

切面可以观察到通过严重狭窄但开放的主动脉瓣的前向血流（通常为湍流）（图 32.34）。妊娠晚期通过主动脉瓣口的峰值流速增高（大于 200 cm/s）（图 32.34D），但也有可能减低（80 ～ 200 cm/s）。随访过程中出现峰值流速减低或主动脉瓣反流，提示左心功能异常[10]。对于严重病例，三血管 – 气管切面彩色多普勒仍能显示主动脉峡部收缩早期的前向血流和收缩末期或舒张期的反向血流。图 32.35 ～ 32.38 展示了 1 例胎儿在两个月内由重度主动脉狭窄进展为 HLHS。

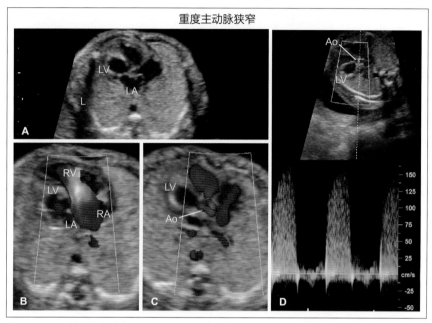

图 32.34　1 例重度主动脉狭窄合并左心室（LV）功能异常。A. 四腔心切面显示左心室发育不良合并心内膜弹性纤维增生症。B. 彩色多普勒显示舒张期左心室充盈减少。C. 显示重度狭窄的主动脉瓣前向血流。D. 频谱多普勒显示主动脉瓣高速血流

Ao—主动脉；L—左；LA—左心房；RA—右心房；RV—右心室

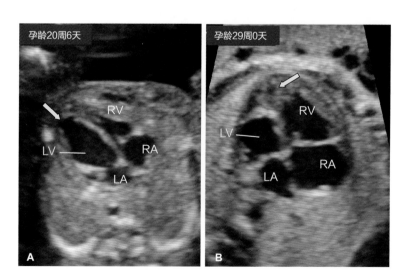

图 32.35　1 例妊娠 20 周重度主动脉狭窄伴左心室功能异常的胎儿（A），在妊娠 29 周时进展为 HLHS（B）的四腔心切面超声图像。注意图 A 显示心尖仍然由扩大的左心室（LV）构成（黄色箭头），图 B 显示左心室相对较小，心尖由右心室（RV）构成（黄色箭头）。相应的妊娠 20 周和妊娠 29 周的彩色多普勒图像见图 32.36 和 32.37

LA—左心房；RA—右心房

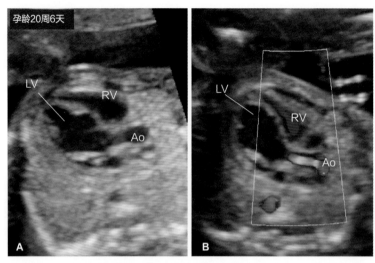

图 32.36　1 例妊娠 20 周重度主动脉狭窄伴左心功能异常胎儿的五腔心切面灰阶（A）及彩色多普勒（B）图像（与图 32.35A 为同一病例）。注意图 B 显示经狭窄主动脉瓣的前向湍流血流。左心室（LV）扩大且呈球形

Ao—主动脉；RV—右心室

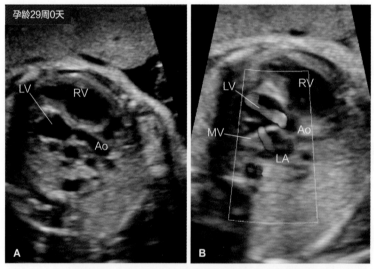

图 32.37　1 例重度主动脉狭窄伴左心功能异常的胎儿在妊娠 29 周发展为 HLHS（与图 32.35B 为同一病例），五腔心切面灰阶（A）及彩色多普勒（B）图像。A. 左心室（LV）变小，符合 HLHS 改变。B. 二尖瓣（MV）仍然开放但是出现反流（蓝色血流），开放但狭窄的主动脉瓣处出现反流（红色血流）并达左心室

Ao—主动脉；LA—左心房；RV—右心室

　　HLHS 和重度主动脉狭窄均不合并室间隔缺损[1]，但可能会合并心室 - 冠状动脉交通（一种左心室与冠状动脉系统之间的交通），彩色多普勒可发现这种异常并通过频谱多普勒显示双向血流。图 32.39 和 32.40 展示了 2 例存在这种异常交通的病例，1 例为 HLHS（图 32.39），另 1 例为重度主动脉狭窄（图 32.40）。

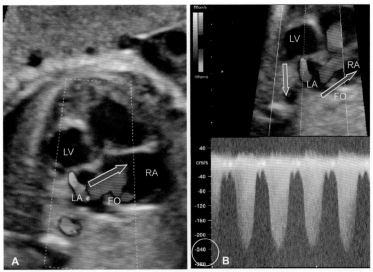

图 32.38　1 例重度主动脉狭窄伴左心功能异常的胎儿在妊娠 29 周发展为 HLHS（与图 32.35B 为同一病例），四腔心切面彩色多普勒（A）及频谱多普勒（B）图像。A. 左心室（LV）小，二尖瓣反流（蓝色血流）及卵圆孔（FO）左向右分流（红色箭头）。B. 全收缩期二尖瓣重度反流（蓝色箭头）

LA—左心房；RA—右心房；RV—右心室

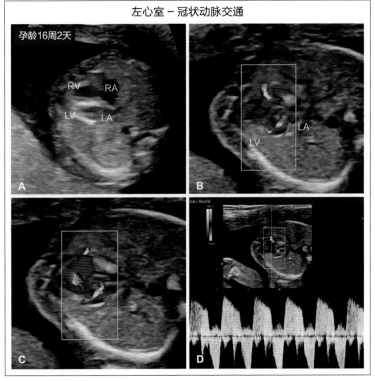

图 32.39　1 例妊娠 16 周 HLHS 胎儿的右侧四腔心切面灰阶（A）、彩色多普勒（B、C）及频谱多普勒（D）图像。A. 左心室（LV）室壁回声增强，提示心内膜弹性纤维增生症。B、C. 左心室和冠状动脉系统之间存在小的血管交通（蓝色箭头和红色箭头）。D. 交通血管内为双向血流

LA—左心房；RA—右心房；RV—右心室

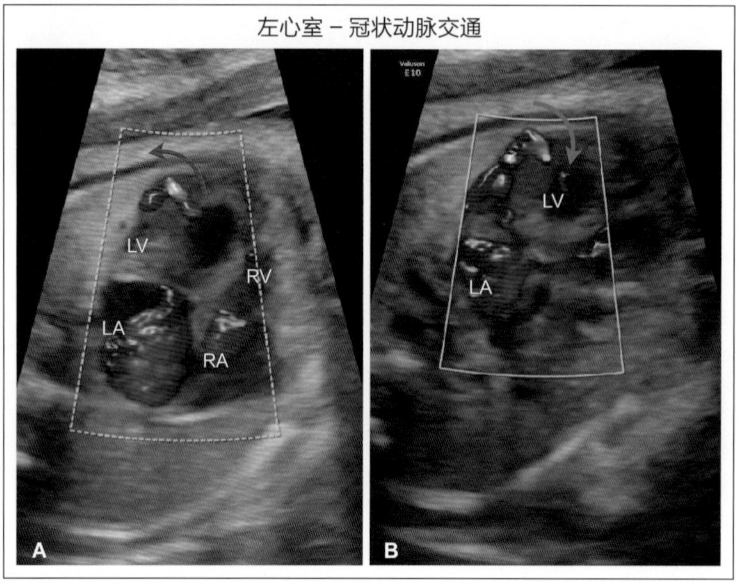

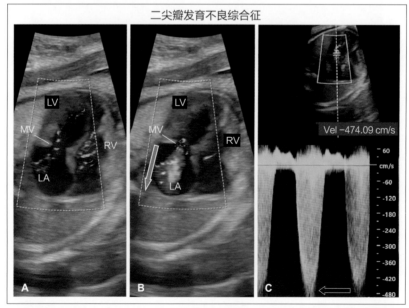

图 32.40　1例重度主动脉狭窄胎儿的左心室（LV）与冠状动脉之间存在交通。
注意图 A 和 B 显示左心室发育良好，室壁增厚。左心室与冠状动脉系统之间存在
交通（红色箭头和蓝色箭头）
LA—左心房；RA—右心房；RV—右心室

　　对于 MVDS，彩色多普勒可显示特征性的重度二尖瓣反流伴左心房扩大（图 32.41）。
肺静脉频谱异常反映了卵圆孔血流受限。部分重度 MVDS 的典型特征是肺静脉频谱显示
双反向血流，分别出现在收缩末期和舒张末期。

图 32.41　1例 MVDS 胎儿的四腔心切面彩色多普勒（A、B）及频谱多普勒（C）图像。
注意舒张期左心室（LV）充盈减少（A）和收缩期二尖瓣（MV）重度反流（蓝色箭头）（B）。
图 C 显示全收缩期二尖瓣重度反流（空心箭头），流速达 474.09 cm/s
LA—左心房；RV—右心室

妊娠早期

妊娠第 11 ～ 14 周即可检出 HLHS（图 32.42 ～ 32.44），但是在这一时期不能做出排除性的诊断。妊娠 12 周或者妊娠中期初可检出二尖瓣闭锁合并主动脉闭锁的病例，显示左心室缺如或重度发育不良（图 32.42 ～ 32.44）。妊娠早期 HLHS 的灰阶和彩色多普勒图像与妊娠中期及晚期相似（图 32.44）。笔者遇到过的一些病例表现为妊娠早期左心室扩大

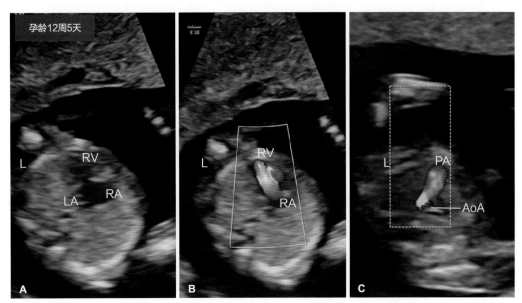

图 32.42　1 例妊娠 12 周 HLHS 胎儿的经阴道超声图像。A. 四腔心切面显示左心室缺如。B. 彩色多普勒显示舒张期右心房（RA）与右心室（RV）之间血流正常，未见左心室血流充盈。C. 三血管 - 气管切面彩色多普勒显示肺动脉（PA）内为前向血流，主动脉弓（AoA）内为反向血流

L—左；LA—左心房

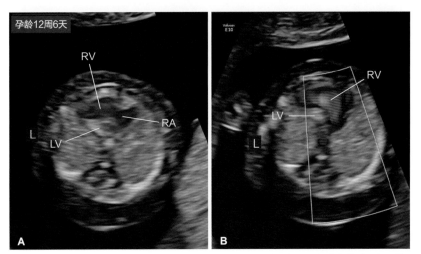

图 32.43　1 例妊娠 12 周 HLHS 胎儿的四腔心切面灰阶（A）和彩色多普勒（B）图像。左心室（LV）心腔小（A），回声增强，彩色多普勒显示二尖瓣舒张期无血流（B）

L—左；RA—右心房；RV—右心室

伴室壁回声增强，提示重度主动脉狭窄，但是超声随访时发现左心室停止发育，妊娠中期发展为 HLHS。有研究报道，妊娠早期到中期可能发生 HLHS [11]，因此，测量 NT 时四腔心切面正常并不能排除后期发展为 HLHS 的可能性（图 32.45），笔者的经验是妊娠早期可以诊断多数 HLHS。最近的一项研究报道了超过 9 万例妊娠早期病例的超声检查，其中

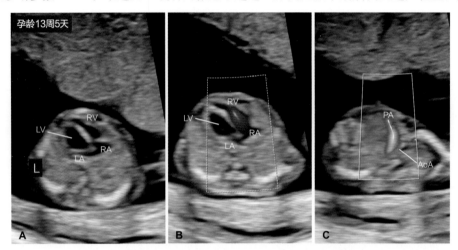

图 32.44　1 例妊娠 13 周 HLHS 胎儿的四腔心切面灰阶（A）和彩色多普勒（B）图像。图 A 显示左心室（LV）回声增强，图 B 显示二尖瓣口舒张期无血流。这些超声表现与妊娠中期和晚期所见相似。三血管 – 气管切面（C）彩色多普勒显示肺动脉（PA）内前向血流和主动脉弓（AoA）内反向血流

L—左；LA—左心房；RA—右心房；RV—右心室

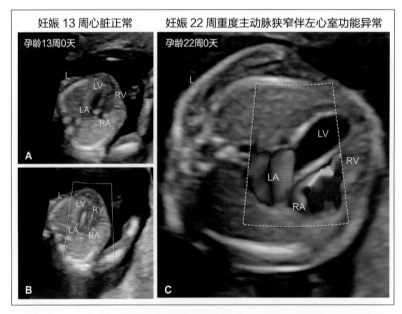

图 32.45　1 例妊娠 13 周胎儿的四腔心切面灰阶（A）和彩色多普勒（B）图像显示左心室（LV）大小正常，血流充盈正常。随访至 22 周超声显示左心室扩大、室壁回声增强、收缩功能减退，提示重度主动脉狭窄。随着孕龄增加，左心室未发育，发展为 HLHS。患儿于出生后死亡

L—左；LA—左心房；RA—右心房；RV—右心室

211 例为严重心脏畸形，而且 42 例 HLHS 胎儿中有 37 例（92%）在妊娠 11 ～ 13 周被检出[12]，其中 40% 合并 NT 增厚、静脉导管血流异常或三尖瓣反流[12]。

三维超声

三维多平面成像结合彩色多普勒可显示 HLHS 和重度主动脉狭窄的多种解剖异常（图 32.46 ～ 32.51）[13,14]。应用 STIC 技术可评估心室的解剖及收缩功能，并监测疾病的进展。

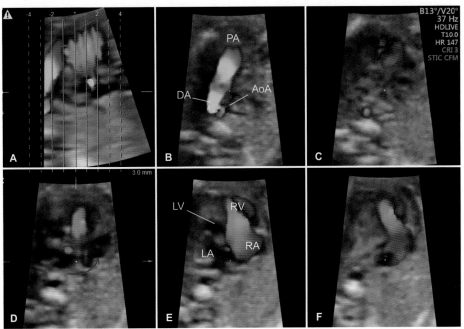

图 32.46　1 例妊娠 23 周 HLHS 胎儿时间 - 空间关联技术容积成像的三维彩色多普勒断层超声图像，该图显示多个 HLHS 的超声特征：左心室（LV）小、回声增强且无血流信号充盈（E、F）；房间隔卵圆孔左向右分流（红色箭头）（D）；肺动脉（PA）及动脉导管（DA）内为前向血流（B）；主动脉弓（AoA）峡部及横弓内为反向血流（B）

LA—左心房；LV—左心室；RA—右心房；RV—右心室

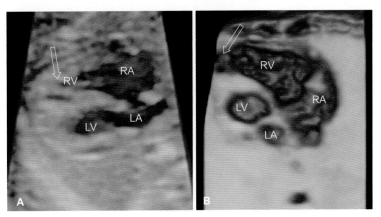

图 32.47　2 例 HLHS 胎儿时间 - 空间关联技术的三维表面模式图像。图 A 和 B 均显示左心室（LV）小，心尖由右心室（RV）构成（空心箭头）

LA—左心房；RA—右心房

多平面成像可同时显示多个切面的病变特点（图 32.46）。此外，四腔心切面的三维容积成像可以评估左心室大小（图 32.47，32.48），而发育不良的主动脉根部和二尖瓣环在心底切面更容易评估。STIC 技术结合彩色多普勒玻璃体模式，可用于评估 HLHS 和重度主动脉狭窄病例的心腔及血管内血流的空间关系（图 32.49）。双平面模式（见第 16章）可以在两个正交平面同时显示左心室（图 32.50）、飘动的卵圆孔瓣、血流灌注（图32.51）以及发育不良的主动脉瓣。

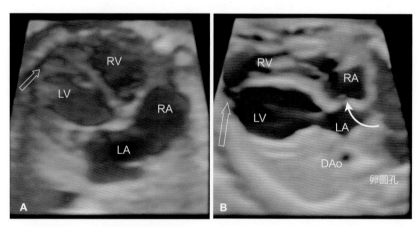

图 32.48　2 例重度主动脉狭窄胎儿的时间 – 空间关联技术的三维表面模式图像。重度主动脉瓣狭窄时，左心室（LV）扩大，心尖（空心箭头）仍然由左心室构成。注意卵圆孔瓣凸向右心房（RA）（图 B 弯曲箭头）
DAo—降主动脉；LA—左心房；RV—右心室

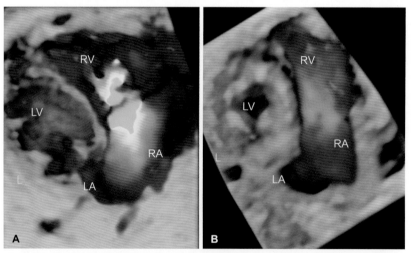

图 32.49　2 例胎儿四腔心切面时间 – 空间关联技术的三维彩色多普勒玻璃体模式图像，其中一例为重度主动脉狭窄（A），另一例为 HLHS（B）。胎儿 A 左心室（LV）扩大，胎儿 B 左心室缩小。胎儿 A 舒张期可见血流进入左心室，胎儿 B 舒张期无血流进入左心室
L—左；LA—左心房；RA—右心房；RV—右心室

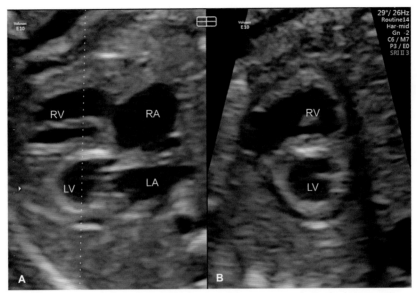

图 32.50　1 例 HLHS 胎儿的双平面模式超声图像。A. 扫描平面显示心脏四腔心切面，取样线经过右心室（RV）及左心室（LV）。B. 图 A 的正交平面，显示右心室及左心室短轴呈圆形且收缩功能低下

LA—左心房；RA—右心房

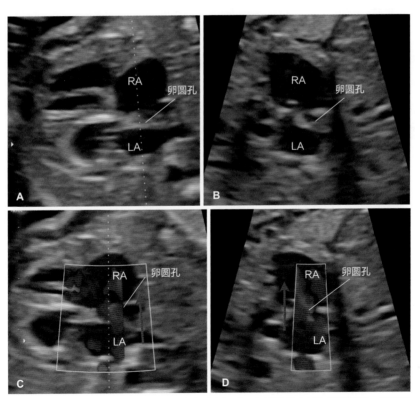

图 32.51　1 例 HLHS 胎儿的双平面模式（房间隔及卵圆孔瓣水平）超声图像。取样线放置在房间隔，图 A、B 为灰阶图像，图 C、D 为彩色多普勒图像。右侧正交平面（B、D）显示卵圆孔开放，且为左向右分流（红色箭头）

LA—左心房；RA—右心房

合并心内和心外畸形

HLHS 和重度主动脉狭窄很少合并其他心脏畸形，通常也不合并室间隔缺损，有时可合并右位心。一种典型的相关心脏畸形是左心室－冠状动脉交通[15]（图 32.39，32.40），10%～15% 的 HLHS 病例合并该畸形[16,17]，在主动脉闭锁合并二尖瓣狭窄病例中的发生率高达 50%～60%[16,17]。关于这种合并畸形是否会使胎儿预后更差，目前尚存争论[16-18]。

4%～5% 的 HLHS 病例合并染色体异常，如特纳综合征、13-三体综合征、18-三体综合征等[19]。在染色体正常、染色体 22q11.2 荧光原位杂交结果正常、无明显心外畸形的孤立性左心先天性心脏病胎儿中，有临床意义的拷贝数变异和无意义的拷贝数变异的发生率分别为 4% 和 6%[20-22]。10%～25%[23,24] 的 HLHS 合并相关基因综合征（例如，特纳综合征、Noonan 综合征、Smith-Lemli-Opitz 综合征、Holt-Oram 综合征[24,25]，以及最近报道的 Jacobsen 综合征和 Kabuki 综合征[22,26]）的胎儿合并心外畸形和其他基因异常。笔者发现 HLHS 胎儿的透明隔腔长度及宽度增加，这种改变的病理生理学机制还不明确，可能与 HLHS 胎儿大脑血供和氧供不足引起的继发性大脑体积减小有关[27]。此外，与正常妊娠相比，HLHS 胎儿的胎盘重量和血供明显减少，纤维素沉积增多，这可能与胎儿胎盘血管形成或生成调节受损有关，并可导致胎儿生长发育受限[28]。比较妊娠后首次和末次超声检查的生物学测量 Z 值，也可发现 HLHS 胎儿生长发育受限的证据。一项针对 96 例 HLHS 胎儿的研究显示，妊娠期所有胎儿均接受一次以上的超声检查，其中 32% 的胎儿 Z 值至少下降 0.5，提示胎儿生长发育受限[29]。HLHS 胎儿的生长受限可能也与联合心输出量下降 20% 有关[30]。20% 的重度主动脉狭窄者合并其他心脏畸形，包括三尖瓣关闭不全、主动脉瓣关闭不全、主动脉缩窄及动脉导管未闭（出生后诊断）。主动脉狭窄合并心外畸形（如肾脏畸形、颈项透明层增厚、胎儿水肿）时提示存在特纳综合征。

鉴别诊断

需鉴别的疾病主要是引起左心小的心脏畸形，最常见的是主动脉缩窄，通常因为左心小而疑诊。表 32.1 总结了 HLHS 与主动脉缩窄的鉴别要点。最具挑战性的是与重度主动脉狭窄或二尖瓣发育不良综合征的鉴别，它们可在宫内进展为 HLHS。重度主动脉狭窄和二尖瓣发育不良综合征与 HLHS 是相互延续的病变，很难做出明确的诊断[31]。其他需要鉴别的畸形包括二尖瓣闭锁合并室间隔缺损、非平衡型房室间隔缺损、右室双出口和矫正型大动脉转位。左心室扩大及收缩功能减退还可见于孤立性心内膜弹性纤维增生症、左心扩张型心肌病及主动脉－左心室隧道。但是，与重度主动脉狭窄相比，这些畸形极其罕见。本书其他章节会详细介绍这些畸形的超声表现。第 33 章会讨论心室比例失调中左心室偏小的鉴别诊断。

表 32.1　HLHS 与主动脉缩窄的解剖鉴别要点

心脏解剖	HLHS	主动脉缩窄
LV 大小	小	狭窄但是长径正常
心尖	由右心室构成	由左心室构成
LV 收缩功能	减退	正常
LV 室壁回声	增强（心内膜弹性纤维增生症）	正常
二尖瓣血流	缺如或减少	正常
室间隔缺损	无	有时有
主动脉瓣	闭锁	开放
主动脉弓	管状、发育不良、迂曲	主动脉峡部狭窄或管状发育不良
收缩期主动脉血流	无	前向
主动脉峡部血流	反向	前向或部分反向
卵圆孔	左向右分流	右向左分流

注：HLHS—左心发育不良综合征；LV—左心室。

预后与转归

推荐每 4 ～ 6 周行产前超声复查以评估胎儿生长发育状况、三尖瓣功能及卵圆孔血流情况。一旦出现三尖瓣功能异常（反流）和（或）卵圆孔血流受限，则提示 HLHS 胎儿预后差[9]。多普勒评价肺静脉血流模式有助于间接评估 HLHS 胎儿卵圆孔的通畅性[8,32]。卵圆孔血流受限提示 HLHS 胎儿出生后预后差[33]，这是因为卵圆孔血流受限反映了左心房压力升高和重度肺血管病变。另外，出现心室 – 冠状动脉交通也是预后差的标志，尽管有研究并不认同[16-18]。

在过去的 20 年中，HLHS 的手术结局有所改善，但是该疾病仍被视为最复杂的心脏畸形之一，需要至少 3 次手术（Norwood 手术）才能姑息性矫正。出生后 HLHS 的姑息治疗目标包括建立通畅的体循环心输出通道，控制肺血流量，保证可靠的冠状动脉供血及肺血流无梗阻地通过房间隔[34]。目前的手术治疗包括 Norwood 手术和心脏移植。由于心脏供体稀少，且有多个中心曾报道 Norwood 手术后患儿整体预后有显著改善，故心脏移植较少被用于治疗新生儿 HLHS。在等待移植期间，报道的婴儿总死亡率达 21% ～ 37%[35]。与心脏移植有关的长期问题包括排斥反应、动脉粥样硬化加速和慢性感染[36]。Norwood 手术共分为 3 期，如表 32.2 所示。在有经验的医疗中心，1 期手术存活率高达 85% ～ 90%[34,36,37]，2 期和 3 期手术存活率接近 95%[34,36,37]。Norwood 手术成功患儿的长期并发症见表 32.3，其中引起神经认知障碍的原因还不明确[38]，可能与 HLHS 合并中枢神经系统异常、术前血流动力学不稳定、术中灌注技术的影响有关[38,39]。产前和新生儿手术矫正前的早期影像学研究显示，HLHS 患儿此时已发生神经性脑损伤，表现为脑血流、氧供和营养输送异常，从而导致脑发育延迟或异常。这些因素造成了儿童期和成年后神经发育不良[40]。

表 32.2　HLHS 手术策略

手术	手术时机	手术步骤	生理改变
1 期（Norwood 手术）	新生儿期	切开房间隔 吻合近端肺动脉与主动脉 重建主动脉弓与右心室的连接 建立稳定的肺血供来源（主肺动脉通道或右心室－肺动脉导管）	右心室同时承担体循环和肺循环 右心室容量负荷过重 外周血氧饱和度 75%～85%
2 期（上腔静脉与肺动脉连接）	4～6 个月	移除通道或导管 吻合上腔静脉与肺动脉分支（双向 Glenn 手术或半 Fontan 手术） 尽量扩大肺动脉分支	右心室负荷降低 外周血氧饱和度为 80%～85%
3 期（Fontan 手术）	18 个月～3 岁	建立下腔静脉与肺动脉的连接（Fontan 手术及相关改进式）	肺血流量增加 外周血氧饱和度大于 90%

注：修改自 Rychik J. Hypoplastic left heart syndrome: from in-utero diagnosis to school age. *Semin Fetal Neonatal Med.* 2005; 10:553-566. 已获得 Elsevier 授权。

表 32.3　HLHS 患儿 Fontan 手术后的并发症

并发症	发生率
运动不耐受（不同程度）	大多数
心律失常（不同程度）	25%～50%
血栓栓塞性疾病（如肺栓塞、脑卒中）	约 10%
蛋白丢失性肠病	小于 5%
神经认知障碍（如学习困难、注意力不集中／多动障碍）（不同程度）	10%～70%

注：修改自 Rychik J. Hypoplastic left heart syndrome: from in-utero diagnosis to school age. *Semin Fetal Neonatal Med.* 2005; 10:553-566. 已获得 Elsevier 授权。

　　一些研究报道，产前诊断的 HLHS 病例较少合并术前神经学异常[41]。Norwood 手术死亡率升高的危险因素包括低出生体重、早产、明显的心外畸形、术前重度肺静脉回流受阻、右心室功能异常和升主动脉细小[42-45]。一项基于 2002—2016 年大型数据库中的 18 867 例 HLHS 新生儿的回顾性研究显示，新生儿住院死亡率为 20%，由 2002 年的 27% 下降到 2016 年的 18%。染色体异常、体外膜氧合、孕龄小于 37 周、出生体重低于 2500 克均与死亡率升高有关，在教学医院接受治疗可降低死亡率[46]。

　　在过去的 20 年中，世界上少数几家医疗中心通过探索宫内导管介入治疗改变了主动脉狭窄的自然病程[47-54]。研究者注意到重度主动脉狭窄的解剖学特征并不能预测左心发育停止，反而卵圆孔血流方向（左向右分流）及左心室舒张期充盈状况（二尖瓣口血流呈单峰）是预测妊娠晚期左心发育停止及功能异常的敏感指标[50,55]。Mäkikallio 等建议将这些指标视为胎儿介入治疗的适应证[55]。胎儿主动脉瓣成形术的适应证在不同医疗中心并不相同，表 32.4 列举了常见的适应证。

介入治疗的目的是扩张重度狭窄的主动脉瓣以保留左心室功能，但是对于卵圆孔几乎闭合的患儿，还需要通过导管介入术切开房间隔以使左心房减压，从而避免肺静脉或肺动脉发育异常[56]。最近，国际胎儿心脏介入治疗注册机构报道了 2002—2018 年 108 例胎儿主动脉瓣成形术的手术风险和妊娠结局。手术治疗的平均孕龄

表 32.4　胎儿主动脉瓣成形术的常见适应证
瓣膜性主动脉狭窄
左心室正常或扩大
主动脉峡部血流反向
卵圆孔左向右分流
二尖瓣口血流频谱呈单峰
二尖瓣环 Z 值大于或等于 −2
二尖瓣反流或主动脉狭窄压力梯度大于 30 mmHg

为 26.1 周，其中 83% 的手术在技术上是成功的。术中并发症的发生率为 48.1%，包括心动过缓（34.1%）、需要引流治疗的心包积液（22.2%）和胸腔积液（2.7%）、球囊破裂（5.6%）。16.7% 的胎儿 48 小时内死亡；在 81 例存活至出生后的胎儿中，59 例经治疗后出院，且其中 34 例为双心室循环。多次心脏穿刺会增加并发症的发生率及胎儿死亡率。提高出生后存活率的独立影响因素包括妊娠晚期手术和技术成功，但妊娠晚期手术可能会错过阻止疾病进展为 HLHS 的窗口期[57]。详细内容可参考胎儿心脏介入治疗的综述性文献[58-60]。

诊断方法

图 32.52 列出了怀疑胎儿 HLHS 的诊断方法。

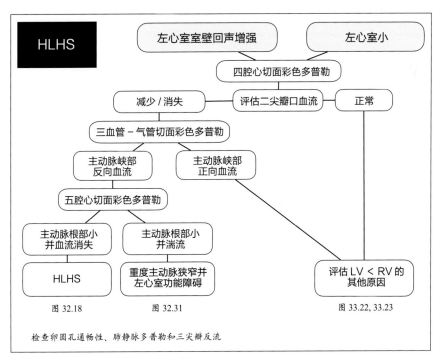

图 32.52　怀疑胎儿 HLHS 的诊断方法。详见正文
LV—左心室；RV—右心室

要点　左心发育不良综合征

- HLHS 是一类以左心室和左室流出道明显发育不良为特征的复杂心脏畸形。
- HLHS 是宫内最常诊断的先天性心脏畸形之一。
- HLHS 通常表现为左心室收缩功能减退，左心室小或缺如，也可正常大小或扩大（彩色多普勒无充盈）。
- HLHS 主动脉根部发育不良，超声显示困难。
- 心尖主要由右心室构成。
- HLHS 的卵圆孔瓣凸向右心房，彩色多普勒显示左向右分流。
- 肺动脉干及动脉导管代偿性扩张。
- HLHS 的三血管—气管切面和动脉导管长轴切面显示主动脉弓血流反向。
- 4% ～ 5% 的 HLHS 病例合并染色体异常，如特纳综合征。
- 据报道，10% ～ 25% 的患儿合并心外畸形。
- HLHS 出现三尖瓣功能异常(反流)和(或)卵圆孔血流受限，是预后不良的标志。
- 目前的治疗策略包括 Norwood 手术和心脏移植。
- 部分病例提示产前诊断的 HLHS 合并围手术期神经系统事件发生率较低。

要点　重度主动脉狭窄

- 典型的重度主动脉狭窄者可见四腔心切面异常，左心室扩大。
- 主动脉瓣开放、狭窄，呈前向血流，峰值流速升高。
- 心尖仍可由扩大的左心室构成，左心房可因为二尖瓣反流而扩大。
- 严重病例中可见二尖瓣口血流频谱呈异常单峰，舒张期充盈时相缩短。
- 重度主动脉狭窄时，妊娠中期跨主动脉瓣血流峰值流速通常升高（大于 200 cm/s）。
- 随访中，主动脉收缩期峰值流速降低可能是左心室功能异常的标志。
- 约 20% 的病例合并其他心脏畸形，包括室间隔缺损、主动脉缩窄和动脉导管未闭（出生后诊断）。
- 很少合并心外畸形，合并染色体异常的情况也非常罕见。

要点　二尖瓣发育不良综合征

- MVDS 的左室流出道严重梗阻，二尖瓣增厚、发育不良、呈连枷样，表现为二尖瓣狭窄和重度二尖瓣反流。
- 部分重度 MVDS 的典型特征包括肺静脉频谱呈双反向血流，分别发生在收缩末期和舒张末期。

（赵　胜）

参考文献

1. Anderson RH, Spicer D. Anatomic considerations in the functionally univentricular heart. In: Wernovsky G, Anderson RH, Kumar K, Mussatto KA, Redington AN, Tweddell JS, eds. *Anderson's Pediatric Cardiology*. Elsevier; 2019:1245-1260.

2. Rogers LS, Peterson AL, Gaynor JW, Rome JJ, Weinberg PM, Rychik J. Mitral valve dysplasia syndrome: a unique form of left-sided heart disease. *J Thorac Cardiovasc Surg*. 2011;142:1381-1387.

3. Liu X, He Y, Zhang Y, Li Z. Mitral valve dysplasia syndrome. *J Ultrasound Med*. 2014;33:358-359.

4. Ferencz C, Rubin JD, Loffredo CA, Magee CA. *Epidemiology of Congenital Heart Disease. The Baltimore-Washington Infant Study 1981-1989*. Futura Publishing Company; 1993.

5. Morris CD, Outcalt J, Menashe VD. Hypoplastic left heart syndrome: natural history in a geographically defined population. *Pediatrics*. 1990;85:977-983.

6. Lindinger A, Schwedler G, Hense H-W. Prevalence of congenital heart defects in newborns in Germany: results of the first registration year of the PAN Study (July 2006 to June 2007). *Klin Padiatr*. 2010;222:321-326.

7. Boughman JA, Berg KA, Astemborski JA. Familial risks of congenital heart defect assessed in a population-based epidemiologic study. *Am J Cardiol*. 1987;26:839-849.

8. Lenz F, Machlitt A, Hartung J, Bollmann R, Chaoui R. Fetal pulmo-nary venous flow pattern is determined by left atrial pressure: report of two cases of left heart hypoplasia, one with patent and the other with closed interatrial communication. *Ultrasound Obstet Gynecol*. 2002;19:392-395.

9. Rychik J. Hypoplastic left heart syndrome: from in-utero diagnosis to school age. *Semin Fetal Neonatal Med*. 2005;10:553-566.

10. Hornberger LK, Sanders SP, Rein AJ, Spevak PJ, Parness IA, Colan SD. Left heart obstructive lesions and left ventricular growth in the midtrimester fetus. A longitudinal study. *Circulation*. 1995;92:1531-1538.

11. Axt-Fliedner R, Kreiselmaier P, Schwarze A, Krapp M, Gembruch U. Development of hypoplastic left heart syndrome after diagnosis of aortic stenosis in the first trimester by early echocardiography. *Ultrasound Obstet Gynecol*. 2006;28:106-109.

12. Minnella GP, Crupano FM, Syngelaki A, Zidere V, Akolekar R, Nicolaides KH. Diagnosis of major heart defects by routine first-trimes-ter ultrasound examination: association with increased nuchal translucency, tricuspid regurgitation and abnormal flow in ductus venosus. *Ultrasound Obstet Gynecol*. 2020;55:637-644.

13. Chaoui R, Hoffmann J, Heling KS. Three-dimensional (3D) and 4D color Doppler fetal echocardiography using spatio-temporal image correlation (STIC). *Ultrasound Obstet Gynecol*. 2004;23:535-545.

14. Paladini D, Vassallo M, Sglavo G, Lapadula C, Martinelli P. The role of spatiotemporal image correlation (STIC) with tomographic ultrasound imaging (TUI) in the sequential analysis of fetal congenital heart disease. *Ultrasound Obstet Gynecol*. 2006;27:555-561.

15. Chaoui R, Tennstedt C, Goldner B. Prenatal diagnosis of ventriculocoronary arterial fistula in a fetus with hypoplastic left heart syndrome and aortic atresia. *Ultrasound Obstet Gynecol*. 2002;20:75-78.

16. Sathanandam S, Cui W, Nguyen NV, et al. Ventriculocoronary artery connections with the hypoplastic left heart: a 4-year prospective study: incidence, echocardiographic and clinical features. *Pediatric Cardiol*. 2010;31:1176-1185.

17. Axt-Fliedner R, Tenzer A, Kawecki A, et al. Prenatal assessment of ventriculocoronary connections and ventricular endocardial fibroelastosis in hypoplastic left heart. *Ultraschall Med*. 2014;35:357-363.

18. Nathan M, Williamson AK, Mayer JE, Bacha EA, Juraszek AL. Mortality in hypoplastic left heart syndrome: review of 216 autopsy cases of aor-tic atresia with attention to coronary artery disease. *J Thorac Cardiovasc Surg*. 2012;144:1301-1306.

19. Raymond FL, Simpson JM, Sharland GK, Ogilvie Mackie CM. Fetal echocardiography as a predictor of chromosomal abnormality. *Lancet*. 1997;350:930.

20. Jansen FA, Blumenfeld YJ, Fisher A, et al. Array comparative genomic hybridization and fetal congenital heart defects: a systematic review and meta-analysis. *Ultrasound Obstet Gynecol*. 2015;45:27-35.

21. Hitz M-P, Lemieux-Perreault L-P, Marshall C, et al. Rare copy number variants contribute to congenital left-sided heart disease. *PLoS Genet*. 2012;8:1002903-1002913.E1.

22. Sun H, Yi T, Hao X, et al. Contribution of single-gene defects to congen-ital cardiac left-sided lesions in the prenatal setting. *Ultrasound Obstet Gynecol*. 2020;56:225-232.

23. Callow LB. Current strategies in the nursing care of infants with hypo-plastic left-heart syndrome undergoing first-stage palliation with the Norwood operation. *Heart Lung*. 1992;21:463-470.

24. Natowicz M, Chatten J, Clancy R, et al. Genetic disorders and major extracardiac anomalies associated with the hypoplastic left heart syn-drome. *Pediatrics*. 1988;82:698-706.

25. Connor J, Thiagarajan R. Hypoplastic left heart syndrome. *Orphanet J Rare Dis*. 2007;2:23.

26. Pierpont ME, Brueckner M, Chung WK, et al. Genetic basis for congenital heart disease: revisited: a scientific statement from the American Heart Association. *Circulation*. 2018;138:e653-e711.

27. Saadeh M, Zhao Y, Galadima H, Chaoui R, Sinkovskaya E, Abuhamad A. Relationship between cavum septi pellucidi measurements and fetal hypoplastic left heart syndrome or dextro-transposition of the great arteries. *J Ultrasound Med*. 2017;37:1673-1680.

28. Jones HN, Olbrych SK, Smith KL, et al. Hypoplastic left heart syndrome is associated with structural and vascular placental abnormalities and leptin dysregulation. *Placenta*. 2015;36:1078-1086.

29. Triebwasser JE, Treadwell MC. In utero evidence of impaired somatic growth in hypoplastic left heart syndrome. *Pediatr Cardiol*. 2017;38:1400-1404.

30. Rosenthal GL. Patterns of prenatal growth among infants with cardiovascular malformations: possible fetal hemodynamic effects. *Am J Epi-demiol*. 1996;143:505-513.

31. Sharland GK, Chita SK, Fagg NL, et al. Left ventricular dysfunction in the fetus: relation to aortic valve anomalies and endocardial fibroelastosis. *Br Heart J*. 1991;66:419-424.

32. Lenz F, Chaoui R. Changes in pulmonary venous Doppler parameters in fetal cardiac defects. *Ultrasound Obstet Gynecol*. 2006;28:63-70.

33. Michelfelder E, Gomez C, Border W, Gottliebson W, Franklin C. Pre-dictive value of fetal pulmonary venous flow patterns in identifying the need for atrial septoplasty in the newborn with hypoplastic left ventricle. *Circulation*. 2005;112:2974-2979.

34. Alsoufi B, Bennetts J, Verma S, Caldarone CA. New developments in the treatment of hypoplastic left heart syndrome. *Pediatrics*. 2007;119:109-117.

35. Jenkins PC, Flanagan MF, Jenkins KJ, et al. Survival analysis and risk factors for mortality in transplantation and staged surgery for hypoplastic left heart syndrome. *J Am Coll Cardiol*. 2000;36:1178-1185.

36. Simpson JM. Hypoplastic left heart syndrome. *Ultrasound Obstet Gynecol*. 2000;15:271-278.

37. Jacobs JP, Mayer JE, Pasquali SK, et al. The society of thoracic surgeons congenital heart surgery database: 2019 update on outcomes and qual-ity. *Ann Thoracic Surg*. 2019;107:691-704.

38. Goldberg CS, Gomez CA. Hypoplastic left heart syndrome: new developments and current controversies. *Semin Neonatol*. 2003;8:461-468.

39. Glauser TA, Rorke LB, Weinberg PM, Clancy RR. Congenital brain anomalies associated with the hypoplastic left heart syndrome. *Pediatrics*. 1990;85:984-990.

40. Lloyd DFA, Rutherford MA, Simpson JM, Razavi R. The neurodevelopmental implications of hypoplastic left heart syndrome in the fetus. *Cardiol Young*. 2017;27:217-223.

41. Mahle WT, Clancy RR, McGaurn SP, Goin JE, Clark BJ. Impact of prenatal diagnosis on survival and early neurologic morbidity in neonates with the hypoplastic left heart syndrome. *Pediatrics*. 2001;107:1277-1282.

42. Azakie T, Merklinger SL, McCrindle BW, et al. Evolving strategies and improving outcomes of the modified Norwood procedure: a 10-year single-institution experience. *ATS*. 2001;72:1349-1353.

43. Daebritz SH, Nollert GD, Zurakowski D, et al. Results of Norwood stage I operation: comparison of hypoplastic left heart syndrome with other malformations. *J Thorac Cardiovasc Surg*. 2000;119:358-367.

44. Gaynor JW, Mahle WT, Cohen MI, et al. Risk factors for mortality after the Norwood procedure. *Eur J Cardiothorac Surg*. 2002;22:82-89.

45. Mahle WT, Spray TL, Wernovsky G, Gaynor JW, Clark BJ. Survival after reconstructive surgery for hypoplastic left heart syndrome: a 15-year experience from a single institution. *Circulation*. 2000;102: III136-III141.

46. Hamzah M, Othman HF, Elsamny E, Agarwal H, Aly H. Clinical out-comes and risk factors for in-hospital mortality in neonates with hypo-plastic left heart syndrome. *Pediatr Cardiol*. 2020;41:781-788.

47. Maxwell D, Allan L, Tynan MJ. Balloon dilatation of the aortic valve in the fetus: a report of two cases. *Br Heart J*. 1991;65:256-258.

48. Kohl T, Sharland G, Allan LD, et al. World experience of percutaneous ultrasound-guided balloon valvuloplasty in human fetuses with severe aortic valve obstruction. *Am J Cardiol*. 2000;85:1230-1233.

49. Gardiner HM. Progression of fetal heart disease and rationale for fetal intracardiac interventions. *Semin Fetal Neonatal Med.* 2005; 10:578-585.

50. Tworetzky W, Wilkins-Haug L, Jennings RW, et al. Balloon dilation of severe aortic stenosis in the fetus: potential for prevention of hypoplas-tic left heart syndrome: candidate selection, technique, and results of successful intervention. *Circulation.* 2004;110:2125-2131.

51. Tulzer G, Arzt W. Fetal cardiac interventions: rationale, risk and benefit. *Semin Fetal Neonatal Med.* 2013;18:298-301.

52. Arzt W, Wertaschnigg D, Veit I, Klement F, Gitter R, Tulzer G. Intra-uterine aortic valvuloplasty in fetuses with critical aortic stenosis: experience and results of 24 procedures. *Ultrasound Obstet Gynecol.* 2011;37:689-695.

53. Pedra SR, Peralta CF, Crema L, Jatene IB, da Costa RN, Pedra CA. Fetal interventions for congenital heart disease in Brazil. *Pediatr Cardiol.* 2014;35:399-405.

54. Freud LR, McElhinney DB, Marshall AC, et al. Fetal aortic valvuloplasty for evolving hypoplastic left heart syndrome: postnatal outcomes of the first 100 patients. *Circulation.* 2014;130:638-645.

55. Mäkikallio K, McElhinney DB, Levine JC, et al. Fetal aortic valve steno-sis and the evolution of hypoplastic left heart syndrome: patient selection for fetal intervention. *Circulation.* 2006;113:1401-1405.

56. Marshall AC, Levine J, Morash D, et al. Results of in utero atrial septoplasty in fetuses with hypoplastic left heart syndrome. *Prenat Diagn.* 2008;28:1023-1028.

57. Patel ND, Nageotte S, Ing FF, et al. Procedural, pregnancy, and short-term outcomes after fetal aortic valvuloplasty. *Catheter Cardiovasc Interv.* 2020;96:626-632.

58. Kleinman CS. Fetal cardiac intervention: innovative therapy or a technique in search of an indication? *Circulation.* 2006;113:1378-1381.

59. Rychik J. Hypoplastic left heart syndrome: can we change the rules of the game? Circulation. 2014;130:629-631.

60. Kang S-L, Jaeggi E, Ryan G, Chaturvedi RR. An overview of contemporary outcomes in fetal cardiac intervention: a case for high-volume superspecialization? *Pediatr Cardiol.* 2020;41:479-485.

33

第33章
主动脉缩窄

定义、疾病谱和发病率

主动脉缩窄是一种常见的先天性心脏病，约占新生儿和婴儿先天性心脏病的 5%～8%[1]，包括主动脉弓狭窄，狭窄多位于左锁骨下动脉和动脉导管之间的主动脉峡部[2]（图 33.1）。如缩窄累及主动脉弓横部较长的一段，称为主动脉弓管状发育不良。主动脉缩窄好发于男性患儿，男女比例为 (1.2～1.74)：1[3]。主动脉缩窄的再发风险相当高，主动脉缩窄患儿的兄弟姐妹的发病率为 2%～6%，如果母亲患有主动脉缩窄，则胎儿发生主动脉缩窄的风险为 4%[4,5]。主动脉缩窄常合并染色体异常和心外畸形。

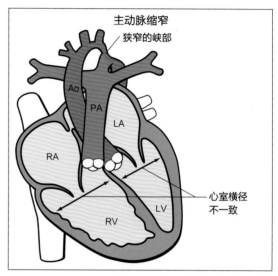

图 33.1　主动脉缩窄示意图，详见图示
Ao—主动脉；LA—左心房；LV—左心室；PA—肺动脉；RA—右心房；RV—右心室

主动脉缩窄的胚胎发生机制很复杂，迄今仍然不明。目前有两种观点：导管组织学说认为主动脉缩窄是由导管平滑肌细胞移行至主动脉导致的[6]；而血液动力学理论则认为缩窄是胎儿期流经主动脉弓的血流减少所致[7]。主动脉缩窄可以分为不伴严重心内畸形的简单型和合并严重心内畸形的复杂型。如果合并左心发育不良综合征和主动脉瓣闭锁，则发育不良的主动脉弓不能归为主动脉缩窄，而应归为主要心脏畸形的一部分。表 33.1 列举了可能合并主动脉缩窄或主动脉弓管状发育不良的心脏畸形。图 33.2 是主动脉缩窄胎儿的心脏解剖标本。

表 33.1　主动脉缩窄或主动脉弓管状发育不良合并的心脏畸形
• 非对称性房室间隔缺损伴左心室狭小
• 左心发育不良综合征
• 右室双出口
• 三尖瓣闭锁伴室间隔缺损和大动脉转位（Ⅱ型）
• 矫正型大动脉转位
• 心室双入口（单心室）

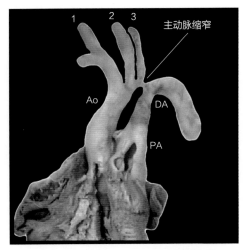

图 33.2　1 例主动脉缩窄胎儿的心脏解剖标本。狭窄位于主动脉峡部水平（标记为主动脉缩窄）。1、2 和 3 指起源于主动脉弓的三支动脉分支（见图 33.8A）

Ao—主动脉；DA—动脉导管；PA—肺动脉

超声表现

灰阶超声

　　四腔心切面发现心室比例失调是怀疑主动脉缩窄的首要线索。四腔心切面显示，与右心室相比，左心室显得比较狭小[8-10]（图 33.3，33.4）。据文献报道，正常胎儿右心室与左心室横径的比值为 1.19，而主动脉缩窄胎儿为 1.69[11]。与左心发育不良综合征相反，主动脉缩窄时左心室收缩功能正常，且二尖瓣开放正常（见第 32 章）。有时主动脉缩窄胎儿可合并左上腔静脉（图 33.5）。在这种情况下，四腔心切面可以看到左上腔静脉的横切面，汇入左房外缘，引起二尖瓣流入道的狭窄（图 33.5）（见第 42 章）。五腔心切面通常显示升主动脉内径正常。主动脉根部有时会狭窄，尤其是当存在膜周部室间隔缺损和（或）主动脉狭窄时。主动脉瓣偶尔为二

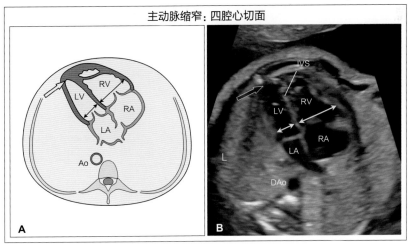

图 33.3　1 例主动脉缩窄胎儿的四腔心切面示意图（A）和相应的灰阶图像（B）。诊断主动脉缩窄的主要线索是心室比例失调（双向箭头），与右心室（RV）横径相比，左心室（LV）横径变小。主动脉偏窄与左心发育不良综合征的鉴别线索是主动脉缩窄时左心室有心尖的形态（黑色箭头）。建议使用彩色多普勒显示两个心室舒张期的正常充盈状态（详见正文）

DAo—升主动脉；IVS—室间隔；L—左；LA—左心房；RA—右心房

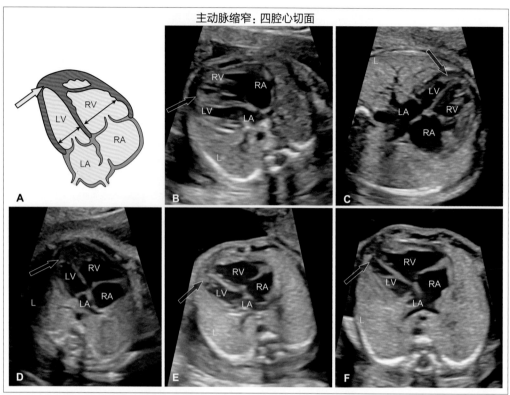

图 33.4　主动脉缩窄四腔心切面的示意图（A）和 5 例主动脉缩窄胎儿的灰阶图像（B～F）。注意主动脉缩窄在四腔心切面灰阶图像中的两个特征：①心室比例失调；②左心室（LV）的心尖形态存在（空心箭头）

L—左；LA—左心房；RA—右心房；RV—右心室

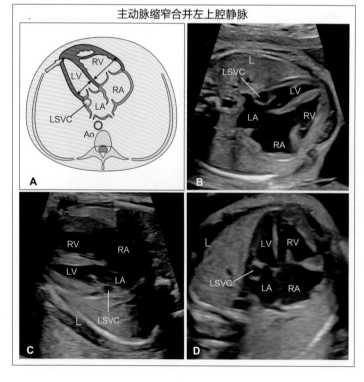

图 33.5　3 例心室比例失调和主动脉缩窄合并左上腔静脉（LSVC）胎儿的四腔心切面示意图（A）和相应的灰阶图像（B～D）。与右心室（RV）相比，左心室（LV）横径减小（图 A 双向箭头）。左心房（LA）的左侧缘可见 LSVC 的横切面。主动脉缩窄合并 LSVC 很典型，但确诊需要通过对大血管的评估来证实

Ao—主动脉；L—左；RA—右心房

叶瓣，但这种解剖改变很难在产前诊断。三血管 – 气管切面显示，与主肺动脉内径相比，主动脉弓横部内径更狭小[11]，以峡部最为明显（图 33.6，33.7）。诊断主动脉缩窄时，三血管 – 气管切面显示大血管比例失调比四腔心切面显示心室比例异常更具有特异性。偶

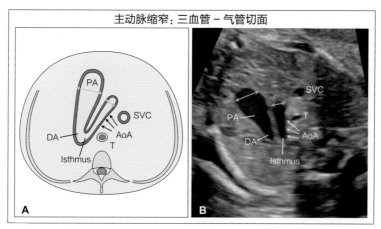

图 33.6 中度主动脉缩窄胎儿的心脏三血管 – 气管切面示意图（A）和相应的超声图像（B）。与肺动脉（PA）和动脉导管（DA）相比，主动脉弓横部（AoA）内径缩小（双向箭头）。这一征象是对四腔心切面心室比例失调的补充，更加提示可能存在主动脉缩窄或主动脉弓管状发育不良。彩色多普勒显示主动脉弓前向血流可以证实中度主动脉缩窄（详见正文）

L—左；Isthmus—主动脉峡部；SVC—上腔静脉；T—气管

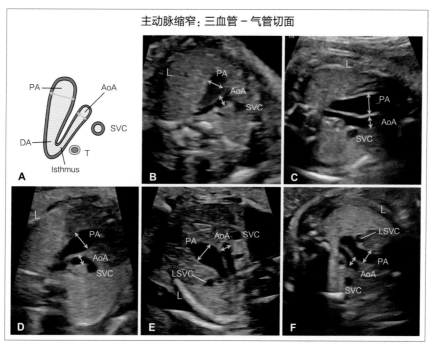

图 33.7 主动脉缩窄的三血管 – 气管切面示意图（A）和 5 例主动脉缩窄胎儿的不同方位灰阶图像（B ~ F）。与肺动脉（PA）和动脉导管弓（DA）的内径相比，超声图像显示主动脉弓横部（AoA）狭窄程度不一（双向箭头）。注意图 E 和 F 中的胎儿均合并左上腔静脉（LSVC），常与主动脉缩窄伴发

L—左；Isthmus—主动脉峡部；SVC—上腔静脉；T—气管

尔在三血管–气管切面还能发现位于肺动脉左侧的左上腔静脉（图33.7E、F）。横切面（四腔心切面和三血管–气管切面）怀疑主动脉缩窄时，需要观察主动脉弓长轴切面，因为长轴切面可以更好地显示狭窄部位的长度和严重程度，主动脉峡部和动脉导管及降主动脉的连接处也更易评估（图33.8，33.9，见本章节中"彩色多普勒"内容）。在主动脉弓长

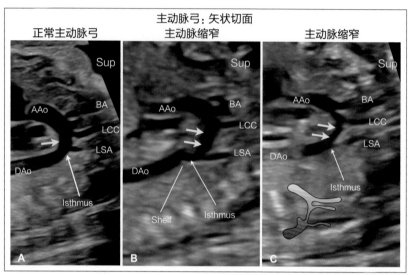

图33.8　胎儿主动脉弓矢状切面：1例主动脉弓正常（A），2例主动脉缩窄（B、C）。图C同时显示了主动脉弓缩窄示意图。胎儿B的缩窄主要位于峡部（Isthmus），而胎儿C则存在主动脉弓管状发育不良。胎儿B在峡部和降主动脉（DAo）连接处呈现为特征性的支架征（Shelf）。注意正常胎儿的左锁骨下动脉（LSA）起自主动脉弓横部（A），而两个受累胎儿的左锁骨下动脉发自横部远端的峡部区域（B、C）。图C左下角的示意图显示主动脉弓的异常形态。黄色箭头示正常胎儿（A）的主动脉弓远端较短，而胎儿B和C的主动脉弓横部远端则较长。通常主动脉弓切面不易获取，应用灰阶超声结合彩色多普勒能够更好地显示主动脉狭窄

AAo—升主动脉；BA—头臂动脉；LCC—左颈总动脉；Sup—上方

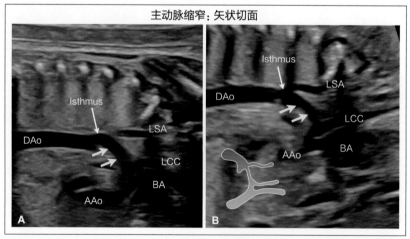

图33.9　胎儿主动脉弓背侧矢状切面：1例中度主动脉缩窄（A），1例主动脉弓管状发育不良（B）。图B左下角示意图显示主动脉弓的异常形态。背侧长轴切面能更好地显示主动脉峡部（Isthmus）。黄色箭头显示拉长的主动脉弓远端以及更远端的自峡部和动脉导管区域发出的左锁骨下动脉（LSA）

AAo—升主动脉；BA—头臂动脉；DAo—降主动脉；LCC—左颈总动脉

轴切面上，狭窄往往位于左锁骨下动脉和动脉导管起始部之间。主动脉弓狭窄，偶尔走行迂曲，称为导管支架征，是诊断主动脉缩窄的重要线索。在严重的主动脉缩窄病例中，左颈总动脉和左锁骨下动脉之间的横弓（图 33.8，33.9）拉长变细，左锁骨下动脉自动脉导管和降主动脉交界处发出。通过测量主动脉峡部、主动脉弓横部内径以及峡部和动脉导管夹角的 Z 值，可以更准确地对这类心脏畸形进行描述[12-14]。

彩色多普勒

彩色多普勒有助于鉴别主动脉缩窄与其他心脏畸形中存在主动脉峡部缩窄的情况。四腔心切面彩色多普勒显示左心室舒张期充盈正常，可用于区分主动脉缩窄和左心发育不良综合征（图 33.10，33.11A、C）。五腔心切面彩色多普勒可显示主动脉瓣口前向血流（图 33.11B、D）和主动脉缩窄合并的膜周部室间隔缺损。通常升主动脉存在根部狭窄。三血管 – 气管切面或主动脉弓横切面可见主动脉弓横部狭窄，且越接近主动脉峡部内径越窄（图 33.12，33.13）。虽然峡部存在狭窄，但通常情况下血流速度不会加快，产前也不会出现彩色血流混叠现象。

在主动脉弓长轴切面，应用能量多普勒能更好地显示主动脉缩窄（图 33.14，33.15）。应当仔细识别典型的支架征，该征象常见于动脉导管和降主动脉交界处（图 33.14，33.15），更有助于主动脉缩窄的诊断。

妊娠早期

妊娠早期如果发现心室大小差异以及三血管 – 气管切面主动脉弓横部狭窄（图 33.16，33.17），要考虑有无主动脉缩窄（图 33.16，33.17）。妊娠早期使用彩色多普勒有助于三血管 –

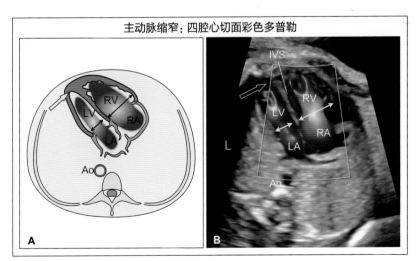

图 33.10　主动脉缩窄胎儿的四腔心切面示意图（A）与相应的彩色多普勒图像（B）显示舒张期彩色血流。与右心室（RV）相比，左心室（LV）表现为典型的横径狭窄（双箭头），同时彩色多普勒显示舒张期左右心室充盈正常，证实房室瓣开放正常。注意主动脉缩窄的左心室心尖形态正常（空心箭头）

Ao—降主动脉；IVS—室间隔；L—左；LA—左心房；RA—右心房

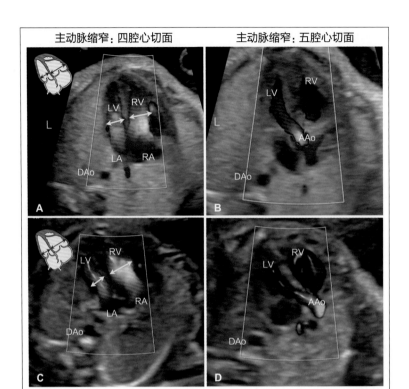

图 33.11　2 例主动脉缩窄胎儿的四腔心切面（A、C）和五腔心切面（B、D）的彩色多普勒图像。注意四腔心切面（A、C）显示与右心室（RV）相比，左心室（LV）横径较小（双箭头），而舒张期左右心室血液充盈正常。五腔心切面（B、D）显示升主动脉（AAo）内径大小正常，血流前向。这些彩色血流特征对于区分主动脉缩窄和左心发育不良综合征很重要，因为两者在灰阶超声上均表现为心室比例失调（见第 32 章）

DAo—降主动脉；L—左；LA—左心房；RA—右心房

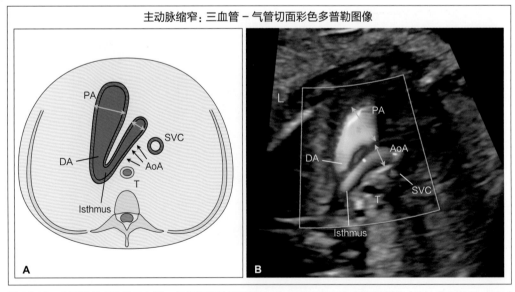

图 33.12　主动脉缩窄胎儿三血管 - 气管切面的示意图（A）及相应的彩色多普勒图像（B）。与肺动脉（PA）相比，彩色多普勒可显示主动脉弓（AoA）横部和峡部（Isthmus）狭窄（双向箭头），同时显示主动脉弓横部和肺动脉内均为前向血流，而左心发育不良综合征主动脉弓内为反向血流（见第 32 章）

DA—动脉导管；L—左；SVC—上腔静脉；T—气管

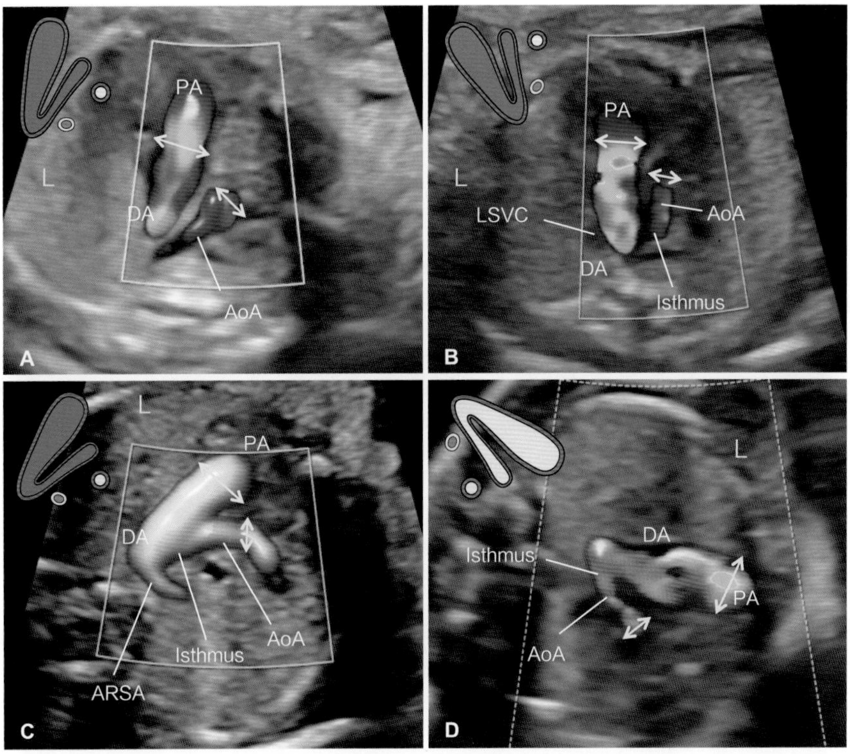

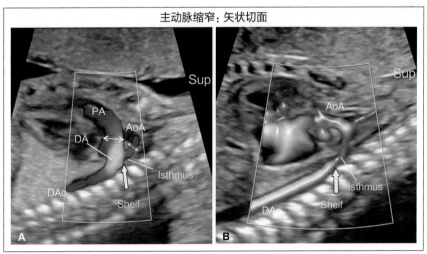

图 33.13　4 例主动脉缩窄胎儿的三血管 – 气管切面示意图及相应的彩色多普勒图像。胎儿 A ~ C 为背部位于后方，逐渐缩小的主动脉弓（AoA）横部和增粗的动脉导管弓（DA）内血流信号为蓝色。胎儿 D 为背部位于前方，缩小的主动脉弓和增粗的动脉导管弓内血流信号为红色（双向箭头）。注意胎儿 B 合并左上腔静脉（LSVC），胎儿 C 合并右锁骨下动脉迷走（ARSA）

Isthmus—主动脉峡部；L—左；PA—肺动脉；SVC—上腔静脉

图 33.14　2 例主动脉缩窄胎儿主动脉弓的矢状切面彩色多普勒图像。注意胎儿 A 主动脉弓（AoA）横部远端与峡部（Isthmus）狭窄，与肺动脉（PA）和动脉导管（DA）的内径明显不同（双向箭头）。图 A 中黄色箭头所指为支架征（Shelf）。图 B 清晰显示胎儿主动脉弓管状发育不良，而这在灰阶图像中往往难以发现

DAo—降主动脉；Sup—上方

气管切面中对血管的识别（图 33.17B）。主动脉弓长轴切面有助于妊娠早期诊断主动脉缩窄（图 33.16B）[15]。妊娠中期确诊主动脉缩窄至关重要（图 33.18），因为妊娠早期发现的心室差异随着孕龄的增加而消失。妊娠早期很难准确区分是正常表现还是真正的缩窄，

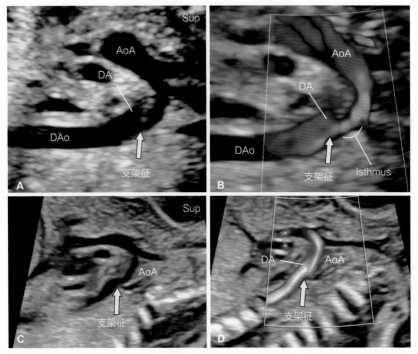

图 33.15　2 例主动脉缩窄胎儿主动脉弓（AoA）的矢状切面灰阶（A、C）及彩色多普勒（B、D）图像显示峡部（Isthmus）狭窄。注意 AoA 和动脉导管（DA）汇入降主动脉（DAo）交界处，有典型的支架征（黄色箭头）

Sup—上方

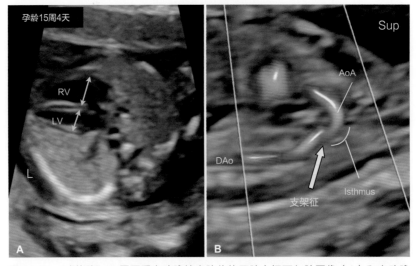

图 33.16　1 例妊娠 15 周严重主动脉缩窄胎儿的四腔心切面灰阶图像（A）和主动脉弓（AoA）矢状切面彩色多普勒图像（B）。A. 显示左心室（LV）小。B. 显示主动脉弓（AoA）狭窄以及峡部（Isthmus）的支架征

DAo—降主动脉；L—左；RV—右心室；Sup—上方

无法避免假阳性诊断。但如果主动脉缩窄合并其他异常，如水囊瘤和（或）早期胎儿水肿，则需要考虑特纳综合征[16]，或者存在胎儿生长发育受限和多发结构异常时要考虑 13- 三体综合征，因为这两种非整倍体异常均与主动脉缩窄相关。

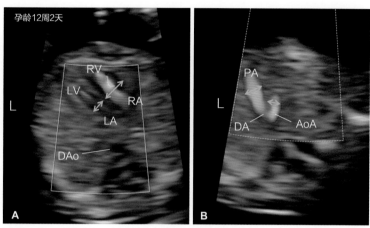

图 33.17　1 例妊娠 12 周主动脉缩窄胎儿的四腔心切面（A）和三血管 - 气管切面（B）彩色多普勒图像。A. 显示左心室（LV）较右心室（RV）缩小（双向箭头）。B. 显示与肺动脉（PA）和动脉导管（DA）相比，主动脉弓（AoA）横部内径较小

DAo—降主动脉；L—左；LA—左心房；RA—右心房

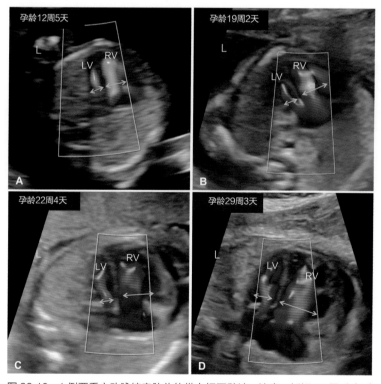

图 33.18　1 例严重主动脉缩窄胎儿的纵向切面随访。注意，妊娠 12 周时（A）胎儿存在显著的心室比例失调，与右心室（RV）相比，左心室（LV）减小（双向箭头）。这种差异随着孕程的进展会更加明显，如 19 周、22 周和 29 周所见（分别为图 B ~ D）

L—左

三维超声

三维超声断层容积成像可用于显示主动脉缩窄的不同平面[17]。当发现心室比例失调时，表面模式可用于四腔心切面的评估（图33.19）。使用彩色多普勒、高分辨率血流多普勒或能量多普勒获得三维容积数据更有利于显示心室比例失调（图33.19B）和缩窄节段（图

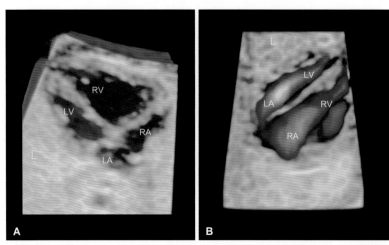

图33.19　2例主动脉缩窄胎儿的时间－空间关联三维容积成像显示四腔心切面表面渲染模式灰阶图像（A）和玻璃体模式彩色多普勒图像（B）。注意：两种渲染模式均显示心室比例异常，左心室（LV）小于右心室（RV），彩色多普勒显示舒张期左心室能够充盈（B）

L—左；LA—左心房；RA—右心房

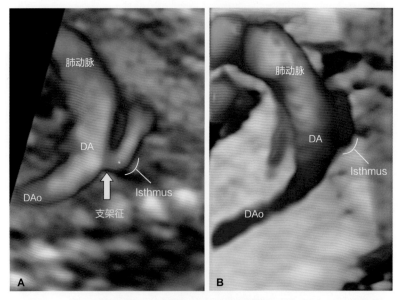

图33.20　1例主动脉缩窄胎儿的时间－空间关联三维容积成像（A），可以间接显示动脉导管（DA）与主动脉峡部（Isthmus）交界处的图像。A. 注意狭窄的主动脉峡部向降主动脉（DAo）移行处的典型支架样改变（支架征）。主动脉峡部为前向血流，而左心发育不良综合征的主动脉峡部为反向血流（见第32章）。B. 三维玻璃体模式显示另一例主动脉缩窄的相似特征

33.20，33.21）。反转模式也可以显示主动脉峡部缩窄。通过胎儿胸腔三维成像，即使不是最佳切面，也能获取主动脉弓内支架征的长轴观[18,19]。笔者建议从矢状面或旁矢状面进行容积采集以减少伪影，优化主动脉弓成像（图 33.21）。电子矩阵探头通过额外的正交 X-平面或双平面模式可以同时显示异常的四腔心切面和主动脉弓切面，但获取典型图像需要一定的技巧。

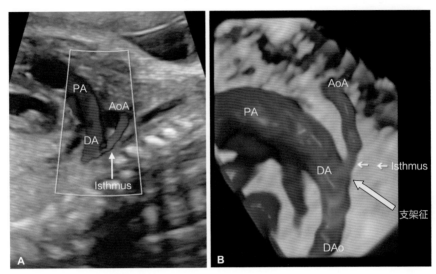

图 33.21　1 例主动脉缩窄合并主动脉弓管状发育不良胎儿的主动脉弓矢状切面彩色多普勒图像（A）和相应的三维玻璃体模式图像（B）。注意两图狭窄的主动脉弓（AoA）横部与动脉导管（DA）的交界处（支架征）

DAo—降主动脉；Isthmus—峡部；PA—肺动脉

合并心内和心外畸形

复杂主动脉缩窄往往合并其他畸形，最常见的畸形是大型室间隔缺损。其他较常见的畸形为各种左心畸形，包括主动脉瓣二叶畸形、主动脉瓣和瓣下狭窄以及二尖瓣狭窄[20-22]。主动脉缩窄合并多发左心梗阻性病变称为 Shone 综合征[23]。左上腔静脉也常合并主动脉缩窄（图 33.12）[24,25]。当发现轻微的心室大小差异伴有左上腔静脉时，检查者应该高度警惕并扫查胎儿是否有主动脉缩窄，需要进一步随访观察有无相应征象[24,25]。主动脉缩窄也可能是其他复杂心脏畸形的表现之一，其合并畸形详见表 33.1。

胎儿主动脉缩窄常合并心外畸形，包括血管畸形和非血管畸形[26]。血管畸形主要有头臂血管解剖学变异以及发生于基底动脉环的 Berry 动脉瘤，后者可能引起脑出血。据报道，主动脉缩窄患者 Berry 动脉瘤的发生率高达 3%～5%。合并的非血管畸形可涉及多个器官系统，如泌尿生殖系统、肌肉骨骼系统、胃肠道系统等，在主动脉缩窄的儿童中发生率可高达 30%[27]。在一项基于转诊的回顾性研究中，产前常发现主动脉缩窄合并染色体异常，非整倍体变异的发生率高达 35%，其中以特纳综合征最常见[27]。主动脉缩窄也可与其他染色体畸变相关，如 13- 三体综合征或 18- 三体综合征，尤其是合并多发心外畸形时。

鉴别诊断

主动脉缩窄产前难以发现，假阳性率和假阴性率都很高 [9,10,28,29]。事实上，胎儿期确诊主动脉缩窄仍然很困难，甚至可能会在动脉导管关闭几周后才被发现，因此，建议持续进行超声心动图观察 [30]。

在一项纳入 108 例怀疑主动脉缩窄胎儿的回顾性研究中，51% 的患儿在出生后得以确诊 [29]。产前超声发现主动脉弓发育不良高度提示主动脉缩窄可能，患儿出生后升主动脉和主动脉弓峡部的 Z 值显著降低 [29]。诊断的孕龄早晚与新生儿主动脉缩窄的发生亦呈正相关 [29]。在这项队列研究中，产前没有任何单一指标能准确预测主动脉缩窄，但使用评分系统可以更好地评估受累胎儿。一项单中心研究对 107 例产前诊断为主动脉缩窄的胎儿进行了超声心动图评估和出生后是否需要干预之间的相关性研究，主要影响因素有升主动脉和主动脉弓横部狭窄的程度、诊断的孕龄早晚，以及频谱多普勒显示的升主动脉收缩期峰值流速的增高 [31]。

一项关于产前超声诊断主动脉缩窄的影响因素的系统回顾和 meta 分析也显示，详细的胎儿超声心动图检查能够对可疑主动脉缩窄胎儿进行风险分级，采用多指标模型进行预测可以提高产前检出率 [28]。然而，探讨产前超声在主动脉缩窄诊断中的实际应用价值需要具有前瞻性并经过验证的客观风险评估模型 [28]。否则，主动脉缩窄产前诊断的假阳性率和假阴性率仍将很高。

主动脉缩窄需要与左心发育不良综合征及 A 型主动脉弓离断相鉴别（见第 32 章和 34章）。通过灰阶超声评估心室收缩功能和应用彩色多普勒显示二尖瓣血流有助于鉴别左心发育不良综合征和主动脉缩窄（表 32.1）。应用长轴切面彩色多普勒显示主动脉弓血流，可以有效区分主动脉缩窄和主动脉弓离断（无血流通过）。严重的胎儿生长发育受限也可能导致血液再分布从而引起主动脉弓峡部狭窄，易被误认为主动脉缩窄。卵圆孔瓣冗长，也称为卵圆孔瓣瘤（房间隔膨胀瘤），是指卵圆孔瓣凸入左心房的距离超过左心房直径的50%，某些情况下可能会引起类似主动脉缩窄心室比例失调的情况，也会出现主动脉峡部狭窄和血流反向 [32]（图 19.15，19.16）。其他与左心室变小引起心室比例失调相关的情况见表 33.2 和图 33.22。

如果胎儿期存在心室比例失调，那么即使出生后未发现主动脉缩窄，但仍存在一定的患病风险。一项针对有这类表现的 46 例患儿的研究发现，有 46% 的胎儿虽然在产前发现了心室比例失调，但未检出其他合并异常，出生后的预后相对复杂，有 35% 的新生儿存在肺部问题或其他潜在问题。因此，适当的胎儿监测以及在产前咨询中告知发生其他疾病和新生儿并发症的风险是很有必要的 [33]。

预后与转归

胎儿的主动脉缩窄在宫内通常无特殊进展。笔者建议每 4 ~ 6 周进行一次超声监测连

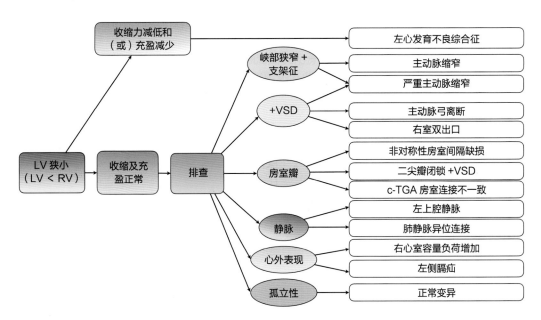

图 33.22　左室（LV）小于右室（RV）引起心室比例失调的诊断思路和鉴别诊断。注意有些诊断并非排除性，可以同时存在，如主动脉缩窄伴左上腔静脉（LSVC）或合并非对称性房室间隔缺损（AVSD）
AV—房室；c-TGA—矫正型大动脉转位；V—静脉；VSD—室间隔缺损

续观察主动脉弓横部的发育情况和主动脉缩窄的进展程度。产前诊断为主动脉缩窄的胎儿应当在具有即刻新生儿支持和小儿心脏病救治能力的三级医疗中心进行分娩，分娩后应立即注射前列腺素以维持动脉导管开放。产前确诊主动脉缩窄可以改善新生儿的预后[34]。

　　目前还没有关于产前诊断主动脉缩窄和外科手术后远期预后相关性的研究。然而，现有的随访数据显示，慢性高血压、手术部位并发症（动脉瘤、狭窄）以及冠状动脉病变对远期预后影响很大[35,36]。因此，即使手术成功，仍需要对缩窄部位、升主动脉、主动脉瓣、血压和左心功能进行终生持续监测[35]。总的来说，儿童时期成功手术并且不合并心外畸形的单纯主动脉缩窄，预后良好。

表 33.2　右心室与左心室比例（RV/LV）增加引起心室大小不一致的相关异常

- 主动脉缩窄
- 左心发育不良综合征
- 孕龄超过 32 周的某些胎儿的生理性改变
- 妊娠 18 周之前出现一过性 RV/LV 大于 1（如 21- 三体综合征）
- 主动脉弓离断
- 非对称性房室间隔缺损伴左心室小
- 二尖瓣闭锁伴室间隔缺损
- 完全型肺静脉异位连接
- 左上腔静脉（伴或不伴主动脉缩窄）
- 右室双出口
- 肺动脉瓣缺如综合征
- Ebstein 畸形 / 三尖瓣发育不良
- 矫正型大动脉转位（左侧较小的右心室被误认为较小的左心室）
- 左侧先天性膈疝
- 外周动静脉瘘伴右心室容量负荷增加（Galen 静脉瘤及其他）
- 胎儿严重的三尖瓣关闭不全
- 卵圆孔瓣瘤（房间隔膨胀瘤）

与其他心脏疾病类似，产前发现的主动脉缩窄病例的预后比出生后发现的病例预后差，这可能和选择偏倚及合并畸形有关 [27]。在一组产前病例中，排除终止妊娠、合并心外畸形和染色体异常导致的死亡，纠正主动脉缩窄后的总体存活率为 79%[27]。一项比较产前和产后诊断主动脉缩窄的新生儿结局的研究表明，产前确诊的患儿出生后左心结构比产后一周才发现存在主动脉缩窄的新生儿要更小，可能更需要在体外循环支持下进行广泛的主动脉弓重建，住院时间更长 [37]。胎儿生长发育受限也会导致存活率降低 [27]。复杂的主动脉缩窄因合并其他心脏畸形，预后更差。

诊断方法

图 33.23 列举了怀疑胎儿主动脉缩窄的诊断方法。

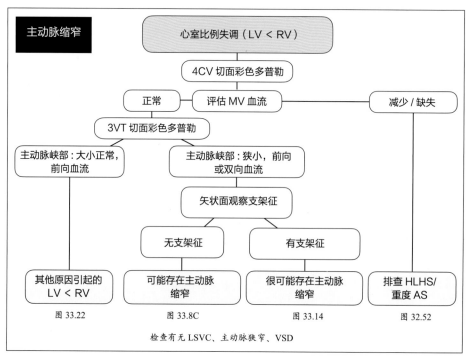

图 33.23　怀疑主动脉缩窄胎儿的诊断方法。详见图中

3VT—三血管 - 气管；4CV—四腔心；AS—主动脉狭窄；HLHS—左心发育不良综合征；LSVC—左上腔静脉；LV—左心室；MV—二尖瓣；RV—右心室；VSD—室间隔缺损

要点　主动脉缩窄

- 主动脉缩窄包括主动脉弓狭窄，通常位于左锁骨下动脉和动脉导管之间的峡部区域。
- 当主动脉弓狭窄节段较长时，称为主动脉弓管状发育不良。

- 主动脉缩窄表现为四腔心切面异常，左心室与右心室相比更狭小。
- 诊断主动脉缩窄时，三血管－气管切面的大血管比例失调，较仅四腔心切面存在心室比例失调更具特异性。
- 主动脉弓长轴切面能显示主动脉缩窄时左锁骨下动脉和动脉导管起始部之间的迂曲和狭窄（主动脉缩窄支架征）。
- 主动脉缩窄往往合并心脏畸形，其中以大型室间隔缺损最常见。
- 各种左心结构病变通常与主动脉缩窄伴发，包括主动脉瓣二叶畸形、主动脉瓣和瓣下狭窄以及二尖瓣狭窄。
- 多发性左心梗阻性病变伴主动脉缩窄称为 Shone 综合征。
- 左上腔静脉的存在与主动脉缩窄有关。
- 主动脉缩窄常合并心外畸形。
- 文献报道基底动脉环 Berry 动脉瘤在主动脉缩窄患者中的发生率高达 3% ～ 5%。
- 主动脉缩窄合并染色体异常很普遍，其中以特纳综合征最常见。
- 慢性高血压、手术部位并发症（动脉瘤、狭窄）和冠状动脉病变是主动脉缩窄病例远期预后的重要影响因素。

（吴　云）

参考文献

1. Ferencz C, Rubin JD, Loffredo CA, Magee CA. *Epidemiology of Congenital Heart Disease. The Baltimore-Washington Infant Study 1981-1989*. Futura Publishing Company; 1993.
2. Riggs KW, Anderson RH, Spicer D, Morales DL. Coarctation and interrupted aortic arch. In: Wernovsky G, Anderson RH, Kumar K, Mussatto KA, Redington AN, Tweddell JS, eds. *Anderson's Pediatric Cardiology*. Elsevier; 2019:843-864.
3. Campbell M, Polani PE. The aetiology of coarctation of the aorta. *Lancet*. 1961;1:463-468.
4. Allan LD, Crawford DC, Chita SK, Anderson RH, Tynan MJ. Familial recurrence of congenital heart disease in a prospective se-ries of mothers referred for fetal echocardiography. *Am J Cardiol*. 1986;58:334-337.
5. Nora JJ, Nora AH. Maternal transmission of congenital heart diseases: new recurrence risk figures and the questions of cytoplasmic inheritance and vulnerability to teratogens. *Am J Cardiol*. 1987;59:459-463.
6. Ho SY, Anderson RH. Coarctation, tubular hypoplasia, and the ductus arteriosus. Histological study of 35 specimens. *Br Heart J*. 1979;41:268-274.
7. Rudolph AM, Heymann MA, Spitznas U. Hemodynamic considerations in the development of narrowing of the aorta. *Am J Cardiol*. 1972;30:514-525.
8. Allan LD, Chita SK, Anderson RH, Fagg N, Crawford DC, Tynan MJ. Coarctation of the aorta in prenatal life: an echocardiographic, anatomical, and functional study. *Br Heart J*. 1988;59:356-360.
9. Brown DL, Durfee SM, Hornberger LK. Ventricular discrepancy as a sonographic sign of coarctation of the fetal aorta: how reliable is it? *J Ultrasound Med*. 1997;16:95-99.
10. Sharland GK, Chan KY, Allan LD. Coarctation of the aorta: difficulties in prenatal diagnosis. *Br Heart J*. 1994;71:70-75.
11. Hornberger LK, Sahn DJ, Kleinman CS, Copel J, Silverman NH. Antenatal diagnosis of coarctation of the aorta: a multicenter experience. *J Am Coll Cardiol*. 1994;23:417-423.
12. Achiron R, Zimand S, Hegesh J, Lipitz S, Zalel Y, Rotstein Z. Fetal aor-tic arch measurements between 14 and 38 weeks' gestation: in-utero ultrasonographic study. *Ultrasound Obstet Gynecol*. 2000;15:226-230.

13. Hornberger LK, Weintraub RG, Pesonen E, et al. Echocardiographic study of the morphology and growth of the aortic arch in the human fetus. Observations related to the prenatal diagnosis of coarctation. *Circulation*. 1992;86:741-747.

14. Pasquini L, Mellander M, Seale A, et al. Z-scores of the fetal aortic isth-mus and duct: an aid to assessing arch hypoplasia. *Ultrasound Obstet Gynecol*. 2007;29:628-633.

15. Bronshtein M, Zimmer EZ. Sonographic diagnosis of fetal coarctation of the aorta at 14-16 weeks of gestation. *Ultrasound Obstet Gynecol*. 1998;11:254-257.

16. Bronshtein M, Zimmer EZ, Blazer S. A characteristic cluster of fetal sonographic markers that are predictive of fetal Turner syndrome in early pregnancy. *Am J Obstet Gynecol*. 2003;188:1016-1020.

17. Paladini D, Vassallo M, Sglavo G, Lapadula C, Martinelli P. The role of spatiotemporal image correlation (STIC) with tomographic ultrasound imaging (TUI) in the sequential analysis of fetal congenital heart disease. *Ultrasound Obstet Gynecol*. 2006;27:555-561.

18. Molina FS, Nicolaides KH, Carvalho JS. Two-and three-dimensional imaging of coarctation shelf in the human fetus. *Heart*. 2008;94:584-584.

19. Quarello E, Trabbia A. High-definition flow combined with spatiotemporal image correlation in the diagnosis of fetal coarctation of the aorta. *Ultrasound Obstet Gynecol*. 2009;33:365-367.

20. Anderson RH, Lenox CC, Zuberbuhler JR. The morphology of ventricular septal defects. *Perspect Pediatr Pathol*. 1984;8:235-268.

21. Moene RJ, Gittenbergerde Groot AC, Oppenheimer-Dekker A, Bartelings MM. Anatomic characteristics of ventricular septal defect associated with coarctation of the aorta. *Am J Cardiol*. 1987;59:952-955.

22. Rosenquist GC. Congenital mitral valve disease associated with coarctation of the aorta: a spectrum that includes parachute deformity of the mitral valve. *Circulation*. 1974;49:985-993.

23. Shone JD, Sellers RD, Anderson RC, Adams PJ, Lillehei CW, Edwards JE. The developmental complex of "parachute mitral valve," supravalvular ring of left atrium, subaortic stenosis, and coarctation of aorta. *Am J Cardiol*. 1963;11:714-725.

24. Berg C, Knuppel M, Geipel A, et al. Prenatal diagnosis of persistent left superior vena cava and its associated congenital anomalies. *Ultrasound Obstet Gynecol*. 2006;27:274-280.

25. Pasquini L, Fichera A, Tan T, Ho SY, Gardiner H. Left superior caval vein: a powerful indicator of fetal coarctation. *Heart*. 2005;91:539-540.

26. Greenwood RD, Rosenthal A, Parisi L, Fyler DC, Nadas AS. Extracardiac abnormalities in infants with congenital heart disease. *Pediatrics*. 1975;55:485-492.

27. Paladini D, Volpe P, Russo MG, Vassallo M, Sclavo G, Gentile M. Aortic coarctation: prognostic indicators of survival in the fetus. *Heart*. 2004;90:1348-1349.

28. Familiari A, Morlando M, Khalil A, et al. Risk factors for coarctation of the aorta on prenatal ultrasound. *Circulation*. 2017;135:772-785.

29. Contro E, Cattani L, Balducci A, et al. Prediction of neonatal coarctation of the aorta at fetal echocardiography: a scoring system. *J Matern Fetal Neonatal Med*. 2020.

30. Head CEG, Jowett VC, Sharland GK, Simpson JM. Timing of presentation and postnatal outcome of infants suspected of having coarctation of the aorta during fetal life. *Heart*. 2005;91:1070-1074.

31. Morgan CT, Mueller B, Thakur V, et al. Improving prenatal diagnosis of coarctation of the aorta. *Can J Cardiol*. 2019;35:453-461.

32. Vena F, Donarini G, Scala C, Tuo G, Paladini D. Redundancy of foramen ovale flap may mimic fetal aortic coarctation. *Ultrasound Obstet Gynecol*. 2020;56:857-863.

33. van Nisselrooij AEL, Rozendaal L, Linskens IH, et al. Postnatal outcome of fetal isolated ventricular size disproportion in the absence of aortic coarctation. *Ultrasound Obstet Gynecol*. 2018;52:593-598.

34. Franklin O, Burch M, Manning N, Sleeman K, Gould S, Archer N. Prenatal diagnosis of coarctation of the aorta improves survival and reduces morbidity. *Heart*. 2002;87:67-69.

35. Rosenthal E. Coarctation of the aorta from fetus to adult: curable condition or life long disease process? *Heart*. 2005;91:1495-1502.

36. Toro-Salazar OH, Steinberger J, Thomas W, Rocchini AP, Carpenter B, Moller JH. Long-term follow-up of patients after coarctation of the aorta repair. *Am J Cardiol*. 2002;89:541-547.

37. McCandless RT, Puchalski MD, Minich LL, Menon SC. Prenatally diagnosed coarctation: a more sinister disease? *Pediatr Cardiol*. 2012;33:1160-1164.

第 34 章
主动脉弓离断

定义、疾病谱和发病率

主动脉弓离断（interrupted aortic arch，IAA）是一种罕见的心脏畸形，约占先天性心脏病的 1%，其特点是升主动脉和降主动脉完全分离[1]。IAA 很少在胎儿期被发现，根据断端与头臂动脉的解剖位置关系，可分为 A、B、C 三种类型（图 34.1）[1]。三种类型中以 B 型最为常见，占 IAA 病例的 50% ～ 75%[1]。B 型 IAA 中有 90% 合并大的对位不良型室间隔缺损（ventricular septal defect，VSD），伴漏斗部间隔后移。A 型 IAA 的血流动力学特点类似主动脉缩窄，C 型极为罕见[1]。因此，本章主要讨论 B 型 IAA。图 34.2 为 1 例 B 型 IAA 胎儿的心脏解剖标本。

超声表现

灰阶超声

在四腔心切面，主动脉缩窄时可见心室比例明显失调，与此相反，B 型 IAA 的左心室内径通常是正常的（图 34.3A），但偶尔也会比右心室稍小（图 34.4），因此，B 型 IAA 在四腔心切面常不易被发现，除非合并明显的 VSD 时（图 34.4）[2]。五腔心切面可显示 VSD 及较细小的主动脉根部（图 34.3B，34.4B）。IAA 的主要诊断特征是三血管 – 气管切面主动脉弓连续性中断（图 34.5 ～ 34.7）[2]，该切面一个重要的超声图像特征为气管靠近或触及肺动脉，这是由中间的主动脉弓缺失造成的（图 34.5）。由于 IAA 与染色体 22q11.2 微缺失高度相关，胸腺也可能发育不良或缺如，三血管 – 气管切面显示肺动脉靠近胸骨（图 34.6，34.7）。主动脉弓长轴切面不能显示典型的"手杖样"弯曲，而是可见一条直行的主动脉发出两条分支血管——头臂动脉和左颈总动脉（图 34.8 ～ 34.10）。短轴切面和三血管 – 气管切面显示轻度扩张的肺动脉主干。图 34.10 总结了确诊 IAA 时四个灰阶切面的不同特征。

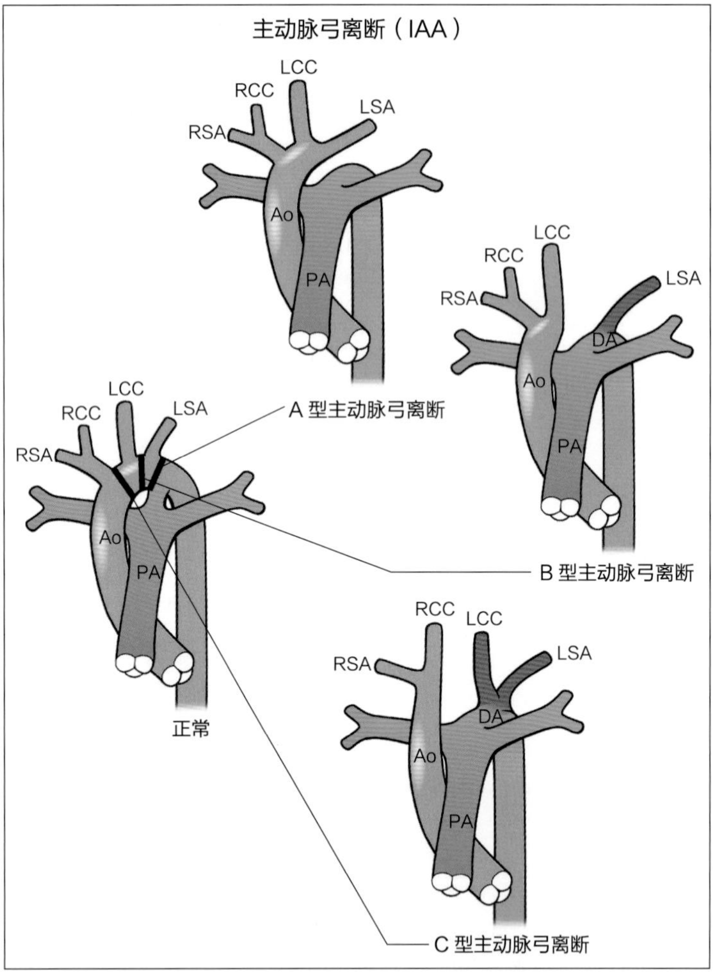

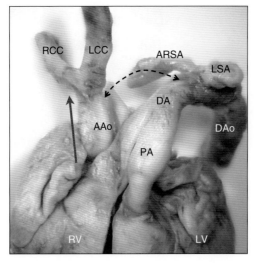

图34.1　主动脉弓离断（IAA）分类（基于主动脉弓离断的位置）。详见正文

Ao—主动脉；DA—动脉导管；LCC—左颈总动脉；LSA—左锁骨下动脉；PA—肺动脉；RCC—右颈总动脉；RSA—右锁骨下动脉

图34.2　B型主动脉弓离断（IAA）胎儿的心脏解剖标本。升主动脉（AAo）与降主动脉（DAo）之间连续性中断（虚线箭头）。右颈总动脉（RCC）和左颈总动脉（LCC）均起自升主动脉。升主动脉的典型标志是朝向颈部沿直线走行（红色箭头），这是一个重要的超声标志。左锁骨下动脉（LSA）起自动脉导管（DA）。胎儿右锁骨下动脉迷走（ARSA）起自动脉导管

LV—左心室；PA—肺动脉；RV—右心室

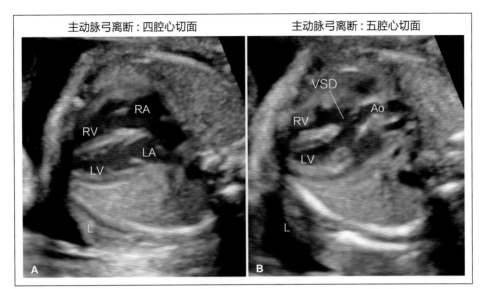

图 34.3　1 例 B 型主动脉弓离断（IAA）胎儿的四腔心切面（A）和五腔心切面（B）超声图像。A. 显示正常。B. 显示室间隔缺损（VSD）和细小的升主动脉（Ao）

L—左；LA—左心房；LV—左心室；RA—右心房；RV—右心室

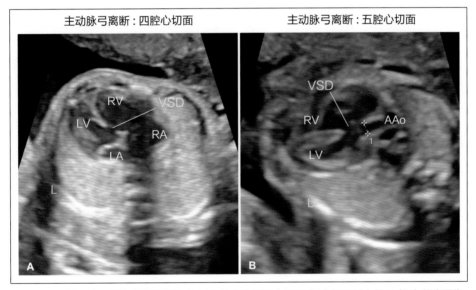

图 34.4　1 例严重 B 型主动脉弓离断（IAA）胎儿的四腔心切面（A）和五腔心切面（B）超声图像。A. 显示心室比例失调，与右心室相比，左心室狭小，类似于胎儿主动脉缩窄的表现，此外还可以看到大的室间隔缺损（VSD）。B. 显示室间隔缺损及细小的升主动脉（AAo）

L—左；LA—左心房；LV—左心室；RA—右心房；RV—右心室

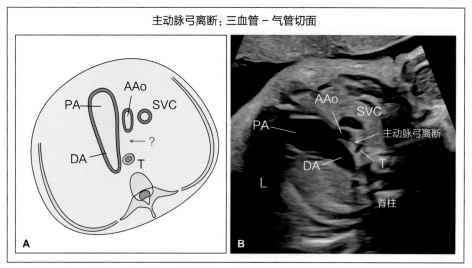

图 34.5　1 例主动脉弓离断胎儿的三血管 – 气管切面示意图（A）和相应的超声图像（B）。主动脉弓横部缺如（？），升主动脉与主动脉横部连续性中断，气管（T）靠近扩张的肺动脉（PA）和动脉导管（DA）。需要彩色多普勒和升主动脉的矢状切面超声图像明确 IAA 诊断

L—左；SVC—上腔静脉

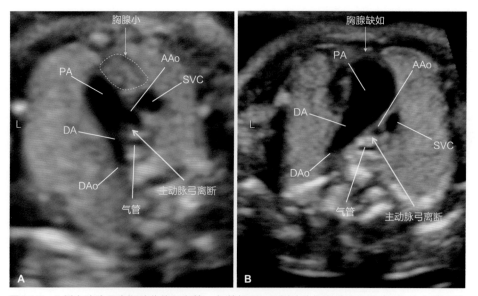

图 34.6　2 例主动脉弓离断胎儿的三血管 – 气管切面。2 例胎儿均有升主动脉（AAo）与降主动脉（DAo）连续性中断，气管靠近扩张的肺动脉（PA）和动脉导管（DA）（详见正文）。胎儿 A 胸腺小，胎儿 B 胸腺缺如。2 例胎儿均合并 22q11.2 微缺失综合征

L—左；SVC—上腔静脉

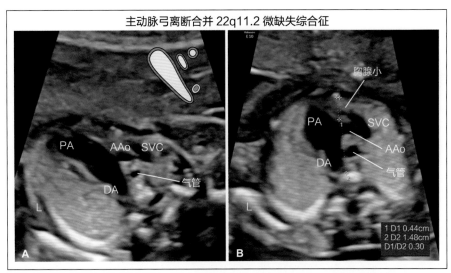

图 34.7　1 例主动脉弓离断合并 22q11.2 微缺失综合征胎儿的三血管 – 气管切面超声图像（A、B）和相应的示意图（A）。图 A 和 B 均显示升主动脉（AAo）与降主动脉连续性中断。图 B 中胸腺与胸腔内径之为比值 0.30（正常值为 0.44），提示胸腺发育不良

DA—动脉导管；L—左；PA—肺动脉；SVC—上腔静脉

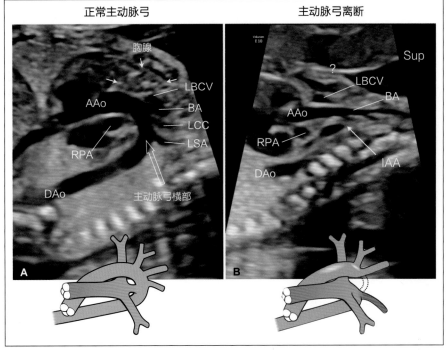

图 34.8　1 例正常胎儿（A）和 1 例 B 型主动脉弓离断胎儿（B）的主动脉弓矢状切面超声图像及示意图。图 B 显示升主动脉（AAo）直行，不能显示图 A 所示的"手杖样"弯曲形态（见图 34.2 类似病例的病理解剖标本）。另外图 A 可清晰显示主动脉弓（AoA）横部，而图 B 未能显示主动脉弓横部。正常胎儿（A）的主动脉弓前方可以显示胸腺（短箭头）和左头臂静脉（LBCV），而主动脉弓离断胎儿（B）合并 22q11.2 微缺失综合征，左头臂静脉可显示，但胸腺缺如（？）

BA—头臂动脉；DAo—降主动脉；Sup—上；LCC—左颈总动脉；LSA—左锁骨下动脉；RPA—右肺动脉

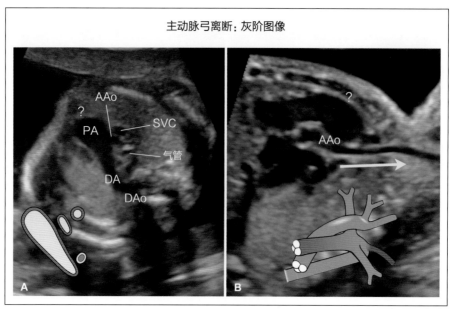

图 34.9　三血管－气管切面（A）和矢状切面（B）显示主动脉弓离断（IAA）的两个主要特征以及相应的示意图。A. 三血管－气管切面显示升主动脉（AAo）与降主动脉（DAo）和动脉导管（DA）连续性中断。B. 矢状切面显示升主动脉为直行结构，不能显示典型的"手杖样"弯曲。图 A 和 B 中肺动脉（PA）前方胸腺缺如（？）

SVC—上腔静脉

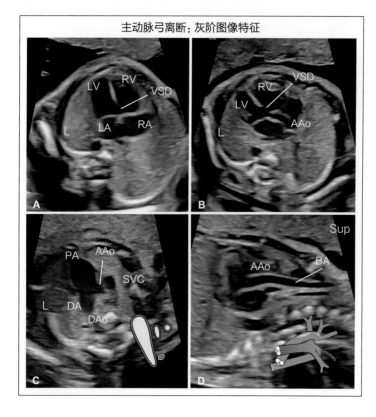

图 34.10　主动脉弓离断（IAA）胎儿的四个不同切面的灰阶图像的诊断特征。A. 四腔心切面显示一个大的室间隔缺损（VSD）。B. 五腔心切面显示大的室间隔缺损和窄小的升主动脉（AAo）。C. 三血管－气管切面显示升主动脉与降主动脉（DAo）连续性中断。D. 矢状切面显示升主动脉到头臂动脉（BA）为直行结构，不能形成"手杖样"的主动脉弓。相应的示意图见图 C 和 D

DA—动脉导管；L—左；LA—左心房；LV—左心室；PA—肺动脉；RA—右心房；RV—右心室；Sup—上；SVC—上腔静脉

彩色多普勒

在四腔心切面和五腔心切面中，彩色多普勒可显示室间隔缺损，五腔心切面无湍流通过主动脉瓣，三血管－气管切面可显示主动脉弓连续性中断（图 34.11）。长轴切面彩色多普勒可显示主动脉从心脏到颈部呈直线走行（图 34.12，34.13），以及左锁骨下动脉起自动脉导管（B 型主动脉弓离断）（图 34.12，34.13）。在三血管－气管切面中，彩色多普勒有时会显示右锁骨下动脉迷走起自导管区，走行于气管和食管后方。

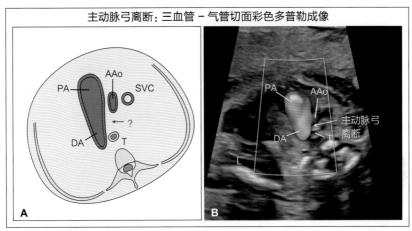

图 34.11　主动脉弓离断胎儿的三血管－气管切面彩色多普勒示意图（A）和相应的超声图像（B）显示升主动脉（AAo）与降主动脉和动脉导管（DA）连续性中断（？），以及肺动脉（PA）扩张

L—左；SVC—上腔静脉；T—气管

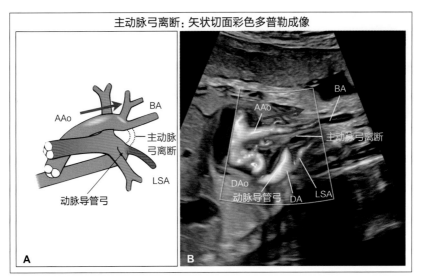

图 34.12　B 型主动脉弓离断胎儿的胸腔矢状切面示意图（A）和彩色多普勒（B）成像显示升主动脉（AAo）向头侧延伸的直行结构（红色箭头），但未显示主动脉弓横部（图 A 虚线）。图 A 为图 B 的解剖细节示意图。B 型主动脉弓离断的典型特征是升主动脉向头臂动脉（BA）直行。左锁骨下动脉 (LSA) 起自动脉导管 (DA)（见图 34.1）

Ao—主动脉；DAo—降主动脉；PA—肺动脉

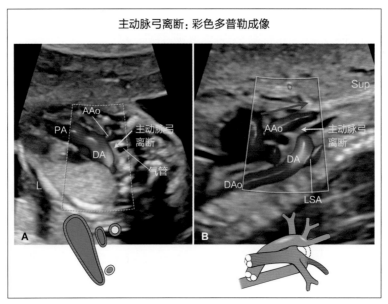

图 34.13　三血管 - 气管切面（A）和矢状切面（B）彩色多普勒显示主动脉弓离断的两个主要特征以及相应的示意图。A. 三血管 - 气管切面显示升主动脉（AAo）与降主动脉（DAo）和动脉导管（DA）连续性中断。B. 矢状切面显示升主动脉直行（红色箭头），不能显示典型的"手杖样"弯曲形态；显示左锁骨下动脉（LSA）起自动脉导管弓

L—左；PA—肺动脉；Sup—上

妊娠早期

妊娠早期诊断 IAA 是很困难的，除非三血管 - 气管切面彩色多普勒可显示主动脉弓连续性中断（图 34.14）。四腔心切面的 B 型 IAA 可无异常，且室间隔缺损不易被检出（图

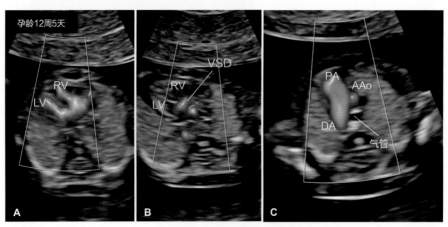

图 34.14　1 例妊娠 12 周主动脉弓离断胎儿在颈项透明层筛查时的四腔心切面（A）、五腔心切面（B）和三血管 - 气管切面（C）彩色多普勒图像。在系统检查中，图 A 显示正常，图 B 显示心室血流通过室间隔分流，怀疑室间隔缺损（VSD）。图 C 显示升主动脉（AAo）连续性中断。气管靠近动脉导管（DA）。此胎儿经侵入性检查证实为 22q11.2 微缺失综合征

LV—左心室；PA—肺动脉；RV—右心室

34.14）。遇到可疑 IAA 时，矢状切面可用于明确诊断（图 34.15），该切面显示的解剖学特征在妊娠中期和妊娠晚期一致（图 34.16）。颈项透明层增厚提示心脏畸形及合并 22q11.2 微缺失综合征的可能。

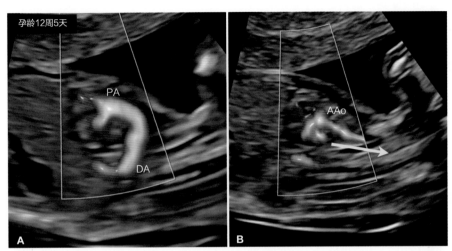

图 34.15　与图 34.14 为同一胎儿，妊娠 12 周时彩色多普勒显示主动脉弓离断。A. 显示扩张的肺动脉（PA）和动脉导管（DA）。B. 显示主动脉弓离断伴升主动脉（AAo）直行（黄色箭头），与妊娠中期超声表现相似

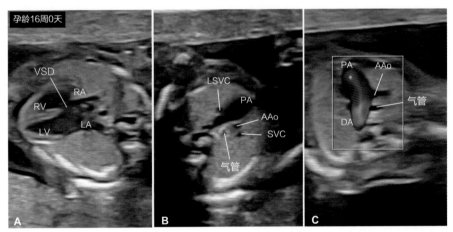

图 34.16　与图 34.14 及 34.15 为同一胎儿，妊娠 16 周时，四腔心切面灰阶图像（A）显示室间隔缺损（VSD），三血管 – 气管切面灰阶图像（B）和彩色多普勒图像（C）显示主动脉弓离断。图 B 显示左上腔静脉（LSVC）

AAo—升主动脉；DA—动脉导管；LA—左心房；LV—左心室；PA—肺动脉；RA—右心房；RV—右心室；SVC—上腔静脉

三维超声

　　三维超声结合彩色多普勒、灰阶血流成像或容积 – 渲染模式下的反转血流成像技术，可显示 B 型 IAA，离断的主动脉弓朝向颈部直线走行[3]。

合并心内和心外畸形

B 型 IAA 是一种大动脉排列关系正常的圆锥动脉干畸形，常合并漏斗部间隔后移的较大的对位不良型 VSD、右位主动脉弓和右或左锁骨下动脉迷走。其他可能合并的心脏畸形有房室间隔缺损、单心室和右室双出口。

心外畸形最常见的是 22q11.2 微缺失综合征，其在 B 型 IAA 病例中的发生率约为 50%[3-6]。大样本 22q11.2 微缺失综合征患者的系列研究显示，B 型 IAA 的发病率为 43%[7]。其他染色体异常，如特纳综合征也可伴随出现。IAA 心外畸形可与 22q11.2 微缺失综合征相关，也可无明确的相关性。

鉴别诊断

IAA 的三种亚型之间不易鉴别。由于 B 型 IAA 常伴有 VSD，所以合并 VSD 的主动脉缩窄和主动脉弓管状发育不良是主要需鉴别的心脏畸形。主动脉缩窄时心室比例失调，而 B 型 IAA 则没有，这有助于两者的鉴别。主动脉弓的形状也可用来鉴别两者。笔者的经验：缩窄的主动脉弓仍保持正常的曲度，而 IAA 的主动脉则朝向胸腔上部和颈部直行。IAA 病例直行的主动脉可能被误认为上腔静脉，但主动脉起自心脏中部，且彩色多普勒显示从心脏到颈部血管的前向血流有助于两者的区分。在评估主动脉弓长轴切面时，检查者需要非常细心，因为 IAA 患者的头臂动脉（如左锁骨下动脉）（图 34.13）可起自动脉导管弓，易被误认为"正常的主动脉弓"。

预后与转归

与主动脉缩窄相似，产前诊断为 IAA 的胎儿应在能够立即进行新生儿心脏监护抢救的三级医疗中心分娩。分娩后应立即开始注射前列腺素，以维持动脉导管的开放。治疗方法是在适当时机利用主肺动脉及同种移植行外科手术重建主动脉弓[1]。预后与 IAA 最常合并的 22q11.2 微缺失综合征有关。一项单中心研究回顾了进行双心室循环修复手术的 177 例 IAA 儿童的转归情况后，根据患者的合并畸形，将其分为简单组和复杂组，中位随访时间为 11.5 年，总的早期死亡率为 11.9%，晚期死亡人数为 5 人。简单组的早期死亡率为 3.2%，而复杂组则为 24.1%。与简单组（9%）相比，主动脉弓的再手术在复杂组（20%）更常见[8]。

总之，短期转归和长期转归基本相同，但伴有其他心内或心外畸形的病例预后较差[9]。

诊断方法

图 34.17 列出了怀疑胎儿 IAA 的诊断方法。

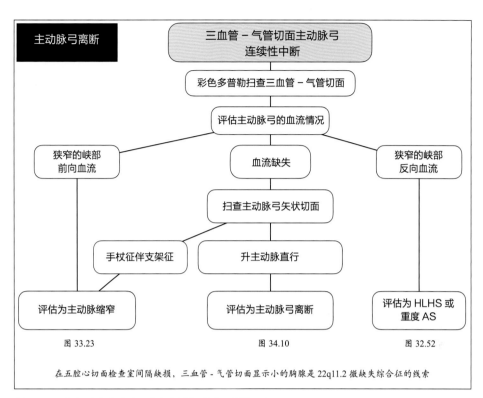

图 34.17 怀疑胎儿主动脉弓离断的诊断方法。详见正文
AS—主动脉狭窄；HLHS—左心发育不良综合征

要点 主动脉弓离断

■ IAA 的主要特点是升主动脉和降主动脉完全分离。

■ IAA 分为 A 型、B 型和 C 型三型。

■ B 型 IAA 最为常见，约占 IAA 的 55%。

■ B 型 IAA 中 90% 的病例合并 VSD。

■ B 型 IAA 的四腔心切面一般正常。

■ 诊断的主要特征是三血管－气管切面的主动脉弓连续性中断。

■ 由于中间的主动脉弓缺失，三血管－气管切面显示气管靠近或触及肺动脉。

■ B 型 IAA 的主动脉弓长轴切面显示主动脉向颈部直行，发出两条分支——头臂动脉和左颈总动脉。

■ B 型 IAA 伴发的心外畸形主要是 22q11.2 微缺失综合征，发生率约为 50%。

（解丽梅）

参考文献

1. Riggs KW, Anderson RH, Spicer D, Morales DL. Coarctation and interrupted aortic arch. In: Wernovsky G, Anderson RH, Kumar K, Mussatto KA, Redington AN, Tweddell JS, eds. *Anderson's Pediatric Cardiology*. Elsevier; 2019:843-864.

2. Hirano Y, Masuyama H, Hayata K, Eto E, Nobumoto E, Hiramatsu Y. Prenatal diagnosis of interrupted aortic arch: usefulness of three-vessel and four-chamber views. *Acta Med Okayama.* 2016;70:485-491.

3. Volpe P, Tuo G, De Robertis V, et al. Fetal interrupted aortic arch: 2D-4D echocardiography, associations and outcome. *Ultrasound Obstet Gynecol.* 2010;35:302-309.

4. Chaoui R, Kalache KD, Heling KS, Tennstedt C, Bommer C, Korner H. Absent or hypoplastic thymus on ultrasound: a marker for dele-tion 22q11.2 in fetal cardiac defects. *Ultrasound Obstet Gynecol.* 2002;20:546-552.

5. Chaoui R, Heling KS, Sarut Lopez A, Thiel G, Karl K. The thymicthoracic ratio in fetal heart defects: a simple way to identify fetuses at high risk for microdeletion 22q11.2. *Ultrasound Obstet Gynecol.* 2011;37:397-403.

6. Volpe P, Marasini M, Caruso G, Gentile M. Prenatal diagnosis of interruption of the aortic arch and its association with deletion of chromo-some 22q11.2. *Ultrasound Obstet Gynecol.* 2002;20:327-331.

7. Van Mierop LH, Kutsche LM. Cardiovascular anomalies in DiGeorge syndrome and importance of neural crest as a possible pathogenetic factor. *Am J Cardiol.* 1986;58:133-137.

8. Andrianova EI, Naimo PS, Fricke TA, et al. Outcomes of interrupted aortic arch repair in children with biventricular circulation. *Ann Thorac Surg.* 2021;111:2050-2058.

9. Axt-Fliedner R, Kawecki A, Enzensberger C, et al. Fetal and neonatal diagnosis of interrupted aortic arch: associations and outcomes. *Fetal Diagn Ther.* 2011;30:299-305.

第 35 章
共同动脉干

定义、疾病谱和发病率

　　共同动脉干（common arterial trunk，CAT）是一种圆锥动脉干畸形，该畸形表现为仅有一个流出道起自心脏，并由其供应体循环、冠状动脉循环及肺循环[1]（图 35.1，35.2）。CAT 也被称为动脉干、大动脉共干和主－肺动脉干。由于圆锥间隔缺损，该畸形常合并一个大的室间隔缺损[2]。流出道的正常发育需要经历两个胚胎学过程：原始圆锥动脉干从右心室（right ventricle，RV）上方延伸并对位到室间隔上；圆锥动脉干分隔成两个腔，同时进行旋转，形成右侧发自右心室的肺动脉和左侧发自左心室的主动脉。圆锥动脉干在室间隔上对位失败会导致右室双出口（double outlet right ventricle，DORV），而分隔失败会形成 CAT[3]（见第 3 章）。CAT 疾病谱较宽，其分型主要与左、右肺动脉的解剖起源有关，左、右肺动脉可能起源于肺动脉干，也可能是 CAT 或降主动脉的直接分支（图 35.2）。其

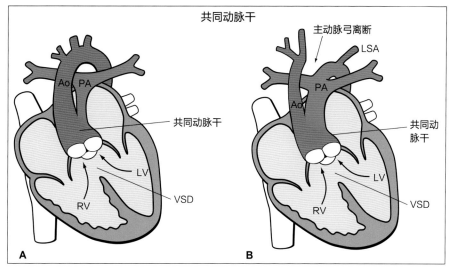

图 35.1　共同动脉干 A1 型（A）和 A4 型（B）示意图
Ao—主动脉；LSA—左锁骨下动脉；LV—左心室；PA—肺动脉；RV—右心室；VSD—室间隔缺损

中一种分型方法由 Collett 和 Edwards 提出，根据肺动脉的解剖起源将 CAT 分为 4 种类型[4]：Ⅰ型，肺动脉干较短，起自 CAT，之后分为左、右肺动脉（图 35.2）；Ⅱ型、Ⅲ型，左、右肺动脉作为单独的分支分别起自 CAT，二者在解剖学上可以很接近（Ⅱ型），也可以有一定距离（Ⅲ型）；Ⅳ型，肺动脉起自主动脉弓或降主动脉，现在被重新归类为室间隔缺损型肺动脉闭锁（见第 29 章），而不再归为 CAT。另一种分型方法由 Van Praagh[5] 提出，将 CAT 分为 A1 型至 A4 型（图 35.2）。在这种分型中，A1 型与 Collett 和 Edwards 分型[4] 中的Ⅰ型相似；A2 型包含了Ⅱ型和Ⅲ型；A3 型是指一支肺动脉起自 CAT，对侧肺由动脉导管或侧支循环供血；A4 型指主动脉弓异常，包括完全离断。

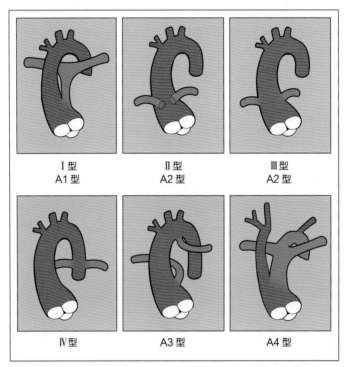

图 35.2　CAT 分型示意图；Collett 和 Edwards[4] 将 CAT 分为Ⅰ型、Ⅱ型、Ⅲ型和Ⅳ型。Van Praagh[5] 将 CAT 分为 A1、A2、A3 和 A4 型。Collett 和 Edwards 的Ⅰ型对应 Van Praagh 的 A1 型。Collett 和 Edwards 的Ⅱ型和Ⅲ型对应 Van Praagh 的 A2 型。Collett 和 Edwards 的Ⅳ型现在被归类为室间隔缺损型肺动脉闭锁。详见正文

　　从解剖学上讲，大多数 CAT 的根部很粗大，起源于双心室（骑跨室间隔缺损）。然而，多达 1/3 病例的 CAT，其根部似乎完全起自右心室，这可能是原始动脉干的重新对位失败造成的，少数病例 CAT 完全起自左心室。CAT 瓣膜通常发育不良、增厚，与二尖瓣呈纤维连续。大约 69% 的 CAT 病例的瓣膜有三个瓣叶（三叶瓣），22% 的病例有四个瓣叶（四叶瓣），9% 的病例有两个瓣叶（二叶瓣），一叶、五叶或更多瓣叶者非常罕见[6]。CAT 胎儿中最常见的两种类型为Ⅰ型 / A1 型和 A4 型。图 35.3 显示了 CAT Ⅰ型病例的解剖标本。

CAT 在 先 天 性 心 脏 病（congenital heart disease, CHD）新生儿中的发病率为 1.6%[7]，据报道约占新生儿的 1.07/10 000[8]，常见于母亲有糖尿病的胎儿[9]。CAT 在男孩和女孩中的发病率相同，偶尔在胎儿中也有报道。与染色体异常有关，最常见的是 22q11.2 微缺失综合征[10]。

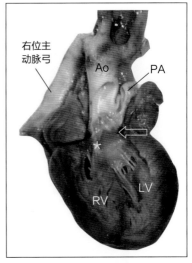

图 35.3 CAT I 型（A1 型）病例的解剖标本（见图 35.1A）。切开 CAT（箭头），可见瓣膜发育不良，并分出肺动脉（PA）和主动脉（Ao）。动脉导管缺如合并右位主动脉弓。星号表示室间隔缺损
LV—左心室；RV—右心室

超声表现

灰阶超声

CAT 的四腔心切面可正常，除非室间隔缺损很大才探及。此外，CAT 病例中常见心脏左旋或右位主动脉弓，这些畸形均会导致四腔心切面显示异常。诊断的最佳方法是在五腔心切面显示对位不良性室间隔缺损合并一条骑跨的大血管，并且未能检测到从右心室发出的带有瓣膜的独立肺动脉（图 35.4B）。当图像显示肺动脉主干（或其分支）直接起自骑跨的大血管时，通常可明确诊断为 CAT（图 35.4 ~ 35.8）。在五腔心切面中，CAT 的根部较粗大，瓣叶较厚（发育不良），活动受限

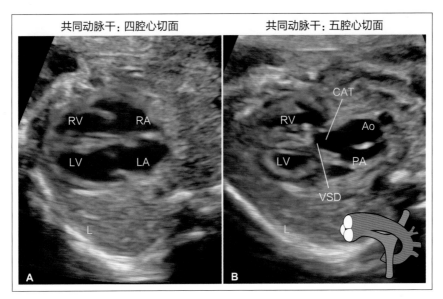

图 35.4 CAT 胎儿的横向四腔心切面（A）和五腔心切面（B）超声图像。图 B 显示 CAT 骑跨于室间隔缺损（VSD）上，并显示了主动脉（Ao）和主肺动脉（PA）的起源。图 B 显示主肺动脉的起源，提示 CAT I 型（A1 型）
L—左；LA—左心房；LV 左心室；RA—右心房；RV—右心室

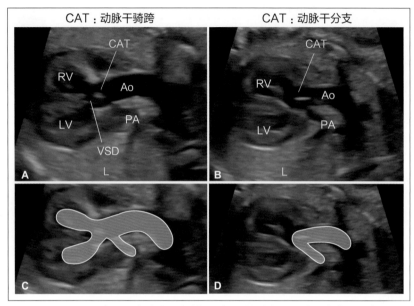

图 35.5 CAT Ⅰ型（A1型）胎儿五腔心切面水平的轴向切面超声图像（A、B）及其下方的示意图（C、D）。图 A 显示了骑跨室间隔缺损（VSD）的动脉干。图 B 是在图 A 基础上略微倾斜的切面，更清楚地显示了 CAT 分出的粗大的主动脉（Ao）和细小的肺动脉（PA）

L—左；LV—左心室；RV—右心室

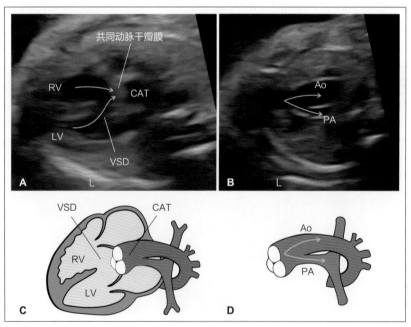

图 35.6 CAT Ⅰ型（A1型）胎儿胸腔的右轴平面超声图像（A、B）及其下方的示意图（C、D）。图 A 显示了骑跨的动脉干（箭头），室间隔缺损（VSD）和增厚、发育不良的 CAT 瓣膜。图 B 是朝向三血管切面的一个向头侧略微倾斜的切面，更清楚地显示了 CAT 分出的粗大主动脉（Ao）和细小肺动脉（PA）

L—左；LV—左心室；RV—右心室

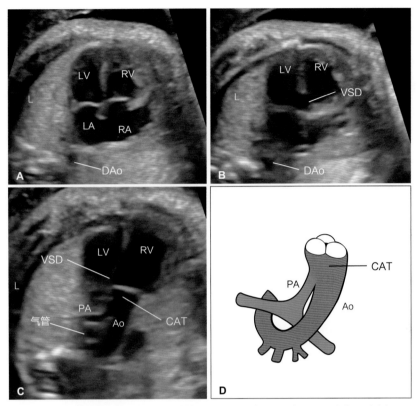

图 35.7　1 例妊娠 32 周 CAT 胎儿的心脏超声图像（心尖观）。A. 正常的四腔心切面，降主动脉（DAo）位于脊柱右侧，提示右位主动脉弓。B. 探头在切面 A 基础上轻微倾斜，图中显示一个较大的室间隔缺损（VSD）。C. 五腔心切面，显示一条粗大的血管（CAT）主要起自右心室 (RV) 并骑跨于 VSD 上，显示 CAT 分出扩张的主动脉（Ao）和细小的肺动脉（PA），并显示主动脉走行在气管的右侧。D. 图 C 的示意图。可与图 35.13 和 35.14 彩色多普勒成像进行对比

L—左；LA—左心房；LV—左心室；RA—右心房

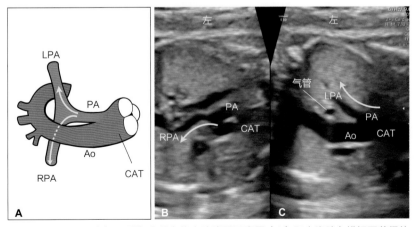

图 35.8　CAT Ⅰ型（A1 型）合并右位主动脉弓示意图（A）和由胸腔左横切面获得的超声图像（B、C）。图 B 显示主肺动脉（PA）和右肺动脉（RPA）。图 C 显示主肺动脉、左肺动脉（LPA）和右位主动脉弓（Ao）。如图所示，通常需要在胸腔获得多个平面，以显示 CAT 的 RPA 和 LPA

（图 35.9）。短轴切面可以显示瓣叶数量异常（图 35.10）。五腔心切面还可显示较短的主肺动脉起源于大的共同动脉干并向左侧走行，可确定诊断 CAT（Ⅰ型 / A1 型），并将该异常与法洛四联症（TOF）区分开。在 Collett 和 Edwards 分型中，CAT Ⅰ型的主动脉较粗大而主肺动脉狭窄；CAT Ⅱ型和Ⅲ型没有主肺动脉干，左、右肺动脉从共同动脉干的后方（Ⅱ型）或侧面（Ⅲ型）发出。产前鉴别 CAT 的类型较困难且结果不可靠，尤其是在妊娠中期[11]。然而，通过检查大动脉内径的大小（图 35.11）和走行，从 CAT Van Praagh 分型中鉴别 A4 型并与主动脉弓离断鉴别是可行的。三血管 – 气管切面仅显示一条扩张的大血管，即主动脉弓，非常有助于诊断（第 9 章），因为超过 50% 的病例存在动脉导管不发育（图 35.8）且当存在主动脉弓离断时主动脉峡部缺乏连续性（图 35.11B）。在 70% 的病例中，三血管 – 气管切面显示主动脉弓位于气管左侧，30% 位于气管右侧，为右位主动脉弓。三血管 – 气管切面还可以显示主动脉弓横部和前胸壁之间的胸腺，约 1/3 的病例胸腺偏小或缺如，这可能是 22q11.2 微缺失综合征的征象（图 35.12）[10,12,13]。

彩色多普勒

彩色多普勒对 CAT 的诊断是有帮助的，但不是必需的。彩色多普勒有助于显示通过 VSD 的分流和骑跨于 VSD 上的 CAT 内的花色高速血流（图 35.13，35.14）。彩色多普勒

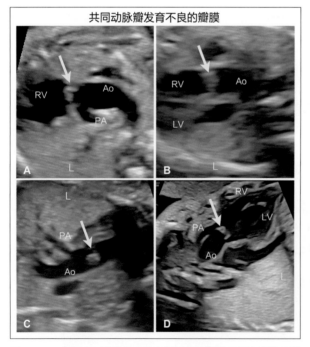

图 35.9　4 例 CAT 胎儿的五腔心切面水平横切面超声图像和增厚、发育不良的共同动脉干瓣膜（黄色箭头）。胎儿 A、C 和 D 可见 CAT 分出肺动脉（PA）和主动脉（Ao）

L—左；LV—左心室；RV—右心室

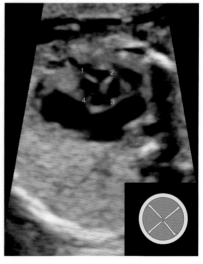

图 35.10　CAT 瓣膜短轴切面图像和相应的示意图，显示了四叶瓣（4 个瓣叶）（编号 1 ~ 4）

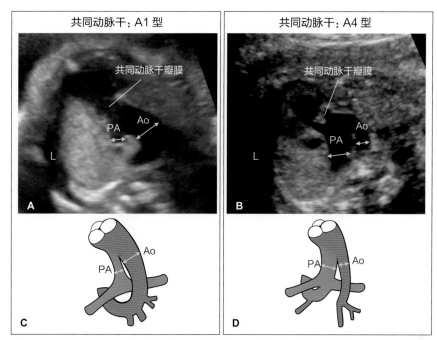

图 35.11　2 例 CAT 胎儿的超声图像（A、B）及下方的示意图（C、D）。A. 较常见的 A1 型，显示扩张的主动脉（Ao）、细小的肺动脉（PA）以及动脉导管缺如。B. A4 型，显示粗大的 PA 和细小的 Ao，伴有主动脉弓离断
L—左

也有助于评估动脉干瓣膜是否存在发育不良，以及清晰显示舒张期的瓣膜反流和收缩期的混叠血流（图 35.15）。频谱多普勒还可显示全舒张期的反流，当发育不良的瓣膜合并狭窄时可显示收缩期高速血流（图 35.16）。骑跨的血管出现瓣膜反流有助于 CAT 与其他圆锥动脉干畸形的鉴别，如 TOF，即使在妊娠早期这也是有意义的（图 35.17）。CAT 的左、右肺动脉的起源和走行通常难以显示，彩色多普勒在这方面有一定帮助（图 35.18，35.19）。另外，通过彩色多普勒识别肺动脉的分支，然后再追溯到其在 CAT 的起源，也是一种有用的方法。

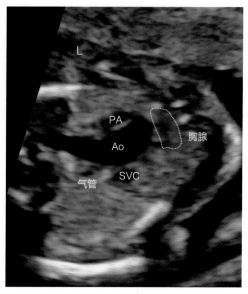

图 35.12　CAT 胎儿的三血管 - 气管切面显示细小的肺动脉（PA）和粗大的主动脉弓（Ao）。胸腺发育不良是胎儿 22q11.2 微缺失综合征的一种表现
L—左；SVC—上腔静脉

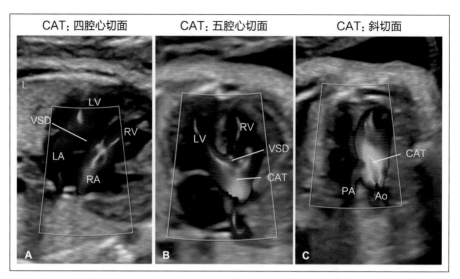

图 35.13　1 例妊娠 32 周 CAT 胎儿的心尖切面彩色多普勒图像。A. 舒张期四腔心切面显示通过一个较大的室间隔缺损（VSD）的分流信号。B. 收缩期五腔心切面显示粗大、骑跨的血管（CAT）起自右心室（RV）的比例略多于左心室（LV）。C. 在五腔心切面基础上略微倾斜得到的斜切面，显示了 CAT 分出一条粗大的主动脉（Ao）和其左侧一条细小的肺动脉（PA）。图 C 显示的彩色混叠，归因于 CAT 的高速血流和通过发育不良的动脉干瓣膜的异常血流。请与图 35.7 灰阶图像进行对照

L—左；LA—左心房；RA—右心房

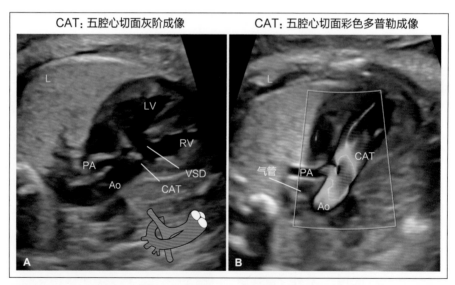

图 35.14　CAT 胎儿的心尖五腔心切面灰阶（A）和彩色多普勒（B）图像。图 A 显示一个较大的室间隔缺损（VSD），骑跨的 CAT 分出肺动脉（PA）和主动脉（Ao）。图 A 显示 CAT 瓣膜增厚。图 B 显示血流在收缩期进入 CAT，之后进入由其发出的主动脉和肺动脉。图 B 有彩色混叠，这是 CAT 常见的超声表现。图 A 显示右位主动脉弓，图 B 显示主动脉走行于气管右侧

L—左；LV—左心室；RV—右心室

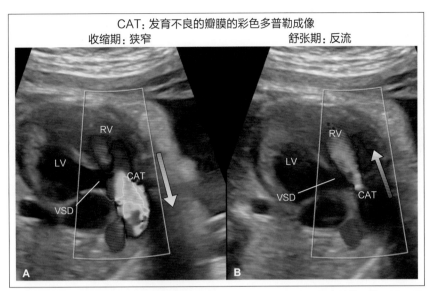

图 35.15　1 例 CAT 胎儿的五腔心切面收缩期 (A) 和舒张期 (B) 彩色多普勒图像。图 A 显示通过共同动脉干瓣膜的血流信号混叠（蓝色箭头）。图 B 显示血液反流（红色箭头），提示瓣叶发育不良。请与图 35.16 的频谱多普勒图像进行比较

LV—左心室；RV—右心室；VSD—室间隔缺损

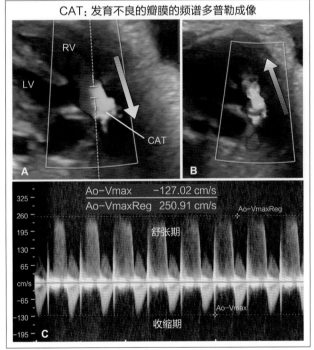

图 35.16　1 例 CAT 胎儿的共同动脉干瓣膜的五腔心切面收缩期 (A)、舒张期 (B) 彩色多普勒和频谱多普勒 (C) 图像。图 A 显示通过共同动脉干瓣膜的血流混叠；图 B 显示重度反流（红色箭头）；图 C 显示全舒张期共同动脉干瓣膜重度反流，血流速度达到 250 cm/s。图 C 也显示共同动脉干瓣膜狭窄，收缩期峰值速度达到 127 cm/s

Ao-Vmax—主动脉反流最大流速；Ao-VmaxReg—主动脉前向最大流速；LV—左心室；RV—右心室

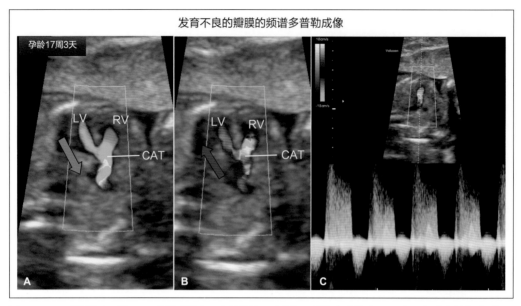

图 35.17　1 例妊娠 17 周 CAT 伴瓣叶发育不良胎儿的五腔心切面彩色多普勒（A、B）和频谱多普勒（C）图像。显示前向血流（A）进入骑跨的共同动脉干（蓝色），反流（红色）进入右心室（RV）和左心室（LV）。图 A、B 也显示共同动脉干内的彩色混叠。图 C 证实存在严重的全舒张期反流

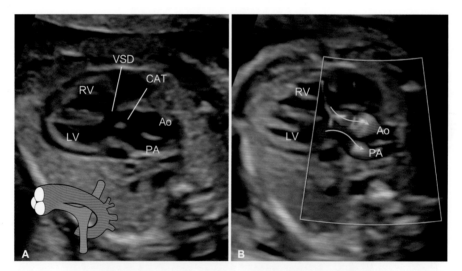

图 35.18　1 例 CAT 胎儿的五腔心切面灰阶（A）和彩色多普勒（B）图像以及图 A 的示意图。图 A 显示了骑跨的共同动脉干和室间隔缺损（VSD），以及共同动脉干发出主动脉（Ao）和肺动脉（PA）。图 B 彩色多普勒显示血流从右心室（RV）和左心室（LV）进入 Ao 和 PA（箭头）

妊娠早期

　　妊娠早期末和妊娠中期初可诊断 CAT[14,15]，但是，在妊娠早期，这类先天性心脏病常常会被漏诊[16]。心轴异常是妊娠早期提示圆锥动脉干畸形的一个线索[17]。妊娠早期诊断CAT 的线索还包括五腔心切面显示一条粗大、骑跨的血管并且三血管切面仅显示一条大血

管（图 35.20，35.21）。妊娠早期彩色多普勒有助于 CAT 的诊断（图 35.20，35.21）。动脉干的瓣膜反流（如果存在）有助于区分 CAT 和其他心脏畸形。妊娠早期很难显示小的主肺动脉干的起源或肺动脉分支。

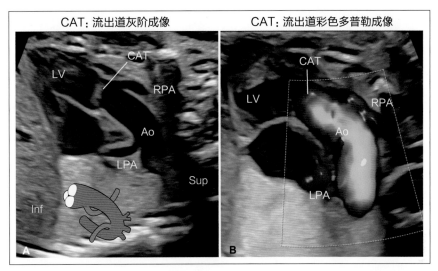

图 35.19　1 例 A3 型 CAT 胎儿的斜向左室流出道切面的灰阶 (A) 和彩色多普勒 (B) 图像（参见图 35.2 示意图）。图 A 显示一条粗大并骑跨的 CAT 发出右肺动脉 (RPA) 和主动脉 (Ao)，并在右肺动脉更远端发出左肺动脉 (LPA)。此外，还显示共同动脉干瓣膜增厚。图 B 显示血液在收缩期进入 CAT，之后进入主动脉、右肺动脉、左肺动脉分支
Inf—下；LV—左心室；Sup—上

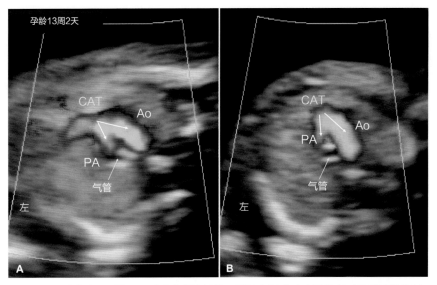

图 35.20　1 例妊娠 13 周 CAT 胎儿的超声图像，显示 CAT 分出主动脉 (Ao) 和肺动脉 (PA)，以及主动脉弓走行于气管右侧，形成右位主动脉弓

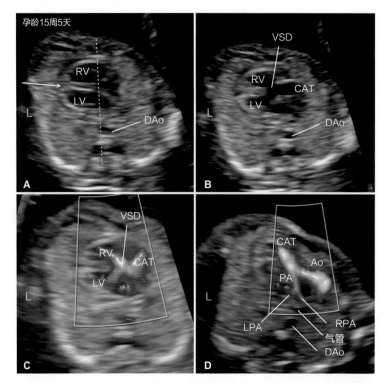

图35.21　1例CAT胎儿在妊娠13周时怀疑CAT，妊娠15周时通过经阴道超声确诊（如图所示）。A. 四腔心切面显示左位心（黄色箭头）和右侧的降主动脉（DAo）。B. 五腔心切面显示室间隔缺损（VSD）和一条骑跨的粗大血管，即CAT。C. 彩色多普勒显示穿过VSD的分流。D. 图像显示CAT分出主动脉（Ao）和肺动脉（PA），肺动脉发出右肺动脉（RPA）和左肺动脉（LPA），以及主动脉弓走行于气管右侧，为右位主动脉弓

L—左；LV—左心室；RV—右心室

三维超声

超声断层成像可以同时显示CAT在不同平面上的解剖特征[18]。已证实三维成像和重建，尤其是能量多普勒、反转模式和灰阶血流成像，有助于识别CAT的分支（图35.22，35.23）[14,19]及Ⅱ型、Ⅲ型的细小肺动脉分支。

合并心内和心外畸形

CAT常伴有其他心脏畸形，以VSD最常见。50%的病例存在动脉导管缺如，而存在动脉导管的患者，大约2/3在出生后仍会保持动脉导管开放[20]。主动脉弓异常在CAT中很常见，右位主动脉弓占21%～36%，主动脉弓离断占15%，主动脉弓发育不良或双主动脉弓罕见[10,20,21]。有研究报道，在主动脉弓一侧的肺动脉缺如病例中，单侧肺动脉缺如的比例高达16%[22]。超过1/3的CAT病例存在冠状动脉起源异常，这些信息关系到手术方案的制订[23]。动脉干的瓣膜发育不良伴功能不全是常见的并发症。大约12%的病例存在左上腔静脉（left superior vena cava，LSVC），左头臂静脉位于主动脉后方也是一种相关

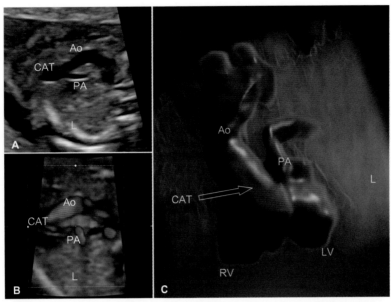

图 35.22　CAT 胎儿的灰阶 (A)、彩色多普勒 (B) 和单色三维能量多普勒重建 (C) 图像。A、B. CAT 发出主动脉 (Ao) 和肺动脉 (PA)。C. CAT 的前面观，显示左心室 (LV)、右心室 (RV)、骑跨的 CAT 及其发出的主动脉 (Ao) 和肺动脉 (PA) 的空间排列。这例胎儿的右肺动脉起源于升主动脉，未在此图中显示
L—左

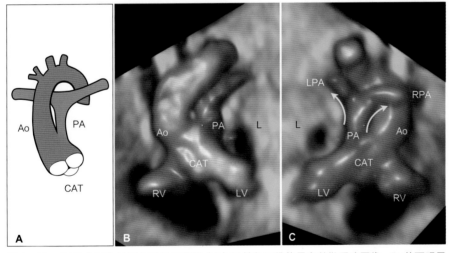

图 35.23　CAT A1 型（Ⅰ型）胎儿示意图（A）及单色三维能量多普勒重建图像。B. 前面观显示左心室 (LV)、右心室 (RV)、骑跨的 CAT 及其发出的主动脉 (Ao) 和肺动脉 (PA) 的空间排列。C. 后面观显示短的主肺动脉起源于共同动脉干，并发出左肺动脉（LPA）和右肺动脉（RPA）
L—左

的解剖变异，也可见于 CAT。其他心脏畸形罕见，如房室间隔缺损（atrioventricular septal defect，AVSD）、单心室、三尖瓣闭锁伴 VSD 等。

　　高达 40% 的 CAT 病例合并心外畸形，通常无特异性[10]。染色体异常也很常见，当诊断为 CAT 时，应进行微阵列 CGH 染色体分析（见第 2 章）。大约 4.5% 的病例存在染色体数目异常，包括 21- 三体综合征、18- 三体综合征，13- 三体综合征和染色体三倍体。据

报道 30% ~ 40% 的病例存在 22q11.2 微缺失综合征 [10,12,19,24]。CAT 和 DORV 是母亲患有糖尿病的胎儿常见的心脏畸形 [9]。

鉴别诊断

CAT 需与两种心脏畸形进行鉴别诊断，即 TOF 和室间隔缺损型肺动脉闭锁 (pulmonary atresia with VSD，PA-VSD)，因为两者均存在 VSD 和主动脉骑跨 [19]。彩色多普勒有助于准确鉴别胎儿的这些畸形。主动脉和肺动脉共同起源于一条粗大、骑跨的血管是正确诊断 CAT 的关键。容易发现的征象之一是骑跨血管的瓣膜发育不良并伴有关闭不全，这是 CAT 的典型超声表现，TOF 或其他畸形没有此种表现（表 35.1）。鉴别 CAT 和 PA-VSD 的另一个重要征象是频谱多普勒成像在肺动脉分支内显示搏动血流，这一特征存在于 CAT 中，而在 PA-VSD 中的肺侧支循环中通常不存在。表 35.1 总结了 CAT 和 TOF 的主要鉴别特征。临床上将 CAT 误诊为 TOF 或 PA-VSD 的情况并不少见 [10,25-27]。

表 35.1　Ⅰ型 CAT 和 TOF 合并肺动脉狭窄的鉴别特征

特征	Ⅰ型 CAT	TOF 合并肺动脉狭窄
对位不良型室间隔缺损和主动脉骑跨	有	有
主动脉根部内径	明显扩张	正常到扩张
肺动脉干	起源于共同动脉干 无肺动脉干从心室发出	狭窄，单独起源于心室，有明显开放的肺动脉瓣
动脉导管	>50% 没有	狭窄，前向血流
主动脉瓣 / 共同动脉干瓣膜	1 ~ 6 个瓣叶 常发育不良伴关闭不全	主动脉瓣正常 无反流
染色体异常	30% ~ 40% 存在 22q11.2 微缺失，4% ~ 5% 存在其他三体	10% ~ 15% 存在 22q11.2 微缺失，30% 存在其他三体
产后孤立性病例的预后	好 肺动脉管道需要再次手术	非常好

预后与转归

CAT 胎儿的产前随访很重要，特别是当该畸形合并动脉干瓣膜狭窄并关闭不全或其他心内畸形时，会增加胎儿发生心力衰竭、水肿和死亡的风险。来自三个研究的数据显示，86 例 CAT 胎儿中有 37% 的病例终止妊娠，除终止妊娠及宫内死亡的病例外，矫正手术后的存活率为 58%，总存活率为 32%，远低于儿科研究报道的数据 [10,26]。产前诊断出的 CAT 大多选择终止妊娠。胎儿期诊断与早期畸形修复相关，但未显示可提高新生儿的总体存活率 [26]。

在未进行矫正手术的情况下 [4]，患儿很少能活过婴儿期，新生儿的预后与其合并的畸形有关。在出生后 8 周内完成手术修复，是最佳的治疗选择。手术包括以下三个部分：①修补 VSD；②从动脉干根部分离肺动脉；③通过人工管道将肺动脉重新连接到右心室。一般来说，由于患儿年龄的增长，需要进一步手术替换之前的肺动脉管道。

一项研究调查了 1979—2014 年进行矫正手术的 171 例 CAT 患者，结果显示 1979—2004 年的 1 年死亡率为 18%，2005—2014 年为 11%，30 年的存活率为 74%[28]。尽管存活率有了很大提高，但需要再次手术的比例仍然很高，主要有右室流出道重建（75%）、共同动脉干瓣膜修复 / 置换（11%）和主动脉梗阻缓解（4.3%）[28]。根据单中心首次手术后的经验，在 CAT 病例中，频繁的再手术似乎并不会显著影响长期存活率，首次手术后 10 年的实际存活率为 97%，20 年和 40 年的实际存活率为 93%[29]。经过 12 ～ 40 年的随访，最近的研究表明大多数患者属于纽约心脏协会（New York Heart Association，NYHA）功能分级的一级（73%）和二级（24%）[29]。

尽管手术对 CAT 有改善效果，但 CAT 病例出生后的死亡率仍然很高，特别是合并共同动脉干瓣膜、主动脉弓或肺动脉分支有显著病理改变时[30]。一项单中心研究报道，1990—2014 年，153 名患有 CAT 并行手术矫正的新生儿，2000 年后活到 1 岁的存活率从 54% 提高到 85%[30]。然而，复杂型 CAT（与简单型比较）手术后的存活率仍然较低（复杂型与简单型分别为 76%和 95%）。在存活 1 年以上的新生儿中，手术或导管介入的再干预率很高，约为 82%[30]。

诊断方法

图 35.24 列出了怀疑胎儿 CAT 或主动脉骑跨的诊断方法。

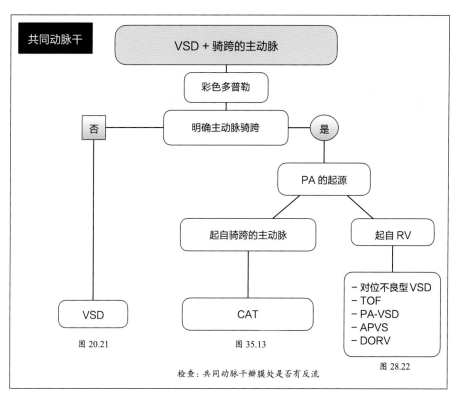

图 35.24　怀疑胎儿 CAT 或主动脉骑跨的诊断方法
APVS—肺动脉瓣缺如综合征；DORV—右室双出口；PA—肺动脉；PA-VSD—室间隔缺损型肺动脉闭锁；RV—右心室；TOF—法洛四联症；VSD—室间隔缺损

要点 共同动脉干（CAT）

- CAT 的特征是单一的动脉干起源于心底，并分出体循环、冠状动脉循环和肺循环分支。
- CAT 通常合并较大的室间隔缺损。
- 根据肺动脉的解剖学起源，CAT 可分为 4 种类型。
- CAT 的根部较宽，在大多数情况下从双侧心室发出。
- 多达 1/3 的 CAT 病例根部似乎完全起自右心室，少数病例完全起自左心室。
- 约 69% 的 CAT 瓣膜有 3 个瓣叶（三叶瓣），22% 的病例有 4 个瓣叶（四叶瓣），9% 的病例有 2 个瓣叶（二叶瓣），有 1 个瓣叶、5 个瓣叶或更多瓣叶的病例非常罕见。
- 胎儿中最常见的两种 CAT 类型是 I 型 /A1 型和 A4 型。
- CAT 胎儿的四腔心切面通常表现正常。
- 根据肺动脉干（或动脉）直接起源于骑跨的大血管可以明确诊断。
- 三血管 – 气管切面只显示一条大血管，即主动脉弓。
- 50% 的 CAT 病例存在动脉导管缺如。胎儿期存在动脉导管的患者，约 2/3 在出生后仍会保持动脉导管开放。
- CAT 常合并主动脉弓异常，右位主动脉弓占 21% ～ 36%，主动脉弓离断占 15%，主动脉弓发育不良或双主动脉弓少见。
- 高达 40% 的 CAT 病例合并心外畸形。
- 约 4.5% 的 CAT 病例存在染色体数目异常。
- 据报道，30% ～ 40% 的 CAT 病例存在 22q11.2 微缺失综合征。
- 在 CAT 病例中，产前诊断的病例预后比产后诊断的预后更差。

（马 宁）

参考文献

1. Penny DJ, Spicer D, Anderson RH. Common arterial trunk. In: Wernovsky G, Anderson RH, Kumar K, Mussatto KA, Redington AN, Tweddell JS, eds. *Anderson's Pediatric Cardiology*. Elsevier; 2019:741-754.
2. Cabalka AK, Edwards WD, Dearani JA. Truncus arteriosus. In: Allen HD, Shaddy RE, Penny DJ, Feltes TF, Cetta F, eds. *Moss & Adams' Heart Disease in Infants, Children, and Adolescents, Including the Fetus and Young Adult*. Lippincott Williams & Wilkins; 2016:1053-1064.
3. Van Mierop LH, Patterson DF, Schnarr WR. Pathogenesis of persistent truncus arteriosus in light of observations made in a dog embryo with the anomaly. *Am J Cardiol*. 1978;41:755-762.
4. Collett RW, Edwards JE. Persistent truncus arteriosus; a classification according to anatomic types. *Surg Clin North Am*. 1949;29:1245-1270.
5. Van Praagh R, Van Praagh S. The anatomy of common aorticopulmo-nary trunk (truncus arteriosus communis) and its embryologic implications. A study of 57 necropsy cases. *Am J Cardiol*. 1965;16:406-425.
6. Fuglestad SJ, Puga FJ, Danielson GK, Edwards WD. Surgical pathology of the truncal valve: a study of 12 cases. *Am J Cardiovasc Pathol*. 1988;2:39-47.

7. Ferencz C, Rubin JD, Loffredo CA, Magee CA. *Epidemiology of Congenital Heart Disease. The Baltimore-Washington Infant Study 1981-1989.* Futura Publishing Company; 1993.

8. Hoffman JIE, Kaplan S. The incidence of congenital heart disease. *J Am Coll Cardiol.* 2002;39:1890-1900.

9. Ferencz C, Rubin JD, McCarter RJ, Clark EB. Maternal diabetes and cardiovascular malformations: predominance of double outlet right ventricle and truncus arteriosus. *Teratology.* 1990;41:319-326.

10. Volpe P, Paladini D, Marasini M, et al. Common arterial trunk in the fetus: characteristics, associations, and outcome in a multicentre series of 23 cases. *Heart.* 2003;89:1437-1441.

11. Mühler MR, Rake A, Schwabe M, et al. Truncus arteriosus communis in a midtrimester fetus: comparison of prenatal ultrasound and MRI with postmortem MRI and autopsy. *Eur Radiol.* 2004;14:2120-2124.

12. Chaoui R, Kalache KD, Heling KS, Tennstedt C, Bommer C, Korner H. Absent or hypoplastic thymus on ultrasound: a marker for deletion 22q11.2 in fetal cardiac defects. *Ultrasound Obstet Gynecol.* 2002;20:546-552.

13. Chaoui R, Heling KS, Sarut Lopez A, Thiel G, Karl K. The thymic-thoracic ratio in fetal heart defects: a simple way to identify fetuses at high risk for microdeletion 22q11. *Ultrasound Obstet Gynecol.* 2011;37:397-403.

14. AboEllail MAM, Kanenishi K, Tenkumo C, Kawanishi K, Kaji T, Hata T. Diagnosis of truncus arteriosus in first trimester of pregnancy using transvaginal four-dimensional color Doppler ultrasound. *Ultrasound Obstet Gynecol.* 2015;45:759-760.

15. Yang S-H, Li X-Q, Yang Z-J, Tian X-X, Wei H-W. Persistent truncus arteriosus with absent semilunar valve in first trimester. *J Med Ultrason* (2001). 2019;46:273-275.

16. Minnella GP, Crupano FM, Syngelaki A, Zidere V, Akolekar R, Nicolaides KH. Diagnosis of major heart defects by routine first-trimester ultrasound examination: association with increased nuchal trans-lucency, tricuspid regurgitation and abnormal flow in ductus venosus. *Ultrasound Obstet Gynecol.* 2020;55:637-644.

17. Sinkovskaya ES, Chaoui R, Karl K, Andreeva E, Zhuchenko L, Abuhamad AZ. Fetal cardiac axis and congenital heart defects in early gesta-tion. *Obstet Gynecol.* 2015;125:453-460.

18. Paladini D, Vassallo M, Sglavo G, Lapadula C, Martinelli P. The role of spatiotemporal image correlation (STIC) with tomographic ultrasound imaging (TUI) in the sequential analysis of fetal congenital heart dis-ease. *Ultrasound Obstet Gynecol.* 2006;27:555-561.

19. Gómez O, Soveral I, Bennasar M, et al. Accuracy of fetal echocardiography in the differential diagnosis between truncus arteriosus and pulmonary atresia with ventricular septal defect. *Fetal Diagn Ther.* 2016;39:90-99.

20. Butto F, Lucas RVJ, Edwards JE. Persistent truncus arteriosus: pathologic anatomy in 54 cases. *Pediatr Cardiol.* 1986;7:95-101.

21. Nath PH, Zollikofer C, Castaneda-Zuniga W, Formanek A, Amplatz K. Persistent truncus arteriosis associated with interruption of the aortic arch. *Br J Radiol.* 1980;53:853-859.

22. Mair DD, Ritter DG, Davis GD, Wallace RB, Danielson GK, McGoon DC. Selection of patients with truncus arteriosus for surgical correction; ana-tomic and hemodynamic considerations. *Circulation.* 1974;49:144-151.

23. Shrivastava S, Edwards JE. Coronary arterial origin in persistent truncus arteriosus. *Circulation.* 1977;55:551-554.

24. Boudjemline Y, Fermont L, Le Bidois J, Lyonnet S, Sidi D, Bonnet D. Prevalence of 22q11 deletion in fetuses with conotruncal cardiac defects: a 6-year prospective study. *J Pediatr.* 2001;138:520-524.

25. Sivanandam S, Glickstein J, Printz B, et al. Prenatal diagnosis of conotruncal malformations: diagnostic accuracy, outcome, chro-mosomal abnormalities, and extracardiac anomalies. *Am J Perinatol.* 2006;23:241-246.

26. Swanson TM, Selamet Tierney ES, Tworetzky W, Pigula F, McElhinney DB. Truncus arteriosus: diagnostic accuracy, outcomes, and impact of prenatal diagnosis. *Pediatr Cardiol.* 2008;30:256-261.

27. Tometzki AJ, Suda K, Kohl T, Kovalchin JP, Silverman NH. Accuracy of prenatal echocardiographic diagnosis and prognosis of fetuses with conotruncal anomalies. *J Am Coll Cardiol.* 1999;33:1696-1701.

28. Naimo PS, Fricke TA, Yong MS, et al. Outcomes of truncus arteriosus repair in children: 35 years of experience from a single institution. *Semin Thorac Cardiovasc Surg.* 2016;28:500-511.

29. Asagai S, Inai K, Shinohara T, et al. Long-term outcomes after truncus arteriosus repair: a single-center experience for more than 40 years. *Congenit Heart Dis.* 2016;11:672-677.

30. Morgan CT, Tang A, Fan C-P, et al. Contemporary outcomes and factors associated with mortality after a fetal or postnatal diagnosis of common arterial trunk. *Can J Cardiol.* 2019;35:446-452.

第 36 章
右室双出口

定义、疾病谱和发病率

右室双出口（double-outlet right ventricle, DORV）是一类主动脉和肺动脉均大部分起源于形态学右心室的复杂心脏畸形（图 36.1）。先天性心脏病外科学命名和数据库研究项目扩展了关于 DORV 的共识，将"DORV"定义为一类心室 – 动脉的连接异常，表现为两条大血管完全或大部分起源于右心室[1]。当主动脉和肺动脉的 50% 及以上起自右心室且主动脉与二尖瓣的连续性消失时，即可诊断为 DORV。主动脉和肺动脉的空间位置关系具有多样性，共有 4 种解剖学类型[2]：主动脉可位于肺动脉的右后方、右前方、左前方或右外侧（表 36.1）。DORV 并发的室间隔缺损共有 4 种解剖学类型：主动脉下型、肺动脉下型、主动脉 – 肺动脉下型（也称双动脉下型）以及远离两条动脉的无关型（图 36.2，表 36.2）。存在肺动脉或主动脉梗阻（较少见）使 DORV 的表现类型更为复杂。由于室间隔缺损的位置在胎儿超声心动图检查中难以确定，因此很难在产前对 DORV 的亚型进行准确诊断。胚胎学上认为 DORV 是大动脉下圆锥旋转异常使得主动脉、肺动脉起源于右心室所致。

DORV 在先天性心脏病患儿中占 1% ~ 1.5%，在活产儿中约占 0.09‰[3]，其发病率无性别差异。DORV 在胎儿中更为常见，据报道在先天性心脏病胎儿中高达 6%。有研

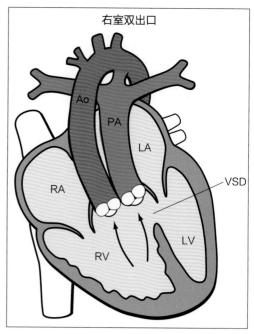

图 36.1　DORV 伴肺动脉下室间隔缺损（VSD）示意图。详见正文

Ao—主动脉；LA—左心房；LV—左心室；PA—肺动脉；RA—右心房；RV—右心室

究将胎儿 DORV 作为单独的异常或归类于圆锥动脉干畸形[4-9]。孕妇患有糖尿病会增加胎儿 DORV 的发病风险[10]。图 36.3 描述了两种类型 DORV 的解剖学标本。

表 36.1　半月瓣水平 DORV 中大动脉的解剖学关系

DORV 中大动脉间的解剖学关系	说明
主动脉位于肺动脉右侧 （并排型 DORV）	DORV 中最常见的类型 主动脉位于肺动脉右侧 VSD 位于主动脉下方，最常见
主动脉位于肺动脉右前方 （大动脉右转位型 DORV）	DORV 中第二常见的类型 VSD 位于主动脉或肺动脉下方 Taussig-Bing 亚型的 DORV
主动脉位于肺动脉右后方 （法洛四联症型 DORV）	DORV 中的罕见类型 大动脉关系正常
主动脉位于肺动脉左前方 （大动脉左转位型 DORV）	DORV 中的罕见类型 主动脉走行于胸腔左侧 VSD 位于主动脉或肺动脉下方

注：VSD—室间隔缺损。

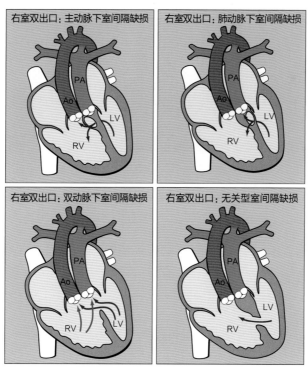

图 36.2　DORV 中室间隔缺损与大动脉的相对位置关系示意图。
详见正文
Ao—主动脉；LV—左心室；PA—肺动脉；RV—右心室

表 36.2　DORV 中室间隔缺损（VSD）的解剖位置分型

VSD 的解剖位置	说明
主动脉下型	VSD 与主动脉瓣的距离近于肺动脉瓣 最常见的类型
肺动脉下型	VSD 与肺动脉瓣的距离近于主动脉瓣 典型的嵴上型 第二常见的类型
主动脉 - 肺动脉下型（双动脉下型）	VSD 较大 VSD 紧邻两个半月瓣 罕见的类型
远离型（无关型）	VSD 距两个半月瓣均较远且无关

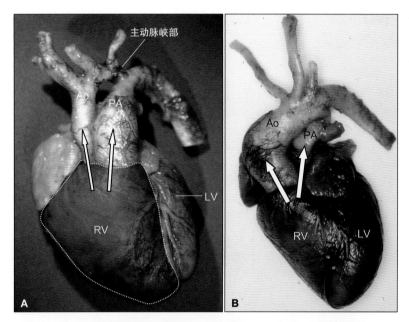

图 36.3　DORV 胎儿的心脏解剖标本。A. 两条大动脉均起源于右心室（RV）（箭头）。主动脉（Ao）并行于肺动脉（PA）的右侧。主动脉狭窄伴有峡部缩窄。左心室（LV）小于右心室（虚线区域）。B. 主动脉位于肺动脉（PA）右前方，呈右转位（箭头）。扩张的主动脉和细小的肺动脉符合 DORV 合并肺动脉狭窄/闭锁的诊断

超声表现

灰阶超声

　　灰阶超声诊断 DORV 的主要目的包括检查心室 - 动脉连接异常，明确大血管的解剖关系，合并室间隔缺损时，应尽可能描述其位置。DORV 的四腔心切面在妊娠早期和中期通常是正常的，偶尔可在此切面看到较大的室间隔缺损。随着孕龄的增加，左心室可逐渐变小，四腔心切面在妊娠晚期会出现异常。

　　DORV 可合并房室瓣畸形（如二尖瓣闭锁、房室间隔缺损和心室双入口）。如果存在这些畸形，四腔心切面可能会出现异常。五腔心切面可显示的异常主要有室间隔缺损、主动脉内侧壁与室间隔连续性中断，以及两条大动脉均起源于靠前的心腔（右心室）。报告中应尽可能描述室间隔缺损的位置及其与大动脉间的解剖学关系。在五腔心切面及三血管-气管切面之间旋转探头，可显示并列走行的大动脉（图 36.4B，36.5 ～ 36.7）。即使主动脉位于肺动脉的右后方（表 36.1），两者依然可呈现平行关系[11]。DORV 是否存在流出道梗阻最好通过两支大血管的内径差异来评估，而不是用多普勒血流来测量（图 36.5C）。

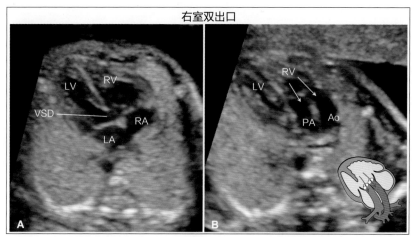

图 36.4　1 例妊娠 23 周 DORV 胎儿的四腔心切面(A)和流出道切面(B)示意图。A. 显示左心室（LV）比右心室（RV）稍小，室间隔缺损（VSD）较大。B. 显示主动脉（Ao）与肺动脉（PA）并列走行，同时显示两支大血管都起源于右心室。胎儿的 Ao 和 PA 大小正常，Ao 位于 PA 的右前方
LA—左心房；RA—右心房

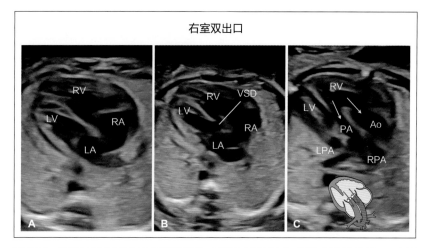

图 36.5　诊断 DORV 的三个代表性切面：四腔心切面（A）、五腔心切面（B）、三血管切面及其示意图(C)。A. DORV 在该切面常显示正常。B. 显示室间隔缺损（VSD）。C. 显示主动脉（Ao）和肺动脉（PA）起源于右心室，其中肺动脉较细，提示肺动脉狭窄
LA—左心房；LPA—左肺动脉；LV—左心室；RA—右心房；RPA—右肺动脉；RV—右心室

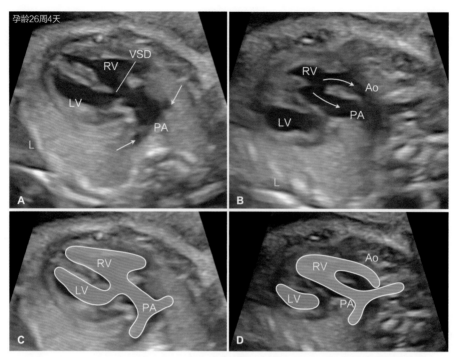

图 36.6　1 例妊娠 26 周 DORV 胎儿的五腔心切面（A）和上纵隔斜切面（B）超声图像及相应的示意图（C、D）。A. 显示室间隔缺损（VSD）以及向上延伸的一条血管。血管向上分出两支（箭头），证实其为肺动脉（PA）。B. 显示主动脉（Ao）和肺动脉起源于右心室（RV）

L—左；LA—左心房；LV—左心室

DORV 中肺动脉闭锁或狭窄（图 36.5C）比主动脉闭锁或缩窄更常见。三血管 - 气管切面有助于检出右位主动脉弓。在某些 DORV 类型中，大动脉位置异常会导致三血管 - 气管切面中仅显示一条大动脉。旋转探头获得斜切面时可以显示两条大血管均起源于右心室，肺动脉走行于主动脉下方。

彩色多普勒

彩色多普勒可显示从左心室到右心室的单向分流，以及从右心室到主动脉和肺动脉的血流（图 36.8 ～ 36.11）。彩色多普勒可通过血流束的内径显示管腔狭窄或闭锁（图 36.12），以及相应血管中的湍流和反向血流（图 36.13，36.14）。彩色多普勒和三血管 -

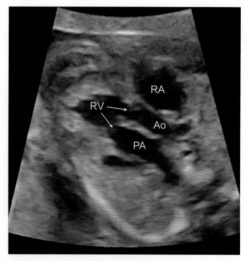

图 36.7　1 例 DORV 胎儿的五腔心切面和三血管切面之间的斜横切面超声图像。主动脉（Ao）和肺动脉（PA）起源于右心室（RV）（箭头），Ao 在 PA 右侧与 PA 并列走行

RA—右心房

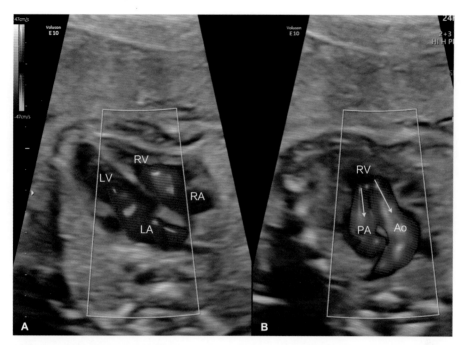

图 36.8　DORV 胎儿的舒张期四腔心切面（A）和收缩期流出道切面（B）彩色多普勒图像。A. 正常四腔心切面显示右心室（RV）和左心室（LV）血流量相等。此病例中，室间隔缺损仅在五腔心切面可见（图中未显示）。B. 主动脉（Ao）和肺动脉（PA）均起源于右心室（箭头），血流均等

LA—左心房；RA—右心房

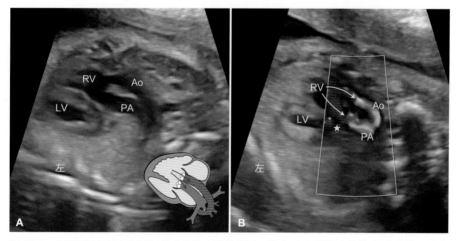

图 36.9　1 例妊娠 24 周 DORV 胎儿的流出道斜切面二维（A）和彩色多普勒（B）图像。注意左心室（LV）比右心室（RV）小，这种情况常见于妊娠晚期。主动脉（Ao）和肺动脉（PA）均起源于右心室，呈并列走行。图 B 中星形为室间隔缺损，血流从左心室通过室间隔缺损流至右心室

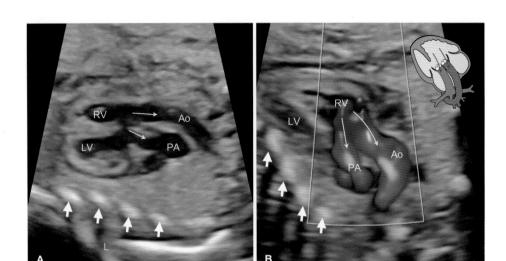

图36.10　1例妊娠25周胎儿流出道斜切面二维（A）和彩色多普勒（B）图像显示DORV。主动脉（Ao）和肺动脉（PA）均起源于右心室（RV），且均为明显的前向血流

L—左；LV—左心室

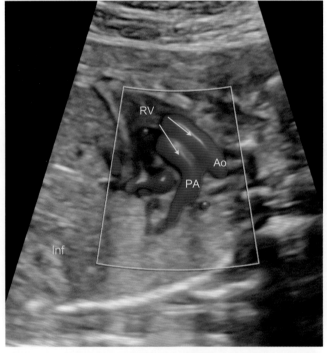

图36.11　1例DORV胎儿的胸腔和上腹部矢状斜切面彩色多普勒图像。主动脉（Ao）和肺动脉（PA）内径相等，均起源于右心室（RV）（箭头），两者呈并列走行

Inf—下

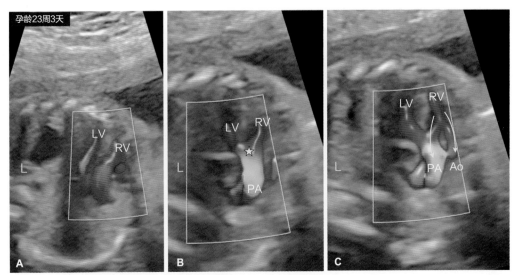

图 36.12　1 例妊娠 23 周 DORV 合并主动脉缩窄胎儿的四腔心切面（A）、五腔心切面（B）和上纵隔斜切面（C）彩色多普勒图像。A. 显示舒张期心室大小不一致，左心室（LV）偏小。B. 显示室间隔缺损（星形）和肺动脉（PA）骑跨。C. 显示主动脉（Ao）和 PA 均起源于右心室（RV）（箭头）。注意，主动脉移行为升主动脉处狭窄，这是主动脉缩窄的诊断线索

L—左

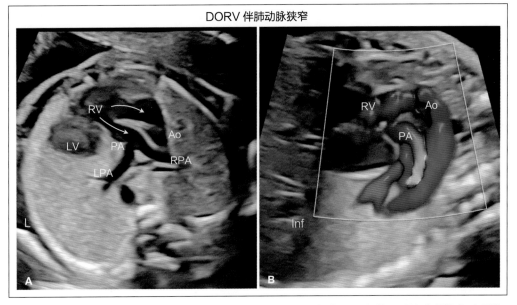

图 36.13　1 例 DORV 合并严重肺动脉狭窄胎儿的三血管切面二维（A）和胸腔斜切面彩色多普勒（B）图像。主动脉（Ao）和肺动脉（PA）均起源于右心室（RV）（箭头），Ao 内径比 PA 大。Ao 内为前向血流（蓝色），PA 内为反向血流（红色），提示 PA 严重狭窄或闭锁

Inf—下；L—左；LPA—左肺动脉；LV—左心室；RPA—右肺动脉

气管切面仅显示一条大动脉，故可以更好地确定大动脉的解剖学关系异常（图36.15）。需要指出的是，三血管－气管切面仅显示一条大动脉的情况也见于大动脉转位（见第37章）。旋转探头的方向可以显示并列走行的两条大动脉（图36.15B）。

妊娠早期

妊娠早期（妊娠11～14周）进行超声扫查时，在四腔心切面或三血管－气管切面发现血管内径异常或单根大血管可诊断DORV（图36.16）。存在颈项透明层增厚或更常见的心轴异常时[12]需对胎儿进行更全面的解剖评估，从

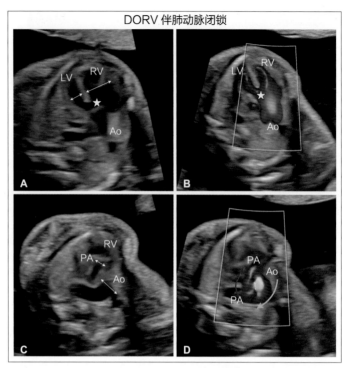

图 36.14　1例妊娠23周18–三体综合征胎儿的超声图像，显示DORV伴肺动脉闭锁。A. 五腔心切面灰阶图像显示心室不均衡，与右心室（RV）相比，左心室（LV）狭窄，图中可见室间隔缺损（星形），主动脉（Ao）骑跨并大部分起源于右心室。B. 彩色多普勒图像显示RV的血液更多地流向骑跨的Ao，Ao内径增宽。C. 三血管－气管切面灰阶图像显示肺动脉（PA）发育不良。D. 三血管－气管切面彩色多普勒显示Ao内前向血流（蓝色箭头），PA内反向血流（红色箭头）

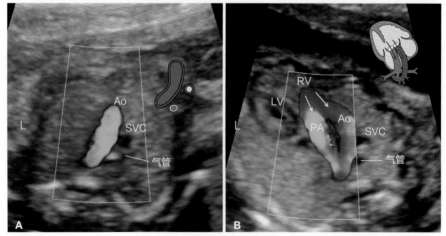

图 36.15　1例DORV胎儿的三血管－气管切面（A）和胸腔斜切面（B）彩色多普勒图像。三血管－气管切面（A）显示单支血管。通常，三血管－气管切面仅显示单一大动脉血管见于大血管排列异常，例如，大动脉转位或DORV，其原因是肺动脉（PA）位于主动脉（Ao）后下方，因此三血管－气管切面（A）无法显示肺动脉，而胸腔斜切面（B）既可显示肺动脉，还可显示主动脉和肺动脉均起源于右心室（RV）（箭头）

L—左；LV—左心室；SVC—上腔静脉

而发现 DORV 及相关的心外异常。然而，单纯依靠正常的四腔心切面很难诊断 DORV。三血管 – 气管切面可显示单一大血管的可疑征象，斜切面可显示并列走行的主动脉与肺动脉共同起源于右心室（图 36.17，36.18）。

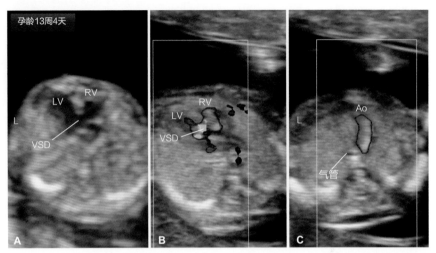

图 36.16　高分辨率腹部线阵探头显示 1 例妊娠 13 周 DORV 胎儿四腔心切面的二维（A）和彩色多普勒图像（B）及三血管 – 气管切面的彩色多普勒图像（C）。图 A 和 B 清晰地显示了室间隔缺损（VSD）。三血管 – 气管切面（C）仅显示主动脉（Ao）一支血管（位于肺动脉前方）。本病例中，主动脉走行于气管右侧，提示右位主动脉弓

L—左；LV—左心室；RV—右心室

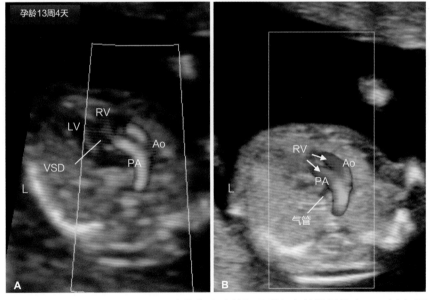

图 36.17　1 例妊娠 13 周 DORV 胎儿的胸腔斜切面彩色多普勒图像（A、B）（与图 36.16 为同一胎儿），可见室间隔缺损（VSD），主动脉（Ao）和肺动脉（PA）均起源于右心室（RV）（A、B）。主动脉弓和动脉导管均位于气管右侧（A、B），提示存在右位主动脉弓和右位动脉导管

L—左；LV—左心室

三维超声

三维超声可以与断层成像同时使用，在一个平面上显示 DORV 的各种超声特征[13]。三维渲染成像，可选用表面模式、透明模式、反转模式或彩色模式，来显示大动脉的空间排列类型（图 36.19 ～ 36.21）。妊娠期通过三维超声纵向计算左心室容积可能是一个有趣的应用。三维超声的使用有助于增强解剖结构的可视性，包括 VSD 的位置（图 36.20）及其与房室瓣和大血管的解剖位置

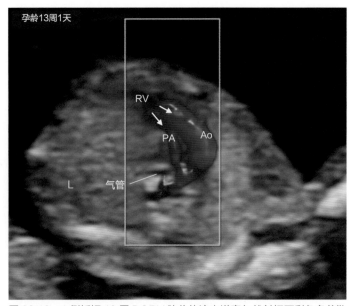

图 36.18　1 例妊娠 13 周 DORV 胎儿的流出道旁矢状斜切面彩色多普勒图像。主动脉（Ao）和肺动脉（PA）均起源于右心室（RV），肺动脉较主动脉狭窄。同时可见两条动脉均走行于气管右侧，形成右位主动脉弓和右位动脉导管。本病例同时合并右房异构和内脏异位（未显示）

L—左

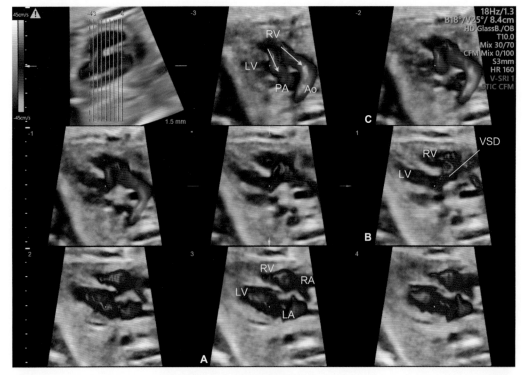

图 36.19　1 例 DORV 胎儿的三维超声彩色多普勒断层扫描成像。A. 右心室（RV）和左心室（LV）充盈。B. 室间隔缺损（VSD）及典型的左向右分流（B）。C. 主动脉（Ao）和肺动脉（PA）均起源于右心室（箭头）

LA—左心房；RA—右心房

关系[14]。事实上，将三维 / 四维技术应用到传统的二维胎儿超声心动图中，对胎儿 DORV 的诊断准确性和产后手术入路的预测很有帮助。在一项对 22 例 DORV 胎儿的回顾性研究中，三维 / 四维超声与二维超声相比，产后的影像学解剖变异和手术路径预测的一致性更好[15]。

合并心内和心外畸形

DORV 常合并各种心脏结构异常，其中最常见的是肺动脉狭窄，发生率约为 70%[16]。据报道，DORV 会在房室瓣水平、房间隔水平、室间隔水平和大血管水平合并多种畸形，

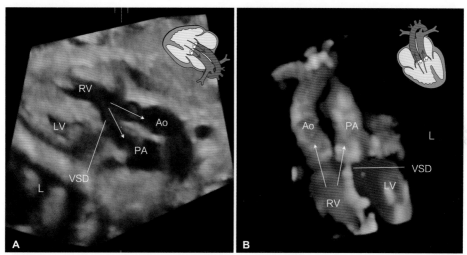

图 36.20　1 例 DORV 胎儿的三维超声透明模式（A）和反转模式（B）图像。主动脉（Ao）和肺动脉（PA）平行起源于右心室（箭头）。室间隔缺损（VSD）为肺动脉下型，连接较小的左心室（LV）与较大的右心室（RV）

L—左

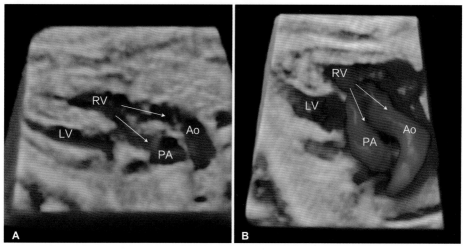

图 36.21　三维超声表面模式（A）和玻璃体模式（B）图像显示 DORV 胎儿的主动脉（Ao）和肺动脉（PA）均起源于右心室（RV）

LV—左心室

包括二尖瓣闭锁、二尖瓣前叶裂、房间隔缺损、房室间隔缺损、主动脉瓣下狭窄、主动脉缩窄、右位主动脉弓、左上腔静脉、肺静脉异位引流等。左心室发育不良的程度主要取决于左心室梗阻的程度。DORV 可能是左侧或右侧异构的一部分，这会增加相关静脉畸形的风险 [17]。在异构综合征中，DORV 可能合并不均衡型房室间隔缺损或肺动脉梗阻型心室双入口。DORV 也可见于合并心室转位的复杂畸形，即右心室在左侧。

DORV 也常合并心外畸形，但无器官系统特异性 [18]。在 DORV 胎儿中，染色体异常占 12% ~ 40%，主要包括 18- 三体综合征、13- 三体综合征及 22q11.2 微缺失综合征 [19,20]。DORV 合并房室瓣畸形时，染色体数目异常的风险会增加。DORV 合并圆锥动脉干畸形时，染色体 22q11.2 微缺失的风险增加。一项纳入 46 例 DORV 胎儿的单中心回顾性研究分析了相关畸形和产后转归情况 [20,21]，DORV 合并心脏畸形、心外畸形及染色体或遗传综合征异常的占比分别为 91%、67% 和 29%[21]。

鉴别诊断

DORV 主要需与法洛四联症和大动脉转位相鉴别，其预后和外科治疗方法主要取决于病变的解剖学特征，而不是固定的术语或分类。此外，也需要与共同动脉干相鉴别，尤其是 DORV 合并单侧流出道发育不良时。由于在大部分 DORV 病例中，大血管为并列走行，故大动脉转位是最常见的需鉴别的疾病 [11]。

当发现合并大动脉并列走行的复杂畸形时，笔者更倾向于用术语大动脉错位而不是转位来描述。

预后与转归

DORV 胎儿在产前通常无异常表现，除非合并房室瓣发育不全或左房异构伴心脏传导阻滞，这些都可能导致胎儿心力衰竭、水肿和宫内死亡。DORV 胎儿出生后的结局很大程度上取决于是否合并其他畸形及其严重程度。单纯 DORV 患者进行手术干预的预后良好。如果存在并发症，则 DORV 胎儿的总体预后通常较差，并与产前检出的心外畸形、染色体异常及内脏异构相关。据报道，孕妇产前选择终止妊娠的概率为 31% ~ 55%，胎儿存活率为 30% ~ 60%[18,22]。表 36.3 列出了与 DORV 胎儿预后不良相关的常见心脏畸形。

由于手术方式的改进和术后管理经验的积累，DORV 新生儿的存活率有了显著提高。不论在产前还是产后诊断的患儿中，活产患儿的 1 年存活率约为 85%[23]。数据表明，新生儿期手术死亡率为 4% ~ 8%[24]，DORV 伴主动脉下室间隔缺损的长期随访率超过 90% [25]。肺动脉下室间隔缺损和主动脉缩窄与术后预后不良相关 [23]。在最近一项纳入 46 例 DORV 胎儿的单中心回顾性研究中，平均随访时间为 32 个月，治疗后存活率约为 86%，约 60% 的患儿进行了单心室矫治 [21]。

表 36.3　DORV 胎儿的心脏解剖学表现及其对预后的影响

心脏征象	预后良好	预后不佳
主动脉弓	正常主动脉弓	主动脉弓管状发育不良
肺动脉	肺动脉通畅	肺动脉闭锁
心室	心室腔大小正常	左心室发育不全
		单心室
房室瓣解剖结构	房室瓣形态正常	二尖瓣闭锁
		房室间隔缺损
内脏位置	心房正位	心房不定位

诊断方法

图 36.22 列出了怀疑胎儿右室双出口（DORV）的诊断方法。

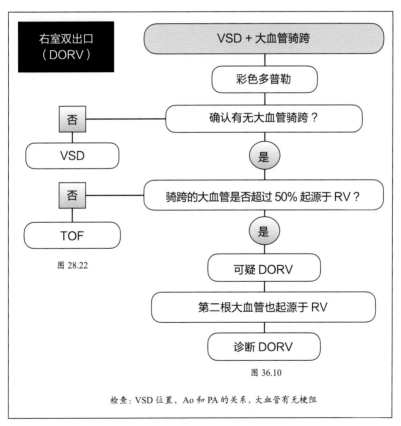

图 36.22　怀疑胎儿右室双出口（DORV）的诊断方法。详情请参阅正文
Ao—主动脉；PA—肺动脉；RV—右心室；TOF—法洛四联症；VSD—室间隔缺损

要点　右室双出口（DORV）

- DORV 是一种心室与大动脉连接异常的疾病，表现为两支大血管完全或大部分起源于右心室。
- DORV 可分为几种亚型，其区别点在于大动脉的空间位置关系、室间隔缺损的位置以及有无流出道梗阻。
- 正文已经描述了 DORV 中主动脉与肺动脉的四种空间位置关系和 VSD 的四个解剖学位置。
- 在妊娠期内的前 6 个月，DORV 胎儿四腔心切面通常是正常的。
- DORV 的五腔心切面是异常的，此切面可显示出室间隔缺损以及起源于前方心室腔（右心室）的两条大动脉。
- DORV 中流出道梗阻最好的评估方法是测量大血管内径的差异，而不是用多普勒来测量血流。
- DORV 常合并其他多种心脏疾病，包括左侧异构和右侧异构。
- 肺动脉狭窄是 DORV 最常见的并发症，发病率约为 70%。
- DORV 胎儿的染色体异常通常为 12% ~ 40%，主要包括 18- 三体综合征、13- 三体综合征和 22q11.2 微缺失综合征。
- DORV 主要需与法洛四联症和大动脉转位进行鉴别诊断。
- 当合并染色体异常和心外畸形时，DORV 胎儿的总体预后通常较差。
- 近年来，DORV 新生儿的预后有显著改善。
- 肺动脉下室间隔缺损和主动脉缩窄与 DORV 胎儿预后不良有关。

（苟中山）

参考文献

1. Walters HL, Mavroudis C, Tchervenkov CI, Jacobs JP, Lacour-Gayet F, Jacobs ML. Congenital Heart Surgery Nomenclature and Database Project: double outlet right ventricle. *Ann Thorac Surg*. 2000;69:S249-S263.
2. Sridaromont S, Feldt RH, Ritter DG, Davis GD, Edwards JE. Double outlet right ventricle: hemodynamic and anatomic correlations. *Am J Cardiol*. 1976;38:85-94.
3. Mitchell SC, Korones SB, Berendes HW. Congenital heart disease in 56,109 births. Incidence and natural history. *Circulation*. 1971;43:323-332.
4. Chaoui R, Kalache KD, Heling KS, Tennstedt C, Bommer C, Korner H. Absent or hypoplastic thymus on ultrasound: a marker for dele-tion 22q11.2 in fetal cardiac defects. *Ultrasound Obstet Gynecol*. 2002;20:546-552.
5. Kim N, Friedberg MK, Silverman NH. Diagnosis and prognosis of fetuses with double outlet right ventricle. *Prenat Diagn*. 2006;26:740-745.
6. Smith RS, Comstock CH, Kirk JS, Lee W, Riggs T, Weinhouse E. Double-outlet right ventricle: an antenatal diagnostic dilemma. *Ultrasound Obstet Gynecol*. 1999;14:315-319.
7. Tometzki AJ, Suda K, Kohl T, Kovalchin JP, Silverman NH. Accuracy of prenatal echocardiographic diagnosis and prognosis of fetuses with conotruncal anomalies. *J Am Coll Cardiol*. 1999;33:1696-1701.
8. Sivanandam S, Glickstein J, Printz B, et al. Prenatal diagnosis of conotruncal malformations: diagnostic accuracy, outcome, chromosomal abnormalities, and extracardiac anomalies. *Am J Perinatol*. 2006;23:241-246.

9. Paladini D, Rustico M, Todros T, et al. Conotruncal anomalies in prenatal life. *Ultrasound Obstet Gynecol.* 1996;8:241-246.

10. Ferencz C, Rubin JD, McCarter RJ, Clark EB. Maternal diabetes and cardiovascular malformations: predominance of double outlet right ventricle and truncus arteriosus. *Teratology.* 1990;41:319-326.

11. Allan LD. Sonographic detection of parallel great arteries in the fetus. *Am J Roentgenol.* 1997;168:1283-1286.

12. Sinkovskaya ES, Chaoui R, Karl K, Andreeva E, Zhuchenko L, Abuhamad AZ. Fetal cardiac axis and congenital heart defects in early gestation. *Obstet Gynecol.* 2015;125:453-460.

13. Paladini D, Vassallo M, Sglavo G, Lapadula C, Martinelli P. The role of spatiotemporal image correlation (STIC) with tomographic ultrasound imaging (TUI) in the sequential analysis of fetal congenital heart dis-ease. *Ultrasound Obstet Gynecol.* 2006;27:555-561.

14. Zidere V, Pushparajah K, Allan LD, Simpson JM. Three-dimensional fetal echocardiography for prediction of postnatal surgical approach in double outlet right ventricle: a pilot study. *Ultrasound Obstet Gynecol.* 2013;42:421-425.

15. Karmegaraj B, Kumar S, Srimurugan B, Sudhakar A, Simpson JM, Vaid-yanathan B. 3D/4D spatiotemporal image correlation (STIC) fetal echo-cardiography provides incremental benefit in predicting the postnatal surgical approach in double outlet right ventricle. *Ultrasound Obstet Gynecol.* 2020;57:423-430.

16. Bradley TJ, Karamlou T, Kulik A, et al. Determinants of repair type, reintervention, and mortality in 393 children with double-outlet right ventricle. *J Thorac Cardiovasc Surg.* 2007;134:967-973.e6.

17. Berg C, Geipel A, Kamil D, et al. The syndrome of right isomerism – prenatal diagnosis and outcome. *Ultraschall Med.* 2006;27:225-233.

18. Gedikbasi A, Oztarhan K, Gul A, Sargin A, Ceylan Y. Diagnosis and prognosis in double-outlet right ventricle. *Am J Perinatol.* 2008; 25:427-434.

19. Chaoui R, Korner H, Bommer C, Goldner B, Bierlich A, Bollmann R. Prenatal diagnosis of heart defects and associated chromosomal aberra-tions. *Ultraschall Med.* 1999;20:177-184.

20. Obler D, Juraszek AL, Smoot LB, Natowicz MR. Double outlet right ventricle: aetiologies and associations. *J Med Genet.* 2008;45:481-497.

21. Gottschalk I, Abel JS, Menzel T, et al. Prenatal diagnosis, associated findings and postnatal outcome of fetuses with double outlet right ven-tricle (DORV) in a single center. *J Perinat Med.* 2019;47:354-364.

22. Hartge DR, Niemeyer L, Axt-Fliedner R, et al. Prenatal detection and postnatal management of double outlet right ventricle (DORV) in 21 singleton pregnancies. *J Matern Fetal Neonatal Med.* 2012;25:58-63.

23. Lagopoulos ME, Manlhiot C, McCrindle BW, Jaeggi ET, Friedberg MK, Nield LE. Impact of prenatal diagnosis and anatomical subtype on out-come in double outlet right ventricle. *Am Heart J.* 2010;160:692-700.

24. Haller C, Van Arsdell G, Yoo SJ, George-Hyslop C, Spicer D, Anderson RH. Double outlet ventricle. In: Wernovsky G, Anderson RH, Kumar K, Mussatto KA, Redington AN, Tweddell JS, eds. *Anderson's Pediatric Cardiology.* Elsevier; 2019:715-740.

25. Kirklin JW, Pacifico AD, Blackstone EH, Kirklin JK, Bargeron LMJ. Current risks and protocols for operations for double-outlet right ven-tricle. Derivation from an 18 year experience. *J Thorac Cardiovasc Surg.* 1986;92:913-930.

第 37 章
完全型大动脉转位

定义、疾病谱和发病率

大动脉转位（transposition of the great arteries，TGA）是一种圆锥动脉干畸形，即主动脉起源于右心室，肺动脉起源于左心室，心室与大动脉连接不一致。完全型 TGA 胎儿的房室连接一致，即右心房通过三尖瓣与右心室连接，左心房通过二尖瓣与左心室连接（详见第 38 章）。两条大动脉并列走行，空间解剖关系多变。大部分完全型 TGA 胎儿的主动脉位于肺动脉的右前方，而肺动脉位于主动脉的左后方，肺动脉瓣和二尖瓣之间存在纤维连续（图 37.1）。这种大血管排列方式见于 88% 的完全型 TGA 病例[1]，被称为 D-TGA（D = 右侧的），这也是本章重点叙述的内容。D-TGA 胎儿的肺静脉血通过肺动脉进入肺，而体循环静脉血则通过主动脉进入外周躯体。胎儿可以很好地耐受这种状态，因为卵圆孔和动脉导管的分流能够使血液混合，血液氧合在胎盘中进行。出生后随着卵圆孔和动脉导管的闭合，D-TGA 新生儿会出现明显的发绀。

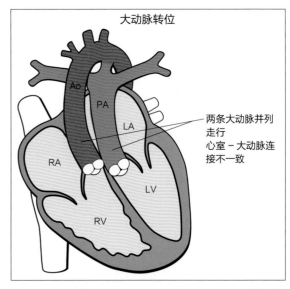

图 37.1 完全型大动脉转位（D-TGA）示意图。正常四腔解剖结构、房室连接一致；心室 – 大动脉连接不一致，主动脉（Ao）从右心室（RV）发出，肺动脉（PA）从左心室（LV）发出；大动脉并列走行，Ao 位于 PA 的右前方
LA—左心房；RA—右心房

D-TGA 是一种相对常见的心脏畸形，占先天性心脏病的 5% ～ 7%，活产儿发病率为 0.3‰ ～ 0.4‰，男女之比约 2∶1[2]。D-TGA 既可以是孤立性心脏畸形，称为单纯型 D-TGA；

也可伴有其他心脏畸形，称为复杂型 D-TGA。室间隔缺损（ventricular septal defect, VSD）及肺动脉狭窄（左室流出道梗阻）都是常见的 D-TGA 伴发畸形。伴发畸形可以单独存在，也可以同时出现，占 D-TGA 的 30% ~ 40%[3]。伴发心外畸形的情况较为罕见。图 37.2 是单纯型 D-TGA 胎儿心脏的大体解剖标本。

产前诊断 D-TGA 仍具有挑战性。对先天性心脏病的产前筛查策略，如果主要集中在单一四腔心切面上，毫无疑问是无法检出 D-TGA 的，因为 D-TGA 胎儿的四腔心切面通常是正常的[4]。

右室流出道切面和左室流出道切面现在已被纳入胎儿心脏筛查策略中。最近，三

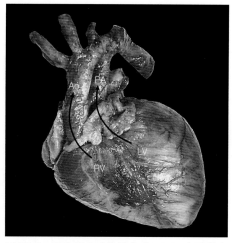

图 37.2　完全型大动脉转位（D-TGA）胎儿心脏的解剖学标本。主动脉（Ao）从右心室（RV）发出，位于肺动脉（PA）的前方，并与肺动脉平行，肺动脉（PA）从左心室（LV）发出。与图 4.3 的正常心脏解剖标本进行对比

血管 – 气管切面也作为基本产科超声扫查的组成部分被加入到国家指南中（请参阅第 5 章与扫查相关的内容）[5,6]。近几年来，D-TGA 的产前检出率持续升高，现已达 40% ~ 80%[7-9]。D-TGA 产前检出率的提高暂可归因于产科指南的更新，将流出道切面纳入到指南中[8-10]。

然而，D-TGA 的产前检出率仍然存在区域差异，部分地区 D-TGA 的产前诊断仍然较为困难。这可能与 D-TGA 诊断所涉及的技术难度有关，其要求完成胎儿心脏筛查的超声技师和诊断医师均具备相应的知识和技能。笔者认为，建立一个结构化的统一管理方案，包括纳入左室流出道切面、右室流出道切面和三血管 – 气管切面的扫查、超声技师的培训以及质量审查计划，能够从本质上提高 D-TGA 的产前检出率。事实上，一项具有质量监测系统和同质化方案的全国性产前筛查项目显示，将三血管 – 气管切面作为必查切面后，D-TGA 的产前检出率达到了 82.4%[9]。

超声表现

灰阶超声

若不伴发室间隔缺损，D-TGA 胎儿的四腔心切面通常是正常的（图 37.3）。逐步检查大血管的起源和走行可以明确诊断。观察左室流出道切面可见肺动脉起源于左心室，并分为左肺动脉和右肺动脉，其中以左肺动脉最为明显（图 37.4，37.5）。笔者认为，超声切面显示左肺动脉作为左室流出道的分支是诊断 D-TGA 的重要超声线索（图 37.4，37.5），因为这个特征见于所有 D-TGA 病例。尽管脊柱和肋骨产生的声影会使超声显示 D-TGA

胎儿左室流出道发出的左肺动脉分支具有挑战性，但密切关注这一超声表现对提高 TGA 的产前检出率很重要，因为左室流出道切面是胎儿心脏筛查的一部分[5,11]。D-TGA 胎儿可见主动脉起源于右心室，位于肺动脉前方，与肺动脉呈平行排列（图 37.6）。D-TGA 胎儿的大动脉平行走行最容易从心脏的斜切面显示，即由胎儿的右肩向左髋部扫查（图 37.6C）。在三血管 - 气管切面水平的胸腔上部横切面中，大多数 D-TGA 胎儿仅显示一条大血管（主动脉弓横切面），以及其右侧的上腔静脉（图 37.7，37.8）。三血管 - 气管切面显示的大血管是主动脉，位于肺动脉的前上方。在三血管 - 气管切面上，主动脉呈右凸形或

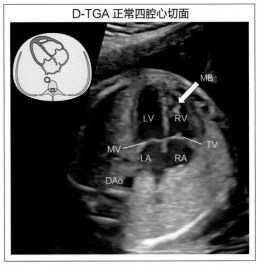

图 37.3　妊娠 23 周完全型大动脉转位（D-TGA）胎儿四腔心切面超声图像。可见四腔心切面正常，房室连接一致，三尖瓣（TV）和二尖瓣（MV）附着位置正常，调节束（MB）（大箭头）位于右心室（RV）心尖处

DAo—降主动脉；LA—左心房；LV—左心室；RA—右心房

呈直行，称为"I"字形（图 37.7）[12,13]。然而，当 D-TGA 胎儿大动脉呈平行排列时（参见本章节彩色多普勒部分中的示例），会出现非常罕见的"外观正常"的三血管 - 气管切面。大血管水平的短轴切面显示主动脉和肺动脉均为环状结构，彼此相邻（图 37.9），而不是正常走行（如第 8 章所述，呈长轴走行的肺动脉环绕短轴排列的呈圆形的主动脉）。在长

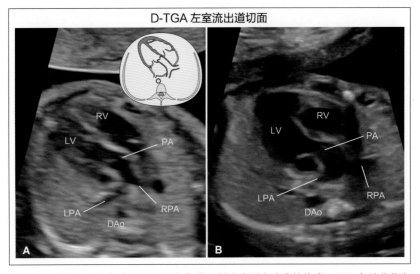

图 37.4　妊娠 22 周（A）和 23 周（B）的 2 例完全型大动脉转位（D-TGA）胎儿的左室流出道切面超声图像。2 例胎儿均可见起源于左心室（LV）的肺动脉（PA），特征性地分支为左肺动脉（LPA）和右肺动脉（RPA）。图 A 右上角的示意图也显示了 PA 的分支

DAo—降主动脉；RV—右心室

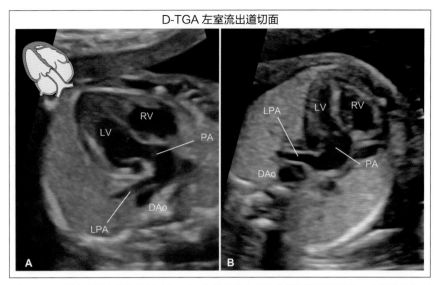

图 37.5　2 例完全型大动脉转位（D-TGA）胎儿的左室流出道切面超声图像。2 例胎儿均可见轻度扩张的肺动脉（PA）起源于左心室（LV）。如前图所示，2 例胎儿的左肺动脉（LPA）均清晰可见，而右肺动脉则未显示。通常，该切面中从 LV 发出扩张的 PA 及其 LPA 分支是典型的诊断 TGA 的线索

DAo—降主动脉；RV—右心室

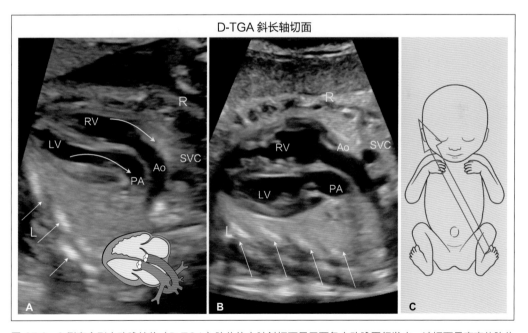

图 37.6　2 例完全型大动脉转位（D-TGA）胎儿的心脏斜切面显示两条大动脉平行发出，该切面是声束从胎儿左侧臀部穿过右侧肩部所获得（C）。图 A 中还显示了示意图。主动脉（Ao）位于肺动脉（PA）右侧且更靠前，起自右心室（RV），而肺动脉起自左心室（LV）。获得的切面可以通过图片中肋骨的横切面证实（箭头）

L—左；R—右；SVC—上腔静脉

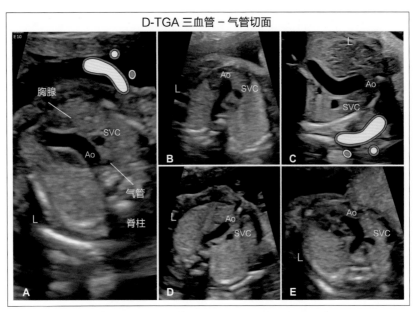

图 37.7 5例完全型大动脉转位（D-TGA）胎儿的三血管 – 气管（3VT）切面灰阶图像以及示意图，显示一条大血管——主动脉（Ao），其右侧为上腔静脉（SVC）。主动脉弓直行（如大写字母I）（B、D）或略微凸向右侧（A、C、E）。肺动脉通常位于 Ao 的下方，因此在 3VT 切面未显示

L—左

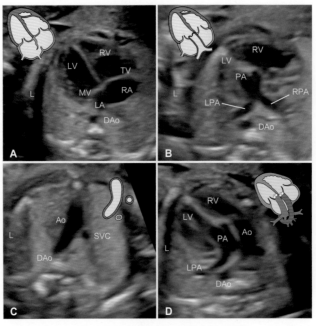

图 37.8 妊娠 23 周完全型大动脉转位胎儿的心脏超声切面图像。A. 四腔心切面显示正常，房室连接一致，三尖瓣（TV）和二尖瓣（MV）位置正常。B. 显示左室流出道，肺动脉（PA）由左室流出道发出，分支为左肺动脉（LPA）和右肺动脉（RPA）。C. 三血管 – 气管切面的解剖位置以及单一的大血管——主动脉（Ao）与上腔静脉（SVC）相邻。D. 显示 PA 起自 LV，低于起自右心室（RV）的 Ao

DAo—降主动脉；L—左；LA—左心房；LV—左心室；RA—右心房

轴切面中，主动脉弓起源于右心室前部，发出头部和颈部分支，并因向后方弯曲，走行呈"曲棍球"形（图 37.10）。肺动脉在长轴切面中的走行呈"拐杖"形（图 37.10）。

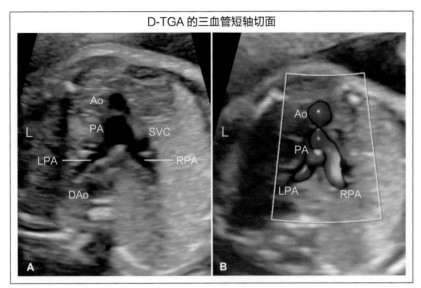

图 37.9　1 例完全型大动脉转位（D-TGA）胎儿短轴切面的灰阶（A）和彩色多普勒（B）图像。图中显示两条大血管的横切面，主动脉（Ao）位于肺动脉（PA）前方。PA 分支为右肺动脉（RPA）和左肺动脉（LPA）

DAo—降主动脉；L—左；SVC—上腔静脉

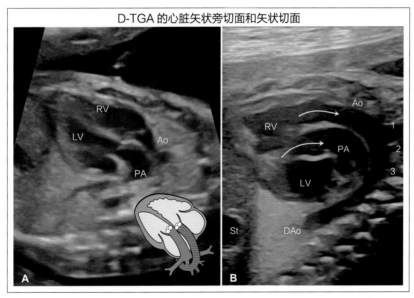

图 37.10　2 例妊娠 23 周（A）和 25 周（B）的完全型大动脉转位（D-TGA）胎儿的心脏矢状旁切面（A）和矢状切面（B）超声图像，显示大血管平行起源，如示意图（A）所绘。主动脉（Ao）起自右心室（RV）的前方，位于起自左心室（LV）的肺动脉（PA）的右侧。图 B 中，主动脉的三分叉，图中分别显示为 1、2、3

DAo—降主动脉；St—胃

彩色多普勒

彩色多普勒有助于 D-TGA 的诊断,但并非必需的[14]。彩色多普勒有助于显示大血管的并列走行(图 37.11 ~ 37.15)以及左室流出道发出的左肺动脉分支(图 37.16)。当显示从左心室发出的肺动脉分支时,心尖切面比横切面在技术上更具备挑战性(图 37.15,37.16)。通过彩色多普勒,在三血管 – 气管切面很容易显示唯一的大血管——主动脉(图

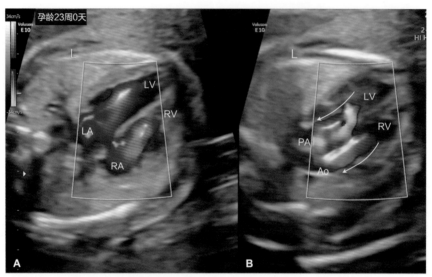

图 37.11 1 例妊娠 23 周完全型大动脉转位胎儿的舒张期四腔心切面(A)和收缩期大血管切面(B)彩色多普勒图像,显示四腔心切面正常(A)和大血管平行起源(B)
Ao—主动脉;L—左;LA—左心房;LV—左心室;PA—肺动脉;RA—右心房;RV—右心室

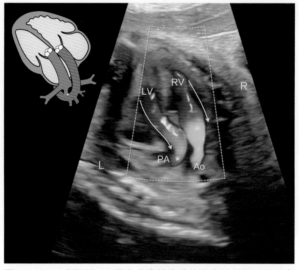

图 37.12 1 例妊娠 29 周大动脉转位胎儿的胸腔斜切面彩色多普勒血流成像图及示意图,显示大血管的并列走行关系,主动脉(Ao)起源于右心室(RV),位于肺动脉(PA)(箭头)前方并与 PA 平行排列,PA 起源于左心室(LV)
L—左;R—右

37.17)。当 D-TGA 胎儿大血管并列走行时，三血管 – 气管切面几乎是正常的（图 37.18，
37.19）。在这种情况下，当左室流出道切面显示肺动脉分叉时，即可考虑 D-TGA 的诊断。
彩色多普勒在 D-TGA 中可以更好地显示合并的室间隔缺损（图 37.20）以及确定卵圆孔是
否通畅。

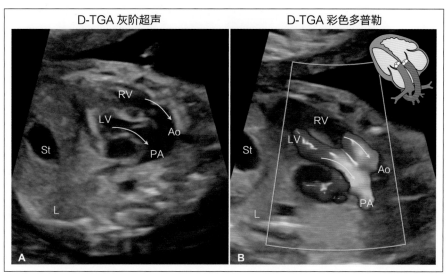

图 37.13　完全型大动脉转位（D-TGA）胎儿的心脏心尖斜切面灰阶（A）和彩色多普勒（B）图像，
显示大血管起源。主动脉（Ao）起源于右心室（RV），位于肺动脉（PA）右前方，肺动脉起源
于左心室（LV）。在该斜切面上可以看到胃（St）

L—左

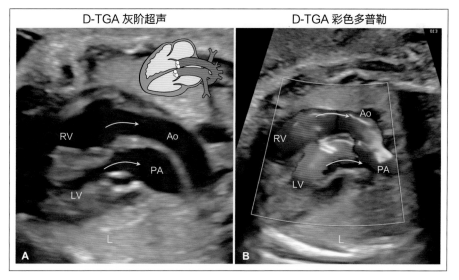

图 37.14　妊娠 30 周完全型大动脉转位（D-TGA）胎儿的心脏右外侧斜切面灰阶（A）和彩色
多普勒（B）图像，显示大血管平行起源关系。主动脉（Ao）起源于右心室（RV），位于肺动脉（PA）
右前方，肺动脉起源于左心室（LV）。示意图见图 A 右上角

L—左

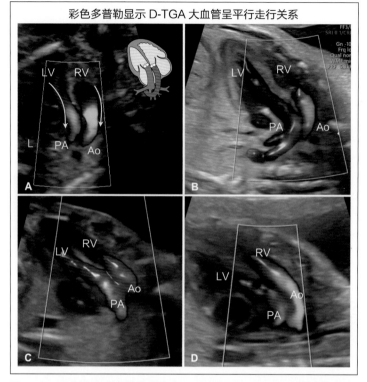

图 37.15　4 例完全型大动脉转位（D-TGA）胎儿的胸腔斜切面彩色多普勒图像。显示大血管呈平行走行关系（图 A 箭头），主动脉（Ao）起源于右心室（RV），位于肺动脉（PA）（箭头）前方并与肺动脉平行排列，PA 起源于左心室（LV）。示意图见图 A 右上角。PA 分支为左肺动脉和右肺动脉，但很难在心尖切面中显示

L—左

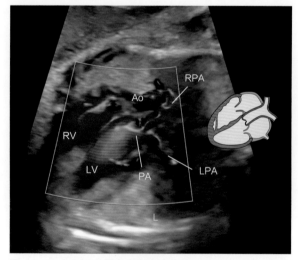

图 37.16　妊娠 30 周完全型大动脉转位胎儿的五腔心切面彩色多普勒图像及其示意图，显示肺动脉（PA）起源于左心（LV）。PA 分支为左肺动脉（LPA）和右肺动脉（RPA）。心脏短轴切面彩色多普勒显示 PA 分支的效果最佳

Ao—主动脉；L—左；RV—右心室

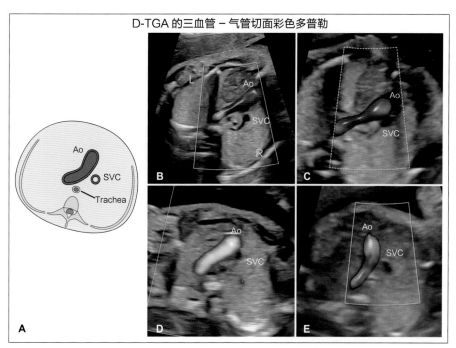

图 37.17 4 例完全型大动脉转位（D-TGA）胎儿的三血管 – 气管（3VT）切面示意图（A）及彩色多普勒图像（B ~ E）。显示主动脉（Ao）是与上腔静脉（SVC）相邻的唯一大血管。Ao 可以是直行的（B ~ D）或呈弯曲状（E）。在 3VT 切面中显示 Ao 为单一大血管并非 D-TGA 的特有表现，也可以出现在其他心脏畸形中，如右室双出口和合并室间隔缺损（VSD）的肺动脉闭锁

L—左；R—右；Trachea—气管

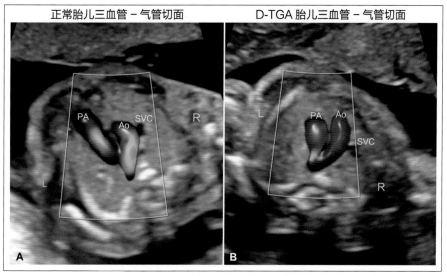

图 37.18 1 例妊娠 22 周正常胎儿 (A) 和 1 例完全型大动脉转位（D-TGA）胎儿（B）的三血管 – 气管（3VT）切面彩色多普勒图像。大多数 D-TGA 胎儿的 3VT 切面只显示一条大血管，即主动脉（Ao），如图 37.17 所示，而有时 3VT 切面还可以同时显示 Ao 和肺动脉（PA），此时它们的空间关系为平行走行，而不是常见的前后方位

L—左；R—右；SVC—上腔静脉

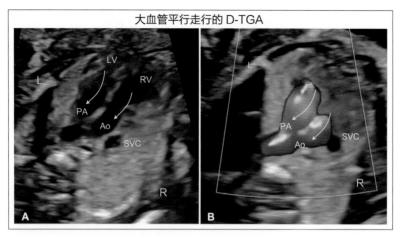

图 37.19　1例大血管平行走行的完全型大动脉转位（D-TGA）胎儿的超声图像。A. 主动脉（Ao）和肺动脉（PA）分别起源于右心室（RV）和左心室（LV）。B. 彩色多普勒显示几乎正常的三血管 – 气管切面。D-TGA 大血管平行走行的诊断线索是左室流出道显示 PA 分支。不过大多数 D-TGA 胎儿的 3VT 切面仅显示一条大血管，如图 37.17 所示

L—左；R—右；SVC—上腔静脉

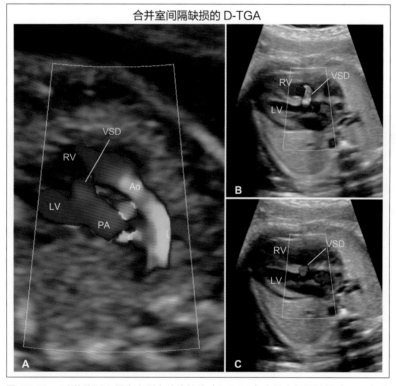

图 37.20　1例妊娠 22 周完全型大动脉转位（D-TGA）合并室间隔缺损（VSD）胎儿的胸腔斜切面（A）和 1 例妊娠 33 周 D-TGA 胎儿的轴向四腔心切面（B、C）彩色多普勒图像。A. 显示肺动脉（PA）起源于左心室（LV），可见 VSD。B、C. 显示通过 VSD 的双向分流

Ao—主动脉；RV—右心室

妊娠早期

妊娠 11 ～ 13 周的超声检查可诊断 D-TGA（图 37.21，37.22），但妊娠早期诊断胎儿畸形的系列研究报道显示，D-TGA 经常被漏诊[15]。在胎儿染色体正常的情况下，颈项透明层增厚可能是 D-TGA 存在的标志[16]。笔者团队的研究显示妊娠早期胎儿心轴异常与圆锥动脉干畸形（包括 D-TGA）高度相关[17]。三血管 – 气管切面只显示一条大血管可能最有助于妊娠早期诊断 D-TGA（图 37.21，37.22）。在三血管 – 气管切面，发自右心室的主动脉显示的特征性反向弯曲，最近被称为"反回旋镖"征（图 37.22A）[18]。旋转探头显示胸腔斜切面，即可显示大血管的并列走行（图 37.21D，37.22B、D）。在妊娠早期，彩色多普勒对于显示正常情况下大血管的交叉或在 D-TGA 中的平行关系至关重要。

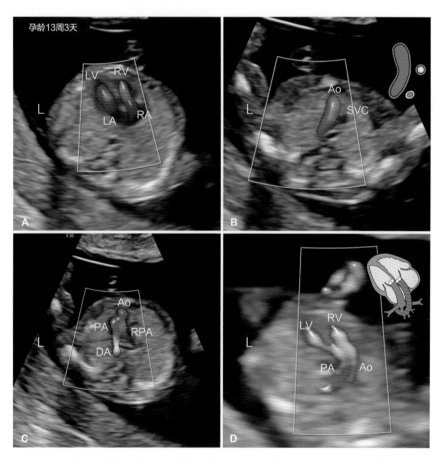

图 37.21　妊娠 13 周完全型大动脉转位胎儿的心脏彩色多普勒图像。图 A 显示舒张期四腔心切面正常。图 B 显示，在上胸部只有一条大血管，即主动脉（Ao），紧邻上腔静脉（SVC）。图 C 是图 B 略向下的切面，显示主肺动脉（PA）分出右肺动脉（RPA）。图 C 中升主动脉位于肺动脉（PA）前方（与图 37.9 对比）。图 D 显示两条大血管起源异常、并列走行，主动脉起自右心室（RV），肺动脉起自左心室（LV）

DA—动脉导管；LA—左心室；RV—右心室 L—左；

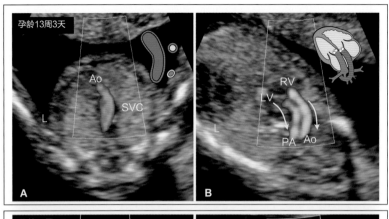

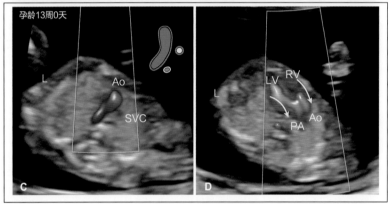

图 37.22　2 例妊娠 13 周完全型大动脉转位（D-TGA）胎儿的三血管 – 气管（3VT）切面（A、C）和斜切面（B、D）。A、C. 显示主动脉（Ao）为唯一大血管，与上腔静脉（SVC）相邻。B、D. 在斜切面中旋转探头可显示大动脉的异常起源及其并列走行关系

L—左；LV—左心室；RV—右心室；PA—肺动脉

三维超声

关注沿不同轴旋转的超声成像和彩色表面容积成像的研究着重展现了三维超声在 D-TGA 诊断中的作用[19-22]。许多三维和四维工具可以用于显示 D-TGA[23]，断层超声成像（图 37.23）、表面模式（图 37.24）、玻璃体模式（图 37.25）、反转模式、二维灰阶成像、双平面灰阶（图 37.26）和彩色多普勒（图 37.27）等技术非常有助于显示大血管从各自心室发出时的空间关系。胎儿心脏三维容积重建"正面观"结合 4 个心脏瓣膜的彩色多普勒成像，能够显示 TGA 胎儿不同类型动脉干的空间关系，这可能有助于预测冠状动脉分布异常[24]。对 TGA 胎儿应用三维自动化容积成像技术能够显示所有胎儿的心室 – 大动脉连接异常[25]。

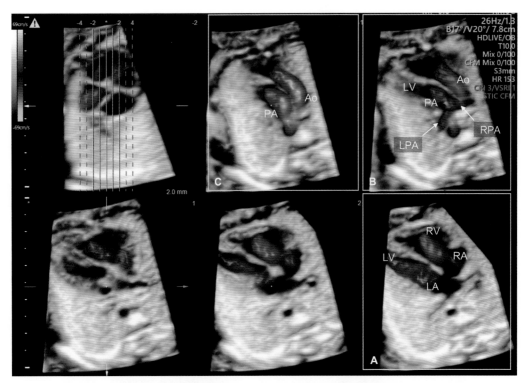

图 37.23　完全型大动脉转位胎儿的三维彩色多普勒成像联合时间 – 空间关联成像（STIC）技术及断层超声成像技术的超声图像。A. 四腔心切面正常。B. 肺动脉（PA）起源于左心室（LV），分支为左肺动脉（LPA）和右肺动脉（RPA）。C. 主动脉弓（Ao）位于 PA 的右前方，Ao 和 PA 呈并列走行关系
LA—左心房；RA—右心房；RV—右心室

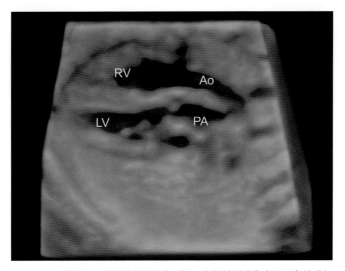

图 37.24　完全型大动脉转位胎儿的时间 – 空间关联成像（STIC）技术灰阶容积表面模式（左室流出道水平）图像，显示主动脉（Ao）起源于右心室（RV），肺动脉（PA）起源于左心室（LV）

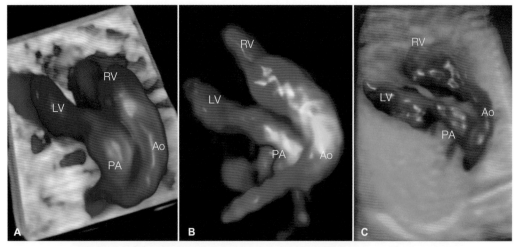

图 37.25　3 例完全型大动脉转位胎儿的玻璃体表面模式（大血管头侧切面），显示主动脉 (Ao) 和肺动脉（PA）分别由右心室（RV）和左心室（LV）发出。注意大血管呈典型的并列走行关系，Ao 位于 PA 的前外侧

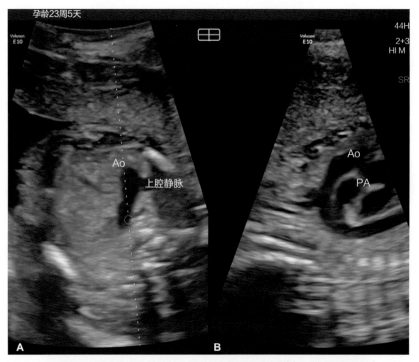

图 37.26　妊娠 23 周完全型大动脉转位胎儿的双平面灰阶图像（上纵隔轴向切面）。A. 三血管 – 气管切面显示主动脉 (Ao) 为单一大血管。B. 实时自动显示的正交平面可见 Ao 和肺动脉 (PA) 呈并列走行关系

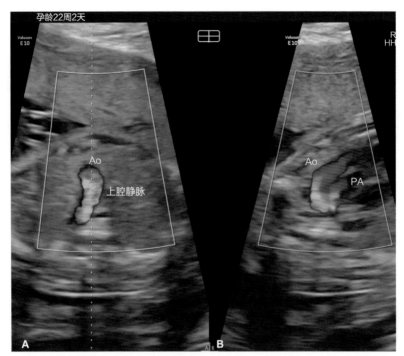

图 37.27　完全型大动脉转位胎儿收缩期双平面模式彩色多普勒血流图（上纵隔轴向切面）。A. 三血管－气管切面显示主动脉（Ao）为单一大血管。B. 实时自动显示正交平面可见 Ao 和肺动脉（PA）呈并列走行关系

合并心内和心外畸形

室间隔缺损和肺动脉狭窄（左室流出道梗阻）是 D-TGA 最常合并的两种心内畸形。合并室间隔缺损的情况常见，约占 40%，典型的发病部位为膜周部，但也可位于室间隔的任何部位[2]。合并肺动脉狭窄与室间隔缺损的病例约占 D-TGA 总病例的 30%，而且合并肺动脉狭窄通常比无室间隔缺损的 D-TGA 更严重也更复杂[2]。

卵圆孔早闭及动脉导管提前收缩可能会使妊娠晚期 D-TGA 复杂化。因此，建议进行仔细的超声评估，特别是在妊娠晚期。部分 D-TGA 胎儿卵圆孔受限和动脉导管提前收缩的主要原因被认为与左心室射入肺部的高氧血有关[26]。进入肺循环的氧含量增加会导致肺血管阻力降低，并增加返回左心房的血流量，从而导致左心房压力升高。肺血管阻力降低也可能减少通过动脉导管的血流量，从而导致动脉导管提前收缩。

D-TGA 胎儿的冠状动脉会出现走行和分支异常的情况，当大血管呈并列走行或主动脉位于肺动脉右后方时，其发生率会超过 50%[27,28]。伴发其他心脏畸形的情况少见，可累及房室瓣、主动脉弓和大血管。

伴发心外畸形的情况很少见。D-TGA 病例中几乎不存在染色体数目异常的情况，可

合并 22q11.2 微缺失综合征（特别是合并心外畸形或复杂型 D-TGA 时需排除）。可合并内脏异位，如腹部脏器反位，取决于静脉 – 心房连接关系，可能形成平衡血液循环。

鉴别诊断

右室双出口和矫正型大动脉转位是 D-TGA 鉴别诊断中最常见的两种心脏畸形，因为二者都不存在大血管的"交叉关系"[29]。

如果检查者在三血管 – 气管切面将正常的大血管并列认为是大血管呈并列走行，则可能造成完全型 TGA 的假阳性诊断。为避免假阳性诊断，在右室流出道切面显示肺动脉分支时即可确认大血管起源正常。此外，根据显示的大血管平行关系诊断 D-TGA 时还需对心室、半月瓣和分隔大血管的室间隔进行观察。

预后与转归

D-TGA 在宫内耐受性良好。产前彩色多普勒检查随访时应重点关注是否存在室间隔缺损及肺动脉狭窄的后期进展，肺动脉狭窄在妊娠中期不易检出。此外，应用彩色多普勒和频谱多普勒可对卵圆孔和动脉导管水平进行血流评估，建议应持续关注至足月。卵圆孔和（或）动脉导管提前闭合或收缩与新生儿预后恶化相关，可能需要出生后紧急手术 [26,30]。

如果在有小儿心脏重症监护的三级医疗机构出生，D-TGA 的新生儿预后很好 [31,32]。产前诊断的 D-TGA 和 (或) 新生儿期在发绀前进行治疗有助于改善预后 [31,32]。一项对 144 例 TGA 病例随访 1 年的研究显示，产前诊断病例的 1 年死亡率和术前死亡率显著低于产后诊断患儿 [10]。产后诊断组在治疗前发生动脉导管闭合、肾功能不全和低氧血症的概率明显增高 [10]。最近的一项研究表明，产前检出 TGA 患儿的机械通气时间、住院时间和总死亡率均明显低于产后诊断患儿 [33]。

为了增加氧合作用，为矫治手术做准备，通常需要进行前列腺素滴注 (以保持动脉导管开放) 和房间隔球囊造口术。部分卵圆孔血流受限的病例可能需要在出生数小时内行急诊房间隔球囊造口术。因此，在有能力进行这些手术的医疗中心进行分娩非常重要 [26,30,32]。目前，矫治手术包括动脉调转术，在半月瓣之上调换主动脉和肺动脉并进行冠状动脉移植。动脉调转术术后大多数病例的远期并发症包括新主动脉根部（原来的肺动脉瓣）扩张和主动脉瓣反流。10% 的病例可见主肺动脉瓣上狭窄，5% 的病例可见升主动脉瓣上狭窄，约 10% 的病例会出现心律失常 [34]。接受动脉调转术的患儿，在过去 20 年中死亡率不断下降。近期北美胸外科医师协会注册的大型数据库显示，动脉调转术的死亡率为 2.2%，同时进行动脉调转术及 VSD 修复术的死亡率为 4.6%[35]。

诊断方法

图 37.28 列出了怀疑胎儿完全型大动脉转位（D-TGA）的诊断方法。

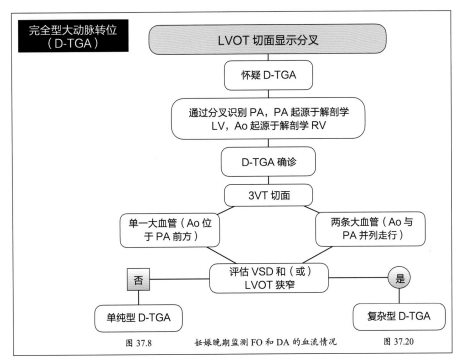

图 37.28　怀疑完全型大动脉转位（D-TGA）胎儿的诊断方法。详情见正文
3VT—三血管－气管；Ao—主动脉；DA—动脉导管；FO—卵圆孔；LVOT—左室流出道；PA—肺动脉；VSD—室间隔缺损

要点　完全型大动脉转位

- D-TGA 中，房室连接一致而心室－大动脉连接不一致。
- D-TGA 中，两条大动脉并列走行，主动脉通常位于肺动脉的右前方。
- D-TGA 胎儿不合并室间隔缺损时四腔心切面通常是正常的。
- D-TGA 胎儿五腔心切面显示肺动脉起自左心室，并分为左、右肺动脉。
- 大部分 D-TGA 胎儿的三血管－气管切面仅显示一条大血管（主动脉）和位于其右侧的上腔静脉。
- D-TGA 胎儿大动脉短轴切面显示主动脉和肺动脉均为环状结构，彼此相邻。
- 室间隔缺损和肺动脉狭窄是 D-TGA 最常合并的两种心脏畸形。
- 室间隔缺损约占 D-TGA 病例的 40%，典型的发病部位是膜周部。
- 肺动脉狭窄合并室间隔缺损的情况约占 D-TGA 总病例的 30%。

■ D-TGA 很少伴发心外畸形，几乎不伴染色体数目异常。

■ 卵圆孔和（或）动脉导管提前闭合或收缩与新生儿预后恶化有关，且可能需要出生后急诊手术治疗。

■ 产前检出 D-TGA 的胎儿若在三级医疗中心出生，则预后较好。

（赵博文）

参考文献

1. Pasquini L, Sanders SP, Parness IA, et al. Conal anatomy in 119 patients with d-loop transposition of the great arteries and ventricular septal defect: an echocardiographic and pathologic study. *J Am Coll Cardiol*. 1993;21:1712-1721.

2. Wernovsky G. Transposition of the great arteries. In: Allen HD, Driscoll DJ, Shaddy RE, Feltes TF, eds. *Moss & Adams' Heart Disease in Infants, Children, and Adolescents.* Lippincott Williams & Wilkins; 2013:1097-1146.

3. Jex RK, Puga FJ, Julsrud PR, Weidman WH. Repair of transposition of the great arteries with intact ventricular septum and left ventricular outflow tract obstruction. *J Thorac Cardiovasc Surg*. 1990;100:682-686.

4. Bull C. Current and potential impact of fetal diagnosis on prevalence and spectrum of serious congenital heart disease at term in the UK. British Paediatric Cardiac Association. *Lancet*. 1999;354:1242-1247.

5. Carvalho JS, Allan LD, Chaoui R, et al. ISUOG Practice Guidelines (updated): sonographic screening examination of the fetal heart. *Ultrasound Obstet Gynecol*. 2013;41:348-359.

6. American Institute of Ultrasound in Medicine. AIUM practice guide-line for the performance of fetal echocardiography. *J Ultrasound Med*. 2013;32:1067-1082.

7. Ravi P, Mills L, Fruitman D, et al. Population trends in prenatal detection of transposition of great arteries: impact of obstetric screening ultrasound guidelines. *Ultrasound Obstet Gynecol*. 2018;51:659-664.

8. Hautala J, Gissler M, Ritvanen A, et al. The implementation of a nationwide anomaly screening programme improves prenatal detection of major cardiac defects: an 11-year national population-based cohort study. *BJOG*. 2019;126:864-873.

9. Everwijn SMP, van Nisselrooij AEL, Rozendaal L, et al. The effect of the introduction of the three-vessel view on the detection rate of transposition of the great arteries and tetralogy of Fallot. *Prenat Diagn*. 2018;38:951-957.

10. Van Velzen CL, Haak MC, Reijnders G, et al. Prenatal detection of transposition of the great arteries reduces mortality and morbidity. *Ultrasound Obstet Gynecol*. 2014;45:320-325.

11. American Institute of Ultrasound in Medicine. AIUM-ACR-ACOG-SMFM-SRU practice parameter for the performance of standard diagnostic obstetric ultrasound examinations. *J Ultrasound Med*. 2018;37:E13-E24.

12. Ishii Y, Inamura N, Kawazu Y, Kayatani F, Arakawa H. "I-shaped" sign in the upper mediastinum: a novel potential marker for antenatal diag-nosis of d-transposition of the great arteries. *Ultrasound Obstet Gynecol*. 2013;41:667-671.

13. Menahem S, Rotstein A, Meagher S. Rightward convexity of the great vessel arising from the anterior ventricle: a novel fetal marker for transposition of the great arteries. *Ultrasound Obstet Gynecol*. 2013;41:168-171.

14. Chaoui R, McEwing R. Three cross-sectional planes for fetal color Doppler echocardiography. *Ultrasound Obstet Gynecol*. 2003;21:81-93.

15. Becker R, Wegner RD. Detailed screening for fetal anomalies and cardiac defects at the 11–13-week scan. *Ultrasound Obstet Gynecol*. 2006;27:613-618.

16. Minnella GP, Crupano FM, Syngelaki A, Zidere V, Akolekar R, Nicolaides KH. Diagnosis of major heart defects by routine first-trimes-ter ultrasound examination: association with increased nuchal trans-lucency, tricuspid regurgitation and abnormal flow in ductus venosus. *Ultrasound Obstet Gynecol*. 2020;55:637-644.

17. Sinkovskaya ES, Chaoui R, Karl K, Andreeva E, Zhuchenko L, Abuhamad AZ. Fetal cardiac axis and congenital heart defects in early gestation. *Obstet Gynecol*. 2015;125:453-460.

18. Bravo-Valenzuela NJ, Peixoto AB, Araujo Júnior E, Da Silva Costa F, Meagher S. The reverse boomerang sign: a marker for first-trimester trans-position of great arteries. *J MaternFetal Neonatal Med*. 2019;32:677-680.

19. Chaoui R, Hoffmann J, Heling KS. Three-dimensional (3D) and 4D color Doppler fetal echocardiography using spatiotemporal image cor-relation (STIC). *Ultrasound Obstet Gynecol*. 2004;23:535-545.

20. DeVore GR, Polanco B, Sklansky MS, Platt LD. The "spin" technique: a new method for examination of the fetal outflow tracts using three-dimensional ultrasound. *Ultrasound Obstet Gynecol*. 2004;24:72-82.

21. Goncalves LF, Espinoza J, Romero R, et al. A systematic approach to prenatal diagnosis of transposition of the

great arteries using 4-dimensional ultrasonography with spatiotemporal image correlation. *J Ultrasound Med.* 2004;23:1225-1231.

22. Vinals F, Ascenzo R, Poblete P, Comas C, Vargas G, Giuliano A. Simple approach to prenatal diagnosis of transposition of the great arteries. *Ultrasound Obstet Gynecol.* 2006;28:22-25.

23. Chaoui R. Evolution of fetal cardiac imaging in 30 years of ISUOG. *Ultrasound Obstet Gynecol.* 2021;57:38-42.

24. Paladini D, Volpe P, Sglavo G, et al. Transposition of the great arteries in the fetus: assessment of the spatial relationships of the arterial trunks by four-dimensional echocardiography. *Ultrasound Obstet Gynecol.* 2008;31:271-276.

25. Rizzo G, Capponi A, Cavicchioni O, Vendola M, Pietrolucci ME, Arduini D. Application of automated sonography on 4-dimensional volumes of fetuses with transposition of the great arteries. *J Ultrasound Med.* 2008;27:771-776; quiz777.

26. Maeno YV, Kamenir SA, Sinclair B, van der Velde ME, Smallhorn JF, Hornberger LK. Prenatal features of ductus arteriosus constriction and restrictive foramen ovale in d-transposition of the great arteries. *Circulation.* 1999;99:1209-1214.

27. Massoudy P, Baltalarli A, de Leval MR, et al. Anatomic variability in coronary arterial distribution with regard to the arterial switch procedure. *Circulation.* 2002;106:1980-1984.

28. Pasquini L, Sanders SP, Parness IA, et al. Coronary echocardiography in 406 patients with d-loop transposition of the great arteries. *J Am Coll Cardiol.* 1994;24:763-768.

29. Allan LD. Sonographic detection of parallel great arteries in the fetus. *Am J Roentgenol.* 1997;168:1283-1286.

30. Jouannic J-M, Gavard L, Fermont L, et al. Sensitivity and specificity of prenatal features of physiological shunts to predict neona-tal clinical status in transposition of the great arteries. *Circulation.* 2004;110:1743-1746.

31. Blyth M, Howe D, Gnanapragasam J, Wellesley D. The hidden mortality of transposition of the great arteries and survival advantage provided by prenatal diagnosis. *BJOG.* 2008;115:1096-1100.

32. Bonnet D, Coltri A, Butera G, et al. Detection of transposition of the great arteries in fetuses reduces neonatal morbidity and mortality. *Circulation.* 1999;99:916-918.

33. Cloete E, Bloomfield FH, Sadler L, de Laat MWM, Finucane AK, Gentles TL. Antenatal detection of treatable critical congenital heart disease is associated with lower morbidity and mortality. *J Pediatr.* 2019;204:66-70.

34. Villafa.e J, Lantin-Hermoso MR, Bhatt AB, et al.; American College of Cardiology's Adult Congenital and Pediatric Cardiology Council. D-transposition of the great arteries: the current era of the arterial switch operation. *J Am Coll Cardiol.* 2014;64:498-511.

35. Jacobs JP, Mayer JE, Pasquali SK, et al. The society of thoracic surgeons congenital heart surgery database: 2019 update on outcomes and qual-ity. *Ann Thorac Surg.* 2019;107:691-704.

38

第 38 章
矫正型大动脉转位

定义、疾病谱和发病率

矫正型大动脉转位（corrected transposition of the great arteries, c-TGA），又称为先天性矫正型大动脉转位或生理上"矫正的"大动脉转位，是一种罕见的以房室连接和心室 - 大动脉连接不一致为特征的心脏畸形。在这种情况下，房室连接与正常时不一致，即形态学右心房通过二尖瓣与形态学左心室相连，形态学左心房通过三尖瓣与形态学右心室相连（图 38.1）[1]。同时心室 - 大动脉连接不一致，大血管发生转位，肺动脉与形态学左心室相连，而主动脉与形态学右心室相连[1]。在大多数 c-TGA 病例中，主动脉位于肺动脉的左前方（主动脉左转位），因此 c-TGA 以前被称为 L-TGA 或 levo-TGA。值得注意

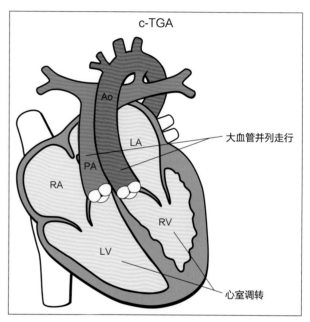

图 38.1　c-TGA 的示意图。四腔心切面显示房室连接不一致：右心房（RA）通过二尖瓣与左心室（LV）异常连接，左心房（LA）通过三尖瓣与右心室（RV）异常连接。此外，心室 - 大动脉连接不一致，主动脉（Ao）起源于形态学右心室，肺动脉（PA）起源于形态学左心室，两条大动脉并列走行，主动脉位于肺动脉左前方。详见正文

的是，c-TGA 患者的静脉 - 心房连接是正常的，上、下腔静脉流入右心房，肺静脉流入左心房。c-TGA 房室连接与心室 - 大动脉连接均不一致，反而使血流动力学得以矫正，体静脉血流汇入肺动脉，肺静脉血流汇入主动脉。

　　c-TGA 约占全部 TGA 病例的 20%，在活产儿中的发病率为 0.03‰，在先天性心脏病

中的比例小于 1%[1-3]。同 D-TGA 一样，c-TGA 也在男性中更常见。c-TGA 在一级亲属中的再发风险约为 2%[4]，通常被认为是胚胎发育过程中原始球室管异常左袢（而不是正常右袢）所致。c-TGA 疾病谱较广，孤立性 c-TGA 较为少见，仅占所有病例的 9% ～ 16%[5-7]。c-TGA 常见合并心内畸形，最常见的包括室间隔缺损、肺动脉流出道梗阻、三尖瓣异常、右位心、中位心和心律失常（表 38.1）[5-11]。在合并右位心或内脏反位的 c-TGA 病例中，右心房可位于左侧，存在心房与心室连接异常及心室 – 大动脉连接异常，在这种情况下，大血管的空间排列类似于 D-TGA。因此，不再应用 L-TGA 这一术语，而是应用 c-TGA。

表 38.1　矫正型大动脉转位：胎儿组和小儿组合并心内畸形情况比较

心内畸形	胎儿组（%）	小儿组（%）
无	13	9 ～ 16
室间隔缺损	70	70 ～ 84
肺动脉梗阻	40	30 ～ 50
三尖瓣异常	33	14 ～ 56
右位心或中位心	17	25
心室发育不良	17	未获得数据
完全性房室传导阻滞	13	12 ～ 33
主动脉弓异常	10	13
折返性心动过速	7	6

注：修改自 Paladini D, Volpe P, Marasini M, et al. Diagnosis, characterization and outcome of congenitally corrected transposition of the great arteries in the fetus: a multicenter series of 30 cases. *Ultrasound Obstet Gynecol*, 2006; 27:281-285.

超声表现

灰阶超声

产前心脏评估的第一步是确定内脏位置和心脏在胸腔内的位置。c-TGA 的诊断主要基于对房室连接不一致的识别，遵循节段分析法对胎儿心脏进行评估，有助于发现房室连接不一致（见第 6 章）。识别 c-TGA 的首要线索是"构成心尖部"的具有解剖学左心室特征的心腔向前移位（图 38.2，38.3）。心腔解剖学特征的识别对于确定房室连接不一致非常重要（见第 7 章）。四腔心切面有助于识别心室形态（图 38.2 ～ 38.5）。在 c-TGA 病例中，形态学右心室位于左后方，与左心房相连接，可通过解剖学特征识别形态学右心室，包括具有一个明显的调节束、更靠近心尖部的房室瓣、房室瓣腱索直接与心室壁相连、心内膜面不规则及呈三角形的形态（图 38.2 ～ 38.5）。形态学左心室位于右前方，与右心房相连接，其解剖学特征包括典型的光滑心内膜面、外观细长并构成心尖部（图 38.2 ～ 38.5）。

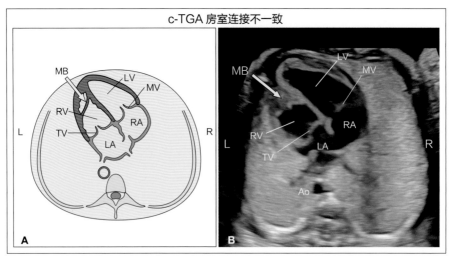

图38.2 c-TGA胎儿的心尖四腔心切面示意图（A）和相应的灰阶图像（B）显示典型的房室连接不一致。心房位置正常，而左心室（LV）和二尖瓣（MV）位于右侧，与右心房（RA）连接；同时，连接点更靠近心尖的三尖瓣（TV）和右心室（RV）位于左侧，与左心房（LA）连接。心尖部由位于右侧的左心室构成，调节束（MB）（大箭头）位于左侧的右心室内

Ao—主动脉；L—左；R—右

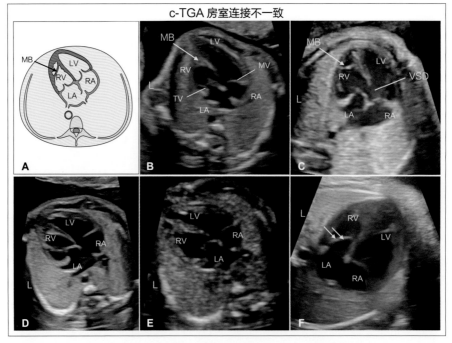

图38.3 5例c-TGA胎儿的心尖四腔心切面示意图（A）和相应的灰阶图像（B～F）显示典型的房室连接不一致。心房位置正常，而左心室（LV）和二尖瓣（MV）位于右侧，与右心房（RA）连接；同时，附着点更靠近心尖的三尖瓣（TV）和右心室（RV）位于左侧，与左心房（LA）连接。调节束（MB）位于左侧的右心室内。合并室间隔缺损（VSD）的情况（B）较为常见。三尖瓣隔叶（双箭头）附着点向心尖部移位，提示为"左侧"Ebstein畸形，该心脏畸形较为罕见（F）

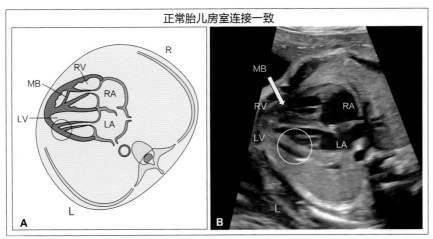

图 38.4　正常胎儿的横位四腔心切面示意图（A）和相应的灰阶图像（B）。图 A 和 B 中，房室连接一致，右心室（RV）与右心房（RA）连接，可通过三尖瓣的腱索直接附着于右心室室壁及心尖部的调节束（MB）（大箭头）来识别右心室；左心室（LV）与左心房（LA）连接，可通过二尖瓣的腱索与乳头肌相连（圆圈），而左心室游离壁未见腱索附着来识别左心室

L—左；R—右

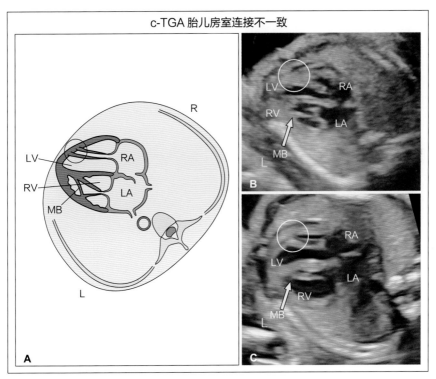

图 38.5　2 例 c-TGA 胎儿横位四腔心切面示意图（A）和相应灰阶图像（B、C）。图 B 和 C 中，房室连接不一致，左心室（LV）与右心房（RA）异常连接，右心室（RV）与左心房（LA）异常连接，调节束（MB）位于左侧的右心室内。观察腱索在各自心室内的附着位置，有助于识别心室的解剖结构（见图 38.4）

L—左；R—右

5% 的 c-TGA 病例合并内脏反位，约 25% 的 c-TGA 病例是右位心或中位心（图 38.6）。流出道切面显示，肺动脉（通过分叉结构判定）从右侧的形态学左心室发出，主动脉从左侧的形态学右心室发出，两者并列走行，主动脉位于肺动脉的左前方（图 38.7）。有趣的是，从右侧心室发出的肺动脉向左走行（图 38.7B，38.8），主动脉同样向左走行且走行于肺动脉前方，除非选择用纵切面扫查或应用彩色多普勒，否则难以显示主动脉的走行。c-TGA 在三血管 - 气管切面上仅显示一条大血管（图 38.9），与 D-TGA 表现一致（见第 37 章）。有趣的是，当 c-TGA 为主动脉左转位时，可在三血管 - 气管切面上观察到主动脉与上腔静脉彼此远离（图 38.9），作为与 D-TGA 的鉴别要点。在孤立性 c-TGA 病例中，通常会先发现大血管的解剖位置关系异常，然后通过全面的心脏扫查才会显示四腔心切面异常。而在合并心内畸形的 c-TGA 病例中，则通常首先会发现四腔心切面的异常，这也是进行胎儿超声心动图转诊的主要原因 [5,6]。

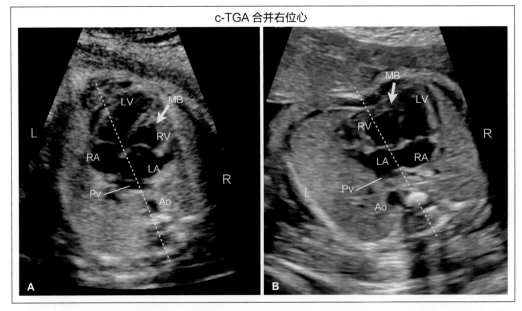

图 38.6　2 例 c-TGA 合并右位心胎儿的心尖四腔心切面灰阶图像。这 2 例胎儿的心轴均指向右侧（R），均表现为典型的房室连接不一致，但略有不同。胎儿 A 的左心房（LA）是最靠后的心腔，位于右侧（R），而胎儿 B 的 LA 比右心房（RA）更靠前，位于左侧（L），2 例胎儿的肺静脉（Pv）都汇入 LA。2 例胎儿的心尖部均由左心室（LV）构成，胎儿 A 的 LV 位于左侧，而胎儿 B 的 LV 位于右侧。造成这种差异的原因是 2 例胎儿的内脏位置不同，胎儿 A 内脏反位伴左位下腔静脉，左位 IVC 汇入位于左侧的 RA，而胎儿 B 内脏位置正常，右位下腔静脉汇入右侧 RA。2 例胎儿都存在心室 - 大动脉连接不一致，胎儿 B 为大血管左转位，而胎儿 A 则为大血管右转位。25% 的 c-TGA 胎儿出现心脏位置异常，因此当发现中位心或右位心时，对房室解剖结构（连接一致或不一致）进行详细评估非常重要（见第 40 章）。注意与图 38.17 和 38.18 所示的妊娠早期 c-TGA 合并内脏反位病例进行比较
Ao—主动脉；MB—调节束；RV—右心室

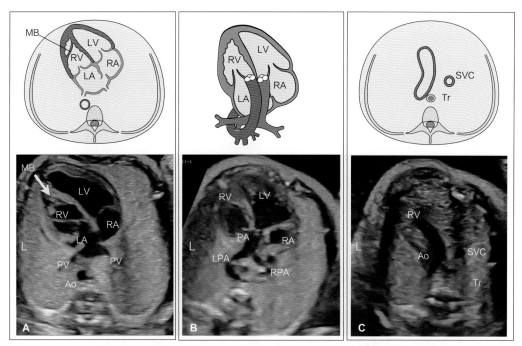

图 38.7　用于探查 c-TGA 的三个超声切面以及相应的示意图。A. 四腔心切面，显示典型的房室连接不一致（详见图 38.3）。B. 五腔心切面，显示肺动脉（PA）从形态学左心室（LV）发出，并可通过分叉为左肺动脉（LPA）、右肺动脉（RPA）来识别。当 PA 从 LV 发出时，它指向胎儿左侧（L），这是 c-TGA 的特征性表现。C. 上纵隔横切面，显示主动脉（Ao）从形态学右心室（RV）发出，并走行于 PA 左前方（未在该切面显示），呈左转位（详见正文）

LA—左心房；MB—调节束；PV—肺静脉；RA—右心房；SVC—上腔静脉；Tr—气管

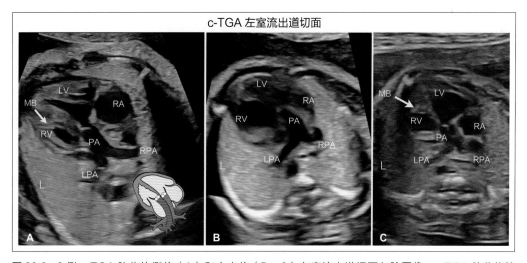

图 38.8　3 例 c-TGA 胎儿的侧位（A）和心尖位（B、C）左室流出道切面灰阶图像。c-TGA 胎儿的肺动脉（PA）从形态学左心室（LV）发出，并可通过分叉为左（LPA）、右肺动脉（RPA）来识别。c-TGA 胎儿的肺动脉朝向左侧胸腔走行，而 D-TGA 胎儿的肺动脉则朝向右侧胸腔走行

L—左；MB—调节束；RA—右心房；RV—右心室

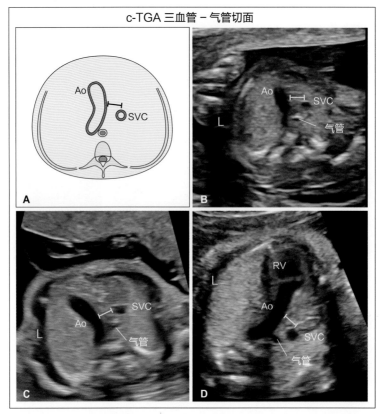

图38.9 3例妊娠17周（B）、22周（C）和27周（D）的c-TGA胎儿的心尖观三血管–气管切面示意图（A）以及相应的灰阶图像。在三血管–气管切面上，c-TGA仅显示一支粗大且具有弧度的主动脉弓（Ao），与D-TGA表现一致。与D-TGA不同的是，c-TGA的主动脉弓与上腔静脉（SVC）彼此远离（工字线），这是主动脉起源于左侧的解剖学右心室（RV）所致。c-TGA胎儿的主动脉朝向左侧胸腔走行，而D-TGA胎儿的肺动脉朝向右侧胸腔走行（见第37章）

L—左

彩色多普勒

探查c-TGA时，灰阶超声在识别由右侧左心室构成的心尖部的异常四腔心切面方面优于彩色多普勒（图38.10），但彩色多普勒对发现或排除c-TGA常见的合并心内畸形十分重要。应用彩色多普勒可显示室间隔缺损（图38.11，38.12B）、肺动脉狭窄和瓣膜反流（图38.11C）。彩色多普勒还有助于显示肺动脉起源于解剖学左心室，并能够在三血管–气管切面显示远离上腔静脉的主动脉（如本章节"灰阶超声"部分所述）（图38.13）。彩色多普勒也有助于显示大血管的并列走行（图38.14，38.15），特别是当主动脉或肺动脉严重狭窄时。

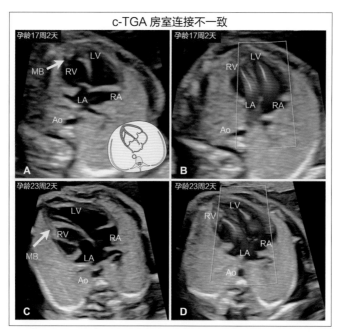

图 38.10　同一 c-TGA 胎儿妊娠 17 周（A、B）和 23 周（C、D）时的四腔心切面灰阶及彩色多普勒图像。四腔心切面异常在灰阶图像（A、C）中易于识别，而在彩色多普勒图像中识别困难，主要是由于彩色血流信号可能会掩盖心室形态。图 A 和 C 显示典型的房室连接不一致，调节束（MB）位于左侧的右心室 (RV)（详见图 38.3）

Ao—主动脉；LA—左心房；LV—左心室；RA—右心房

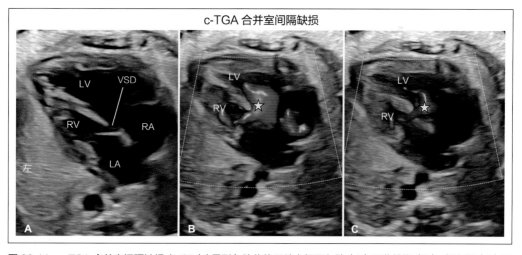

图 38.11　c-TGA 合并室间隔缺损（VSD）（星形）胎儿的四腔心切面灰阶（A）和收缩期（B）、舒张期（C）彩色多普勒图像。图 A 显示房室连接不一致，左侧的右心室（RV）与左心房（LA）连接，右侧的左心室（LV）与右心房（RA）连接。c-TGA 常合并室间隔缺损，彩色多普勒可显示心室水平双向分流（B、C）

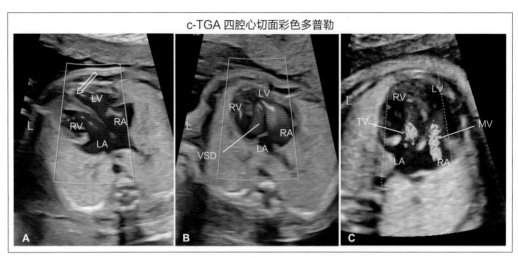

图38.12　3例c-TGA胎儿的四腔心切面彩色多普勒图像。左心室（LV）和右心室（RV）的血流充盈正常。A.显示心尖部主要由位于右侧的LV构成（空心箭头）。B.显示c-TGA合并常见的心内畸形，即室间隔缺损（VSD）。C.显示二尖瓣（MV）和三尖瓣（TV）关闭不全

L—左；LA—左心房；RA—右心房

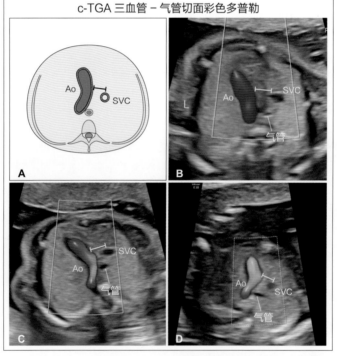

图38.13　3例c-TGA胎儿的心尖三血管－气管切面示意图（A）和相应的彩色多普勒图像（B～D）。c-TGA在三血管－气管切面上仅显示一条大血管，即向左侧（L）胸腔走行的主动脉（Ao）。主动脉弓与上腔静脉（SVC）彼此远离（工字线），这是主动脉起源于位于左侧的解剖学右心室（本图未显示）所致（见图38.9灰阶图像）

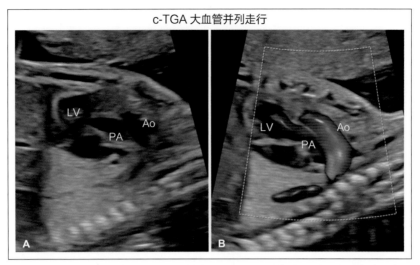

图 38.14　c-TGA 胎儿矢状切面灰阶（A）和彩色多普勒（B）图像。主动脉（Ao）走行于肺动脉（PA）前方，PA 起源于左心室（LV）

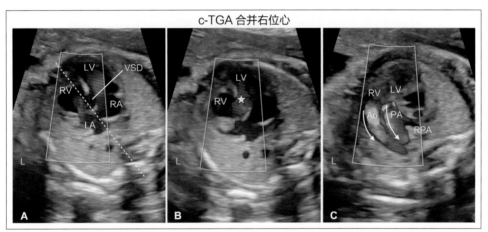

图 38.15　c-TGA 合并右位心胎儿的彩色多普勒图像。A. 舒张期四腔心切面，显示房室连接不一致且合并一个较大的室间隔缺损（VSD）。B. 收缩期四腔心切面，显示 VSD 处心室水平的左向右分流（星号）。C. 收缩期流出道切面，显示肺动脉（PA）起源于左心室（LV），同时主动脉（Ao）起源于右心室（RV），Ao 与 PA 并列走行，且 Ao 走行于 PA 左前方，呈左转位

L—左；LA—左心房；RA—右心房；RPA—右肺动脉

妊娠早期

　　妊娠早期诊断 c-TGA 主要依赖于对大血管起源及走行异常的探查，而不是通过房室连接异常的探查（图 38.16）。然而，灰阶超声可显示位于左侧的形态学右心室及心室内的调节束，同时可显示位于右侧的形态学左心室，并构成心尖部，以上特征可在妊娠早期提示房室连接异常（图 38.16 ~ 38.18）。在妊娠早期应用彩色多普勒非常有助于识别大血管的走行。图 38.16 展示了一例妊娠 13 周的 c-TGA 胎儿的心脏灰阶及彩色多普勒图像。图 38.17 和 38.18 展示了另一例妊娠 13 周合并右位心的 c-TGA 胎儿的心脏灰阶及彩色多普勒图像。

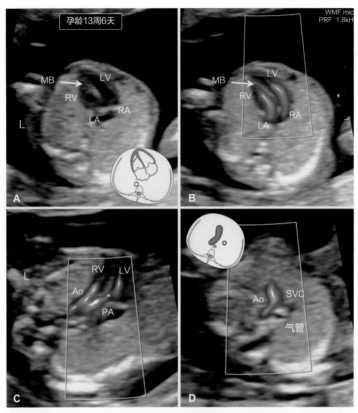

图 38.16　妊娠早期（妊娠 13 周）c-TGA 胎儿的超声图像及示意图。图 A 和 B 分别为四腔心切面灰阶和彩色多普勒图像及示意图，显示调节束（MB）位于左侧的右心室（RV）。图 C 为流出道切面彩色多普勒图像，清晰显示两条大血管的起源和走行，肺动脉（PA）起源于左心室（LV），同时主动脉（Ao）起源于右心室（RV），Ao 与 PA 并列走行且 Ao 走行于 PA 左侧，注意图 C 中显示的大血管的并列走行关系。图 D 为三血管－气管切面彩色多普勒图像及示意图，该切面上仅显示一条大血管，即主动脉，这通常是提示先天性心脏病的首要线索

L—左；LA—左心房；RA—右心房；SVC—上腔静脉

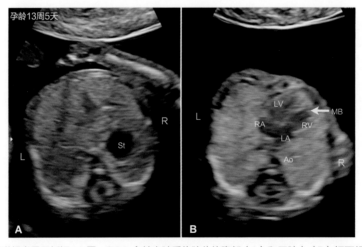

图 38.17　经阴道超声显示妊娠 13 周 c-TGA 合并内脏反位胎儿的腹部（A）和四腔心（B）切面超声图像。该胎儿的内脏位置异常是在妊娠 12 周进行颈项透明层检查时发现的（未展示），图 A 中胃（St）与图 B 中心脏均位于右侧

Ao—主动脉；L—左；LA—左心房；LV—左心室；MB—调节束；R—右；RA—右心房；RV—右心室

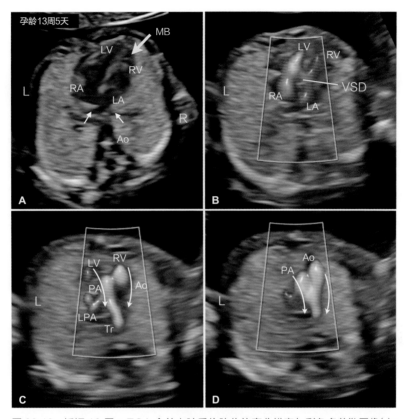

图 38.18　妊娠 13 周 c-TGA 合并内脏反位胎儿的高分辨率与彩色多普勒图像（与图 38.17 为同一胎儿）。A. 四腔心切面灰阶图像，显示心脏位于右侧（R）胸腔且心尖指向右侧。左心房（LA）位于后方，肺静脉汇入左心房（白色箭头）。房室连接不一致，右心房（RA）与解剖学左心室（LV）异常连接，左心房（LA）与解剖学右心室（RV）异常连接，调节束（MB）位于右心室内。B. 舒张期四腔心切面彩色多普勒图像，显示室间隔缺损（VSD）处的左、右心室间分流。C. 三血管切面彩色多普勒图像，显示主肺动脉起源于左心室并发出左肺动脉（LPA）。D. 三血管 - 气管切面彩色多普勒图像，显示主动脉（Ao）位于肺动脉（PA）前方，Ao 与 PA 均位于气管（Tr）右侧，大动脉呈右转位。最终诊断为房室连接不一致的 c-TGA 合并室间隔缺损及大动脉右转位

三维超声

三维超声的正交平面或断层模式图像（图 38.19）有助于确定心室和房室瓣的解剖结构，以及大血管的起源和走行。容积扫描法应用表面模式联合彩色多普勒、能量多普勒、反转模式或其他模式，能够清晰显示异常四腔心切面的解剖结构（图 38.20）和大血管的并列走行（图 38.21）。心房和大血管的正面视图可以显示大血管的空间排列关系，c-TGA 病例的主动脉位于肺动脉的左前方[10,12]。应用四维超声心动图和空间 - 时间关联成像技术移动 3 个相关的正交平面上的参考点可以显示两条大动脉的起源、走行和空间关系[13]。

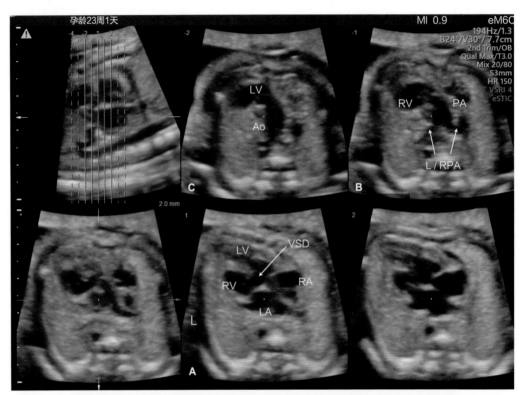

图 38.19　c-TGA 胎儿应用空间 – 时间关联成像技术显示的三维超声断层模式图像。三维超声断层模式可在一幅图像上同时清晰显示：合并室间隔缺损（VSD）的异常四腔心切面（A）；肺动脉（PA）起源于右侧的左心室（LV），向左侧走行并分叉为左（LPA）、右（RPA）肺动脉（B）；上纵隔横切面显示主动脉弓（C），主动脉走行于肺动脉左前方（B）

L—左；LA—左心房；RA—右心房；RV—右心室

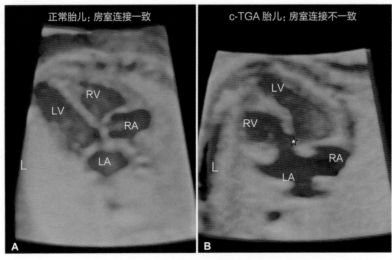

图 38.20　应用空间 – 时间关联成像技术的三维超声表面渲染模式显示正常胎儿（A）和 c-TGA 胎儿（B）的四腔心切面超声图像。图 A 显示房室连接一致，而图 B 显示房室连接不一致，两个胎儿的心尖部均由左心室（LV）构成，正常胎儿的左心室位于后方（A），而 c-TGA 胎儿的左心室位于前方（B）。本例 c-TGA 胎儿同时合并室间隔缺损（星形）（B）

L—左；LA—左心房；RA—右心房；RV—右心室

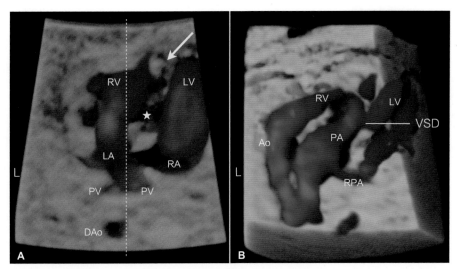

图 38.21　应用空间 – 时间关联成像技术的三维超声玻璃体模式显示 c-TGA 合并右位心胎儿的舒张期四腔心切面（A）和收缩期三血管 – 气管切面（B）超声图像。A. 显示心脏位于右侧胸腔，心轴指向右侧（箭头），房室连接不一致，位于左侧的右心室（RV）与左心房（LA）连接，肺静脉（PV）汇入左心房，位于右侧的左心室（LV）与右心房（RA）连接。该胎儿合并室间隔缺损（VSD）（星形）。B. 显示左心室内血流汇入肺动脉（PA），肺动脉发出的右侧分支为右肺动脉（RPA）。主动脉（Ao）起源于右心室，走行于肺动脉的左前方，呈左转位

DAo—降主动脉；L—左

合并心内和心外畸形

合并心内畸形在 c-TGA 中较为常见，表 38.1 做了总结。一项研究表明，16.7% 的 c-TGA 病例合并心外畸形，但不具有特异性，主要包括内脏位置异常和染色体异常，通常为 22q11.2 微缺失综合征 [7]，单基因病少见，如原发性纤毛运动不良症。因此，当探查到 c-TGA 时，建议进行侵入性检查，尤其是当 c-TGA 合并心外畸形时。

鉴别诊断

右室双出口和 D-TGA 是两种最常见的需与 c-TGA 鉴别诊断的心脏畸形，因为它们都不存在两条大动脉正常的"交叉"关系。表 38.2 总结了 c-TGA 与 D-TGA 的鉴别诊断要点。有时左侧的心室（解剖学右心室）发育短小，其图像与重度主动脉狭窄伴左心室功能障碍时异常的左心室，这可能成为胎儿转诊进行针对性检查的第一个线索。当存在 D-TGA、单心室、左位型大动脉异位、右位心、中位心或内脏反位时，应尽快对是否合并 c-TGA 进行针对性超声评估。

表38.2　完全型和矫正型大动脉转位的鉴别要点

	完全型大动脉转位	矫正型大动脉转位
心室	正常	反位
右心室	右前方	左后方
左心室	左后方	右前方
三尖瓣	正常，位于右侧	位于左侧，可出现关闭不全，或位于左侧的 Ebstein 畸形或三尖瓣闭锁
二尖瓣	正常，位于左侧	位于右侧
室间隔缺损	发生率约为 40%	发生率约为 70%
肺动脉	肺动脉起源于左侧的左心室，朝向右胸走行	肺动脉起源于右侧的左心室，朝向左胸走行
主动脉	位于肺动脉的右前方	位于肺动脉的左前方
合并心脏畸形	室间隔缺损、肺动脉狭窄	室间隔缺损、肺动脉狭窄、三尖瓣闭锁、心室发育不良、右位心、主动脉弓发育不良、心脏传导阻滞等

预后与转归

c-TGA 在胎儿期通常是平稳的，除非并发三尖瓣重度发育不良和三尖瓣重度反流（Ebstein 畸形）形或房室传导阻滞，这些可能导致胎儿水肿和死亡。c-TGA 胎儿出生后的预后主要取决于合并的心脏畸形。c-TGA 胎儿合并复杂心脏畸形时预后差，尤其是存在解剖学单心室、一条大血管闭锁或三尖瓣重度发育不良时[10]。孤立性 c-TGA 胎儿出生后通常病情平稳，无须紧急救治[8]。远期预后不良的影响因素包括合并 Ebstein 畸形、三尖瓣反流程度、右心室功能障碍和完全性心脏传导阻滞[10,14,15]。心脏传导阻滞在产前发病的情况极少见，但可在新生儿期和儿童期发病，需要进行起搏器治疗。c-TGA 病例的心脏传导阻滞与房室结和房室束的位置异常相关，两者易发生纤维化[16]。在几组胎儿系列研究中，产前诊断为 c-TGA 后继续妊娠的胎儿存活率超过 80%[5-7]。在最近一项对 c-TGA 胎儿进行的多中心回顾性分析中，54 名确诊胎儿的总存活率为 91%[7]。产前诊断 c-TGA 的平均孕龄为（25.6±5.9）周。85% 的 c-TGA 胎儿会伴发心内畸形，其中最常见的是室间隔缺损(75%)。18.5%的 c-TGA 病例会出现完全性心脏传导阻滞。在接受基因诊断检测的c-TGA胎儿中，13% 存在染色体异常[7]。

据报道，c-TGA 患者 10 年后的长期存活率超过 90%[10]。右心室功能障碍是 c-TGA 患者严重的晚期并发症之一，是右心室长期向体循环（主动脉）泵血所致。右心室功能障碍的典型征象是出现三尖瓣反流，导致远期预后恶化[1]，需要行复杂的心脏外科手术"双调转"术进行矫治，该术式包括 Senning-Mustard 心房调转和大动脉调转[1]。术后，左心房内的血液会进入右侧的左心室，然后与主动脉相连，解剖学左心室恢复体循环心室的功能。有关双调转术利弊的详细内容不在本书探讨的范围。

诊断方法

图 38.22 列出了怀疑胎儿矫正型大动脉转位（c-TGA）的诊断方法。

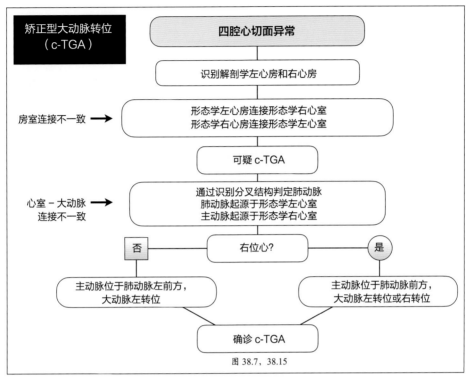

图 38.22 胎儿矫正型大动脉转位（c-TGA）的诊断方法。详见正文

要点 c-TGA

- c-TGA 的特征是房室连接和心室 – 大动脉连接均不一致。
- 形态学右心房与形态学左心室连接，形态学左心房与形态学右心室连接。
- 肺动脉与形态学左心室连接，主动脉与形态学右心室连接。
- 两条大血管并列走行，主动脉通常位于肺动脉的左前方（左转位）。
- 体静脉血流汇入肺动脉，肺静脉血流汇入主动脉，血流动力学得以矫正。
- 四腔心切面异常。
- 常合并心内畸形。
- 常合并室间隔缺损、肺动脉狭窄和三尖瓣异常。
- 心外畸形和染色体异常少见。
- 孤立性 c-TGA 胎儿出生后通常病情平稳，无须紧急救治。

- 造成 c-TGA 病例远期预后不良的因素包括合并 Ebstein 畸形、三尖瓣反流程度、右心室功能障碍和完全性心脏传导阻滞。
- 产前诊断为 c-TGA 后继续妊娠的胎儿存活率超过 80%。

（韩　舒）

参考文献

1. Atallah J, Rutledge JM, Dyck JD. Congenitally corrected transposition of the great arteries (atrioventricular and ventriculoarterial discordance). In: Allen HD, Driscoll DJ, Shaddy RE, Feltes TF, eds. *Moss & Adams' Heart Disease in Infants, Children, and Adolescents.* Lippincott Williams & Wilkins; 2013:1147-1160.

2. Ferencz C, Rubin JD, Loffredo CA, Magee CA. *Epidemiology of Congenital Heart Disease. The Baltimore-Washington Infant Study 1981-1989.* Futura Publishing Company; 1993.

3. Samanek M, Voriskova M. Congenital heart disease among 815,569 children born between 1980 and 1990 and their 15-year survival: a prospective Bohemia survival study. *Pediatr Cardiol.* 1999;20:411-417.

4. Becker TA, Van Amber R, Moller JH, Pierpont MEM. Occurrence of cardiac malformations in relatives of children with transposition of the great arteries. *Am J Med Genet.* 1996;66:28-32.

5. Paladini D, Volpe P, Marasini M, Russo MG, Vassallo M, Gentile M, Calabro R. Diagnosis, characterization and outcome of congenitally corrected transposition of the great arteries in the fetus: a multicenter series of 30 cases. *Ultrasound Obstet Gynecol.* 2006;27:281-285.

6. Sharland G, Tingay R, Jones A, Simpson J. Atrioventricular and ventriculoarterial discordance (congenitally corrected transposition of the great arteries): echocardiographic features, associations, and outcome in 34 fetuses. *Heart.* 2005;91:1453-1458.

7. Vorisek CN, Enzensberger C, Willomeit S, et al. Prenatal diagnosis and outcome of congenital corrected transposition of the great arteries—a multicenter report of 69 cases. *Ultraschall Med.* 2020.

8. McEwing RL, Chaoui R. Congenitally corrected transposition of the great arteries: clues for prenatal diagnosis. *Ultrasound Obstet Gynecol.* 2004;23:68-72.

9. Presbitero P, Somerville J, Rabajoli F, Stone S, Conte MR. Corrected transposition of the great arteries without associated defects in adult patients: clinical profile and follow up. *Br Heart J.* 1995;74:57-59.

10. Rutledge JM, Nihill MR, Fraser CD, Smith OE, McMahon CJ, Bezold LI. Outcome of 121 patients with congenitally corrected transposition of the great arteries. *Pediatr Cardiol.* 2002;23:137-145.

11. Allan LD. Atrioventricular discordance. In: Allan LD, Hornberger LK, Sharland GK, eds. *Textbook of Fetal Cardiology.* Greenwich Medical Me-dia; 2000:183-192.

12. Paladini D, Volpe P, Sglavo G, et al. Transposition of the great arter-ies in the fetus: assessment of the spatial relationships of the arterial trunks by four-dimensional echocardiography. *Ultrasound Obstet Gynecol.* 2008;31:271-276.

13. Zhang Y, Cai A, Sun W, Guo Y, Zhao Y. Prenatal diagnosis of fetal congenitally corrected transposition of the great arteries. *Prenat Diagn.* 2011;31:529-535.

14. Graham TP, Bernard YD, Mellen BG, et al. Long-term outcome in congen-itally corrected transposition of the great arteries: a multi-institutional study. *J Am Coll Cardiol.* 2000;36:255-261.

15. Hraska V, Duncan BW, Mayer JE Jr, Freed M, del Nido PJ, Jonas RA. Long-term outcome of surgically treated patients with corrected transpo-sition of the great arteries. *J Thorac Cardiovasc Surg.* 2005;129:182-191.

16. Hosseinpour A-R, McCarthy KP, Griselli M, Sethia B, Ho SY. Congenitally corrected transposition: size of the pulmonary trunk and septal malalignment. *Ann Thorac Surg.* 2004;77:2163-2166.

第 39 章
右位主动脉弓、双主动脉弓和锁骨下动脉迷走

概述

众所周知，在熟悉主动脉弓胚胎发育基本特点的基础上，更容易理解主动脉弓分支的相关畸形。Edwards 提出的双主动脉弓模型假说[1] 可以很好地解释各种类型的主动脉弓畸形[2,3]。该假说认为胚胎发育初期存在双主动脉弓，即升主动脉发出右主动脉弓（right aortic arch, RAA）和左主动脉弓，二者汇合后形成降主动脉，位于解剖学上的中间位置，脊柱的正前方（图 39.1）。因此，左、右主动脉弓形成了一个完整的血管环，环绕着气管和食管。左、右主动脉弓各自分别发出 2 支血管：左 / 右颈总动脉和左 / 右锁骨下动脉（图 39.1）。此外，左、右肺动脉分别通过左、右动脉导管在锁骨下动脉区域连接左、右主动脉弓（图 39.1）。因此，主动脉弓分支的正常和异常发育与胚胎发育期间左主动脉弓或右主动脉弓退化或持续存在的位点有关[2,3]。本章将讨论产前超声中常见的主动脉弓畸形。

胚胎学的发现

以下内容描述的是导致主动脉弓及其分支往不同方向发育的胚胎学基础。

正常（左位）主动脉弓

右位主动脉弓发出的右锁骨下动脉以远的部分退化，左位主动脉弓则保留（正常解剖）（图 39.1A）。右锁骨下动脉和右颈总动脉融合形成右头臂动脉（无名动脉）。左侧动脉导管保留而右侧动脉导管退化。

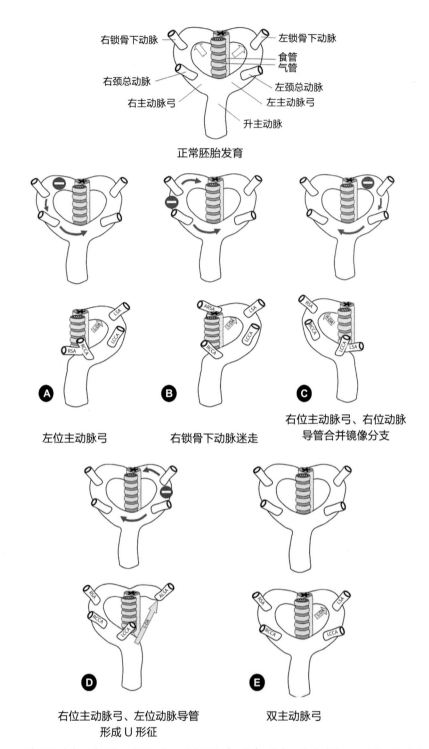

图 39.1 不同类型主动脉弓畸形的示意图。在胚胎发育期（顶图），由左、右主动脉弓形成的双主动脉弓环绕气管和食管形成完整的血管环。左、右主动脉弓各自发出两组血管：左颈总动脉（LCCA）和右颈总动脉（RCCA）、左锁骨下动脉（LSA）和右锁骨下动脉（RSA）。此外，左位动脉导管和右位动脉导管位于锁骨下动脉区域。主动脉弓分支的正常和异常发育与胚胎发育期左位主动脉弓或右位主动脉弓发生退化的位置以及保留的主动脉弓节段有关。A. 正常左位主动脉弓。B. 左位主动脉弓合并右锁骨下动脉迷走（ARSA）。C. 右位主动脉弓、右位动脉导管合并镜像分支。D. 右位主动脉弓、左位动脉导管形成 U 形征。E. 双主动脉弓。详见正文

左位主动脉弓合并右锁骨下动脉迷走

该变异是由右颈总动脉起始部和右锁骨下动脉起始部之间的主动脉弓区域退化所造成的（图 39.1B）。这将导致左侧主动脉弓保留，并发出以下血管：右颈总动脉、左颈总动脉、左锁骨下动脉和右锁骨下动脉迷走（aberrant right subclavian artery, ARSA）（图 39.1B）。右锁骨下动脉于食管、气管后方向右上肢方向走行。左位动脉导管保留而右位动脉导管退化。

右位主动脉弓、右位动脉导管合并头臂动脉镜像分支

右位主动脉弓、右位动脉导管合并头臂动脉镜像分支是正常左位主动脉弓的镜像模式。在该畸形中，左位主动脉弓在发出的左锁骨下动脉以远的部位退化形成右位主动脉弓（图 39.1C）。左锁骨下动脉和左颈总动脉融合形成左头臂动脉（无名动脉），是右位主动脉弓的第一分支，之后右位主动脉弓依次发出右颈总动脉和右锁骨下动脉（图 39.1C）。绝大多数病例的右位动脉导管保留而左位动脉导管退化。该畸形常合并其他先天性心脏畸形。

右位主动脉弓合并左位动脉导管

在该畸形中，左位主动脉弓在发出左颈总动脉和左锁骨下动脉之间的区域退化（图 39.1D）。左锁骨下动脉区域的左位动脉导管保留而右位动脉导管退化。因此，动脉导管在气管左侧并与右位主动脉弓形成一个血管环（图 39.1D）。以下血管起自主动脉：左颈总动脉、右颈总动脉、右锁骨下动脉和左锁骨下动脉迷走。有时，左锁骨下动脉迷走通过一个动脉管道直接连接降主动脉，该管道称为 Kommerell 憩室[4]。

双主动脉弓

若左、右主动脉弓同时保留则形成双主动脉弓（图 39.1E）。左位动脉导管持续存在，而右位动脉导管退化。每一侧主动脉弓上分别发出 1 条锁骨下动脉和 1 条颈总动脉。双主动脉弓在气管和食管周围形成一个紧密的血管环，患儿在出生后需要手术治疗。

右位主动脉弓和双主动脉弓

定义、疾病谱和发病率

正常情况下，左位主动脉弓在上胸部跨越左支气管。当主动脉弓横跨右支气管时，称为右位主动脉弓。胎儿超声心动图的胸腔横切面显示主动脉弓横部位于气管右侧可诊断为右位主动脉弓（图 39.2B ~ D）。右位主动脉弓在正常人群中的发病率约为 1‰[5]，而当合并其他心脏畸形时，右位主动脉弓的发病率可能更高。近期的一项产前研究表明单纯右位

主动脉弓的发病率约为 0.54‰，单纯双主动脉弓的发病率约为 0.15‰ [6]。右位主动脉弓最常见的 3 种亚型为右位主动脉弓合并右位动脉导管（见本书"右位主动脉弓、右位动脉导管合并头臂动脉镜像分支"部分）（图 39.1C，39.2B），右位主动脉弓合并左位动脉导管（见本书"右位主动脉弓合并左位动脉导管"部分）（图 39.1D，39.2C）和双主动脉弓（见本书"双主动脉弓"部分）（图 39.1E，39.2D）。右位主动脉弓可以单独存在，也可以是复杂心脏畸形的一部分 [3,7-10]。

超声表现

灰阶超声和彩色多普勒

右位主动脉弓胎儿的四腔心切面显示降主动脉位于脊柱前方更靠近中心的位置。可以在三血管 – 气管切面上进行诊断和分型，主动脉走行于气管右侧（而非左侧）（图 39.2B ~ D）。应用胎儿超声心动图彩色多普勒可以对右位主动脉弓的 3 种最常见亚型进行鉴别 [7,11]。本书未对其他罕见的情况进行讨论。

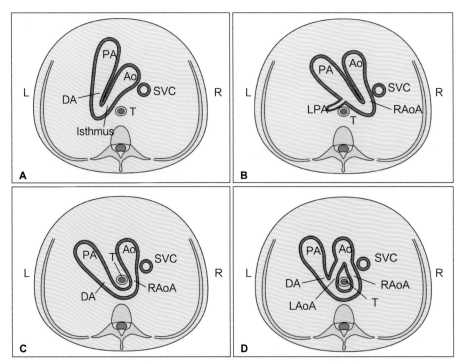

图 39.2　A. 正常胎儿三血管 – 气管切面示意图，主动脉弓（Ao）横部和峡部与肺动脉（PA）及动脉导管（DA）在气管（T）左侧形成 V 形结构后汇入降主动脉。B. 显示右位主动脉弓（RAoA）和右位动脉导管在气管右侧形成 V 形结构，其中最常见的头臂血管分支与图 A 呈镜像关系（详见正文），左肺动脉（LPA）在气管正前方起自主肺动脉。C. 显示右位主动脉弓时，主动脉弓位于气管右侧；动脉导管位于左侧，主动脉弓和动脉导管弓在气管周围构成 U 形血管环。D. 右位主动脉弓的一个罕见亚型，其中左位动脉导管与主动脉分出的左位主动脉弓（LAoA）和右位主动脉弓环绕气管和食管，形成双主动脉弓

Isthmus—峡部；L—左；R—右；SVC—上腔静脉

　　右位主动脉弓合并右位动脉导管（右 V 形征）　该亚型的动脉导管位于气管右侧（见本章"右位主动脉弓、右位动脉导管合并头臂动脉镜像分支"部分）。主动脉和肺动脉均在气管右侧并形成 V 形结构，不形成血管环（图 39.3 ~ 39.7）。笔者把这种解剖结构称为右 V 形征，与正常解剖的左 V 形结构形成对比（图 39.2A）。在大多数病例中，该亚型常合并其他心脏畸形，主要是圆锥动脉干畸形，因此很难精确显示动脉导管的真正走行（图 39.6，39.7）。在一些相关心脏畸形中，只可见右位主动脉弓，右肺动脉通常隐藏在主动脉弓下方，而左肺动脉在气管前方有分支（图 39.7）。头臂动脉的发出形式与正常左位主动脉弓中头臂动脉的发出形式呈镜像关系。应用彩色多普勒有助于显示血管的走行。

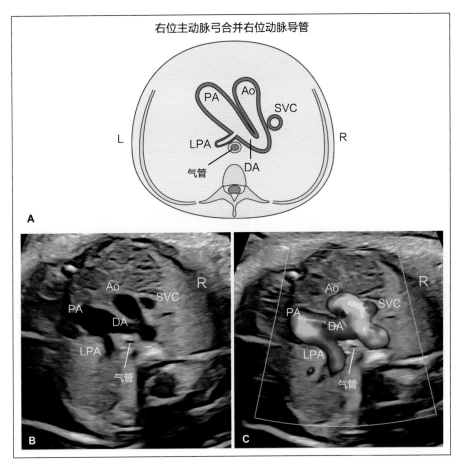

图 39.3　右位主动脉弓合并右位动脉导管胎儿的三血管 – 气管切面示意图（A）和相应的灰阶图像（B）以及彩色多普勒图像（C）。注意主动脉弓（Ao）和动脉导管弓（DA）共同指向气管右侧（R）。注意，左肺动脉（LPA）显示清晰，起自主肺动脉（PA）并位于气管前方

L—左；SVC—上腔静脉

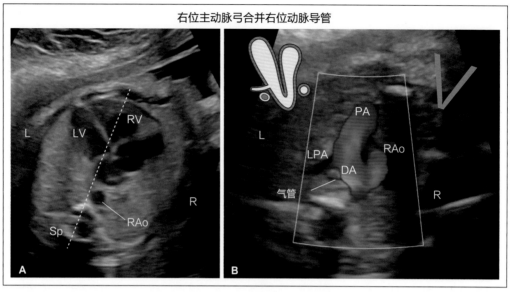

图39.4 右位主动脉弓（RAo）胎儿四腔心切面的灰阶图像（A）和三血管-气管切面的彩色多普勒图像及其示意图（B）。注意，图A中降主动脉位于右侧，这是一个重要的诊断特征。在本例胎儿中，动脉导管（DA）位于气管右侧，如图B所示，形成右V形征。注意主动脉弓和动脉导管弓都指向气管的右侧

L—左；LPA—左肺动脉；LV—左心室；PA—肺动脉；R—右；RV—右心室；Sp—脊柱

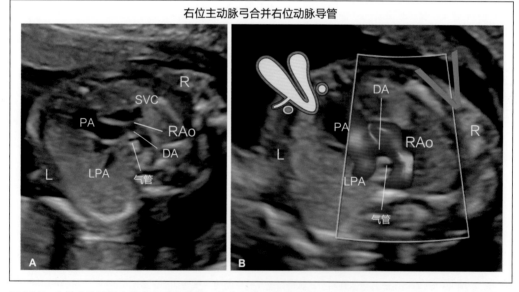

图39.5 右位主动脉弓合并右位动脉导管。胎儿右位主动脉弓伴右位动脉导管的三血管-气管切面的灰阶图像（A）和彩色多普勒图像及其示意图（B）。注意右位主动脉弓（RAo）和动脉导管弓（DA）都指向气管的右侧（R）。还要注意的是，左肺动脉（LPA）突出显示，从主肺动脉（PA）发出，位于气管前方。不应将左肺动脉误认为左位动脉导管

L—左；SVC—上腔静脉

右室双出口合并右位主动脉弓和肺动脉闭锁

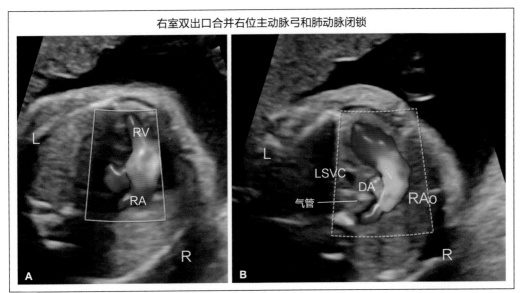

图 39.6　胎儿复杂心脏畸形，包括单心室性房室连接、右室双出口、右位主动脉弓及肺动脉闭锁。该胎儿的四腔心切面（A）和三血管 – 气管切面（B）彩色多普勒图像。A. 显示了流入心室的单一血流通道。B. 可见主动脉弓和动脉导管弓均指向气管右侧，右位主动脉弓（RAo）为前向血流（蓝色），动脉导管（DA）为反向血流（红色）；此外，还可见左上腔静脉（LSVC）

L—左；R—右；RA—右心房；RV—右心室

法洛四联症合并右位主动脉弓

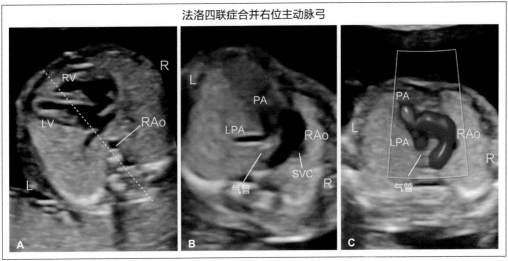

图 39.7　法洛四联症合并右位主动脉弓不伴有血管环结构胎儿的四腔心切面灰阶图像（A）、三血管 – 气管切面灰阶图像（B）及彩色多普勒图像（C）。注意，图 A 的胸主动脉位于脊柱右侧，图 B 和图 C 中的主动脉弓横部（RAo）位于气管右侧。在法洛四联症合并右位主动脉弓且无完整血管环的胎儿中，右位动脉导管通常不显示（如本例），因为它的位置低于右位主动脉弓，甚至缺如

L—左；LPA—左肺动脉；LV—左心室；PA—肺动脉；R—右；RV—右心室；SVC—上腔静脉

　　右位主动脉弓合并左位动脉导管（U 形征） 该亚型主动脉弓位于气管右侧，而肺动脉干和动脉导管位于气管左侧（见本章"右位主动脉弓合并左位动脉导管"部分）。在这种情况下，气管位于右侧的主动脉弓横部和左侧的动脉导管之间（图 39.8 ～ 39.14），主动脉弓横部和动脉导管以 U 形结构环绕气管，称为 U 形征[5,12,13]。与双主动脉弓[3] 形成的紧密血管环相比，U 形环比较松散。在大多数病例中，这种情况通常是孤立存在的，很少合并心内或心外畸形[7]。相关畸形包括心脏圆锥动脉干畸形（图 39.13A）、染色体异常如 22q11.2 微缺失综合征（图 39.14B）、非特异性心外畸形。彩色多普勒可以很容易地显示 U 形征（图 39.10 ～ 39.12）[12]，几乎所有病例均合并左锁骨下动脉迷走（图 39.12），左锁骨下动脉起源于动脉导管和降主动脉连接区域的 Kommerell 憩室[4]。

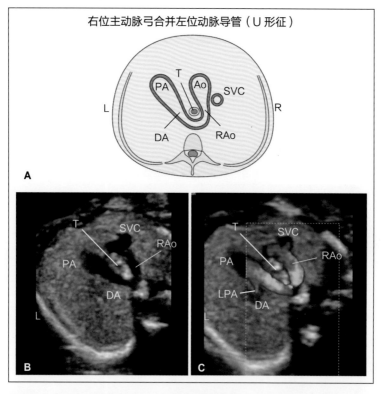

图 39.8　右位主动脉弓（RAo）合并左位动脉导管（DA）胎儿的三血管 - 气管切面示意图（A）及相应的超声灰阶图像（B）和彩色多普勒图像（C）。注意，主动脉弓指向气管（T）的右侧（R），而肺动脉及动脉导管弓指向气管左侧（L），导致右位主动脉弓和左位动脉导管形成 U 形结构包绕气管

LPA—左肺动脉；PA—肺动脉；SVC—上腔静脉

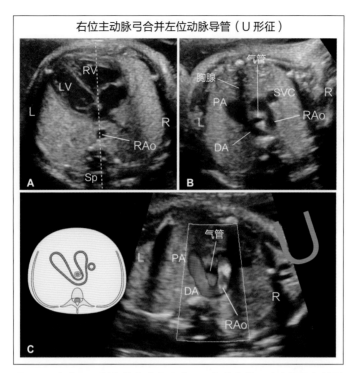

图 39.9　妊娠 30 周右位主动脉弓（RAo）胎儿的四腔心切面灰阶图像（A）、三血管 – 气管切面的灰阶图像（B）、彩色多普勒图像以及示意图（C）。注意，图 A 中右位主动脉弓在胸腔水平位于脊柱（Sp）前方的中心位置。图 B 和 C 中，右位主动脉弓向气管右侧（R）走行，而肺动脉（PA）和动脉导管（DA）向左侧（L）走行，形成了一个 U 形结构，彩色多普勒（C）显示得更清楚。彩色多普勒（C）中的三血管 –气管切面怀疑右位主动脉弓，但不能明确区分右位主动脉弓和双主动脉弓（详见正文）

LV—左心室；RV—右心室；SVC—上腔静脉

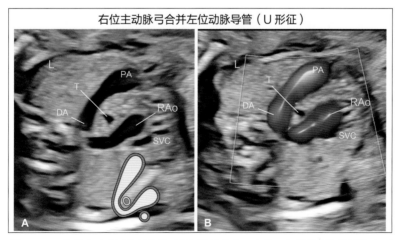

图 39.10　右位主动脉弓合并左位动脉导管胎儿的三血管 – 气管切面灰阶图像（A）和彩色多普勒图像（B）以及示意图。注意，右位主动脉弓（RAo）和动脉导管（DA）在气管（T）周围形成 U 形结构

L—左；PA—肺动脉；SVC—上腔静脉

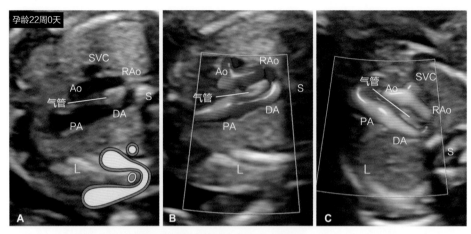

图 39.11　妊娠 22 周右位主动脉弓合并左位动脉导管胎儿的侧位三血管－气管切面灰阶图像及示意图（A）、彩色多普勒图像（B）和能量多普勒图像（C）。注意，右位主动脉弓（RAo）和动脉导管（DA）在气管周围形成 U 形结构

Ao—主动脉；L—左；PA—肺动脉；S—脊柱；SVC—上腔静脉

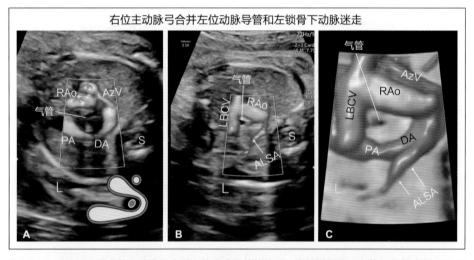

图 39.12　妊娠 32 周右位主动脉弓合并左位动脉导管的胎儿，胸腔横切面三血管－气管水平（A）和上纵隔水平（B、C）的彩色多普勒图像以及示意图。注意，图 A 中的右位主动脉弓（RAo）和动脉导管（DA）在气管周围形成 U 形结构，在这种情况下，左锁骨下动脉迷走（ALSA）通常起源于气管后方区域，称为左锁骨下动脉迷走。上纵隔水平横断面为显示左锁骨下动脉迷走的最理想切面（B）。三维玻璃体模式（C）为显示左锁骨下动脉迷走的理想模式。请注意左头臂静脉（LBCV）位于主动脉弓前方（B、C）。详细信息请参阅正文

AzV—奇静脉；L—左；PA—肺动脉；S—脊柱

双主动脉弓　主动脉弓向气管右侧延伸，但在气管水平直接分叉，形成希腊字母 λ（Lambda）形结构，升主动脉分叉形成了向右侧及左侧延伸的两个主动脉弓结构（图 39.15～39.18）[14]。双主动脉弓在气管后方融合形成降主动脉，随后直接沿脊柱正前方走行。食管和气管夹在右位主动脉弓和左位主动脉弓之间。在某些病例中，左主动脉弓比右

主动脉弓窄，甚至可能发育不良（图39.17）。一般来说，动脉导管沿左侧走行与左主动脉弓或降主动脉相连（图39.15～39.18）。双侧主动脉弓各自发出该侧头臂动脉，分别是左、

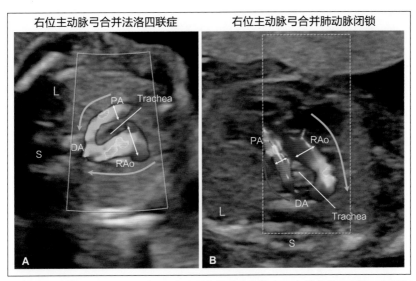

图39.13　2例右位主动脉弓（RAo）合并左位动脉导管（DA）胎儿的三血管－气管切面彩色多普勒图像。胎儿A合并法洛四联症，主动脉和肺动脉（PA）内均为前向血流（蓝色箭头）。胎儿B合并肺动脉闭锁，右位主动脉弓内为前向血流（蓝色箭头），较细的肺动脉内为反向血流（红色箭头）。注意，与主动脉的内径相比，这两种情况下的肺动脉均较狭窄

L—左；S—脊柱；Trachea—气管

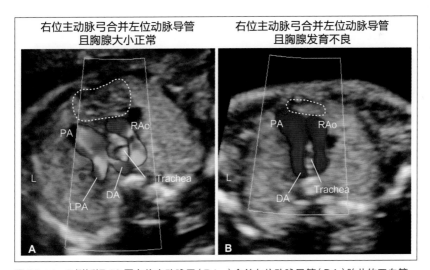

图39.14　2例妊娠22周右位主动脉弓（RAo）合并左位动脉导管（DA）胎儿的三血管－气管切面的彩色多普勒图像。比较2例胎儿的胸腺（虚线轮廓），胎儿A胸腺大小正常，无相关染色体异常。胎儿B胸腺发育不良，胸腺与胸腔的比例减小。请注意与胎儿A相比，胎儿B的主动脉（RAo）和肺动脉（PA）似乎更靠近胸骨。胎儿B合并有22q11.2微缺失综合征

L—左；LPA—左肺动脉；Trachea—气管

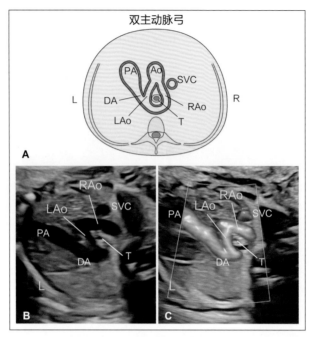

图 39.15　双主动脉弓。双主动脉弓胎儿的三血管 – 气管切面示意图（A）及相应的灰阶图像（B）和彩色多普勒图像（C）。A. 显示了双主动脉弓的典型特征，主动脉在气管（T）前分叉为右主动脉弓（RAo）和左主动脉弓（LAo），在气管周围形成一个完整的血管环。在这个切面上气管后方通常不能观察到血管连接为完整的环形，但它在斜横切面或三维彩色多普勒图像中可更好地显示。在灰阶（B）和彩色多普勒（C）图像中可以看到双主动脉弓。注意，图 B 和 C 中的左主动脉弓比右主动脉弓略细

DA—动脉导管；L—左；R—右；PA—肺动脉；SVC—上腔静脉

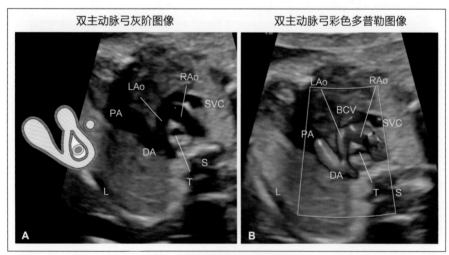

图 39.16　双主动脉弓胎儿三血管 – 气管切面的示意图及灰阶图像（A）和彩色多普勒图像（B）。图 A 中的示意图显示了双主动脉弓的典型特征，主动脉在气管（T）前分叉为右主动脉弓（RAo）和左主动脉弓（LAo），在气管周围形成一个完整的血管环。在图 A 和图 B 中可以看到双主动脉弓，左主动脉弓比右主动脉弓略细。同时，应注意在这些切面中无法显示血管环在气管后方的部分血管

BCV—头臂静脉；DA—动脉导管；L—左；PA—肺动脉；S—脊柱；SVC—上腔静脉

右颈总动脉和锁骨下动脉。彩色多普勒有助于显示气管前方的 λ 分叉和血管的走行（图 39.16 ～ 39.18）。在双主动脉弓解剖水平，可以在颈部纵切面显示气管受压（图 39.19）。

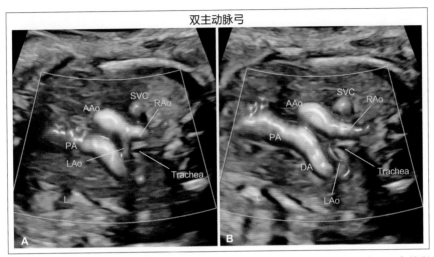

图 39.17　双主动脉弓。双主动脉弓胎儿在三血管 – 气管水平相邻的两个切面（A、B）的彩色多普勒图像显示其右位主动脉弓（RAo）内径正常，左位主动脉弓（LAo）发育不良。本例胎儿最初在妊娠中期怀疑为右位主动脉弓合并左位动脉导管（DA），但在妊娠晚期超声检查中证实为双主动脉弓畸形伴左主动脉弓发育不良。当妊娠中期怀疑胎儿为右位主动脉弓时，应建议孕妇在妊娠晚期和出生后进行超声检查随访，以寻找并发现双主动脉弓中发育不良的左主动脉弓

AAo—升主动脉；L—左；PA—肺动脉；SVC—上腔静脉；Trachea—气管

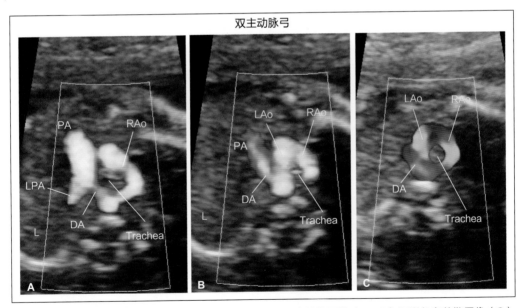

图 39.18　双主动脉弓。妊娠 23 周双主动脉弓胎儿的能量多普勒图像（A、B）和彩色多普勒图像（C）。在切面 A 中，最初怀疑右位主动脉弓（RAo）和左位动脉导管（DA）形成 U 形征。向头侧倾斜的切面 B 显示左位主动脉弓（LAo），因此可确认为双主动脉弓。在切面 C 中，获取了胸腔上部横切面，显示了气管周围的完整血管环以及动脉导管汇入左位主动脉弓

L—左；LPA—左肺动脉；PA—肺动脉；Trachea—气管

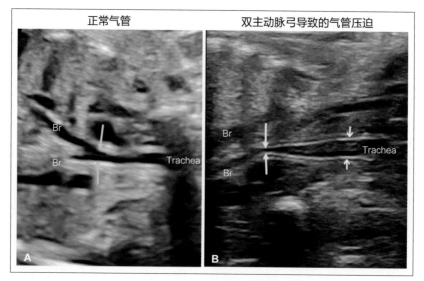

图 39.19　正常胎儿（A）和双主动脉弓血管环压迫气管的胎儿（B）的纵隔冠状面超声图像。A. 内径正常的气管（绿色箭头）在分叉水平分为两个支气管。B. 显示了在血管环水平受压的气管（黄色箭头）

Br—支气管；Trachea—气管

妊娠早期

妊娠 11 ~ 13 周，在三血管 – 气管切面上使用彩色多普勒即可诊断右位主动脉弓和双主动脉弓（图 39.20 ~ 39.22）[15,16]。在妊娠早期，通常是在经腹超声扫查评价主动脉弓横部与动脉导管的位置关系时怀疑主动脉弓异常，可通过经阴道超声扫查帮助确诊。近年来，

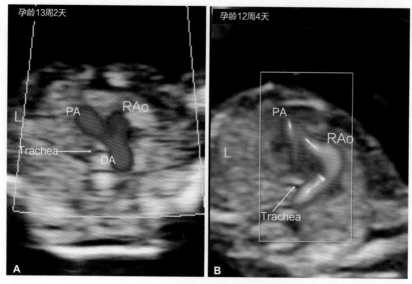

图 39.20　2 例右位主动脉弓合并右位动脉导管胎儿在妊娠 13 周（A）和 12 周（B）时的三血管 – 气管切面彩色多普勒图像。注意胎儿 A 中，右位主动脉弓（RAo）和动脉导管（DA）呈 V 形结构，向气管右侧延伸。胎儿 B 同时患有法洛四联症，动脉导管隐藏在右位主动脉弓后方

L—左；PA—肺动脉；Trachea—气管

患者已经能够在妊娠早期诊断右位主动脉弓及其 3 个分型（图 39.20 ~ 39.22）。然而，在妊娠早期区分右位主动脉弓的 U 形征和双主动脉弓的 λ 形征较为困难，但使用彩色多普勒有助于鉴别 [16]。图 39.20 至 39.22 显示在妊娠早期诊断的 3 种主动脉弓异常。

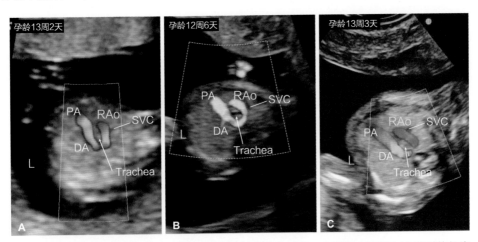

图 39.21　3 例右位主动脉弓伴左位动脉导管（U 形征）胎儿，在妊娠 12 周和 13 周时的经腹超声（A）及经阴道超声（B、C）三血管－气管切面彩色多普勒图像，与经腹超声相比，经阴道超声（B、C）图像更加清晰，详见正文

DA—动脉导管；L—左；PA—肺动脉；RAo—右位主动脉弓；SVC—上腔静脉；Trachea—气管

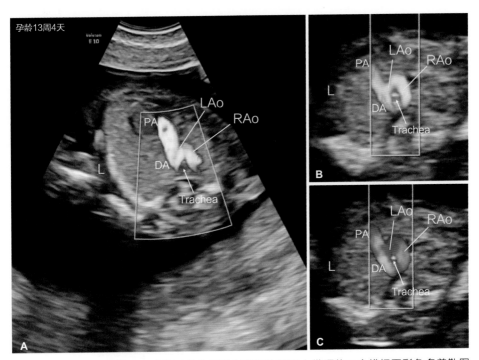

图 39.22　妊娠 13 周的双主动脉弓胎儿的经阴道超声显示上纵隔的三个横切面彩色多普勒图像（A ~ C）。切面 A 于三血管－气管水平获得，显示左位主动脉弓（LAo）和右位主动脉弓（RAo）环绕气管，向头侧轻微偏转探头声束可获得切面 B 和 C，可以更好地显示环绕气管的完整血管环。通常在妊娠中期可对右位主动脉弓与双主动脉弓进行鉴别

DA—动脉导管；L—左；PA—肺动脉；Trachea—气管

三维超声

超声断层成像有助于显示胎儿右位主动脉弓在不同平面上的解剖表现。三维渲染成像可以显示右位主动脉弓及其相应结构的空间关系，如双主动脉弓、V形征或U形征等（图39.23，39.24）[14,17]。这种渲染可以通过彩色多普勒玻璃体模式[14,17]、能量多普勒[4]、B-Flow模式或反转模式以及双平面模式来实现。

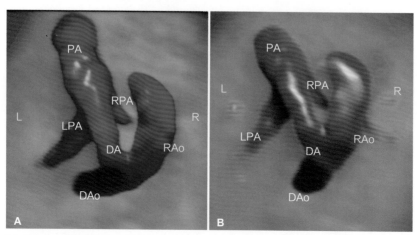

图39.23　三维超声联合应用彩色多普勒模式和玻璃体模式获取右位主动脉弓（RAo）合并左位动脉导管胎儿在三血管 – 气管水平的重建图像，显示U形征。图A和B分别在三维彩色多普勒模式和单色三维彩色多普勒模式下显示U形征。注意在肺动脉（PA）及动脉导管（DA）后方，肺动脉主干分支为左肺动脉（LPA）和右肺动脉（RPA）

DAo—降主动脉；L—左；R—右

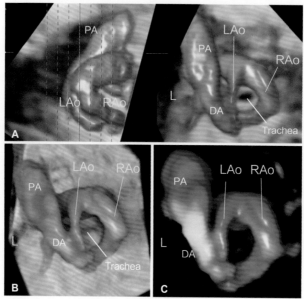

图39.24　三维超声联合应用彩色多普勒模式及玻璃体模式获取双主动脉弓胎儿的三维立体重建图像。注意，图A ~ C均显示了胎儿主动脉弓分为右位主动脉弓（RAo）和左位主动脉弓（LAo），并伴有左位动脉导管（DA），从而形成环绕气管的血管环。同时也能看到左位主动脉弓较右位主动脉弓细窄，这是双主动脉弓的常见表现，详见正文

L—左；PA—肺动脉；Trachea—气管

合并心内和心外畸形

即使在超声上右位主动脉弓为孤立性表现，胎儿也应进行染色体核型分析，以排除胎儿染色体异常，主要为 22q11.2 微缺失综合征，少数为 21- 三体综合征和其他非整倍体 [7,18-20]。根据笔者的经验，当主动脉和动脉导管位于气管右侧时（V 形征），合并的心内畸形比双主动脉弓或 U 形右位主动脉弓更常见 [7,21]。右位主动脉弓常合并的心脏畸形有法洛四联症、室间隔缺损型肺动脉闭锁、共同动脉干、肺动脉瓣缺如、三尖瓣闭锁和右室双出口 [7,20]。右位主动脉弓合并圆锥动脉干畸形时会增加胎儿 22q11.2 微缺失综合征的发生风险 [7,19,20,22]。即使右位主动脉弓是孤立存在的，检测出 22q11.2 微缺失综合征的风险约为 8.5%，特别是合并胸腺小或无胸腺时 [23]。

与心内解剖正常的右位主动脉弓相比，合并心外畸形和染色体异常的右位主动脉弓与结构性先天性心脏病更相关 [19]。

最近，几项小型和大型研究以及 meta 分析报道了右位主动脉弓与心内、心外畸形以及胎儿结局的相关性 [8,9,16,19,23,24]。在一项涉及 98 例右位主动脉弓胎儿的回顾性观察研究中，72% 的病例合并先天性心脏病，其中以圆锥动脉干畸形最常见 [19]。18% 的病例被诊断为左锁骨下动脉迷走，6% 的病例被诊断为双主动脉弓，12% 的病例被诊断为血管环，均在出生后证实 [19]。总体而言，32% 的胎儿存在心外畸形，15% 的胎儿存在染色体异常，其中一半为 22q11.2 微缺失综合征 [19]。心外畸形和染色体异常通常与右位主动脉弓合并结构性先天性心脏病相关。右位主动脉弓胎儿总体预后良好，90% 的新生儿在出生后一年内存活 [19]。一项研究系统综述了 18 篇评估胎儿右位主动脉弓和右位动脉导管相关风险的文献，其中 30% 的胎儿伴有圆锥动脉干畸形，而 22q11.2 微缺失综合征的胎儿仅占 1% [8]，其中 2/3 的 22q11.2 微缺失综合征合并胸腺发育不良，没有描述其他的染色体异常 [8]。无论动脉导管弓位于右侧还是左侧，相关的异常都不存在差异。孤立性右位主动脉弓预后良好，特别是当胎儿胸腺和染色体核型正常时 [8]。在一项对 138 例孤立性右位主动脉弓胎儿的回顾性研究中，有 22%（75 例）的病例进行了侵入性检测，发现了染色体异常和遗传学异常，其中染色体 22q11.2 微缺失最常见 [25]。51%（25 例）的病例出现左锁骨下动迷走脉。最后，在一项回顾性队列研究和文献的系统回顾中，共有 16 项研究的 312 例右位主动脉弓胎儿被纳入其中 [10]，均不合并其他心内畸形，产前检出染色体异常、22q11.2 微缺失综合征和心外畸形的概率分别为 9.0%、6.1% 和 14.6% [10]。出生后检测到相关的心内畸形和心外畸形的概率分别为 5% 和 4% [10]。表 39.1 总结了在产前发现右位主动脉弓时的建议检查流程。

鉴别诊断

右位主动脉弓需要与异构或内脏反位情况下的右位主动脉相鉴别。与异构或内脏反位不同，右位主动脉弓胎儿的主动脉弓位于气管右侧，但腹主动脉位于左侧。具有 U 形征的右位主动脉弓与双主动脉弓之间的鉴别最具挑战性，单纯右位主动脉弓不影响新生儿的结局,而双主动脉弓形成的紧密环绕气管和食管的血管环在产后需要手术治疗(表 39.1)(对比图 39.8,39.15)。二者的鉴别难点在于区分双主动脉弓畸形中细小的左主动脉弓与右位主动脉弓畸形中的左颈总动脉(U 形征),因为二者具有相似的解剖走行。

表 39.1　右位主动脉弓（RAo）的检查建议

情况	解释
RAo	异位、异构:检查是否有异构和内脏异位的其他征象。例如,胃的位置、复杂的心脏畸形、静脉异常
RAo:无 U 形征,右 V 形征伴右位动脉导管	右 V 形征:罕见,常伴有相关异常,检查是否存在 22q11.2 微缺失综合征、21- 三体综合征等异常
RAo:气管右侧仅见一支粗大的主动脉弓	圆锥动脉干畸形:寻找与圆锥动脉干畸形相关的心脏异常,例如,法洛四联症、肺动脉闭锁伴室间隔缺损、共同动脉干、右室双出口、孤立性畸形或合并异构
RAo:U 形征	U 形征:排除 22q11.2 微缺失综合征、21- 三体综合征及其他体征(胸腺、面部、生长)。检查是否有异构和复杂的心内及心外畸形。如果是孤立性存在,则预后良好
RAo:怀疑双主动脉弓	双主动脉弓:排除双主动脉弓。在较高的斜横切面扫查主动脉弓是否在气管前方分为左、右主动脉弓。检查气管是否被压迫。双主动脉弓胎儿需要在出生后进行手术修复

预后与转归

双主动脉弓会对气管造成压迫,进而可能导致新生儿期喘鸣。因此建议此类孕妇在三级医疗中心分娩,并应在症状出现之前或气管受压导致气管软化之前就做好干预措施。右位主动脉弓合并左位动脉导管形成的疏松血管环,在某些病例中也可能导致气管受压,应告知家长这种可能性,因为在极少数情况下可能需要手术切除动脉韧带(闭合的动脉导管)。在这种情况下,动脉导管闭合也可能影响异常的左锁骨下动脉,这可能导致左上肢的血流灌注减少,故可能需要放置支架以开通闭合的血管[26]。右位主动脉弓伴右位动脉导管通常是一种孤立的现象,对预后没有影响。在一项针对右位主动脉弓胎儿的大型队列研究中,患儿第一年的总死亡率为 10.3%,所有死亡病例均与结构性先天性心脏病相关[19]。

一项关于胎儿主动脉血管环的前瞻性研究,评估了 46 例胎儿宫内气管通畅程度与产后结局的相关性,其中包括 38 例右位主动脉弓和 8 例双主动脉弓胎儿[24]。获取胎儿纵隔的三维超声容积数据,并通过重复观察多平面显示的横切面、冠状面和矢状面主观地评估气管通畅程度,分为无压迫、部分压迫和完全压迫三种类型[24]。在右位主动脉弓组中,35 例(92%)胎儿表现为气管未受到压迫,而 3 例(8%)胎儿的气管在宫内受到压迫,其中 1 例终止妊娠，2 例在出生后 12 个月左右接受手术治疗[24]。在双主动脉弓组中，所有胎儿均存在产前气管受压改变，7 例为部分受压，1 例为完全受压，其中 7 例患儿均在产后出现症状并接受了手术治疗[24]。在另一项对 138 例单纯右位主动脉弓胎儿的回顾性研究中，97 例出生后复查的患儿中有 24 例（25%）出现血管环症状[25]。33 例患儿行支气管镜检查，其中 28 例诊断为气管明显受压，包括 19 例有症状患儿中的 18 例以及 14 例无症状患儿中的 10 例[25]。这项研究显示无论是否出现症状，患儿气管受压的发生率均很高，并建议在考虑血管解剖的情况下进行出生后的气道评估[25]。

计算机断层扫描（computed tomography，CT）或磁共振（magnetic resonance，MR）血管造影术越来越多地应用于新生儿或婴儿，可更好地评估血管环的解剖结构，以及清晰描述血管解剖和血管分支。图 39.25 为右位主动脉弓和双主动脉弓的 CT 示例。在产前使用 MR 和 CT 对大血管进行三维重建的初步结果证实其具有一定的应用前景[27]。

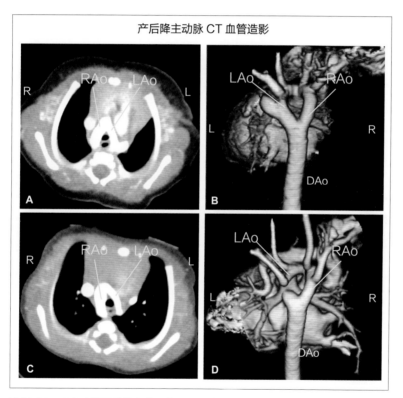

图 39.25　双主动脉弓胎儿出生后的 CT 血管造影。2 例双主动脉弓婴儿的胸腔 CT 血管造影图像，其中 1 例婴儿左主动脉弓（LAo）正常（A、B），另 1 例婴儿左主动脉弓发育不良（C、D）。上胸部 CT 图像显示 1 例婴儿的左、右主动脉弓内径正常（A），三维重建双主动脉弓影像清晰可见（B）。另 1 例婴儿产前发现左位主动脉弓发育不良而右位主动脉弓（RAo）内径正常，出生后 CT 血管造影（C）和三维重建（D）所见均证实产前诊断

DAo—降主动脉；L—左；R—右（图片由美国东弗吉尼亚医学院儿科的 Jonathan Fleenor 和 Robert Escalara 医生友情提供）

诊断方法

图 39.26 列出了怀疑胎儿右位主动脉弓或双主动脉弓的诊断方法。

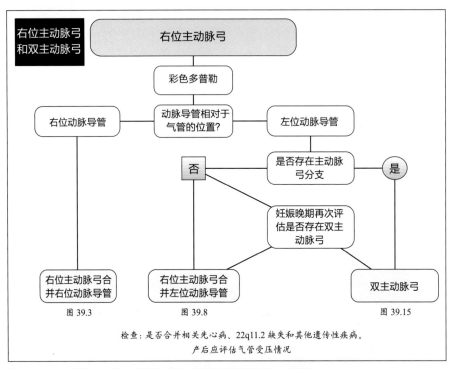

图 39.26　怀疑胎儿右位主动脉弓或双主动脉弓的诊断方法。详见正文

要点　右位主动脉弓和双主动脉弓

- 三血管－气管切面是检出胎儿右位主动脉弓的最佳切面。
- 右位主动脉弓时，横切面上可观察到主动脉弓横部位于气管的右侧。
- 右位主动脉弓可以合并右位动脉导管，不形成血管环包绕气管。在这种情况下，超过 90% 的病例合并有其他心脏畸形。
- 右位主动脉弓可以合并左位动脉导管（即 U 形征），在气管周围形成疏松的血管环。
- 右位主动脉弓合并左位动脉导管时需要与双主动脉弓进行鉴别。
- 与异构或内脏反位不同，右位主动脉弓时主动脉弓位于气管右侧，但腹主动脉位于气管左侧。
- 双主动脉弓时，主动脉弓分为一个右侧弓和一个左侧弓，二者包绕气管和食管并融合形成降主动脉。
- 右位主动脉弓畸形常与染色体非整倍体有关，如 21－三体综合征和 22q11.2 微缺失综合征。

右锁骨下动脉迷走

定义、疾病谱和发病率

左位主动脉弓合并右锁骨下动脉迷走是最常见的主动脉弓畸形或变异，在正常人群中的发病率为 0.5% ~ 1.4%[28-31]。正常情况下，左位主动脉弓发出 3 支血管，但合并右锁骨下动脉迷走时，主动脉弓则由近到远依次发出右颈总动脉、左颈总动脉、左锁骨下动脉迷走和右锁骨下动脉迷走[29,32]。右锁骨下动脉迷走发自主动脉弓远端，起始于胸腔左上部，走行于气管、食管后方并最终到达右上肢（图 39.27），这条迷走的血管也称为食管后右锁骨下动脉，旧称 Lusoria 动脉。右锁骨下动脉迷走的胚胎学起源在前文"左位主动脉弓合并右锁骨下动脉迷走"部分中已讨论。

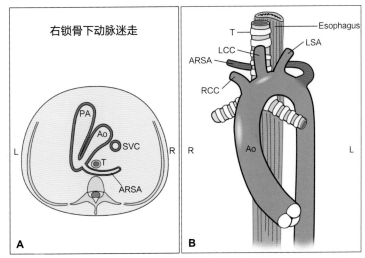

图 39.27　右锁骨下动脉迷走（ARSA）的三血管 – 气管切面示意图（A）及解剖正面观示意图（B）。注意，右锁骨下动脉迷走从气管（T）和食管（Esophagus）后方向右上肢方向走行
Ao—主动脉；L—左；LCC—左颈总动脉；LSA—左锁骨下动脉；PA—肺动脉；R—右；RCC—右颈总动脉；SVC—上腔静脉

超声表现

灰阶超声和彩色多普勒

右锁骨下动脉迷走较常见，可认为是一种正常的变异。一般不能通过二维灰阶图像对右锁骨下动脉迷走进行诊断，若怀疑该病时应通过彩色多普勒进行诊断（图 39.28，39.29）。三血管 – 气管切面是诊断右锁骨下动脉迷走的最理想切面，可以观察到右锁骨下动脉迷走起自主动脉弓与动脉导管连接处，沿气管后方向右侧锁骨及肩胛骨方向走行（图 39.2，39.29）。彩色多普勒显示该血管时，需将彩色血流速度标尺降低至 10 ~ 15 cm/s[29,32]。但降低彩色血流速度标尺时，奇静脉汇入上腔静脉的超声表现类似右锁骨下动脉迷走。因此，当怀疑右锁骨下动脉迷走时，需要利用频谱多普勒获得动脉频谱来证实（图 39.30）[31]。

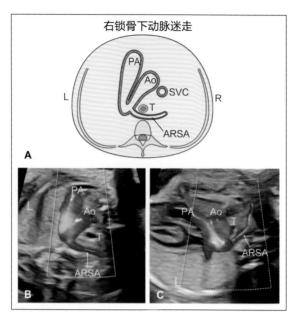

图 39.28　2 例右锁骨下动脉迷走（ARSA）胎儿的三血管–气管切面示意图（A）
及相应的彩色多普勒图像（B、C）。注意，右锁骨下动脉迷走在气管（T）和食管
后方向右上肢方向走行。受胎儿位置影响及声波作用，不同血流方向分别显示为蓝
色（B）或红色（C）。理想情况下，降低彩色多普勒速度标尺预设的速度范围有利于
显示气管后方细小的右锁骨下动脉迷走

Ao—主动脉；L—左；PA—肺动脉；R—右；SVC—上腔静脉

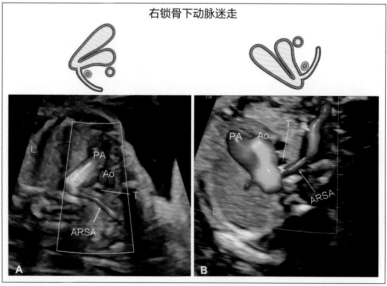

图 39.29　2 例右锁骨下动脉迷走（ARSA）胎儿的三血管–气管切面示意图及低速
模式下彩色多普勒图像。图中显示右锁骨下动脉迷走在气管（T）后方向右上肢方向
走行。在胎儿 A 中，右臂位于后方，右锁骨下动脉迷走显示为蓝色；在胎儿 B 中，右
臂位于前方，右锁骨下动脉迷走示为红色

Ao—主动脉；L—左；PA—肺动脉

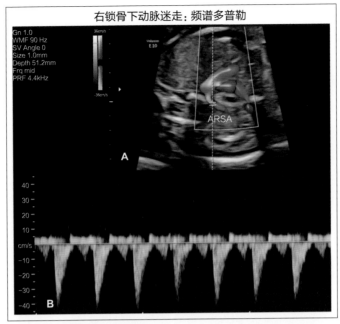

图 39.30　右锁骨下动脉迷走（ARSA）胎儿的彩色多普勒图像（A）以及表现为动脉频谱特征的频谱多普勒图像（B）。在可疑右锁骨下动脉迷走病例中，频谱多普勒有助于与邻近奇静脉的鉴别。详见正文

妊娠早期

　　右锁骨下动脉迷走在妊娠 11 ～ 14 周时行超声扫查即可显示 [31,33]，经阴道超声检查可显著提右锁骨下动脉高迷走的检出率（图 39.31）。

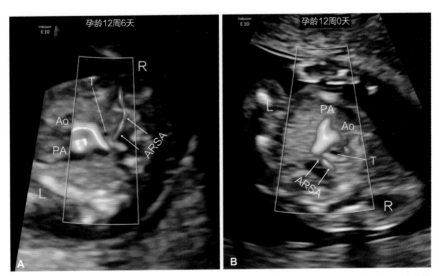

图 39.31　2 例妊娠 12 周胎儿行颈项透明层检查时，经不同扫查角度显示的右锁骨下动脉迷走（ARSA）超声图像。在胎儿 A 中，右臂位于前方，右锁骨下动脉迷走显示为红色；在胎儿 B 中，右臂位于后方，右锁骨下动脉迷走显示为蓝色
Ao—主动脉；L—左；PA—肺动脉；R—右；T—气管

三维超声

根据笔者的经验，三维超声中的多平面显像模式可以获取理想平面以显示右锁骨下动脉迷走的走行，从而对诊断有所帮助。然而在大多数情况下，彩色多普勒足以做出诊断。而应用玻璃体模式、B-Flow 技术等后处理方法有助于发现右锁骨下动脉迷走，并与奇静脉相鉴别（图 39.32）。

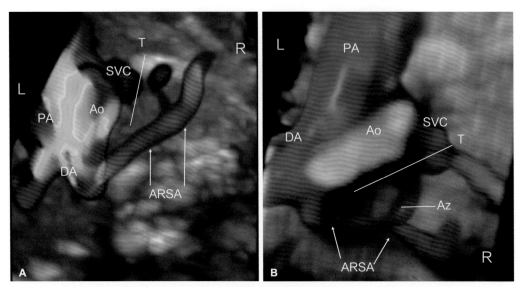

图 39.32 空间 – 时间关联容积成像技术联合彩色多普勒和玻璃体模式显示 2 例胎儿中走行于气管（T）后方的右锁骨下动脉迷走（ARSA）。注意胎儿 A 和胎儿 B 的右锁骨下动脉迷走分别向上（红色）和向下（蓝色）走行，到达右臂。注意胎儿 B 的奇静脉弓（Az）走行于右锁骨下动脉迷走下方，朝向上腔静脉
Ao—主动脉；DA—动脉导管；L—左；PA—肺动脉；R—右；SVC—上腔静脉

合并心内和心外畸形

在一项关于 4102 例先天性心脏病病理标本的研究中，有 128 例发现了右锁骨下动脉迷走，其中 11 例为单发，117 例合并其他心脏畸形，主要是圆锥动脉干畸形[28]。右锁骨下动脉迷走合并圆锥动脉干畸形增加了合并其他异常的风险，尤其是 22q11.2 微缺失综合征[22] 或其他综合征。

已有儿科文献报道了右锁骨下动脉迷走与 21- 三体综合征的相关性[3,34]。Chaoui 等[29] 首次报道了在 21- 三体综合征胎儿中观察到右锁骨下动脉迷走，而之后的几项研究证实二者的相关性为 14% ～ 30%[30-33,35-38]。在大多数检出病例中，21- 三体的超声表现还包括心内强回声灶、鼻骨缺失、颈项透明层增厚等。右锁骨下动脉迷走还可合并其他非整倍体异常，如 18- 三体、13- 三体、45X、22q11.2 缺失、22q11.2 重复、4p – 缺失以及其他缺失和重复[31,39]。值得注意的是，右锁骨下动脉迷走也可单发而不合并其他心内或心外畸形。

一项相关的系统性文献回顾和 meta 分析指出，在整倍体胎儿中右锁骨下动脉迷走的发病率为 1.02%，而在 21- 三体综合征胎儿中则高达 23.64%[28]。超过 20% 的右锁骨下动

脉迷走的胎儿合并其他畸形，但右锁骨下动脉迷走可能是 21- 三体综合征的一个独立标志物和显著危险因素 [36]。走行正常的右锁骨下动脉则可能是 21- 三体综合征的重要保护性标志物 [36]。这项研究认为没有足够的证据建议诊断为孤立性右锁骨下动脉迷走的胎儿应进行染色体核型分析，但当存在高危因素或其他标志物时，建议完善胎儿染色体核型分析，包括分析 22q11.2 微缺失 [36]。在另外一项关于妊娠中期超声标志物对 21- 三体综合征的筛查性能的 meta 分析结果表明，孤立性右锁骨下动脉迷走与右锁骨下动脉迷走同时伴有其他标志物的似然比分别为 3.94 和 21.48（表 39.2）[40]。

表 39.2　21- 三体综合征中超声标志物的检测率、假阳性率及阳性与阴性似然比

标志物	检测率	假阳性率	阳性似然比	阴性似然比	孤立性标志物似然比
心内强回声灶	24.4	3.9	5.85	0.80	0.95
脑室扩张	7.5	0.3	25.78	0.94	3.57
颈项透明层增厚	26.2	1.2	19.18	0.80	3.12
肠管回声增强	16.7	1.1	11.44	0.90	1.65
轻度肾积水	13.7	1.4	7.77	0.92	1.10
肱骨短	30.3	4.6	4.81	0.74	0.78
股骨短	27.7	6.4	3.72	0.80	0.61
右锁骨下动脉迷走	**30.7**	**1.5**	**21.48**	**0.71**	**3.94**
鼻骨缺失或发育不良	59.8	2.8	23.26	0.46	6.58

注：引自 Agathokleous M, Chaveeva P, Poon LC, Kosinski P, Nicolaides KH. Meta-analysis of second-trimester markers for trisomy 21. *Ultrasound Obstet Gynecol.* 2013; 41: 247-261. 已获得授权。

一些关于微阵列分析（microorray analysis, CMA）在患有右锁骨下动脉迷走的胎儿中作用的研究表明，孤立性右锁骨下动脉迷走不会增加染色体异常的风险，而非孤立性病例的结果则相反 [41]。在一项大型研究和文献回顾中，246 例诊断为右锁骨下动脉迷走的胎儿，CMA 仅发现 1 例（0.4%）有临床意义的 21- 三体综合体，这与对照组的比例接近。该研究还指出孤立性右锁骨下动脉迷走与 21- 三体综合征的相关性较弱，因此将其仅归类为 21- 三体综合征的一项软指标较为恰当 [42]。

鉴别诊断

奇静脉在汇入上腔静脉之前走行于气管后方，容易与右锁骨下动脉迷走混淆。频谱多普勒检出动脉频谱有助于右锁骨下动脉迷走与奇静脉的鉴别（图 39.30）。

预后与转归

大多数情况下，右锁骨下动脉迷走被认为是一种正常变异，无不良预后。在极少数情况下，右锁骨下动脉迷走会对食管造成压迫，导致吞咽困难。在对右锁骨下动脉迷走患者进行经食管超声检查或胃镜检查时，应注意避免压迫右锁骨下动脉迷走，否则会导致右上肢血流灌注减少。

要点　右锁骨下动脉迷走

- 三血管 – 气管切面的彩色多普勒检查是检出右锁骨下动脉迷走的最佳方法。
- 典型的右锁骨下动脉迷走走行于气管、食管后方，从胸腔的左后方走行至右上肢。
- 右锁骨下动脉迷走较为常见，发病率约占总人口的 1.5%，被认为是一种正常变异。
- 右锁骨下动脉迷走通常与 21– 三体综合征（14%～20%）和（或）其他染色体异常有关。
- 当右锁骨迷走下动脉合并其他心脏畸形时，会增加染色体非整倍体异常的发生风险，尤其是 22q11.2 微缺失综合征和 21– 三体综合征。
- 孤立性迷走右锁骨下动脉与 21– 三体综合征的关联性较弱，将孤立性右锁骨下动脉迷走归为 21– 三体综合征的一项软指标更恰当。

（张　颖）

参考文献

1. Edwards JE. Malformations of the aortic arch system manifested as vascular rings. *Lab Invest.* 1953;2:56-75.
2. Yoo SJ, Min JY, Lee YH, Roman K, Jaeggi E, Smallhorn J. Fetal sonographic diagnosis of aortic arch anomalies. *Ultrasound Obstet Gynecol.* 2003;22:535-546.
3. Bryant R, Yoo SJ. Vascular rings, pulmonary artery slings, and related conditions. In: Wernovsky G, Anderson RH, Kumar K, Mussatto KA, Redington AN, Tweddell JS, eds. *Anderson's Pediatric Cardiology.* Else-vier; 2019:877-900.
4. Chaoui R, Schneider MBE, Kalache KD. Right aortic arch with vascular ring and aberrant left subclavian artery: prenatal diagnosis assisted by three-dimensional power Doppler ultrasound. *Ultrasound Obstet Gynecol.* 2003;22:661-663.
5. Achiron R, Rotstein Z, Heggesh J, et al. Anomalies of the fetal aortic arch: a novel sonographic approach to in-utero diagnosis. *Ultrasound Obstet Gynecol.* 2002;20:553-557.
6. Vigneswaran TV, Jabak S, Syngelaki A, et al. Prenatal incidence of isolated right aortic arch and double aortic arch. *J Matern Fetal Neonatal Med.* 2019:1-6.
7. Berg C, Bender F, Soukup M, et al. Right aortic arch detected in fetal life. *Ultrasound Obstet Gynecol.* 2006; 28:882-889.
8. Cavoretto PI, Sotiriadis A, Girardelli S, et al. Postnatal outcome and associated anomalies of prenatally diagnosed right aortic arch with concomitant right ductal arch: a systematic review and meta-analysis. *Diagnostics (Basel).* 2020;10:831.
9. Peng R, Xie H-N, Zheng J, Zhou Y, Lin M-F. Fetal right aortic arch: associated anomalies, genetic anomalies with chromosomal microarray analysis, and postnatal outcome. *Prenat Diagn.* 2017;37:329-335.
10. D'Antonio F, Khalil A, Zidere V, Carvalho JS. Fetuses with right aortic arch: a multicenter cohort study and meta-analysis. *Ultrasound Obstet Gynecol.* 2016;47:423-432.
11. Jeanty P, Chaoui R, Tihonenko I, Grochal F. A review of findings in fetal cardiac section drawings. Part 3: the 3-vessel-trachea view and variants. *J Ultrasound Med.* 2008;27:109-117.
12. Chaoui R, McEwing R. Three cross-sectional planes for fetal color Dop-pler echocardiography. *Ultrasound Obstet Gynecol.* 2003;21:81-93.
13. Gardiner H, Chaoui R. The fetal three-vessel and tracheal view revis-ited. *Semin Fetal Neonatal Med.* 2013; 18:261-268.
14. Chaoui R, Hoffmann J, Heling KS. Three-dimensional (3D) and 4D color Doppler fetal echocardiography using spatio-temporal image cor-relation (STIC). *Ultrasound Obstet Gynecol.* 2004;23:535-545.

15. Bronshtein M, Lorber A, Berant M, Auslander R, Zimmer EZ. Sonographic diagnosis of fetal vascular rings in early pregnancy. *Am J Cardiol*. 1998;81:101-103.

16. Zmora O, Beloosesky R, Khatib N, Ginsberg Y, Khoury A, Bronshtein M. Early prenatal diagnosis of double aortic arch: prevalence, associ-ated anomalies and outcome. *Ultraschall Med*. 2020.

17. Chaoui R, Abuhamad A, Martins J, Heling K-S. Recent development in three and four dimension fetal echocardiography. *Fetal Diagn Ther*. 2019:1-9.

18. Li S, Luo G, Norwitz ER, et al. Prenatal diagnosis of congenital vascular rings and slings: sonographic features and perinatal outcome in 81 consecutive cases. *Prenat Diagn*. 2011;31:334-346.

19. Miranda JO, Callaghan N, Miller O, Simpson J, Sharland G. Right aor-tic arch diagnosed antenatally: associations and outcome in 98 fetuses. *Heart*. 2014;100:54-59.

20. Zidere V, Tsapakis EG, Huggon IC, Allan LD. Right aortic arch in the fetus. *Ultrasound Obstet Gynecol*. 2006;28:876-881.

21. Galindo A, Nieto O, Nieto MT, et al. Prenatal diagnosis of right aortic arch: associated findings, pregnancy outcome, and clinical significance of vascular rings. *Prenat Diagn*. 2009;29:975-981.

22. Rauch R, Rauch A, Koch A, et al. Laterality of the aortic arch and anomalies of the subclavian artery-reliable indicators for 22q11.2 deletion syndromes? *Eur J Pediatr*. 2004;163:642-645.

23. Perolo A, De Robertis V, Cataneo I, et al. Risk of 22q11.2 deletion in fetuses with right aortic arch and without intracardiac anomalies. *Ultra-sound Obstet Gynecol*. 2016;48:200-203.

24. Achiron RR, Kassif E, Gilboa Y, et al. Congenital aortic vascular ring: in-utero sonographic assessment of tracheal patency and postnatal out-come. *Ultraschall Med*. 2020.

25. Vigneswaran TV, Allan L, Charakida M, et al. Prenatal diagnosis and clinical implications of an apparently isolated right aortic arch. *Prenat Diagn*. 2018;38:1055-1061.

26. Tschirch E, Chaoui R, Wauer RR, Schneider M, Rüdiger M. Perinatal management of right aortic arch with aberrant left subclavian artery associated with critical stenosis of the subclavian artery in a newborn. *Ultrasound Obstet Gynecol*. 2005;25:296-298.

27. Lloyd DFA, Pushparajah K, Simpson JM, et al. Three-dimensional visualisation of the fetal heart using prenatal MRI with motion-corrected slice-volume registration: a prospective, single-centre cohort study. *Lancet*. 2019;393:1619-1627.

28. Zapata H, Edwards JE, Titus JL. Aberrant right subclavian artery with left aortic arch: associated cardiac anomalies. *Pediatr Cardiol*. 1993; 14:159-161.

29. Chaoui R, Heling K-S, Sarioglu N, et al. Aberrant right subclavian artery as a new cardiac sign in second-and third-trimester fetuses with Down syndrome. *Am J Obstet Gynecol*. 2005;192:257-263.

30. Zalel Y, Achiron R, Yagel S, Kivilevitch Z. Fetal aberrant right subclavian artery in normal and Down syndrome fetuses. *Ultrasound Obstet Gynecol*. 2008;31:25-29.

31. Rembouskos G, Passamonti U, De Robertis V, et al. Aberrant right subclavian artery (ARSA) in unselected population at first and second trimester ultrasonography. *Prenat Diagn*. 2012;32:968-975.

32. Chaoui R, Rake A, Heling KS. Aortic arch with four vessels: aberrant right subclavian artery. *Ultrasound Obstet Gynecol*. 2008;31:115-117.

33. Borenstein M, Cavoretto P, Allan L, Huggon I, Nicolaides KH. Aberrant right subclavian artery at 11 + 0 to 13 + 6 weeks of gestation in chromosomally normal and abnormal fetuses. *Ultrasound Obstet Gynecol*. 2008;31:20-24.

34. Goldstein WB. Aberrant right subclavian artery in Mongolism. *Am J Roentgenol Radium Ther Nucl Med*. 1965;95:131-134.

35. Paladini D, Sglavo G, Pastore G, Masucci A, D'Armiento MR, Nappi C. Aberrant right subclavian artery: incidence and correlation with other markers of Down syndrome in second-trimester fetuses. *Ultrasound Obstet Gynecol*. 2012;39:191-195.

36. Scala C, Leone Roberti Maggiore U, Candiani M, et al. Aberrant right subclavian artery in Down syndrome fetuses: a systematic review and meta-analysis. *Ultrasound Obstet Gynecol*. 2015;46:266-276.

37. Esmer AC, Gul A, Nehir A, et al. Detection rate of trisomy 21 in fetuses with isolated and non-isolated aberrant right subclavian artery. *Fetal Diagn Ther*. 2013;34:140-145.

38. De Leon-Luis J, Gamez F, Bravo C, et al. Second-trimester fetal aberrant right subclavian artery: original study, systematic review and meta-analysis of performance in detection of Down syndrome. *Ultrasound Obstet Gynecol*. 2014;44:147-153.

39. Svirsky R, Reches A, Brabbing-Goldstein D, Bar-Shira A, Yaron Y. Association of aberrant right subclavian artery with abnormal karyotype and microarray results. *Prenat Diagn*. 2017;37:808-811.

40. Agathokleous M, Chaveeva P, Poon LC, Kosinski P, Nicolaides KH. Meta-analysis of second-trimester markers for trisomy 21. *Ultrasound Obstet Gynecol*. 2013;41:247-261.

41. Maya I, Kahana S, Yeshaya J, et al. Chromosomal microarray analysis in fetuses with aberrant right subclavian artery. *Ultrasound Obstet Gynecol*. 2017;49:337-341.

42. Sagi-Dain L, Singer A, Josefsberg S, et al. Microarray analysis has no additional value in fetal aberrant right subclavian artery: description of 268 pregnancies and systematic literature review. *Ultrasound Obstet Gynecol*. 2019;53:810-815.

40

第 40 章
胎儿心脏位置异常

概述

胚胎发育早期，心脏和腹腔脏器的发育过程伴随着一系列的旋转和折叠，最终胸腔和腹腔脏器呈左右不对称排列。胚胎发育早期的心脏原本位于胸腔外，经过向内回缩，最终回退于胸腔内，位于两肺之间。胚胎发育完全后，心脏大部分位于左侧胸腔，胃和脾位于左侧腹腔，下腔静脉位于右侧腹腔，肝脏大部分位于右上腹，小部分则延伸至左侧腹腔。胸腔内心脏位置异常可由心内、心外或遗传异常所致。

胎儿超声检查的首要步骤是判断胎儿胸腔和腹腔脏器的位置关系。第 6 章描述了评估胎儿内脏位置、心脏在胸腔的位置及心轴的技术方法。图 40.1 总结了可用于评估胎儿内脏位置和胸腔内心脏位置的重要解剖学特征。本章将详细介绍胎儿胸腔内心脏位置异常及其鉴别诊断要点。内脏位置异常，如内脏反位和内脏异位综合征，将在第 41 章讨论。

胎儿心轴异常

大多数胎儿心轴异常为心轴左偏 [1]（图 40.2）。一项研究将心轴小于 28° 或大于 59° 定义为心轴异常，其检出先天性心脏病（congenital heart disease, CHD）或胸腔内畸形的灵敏度为 79%[2]。胎儿心脏畸形多合并心轴减小或增大 [2]。将心轴大于 75° 定义为心轴左偏，一项研究发现，76% 的心轴左偏胎儿存在胎儿畸形 [1]。心轴左偏时，法洛四联症（图 40.2B）、共同动脉干（图 40.2C）、主动脉缩窄、Ebstein 畸形（图 40.2D）及右室双出口是最常见的心脏畸形。心轴右偏时，房室间隔缺损和单心房是最常见的心脏畸形 [2-6]。大动脉转位通常不伴心轴偏移 [6]。胎儿心轴异常还可见于腹壁缺损的病例，如脐膨出（59% 伴有心轴偏移）和腹裂（14% 伴有心轴偏移）[7]。图 40.2B ～ D 显示了 3 例胎儿心轴异常，其心轴接近 90°。胎儿心脏畸形导致心轴异常的胚胎学机制目前尚不明确。据推测，胚胎发育早期心脏球室袢过度旋转可能为其潜在机制[2,3,7]。在某些罕见的复杂先天性心脏病中，心尖难以辨认。胎儿心轴异常对妊娠早期心脏影像学诊断具有重要提示作用[8]，详见第 11 章。

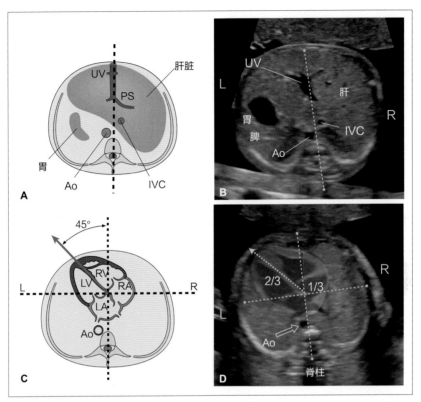

图 40.1　内脏位置正常（内脏正位）胎儿上腹部横切面示意图（A）及对应的超声图像（B）。A、B. 中竖线将腹部分为右侧和左侧。右侧腹部结构包括胆囊（本图未显示）、门静脉窦（PS）、大部分肝脏和下腔静脉（IVC）。左侧腹部结构包括主动脉（Ao）、胃和脾。内脏位置正常（内脏正位）胎儿四腔心切面水平胸腔横切面示意图（C）及对应的超声图像（D）。C、D. 胸腔被一条竖线和一条横线均分为四个象限，心脏和降主动脉位于左侧胸腔，心轴正常，角度为 45°
L—左；LA—左心房；LV—左心室；R—右；RA—右心房；RV—右心室；UV—脐静脉

胎儿心脏位置异常

胎儿心脏位置是指心脏在胸腔的位置，与胎儿心轴无关（图 40.3）。心脏在胸腔的位置主要有四种（图 40.3）：左位心是指心脏主要位于左侧胸腔（图 40.3A ～ C），中位心是指心脏位于胸腔中央（图 40.3D），右位心是指心脏主要位于右侧胸腔（图 40.3E、F），异位心是指心脏部分或完全位于胸腔外。这些术语仅描述了心脏在胸腔中的位置，不包含胎儿其他内脏位置、心轴、心脏解剖和心腔结构等方面的信息。心脏位置异常和心轴异常可单独发生，因此应该分别诊断[9]。目前对于心轴正常与异常的定义已达成共识，但对于如何正确描述心脏的位置尚有争论，尤其是当心脏位于右侧胸腔时。右位心（dextrocardia）、右移心（dextroposition）和右旋心（dextroversion）这几个术语在文献中常可通用，对此尚未达成统一共识。推荐用右位心来描述心脏位于右侧胸腔，无论心轴是否异常（图 40.3E、F）。文献显示三级转诊中心的右位心发病率为 0.22% ～ 0.84%，其中大部分病例合并 CHD[10,11]。建议使用术语右移心来描述心脏位于右侧胸腔，但心轴指向左侧胸腔或胸腔中央的情况；因此，右移心是右位心的一种形式（图 40.3F）。右移心可能是心脏位置的暂时异常，当造成心脏右移的基础病因解除后，心脏可恢复至正常位置。当心脏位于右侧胸腔，且心轴也指向右侧胸腔时，称为 "右旋心"（图 40.3E）；右旋心也是右位心的一种形式，见于内脏反位和内脏异位，常合并 CHD，多为不伴内脏异位的房室连接不一致 [12]。右旋心通常表示在胚胎发育期心脏即位于右侧胸腔。需要注意的是，以上各种描述不同心脏位置的术语并未被广泛认可 [13,14]，一些儿科心脏病学教科书选择完全规避这些术语的使用 [9,15]。值得注意的是，在儿科心脏病学文献中，产前因肺部肿块、膈疝和胸腔积液导致右移心的情况并不常见。因此，右位心也被认为等同于右旋心。

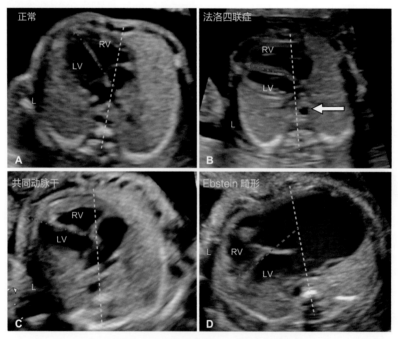

图 40.2　胎儿四腔心切面水平胸腔横切面显示胎儿心轴正常和 3 个胎儿心轴正常。A. 正常胎儿。B. 法洛四联症（TOF）伴右位主动脉弓（白色箭头）胎儿。C. 共同动脉干（CAT）胎儿。D. Ebstein 畸形胎儿

L—左；LV—左心室；RV—右心室

一种更系统化的方法推荐使用描述性语言 [9]：①心脏在胸腔哪里；②心轴方向指向哪里。这样就可避免使用上述术语，其优点是易于理解和报告。因此，当超声检查发现心脏位于右侧胸腔时，应评估心轴并报告心轴指向左侧还是右侧。

接下来将介绍胎儿心脏评估中的各种心脏位置异常。

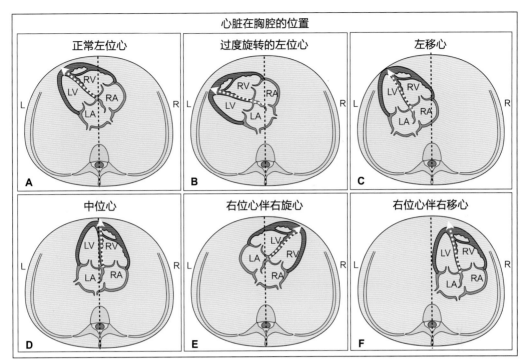

图 40.3　心脏在胸腔的位置。降主动脉的位置未显示。A. 正常左位心，心轴指向左侧。B. 过度左旋的左位心，心轴左偏，提示可能存在心脏畸形。C. 心脏向左侧移位，为左移心，通常见于右肺肿块，心轴相对正常。D. 心脏位于胸腔中央，心轴居中，为中位心。E、F. 心脏均位于右侧胸腔，为右位心。E. 心轴指向右侧，为右旋心。F. 心脏向右侧胸腔移位，心轴指向胸腔中部或左侧胸腔，为右移心。详见正文

LA—左心房；LV—左心室；RA—右心房；RV—右心室。

异位心和 Cantrell 五联征

孤立性异位心

异位心是指心脏部分或完全位于胸腔外。孤立性异位心很少见，其典型表现为胸骨裂且腹壁完整（图 40.4）。然而，异位心常常合并其他畸形，如体蒂异常、羊膜带综合征及最常见的 Cantrell 五联征[16]。Sepulveda 等[16]总结 7 例异位心病例，仅 1 例为孤立性异位心，4 例与 Cantrell 五联征相关，2 例与体蒂异常相关。总的来说，异位心的预后不容乐观，但是心脏部分向外突出的孤立性异位心，预后相对较好。

Cantrell 五联征

Cantrell 五联征是一种包含 5 种畸形的综合征：脐上腹壁中线缺损、胸骨下段缺损、膈肌心包缺如、膈肌前部缺损和心脏畸形。脐疝和心脏部分或完全突出至胸腔外（异位心）是该综合征的典型特征（图 40.5，40.6）。Cantrell 五联征的疾病谱系较为广泛，其预后主要取决于胸壁和腹壁缺损的大小及心脏畸形的类型。高位的腹壁脐膨出（图 40.6）可能提示脐上腹壁缺损，即使缺乏明显的异位心征象，也提示可能存在 Cantrell 五联征。一旦

诊断为 Cantrell 五联征，心脏畸形的诊断对患者的治疗决策尤为重要。由于存在异位心和心脏旋转不良，正确诊断心脏畸形可能具有一定难度。根据经验，法洛四联症是 Cantrell

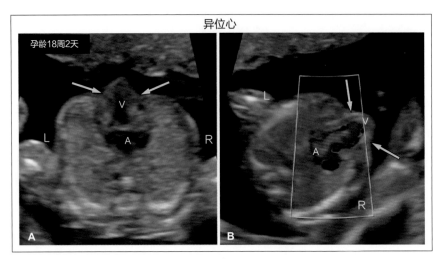

图 40.4　妊娠 18 周胎儿四腔心切面水平胸腔横切面的二维灰阶（A）和彩色多普勒（B）超声图像，显示胸骨裂（箭头）并异位心，心脏位于胸腔中央（中位心），伴心尖向胸腔外突出
A—心房；L—左；R—右；V—心室

五联征常见的心脏畸形。超声检查随访有利于心脏畸形类型的确诊及心脏突出胸腔程度的评估。据报道，心脏突出胸腔的程度会随着妊娠进程逐渐减轻，即在妊娠早期明显突出的心脏，有可能至妊娠晚期时已逐渐恢复至胸腔内[17]。完全型 Cantrell 五联征患儿的预后通常很差，据报道新生儿死亡率为 60% ~ 90%。而不完全型 Cantrell 五联征患儿的预后则会有所改善。

左位心

左位心是指心脏位于左侧胸腔正常位置，通常不做描述，除非存在内脏位置异常或心脏过度左旋。例如，内脏反位伴

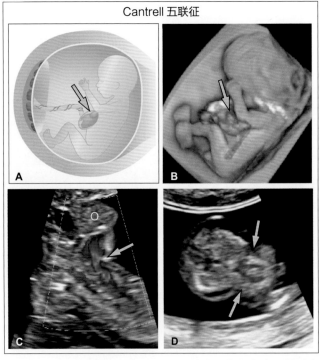

图 40.5　妊娠 11 周的 Cantrell 五联征胎儿示意图（A）及相对应的三维超声玻璃体成像模式图（B）。C. 胸腹部矢状切面的彩色多普勒超声成像，显示高位脐膨出（O）及异位心（箭头）。D. 胸腔横切面的二维灰阶图像，显示心脏完全位于胸腔外，提示完全型异位心。Cantrell 五联征通常与心脏畸形有关。详见正文

左位心时，腹腔脏器反位而胸腔脏器位置正常（图 40.7）。左位心也存在于心脏异构合并内脏异位时，75% 的左侧异构和右侧异构病例为左位心[18]。如上文中"胎儿心轴异常"部分所述，心轴亦可过度左旋。如果存在右侧胸腔占位性病变，如右侧膈疝、右肺肿块、胸腔积液（图 40.8，40.9），或极罕见的左肺缺如、左肺发育不良，胎儿心脏可向左侧胸腔移位，表现为左移心。除了右侧胸腔占位性病变，其他原因导致的左移心极为罕见。

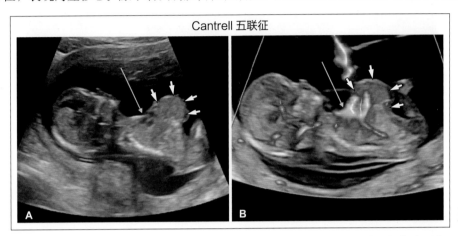

图 40.6　妊娠 13 周的 Cantrell 五联征胎儿的矢状切面二维灰阶（A）和彩色多普勒（B）图像，提示高位脐膨出（短箭头）和部分型异位心（长箭头）。与完全型异位心（图 40.5）相比，本例胎儿大部分心脏仍位于胸腔内

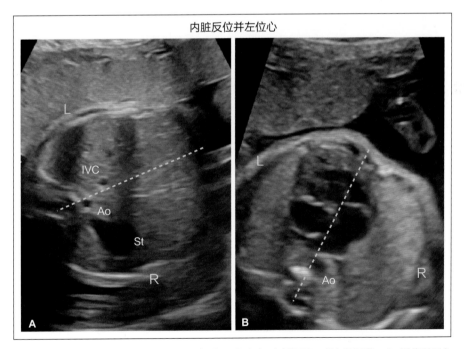

图 40.7　内脏反位并左位心胎儿的腹部（A）和胸腔（B）横切面二维灰阶图像。A. 图像显示上腹部脏器呈镜像排列，为典型的内脏反位，胃（St）和主动脉（Ao）位于右侧（R），下腔静脉（IVC）位于左侧（L）。B. 图像显示心脏位于左侧胸腔，心脏结构异常（单心室）及右位主动脉弓。由于未发现静脉异常或异构征象，故将其归类为部分型内脏反位或内脏反位并左位心

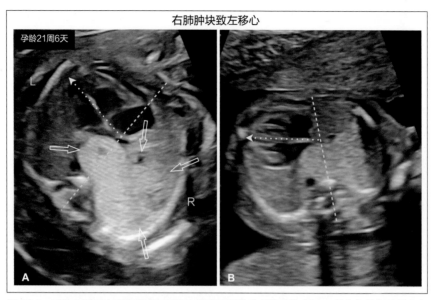

图 40.8　四腔心切面水平胸腔横切面超声图像显示胎儿右肺肿块（图 A 箭头）将心脏推向左侧胸腔（左位心），心轴向左，导致左移心

L—左；R—右

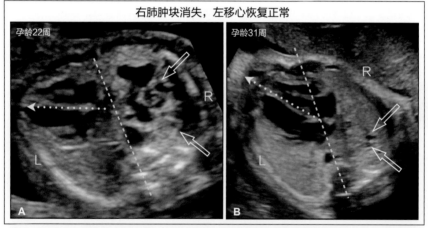

图 40.9　四腔心切面水平胸腔横切面超声图像显示同一例胎儿妊娠 22 周（A）和妊娠 31 周（B）右肺占位性病变。A. 图像显示右肺先天性肺囊性腺瘤样肿块（箭头），心轴和心脏位置异常。B. 图像显示肺部肿块消失（箭头），心轴和心脏位置恢复正常

L—左；R—右

中位心

中位心属于非典型的心脏位置，是指胎心位于胸腔中央，心尖指向胸腔中线处（图 40.10）。中位心与 CHD 密切相关，主要畸形有心室 - 大动脉连接异常，如完全型大动脉转位（D-TGA）、矫正型大动脉转位（c-TGA）和右室双出口，此外还包括左上腔静脉（常伴主动脉缩窄），以及其他所有畸形。近些年观察到的数例中位心患者，其位置异常与某

些常见染色体异常（13- 三体和 18- 三体）及罕见染色体异常相关（见第 2 章）。中位心还与双侧肺容积增大（如喉闭锁）引起的心脏受压变小居中相关（图 40.11）。

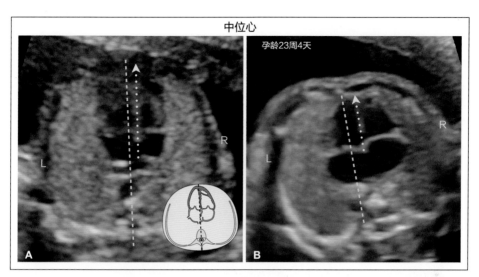

图 40.10　同一例胎儿妊娠 17 周（A）和妊娠 23 周（B）中位心在四腔心切面水平胸腔横切面的超声图像及示意图。图像显示心脏（箭头）位于胸腔中部（中线）

L—左；R—右

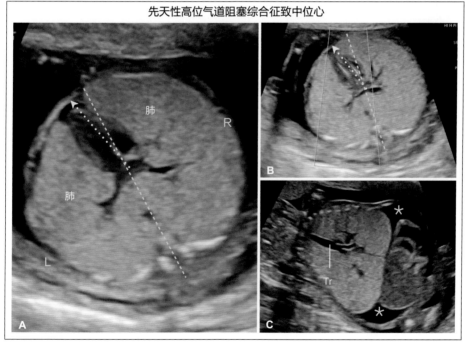

图 40.11　先天性高位气道阻塞综合征（CHAOS）胎儿的四腔心切面水平胸腔横切面二维灰阶（A）和彩色多普勒（B）图像，以及胸腹部冠状切面（C）超声图像。A、B. 图像显示中位心并心脏极度受压变小及双肺明显增大。C. 图像显示双肺增大、气管（Tr）扩张和腹水（星号）。由于心输出量减少，CHAOS 常合并胎儿水肿

L—左；R—右

右移心

右移心通常为外在因素导致心脏向右侧胸腔移位，可由左侧胸腔占位性病变，如膈疝（图 40.12）、左肺肿块（图 40.13）、胸腔积液（图 40.14）引起，亦可由右肺缺如或发育不良（如弯刀综合征）等引起（图 40.15）。有时随访中可发现一些胎儿的肺部肿块和胸腔积液会随孕龄增大而消失，心脏位置也会恢复到胸腔中部或左侧，心轴恢复正常。

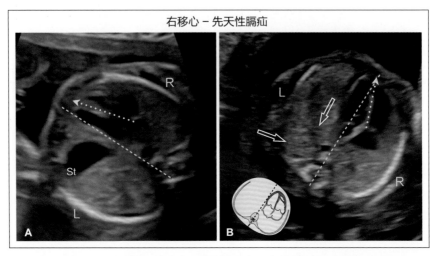

图 40.12　2 例先天性左侧膈疝胎儿的四腔心切面水平胸腔横切面超声图像及示意图。图像显示右移心，心脏位于右侧胸腔，心轴指向正中或左侧（黄色箭头）。胃（St）（A）和肠（B）（空心箭头）位于胸腔

L—左；R—右

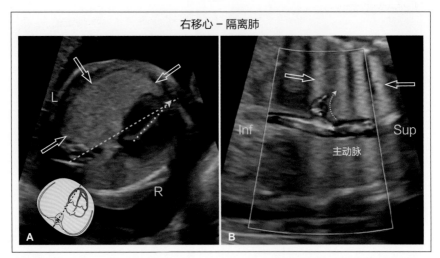

图 40.13　左侧隔离肺（空心箭头）胎儿的四腔心切面水平胸腔横切面超声图像及示意图（A）和胸腹部冠状切面彩色多普勒超声图像（B）。A. 肺部肿块导致心脏向右侧胸腔移位（右移心），心轴指向左侧（黄色箭头）。B. 一支起源于降主动脉（弯箭头）的粗大血管供应隔离肺

Inf—下；L—左；R—右；Sup—上

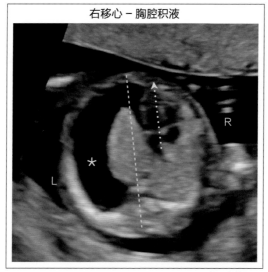

图 40.14　胎儿四腔心切面水平胸腔横切面超声图像显示左侧胸腔积液（星号）引起的占位效应使心脏向右侧胸腔移位，心轴指向正中

L—左；R—右

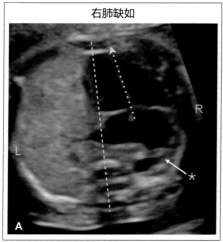
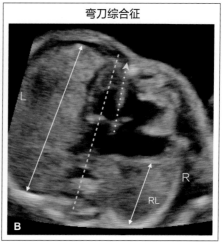

图 40.15　四腔心切面水平胸腔横切面图像。图像显示两种罕见疾病——右肺缺如（图 A 星号）和弯刀综合征（B），致右肺（RL）发育不良而使胎儿形成右移心，心脏位于右侧胸腔，心轴指向左侧或中线（黄色箭头）

L—左；R—右

右旋心

右旋心可单独发生，也可以是内脏反位的一部分，与矫正型大动脉转位（c-TGA）相关，最多见于左侧异构和右侧异构，如胎儿内脏异位综合征（见第 41 章）。这种心脏位置和心轴的异常通常由胚胎发育时期球室袢的异常扭曲所致，因而很可能合并心脏畸形。因此有必要专门对胎儿心脏进行针对性评估，检查者应采用顺序节段分析法对胎儿行超声心动图检查（见第 6 章），重点观察三个主要解剖特征：①静脉－心房连接是否存在异常（异构的

线索）；②单心室还是双心室[19]（异构的线索）；③心房－心室连接和心室－大动脉连接的类型（c-TGA的线索）。当发现右旋心有两个心室时，于超声检查之初描述前方心室的形态至关重要，因为这是判断胎儿心脏是否为镜像位置或仅为单纯心脏向右旋转（向右扭转）的关键信息（图40.16）。不同研究报道的有关右旋心在内脏异位综合征胎儿中的发生率不一致，可能与心脏畸形的检出率有关。最近一项共纳入647例内脏异位胎儿的meta分析发现，仅25%的胎儿为右旋心（表41.2）[18]。而另一项共纳入103例内脏异位胎儿的研究结果显示，60%的胎儿为右旋心[20]。一项大规模回顾性研究[21]分析了81例右位心患者的心脏特征，结果发现三组病例中的右位心发生率相近，其中右位心伴内脏正位27例、右位心伴内脏反位30例、右位心伴内脏异位及异构24例。然而，各组心脏畸形的发生率却各不相同，24例右位心伴内脏异位及异构患者，全部合并心脏畸形，在27例右位心伴内脏正位患者中，有26例合并心脏畸形，而在30例右位心伴内脏反位患者中，有7例合并心脏畸形[21]。

右旋心可分为以下四种情形。

内脏反位　对于完全型内脏反位（图40.17），下腔静脉或肺静脉系统的畸形非常罕见，

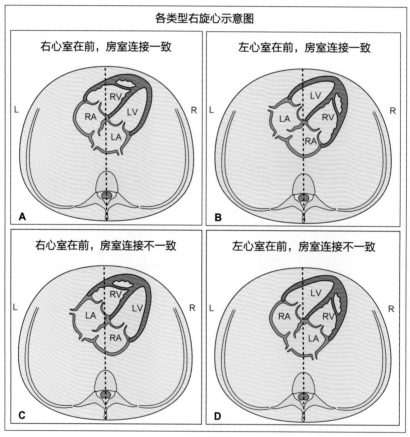

图40.16　各类型胎儿右旋心的示意图，分型与前方心室和房室连接是否一致相关。图中主动脉的位置未显示。A. 内脏反位的镜像右位心，右心室（RV）在前，房室连接一致。B. 心脏向右旋转，左心室（LV）在前，房室连接一致。C. c-TGA，房室连接不一致，右心室在前。D. c-TGA，房室连接不一致，左心室在前。相应的超声图像见下图

L—左；LA—左心房；R—右；RA—右心房

但约 5% 的病例会合并其他心脏畸形。内脏反位时，右心室在前，接受来自右心房的血液，右心房及右心室位于左心房和左心室的左侧。对于孤立性右旋心，腹部脏器位置正常，下腔静脉和对应的右心房在右侧，前方的心室是左心室，这使得心脏位置发生右旋，而不是镜像右位心（图 40.18）。比较图 40.16A 与图 40.16B、图 40.17 与图 40.18 有助于进一步理解。

　　c-TGA　右旋心在 c-TGA 患者中较为常见（图 40.19，40.20）。c-TGA 存在着房室连接不一致，如右心房连接解剖学左心室、左心房连接解剖学右心室（见第 38 章）。据报道，25% 的 c-TGA 患者为右旋心[18,20,22]（表 38.1），前方的心室可以为左心室（图 40.19）或右

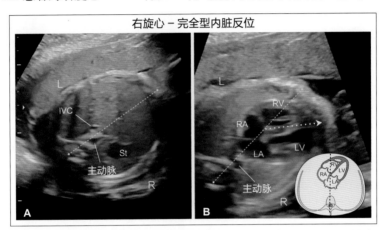

图 40.17　完全型内脏反位胎儿的腹部横切面（A）和四腔心切面水平胸腔横切面（B）超声图像。A. 图像显示腹腔脏器反位，胃（St）和主动脉在右侧，下腔静脉（IVC）在左侧。B. 图像显示心脏位于右侧胸腔，心轴指向右侧（右位心）（黄色箭头），右心室（RV）在前，主动脉在右侧（胸腔脏器反位）（镜像排列）。右下角为对应的示意图

L—左；LA—左心房；LV—左心室；R—右；RA—右心房

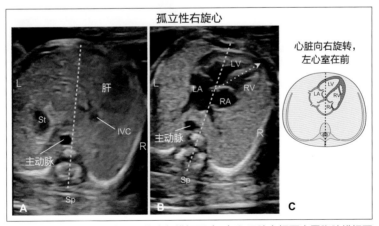

图 40.18　孤立性右旋心胎儿的腹部横切面（A）和四腔心切面水平胸腔横切面（B）超声图像及对应的示意图（C）。A. 图像显示腹腔脏器位置正常，胃（St）和降主动脉在左侧，下腔静脉（IVC）和肝脏在右侧。B. 图像显示心脏位于右侧胸腔，心轴指向右侧（右旋心）（黄色箭头）。左心房（LA）和左心室（LV）在左前方，右心房（RA）和右心室（RV）在右后方，表明本例不是镜像右位心，而是右旋心

L—左；R—右；Sp—脊柱

心室（图 40.20）。c-TGA 患者的大动脉起源异常，心室与大动脉连接不一致。有趣的是，当 c-TGA 合并右旋心时，如果右心室在前，为 L 型大动脉转位（图 40.20），如果左心室在前，为 D 型大动脉转位，详见第 38 章。

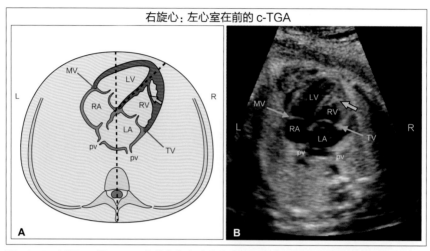

图 40.19　妊娠 28 周 c-TGA 合并右旋心胎儿的四腔心切面水平胸腔横切面示意图（A）和对应的超声图像（B）。右旋心在所有 c-TGA 患者中占 25%。图像显示典型的房室连接不一致，即左心房（LA）接收肺静脉血流（pv），并与右心室（RV）连接。通过调节束（短箭头）和更靠近心尖的三尖瓣（TV）识别右心室。形成心尖的左心室（LV）位于左侧（L）前方，接收来自右心房（RA）的血液。对于有经验的医师来说，发现右心房在左侧，则提示下腔静脉很可能在左侧。本例胎儿有腹腔脏器反位（图未显示）。大动脉呈 D 型转位。可与图 40.20 的另一例胎儿的 c-TGA 合并右旋心对比观察

MV—二尖瓣；R—右

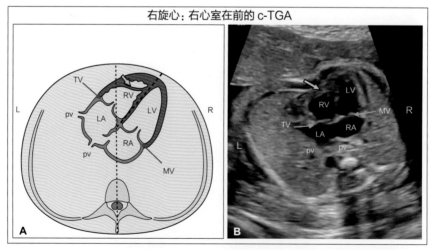

图 40.20　妊娠 27 周 c-TGA 合并右旋心胎儿的四腔心切面水平胸腔横切面示意图（A）和对应的超声图像（B）。图像显示典型的房室连接不一致，即左心房（LA）接收肺静脉（pv）血流，并与右心室（RV）连接。通过调节束（短箭头）和更靠近心尖的三尖瓣（TV）识别右心室。本例胎儿的右心室位于前方（与图 40.19 比较）。形成心尖的左心室（LV）位于右侧（R）后方，接收来自右心房（RA）的血液。对于有经验的医师来说，发现右心房在右侧，则提示下腔静脉很可能在右侧。本例胎儿腹腔脏器位置正常，大动脉呈 L 型转位

L—左；MV—二尖瓣

内脏异位综合征　图 40.21 显示了 1 例内脏异位综合征胎儿的右旋心。一项纳入 103 例内脏异位综合征胎儿的大型研究的结果显示，65 例胎儿（63%）为右位心（右位心组），38 例胎儿（37%）为左位心（左位心组）[20]。右位心组的心脏畸形包括右室流出道梗阻（63%）、房室间隔缺损（61.5%）、右室双出口（57%）、上腔静脉畸形（55%）、肺静脉连接异常（54%）、心律失常（26%）[20]。左位心组的所有胎儿都表现为右侧胃，右位心组 77% 胎儿（图 40.21）表现为右侧胃，60% 的胎儿伴有中位肝[20]。本书第 41 章对胎儿的内脏异位和异构进行了详细描述。

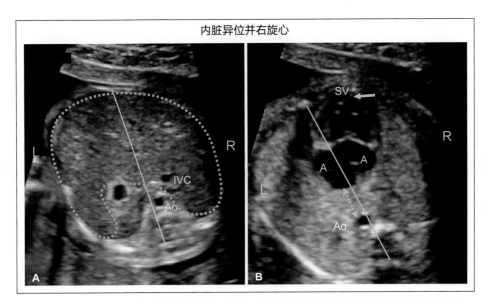

图 40.21　妊娠 25 周右侧异构合并右旋心胎儿的上腹部横切面（A）和四腔心切面（B）超声图像。A. 图像显示内脏异位时肝脏增大、形态对称（绿色虚线），主动脉（Ao）和下腔静脉（IVC）并置，均位于右侧。B. 图像显示心脏位于右侧胸腔，心轴指向右侧，可见两个对称的心房（A）和一个单心室（SV）。此外，脊柱和心脏间的面积增大（双向箭头），心房和降主动脉的间距增长，提示存在肺静脉异位引流可能

L—左；R—右

其他情况　除了上述三种情形外，也可能存在其他伴或不伴心脏畸形的右旋心。在这种情况下，详细检查胎儿解剖、仔细分析心脏节段并全面评估体静脉和肺静脉系统，对于确定是否存在心内和心外畸形至关重要（图 40.22）。当胎儿心脏胚胎期出现异常旋转引起罕见纵向异常排列时，可出现"十字交叉心"[23,24]。在这种情况下，心脏的四腔心切面往往很难获得，因为想要获得该切面，探头的方向需要近乎垂直。十字交叉心常见于左位心和内脏正位，偶见于右移心和内脏异位[25,26]。

诊断方法

图 40.23 列出了怀疑胎儿心脏位置异常的诊断方法。

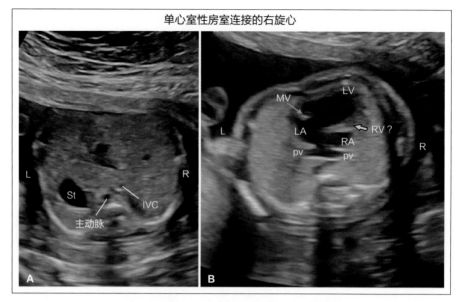

图 40.22　内脏正位、心脏旋转至右侧胸腔致右旋心胎儿的腹部横切面（Ａ）和四腔心切面水平胸腔横切面（Ｂ）超声图像，可见心脏结构异常（单心室）。这个病例说明了有时很难对右位心进行归类。由于该胎儿上腹部结构和静脉系统正常，因此不能归类为异构。同时，该胎儿也不是 c-TGA（图 40.19，40.20）。下腔静脉（IVC）引流至右心房（RA），肺静脉（pv）引流至左心房（LA）。图中有三尖瓣闭锁和肺动脉闭锁（未显示）导致的右心室发育不良（RV？）。左心房（LA）通过二尖瓣（MV）连接单心室，形态学上更像左心室（LV），主动脉起源于左心室（未显示）。对于这种复杂的病例，最好采用描述性诊断，如右旋心合并三尖瓣和肺动脉闭锁，或部分胸腔脏器反位合并三尖瓣和肺动脉闭锁

L—左；R—右；St—胃

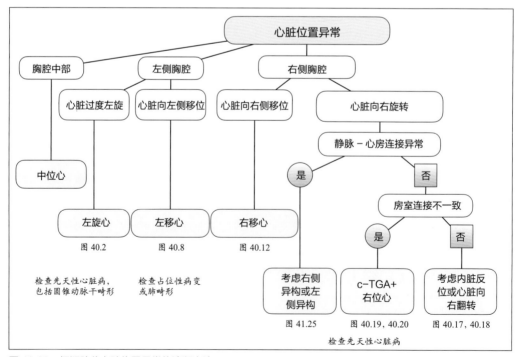

图 40.23　怀疑胎儿心脏位置异常的诊断方法

c-TGA—矫正型大动脉转位

要点　胎儿心脏位置

- 一般认为，判定左侧异构和右侧异构时，依据主动脉和下腔静脉在膈肌下方的位置比依据胃在腹腔中的位置更可靠。
- 内脏异位常合并复杂 CHD、静脉引流异常、肠管旋转不良和肠梗阻，以及脾、胆囊和支气管树异常。
- 在胎儿心轴左偏病例中，法洛四联症、共同动脉干、主动脉缩窄和 Ebstein 畸形是最常见的心脏畸形。
- 在胎儿心轴右偏病例中，右室双出口、房室间隔缺损和单心房是最常见的心脏畸形。
- 右移心是右位心的一种形式，指心脏位于右侧胸腔，心尖指向中线或左侧。
- 右旋心是指心脏位于右侧胸腔且心轴指向右侧。
- 右旋心可单独发生，也可以是内脏反位的一部分，与 c-TGA 有关，最常见于左侧异构和右侧异构，如内脏异位综合征。
- 诊断右旋心时，评估前方心室的相对位置和房室连接关系是鉴别诊断的关键。
- 中位心是一种非典型的心脏位置异常，指心脏位于胸腔中央，心尖指向胸腔中线。
- 左位心是描述心脏正常位置的术语，亦经常在描述内脏位置异常时使用。
- 左移心是心脏位置进一步向左侧胸腔移位，通常与占位性病变有关。
- 异位心指心脏部分或完全位于胸腔外。
- Cantrell 五联征是一种包含 5 种畸形（脐上腹壁中线缺损、胸骨下段缺损、膈肌心包缺如、膈肌前部缺损和心脏畸形）的综合征。

（章春泉）

参考文献

1. Smith R, Comstock C, Kirk J, Lee W. Ultrasonographic left cardiac axis deviation: a marker for fetal anomalies. *Obstet Gynecol*. 1995;85: 187-191.
2. Crane JM, Ash K, Fink N, Desjardins C. Abnormal fetal cardiac axis in the detection of intrathoracic anomalies and congenital heart disease. *Ultrasound Obstet Gynecol*. 1997;10:90-93.
3. Comstock CH. Normal fetal heart axis and position. *Obstet Gynecol*. 1987;70:255-259.
4. Shipp TD, Bromley B, Hornberger LK, Nadel A, Benacerraf BR. Levorotation of the fetal cardiac axis: a clue for the presence of congenital heart disease. *Obstet Gynecol*. 1995;85:97-102.
5. Comstock CH, Smith R, Lee W, Kirk JS. Right fetal cardiac axis: clinical significance and associated findings. *Obstet Gynecol*. 1998;91: 495-499.
6. Wolter A, Kawecki A, Stressig R, et al. Fetal cardiac axis in fetuses with conotruncal anomalies. *Ultraschall Med*. 2017;38:198-205.
7. Boulton SL, McKenna DS, Cly GC, Webb DC, Bantz J, Sonek J. Cardiac axis in fetuses with abdominal wall defects. *Ultrasound Obstet Gynecol*. 2006;28:785-788.
8. Sinkovskaya E, Horton S, Berkley EM, Cooper JK, Indika S, Abuhamad A. Defining the fetal cardiac axis between

11 + 0 and 14 + 6 weeks of gestation: experience with 100 consecutive pregnancies. *Ultrasound Obstet Gynecol.* 2010;36:676-681.

9. Edwards WD, Maleszewski JJ. Classification and terminology of cardiovascular anomalies. In: Allen HD, Driscoll DJ, Shaddy RE, Feltes TF, eds. *Moss & Adams' Heart Disease in Infants, Children, and Adolescents.* Lippincott Williams & Wilkins; 2013:32-51.

10. Bernasconi A, Azancot A, Simpson JM, Jones A, Sharland GK. Fetal dextrocardia: diagnosis and outcome in two tertiary centres. *Heart.* 2005; 91:1590-1594.

11. Walmsley R, Hishitani T, Sandor GGS, et al. Diagnosis and outcome of dextrocardia diagnosed in the fetus. *Am J Cardiol.* 2004;94:141-143.

12. Winer-Muram HT, Tonkin IL. The spectrum of heterotaxic syndromes. *Radiol Clin N Am.* 1989;27: 1147-1170.

13. Evans WN. Thoracoabdominal situs: a practical approach accompanied by a short history of descriptive terms. *Pediatr Cardiol.* 2010;31: 1049-1051.

14. Gillis E, Springer R, O'Leary PW. Practical issues related to the examination, anatomic image orientation, and segmental cardiovascular analysis. In: Eidem BW, Cetta F, O'Leary PW, eds. *Echocardiography in Pediatric and Adult Congenital Heart Disease.* Wolters Kluwer/Lippincott Williams & Wilkins Health; 2010:10-28.

15. Anderson RH, Spicer D, Mori S. Anatomy. In: Wernovsky G, Anderson RH, Kumar K, Mussatto KA, Redington AN, Tweddell JS, eds. *Anderson's Pediatric Cardiology.* Elsevier; 2019:17-32.

16. Sepulveda W, Wong AE, Simonetti L, Gomez E, Dezerega V, Gutierrez J. Ectopia cordis in a first-trimester sonographic screening program for aneuploidy. *J Ultrasound Med.* 2013;32:865-871.

17. Zidere V, Allan LD. Changing findings in pentalogy of Cantrell in fetal life. *Ultrasound Obstet Gynecol.* 2008;32:835-837.

18. Buca DIP, Khalil A, Rizzo G, et al. Outcome of prenatally diagnosed fetal heterotaxy: systematic review and meta-analysis. *Ultrasound Obstet Gynecol.* 2018;51:323-330.

19. Evans WN, Acherman RJ, Collazos JC, et al. Dextrocardia: practical clinical points and comments on terminology. *Pediatr Cardiol.* 2009; 31:1-6.

20. Wang X, Shi Y, Zeng S, et al. Comparing levocardia and dextrocardia in fetuses with heterotaxy syndrome: prenatal features, clinical signifi-cance and outcomes. *BMC Pregnancy Childbirth.* 2017;17:393.

21. Bohun CM, Potts JE, Casey BM, Sandor GGS. A population-based study of cardiac malformations and outcomes associated with dextro-cardia. *Am J Cardiol.* 2007; 100: 305-309.

22. Vorisek CN, Enzensberger C, Willomeit S, et al. Prenatal diagnosis and outcome of congenital corrected transposition of the great arteries - a multicenter report of 69 cases. *Ultraschall Med.* 2021;43:211-220.

23. Ravi P, Fruitman D, Mills L, Colen T, Hornberger LK. Prenatal diagnosis of the criss-cross heart. *Am J Cardiol.* 2017;119:916-922.

24. Vorisek CN, Kurkevych A, Kuhn V, et al. Prenatal diagnosis and postnatal outcome of eight cases with criss-cross heart - a multicenter case series. *Ultraschall Med.* 2021;43:200-210.

25. Kasar T. Criss-cross heart with dextrocardia and transposition of the great arteries: a rare pathology. *Arch Turk Soc Cardiol.* 2016;44:91-92.

26. Muneer PK, Kalathingathodika S, Chakanalil GS, Sony MM. Crisscross heart with dextrocardia and intact interventricular septum. *Ann Pediatr Cardiol.* 2014;7:70-71.

第 41 章
胎儿内脏异位综合征

胎儿内脏异位合并左房、右房异构

定义、专业术语和发病率

内脏正位

腹部及胸腔脏器的胚胎发育遵循空间调控和协同机制，从而发育为体内不同的右侧和左侧解剖结构[1]。右侧解剖结构包括大部分肝脏、下腔静脉、上腔静脉、右心耳、右心房、三叶的右肺伴动脉上支气管（表 6.2，图 41.1）。左侧解剖结构包括胃、脾、左心耳、左心房、肺静脉、两叶的左肺伴动脉下支气管（表 6.2，图 41.1）[1]。腹部和胸腔脏器发育及位置排列正常称为内脏正位（指常见的内脏位置）和左位心（指正常位于左侧的心脏）[1,2]。内脏位置和心脏节段分析法参见本书第 6 章。

内脏反位

内脏反位（situs inversus）指腹部和胸腔脏器的位置呈内脏正位的镜像排列，详见本章末。内脏反位时，胃、脾、降主动脉位于右侧，肝脏、下腔静脉位于左侧。偶见心脏畸形，发生率约为 5%。内脏反位时，腹部或胸腔脏器可完全或部分反位。

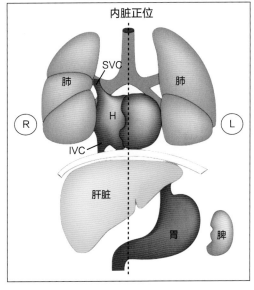

图 41.1　内脏正位正面观示意图，胸腔和腹部脏器分别位于正常的左侧（L）和右侧（R）。右肺为三叶，左肺为两叶，胃和脾位于左侧，肝脏位于右侧。心脏（H）约有 1/3 位于右侧，2/3 位于左侧。下腔静脉（IVC）、上腔静脉（SVC）沿胸腔右侧回流入形态学右心房

引自 Fliegauf M, Benzing T, Omran H. When cilia go bad: cilia defects and ciliopathies. *Nat Rev Mol Cell Biol*. 2007; 8:880-893

内脏不定位 / 内脏异位综合征

除了内脏正位或反位以外的其他任何腹部和（或）胸腔脏器的异常位置排列称为内脏不定位（situs ambiguous），指内脏位置未知或复杂[3]。与内脏正位或反位不同的是，内脏不定位常伴各种结构畸形，包括脾的异常，即无脾或多脾[2]。心脾综合征（cardiosplenic syndrome）这一术语最初被用来描述内脏不定位伴脾异常，但由于内脏不定位并非一定伴有脾异常，因而无法可靠地用于分类，因此建议采用内脏异位综合征（heterotaxy syndrome）这一术语来描述腹部脏器排列异常。内脏异位综合征是一个通用术语（在希腊语中，"heteros"表示"异"，"taxis"表示"排列"），用于描述脏器排列异常的整个疾病谱，包括无脾和多脾[1-3]。许多病理学家观察到心房形态比腹部脏器异常能够更好地对无脾和多脾等亚组进行分类，因此建议采用术语右房异构（right atrial isomerism）和左房异构（left atrial isomerism）来命名[3,4]，（在希腊语中，"iso"表示"相同"，"meros"表示"转变"）（图41.2，41.3）。腹部内脏异位仅涉及不成对的单个脏器的位置异常；胸腔脏器异位的特征是原本的非对称性结构（如心房和肺）变为对称性结构[2]，据此可分为两大类：左房异构，即双侧均为左侧结构（之前被称为多脾）（图41.2）；右房异构，即双侧均为右侧结构（之前被称为无脾或Ivemark综合征）（图41.3）。病理学家和先进的超声成像系统可

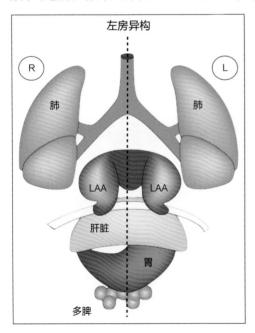

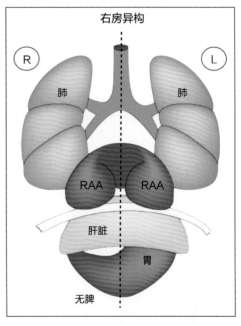

图41.2 左房异构（多脾）正面观示意图，左房异构又称双左侧异构。双肺为形态学左肺，均为两叶肺，双侧均为左心耳（LAA）。肝脏和胃可位于左侧（L）或右侧（R）。通常合并多脾。多数左房异构伴肝内段下腔静脉离断伴奇静脉连接（图中未显示）。详见正文

引自 Fliegauf M, Benzing T, Omran H. When cilia go bad:cilia defects and ciliopathies. *Nat Rev Mol Cell Biol.* 2007; 8:880-893

图41.3 右房异构（无脾）正面观示意图，右房异构又称双右侧异构。双肺为形态学右肺，均为三叶肺，双侧均为右心耳（RAA）。肝脏和胃可位于左侧（L）、右侧（R）或中间。通常合并无脾。多数右房异构伴肺静脉异位连接（图中未显示）。详见正文

引自 Fliegauf M, Benzing T, Omran H. When cilia go bad: cilia defects and ciliopathies. *Nat Rev Mol Cell Biol.* 2007; 8:880-893

以识别心耳形态，正常情况下右心耳呈三角形，左心耳呈弯钩状（图 41.4），据此左房异构（图 41.5）或右房异构（图 41.6）时双侧分别为对称的左心耳或右心耳。

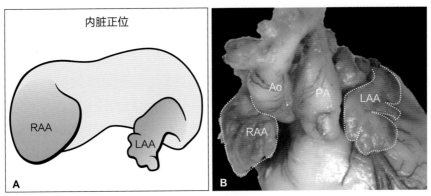

图 41.4　内脏正位胎儿心脏示意图（A）和解剖标本（B）正面观，右心耳（RAA）呈宽阔的三角形，与右心房连接处较宽大，左心耳（LAA）呈弯钩状，与左心房连接处窄小

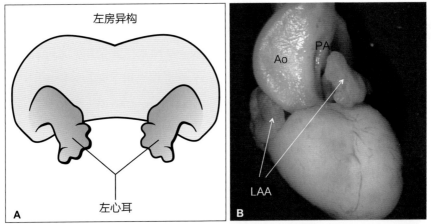

图 41.5　左房异构胎儿心脏示意图（A）和解剖标本（B）正面观，双侧均为弯钩状左心耳（LAA），与左心房连接处窄小。合并主动脉（Ao）扩张和肺动脉（PA）狭窄（B）

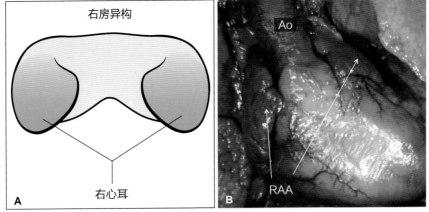

图 41.6　右房异构胎儿心脏示意图（A）和解剖标本（B）正面观，双侧均为宽阔的三角形右心耳（RAA），与右心房连接处宽大。心脏发出单一动脉，为扩张的主动脉（Ao）

发病率

胎儿内脏异位综合征，包括右房异构和左房异构，实际发病率很难评估，但最近一项大型研究提供了一个粗略的估计。一项来自中国的研究分析了 714 306 例胎儿的超声数据，共发现了 103 例内脏异位综合征患儿，相当于发生率为 0.014%（或 1 : 7000）[5]。在先天性心脏病患儿中，内脏异位综合征占 2.2% ~ 4.2%[6]。胎儿期左房异构较右房异构更常见 [7,8]，而出生后右房异构更常见，可能是因为左房异构胎儿伴发的完全性房室传导阻滞和水肿会导致其宫内死亡发生率增加 [9]。胎儿内脏异位综合征的孕妇再次妊娠的再发风险会增高，有研究显示，其再发风险高达 10%[10]。胎儿内脏异位综合征再发的遗传学病因可能包括常染色体显性遗传、常染色体隐性遗传、X 连锁和单基因病变，尤其是原发性纤毛运动障碍 [2,11-14]。胎儿内脏异位综合征的再发并不局限于某种特定的异常，而是可以涉及整个疾病谱，包括右房异构、左房异构和内脏反位。

与胎儿心房异构相关的内脏异位的诊断线索

如果认真检查胎儿胸腔和腹部，比较容易发现异构，但正确区分右房异构或左房异构仍具挑战性，因为它们缺少典型的具有特征性的心脏畸形。产前超声虽然有时能够辨认左、右心耳（图 41.7）[15]，但这具有挑战性，不能可靠地用于判断异构类型 [9]。最可靠的鉴别方法是观察胎儿上腹部大血管的排列方式（详见下文），这与产后超声心动图检查相同 [16]。通过评估上腹部大血管的排列方式，结合胸腔脏器表现，一般能够区分右房或左房异构。图 41.8 总结了四种可能的上腹部大血管排列方式。内脏正位时，主动脉位于

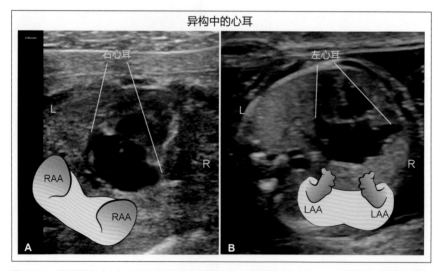

图 41.7　右房异构（A）和左房异构（B）胎儿的心尖四腔心切面。A. 图像显示两侧对称的呈圆钝三角形的右心耳（RAA）。B. 图像显示两侧对称的呈弯曲状的左心耳（LAA）。应用超声辨别心耳形态相当困难，还应根据其他超声征象做出诊断。两图均显示双侧心耳形态对称
L—左；R—右

脊柱左侧，下腔静脉位于主动脉的右前方（图 41.8A）；内脏反位时，大血管呈镜像排列，主动脉位于右后方，下腔静脉位于左前方（图 41.8B）；左房异构时，通常伴有下腔静脉离断，奇静脉扩张、位置靠后且位于脊柱右侧（图 41.8C），如半奇静脉扩张，奇静脉则位于脊柱左侧（见第 42 章）；右房异构时，主动脉与下腔静脉并置于脊柱同侧，二者同时位于脊柱右侧或左侧（图 41.8D）（详见下文）。

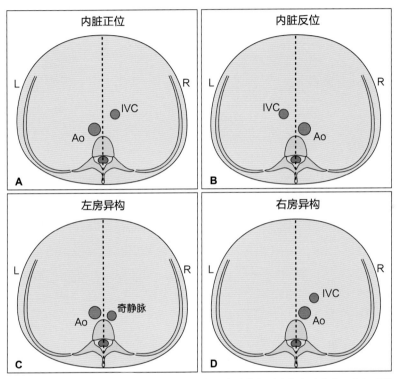

图 41.8　上腹部横切面示意图，显示不同类型内脏位置对应的主动脉（Ao）和下腔静脉（IVC）的位置。虚线将腹部分为左侧（L）、右侧（R）。A. 内脏正位时，主动脉位于脊柱左侧，IVC 位于主动脉的前方、脊柱的右侧。B. 内脏反位时，大血管呈镜像排列，主动脉位于脊柱右侧，IVC 位于左前方。C. 左房异构时，通常肝内段 IVC 缺如，奇静脉扩张，较主动脉略偏后，位于脊柱右侧。D. 右房异构时，通常主动脉与 IVC 位于同侧，或左或右，IVC 位于主动脉前方。示意图未显示胃的位置，而图 A 显示胃位于左侧，图 B 显示胃位于右侧，图 C、D 中胃位置不定，因此对于异构类型的鉴别意义不大，详见正文

　　预后主要取决于心脏畸形的类型，而非异构的类型。根据经验，怀疑并确诊胎儿内脏异位综合征常用以下 4 种方法。

　　（1）当发现胎儿心脏与胃反位时，应怀疑内脏位置异常，并应对胎儿胸腔和腹部进行详细的超声检查（图 41.9）。

　　（2）当发现复杂心脏畸形时，应进行胎儿心脏节段分析，并评估内脏位置（图 41.10）。

（3）当发现静脉－心房连接异常时，无论异常是在下腔静脉还是肺静脉，都应对胎儿心脏进行节段分析，并评估内脏位置（图41.11）。

（4）当发现胎儿存在完全性房室传导阻滞或其他类型胎儿心律失常时，无论伴或不伴胎儿水肿，都应针对性地进行心脏和腹部脏器的评估。

左房异构和右房异构的主要产前超声特征将在下文详述。

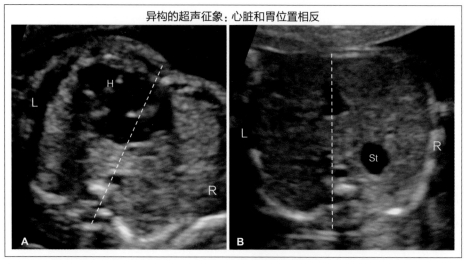

图41.9　内脏异位综合征胎儿的胸腔（A）和腹部（B）横切面超声图像。当超声检查发现心脏（H）、胃（St）位置相反时，应怀疑存在内脏异位。四腔心切面异常提示胎儿存在心脏畸形

L—左；R—右

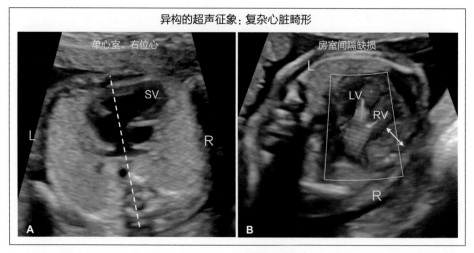

图41.10　复杂心脏畸形，尤其是单心室（A）、房室间隔缺损（B），是发现内脏异位的重要线索。右位心（A）、心动过缓（B）（此处未显示）伴心肌增厚（双向箭头）时，应警惕存在胎儿内脏异位综合征

L—左；LV—左心室；R—右；RV—右心室；SV—单心室

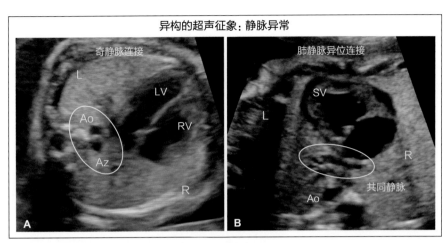

图 41.11　当发现静脉异常时，应警惕可能与内脏异位相关。一些静脉异常与内脏异位的相关性很弱，如左上腔静脉；而有些静脉异常与内脏异位具有很强的相关性，如下腔静脉离断伴奇静脉连接（A）或肺静脉异位连接（B）

Ao—主动脉；Az—奇静脉；L—左；LV—左心室；R—右；RV—右心室；SV—单心室

左房异构（多脾）的超声表现

左房异构时，双侧均为左侧结构，右侧结构发育不良或缺如（图 41.2）。左房异构的首要典型特征是肝段下腔静脉缺如，见于 80% ~ 90% 的病例[9]（见第 42 章）。下腔静脉肾上段离断与奇（半奇）静脉系统相连（图 41.12 ~ 41.15），将腹部静脉血引流入心

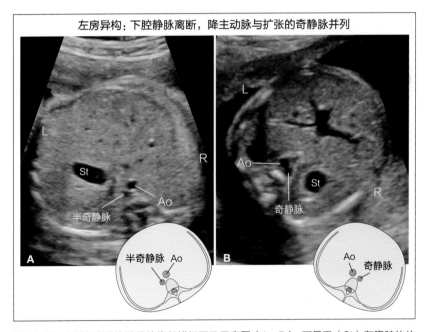

图 41.12　2 例左房异构胎儿的腹部横切面及示意图（A、B），可见胃（St）在腹腔的位置不同。胎儿 A 的胃位于左侧，胎儿 B 的胃位于右侧。胃在腹腔的位置对诊断内脏异位综合征意义不大。2 例胎儿均可见扩张的奇静脉 / 半奇静脉（脊柱前方双血管征），提示左房异构

Ao—降主动脉；L—左；R—右

脏。扩张的奇（半奇）静脉在降主动脉略偏后方，与之并排沿脊柱向上走行（图41.12，41.13），走行路径具有特异性，通常扩张的奇（半奇）静脉穿过膈肌汇入上腔静脉，偶见半奇静脉汇入胸腔上部的左上腔静脉（见第42章）。这种情况被称为下腔静脉离断伴奇静脉连接（interruption of the IVC with azygos continuation），在上腹部横切面[16,17]（图41.12，

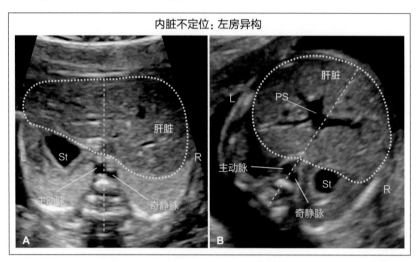

图41.13　2例左房异构胎儿的腹部横切面，可见内脏不定位（A、B）。2例胎儿均伴下腔静脉缺如，并在降主动脉右侧可见扩张的奇静脉。该征象提示左房异构，需要进一步检查心脏加以确认。2例胎儿的肝脏均增大，胎儿B的门静脉窦（PS）形态失常。胎儿A的胃（St）位于左侧（L），胎儿B的胃位于右侧（R）。胃的位置对于内脏异位综合征类型的鉴别没有意义

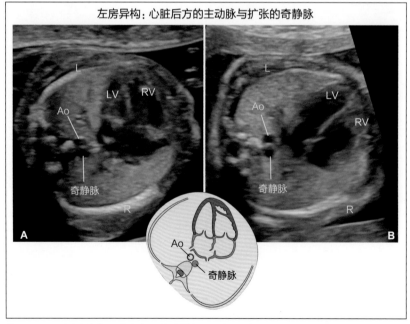

图41.14　2例胎儿的四腔心水平胸腔横切面及其示意图。胎儿A的心脏结构异常，胎儿B的心脏结构正常，2例胎儿均可见脊柱前方扩张的奇静脉，位于降主动脉（Ao）旁，呈双血管征。2例胎儿的奇静脉扩张均提示下腔静脉离断合并左房异构

L—左；LV—左心室；R—右；RV—右心室

41.13，41.15A）、四腔心切面心脏后方[18]（图 41.14，41.15B）可见"双血管征"，详见第
42 章。腹部和胸腔的旁矢状切面或冠状切面也能显示位于降主动脉后方的奇（半奇）静
脉（图 41.16，41.17），彩色多普勒可以显示相邻的奇静脉与降主动脉内方向相反的血流
信号（图 41.17B）。下腔静脉离断时，肝静脉直接与右心房连接。

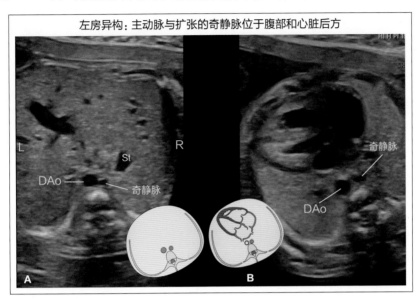

图 41.15　妊娠 22 周左房异构胎儿的腹部（A）与胸腔（B）横切面及其示意图。A. 下
腔静脉缺如（IVC 离断），胃（St）位于右侧，扩张的奇静脉位于降主动脉（DAo）旁，
呈双血管征。B. 双血管征和心脏异常局部图像

L—左；R—右

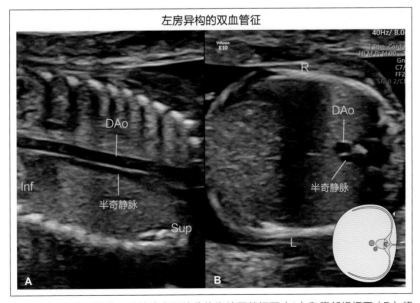

图 41.16　左房异构伴下腔静脉离断胎儿的胸腔冠状切面（A）和腹部横切面（B）超
声图像。半奇静脉与降主动脉（DAo）平行走行，并位于其后侧。图 B 为其局部放大
图和示意图

Inf—下；L—左；R—右；Sup—上

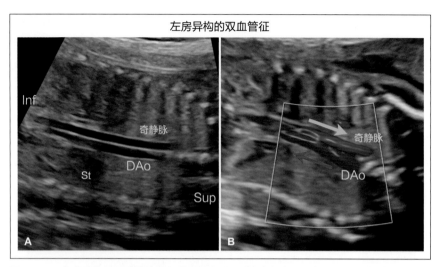

图 41.17　左房异构伴下腔静脉离断胎儿的胸腔及腹部冠状切面超声图像，奇静脉与降主动脉（DAo）平行走行。图 B 彩色多普勒显示奇静脉血流（回心血流）（蓝色箭头）与主动脉血流（离心血流）（红色箭头）方向相反

Inf—下；St—胃；Sup—上

　　左房异构时，其他腹腔脏器的异常超声表现包括胃位于右侧、上消化道闭锁（如十二指肠或空肠闭锁）（图 41.18）、对称的左叶肝或中位肝（图 41.13，41.18A），以及较罕见的胆囊缺如。据报道，高达 96% 的左房异构患儿存在多脾 [2,9]，但产前超声并不能可靠地诊断多脾。但若彩色多普勒显示一条脾动脉，则可以确定存在单个或多个脾脏，这将有助于左房异构的诊断 [19]。

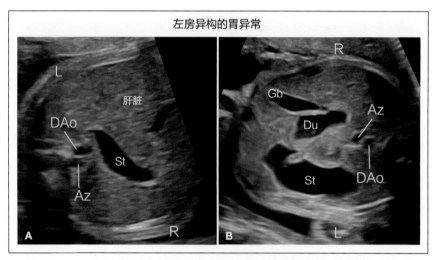

图 41.18　2 例左房异构胎儿的上腹部横切面超声图像。通常左房异构时，胃（St）在腹部的位置异常（A），位于上腹部中线水平及肝脏后方，肝脏增大且位置居中。内脏异位胎儿常伴有肠旋转不良和闭锁（B），可见十二指肠（Du）闭锁的双泡征。2 例胎儿的降主动脉（DAo）和扩张的奇静脉（Az）并行排列，为左房异构的典型特征

Gb—胆囊；L—左；R—右

左房异构的另一典型特征是缺少形态学右心房和窦房结，这会导致缓慢型心律失常，通常为完全性房室传导阻滞（图 41.19，41.20），见于 40% ~ 70% 的病例[8,9,20]。伴有完全性房室传导阻滞的复杂心脏畸形，尤其是合并下腔静脉离断及奇静脉连接，为左房异构的典型特征（图 41.20）。伴有完全性房室传导阻滞的复杂心脏畸形常出现心力衰竭和胎儿水肿（图 41.21），发生率大于 30%[9,20]，这是此类胎儿宫内死亡率高的根本原因。

正常情况下，肺动脉主干旁可见狭长呈弯钩状的左心耳（图 41.4）。左房异构时，双侧均为形态学左心房、左心耳，在四腔心切面略偏头侧可显示对称的心房（图 41.7B，41.22）。多为左位心或中位心，25% 为右旋心[8]（见第 40 章）。有趣的是，左房异构时可不合并心内畸形，而这在右房异构中极为罕见。左房异构所合并的心脏畸形通常为双心室型，房室间隔缺损（非均衡型）最常见，约占 50%[21]（图 41.20，41.22）。房室间隔缺损伴完全性房室传导阻滞时，可出现心肌肥厚（图 41.20）、心脏扩大[9]。通常，大动脉与心室连接一致；若为右室双出口，常合并室间隔缺损或房室间隔缺损。大动脉可有流出道梗阻，如主动脉缩窄、肺动脉狭窄或闭锁。50% ~ 60% 的病例合并左上腔静脉（见第 42 章），偶见肺静脉异位引流，但不如右房异构时常见[20,22]。表 41.1 总结了左房异构、右房异构和内脏反位时的解剖特征。

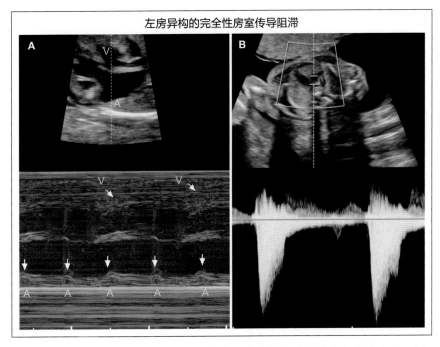

图 41.19　左房异构胎儿心脏的 M 型超声（A）和大动脉水平频谱多普勒（B）图像。胎儿 A 先前因发现房室传导阻滞和先天性心脏病（房间隔缺损）而疑有左房异构。A. M 型超声显示规则的心房率（A）（竖箭头）和缓慢的心室率（V）（斜箭头）。B. 另一左房异构和房室传导阻滞胎儿，大动脉水平频谱多普勒显示心动过缓

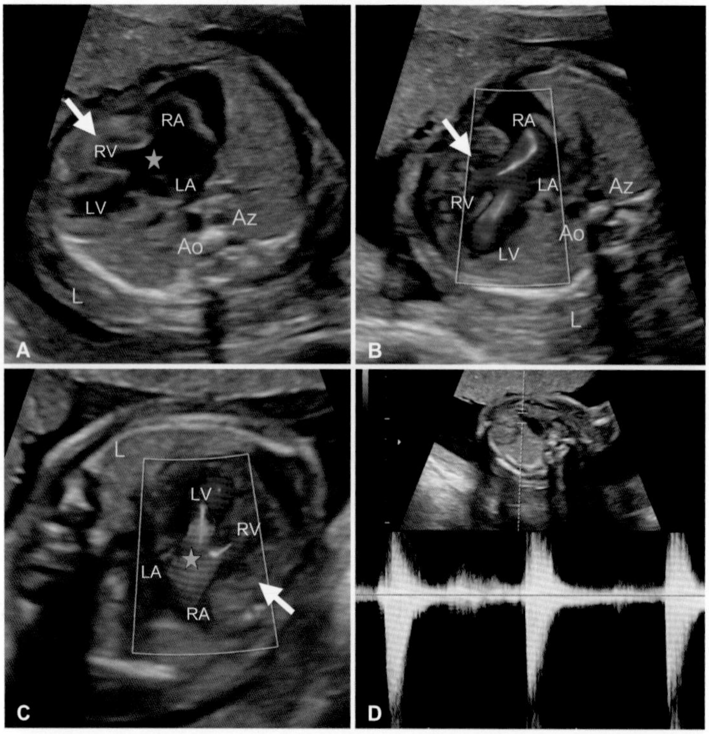

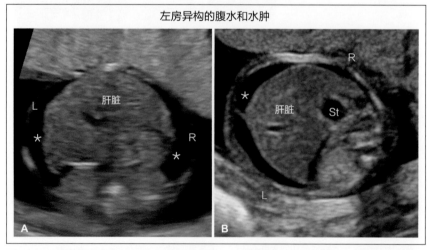

图 41.20　妊娠 23 周胎儿左房异构伴完全性房室传导阻滞。A. 四腔心切面显示完全性房室间隔缺损（星号）及降主动脉（Ao）旁奇静脉（Az）扩张。B、C. 心底、心尖四腔心切面，显示舒张期心室充盈的彩色血流信号。D. 肺动脉频谱多普勒，显示心动过缓。图 A ～ C 均显示心动过缓引起的心肌增厚（箭头）

L—左；LA—左心房；LV—左心室；RA—右心房；RV—右心室

图 41.21　两例左房异构并心脏房室传导阻滞胎儿的腹部横切面。2 例胎儿均肝大，形态对称，胎儿 B 的胃（St）位于右侧（R）。由于存在房室传导阻滞（未显示），两例胎儿均发生水肿伴腹水（星号），提示预后不良

L—左

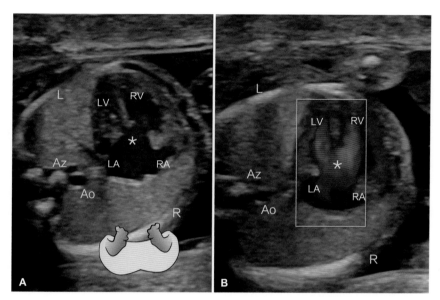

图 41.22　完全性房室间隔缺损（星号）合并左房异构胎儿的胸腔横切面灰阶（A）和彩色
多普勒（B）超声图像。图 A 中的示意图显示心房形态对称，双侧均为左心耳。两图的心脏
后方，半奇静脉（Az）位于右位降主动脉（Ao）的左侧，二者并行排列。扩张的半奇静脉
是左房异构的特异性征象

L—左；LA—左心房；LV—左心室；R—右；RA—右心房；RV—右心室

表 41.1　左房异构、右房异构、内脏反位的典型解剖特征

脏器或表现		左房异构	右房异构	内脏反位
腹部脏器	肝脏	对称，多位于左侧	对称，增大，居中或位于右侧	位于左侧
	主动脉与下腔静脉	下腔静脉离断伴奇静脉连接	主动脉与下腔静脉并置，均位于左侧或右侧	主动脉位于右侧、靠后，下腔静脉位于左侧、靠前
	胃肠道	胃多位于右侧，也可位于左侧上消化道梗阻处	胃可居中，位于右侧或左侧裂孔疝，胃位于胸腔下部	胃位于右侧 胃肠道正常
	脾[a]	多脾	无脾	脾正常，位于右侧
胸腔脏器	支气管[a]	长，双肺均为动脉下支气管	短，双肺均为动脉上支气管	左侧为动脉下支气管，右侧为动脉上支气管
	肺[a]	双侧均为两叶肺	双侧均为三叶肺	右侧两叶肺，左侧三叶肺
	心房[a]	双侧均为弯钩状左心耳，与心房连接处较窄	双侧均为三角形右心耳，与心房连接处较宽	左侧为三角形心耳，右侧为弯钩状心耳
	房室连接	多为双心室连接	多为单心室连接	正常
	房室间隔缺损	见于 80% ~ 90% 的病例，普遍为不均衡型	见于 40% ~ 50% 的病例，常为不均衡型	无
	心室 - 大动脉连接	多一致 可伴左室或右室流出道梗阻	多不一致 肺动脉闭锁或狭窄常见	一致 流出道正常

续表

脏器或表现		左房异构	右房异构	内脏反位
胸腔脏器	肺静脉连接异常	偶见	常见，典型特征	无
	左上腔静脉	常见	常见	罕见
	心动过缓、传导阻滞	常见	无	无
	水肿、宫内死亡	常见	无	无

注：ᵃ 产前超声难以检出。

右房异构（无脾）的超声表现

右房异构时，双侧均为右侧结构，左侧结构发育不良或缺如。上腹部常见一个体积较大的中位肝，胃位于左侧或右侧（图 41.23）。右房异构的典型特征为下腔静脉位于降主动脉前方，二者同时位于脊柱左侧或右侧，也被称为主动脉与下腔静脉并置（图 41.8D，41.23 ~ 41.26）。尸检发现 74% 的右房异构伴发脾缺如（无脾）[9]，笔者观察到无脾时胃多向后移位（图 41.23，41.24，41.25A），彩色多普勒显示脾动脉缺如[19]。由于肝脏对称和胃肠道不固定，可出现肠旋转不良和肠道闭锁。高达 25% 的右房异构伴有位于中线的胃疝入胸腔，可在妊娠晚期超声检查中发现（图 41.27）[23]。

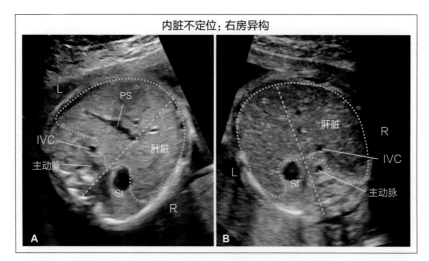

图 41.23 2 例内脏不定位合并右房异构胎儿的腹部横切面超声图像，下腔静脉（IVC）和主动脉位于同侧，图 A 二者均位于左侧（L），图 B 二者均位于右侧（R）。腹部横切面发现 IVC 与主动脉位于腹部同侧是右房异构的典型征象。2 例胎儿均肝大，几乎占据整个腹部，胎儿 A 的门静脉窦（PS）形态失常。胎儿 A 的胃（St）位于右侧，胎儿 B 的胃位于左侧。胃的位置无法用于鉴别内脏位置异常的类型

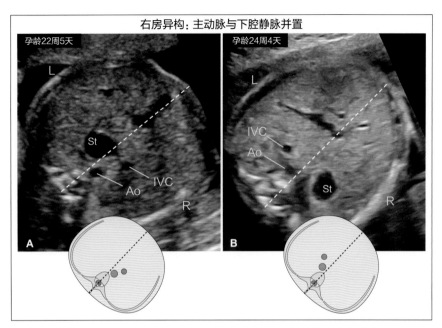

图 41.24　2 例右房异构胎儿的腹部横切面及示意图,虚线将腹部分为右侧(R)和左侧(L)。胃(St)位于胎儿 A 的腹部左侧(或近中线),位于胎儿 B 的腹部右侧。也就是说,胃的位置对于内脏异位综合征的诊断价值有限。右房异构一个重要的特征性征象是下腔静脉(IVC)与主动脉(Ao)并置(位于身体同侧),2 例胎儿均可见此征象,二者在胎儿 A 位于右侧,在胎儿 B 位于左侧。通常,在右房异构中,肝脏增大,形态对称

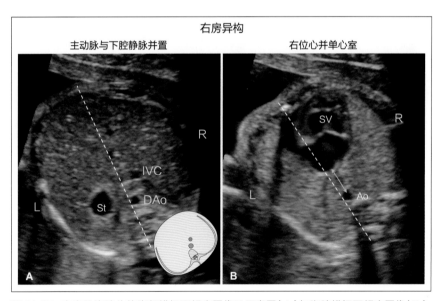

图 41.25　右房异构胎儿的腹部横切面超声图像及示意图(A)与胸腔横切面超声图像(B)。胃(St)位于上腹部的左侧(A),心脏位于胸腔右侧(B)。心脏异常,为单心室(SV)。A. 降主动脉(DAo)与下腔静脉(IVC)均位于右侧。B. 显示心房后壁与降主动脉之间距离增大(双向箭头),表明存在肺静脉异位连接,常见于右房异构

L—左;R—右

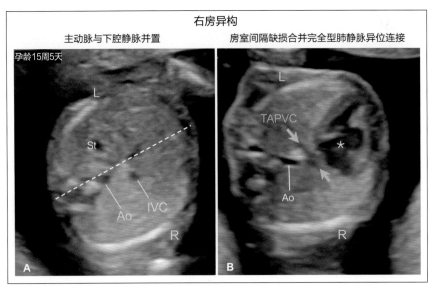

图 41.26　1 例妊娠 15 周右房异构胎儿的腹部（A）和胸腔（B）横切面超声图像。该病例的诊断十分困难，因为胃（St）和心脏均位于左侧。主动脉（Ao）与下腔静脉（IVC）均位于右侧（A）。图 B 显示房室间隔缺损（AVSD）（星号）和完全型肺静脉异位连接（TAPVC）的共同静脉（箭头）。TAPVC 常与右房异构相关

L—左；R—右

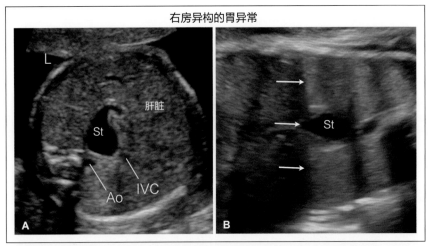

图 41.27　2 例右房异构胎儿上腹部的横切面（A）和冠状切面（B）超声图像。胎儿 A 的胃（St）位置异常，位于上腹部中间，在肝脏的后方，肝脏增大，位置居中。胎儿 B 的胃通过膈肌裂孔疝入胸腔，图 B 箭头所指为膈肌

L—左；Ao—主动脉；IVC—下腔静脉

　　右房异构时，右位心多见（图 41.25，41.28，41.29），也可为左位心或中位心。右位心在右房异构比在左房异构中更常见（见第 40 章）。几乎所有右房异构均合并心内畸形，而且比左房异构的心内畸形更严重（图 41.25B，41.26B，41.28，41.29）[8,23,24]。右房异构合并的心内畸形缺乏特异性，但高达 75% ～ 90% 的病例伴有非均衡型房室间隔缺损，形成一侧优势心室为主的单心室性房室连接 [9,20]（图 41.25，41.28）。通常，右房异构合并心

室与大动脉连接异常（心室双出口、大动脉异位）并伴有肺动脉狭窄或闭锁。右房异构
合并的最复杂心脏畸形之一是部分型或完全型肺静脉异位连接（total abnormal pulmonary
venous connection, TAPVC）（图 41.25，41.26，41.28，41.29），这是由与肺静脉连接的正
常解剖学左心房缺如（见第 43 章）所致。一系列有关胎儿右房异构的研究发现，心上型
TAPVC 占 30%，心下型占 25%，心内型占 30%，混合型占 15%[9,20]。产前超声容易漏诊
TAPVC，且 TAPVC 与不良预后相关[20,25]。

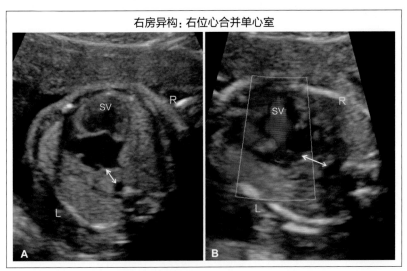

图 41.28　右房异构合并复杂心脏畸形胎儿的四腔心水平横切面灰阶（A）和彩色多
普勒（B）超声图像，显示单心室（SV）和右位心。心房后壁与降主动脉之间距离增
大（双向箭头），表明存在肺静脉异位连接，并得到证实（此处未显示）
L—左；R—右

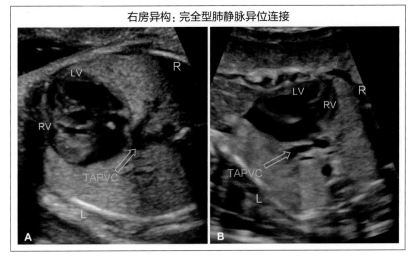

图 41.29　2 例右房异构胎儿的胸腔横切面灰阶超声图像，显示右位心。2 例胎儿均患
有非均衡型房室间隔缺损和完全型肺静脉异位连接（TAPVC），心房后壁后方可见一共
同静脉（空心箭头），提示 TAPVC。TAPVC 通常与右房异构相关
L—左；LV—左心室；R—右；RV—右心室

通过右心耳可以确定右心房，右心耳呈宽阔的三角形，与右心房连接部较宽大（图 41.3，41.6）。右房异构时，双侧均为形态学右心房、右心耳（图 41.6），超声检查可显示右心耳，尽管难度较大（图 41.7A）[15]。高达 60% 的右房异构合并左上腔静脉，左上腔静脉可直接引流至左侧心房，伴冠状静脉窦缺损[9]。表 41.1 总结了左房异构、右房异构和内脏反位时的解剖学特征。

彩色多普勒的作用

彩色多普勒有助于诊断心脏畸形和观察血管排列，从而鉴别右房或左房异构。在这种情况下，静脉的走行对于鉴别诊断至关重要。另外，彩色多普勒还能够评估大血管的位置关系和通畅性、房室瓣反流，并有相关章节介绍过的其他作用。此外，使用彩色多普勒还可显示脾动脉[19]或引流至门静脉窦的脾静脉，有助于脾的识别。妊娠早期怀疑存在复杂心脏畸形或内脏异位时，彩色多普勒是唯一能够详细检查静脉解剖结构的方法。

妊娠早期

妊娠早期可发现右房或左房异构，如妊娠第 11 ～ 14 周超声检查发现颈项透明层增厚伴心脏畸形或胎儿水肿伴完全性房室传导阻滞（图 41.30 ～ 41.32）[9,26]。妊娠早期超声显示胎儿内脏位置异常可能是发现右房或左房异构的第一线索（图 41.30）。心轴偏转提示可能存在心脏畸形[27]。妊娠早期若发现完全性房室传导阻滞则应高度怀疑左房异构，因为在妊娠 16 周前缓慢型心律失常通常与 Sjögren 抗体无关。妊娠早期可检出房室间隔缺损和单心室，当怀疑存在这些异常，尤其是胃位于右侧时，应提示存在内脏异位（图 41.30）可能。妊娠早期难以诊断降主动脉与下腔静脉并置或下腔静脉离断伴奇静脉连接，但彩色

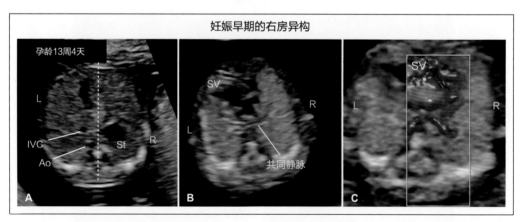

图 41.30　妊娠 13 周右房异构胎儿的经阴道超声检查，显示腹部（A）和胸腔（B、C）横切面超声图像。该病例因发现胃（St）（A）和心脏（B、C）位置不一致而疑诊。A. 虚线将腹部分为左侧（L）和右侧（R），胃位于右侧，主动脉（Ao）与下腔静脉（IVC）并置，二者均位于左侧。B、C. 灰阶和彩色多普勒图像显示单心室（SV）。怀疑右房异构，经仔细检查心脏后方区域，发现了共同静脉（B、C），这是完全型肺静脉异位连接（TAPVC）的典型征象。详见正文和第 43 章关于肺静脉异常的详细介绍

多普勒有助于诊断。妊娠早期有可能可以显示肺静脉的连接情况，但相当困难。图 41.30
和第 43 章介绍的病例就是妊娠早期胎儿肺静脉异位连接。

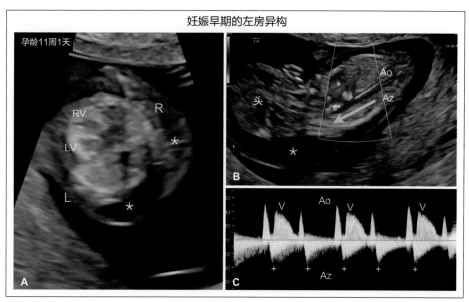

图 41.31　妊娠 11 周胎儿因胎儿水肿、颈项透明层增厚（星号）转诊，心脏（A）和胃均在左侧（L），
心脏结构未见异常，但存在房室传导阻滞，提示左房异构。在胎体冠状切面（B）上，主动脉（Ao）
和奇静脉（Az）并行，彩色多普勒显示二者血流方向相反（分别为红色和蓝色箭头）。频谱多普勒（C）
的取样线同时经过奇静脉和降主动脉，分别获取心房率（+）和心室率（V），二者频率不同，证实了
房室传导阻滞

LV—左心室；R—右；RV—右心室

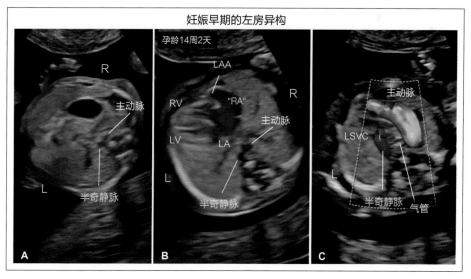

图 41.32　妊娠 14 周左房异构胎儿的经阴道超声检查图像，因疑有心脏异常转诊。A. 腹部横切面显
示胃位于右侧（R）及双血管征，主动脉（Ao）和半奇静脉位于脊柱前方。B. 四腔心切面显示，
心脏指向左侧（L），脊柱前方可见双管征；右侧心房（"RA"）连接左心耳（LAA），提示左房异构。
C. 主动脉弓走行于气管右侧，半奇静脉引流至左上腔静脉（LSVC）

LA—左心房；LV—左心室；RV—右心室

三维超声

有报道采用三维容积的能量多普勒反转模式或玻璃体模式，可显示下腔静脉离断伴奇静脉连接（图41.33）[28]。表面成像模式可以通过显示心耳的形状来帮助鉴别心房。另外，最小成像模式有助于确定胸腔内心脏和腹部胃的各种位置关系（图41.34）。一项全新的三维成像技术（Sono-AVC）已被证实有助于重建心房与心耳的形态[29]。

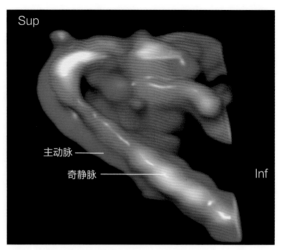

图41.33 由胎儿右侧获取的三维彩色多普勒玻璃体模式显示，下腔静脉离断伴奇静脉连接，主动脉与奇静脉并行，二者血流方向相反

Inf—下；Sup—上

合并心内和心外畸形

心房异构相关的心脏畸形种类很多，已在上文中详述，表41.1、41.2对其进行了总结。相关的心外畸形主要涉及腹部脏器，包括各种胃肠道畸形，如肠道闭锁或肠旋转不良[7,30]。胃的位置不固定可导致其疝入胸腔。左房异构最严重的心外畸形是肝外胆道闭锁伴胆囊缺如，这将导致新生儿早期死亡，需要行肝门肠吻合术或肝脏移植术[7]。一项研究分析了112例左房异构胎儿，67例活产儿中有7例（10.4%）伴有胆道闭锁，且均在产后被检出[7]。也可合并面部、脑部或肢体畸形，但不具有特异性。有趣的是，内脏异位几乎不会伴有三体综合征类染色体异常，偶可见伴有其他类型的染色体异常或22q11.2染色体微缺失的报道。研究表明内脏异位和内脏完全

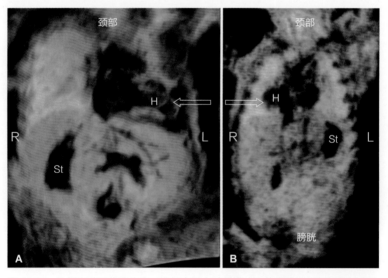

图41.34 2例内脏异位胎儿的三维超声最小透明模式下的胸腔和腹部冠状切面从前向后观察，显示心脏（H）（空心箭头）和胃（St）方位不一致。胎儿A的胃位于右侧（R），心脏位于左侧（L）；胎儿B的心脏位于右侧（右位心），胃位于左侧

反位的患者可伴有原发性纤毛运动障碍[13,31]。在一项纳入 43 例内脏异位患者的关于呼吸道疾病的研究中，18 例患者存在气道纤毛运动障碍，其特点是纤毛运动异常和鼻腔一氧化氮水平低于或接近原发性纤毛运动障碍的截断值[13]。6 岁以上的纤毛功能障碍患者呼吸道症状更重，类似于原发性纤毛运动障碍，在对内脏异位伴纤毛功能障碍患者这一亚组进行原发性纤毛运动障碍基因测序时，发现了多个与原发性纤毛运动障碍相关的基因位点的突变[13]。由此可见，内脏异位胎儿患有纤毛功能障碍的风险增高，产后疾病谱可从原发性纤毛运动障碍到呼吸道并发症。肾脏回声增强或颅内异常可能提示患有另一类纤毛类疾病。最近的一篇 meta 分析纳入了 16 项研究，包括 647 例胎儿，表 41.2 总结了所报道的与异构相关的心内和心外畸形的比例[8]。

表 41.2　左房异构、右房异构相关的心内、心外异常及胎儿结局

异常情况	左房异构（%）	右房异构（%）
相关心脏畸形	83	98
AVSD	59	73
单心室	14	38
RVOT 梗阻	35.5	67.5
圆锥干畸形	21	40
IVC 离断	89	5
Ao 与 IVC 并置	1	81.5
左上腔静脉	28.5	42
TAPVC	10	42
心律失常	37	1
右位心	26	25
胃的位置异常	60	54
肝脏位置异常	32	46
水肿	11	4
终止妊娠	25	33
宫内死亡	7	4
新生儿死亡	11	18
晚期死亡	6	15
需手术治疗	73	70

注：Ao—主动脉；AVSD—房室间隔缺损；IVC—下腔静脉；RVOT—右室流出道；TAPVC—完全型肺静脉异位连接。
引自 Buca D, Khalil A, Rizzo G, et al. Outcome of prenatally diagnosed fetal heterotaxy: systematic review and meta-analysis. *Ultrasound Obstet Gynecol.* 2018;51:323-330.

鉴别诊断

　　心房异构的鉴别诊断包括内脏反位伴右位心或内脏反位伴左位心。AVSD 伴异构需要与单纯 AVSD 相鉴别，因为二者合并染色体非整倍体畸形的风险相去甚远。另一种不易鉴别的疾病是右位心伴矫正型大动脉转位，极少合并房室传导阻滞。

预后与转归

　　由于在胎儿期发现的左房或右房异构病变程度较重，故预后通常较差。左房异构伴房室传导阻滞的胎儿有因发生水肿而宫内死亡的风险[8,32]。但是，左房异构合并轻型心脏异常的患儿，如不伴心外畸形者，通常预后良好。在这些轻型病例中，如能显示胆囊，也许能够排除胆道闭锁[33]，但也有人质疑这一观点[7]。

　　右房异构胎儿常合并多种复杂畸形，预后通常较差，主要取决于所合并的畸形，如肺静脉异位连接、肺动脉闭锁或单心室[32]，此外，还可能因为无脾发生败血症[7]。一项纳入71例内脏异位胎儿的研究，包括48例左房异构和23例右房异构，其中46例（65%）（32例左房异构和14例右房异构）选择继续妊娠[32]，随访至48个月的结果表明，左房异构的死亡率为31%，而14例右房异构仅有3例存活[32]。此外，右房异构伴无脾发生产后感染的风险增高[7,8]。经过积极治疗的左房异构患儿的存活率通常高于右房异构患儿[34]。不同于右房异构，绝大多数左房异构的新生儿可成功实施双心室外科矫治手术[34]。最近的一篇meta分析纳入了16项研究，包括647例胎儿，表明活产的左房异构患儿的短期、中期存活率更高，详细数据见表41.2[8]。

诊断方法

　　图41.35 怀疑胎儿内脏异位综合征的诊断方法。

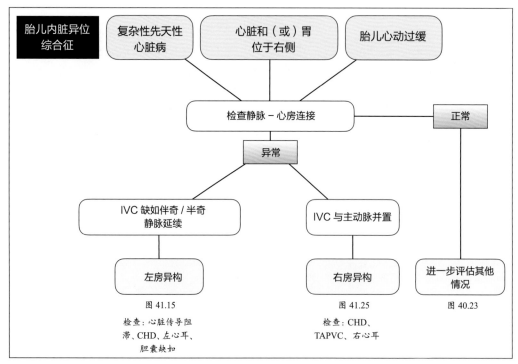

图41.35　怀疑胎儿内脏异位综合征的诊断方法。详见正文
CHD—先天性心脏病；IVC—下腔静脉；TAPVC—完全型肺静脉异位连接

要点　左房异构

- 左房异构是指"双侧"均为左侧解剖结构,右侧解剖结构发育不良或缺如。
- 80% ~ 90% 的左房异构伴有肝内段下腔静脉缺如。
- 左房异构伴下腔静脉离断时,奇静脉系统将腹腔静脉血引流至心脏。
- 在左房异构中,奇静脉走行于降主动脉略偏后方(双血管征)。
- 40% ~ 70% 的左房异构伴有完全性房室传导阻滞。
- 大多数左房异构的婴幼儿伴有多脾。
- 左房异构多伴有左上腔静脉。
- 左房异构的心脏畸形程度较轻,包括房室间隔缺损、右室双出口及其他。

要点　右房异构

- 右房异构是指"双侧"均为右侧解剖结构,左侧解剖结构发育不良或缺如。
- 主动脉与下腔静脉并置是右房异构的典型征象。
- 几乎所有的右房异构都存在心脏畸形,而且比左房异构的心脏畸形程度更严重。
- 右房异构的典型心脏畸形包括单心室、右位心、房室间隔缺损,并与肺动脉狭窄或闭锁相关。
- 右房异构通常伴有肺静脉异位连接。
- 74% 的右房异构存在无脾。
- 25% 的右房异构可见位于中线的胃疝入胸腔。
- 右房异构多伴有左上腔静脉。
- 右房异构的预后通常比左房异构差。

胎儿内脏反位

定义、疾病谱和发病率

内脏反位是指胸腔和腹部脏器的位置呈内脏正位时的"镜像"排列(图 40.7,41.8B)。部分内脏反位可以仅局限于腹部器官,通常称为内脏反位伴左位心(situs inversus with levocardia),也可以仅局限于胸腔,又称为右位心(dextrocardia)(见第 40 章)。在内脏反位中,心脏畸形的发生率可由胎儿期的 0.3% 上升至新生儿期的 5%[35]。然而,心脏畸形在内脏反位患儿中的发生率远低于左房或右房异构,且不累及静脉 – 心房的连接。内脏反位也常与 Kartagener 综合征相关，这是一种常染色体显性遗传疾病，伴有原发性纤毛运动障碍，可导致反复呼吸道感染及成年后生育能力下降[36,37]。约 50% 的 Kartagener 综合征患者伴有内脏反位[36,37]。内脏反位的确切发病率尚不清楚，但在活产儿中为 1/20 000 ~ 1/2 500。人们常常并不知晓自己内脏反位，直到由于其他原因进行影像学检查或体检时才偶然发现[38]。

超声表现

整个妊娠期（早、中、晚期）的每次超声检查都应对胎儿内脏位置进行判定。超声判定内脏位置的技术方法已在第 6 章详细阐述。内脏反位时，肝脏和下腔静脉位于胎儿左侧，胃、降主动脉和心脏位于右侧（见第 40 章）。心轴指向胸腔右前方，即右位心，由于下腔静脉与右心房连接一致，所以右心房和右心室位于胸腔左前方，左心房和左心室位于胸腔右后方。表 41.1 总结了内脏反位的典型表现，并已在第 40 章详述过。

彩色多普勒

当怀疑结构异常时，彩色多普勒可准确地显示静脉的连接情况，有助于诊断。

妊娠早期

妊娠早期能够检出部分性或完全性内脏反位。采用经阴道超声检查来确定胎儿内脏位置具有挑战性，因为经阴道探头本身难以定位。怀疑内脏位置异常时，应在后续的超声检查中再次进行确认。

三维超声

三维超声容积数据有助于显示心腔和上腹部结构位置的一致性。此外，最小透明成像模式可在同一切面上显示心脏和胃的位置关系。

合并心内和心外畸形

内脏反位合并的心脏畸形包括室间隔缺损、法洛四联症、右室双出口、完全型或矫正型大动脉转位。内脏反位通常不合并其他心外畸形，但是可合并本章前文所描述的 Kartagener 综合征。

鉴别诊断

内脏反位需要与右房、左房异构相鉴别。此外还需要鉴别的是由于超声探头定位错误或缺乏超声检查经验而将正常内脏位置误判为内脏反位的情况。右位心和内脏反位的鉴别诊断详见第 40 章。

预后与转归

预后主要取决于合并的心内和心外畸形。单纯的内脏反位预后良好，产前、产后均无明显异常。伴 Kartagener 综合征者远期并发症为反复肺部感染和不育症[13,31]。

要点　内脏反位

- 内脏反位是指胸腔和腹部脏器的位置呈内脏正位时的"镜像"排列。
- 部分型内脏反位可仅累及腹部脏器，称内脏反位伴左位心；也可以仅累及心脏，称右位心。
- 内脏反位的胎儿和新生儿，其心脏异常的发生率会增高。
- 内脏反位通常与 Kartagener 综合征和原发性纤毛运动障碍相关。
- 妊娠早、中、晚期的每次超声应常规对胎儿内脏位置进行判定。
- 内脏反位的预后取决于合并的心内和心外畸形。

（路　晶）

参考文献

1. O'Leary PW, Hagler DJ. Cardiac malpositions and abnormalities of atrial and visceral situs. In: Allen HD, Driscoll DJ, Shaddy RE, Feltes TF, eds. *Moss & Adams' Heart Disease in Infants, Children, and Adolescents.* Lippincott Williams & Wilkins; 2013:1195-1216.
2. Loomba R, Spicer D, Raczka L, Anderson RH. Isomerism of the atrial appendages. In: Wernovsky G, Anderson RH, Kumar K, Mussatto KA, Redington AN, Tweddell JS, eds. *Anderson's Pediatric Cardiology.* Elsevier; 2019:441-456.
3. Jacobs JP, Anderson RH, Weinberg PM, et al. The nomenclature, definition and classification of cardiac structures in the setting of heterotaxy. *Cardiol Young.* 2007;17(Suppl 2):1-28.
4. Sapire DW, Ho SY, Anderson RH, Rigby ML. Diagnosis and significance of atrial isomerism. *Am J Cardiol.* 1986;58:342-346.
5. Wang X, Shi Y, Zeng S, et al. Comparing levocardia and dextrocardia in fetuses with heterotaxy syndrome: prenatal features, clinical significance and outcomes. *BMC Pregnancy Childbirth.* 2017;17:1-9.
6. Ferencz C, Rubin JD, Loffredo CA, Magee CA. *Epidemiology of Congenital Heart Disease. The Baltimore-Washington Infant Study 1981-1989.* Futura Publishing Company; 1993.
7. Gottschalk I, Stressig R, Ritgen J, et al. Extracardiac anomalies in prenatally diagnosed heterotaxy syndrome. *Ultrasound Obstet Gynecol.* 2016; 47:443-449.
8. Buca DIP, Khalil A, Rizzo G, et al. Outcome of prenatally diagnosed fetal heterotaxy: systematic review and meta-analysis. *Ultrasound Obstet Gynecol.* 2018;51:323-330.
9. Sharland GK, Cook A. Heterotaxy syndromes/isomerism of the atrial appendages. In: Allan L, Hornberger LK, Sharland GK, eds. *Textbook of Fetal Cardiology.* Greenwich Medical Media; 2000:333-346.
10. Allan LD, Crawford DC, Chita SK, Anderson RH, Tynan MJ. Familial recurrence of congenital heart disease in a prospective series of mothers referred for fetal echocardiography. *Am J Cardiol.* 1986;58:334-337.
11. Bowers PN, Brueckner M, Yost HJ. The genetics of left-right development and heterotaxia. *Semin Perinatol.* 1996;20:577-588.
12. Morelli SH, Young L, Reid B, Ruttenberg H, Bamshad MJ. Clinical analysis of families with heart, midline, and laterality defects. *Am J Med Genet.* 2001;101:388-392.
13. Nakhleh N, Francis R, Giese RA, et al. High prevalence of respiratory ciliary dysfunction in congenital heart disease patients with heterotaxy. *Circulation.* 2012;125:2232-2242.
14. Zhu L, Belmont JW, Ware SM. Genetics of human heterotaxias. *Eur J Hum Genet.* 2006; 14:17-25.
15. Berg C, Geipel A, Kohl T, et al. Fetal echocardiographic evaluation of atrial morphology and the prediction of laterality in cases of heterotaxy syndromes. *Ultrasound Obstet Gynecol.* 2005;26:538-545.
16. Huhta JC, Smallhorn JF, Macartney FJ. Two dimensional echocardiographic diagnosis of situs. *Br Heart J.* 1982;48:97-108.

17. Sheley RC, Nyberg DA, Kapur R. Azygous continuation of the interrupted inferior vena cava: a clue to prenatal diagnosis of the cardiosplenic syndromes. *J Ultrasound Med*. 1995;14:381-387.

18. Berg C, Georgiadis M, Geipel A, Gembruch U. The area behind the heart in the four-chamber view and the quest for congenital heart defects. *Ultrasound Obstet Gynecol*. 2007;30:721-727.

19. Abuhamad AZ, Robinson JN, Bogdan D, Tannous RJ. Color Doppler of the splenic artery in the prenatal diagnosis of heterotaxic syndromes. *Am J Perinatol*. 1999;16:469-473.

20. Berg C, Geipel A, Kamil D, et al. The syndrome of right isomerism – prenatal diagnosis and outcome. *Ultraschall Med*. 2006;27:225-233.

21. Allan LD. Atrioventricular septal defect in the fetus. *Am J Obstet Gynecol*. 1999;181:1250-1253.

22. Berg C, Geipel A, Kamil D, et al. The syndrome of left isomerism: sonographic findings and outcome in prenatally diagnosed cases. *J Ultrasound Med*. 2005;24:921-931.

23. Wang JK, Chang MH, Li YW, Chen WJ, Lue HC. Association of hiatus hernia with asplenia syndrome. *Eur J Pediatr*. 1993;152:418-420.

24. Freedom RM, Jaeggi ET, Lim JS, Anderson RH. Hearts with isomerism of the right atrial appendages – one of the worst forms of disease in 2005. *Cardiol Young*. 2005;15:554-567.

25. Batukan C, Schwabe M, Heling KS, Hartung J, Chaoui R. Prenatal diagnosis of right atrial isomerism (asplenia-syndrome): case report. *Ultraschall Med*. 2005;26:234-238.

26. Baschat AA, Gembruch U, Knopfle G, Hansmann M. First-trimester fetal heart block: a marker for cardiac anomaly. *Ultrasound Obstet Gynecol*. 1999;14:311-314.

27. Sinkovskaya E, Horton S, Berkley EM, Cooper JK, Indika S, Abuhamad A. Defining the fetal cardiac axis between 11 + 0 and 14 + 6 weeks of gestation: experience with 100 consecutive pregnancies. *Ultrasound Obstet Gynecol*. 2010;36:676-681.

28. Espinoza J, Goncalves LF, Lee W, Mazor M, Romero R. A novel method to improve prenatal diagnosis of abnormal systemic venous connections using three-and four-dimensional ultrasonography and "inversion mode." *Ultrasound Obstet Gynecol*. 2005;25:428-434.

29. Paladini D, Sglavo G, Masucci A, Pastore G, Nappi C. Role of four-dimensional ultrasound (spatiotemporal image correlation and sonography-based automated volume count) in prenatal assessment of atrial morphology in cardiosplenic syndromes. *Ultrasound Obstet Gynecol*. 2011;38:337-343.

30. Ticho BS, Goldstein AM, Van Praagh R. Extracardiac anomalies in the heterotaxy syndromes with focus on anomalies of midline-associated structures. *Am J Cardiol*. 2000;85:729-734.

31. Fliegauf M, Benzing T, Omran H. When cilia go bad: cilia defects and ciliopathies. *Nat Rev Mol Cell Biol*. 2007;8:880-893.

32. Taketazu M, Lougheed J, Yoo S-J, Lim JSL, Hornberger LK. Spectrum of cardiovascular disease, accuracy of diagnosis, and outcome in fetal heterotaxy syndrome. *Am J Cardiol*. 2006;97:720-724.

33. Carmi R, Magee CA, Neill CA, Karrer FM. Extrahepatic biliary atresia and associated anomalies: etiologic heterogeneity suggested by distinctive patterns of associations. *Am J Med Genet*. 1993;45: 683-693.

34. Lim JSL, McCrindle BW, Smallhorn JF, et al. Clinical features, management, and outcome of children with fetal and postnatal diagnoses of isomerism syndromes. *Circulation*. 2005;112:2454-2461.

35. De Vore GR, Sarti DA, Siassi B, Horenstein J, Platt LD. Prenatal diagnosis of cardiovascular malformations in the fetus with situs inversus viscerum during the second trimester of pregnancy. *J Clin Ultrasound*. 1986;14:454-457.

36. Bush A, Cole P, Hariri M, et al. Primary ciliary dyskinesia: diagnosis and standards of care. *Eur Respir J*. 1998;12:982-988.

37. Holzmann D, Ott PM, Felix H. Diagnostic approach to primary ciliary dyskinesia: a review. *Eur J Pediatr*. 2000;159:95-98.

38. Gentile BA, Tighe DA. Situs inversus totalis. *N Engl J Med*. 2019; 380:e45-1.

第 42 章
体静脉连接异常

概述

体静脉走行或连接异常，可为孤立性畸形，也可合并简单心脏畸形（如房间隔缺损）或复杂心脏畸形（如异构综合征）。近几年，由于高分辨率灰阶和彩色多普勒超声的快速发展[1-7]，产前发现的静脉畸形明显增加。体静脉畸形包括脐静脉（umbilical vein, UV）、门静脉和肝静脉、下腔静脉（inferior vena cava, IVC）和上腔静脉（superior vena cava, SVC），以及冠状静脉窦的解剖学异常[5,7]。脐静脉、静脉导管（ductus venosus, DV）、左上腔静脉（left superior vena cava, LSVC）及下腔静脉异常是胎儿及出生后最常见的体静脉畸形。肺静脉系统畸形包括完全型或部分型肺静脉异位连接，在产前诊断中比较少见[8]，这些静脉畸形将在第 43 章讨论。本章主要讨论三类异常：①胎儿腹部静脉系统异常，包括静脉导管、肝静脉、门静脉及 UV 异常；② LSVC；③ IVC 离断合并奇静脉引流。

胎儿腹部静脉系统异常

胎儿腹部静脉系统异常很常见，随着近些年彩色多普勒在临床的规范应用，其产前检出率也明显增高。此类静脉异常可合并其他畸形，包括心脏异常或异常综合征，可引起胎儿明显的血流动力学改变，也可影响胎儿肝脏发育。详细阐述每一种腹部静脉畸形已经超出本书范围，因此这里仅简要综述 5 种最常见的腹部静脉异常，具体如下：

- 永存右脐静脉（persistent right umbilical vein, PRUV）
- 脐静脉瘤样扩张（umbilical vein varix, UVV）
- 静脉导管（ductus venosus, DV）发育不全或异常连接
- 门体分流
- 肝动静脉畸形

永存右脐静脉

在胚胎发育早期，左、右侧的脐动脉和脐静脉均存在。随着发育的进展，右脐静脉（right-sided umbilical vein, RUV）逐渐消失，左脐静脉（left-sided umbilical vein, LUV）成为运输自胎盘至胎儿心脏血液的主要静脉，而两侧脐动脉则持续存在至胎儿出生。LUV不再直接连接于下腔静脉窦，而是连接于逐渐发育的门静脉与DV。在某些情况下，RUV持续存在，而LUV逐渐消失，称为永存右脐静脉（persistent right umbilical vein, PRUV）。超声可在腹部横切面显示PRUV，其指向胃走行，并位于胆囊右侧（图42.1）。关于PRUV是血管畸形还是一种血管变异的争论一直存在。一项关于PRUV的大型meta分析显示，其发生率为0.13%，而且76%的PRUV为单发，预后良好[9]。在非单发的PRUV病例中，合并的畸形，如心脏异常（间隔缺损、左上腔静脉及圆锥动脉干畸形）占8%，单脐动脉占7%，泌尿生殖系统异常占6%，中枢神经系统畸形占4%，以及染色体基因异常（如18-三体综合征、特纳综合征）占1.3%[9]。根据笔者的经验，PRUV的存在是胎儿合并其他更严重的畸形的一项指标，因此需要进一步进行详细的超声检查以保证已对胎儿静脉系统进行了细致的评估。

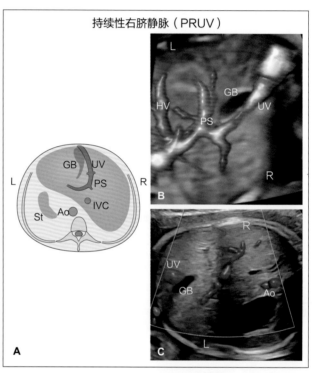

图42.1 永存右脐静脉（PRUV）。在正常情况下，脐静脉（UV）沿腹中线进入腹部，经肝脏通过门静脉窦（PS）到达腹部右侧，其右侧为胆囊（GB）。A. 在PRUV中，UV进入肝脏到达GB右侧（GB在UV的内侧），后穿过PS向胎儿胃（St）走行。B、C. UV位于GB的右侧

Ao—主动脉；HV—肝静脉；IVC—下腔静脉；L—左；R—右

脐静脉瘤样扩张

脐静脉瘤样扩张（umbilical vein varix, UVV）是指脐静脉（umbilical vein, UV）腹腔段肝外部分的显著扩张（图42.2）。据报道，这种情况约占胎儿脐带异常的4%，发生率为0.4‰～1.1‰[10]。UVV在腹部矢状切面呈椭圆形（图42.3）并沿肝脏下缘与膀胱上缘走行。由于腹部或肝内囊性结构常有类似表现，因此UVV的诊断需要彩色多普勒显示其内部彩色湍流信号方可明确。不同文献对UVV有不同的定义，包括UV内径超过9 mm，UV扩张超过其正常腹腔段内径值的50%，或超过超声估测孕龄的UV内径的2个标准差[6,10]。研究表明，UVV与小于胎龄儿、21号染色体三体、心脏结构异常和胎儿宫内死亡之间存在相

关性，原因可能是 UVV 会导致血栓形成。最近的一项纳入 250 例 UVV 病例的 meta 分析显示，在妊娠第 18 ～ 41 周检出的内径 6 ～ 21 mm 的静脉扩张病例中，19% 的病例合并其他超声异常 [10]。在合并其他异常的 UVV 胎儿中，染色体异常的发生率很高，主要是 21 号染色体三体，而胎儿宫内死亡的风险是正常胎儿的 8 倍 [10]。若 UVV 为单独发生，则与胎儿宫内死亡无关，4% 的病例为小于胎龄儿 [10]。然而，大多数学者建议每 3 ～ 4 周对这些单独发

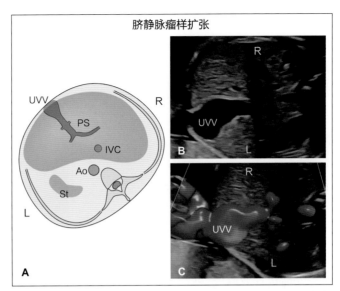

图 42.2 脐静脉瘤样扩张（UVV）胎儿的示意图（A）和相应灰阶（B）、彩色多普勒（C）图像。在进入肝脏之前，脐静脉肝外段扩张。扩张的脐静脉在灰阶图像中显示扩张，彩色多普勒图像中显示为彩色混叠。详见正文

Ao—主动脉；IVC—下腔静脉；L—左；PS—门静脉窦；R—右；St—胃

生的 UVV 进行一次超声密切随访，以评估胎儿的生长和血液循环负荷情况。腹腔外段脐静脉出现瘤样扩张是一种罕见的情况，需要密切观察。

静脉导管缺如和连接异常

静脉导管缺如和连接异常共为一组异常，其共同点是脐静脉 - 门静脉系统和其汇入右心房的膈下开口区域（膈下前庭）之间没有正常连接 [11]。正常情况下，DV 起源于脐静脉

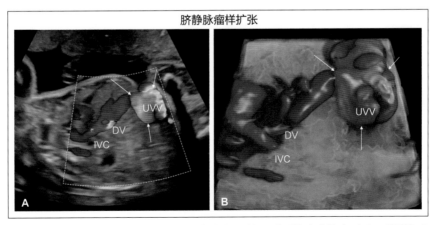

图 42.3 脐静脉瘤样扩张（UVV）（箭头）胎儿矢状切面的彩色多普勒（A）和三维彩色多普勒玻璃体模式（B）图像。UVV 位于腹部肝脏下方。详见图 42.2 和正文

DV—静脉导管；IVC—下腔静脉

和门静脉窦，并向上方走行至右心房（图 42.4）。DV 的异常连接种类较多（图 42.5），下面章节将详细讨论其中一些异常连接。正常胎儿的肝内血管解剖已在本书第 10 章介绍过。

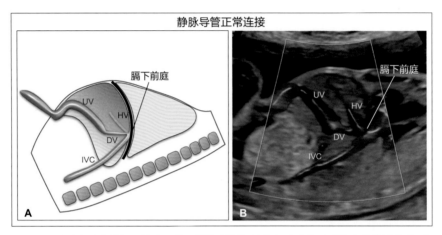

图 42.4　胸腹部旁矢状切面静脉导管正常连接的示意图（A）和相应彩色多普勒图像（B）。由图中肝内静脉的正常解剖结构可见，脐静脉（UV）穿过肝脏，汇入静脉导管（DV），DV 与肝左静脉（HV）和下腔静脉（IVC）连接后经膈下前庭进入心脏。相应的异常解剖类型见图 42.5

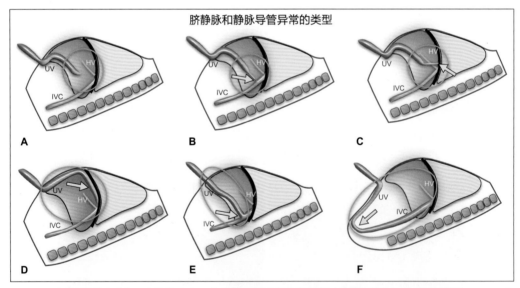

图 42.5　腹盆部右旁矢状切面下脐静脉（UV）和静脉导管（DV）异常（圆圈和箭头）类型的示意图。A. UV 走行在肝内，DV 缺如。彩色多普勒（此处未显示）偶尔可检测到门体分流（肝内分流）。B. UV 通过狭窄的 DV 直接与下腔静脉（IVC）相连，为肝外分流。C. 肝静脉（HV）和 DV 似乎走行正常，但仔细观察可发现，每条静脉分别进入心脏。这是 DV 连接到冠状静脉窦的典型特征。在图 A ~ C 中，UV 显然都具备正常发育的门静脉系统。D. UV 不进入肝脏，但走行于肝脏前方和膈下前庭（箭头），并直接汇入右心房。E. UV 穿过肝脏或在肝脏下方走行，通过一段膨大的血管（不被视为 DV）直接连接于下腔静脉（箭头）。F. UV 沿着脐动脉之一走行，进入骨盆后汇入髂静脉（箭头），髂静脉的血液汇入下腔静脉，导致其扩张。在图 D ~ F 中，门静脉系统完全或部分发育异常的风险很高，并且在大多数情况下，肝脏灌注会由肝动脉代偿，这点在彩色多普勒上表现明显

根据 UV 的走行和连接部位，DV 缺失和异常连接可分为两个主要亚组[11]。这种方法基于 UV 引流的位置而不是根据走行进行分类。例如，即使 UV 的走行经过肝脏，且其与下腔静脉直接连接，也依然会被认为是肝外引流（图 42.5B、E）[11]。70% 的病例为 UV 经肝引流，30% 的病例为 UV 肝外引流[11]。不同 UV 引流部位所合并异常或结局之间无差异[11]。由于缺乏 UV 对肝脏的灌注，UV 肝外引流与门静脉系统部分或完全发育不全有较高的相关性。

Achiron 和 Kivilevitch[12] 提出了腹部体静脉异常的另一种分类方法，该方法侧重于分流的存在，而不是 DV 或 UV 异常，其将 DV 连接异常分为以下类型。①Ⅰ型：脐 - 体静脉分流（20%）；②Ⅱ型：DV- 体静脉分流（43%）；③Ⅲ型：门体分流，又可细分为两个亚型，Ⅲa 型［肝内门体分流（23%）］和Ⅲb 型［肝外门体分流（10%）］。

从临床和诊断的角度来看，建议准确描述观察到的异常，扫查相关的肝内血管改变，排除心脏和心外异常，包括染色体畸变。表 42.1 总结了几个重要特征供临床参考。

表 42.1　静脉导管和（或）脐静脉异常的检查

如果静脉导管存在，评价其连接部位或脐静脉的连接部位（肝内、肝外、髂静脉、右心房等）
检查是否有非整倍体畸形，如 21 号、13 号、18 号染色体三体，以及 X 单倍体和三倍体等
检查是否存在综合征类疾病的超声指标（如异构综合征、Noonan 综合征等）
胎儿超声心动图检查排除心脏畸形，包括静脉异常
查找其他器官异常（肾脏、消化系统、骨骼、中枢神经系统）
检查是否存在早期水肿，并定期超声复查水肿进展情况
妊娠中期评价是否存在门静脉系统异常
如果没有上述情况则预后较好，但推荐产后进行肝血管超声复查

根据经验，检测 DV 异常的最佳平面是结合彩色多普勒的胸腹部右旁矢状切面（图 42.5），可从胎儿仰卧位（背部在后方）获得。当怀疑静脉连接异常时，腹部各轴向横切面上的靶向彩色多普勒检查对分析门静脉、肝静脉和可能存在的异常分流至关重要。经验丰富的超声医师可使用三维彩色多普勒，有助于显示血管走行的空间关系。下面几节将对常见的静脉异常进行讨论。

静脉导管缺如与脐静脉盲端

在这种常见情况下，脐静脉进入肝脏后与门静脉系统相连，并形成盲端而不发出静脉导管（图 42.5A）。对于这些病例，应尽量排除门静脉系统分支与肝静脉或下腔静脉之间存在的门体分流。高达 80% 的病例合并其他异常，包括染色体非整倍体（主要是 21 号染色体三体）、心脏异常、遗传综合征等[11]；孤立性病例预后良好[11]。大多数病例的门静脉系统发育良好[11,12]。

脐静脉引流至下腔静脉，静脉导管存在或缺失

脐静脉也可以通过更直的路线，即穿过肝脏直接与下腔静脉相连，或通过一条细小的远离膈下前庭的静脉导管，向后走行并与下腔静脉相连（图 42.5B、E，42.6，42.7）。在某些病例中，与 IVC 连接的不是一条细小的静脉导管（图 42.5B，42.6A、B），而是扩张的脐静脉（图 42.5E，42.6C、D）。这种差异对预后有明显影响[13]：存在细小静脉导管的情况下，门静脉血流可以维持，预期门静脉系统可以正常发育；而在扩张的脐静脉（直径等于或大于脐静脉）与下腔静脉直接相连时，由于缺乏静脉导管，具有"盗血"效应的巨大分流可能会导致肝内血流减少和门静脉发育不良[13]。对于这些病例，需要在出生前后详细评估门静脉。如图 42.7 所示，这组异常被称为静脉导管－体静脉分流，其中 20% 的病例合并染色体畸形[12]。如图 42.6、42.7 所示，尽管存在脐静脉／静脉导管－体静脉分流，但脐静脉的主要走行路线仍然位于肝内。

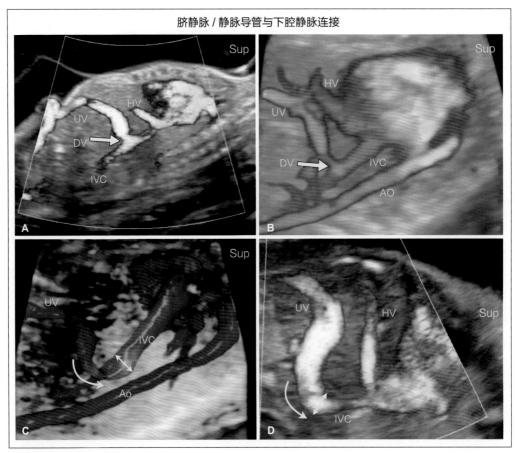

图 42.6　脐静脉（UV）和导管静脉（DV）异常，与下腔静脉（IVC）直接连接，因为 IVC 不属于肝静脉，故该异常连接被认为是肝外分流。A、B. UV 与 IVC 通过一条狭窄的 DV 连接，该 DV 并没有与肝左静脉（HV）汇合至膈下前庭（见图 42.5B）。C、D. UV 缺如，UV 直接（弯箭头）回流至 IVC（双向箭头）。图 C 可见由于 UV 直接回流至 IVC 导致的 IVC 扩张（双向箭头）。另外，图 C、D 中的超声表现可能与门静脉系统缺失或发育不良相关。如图 42.7 所示，UV 和 DV 异常多见于遗传综合征

Ao—主动脉；Sup—上

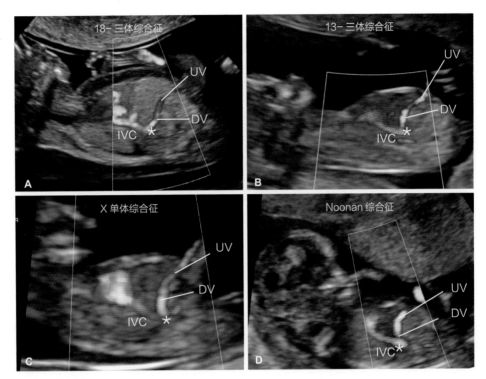

图 42.7　妊娠 12 ~ 13 周的 18- 三体（A）、13- 三体（B）、X 单体（C）和 Noonan（D）综合征胎儿的腹部矢状切面彩色多普勒图像。在所有图像中，静脉导管（DV）或脐静脉（UV）都与下腔静脉（IVC）直接连接（星号）。在所有胎儿的图像中都发现了非整倍体的其他超声征象

脐静脉引流至冠状静脉窦

在这种罕见的情况下，脐静脉通过正常途径穿过肝脏，发出静脉导管，绕过下腔静脉、肝左静脉和膈下前庭，直接引流至冠状静脉窦（图 42.5C）。在这类病例中，四腔心切面显示冠状静脉窦扩张，却并未合并左上腔静脉 [14]。在 Ben Brahim 等观察到的病例，以及一项小型研究证实的病例中，这种情况预后良好 [14]。图 42.8 展示了一例脐静脉通过静脉导管连接到冠状静脉窦的病例。

脐静脉引流至右心房

这是静脉导管缺如的一种罕见的亚型，脐静脉绕过肝脏，沿着前腹壁，经过膈肌与肝表面之间的间隙，直接与右心房相连（图 42.9）[15]。在极少数情况下，脐静脉的走行路径位于肝脏下方或右侧（图 42.10），而不是肝脏前方（图 42.9）。脐静脉绕过肝脏会增加门静脉系统发育异常的风险。在这种情况下，肝脏的正常灌注经常会通过增加肝动脉灌注来实现（图 42.10）。

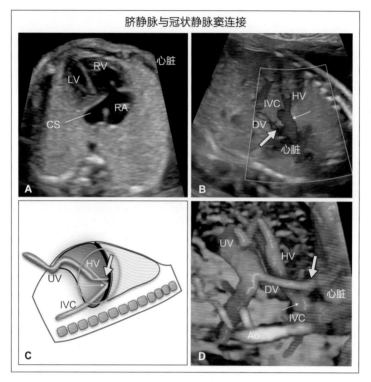

图 42.8　脐静脉（UV）与冠状静脉窦（CS）直接连接异常，超声改变不明显，因此产前检查相对容易漏诊。A. 灰阶图像的切面低于四腔心切面，显示 CS 扩张。进一步的超声检查未发现左上腔静脉或肺静脉的异常连接。在这种情况下，应考虑静脉导管（DV）异常连接。B. 胸腔冠状切面检查提示该诊断的重要线索：肝静脉（HV）、下腔静脉（IVC）（细箭头）与 DV（大箭头）分别进入膈下。C. 矢状切面示意图显示 DV 单独走行。D. 三维彩色多普勒玻璃体模式图像清楚地显示 HV 和 IVC（细箭头）与 DV（大箭头）分别进入心脏的走行过程

Ao—主动脉；LV—左心室；RA—右心房；RV—右心室

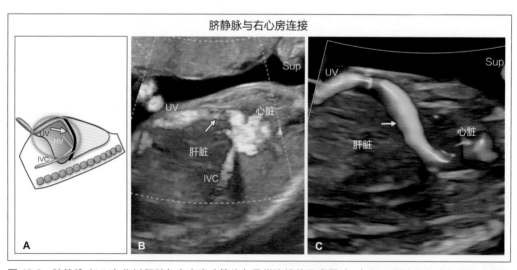

图 42.9　脐静脉（UV）绕过肝脏与右心房（箭头）异常连接的示意图（A）和 2 例胎儿相应的彩色多普勒图像（B、C）。如图所示，UV 沿着前腹壁绕过肝脏，走行在膈下前庭和肝脏表面之间

HV—肝静脉；IVC—下腔静脉；Sup—头

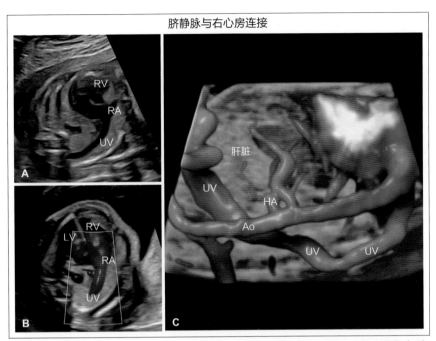

图 42.10　脐静脉（UV）与右心房（RA）异常连接胎儿胸腔斜切面的灰阶超声图像（A）、彩色多普勒图像（B）和三维彩色多普勒玻璃体模式图像（C）。UV 通过肝外途径进入腹部，到达肝脏的右后方，直接汇入 RA。A、B. UV 进入 RA 时出现扩张。C. 弯曲的 UV 穿过腹部到达 RA 的空间走行路径，其中，肝动脉（HA）因为要为肝脏提供大部分血流而出现扩张。该胎儿的门静脉系统发育正常

Ao—主动脉；LV—左心室；RV—右心室

脐静脉引流至髂静脉

在这种情况下，脐动脉沿着腹壁向下，平行于一侧的脐动脉，引流入同侧髂静脉（图 42.5F）。此时的下腔静脉自与髂静脉汇合处到与右心房的连接处往往会显著扩张。由于脐动脉绕过肝脏走行，门静脉系统发育异常的风险增加。这些病例的肝脏正常灌注又常是通过增加肝动脉的灌注来实现的。在 Noonan 综合征胎儿中，观察到了此类病例合并淋巴管发育不良（颈项水肿、胸腔积液等）的情况。

表 42.1 总结了笔者团队平时处理此类情况的经验。脐动脉和静脉导管异常的预后除了与合并的结构异常有关，也取决于是否存在中期或长期门体分流，以及肝脏门静脉循环的状态。

门体分流

顾名思义，门体分流是门静脉系统和体静脉系统之间不经过肝脏而直接相连，包括两种类型——肝内分流和肝外分流。

肝内分流

在这种情况下，脐动脉进入肝脏与门静脉系统正常连接。而左或右门静脉与三条肝静脉之一或下腔静脉形成直接吻合（图 42.11 B、C，42.12）。静脉导管可存在或不存在[12]。

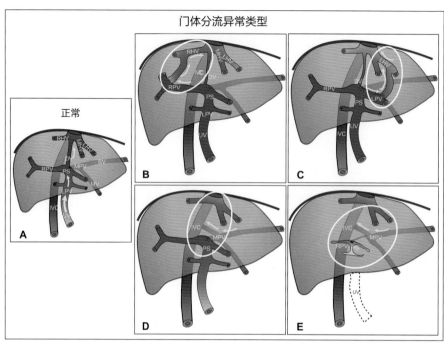

图 42.11 A. 前视图下肝脏的正常血管供应和引流示意图。B. 图像显示门静脉右支（RPV）和肝右静脉（RHV）之间的分流。C. 图像显示门静脉左支（LPV）和肝左静脉（LHV）之间的分流。在这些情况下，静脉导管（DV）可能不存在，但当 DV 存在时，由于流经的血流量减少，通常表现为 DV 狭窄。D、E. 肝下侧门静脉主干（MPV）和下腔静脉（IVC）之间 DV 缺如，存在直接交通。图 D 为部分型肝外门体分流，图 E 为完全型肝外门体分流。图 D 显示正常的门静脉系统，图 E 显示发育不良的门静脉系统。在图 E 所示的情况下，脐静脉（UV，虚线边框）通常不进入肝脏，而是汇入其他静脉结构。图 A 注释完整，图 B ~ E 注释范围限于涉及的异常静脉。详见正文

MHV—肝中静脉；MV—肠系膜静脉；PS—门静脉窦；SV—脾静脉

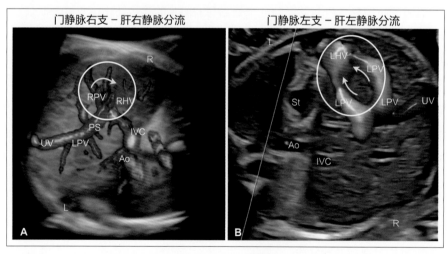

图 42.12 2 例门体分流胎儿的腹部横切面彩色多普勒图像。A. 门静脉右支（RPV）和肝右静脉（RHV）之间存在分流。B. 门静脉左支（LPV）的两条分支和肝左静脉（LHV）之间存在分流。如图所示，分流血管（圆圈）扩张。图 42.11B、C 为相应的示意图

Ao—主动脉；IVC—下腔静脉；L—左；PS—门静脉窦；R—右；St—胃；UV—脐静脉

肝外分流

在这种情况下，门静脉主干与下腔静脉或其他体静脉之间存在肝外的部分或完全连接，导致肝脏门静脉系统发育不良（图 42.11D、E）。脐静脉通常不进入肝脏（图 42.11E）[12]。

肝内动静脉畸形

肝动脉分支和肝内静脉（门静脉、静脉导管、肝静脉）之间的交通或瘘管在胎儿中非常罕见，文献也鲜有病例报道[16]。这种瘘管在肝脏内为低回声结构，可通过二维超声显示，彩色多普勒可探及其内部高速血流。比起胎儿的其他动静脉瘘，它很少导致负荷过重从而引起房室瓣反流、心力衰竭和水肿。其可能与 21- 三体综合征及其他综合征有关。结局取决于是否存在负荷过重和（或）早产。

永存左上腔静脉

定义、疾病谱及发病率

在妊娠第 7 周时，随着胚胎左侧头臂（或无名）静脉的发育，左上腔静脉（left superior vena cava, LSVC）逐渐退化（见第 3 章），并形成马歇尔韧带。永存 LSVC 被认为是由左前主静脉和总主静脉不能退化造成的。永存 LSVC，或简称 LSVC，始于左颈静脉和锁骨下静脉的汇合处，向下走行于主动脉弓和左肺动脉前方及左心房的外侧缘[5,7]（图 42.13），经过左后房室沟后汇入冠状静脉窦（图 42.13）。92% 的病例最终汇入右心房，其余病例由于冠状静脉窦部分或完全无顶则汇入左心房。LSVC 是胸腔静脉系统最常见的变异，据报道有 0.3% ~ 0.5% 的人群患有 LSVC[17-19]。笔者团队最近的一项研究显示，在妊娠中期的筛查中，发现 1/350 的胎儿有 LSVC[20]。LSVC 合并先天性心脏病的发生率，在婴儿中为 5% ~ 9%，在胎

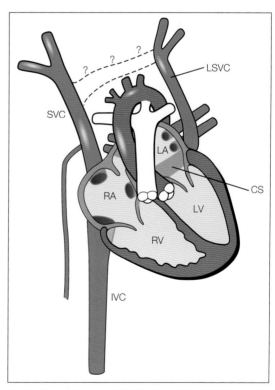

图 42.13　永存左上腔静脉（LSVC）示意图。如图，LSVC 向前走行并汇入冠状静脉窦（CS）。扩张的 CS、右上腔静脉（SVC）和下腔静脉（IVC）汇入右心房（RA）。在 LSVC 中常发现缺少桥接静脉，即左头臂静脉（带问号的虚线）

LA—左心房；LV—左心室；RV—右心室

儿中高达 9%[3,4,17-19]。与 LSVC 相关的心脏畸形包括异构综合征、左室流出道梗阻性畸形和圆锥动脉干畸形 [3,4,21-23]。LSVC 也可合并右侧上腔静脉缺如 [24-26]。

超声表现

灰阶

LSVC 的诊断其实很容易，只要检查者熟悉 LSVC 的解剖走行及其在胸腔的诊断平面，就可以在四个横切面和一个纵切面上识别 LSVC（图 42.14）。LSVC 可以孤立存在，也可以是心脏异常的一部分。主动脉缩窄通常合并 LSVC（见第 33 章），而异构等复杂异常也可合并 LSVC（见第 41 章）。在四腔心切面，可以在左心房左侧缘识别 LSVC 的横切面（图 42.15，42.16）。在这个平面上，左心房和左心室有时看起来比右心房和右心室狭窄（图 42.15B），经过二尖瓣的流入道也可变得狭窄，而 LSVC 会因膨胀而突向左心房（图 42.15B，42.16）。这种左、右心室比例失调可能是一种正常改变，但也可能是主动脉缩窄的相关征象。

在稍低于四腔心切面的平面上，二尖瓣区域可显示一个扩张的冠状静脉窦（图 42.17，42.18）[21]。正常情况下的冠状静脉窦内径为 1 ~ 3 mm，走行垂直于房间隔，并开口于右心房后壁。不管是否合并心脏异常，LSVC 存在时，冠状静脉窦扩张，内径变为 3 ~ 7 mm 或

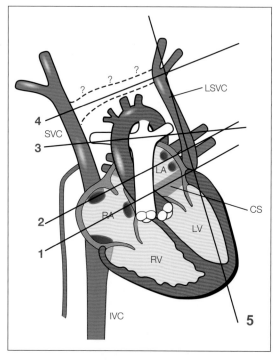

图 42.14 永存左上腔静脉（LSVC）示意图。图中的 4 条横线（线 1 ~ 4）和 1 条旁矢状线（线 5）分别对应可以显示 LSVC 的 5 个切面（切面 1 ~ 5）。切面 1 是冠状静脉窦（CS）切面，显示扩张的 CS，是 LSVC 引流的常见部位（参见图 42.17，42.18）。切面 2 对应四腔心切面，显示左心房（LA）外侧缘 LSVC 的横切面（参见图 42.15）。切面 3 是三血管 – 气管切面，LSVC 显示为肺动脉左侧的第四条血管（参见图 42.19）。切面 4 是上纵隔轴切面，显示上腔静脉（SVC）与 LSVC 之间缺乏左头臂静脉桥接（参见图 42.23）。切面 5 为旁矢状切面，显示 LSVC 汇入冠状静脉窦（参见图 42.25）

IVC—下腔静脉；LV—左心室；RA—右心房；RV—右心室

更宽（图 42.17，42.18）[7]。彩色多普勒显示冠状静脉窦内从左向右的血流（图 42.18B），与穿过卵圆孔血液的从右向左方向相反。三血管 – 气管切面，LSVC 表现为位于肺动脉左前方的第四条血管(图 42.19 ~ 42.23)[5,7,20]。在右上腔静脉缺如伴 LSVC 这种罕见情况下，在三血管 – 气管切面中只能看到三条血管（图 42.20B），LSVC 在此切面中显示明显扩张（图 42.20B）。三血管 – 气管切面还可以显示其他相关心脏畸形的征象（见第 9 章），图

42.21 和 42.22 展示了此类少见病例。从三血管 – 气管切面向头侧扫查时，可显示左、右上腔静脉之间缺乏左头臂静脉，几乎所有左、右侧上腔静脉均存在的病例都未显示左头臂静脉（图 42.23）[7,27]。换言之，如图 42.24 所示，LSVC 的诊断很少通过纵切面实现。此外，胸腔和颈部的左旁矢状切面可以显示 LSVC 流入冠状静脉窦（图 42.25，42.26），但这在灰阶模式下通常很难实现，而在彩色多普勒模式下较易获得。最近的一篇观察性报道提出，主动脉和上腔静脉之间的间隙在妊娠中期时超过 2 mm 是 LSVC 的一种超声征象[28]。

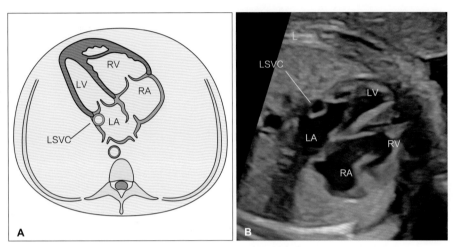

图 42.15　永存左上腔静脉（LSVC）胎儿的四腔心切面示意图（A）和相应超声图像（B）。根据左心房（LA）左侧边缘血管的横切面确定 LSVC。该切面对应图 42.14 中的切面 2

L—左；LV—左心室；RA—右心房；RV—右心室

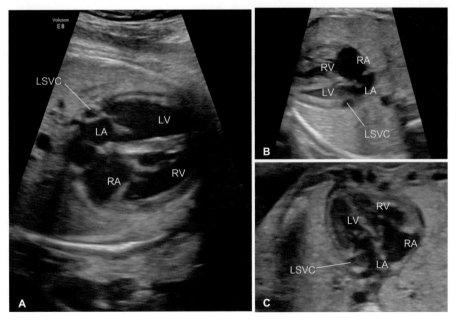

图 42.16　3 例永存左上腔静脉（LSVC）胎儿的四腔心切面图像：左横轴位（A）、右横轴位（B）和心尖四腔心切面（C），根据左心房（LA）左侧边缘血管的横切面确定 LSVC。如图，左横轴位超声（A）下 LSVC 显示最佳，而心尖四腔心切面（C）提示的信息最少

LV—左心室；RA—右心房；RV—右心室

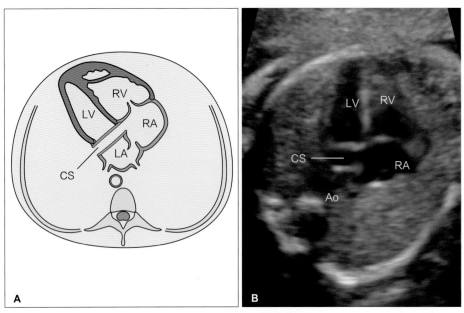

图 42.17　冠状静脉窦（CS）切面的示意图（A）和相应超声图像（B）。冠状静脉窦切面略低于四腔心切面，可显示扩张的 CS，是左上腔静脉引流的常见部位。该切面对应图 42.14 中的切面 1

Ao—主动脉；LA—左心房；LV—左心室；RA—右心房；RV—右心室

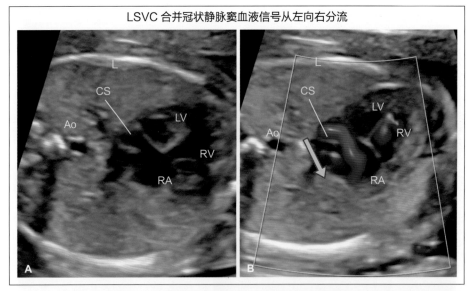

图 42.18　永存左上腔静脉（LSVC）胎儿在低于四腔心切面的胸腔轴切面上的灰阶（A）和彩色多普勒（B）超声图像。两图均显示扩张的冠状静脉窦（CS）。此外，彩色多普勒（B）显示 CS 内的血流方向为从左向右（蓝色箭头），与穿过卵圆孔的血流方向（从右向左）相反，此处未显示。该切面对应图 42.14 中的切面 1

Ao—主动脉；L—左；LV—左心室；RA—右心房；RV—右心室

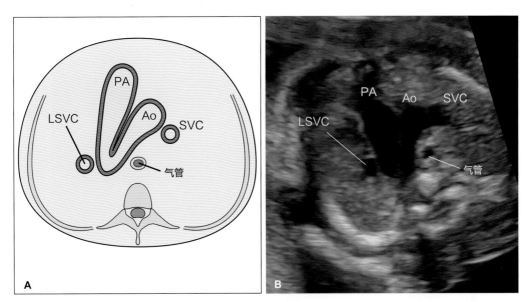

图 42.19 永存左上腔静脉（LSVC）胎儿的三血管 – 气管切面示意图（A）和相应超声图像（B）。在该切面上，LSVC 为肺动脉（PA）左侧的第四条血管。该切面对应图 42.14 中的切面 3

Ao—主动脉；SVC—上腔静脉

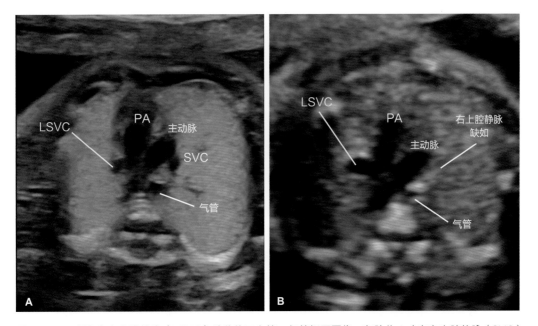

图 42.20 2 例永存左上腔静脉（LSVC）胎儿的三血管 – 气管切面图像。在胎儿 A 中存在上腔静脉（SVC）和 LSVC；因此，三血管 – 气管切面下可见四条血管，LSVC 位于肺动脉（PA）的左侧。在胎儿 B 中存在 LSVC 伴右上腔静脉缺如；因此，该切面上只显示三条血管。与胎儿 A 相比，胎儿 B 的 LSVC 扩张程度更严重

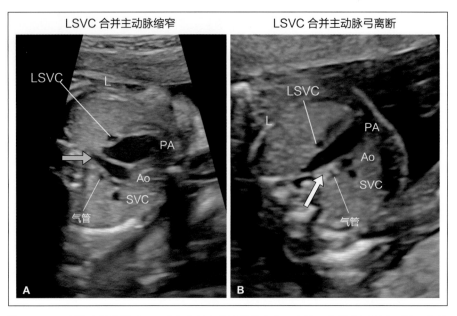

图 42.21　2 例左上腔静脉（LSVC）合并心脏异常胎儿的三血管－气管切面超声图像。在胎儿 A 中存在主动脉缩窄（典型并发症），表现为主动脉弓（Ao）的横段和远段狭窄（绿色箭头）及肺动脉（PA）扩张。在胎儿 B 中存在主动脉弓离断（白色箭头）。2 例胎儿的右上腔静脉（SVC）均存在

L—左

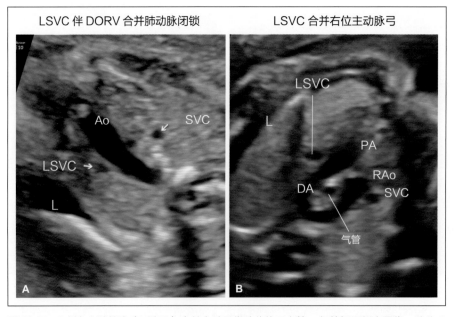

图 42.22　2 例左上腔静脉（LSVC）合并心脏异常胎儿的三血管－气管切面超声图像。胎儿 A 中存在内脏异位伴复杂心脏异常，包括右室双出口（DORV）合并肺动脉闭锁。胎儿 A 的上纵隔可见主动脉（Ao）变为单独扩张的血管。胎儿 B 可见右位主动脉弓（RAo）和左位动脉导管（DA）在气管周围呈 U 形征（详见第 39 章）。2 例胎儿的右上腔静脉（SVC）均存在

L—左；PA—肺动脉

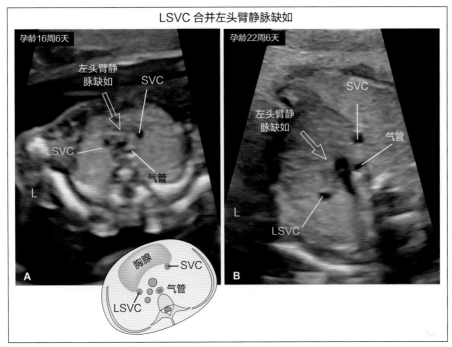

图 42.23　2 例妊娠 16 周（A）和 22 周（B）永存左上腔静脉（LSVC）胎儿的相应上纵隔示意图和横切面超声图像。对应图 42.14 中的切面 4。图中胎儿 A、B 的左头臂静脉（LBCV）均缺如。如图所示，当 LSVC 与右上腔静脉（SVC）同时存在时，头臂静脉缺如

L—左

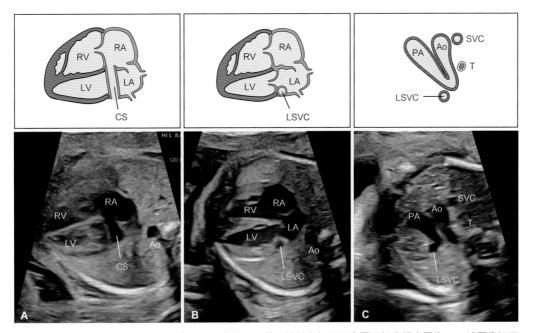

图 42.24　显示左上腔静脉（LSVC）典型征象的三个特征性轴向切面示意图及相应超声图像。A. 该图像切面略低于四腔心切面，其中可见扩张的冠状静脉窦（CS）。B. 四腔心切面中，在左心房（LA）外缘可见 LSVC 横切面。C. 三血管－气管切面中，LSVC 为第四条血管，在肺动脉（PA）左侧可见 LSVC 横切面

Ao—主动脉；LV—左心室；RA—右心房；RV—右心室；SVC—右上腔静脉；T—气管

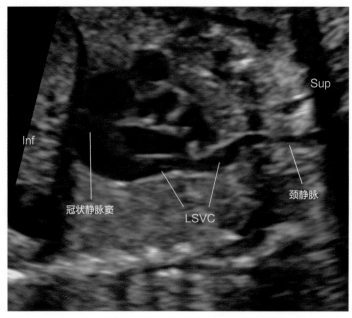

图 42.25 永存左上腔静脉（LSVC）胎儿的左旁矢状切面超声图像。对应图 42.14 中的切面 5。如图，LSVC 汇入冠状静脉窦

Inf—下；Sup—上

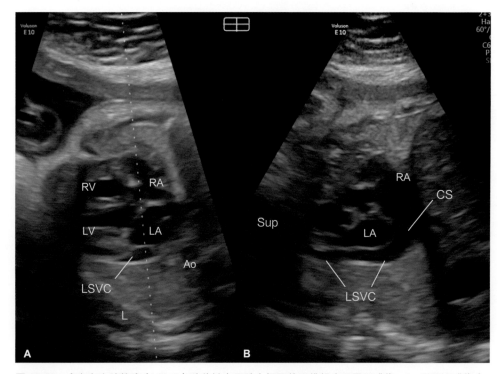

图 42.26 永存左上腔静脉（LSVC）胎儿轴向四腔心切面的四维超声双平面成像。A. 双平面成像中，沿心房和 LSVC 连线放置虚线。B. 垂直切面下 LSVC 呈纵向走行，沿左心房（LA）下方汇入扩张的冠状静脉窦（CS），CS 则汇入右心房（RA）。图 A、B 分别对应图 42.14 中的切面 2 和 5

Ao—主动脉；L—左；LV—左心室；RV—右心室；Sup—上

彩色多普勒

　　彩色多普勒对 LSVC 的诊断并非必需，但可能有助于确认诊断并排除其他异常。在四腔心切面，彩色多普勒可以显示流入左心室的血流量，并可与右心室的血液量进行比较（图42.27）。利用彩色多普勒可以显示扩张的冠状静脉窦内流向右心房的血流（图 42.18B），这是其与房间隔缺损的过隔血流鉴别的超声特征（见第 19 章和图 19.9）。在三血管 – 气管切面，LSVC 显示为第四条血管（图 42.28），通过降低彩色血流速度还可以显示左、右

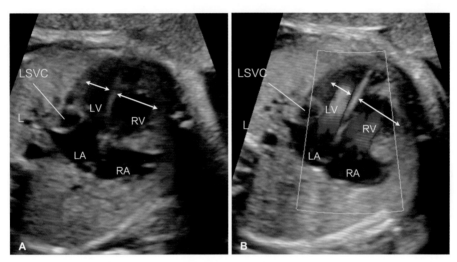

图 42.27　永存左上腔静脉（LSVC）胎儿心尖四腔心切面的灰阶（A）和彩色多普勒（B）超声图像。两图中的 LSVC 均凸向左心房（LA）。彩色多普勒（B）显示凸向左心房的 LSVC 会在一定程度上阻碍舒张期左心室（LV）的充盈。图 B 中的 LV 和右心室（RV）存在轻度比例失调
L—左；RA—右心房

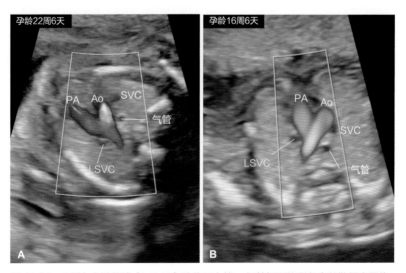

图 42.28　2 例左上腔静脉（LSVC）胎儿三血管 – 气管切面的彩色多普勒超声图像。LSVC 作为第四条血管位于肺动脉左侧，很容易识别
Ao—主动脉；PA—肺动脉；SVC—右上腔静脉

上腔静脉血液均流向心脏（图42.29和42.30）。彩色多普勒显示LSVC流向心脏方向的血流信号，这对于与完全型肺静脉异位连接的垂直静脉的鉴别非常重要，后者的血流方向为背离心脏流向上纵隔（见第43章和图43.13）。在左旁矢状切面上，可以确认LSVC流向心脏的血流方向（图42.31）。彩色多普勒还可以帮助识别或确认左、右上腔静脉之间是否存在左头臂静脉（无名静脉）。

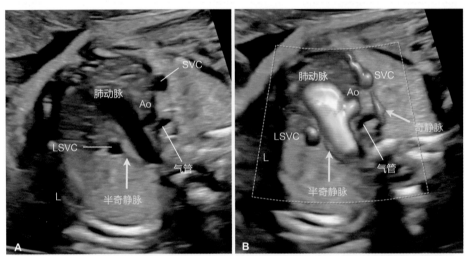

图42.29 妊娠30周左上腔静脉（LSVC）合并主动脉缩窄胎儿的三血管–气管切面的灰阶（A）和高清彩色多普勒（B）超声图像。两图均显示主动脉（Ao）存在狭窄。彩色多普勒显示奇静脉和半奇静脉分别汇入右上腔静脉（SVC）和左上腔静脉

L—左

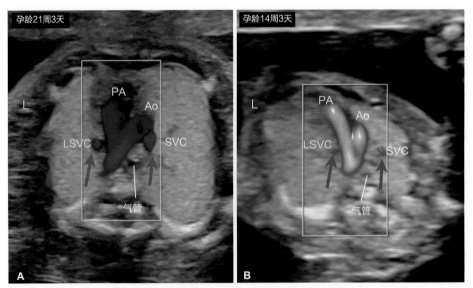

图42.30 妊娠21周（A）和14周（B）左上腔静脉（LSVC）胎儿的三血管–气管切面的彩色多普勒图像。与图42.28相比，该彩色多普勒图像的血流速度更低，切面更加倾斜，可以同时显示右上腔静脉（SVC）和左上腔静脉的血流。右上腔静脉和左上腔静脉的血流朝向心脏（红色箭头），在彩色多普勒中呈红色，与主动脉（Ao）和肺动脉（PA）的血流方向（背离心脏）相反。彩色多普勒可用于妊娠早期监测LSVC

L—左

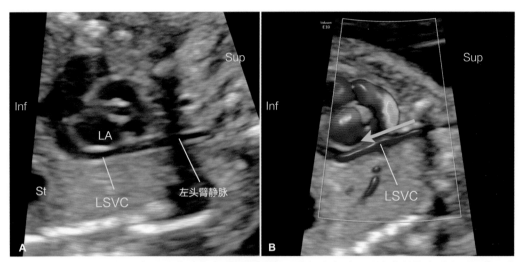

图 42.31　永存左上腔静脉（LSVC）胎儿心脏左旁矢状切面的灰阶（A）和彩色多普勒（B）超声图像。该切面对应图 42.14 中的切面 5。彩色多普勒可显示 LSVC 的血流走行，为自头和左上臂朝向心脏的下行血流（蓝色箭头）

Inf—下；LA—左心房；St—胃；Sup—上

妊娠早期

在妊娠 20 周前很难检测到 LSVC。如果怀疑 LSVC，显示三血管 - 气管切面或扩张的冠状静脉窦是妊娠早期诊断的最佳选择。不管是否合并其他心脏畸形或异构综合征，29% 的 LSVC 胎儿颈项透明层显示增厚[4]。如图 42.32 所示，笔者团队最近观察到，妊娠早期胎儿上胸部的斜切面可以显示 LSVC 引流至心脏，而左头臂静脉缺如。

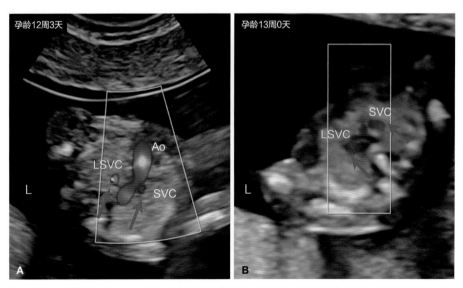

图 42.32　妊娠 12 周（A）和妊娠 13 周（B）左上腔静脉（LSVC）胎儿上纵隔横切面的彩色多普勒图像。该彩色多普勒图像血流速度减慢，切面略微倾斜，以显示 LSVC 和右上腔静脉（SVC）。胎儿 A、B 的血流走行朝向心脏（红色箭头），与主动脉的血流方向相反。胎儿 A 为内脏异位综合征，胎儿 B 为房间隔缺损合并 21- 三体综合征

Ao—主动脉；L—左

三维超声

由于 LSVC 可以在不同的横切面显示，故三维容积的断层成像能在多个层面上显示 LSVC。使用最新的三维双平面模式可显示扩张的冠状静脉窦并同时在相应的正交平面上呈现 LSVC 汇入其中，效果令人惊讶（图 42.26）。四腔心切面或三血管切面的表面模式可展示 LSVC，彩色多普勒的玻璃体模式或反转模式可以确认其解剖位置。图 42.33 展示了彩色多普勒玻璃体模式的新用途，即在正面观中显示右上腔静脉、左上腔静脉。

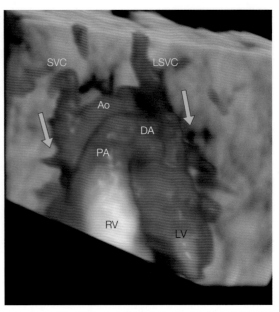

图 42.33　同时存在左上腔静脉（LSVC）和右上腔静脉（SVC）胎儿的三维彩色多普勒玻璃体模式图。该切面为胸腔正面观，与图 42.14 相似。图示胎儿 LSVC 和 SVC 的血流走行方向均为自头和上臂朝向心脏（蓝色箭头）

Ao—主动脉；DA—动脉导管；LV—左心室；PA—肺动脉；RV—右心室

合并心内和心外畸形

LSVC 合并心脏畸形很常见，主要包括异构综合征、左室流出道梗阻和圆锥动脉干畸形 [3,4,22]。在两项胎儿系列报道中，共有 136 例病例在三级中心通过胎儿超声心动图诊断为 LSVC，其中 17 例（12.5%）未发现合并先天性心脏病 [3,4]。异构是 LSVC 最常合并的心脏畸形，在 136 例 LSVC 病例中有 55 例（40%），在 119 例 LSVC 合并先天性心脏病的胎儿中有 55 例（46%）[3,4]。房室间隔缺损是异构组中最常见的心脏畸形，而室间隔缺损和主动脉缩窄是非异构组中最常见的心脏畸形 [3,4]。根据经验，LSVC 也可以出现在没有异构的中位心或右位心胎儿中。LSVC 合并部分型或完全型肺静脉异位连接时往往难以诊断 [29]。当右上腔静脉缺如时，LSVC 是唯一的引流上半身静脉血至体循环的静脉 [24-26]。

LSVC 合并心外畸形的情况也很常见，主要包括异构综合征胎儿的脾和肠道异常，其他常见的心外异常包括单脐动脉和脐静脉系统异常 [3,4]。一项研究报道，9% 的 LSVC 会合并染色体异常，如 21- 三体综合征、18- 三体综合征等 [3]。

在最近的一项纳入 229 例 LSVC 胎儿的大型研究中，仅 17%（n=39）为孤立性，39%（n=89）同时存在心脏和心外异常，31%（n=72）仅合并心脏异常，13%（n=29）仅合并心外异常 [23]。28% 的病例存在遗传因素 [23]。

鉴别诊断

大多数 LSVC 病例易被漏诊或误诊，尤其是孤立发生时。将 LSVC 并发的冠状静脉窦扩张误诊为房间隔缺损 [30]、房室间隔缺损 [31] 或肺静脉异常连接 [32] 就是比较典型的情况。

LSVC 需与心上型肺静脉异位连接中的垂直静脉鉴别（见第 43 章）。彩色多普勒有助于区分 LSVC 和垂直静脉，因为 LSVC 中的血液流向心脏，而垂直静脉中的血流方向则相反（图 43.13）[7]。

预后与转归

LSVC 胎儿的预后取决于潜在合并的心脏异常。对于"孤立性"LSVC，应密切注意胎儿左心室和主动脉峡部的发育情况，因为伴有明显孤立性 LSVC 的胎儿在宫内可发生主动脉缩窄[33]。虽然孤立性 LSVC 似乎与产后临床问题无关，但仍建议对新生儿进行超声心动图检查以排除其他异常。当产前胎儿诊断为孤立性 LSVC 时，应告知其父母预后良好，但是需要在妊娠期进行后续超声检查以评估主动脉情况，并建议产后进行超声心动图检查。

下腔静脉离断伴奇静脉引流

定义、疾病谱与发病率

奇静脉是由腹膜后间隙的一些小静脉汇合而成的，包括腰静脉和右肋间静脉（见第 10 章）。正常的奇静脉沿着脊柱右侧走行，穿过后横膈膜，在胸腔内心脏的右后方走行，并在上腔静脉与右心房的连接处水平汇入上腔静脉[34]。半奇静脉沿着身体左侧走行，与奇静脉的下半部分走行相似，在胸腔水平汇入奇静脉。尽管奇静脉内径细小，但在妊娠早期使用高分辨率彩色多普勒仍可以显示。应用灰阶超声时，正常的奇静脉只能在妊娠中期末和妊娠晚期显示。

肝内部分的下腔静脉离断是下腔静脉最常见的异常之一（图 42.34）。在解剖位置上，这种离断通常发生在肾脏上方。离断的下腔静脉通常与奇静脉（或半奇静脉）相连将全身血液回流至右心房。这种情况被称为"下腔静脉离断伴奇静脉引流"。因此，躯体下半部分的血液通过奇静脉系统流入上腔静脉，后汇

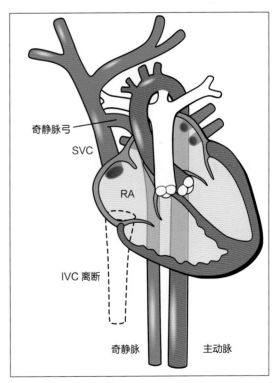

图 42.34　下腔静脉（IVC）离断（虚线）伴奇静脉引流的示意图。下腔静脉肝内段缺如，来自躯体下半部分的静脉血经扩张的奇静脉回流至心脏。扩张的奇静脉与主动脉内径相近，两者相伴走行。奇静脉通过奇静脉弓汇入上腔静脉（SVC）
RA—右心房

入右心房（图 42.34），这就导致了奇静脉扩张（图 42.35 ～ 42.37）。离断的下腔静脉也可汇入扩张的半奇静脉，后者再汇入 LSVC。但这种情况较为罕见。虽然下腔静脉

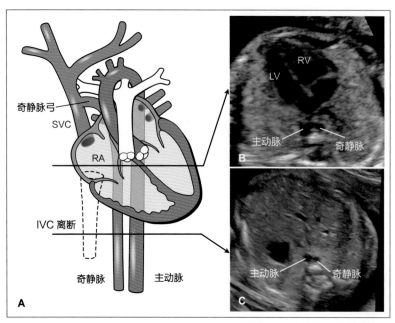

图 42.35　下腔静脉（IVC）离断（虚线）伴奇静脉引流的示意图（A）及相应的四腔心切面（B）和上腹部横切面（C）超声图像。两切面均显示奇静脉与降主动脉相伴走行（详见正文）

LV—左心室；RA—右心房；RV—右心室；SVC—上腔静脉

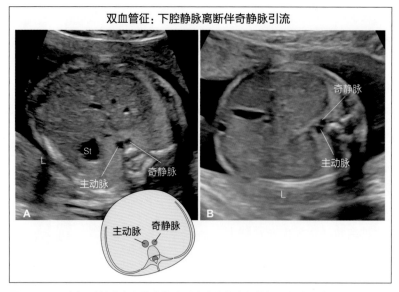

图 42.36　2 例下腔静脉离断伴奇静脉引流胎儿的腹部横切面超声图像及示意图，显示奇静脉位于主动脉右侧，在脊柱前方可见"双血管征"。下腔静脉离断多伴发于左房异构中，但偶尔也会单独存在

L—左；St—胃

离断伴奇静脉引流可以独立存在，但更常见的是伴发于左房异构（见第 41 章）。在高达 80% ～ 90% 的左房异构病例中[35]，可以观察到下腔静脉离断伴奇静脉引流。目前尚不清楚孤立性下腔静脉离断的发生率，在患有先天性心脏病的婴儿中，2.2% ～ 4.2% 存在下腔静脉离断合并左房异构[36]。偶可见其他静脉（如静脉导管）引流入奇静脉，在这种情况下，即使存在正常（不离断）的下腔静脉，奇静脉也会扩张[37]。

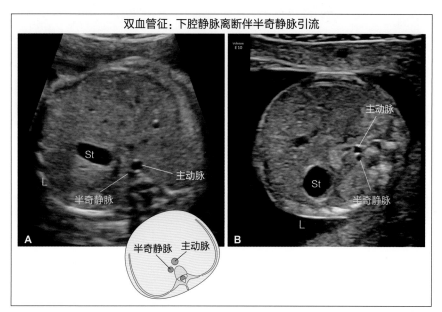

图 42.37　2 例下腔静脉离断伴半奇静脉引流胎儿的腹部横切面超声图像及示意图，显示半奇静脉位于主动脉左侧，在脊柱前方可见 "双血管征"。半奇静脉通常汇入左上腔静脉
L—左；St—胃

超声表现

灰阶

　　上腹部和上纵隔之间的各横切面可以显示下腔静脉缺如伴奇静脉引流（图 42.35）。灰阶超声扫查可以发现相应可疑表现，尤其是在妊娠 20 周后，可发现奇静脉扩张，其内径大小与相邻的降主动脉相似。在上腹部横切面上，典型表现包括右腹部未见下腔静脉，而腹主动脉附近显示有扩张的静脉（图 42.35 ～ 42.37）。降主动脉与扩张的奇静脉并排的现象被称为 "双血管征"[38]。在四腔心切面的左心房后方也可以看到 "双血管征"（图 42.38，42.39）。在三血管 – 气管切面水平，扩张的奇静脉在汇入 SVC 时很容易被识别（图 42.40）。旁矢状切面可证实下腔静脉是否进入右心房（图 42.41）。胸腹部的旁矢状切面可以显示平行于降主动脉且位于其后方的奇静脉（图 42.42）。在下腔静脉缺如的情况下，肝静脉直接与右心房相连。

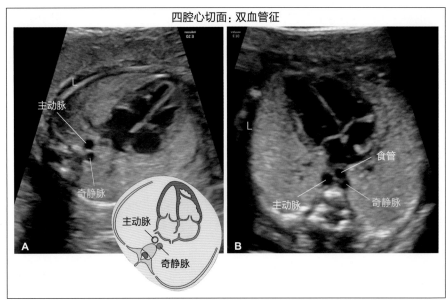

图 42.38　心脏结构正常合并下腔静脉离断伴奇静脉引流胎儿的四腔心切面超声图像和相应的示意图。A. 在脊柱前方可见典型的"双血管征"，为扩张的奇静脉与主动脉。B. 图 A 的胎儿吞咽时的图像，显示食管扩张，表现为第三个圆形结构。正常胎儿吞咽时也可形成一过性的"双血管征"图像，但与奇静脉不同，食管在主动脉的前方

L—左

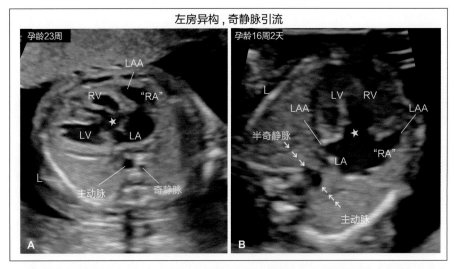

图 42.39　2 例妊娠 23 周（A）和妊娠 16 周（B）左房异构合并房室间隔缺损（星号）胎儿的四腔心切面超声图像。图 A、B 均显示下腔静脉离断伴奇静脉（A）或半奇静脉（B）引流，并与主动脉形成"双血管征"。图 A 中右侧心房（"RA"）存在一个左心耳（LAA），图 B 的两个心房分别有一个 LAA

L—左；LA—左心房；LV—左心室；RV—右心室

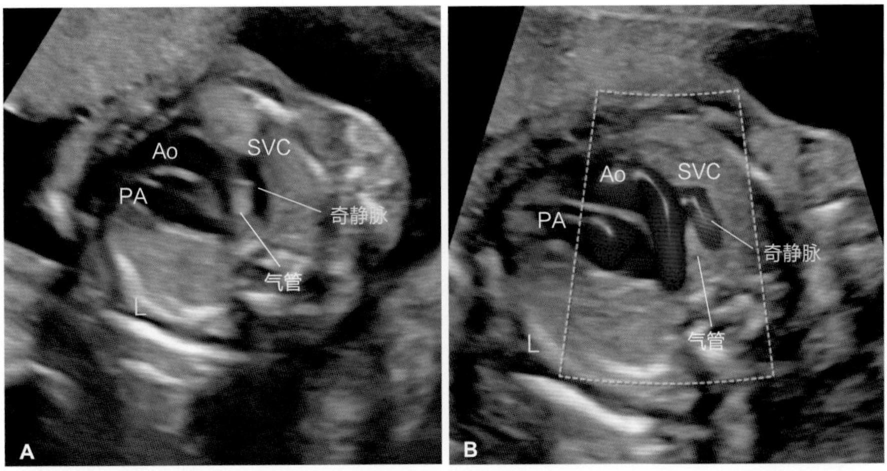

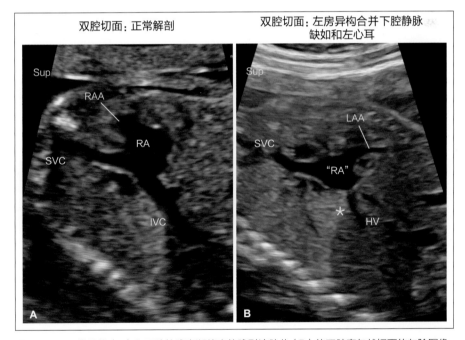

图 42.40　下腔静脉离断伴奇静脉引流胎儿的三血管 – 气管切面的灰阶（A）和彩色多普勒（B）超声图像。图 A、B 均显示扩张的奇静脉汇入上腔静脉（SVC）。奇静脉汇入 SVC 处相当于奇静脉弓的横切面

Ao—主动脉；L—左；PA—肺动脉

图 42.41　正常胎儿（A）和下腔静脉离断伴奇静脉引流胎儿（B）的双腔旁矢状切面的灰阶图像。图 B 显示下腔静脉（IVC）缺如（星号）。图 A 可见胎儿正常形态的右心耳（RAA），图 B 可见左房异构导致的类似左心耳（LAA）的弯钩状心耳（箭头）。因为奇静脉更靠近大动脉的内侧，因此该切面无法看到扩张的奇静脉

HV—肝静脉；RA—右心房；"RA"—右侧的形态学左心房；Sup—上；SVC—上腔静脉

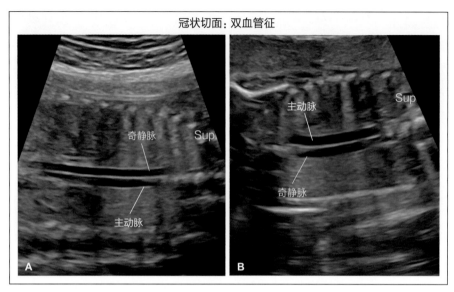

图 42.42　2例下腔静脉离断伴奇静脉引流胎儿的胸腹部冠状切面灰阶超声图像，可见主动脉和奇静脉并列走行形成的"双血管征"（彩色多普勒图像见图 42.44）

Sup—上

彩色多普勒

彩色多普勒对于妊娠中晚期诊断下腔静脉离断并非必需，但其可以显示扩张的奇静脉和降主动脉相反的血流方向，从而证实诊断（图 42.43，42.44）。这在横切面（图 42.43）上可以显示，但在矢状切面和冠状切面（图 42.44）上更加直观。此外，三血管-气管

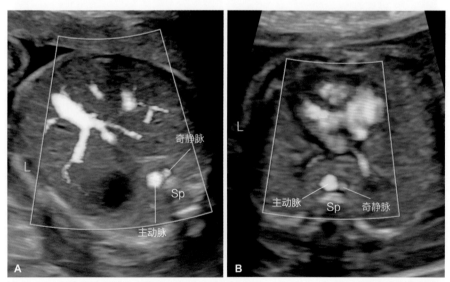

图 42.43　下腔静脉离断伴奇静脉引流胎儿的腹部（A）和胸腔（B）横切面彩色多普勒图像。图 A、B 可见脊柱（Sp）前方奇静脉及其与右侧主动脉形成的"双血管征"。彩色多普勒显示奇静脉血流方向与主动脉相反

L—左

切面的彩色多普勒可以显示扩张的奇静脉汇入上腔静脉或半奇静脉汇入左上腔静脉（图42.45）。在妊娠早期，彩色多普勒的使用对于在旁矢状切面中显示主动脉和奇静脉非常有帮助（图42.46）。此外，彩色多普勒也有助于评估其他静脉异常。

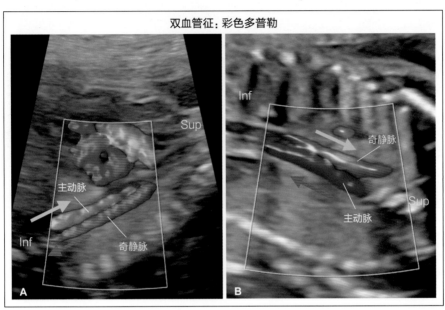

图 42.44　下腔静脉离断伴奇静脉引流胎儿胸腹部旁矢状切面（A）和冠状切面（B）的彩色多普勒图像。图 A、B 很好地显示了主动脉和奇静脉的相伴走行。彩色多普勒显示奇静脉血流方向（朝向心脏）与主动脉血流方向（背离心脏）相反
Inf—下；Sup—上

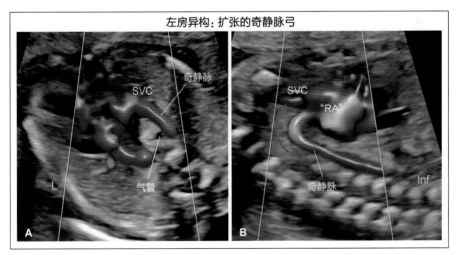

图 42.45　下腔静脉离断伴奇静脉引流胎儿的上纵隔横切面（A）和胸腔旁矢状切面（B）的彩色多普勒图像。图 A 可见奇静脉弓汇入上腔静脉（SVC）。图 B 显示扩张的奇静脉弓（红色箭头）与上腔静脉相连，进入右侧心房（"RA"）。图 B 的右侧心房虽称为 "RA"，但具有左心房的形态
Inf—下；L—左

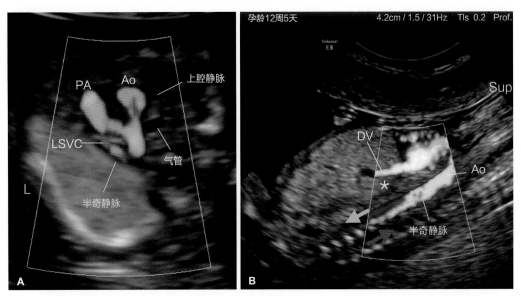

图 42.46　妊娠 12 周下腔静脉离断伴半奇静脉引流胎儿的三血管 – 气管切面（A）和矢状切面（B）的彩色多普勒图像。该胎儿的心脏和胃位于左侧，四腔心切面可见心脏畸形。三血管 – 气管切面（A）可见一条非典型血管——扩张的半奇静脉位于肺动脉左侧，并与左上腔静脉（LSVC）相连。矢状切面（B）可见主动脉（Ao）和半奇静脉相伴走行，下腔静脉缺如（星号）。彩色多普勒（B）显示主动脉和半奇静脉内血流方向相反（分别为蓝色和红色箭头）。该胎儿诊断为左房异构

DV—静脉导管；L—左；Sup—上；PA—肺动脉

妊娠早期

在妊娠第 11 ～ 13 周时，除非有其他可疑的异构征象，否则很难发现下腔静脉离断伴奇静脉引流。存在复杂心脏畸形时，心脏或胃在胸腔或腹部的位置异常以及妊娠早期出现完全性房室传导阻滞，均提示存在异构，因此可以使用彩色多普勒对下腔静脉离断进行针对性检查（图 42.46，42.47）。胸腔和腹部的矢状切面或冠状切面可以显示主动脉和奇静脉并排走行而彩色多普勒可显示两者的血流方向相反（图 42.46 ～ 42.48）。三血管 – 气管切面则显示奇静脉汇入上腔静脉或半奇静脉汇入左上腔静脉的血流量增加（图 42.46A）。

三维超声

由于下腔静脉离断和奇静脉引流可以在不同的横切面上显示，因此三维容积的断层成像能够在多个层面呈现扩张的奇静脉。彩色多普勒的三维渲染玻璃体模式则可以呈现"双血管征"（图 42.49，42.50）。其他三维后处理技术，如反转模式和 B-flow 模式，可以在旁矢状切面显示奇静脉和主动脉。四维双平面成像可以同时显示横切面和旁矢状切面，从而做出明确的诊断（图 42.51，42.52）。

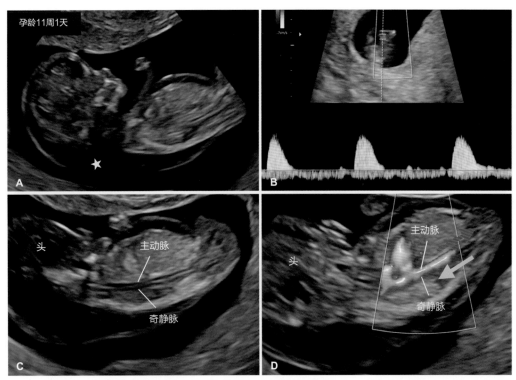

图 42.47　妊娠 11 周怀疑房室传导阻滞合并左房异构胎儿的超声图像。A. 正中矢状切面显示胎儿颈项透明层增厚（星号）。B. 心脏频谱多普勒显示胎儿心动过缓，提示房室传导阻滞。C、D. 经阴道超声胸腹部旁矢状切面的灰阶和彩色多普勒超声图像可见奇静脉和主动脉相伴走行的"双血管征"。彩色多普勒可证实主动脉（红色箭头，背离心脏）和奇静脉（蓝色箭头，朝向心脏）的血流方向相反

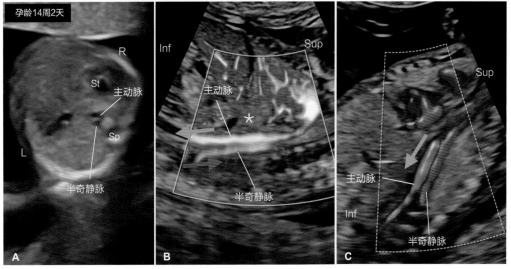

图 42.48　妊娠 14 周左房异构胎儿的经阴道腹部横切面（A）和胸腹部矢状切面（B）、冠状切面（C）的彩色多普勒图像。A. 图中可见位于右侧（R）的胃（St）和位于脊柱（Sp）前方由主动脉（Ao）和半奇静脉形成的"双血管征"。B、C. 图中可见纵向走行的"双血管征"，两条血管的血流方向相反；降主动脉血流（蓝色箭头）背离心脏，而半奇静脉血流（红色箭头）朝向心脏。图 B 中可见下腔静脉缺如（星号）

Inf—下；L—左；Sup—上

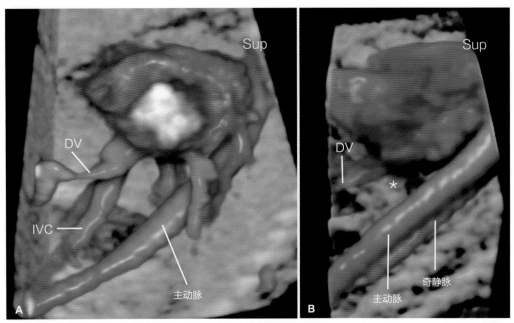

图 42.49　正常胎儿（A）和下腔静脉（IVC）离断伴奇静脉引流胎儿（B）胸腹部左侧面的三维彩色多普勒玻璃体模式图。胎儿 A 的下腔静脉清晰可见，而胎儿 B 的下腔静脉缺如（星号）且可见主动脉（Ao）和奇静脉相伴走行。后者的彩色多普勒显示 Ao 和奇静脉内的血流方向相反

DV—静脉导管；Sup—上

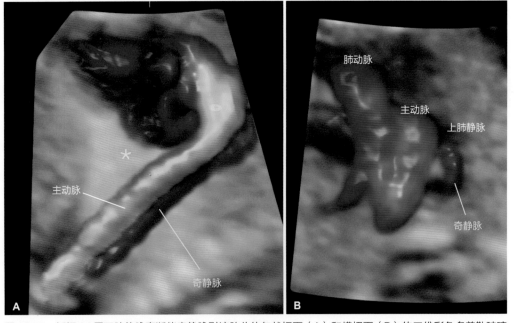

图 42.50　妊娠 24 周下腔静脉离断伴奇静脉引流胎儿的矢状切面（A）和横切面（B）的三维彩色多普勒玻璃体模式图。A. 图中可见下腔静脉缺如（星号），主动脉和奇静脉相伴走行且血流方向相反。B. 三血管 – 气管切面可见扩张的奇静脉弓汇入上腔静脉

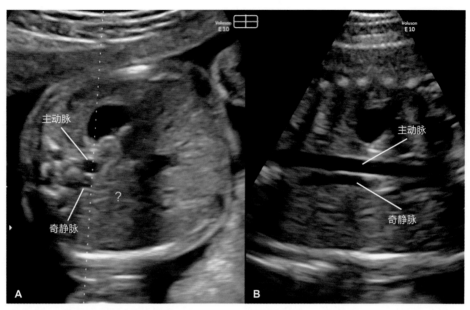

图 42.51　下腔静脉离断伴奇静脉引流胎儿的上腹部双平面成像。A. 在横切面中，虚线放置在降主动脉和扩张的奇静脉上，可见下腔静脉缺如(问号)。B. 图 A 的垂直平面纵向显示了两条血管的相伴走行。双平面法可以在一个视图中同时显示两个相互垂直的切面（与彩色多普勒图像图 42.52 相比）

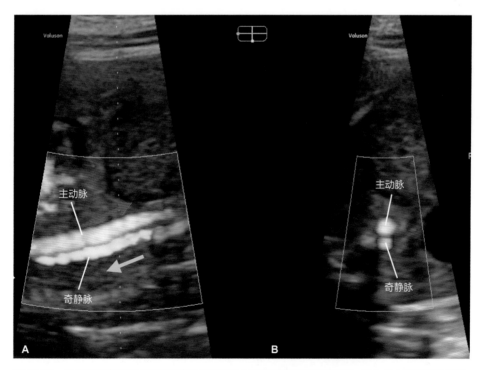

图 42.52　下腔静脉离断伴奇静脉引流胎儿的彩色多普勒图像的双平面成像。图 A 是上腹部的纵切面，显示主动脉和奇静脉相伴走行，且两条血管血流方向相反（蓝色和红色箭头）。双平面成像的虚线放置在两条血管（A）上，其垂直平面（B）显示两个血管的横切面及并列关系

合并心内和心外畸形

合并心内和心外畸形主要与异构（通常为左房异构）有关，因为它们有共同的相关异常（见第41章）。据报道，下腔静脉离断伴奇静脉引流合并心内或心外异常的发生率为25%～90%[39,40]。由于下腔静脉离断和其他静脉异常之间存在相关性，所以应注意全面检查体静脉系统和肺静脉系统。染色体异常在胎儿异构中几乎不存在。关于孤立的下腔静脉离断与染色体异常相关的数据尚缺乏。存在孤立的下腔静脉离断伴奇静脉引流且未合并异构或其他异常的胎儿，通常预后良好。

鉴别诊断

当探查到下腔静脉离断伴奇静脉扩张时，应怀疑存在左房异构（极少情况下为右房异构）。心脏异常或心脏/胃的位置异常往往是检查时发现的第一个线索。当出现明显的孤立性下腔静脉离断时，应详细评估心房形态，包括心耳的解剖形状，有助于发现左房或右房异构（见第41章）。对于疑似左房异构且无其他相关心脏畸形的病例，随访胎儿超声心动图有助于重新评估心脏解剖结构是否存在细微异常，如半月瓣狭窄或室间隔缺损，以及评估是否存在胎儿心律失常（心脏传导阻滞）。当下腔静脉不离断时，奇静脉扩张可能与腹部静脉（如静脉导管或门静脉）异常引流至奇静脉系统有关。若扩张的奇静脉位于胸腔上部（心脏水平或更高水平），应怀疑肺静脉连接异常。妊娠晚期，正常的奇静脉在灰阶超声上即可显示，但注意只要其直径等于或小于降主动脉，就不应该与异常情况下扩张的奇静脉混淆。胎儿吞咽引起的食管扩张类似奇静脉扩张(图42.38B)，但由于吞咽是暂时的，这一表现会在几秒内消失。

预后与转归

下腔静脉离断伴奇静脉引流的胎儿的结局主要取决于潜在的相关心脏异常，大部分为异构（见第41章）。合并轻微心脏病者或孤立性病例的预后良好。根据经验，大多数孤立性下腔静脉离断的胎儿在出生后发育正常。

要点　胎儿腹部静脉系统

- 在胚胎发生早期，右脐静脉消失，左脐静脉成为将血液从胎盘输送到胎儿心脏的主要静脉。
- 在超声检查中，永存右脐静脉的识别特征是在腹部横切面上位于胆囊右侧并向胃走行。
- 脐静脉瘤样扩张（UVV）是指脐静脉（UV）腹腔段肝外部分显著扩张。

- UVV 胎儿常合并其他相关异常，其中染色体异常的发生率很高，主要是 21 号染色体三体，其宫内死亡的风险是正常胎儿的 8 倍。
- 当 UVV 孤立存在时，建议每 3 ～ 4 周进行一次超声密切随访，以评估胎儿的生长情况和血液循环的负荷。
- 检测静脉导管异常的最佳平面是从胎儿仰卧位获得的彩色多普勒胸腹部右旁矢状切面。
- 当怀疑静脉连接异常时，对腹部平行横切面进行有针对性的彩色多普勒检查对于分析门静脉、肝静脉以及二者间是否存在可能的异常分流至关重要。
- 门体分流指的是门静脉系统和体静脉系统之间存在不经过肝脏的直接连接。
- 门体分流包括两种类型：肝内分流和肝外分流。

要点　永存 LSVC

- 永存 LSVC 是由左前主静脉和总主静脉没有退化造成的。
- 在 92% 的病例中，LSVC 经冠状静脉窦汇入右心房，其余 8% 病例的 LSVC 汇入左心房。
- 主要采用四个横切面和一个纵切面识别 LSVC：四腔心切面、四腔心切面偏后方切面、三血管－气管切面、左头臂静脉切面和左旁矢状切面。
- 29% 的 LSVC 胎儿伴有颈项透明层增厚。
- 内脏异位综合征是 LSVC 最常见的相关心脏畸形。
- 室间隔缺损和主动脉缩窄是 LSVC 非异构组最常见的相关心脏畸形。
- 一项研究显示 9% 的 LSVC 存在染色体异常。
- 孤立性 LSVC 似乎与出生后的临床问题无关，但建议出生后排除主动脉缩窄等异常。

要点　下腔静脉离断伴奇静脉引流

- 永存 LSVC 和下腔静脉离断伴奇静脉引流是胎儿及其出生后最常见的两种体静脉畸形。
- 正常的奇静脉沿着脊柱右侧走行，穿过后横膈膜，汇入上腔静脉。
- 正常情况下，半奇静脉在胸腔水平汇入奇静脉。
- 下腔静脉离断通常发生在肝内水平，解剖位置为肾脏上方。离断的下腔静脉通常与奇静脉（或半奇静脉）相连，从而将全身血液回流至右心房。

■ 虽然下腔静脉离断伴奇静脉引流可孤立存在，但通常约 80% 的病例合并左房异构。

■ 在上腹部横切面上，下腔静脉离断的典型表现包括右腹部下腔静脉缺如，以及腹主动脉旁有扩张的静脉（奇静脉）（双血管征）。

■ 降主动脉和奇静脉的"双血管征"也可出现在四腔心切面的左心房后方。

■ 胸腹部的旁矢状切面可以显示平行于降主动脉并位于其后方的奇静脉，二者的血流方向相反（彩色多普勒）。

■ 下腔静脉离断合并的心内和心外畸形主要与异构（通常为左房异构）有关。

■ 当发现明显孤立的下腔静脉离断时，对心耳进行全面评估有助于发现左房异构或右房异构的存在。

■ 在下腔静脉不离断的情况下，奇静脉扩张与腹腔内静脉（如静脉导管或门静脉）异常引流至奇静脉系统有关。

■ 孤立性下腔静脉离断通常预后良好。

（朱云晓）

参考文献

1. Allan LD, Sharland GK. The echocardiographic diagnosis of totally anomalous pulmonary venous connection in the fetus. *Heart*. 2001; 85:433-437.

2. Valsangiacomo ER, Hornberger LK, Barrea C, Smallhorn JF, Yoo SJ. Partial and total anomalous pulmonary venous connection in the fetus: two-dimensional and Doppler echocardiographic findings. *Ultrasound Obstet Gynecol*. 2003;22:257-263.

3. Berg C, Knuppel M, Geipel A, et al. Prenatal diagnosis of persistent left superior vena cava and its associated congenital anomalies. *Ultrasound Obstet Gynecol*. 2006;27:274-280.

4. Galindo A, Gutierrez-Larraya F, Escribano D, Arbues J, Velasco JM. Clinical significance of persistent left superior vena cava diagnosed in fetal life. *Ultrasound Obstet Gynecol*. 2007;30:152-161.

5. Sinkovskaya E, Klassen A, Abuhamad A. A novel systematic approach to the evaluation of the fetal venous system. *Semin Fetal Neonatal Med*. 2013;18:269-278.

6. Chaoui R, Heling K, Karl K. Ultrasound of the fetal veins part 1: the intrahepatic venous system. *Ultraschall Med*. 2014;35:208-228.

7. Chaoui R, Heling KS, Karl K. Ultrasound of the fetal veins part 2: veins at the cardiac level. *Ultraschall Med*. 2014;35:302-318.

8. Seale AN, Carvalho JS, Gardiner HM, et al. Total anomalous pulmonary venous connection: impact of prenatal diagnosis. *Ultrasound Obstet Gynecol*. 2012;40:310-318.

9. Lide B, Lindsley W, Foster MJ, Hale R, Haeri S. Intrahepatic persistent right umbilical vein and associated outcomes: a systematic review of the literature. *J Ultrasound Med*. 2016;35:1-5.

10. di Pasquo E, Kuleva M, O'Gorman N, Ville Y, Salomon LJ. Fetal intra-abdominal umbilical vein varix: retrospective cohort study and systematic review and meta-analysis. *Ultrasound Obstet Gynecol*. 2018;51:580-585.

11. Strizek B, Zamprakou A, Gottschalk I, et al. Prenatal diagnosis of agenesis of ductus venosus: a retrospective study of anatomic variants, associated anomalies and impact on postnatal outcome. *Ultraschall Med*. 2019;40:333-339.

12. Achiron R, Kivilevitch Z. Fetal umbilical-portal-systemic venous shunt: in-utero classification and clinical significance. *Ultrasound Obstet Gynecol*. 2016;47:739-747.

13. Shen O, Valsky DV, Messing B, Cohen SM, Lipschuetz M, Yagel S. Shunt diameter in agenesis of the ductus venosus with extrahepatic portosystemic shunt impacts on prognosis. *Ultrasound Obstet Gynecol*. 2010;37: 184-190.

14. Ben Brahim F, Hazelzet T, Cohen L, et al. Aberrant drainage of the umbilical vein into the coronary sinus without ductus venosus agenesis. *J Ultrasound Med*. 2014;33:535-542.

15. Sau A, Sharland G, Simpson J. Agenesis of the ductus venosus associated with direct umbilical venous return into

the heart—case series and review of literature. *Prenat Diagn*. 2004;24:418-423.

16. Tseng JJ, Chou MM, Lee YH, Ho ES. Prenatal diagnosis of intrahepatic arteriovenous shunts. *Ultrasound Obstet Gynecol*. 2000;15:441-444.

17. Biffi M, Boriani G, Frabetti L, Bronzetti G, Branzi A. Left superior vena cava persistence in patients undergoing pacemaker or cardioverter-defibrillator implantation: a 10-year experience. *Chest*. 2001;120: 139-144.

18. Cha EM, Khoury GH. Persistent left superior vena cava. Radiologic and clinical significance. *Radiology*. 1972;103:375-381.

19. Nsah EN, Moore GW, Hutchins GM. Pathogenesis of persistent left superior vena cava with a coronary sinus connection. *Pediatr Pathol*. 1991;11:261-269.

20. Karl K, Sinkovskaya E, Abuhamad A, Chaoui R. Intrathymic and other anomalous courses of the left brachiocephalic vein in the fetus. *Ultrasound Obstet Gynecol*. 2016;48:464-469.

21. Chaoui R, Heling KS, Kalache KD. Caliber of the coronary sinus in fetuses with cardiac defects with and without left persistent superior vena cava and in growth-restricted fetuses with heart-sparing effect. *Prenat Diagn*. 2003;23:552-557.

22. Pasquini L, Fichera A, Tan T, Ho SY, Gardiner H. Left superior caval vein: a powerful indicator of fetal coarctation. *Heart*. 2005;91:539-540.

23. Minsart A-F, Boucoiran I, Delrue M-A, et al. Left superior vena cava in the fetus: a rarely isolated anomaly. *Pediatric Cardiol*. 2020;41:230-236.

24. Freund M, Stoutenbeek P, Heide ter H, Pistorius L. "Tobacco pipe" sign in the fetus: patent left superior vena cava with absent right superior vena cava. *Ultrasound Obstet Gynecol*. 2008;32:593-594.

25. Pasquini L, Belmar C, Seale A, Gardiner HM. Prenatal diagnosis of absent right and persistent left superior vena cava. *Prenat Diagn*. 2006;26:700-702.

26. Higuchi T, Kuroda K, Iida M, et al. Prenatal diagnosis of persistent left and absent right superior vena cava. *J Med Ultrason (2001)*. 2013;40:261-263.

27. Sinkovskaya E, Abuhamad A, Horton S, Chaoui R, Karl K. Fetal left brachiocephalic vein in normal and abnormal conditions. *Ultrasound Obstet Gynecol*. 2012;40:542-548.

28. Wertaschnigg D, Rolnik DL, Ramkrishna J, Da Silva Costa F, Meagher.S. The gap between the aorta and the superior vena cava: a sonographic sign of persistent left superior vena cava and associated abnormalities. *Prenat Diagn*. 2019;39:1213-1219.

29. Karl K, Kainer F, Knabl J, Chaoui R. Prenatal diagnosis of total anomalous pulmonary venous connection into the coronary sinus. *Ultrasound Obstet Gynecol*. 2011;38:729-731.

30. Paladini D, Volpe P, Sglavo G, et al. Partial atrioventricular septal defect in the fetus: diagnostic features and associations in a multicenter series of 30 cases. *Ultrasound Obstet Gynecol*. 2009;34:268-273.

31. Park JK, Taylor DK, Skeels M, Towner DR. Dilated coronary sinus in the fetus: misinterpretation as an atrioventricular canal defect. *Ultrasound Obstet Gynecol*. 1997;10:126-129.

32. Papa M, Camesasca C, Santoro F, et al. Fetal echocardiography in detecting anomalous pulmonary venous connection: four false positive cases. *Br Heart J*. 1995;73:355-358.

33. Gustapane S, Leombroni M, Khalil A, et al. Systematic review and meta-analysis of persistent left superior vena cava on prenatal ultrasound: associated anomalies, diagnostic accuracy and postnatal outcome. *Ultrasound Obstet Gynecol*. 2016;48:701-708.

34. Belfar HL, Hill LM, Peterson CS, et al. Sonographic imaging of the fetal azygous vein. Normal and pathologic appearance. *J Ultrasound Med*. 1990;9:569-573.

35. Sharland GK, Cook A. Heterotaxy syndromes/isomerism of the atrial appendages. In: *Textbook of Fetal Cardiology*. Greenwich Medical Media; 2000:333-346.

36. Ferencz C, Rubin JD, Loffredo CA, Magee CA. *Epidemiology of congenital heart disease. The Baltimore-Washington Infant Study 1981-1989*. Futura Publishing Company; 1993.

37. Hille H, Chaoui R, Renz S, Hecher K. Distended azygos and hemiazygos vein without interrupted inferior vena cava in a case of agenesis of the ductus venosus. *Ultrasound Obstet Gynecol*. 2008;31:589-591.

38. Sheley RC, Nyberg DA, Kapur R. Azygous continuation of the interrupted inferior vena cava: a clue to prenatal diagnosis of the cardiosplenic syndromes. *J Ultrasound Med*. 1995;14:381-387.

39. Buca DIP, Khalil A, Rizzo G, et al. Outcome of prenatally diagnosed fetal heterotaxy: systematic review and meta-analysis. *Ultrasound Obstet Gynecol*. 2018;51:323-330.

40. Wang X, Shi Y, Zeng S, et al. Comparing levocardia and dextrocardia in fetuses with heterotaxy syndrome: prenatal features, clinical significance and outcomes. *BMC Pregnancy Childbirth*. 2017;17:393.

43

第 43 章
肺静脉连接异常

肺静脉连接异常

定义、疾病谱和发病率

正常情况下，胎儿的左上、左下、右上、右下 4 支肺静脉全部汇入左心房后壁（图 43.1A）（见第 10 章）。完全型肺静脉异位连接（total anomalous pulmonary venous connection, TAPVC）是指所有肺静脉直接汇入右心房或通过与全身其他静脉连接间接汇入右心房（图 43.1B ～ D)[1]。部分型肺静脉异位连接（partial anomalous pulmonary venous connection, PAPVC）的特征是 4 支肺静脉中的 1 ～ 3 支直接或间接异常引流至右心房[1]。这种疾病也常被称为肺静脉异位连接或肺静脉异位回流，其缩写分别为 TAPVD/PAPVD 或 TAPVR/PAPVR。根据肺静脉异常连接解剖部位的不同，可以将 TAPVC 分为 4 种类型（图 43.1）：Ⅰ型，心上型（图 43.1B）；Ⅱ型，心内型（图 43.1C）；Ⅲ型，心下型（图 43.1D)；Ⅳ型，混合型[1]。心上型肺静脉异位连接最常见，约占 50%，然后依次为心下型（25%）、心内型（16%）和混合型（9%）[2-4]。

TAPVC 约占活产儿先天性心脏病的 2%，在活产儿中的总发病率为 1/17 000 ～ 1/14 000[1,4-6]。TAPVC 和 PAPVC 可以孤立发生，也常见于内脏异位综合征，尤其是右房异构[1,7,8]（见第 41 章），但很少与其他综合征，如心 - 手综合征[1]、猫眼综合征[9,10]等相关。

肺静脉回流受阻在 TAPVC 中很常见，占 32% ～ 50%[4]。出生后由于发生不同程度的肺循环和体循环血液的混合，肺静脉异位连接所致的血流动力学改变会对新生儿产生显著影响，并引起发绀。胎儿期 TAPVC 或 PAPVC 的诊断很困难，大多数病例在产前会被漏诊[11]。在一项针对 424 例 TAPVC 患者的大样本研究中，只有 8 例（1.9%）在产前得到了正确诊断[11]。随着超声技术的进步，有少量的个案或系列病例报道了对胎儿肺静脉异位连接的准确诊断，包括孤立型以及内脏异位综合征型[7,10,12-26]。本章将介绍肺静脉异位连接的超声特征，并探讨心内和心外的相关发现及妊娠结局。

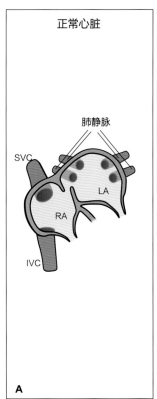

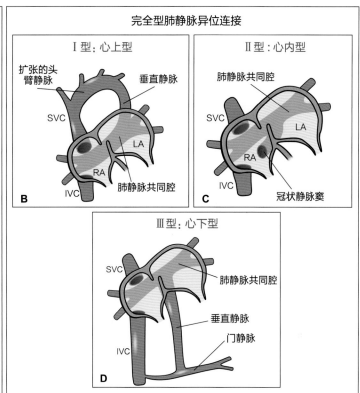

图 43.1　心脏示意图显示了 4 支肺静脉与左心房（LA）的正常解剖连接关系（A）和完全型肺静脉异位连接（TAPVC）的 3 种类型：Ⅰ型，心上型（B）；Ⅱ型，心内型（C）；Ⅲ型，心下型（D）。需注意的是，3 种类型中的肺静脉都会引流到心脏后方的肺静脉共同腔。详见正文

IVC—下腔静脉；RA—右心房；LA—左心房；SVC—上腔静脉

超声表现

灰阶

在过去的 20 年，随着高分辨率超声的出现以及关于此类疾病胎儿期系列病例报道的增多，目前 TAPVC[10,23-26] 的产前诊断经验也逐渐增加。最近的一些文章，包括一项对胎儿 TAPVC 的 meta 分析，都报道了产前发现 TAPVC 的超声线索 [17,23,25,26]。总的来说，这些研究报道了合并内脏异位综合征的 TAPVC 及孤立型 TAPVC 的特征性超声表现。灰阶超声中 TAPVC 的典型诊断线索如下。

（1）四腔心切面：怀疑有右侧异构的胎儿（见第 41 章），检查时应警惕 TAPVC 的存在。右侧异构常见的相关心脏畸形包括右位心、单心室或房室间隔缺损。对于不合并异构的胎儿，TAPVC 可能表现为左心、右心的大小不均衡，这是由于左侧静脉回流减少，导致了左心房和左心室变小（图 43.2，43.3）[23]。有 60% ~ 70% 的病例 [10,23] 被报道存在这种心腔大小的不均衡。因此，笔者建议将 TAPVC 增加到胎儿心室比例失常的鉴别诊断中（图 33.22）。一个 TAPVC 的直接超声征象是肺静脉和左心房后壁之间的连接关系缺失（图 43.2，

43.3）[23]。在这种情况下，左心房很小，呈椭圆形[23,27]。而更可靠的 TAPVC 的超声征象在心脏后方区域中，这将在下文继续讨论[28]。

（2）肺静脉共同腔：诊断胎儿 TAPVC 的主要线索来自四腔心切面左心房的后方区域（见第7章）。在大多数情况下，可以在左心房后方发现一个平行于心房后壁的肺静脉汇合腔（图 43.4 ~ 43.6），称为肺静脉共同腔（图 43.2，43.3）。肺静脉共同腔收集了 4 支肺静脉的血液（图 43.2 ~ 43.6）。随着高分辨率超声探头的使用，肺静脉共同腔以及平滑的左心房后壁成为了灰阶超声中 TAPVC 可靠的超声标志，根据笔者的经验，这比彩色多普勒更可靠。追踪肺静脉共同腔的走行可对 TAPVC 的类型做出最终诊

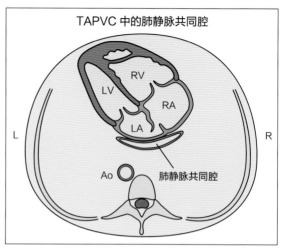

图 43.2　完全型肺静脉异位连接（TAPVC）的四腔心切面水平胸腔横切面示意图。左心房后方可见肺静脉共同腔，所有肺静脉都引流至此处，肺静脉共同腔有时也被称为"树枝征"。该示意图中的四腔心切面显示了狭小的左心房（LA）和左心室（LV）。其他常见的超声异常包括复杂的解剖学单心室、房室间隔缺损或右位心。降主动脉（Ao）和 LA 后壁之间的距离增加也需要注意，这是 TAPVC 的常见特征。具体参见本章中的超声图像

Ao—主动脉；L—左；R—右；RA—右心房；RV—右心室

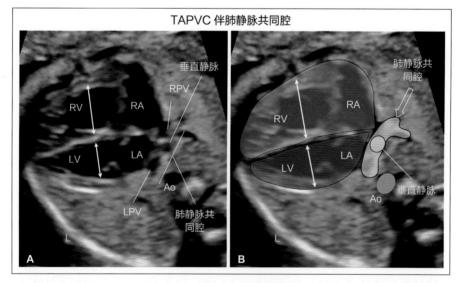

图 43.3　心上型完全型肺静脉异位连接（TAPVC）胎儿的四腔心横切面超声图像（A）和叠加示意图（B）。右肺静脉（RPV）和左肺静脉（LPV）均未与左心房（LA）连接，而是汇入了 LA 后方的肺静脉共同腔（图 B 空心箭头）。在肺静脉共同腔的中央可以看到垂直静脉的起源。需注意的是，这个胎儿由于肺静脉回流入右心房（RA），出现了左心和右心大小不均衡，左心室（LV）和左心房均较小。但仅依据这个切面无法确定 TAPVC 的类型

Ao—主动脉；L—左；RV—右心室

断（图 43.1B ～ D）。心上型 TAPVC 的肺静脉共同腔引流入垂直静脉并向上走行至上胸部（图 43.1B）。心下型 TAPVC 的肺静脉共同腔引流入垂直静脉并向下走行穿过膈肌（图43.1D），心内型 TAPVC 的肺静脉共同腔直接连接右心房或冠状静脉窦（图 43.1C）。一项

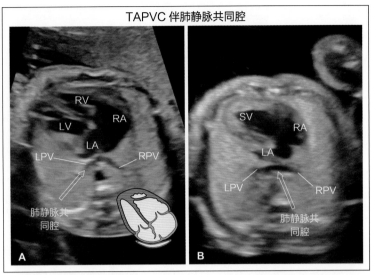

图 43.4　2 例完全型肺静脉异位连接（TAPVC）胎儿的横向四腔心切面。胎儿 A 的四腔心切面显示正常，左心、右心的大小有差异（右心房、右心室稍大于左心房、左心室），图 A 中可见相应示意图。胎儿 B 中，TAPVC 合并了一种复杂的心脏畸形。两图中的右肺静脉（RPV）和左肺静脉（LPV）均未与左心房连接，而是汇入了肺静脉共同腔（空心箭头）。仅依据这个切面无法确定 TAPVC 的类型

LA—左心房；LV—左心室；RA—右心房；RV—右心室；SV—单心室

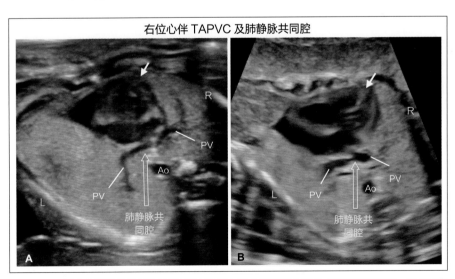

图 43.5　2 例完全型肺静脉异位连接（TAPVC）胎儿的四腔心切面水平胸腔横切面，均合并右侧异构、右位心（短箭头）。2 例均是复杂心脏畸形，分别为单心室（A）和房室间隔缺损（B）。同样，2 例胎儿心脏后方均有肺静脉共同腔，肺静脉（PV）回流入共同腔，而不是左心房

Ao—降主动脉；L—左；R—右

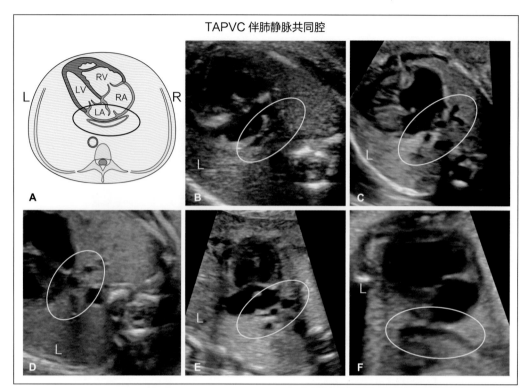

图 43.6　5 例完全型肺静脉异位连接（TAPVC）胎儿（B～F）四腔心切面的超声图像及相应示意图（A）。所有胎儿（B～F）在左心房后方均出现肺静脉共同腔，左心房后壁与降主动脉之间的距离增加。详见正文
L—左；LA—左心房；LV—左心室；R—右；RA—右心房；RV—右心室

meta 分析显示在 71 例 TAPVC 胎儿中有 60% 的病例可以发现垂直静脉[10]。

（3）心房后空间：TAPVC 的左心房后壁与降主动脉之间的间距增大[23]。观察增加的心房后空间比直接观察左心房后的肺静脉共同腔更容易。正常胎儿和 TAPVC 胎儿的心房后空间已可以通过 Kawazu 等[29] 报道的左心房后空间指数（PLAS 指数）定量评估，该指数的计算方法为左心房至降主动脉之间的距离（LA-Ao）除以 Ao 的内径[29]（图 43.7）。在一项针对妊娠中期胎儿的研究中，正常胎儿的 PLAS 指数为 0.62[30]，而产前或产后诊断为 TAPVC 的胎儿的 PLAS 指数为 1.5。

Kawazu 等建议使用 1.27 作为 PLAS 指数的截断值来区分正常和增大的心房后空间[30]。当用代表左心房与降主动脉之间距离（LA-Ao）的 Z 评分来评估孤立型 TAPVC 时，所有病例的 LA-Ao 间距增大了，Z 评分截断值为 2.22 时灵敏度最高[27]。在之前报道的关于 TAPVC 胎儿的 meta 分析中，有 58% 的病例存在心房后空间增大[10]。

（4）TAPVC：除了图 43.1 展示的 TAPVC 超声征象外，还有一些其他征象与 TAPVC 的亚型有关。例如：扩张的冠状静脉窦提示心内型 TAPVC，扩张的头臂静脉和上腔静脉提示心上型 TAPVC，肝脏中有额外血管从胸腔流向腹部并伴有下腔静脉扩张提示心下型 TAPVC。本章相应的部分会提及与 TAPVC 亚型相关的更多超声细节信息。表 43.1 总结了 TAPVC 的产前超声所见，并归纳了相关学者们对 TAPVC 的诊断经验和多项研究结果。

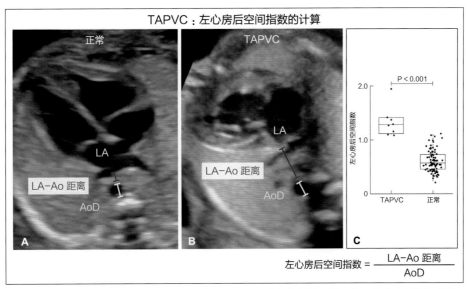

图 43.7　完全型肺静脉异位连接（TAPVC）的左心房后空间指数的计算。由于心脏后方肺静脉共同腔的存在，TAPVC 胎儿的左心房（LA）和降主动脉之间的距离似乎更大。左心房后空间指数的计算首先要测量 LA 到主动脉管壁的距离作为 LA－Ao 距离，再将 LA-Ao 距离除以主动脉内径（AoD）计算得来。A. 在正常胎儿中，LA-Ao ≤ AoD，指数通常 ≤ 1。B. 在 TAPVC 胎儿中，LA-Ao > AoD，且指数 >1。C. 这项研究的结果首次报道了左心房后空间指数，并将 8 例 TAPVC 胎儿与 101 例正常胎儿进行了比较

图 C 引自 Kawazu Y, Inamura N, Shiono N, et al. "Post-LA space index" as a potential novel marker for the prenatal diagnosis of isolated total anomalous pulmonary venous connection. *Ultrasound Obstet Gynecol.* 2014; 44:682-687.

彩色多普勒

　　彩色多普勒和频谱多普勒对评估肺静脉的正常或异常连接至关重要（图 43.8 ~ 43.10），但需与灰阶超声一起应用以提高其诊断的准确性。一项针对 71 例 TAPVC 胎儿的 meta 分析显示，85% 的病例在彩色多普勒检查时被怀疑存在异常[10]。当四腔心切面怀疑有肺静脉共同腔时，为了更好地评估其进入胸腔上部或腹部的走行路径，可以使用低速彩色多普勒或高分辨率的能量多普勒（图 43.11）（见第 13 章）[23]。TAPVC 肺静脉的频谱多普勒形态与正常连接到左心房的肺静脉不同（图 43.10，比较图 43.10A，43.10B、C）。频谱多普勒的异常发现有助于 TAPVC 的诊断（图 43.10）[14,16,21]。

表 43.1　TAPVC 的产前超声表现
肺静脉与左心房之间的连接缺失
四腔心切面显示较小的左心房、左心室
左心房呈小椭圆形，后壁光滑
左心房后方见肺静脉共同腔
肺静脉搏动性频谱缺失；心房后方空间增加（左心房和降主动脉距离增加）
心上型 TAPVC：垂直静脉是三血管－气管切面上出现的第四根血管；头臂静脉扩张；上腔静脉扩张
心内型 TAPVC：冠状静脉窦扩张（可能被误诊为原发孔型房间隔缺损）
心下型：垂直静脉从肺部向下走行进入肝脏
心下型：肝脏横切面可见额外的血管

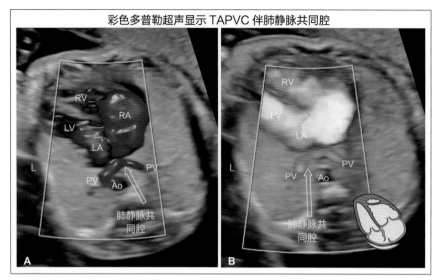

图43.8 完全型肺静脉异位连接（TAPVC）胎儿的四腔心切面水平的胸腔横切面彩色多普勒图像（A）和高分辨率（HD）血流图像（B）。如图所示，心房后方可见肺静脉共同腔。应用彩色多普勒时需降低流速和增益，以明确区分左心房（LA）后壁和共同静脉腔的内侧壁，避免血流的伪影，这种伪影会干扰肺静脉共同腔的显示

Ao—降主动脉；L—左；LV—左心室；PV—肺静脉；RA—右心房；RV—右心室

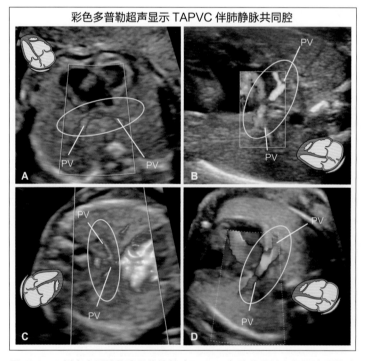

图43.9 4例完全型肺静脉异位连接（TAPVC）胎儿四腔心切面水平的胸腔横切面彩色多普勒图像及示意图，分别合并了右侧异构（A ~ C）和单心室（D）。在所有胎儿心脏（圆圈）的后方都可见到肺静脉共同腔，其收集了肺静脉（PV）的血流。彩色多普勒显示PV不进入左心房，而是汇入了肺静脉共同腔

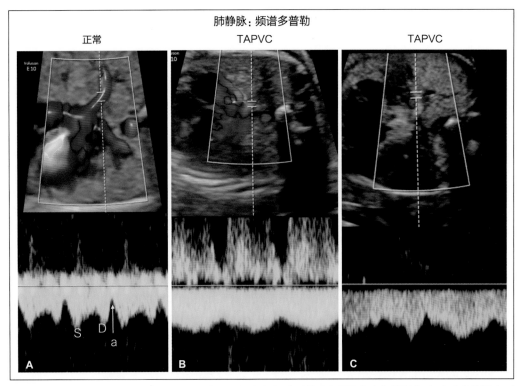

图 43.10　胎儿右下肺静脉的频谱多普勒图像。正常胎儿（A）肺静脉频谱为心室收缩期（S）、心室舒张期（D）和心房收缩期（a）的典型三相波模式。相比之下，另外 2 例完全型肺静脉异位连接（TAPVC）胎儿（B、C）肺静脉的频谱多普勒波形明显异常，几乎为连续的非搏动性频谱。胎儿 B 为心下型 TAPVC，胎儿 C 为心上型 TAPVC

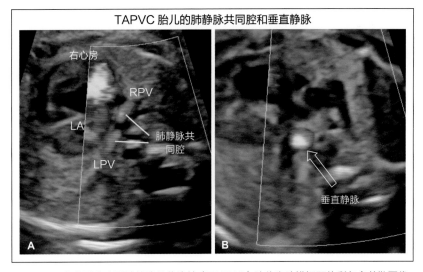

图 43.11　心上型完全型肺静脉异位连接（TAPVC）胎儿胸腔横切面的彩色多普勒图像。A. 右肺静脉（RPV）和左肺静脉（LPV）未与左心房（LA）连接，而是汇入了后方的肺静脉共同腔。B. 在胸腔上部略向头侧倾斜可显示垂直静脉的横切面（空心箭头）

决定 TAPVC 预后的主要因素是肺静脉回流受阻，这可能会导致新生儿期的急症，需要立即手术。产前很难准确预测或排除肺静脉回流受阻。建议用彩色多普勒追踪从肺静脉到其最终连接处的血流，寻找混叠的彩色多普勒血流显像，这是梗阻存在的线索 [23]。频谱多普勒显示肺静脉或垂直静脉峰值流速大于 50 cm/s 和（或）搏动性频谱消失被认为是 TAPVC 可能出现梗阻的迹象。在胎儿和新生儿中有 1/3 的 TAPVC 病例可在术前观察到肺静脉的梗阻，以心下型更常见 [4,10]。

Ⅰ型：心上型完全型肺静脉异位连接

Ⅰ型，即心上型 TAPVC（图 43.1B）是最常见的肺静脉异位连接类型，约占 48.6% [4]。4 支肺静脉汇入 LA 后方的肺静脉共同腔，并通过一条垂直静脉（图 43.12）与扩张的左头臂静脉相连（图 43.13，43.14），后者汇入上腔静脉（见第 10 章）。当观察到 LA 后方的肺静脉共同腔时，即可初步怀疑存在 TAPVC（图 43.9）。在三血管－气管切面中出现的第四根血管——垂直静脉，位于与左上腔静脉（LSVC）相同的解剖位置上（图 43.13C，43.14A）。心上型 TAPVC 中垂直静脉的血液向上流入胸腔上部（图 43.13C），而 LSVC 的血流方向则相反，左颈静脉的血液通过 LSVC 向下回流入心脏。另外，与 LSVC 相比，TAPVC 中的左头臂静脉明显扩张（图 43.14），而 LSVC 中的左头臂静脉通常不存在，即使存在也非常细小（比较图 9.27C、D）[31]。胸腔长轴切面的彩色多普勒可以显示肺静脉汇入的共同静脉腔和迂曲走行的垂直静脉（图 43.12）。频谱多普勒可显示 TAPVC 中的肺静脉频谱异常（图 43.10）。在心上型 TAPVC 中还有一种情况是 4 支肺静脉与上腔静脉直接相连，此时可以在三血管－气管切面上发现上腔静脉扩张 [23]。图 43.15 显示了经阴道超声检查妊娠 15 周胎儿的心上型 TAPVC 的超声表现。

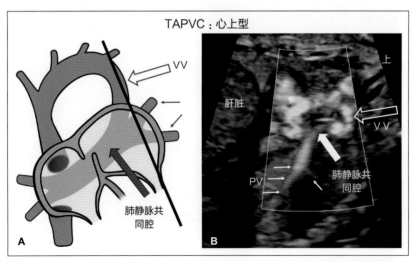

图 43.12　A. 体静脉和肺静脉引流入心脏的示意图。B. 心上型完全型肺静脉异位连接（TAPVC）胎儿的胸腹部长轴切面彩色多普勒图像。图 A 中的黑线对应图 B 的解剖平面。小箭头显示肺静脉（PV）汇入肺静脉共同腔（实心箭头）。肺静脉共同腔继续引流入迂曲的垂直静脉（VV）（空心箭头）并进入胸腔上部，而不是回流入左心房

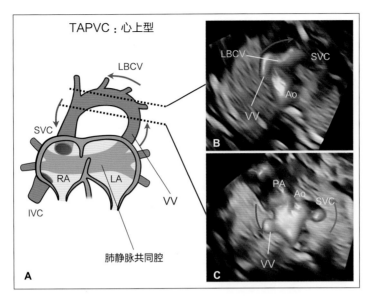

图 43.13　A. 体静脉和肺静脉引流入心脏的示意图。B、C. 心上型完全型肺静脉异位连接（TAPVC）胎儿胸腔上部横切面的彩色多普勒图像。图 A 中的虚线对应图 B、C 中的解剖平面。图 A 中的垂直静脉（VV）汇入扩张的左头臂静脉（LBCV），而后回流入上腔静脉（SVC），彩色箭头分别显示 VV、LBCV 和 SVC 中的血液流动方向。图 B 显示了一个更偏向头侧的平面，可见 VV 回流入扩张的 LBCV，并流向 SVC（红色箭头）。图 C 显示的是三血管 – 气管切面（3VT），VV 是其中的第四根血管。VV 和 SVC 分别位于肺动脉（PA）和主动脉（Ao）的左侧和右侧，彩色多普勒显示 VV 的血流方向与 SVC 相反。3VT 切面中的第四根血管还可见于左上腔静脉（LSVC），但 LSVC 中的血流方向与 SVC 相同，均为朝向心脏的血流。此外，LSVC 几乎总是伴有 LBCV 缺如

IVC—下腔静脉；LA—左心房；RA—右心房

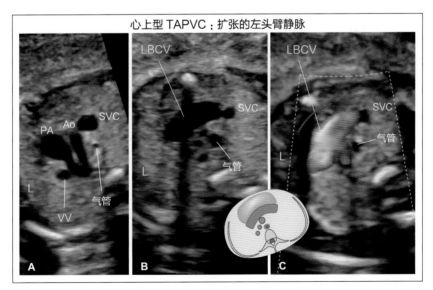

图 43.14　心上型完全型肺静脉异位连接（TAPVC）胎儿的上纵隔横切面，三血管 – 气管切面的灰阶超声图像（A）和左头臂静脉（LBCV）切面的灰阶（B）和彩色多普勒（C）超声图像。图 A 中肺动脉（PA）左侧有第四根血管，即垂直静脉（VV）。在心上型 TAPVC 中，VV 汇入扩张的 LBCV，如灰阶（B）和彩色多普勒（C）图像所示。肺静脉汇入 LBCV 导致其扩张。彩色多普勒（C）显示 LBCV 中的血液从左向右流向右侧的上腔静脉（SVC）（红色箭头）。图 B、C 之间为相应的示意图

Ao—主动脉；L—左

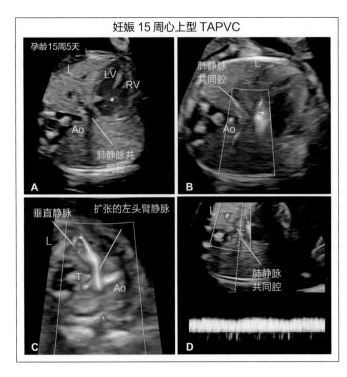

图 43.15 妊娠 15 周的心上型完全型肺静脉异位连接（TAPVC）合并右侧异构胎儿，胸腔上部横切面的灰阶（A）、彩色多普勒（B、C）和频谱多普勒（D）图像。图 A 中可见房室间隔缺损（星号），图 A、B 中可见到心房后方的肺静脉共同腔，与心房没有连接。在更偏向头侧的图 C 切面中，垂直静脉汇入扩张的左头臂静脉，证实了 TAPVC 为心上型。此外，还应注意在图 C 中可见右位主动脉弓走行于气管（T）右侧。频谱多普勒（D）证实肺静脉共同腔内有异常的非搏动性频谱

Ao—主动脉；L—左；LV—左心室；RV—右心室

II 型：心内型完全型肺静脉异位连接

心内型 TAPVC 的肺静脉直接连接到扩张的冠状静脉窦（图 43.1C，43.16）[18]，或直接连接到右心房后壁（图 43.17）。在没有 LSVC 的情况下，存在冠状静脉窦的扩张时应怀

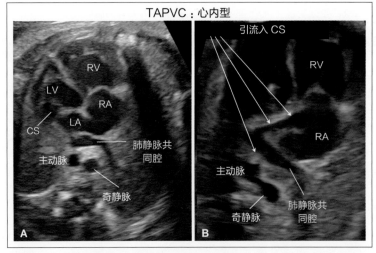

图 43.16 心内型完全型肺静脉异位连接（TAPVC）胎儿的胸腔上部横切面，肺静脉回流入冠状静脉窦（CS）。四腔心切面（A）见到扩张的奇静脉时，应对肺静脉进行针对性检查。图 A 中可见左心房（LA）后方有肺静脉共同腔，图 B 显示了肺静脉共同腔与扩张的 CS 之间的连接。在图 A 中，还应注意到 CS 的扩张和左心、右心大小的差异性，与左心房和左心室（LV）相比，右心房（RA）和右心室（RV）更大一些

疑 TAPVC（或其他异常静脉连接）。高分辨率二维（图 43.17）、彩色或频谱多普勒图像可以显示肺静脉与右心房的直接连接。

Ⅲ型：心下型完全型肺静脉异位连接

在心下型 TAPVC 病例中，约 26% 可以看到 4 支肺静脉在心房后方汇合形成共同腔（图 43.1D）[4]，这个共同腔与向下走行的垂直静脉相连（图 43.18），垂直静脉与食管伴行穿过膈肌汇入门静脉系统。肺静脉共同腔和下行的垂直静脉很细小，常规的灰阶超声检查难以识别[7,19]。胸腔和上腹部纵切面的彩色多普勒可以显示一支穿过膈肌的小血管，血液沿从头部至尾部的方向流入肝脏（图 43.19）。当频谱多普勒显示为连续的静脉血流频谱时[21]，提示血液回流受阻（图 43.20）。通常，心下型 TAPVC 的产前检出都与右侧异构的诊断相关。图 43.21 是心下型 TAPVC 胎儿的解剖标本。

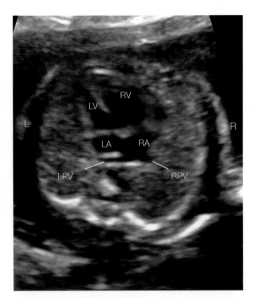

图 43.17　合并复杂心脏畸形（右室双出口、室间隔缺损和右侧异构）的心内型完全型肺静脉异位连接（TAPVC）胎儿的四腔心切面。在左心房（LA）的后方，可见右肺静脉（RPV）和左肺静脉（LPV）回流入右心房（RA）
L—左；LV—左心室；R—右；RV—右心室

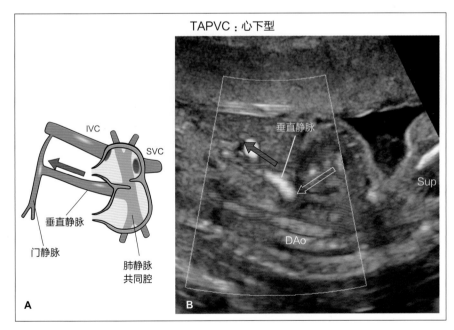

图 43.18　心下型完全型肺静脉异位连接（TAPVC）胎儿胸腹部纵切面的彩色多普勒图像（B）及相应示意图（A）。这是心下型 TAPVC 的最佳诊断切面，显示一条血管（红色箭头）与降主动脉（DAo）伴行并自胸腔穿过膈肌引流入肝脏，这条血管是下行的垂直静脉。空心箭头指向心脏后方的肺静脉共同腔
IVC—下腔静脉；Sup—上；SVC—上腔静脉

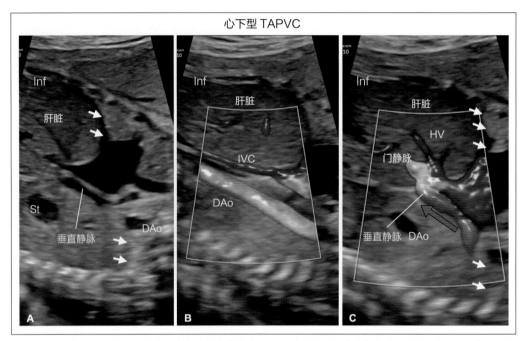

图 43.19　妊娠 24 周心下型完全型肺静脉异位连接（TAPVC）（Ⅲ型）胎儿的胸腹部纵切面灰阶（A）和彩色多普勒（B、C）超声图像。图 A 中可见心脏后方的垂直静脉，图 B 为显示了下腔静脉（IVC）和降主动脉（DAo）的旁矢状切面，相邻的旁矢状切面（C）则显示了起源于胸腔、穿过膈肌（短箭头）并引流入肝脏的垂直静脉（红色箭头）

HV—肝静脉；Inf—下；St—胃

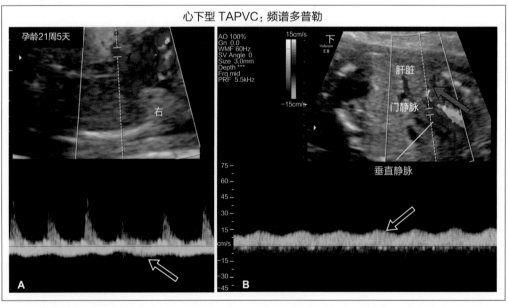

图 43.20　妊娠 21 周心下型完全型肺静脉异位连接（TAPVC）胎儿的肺静脉频谱多普勒图像。A. 胸腔纵切面示，肺静脉共同腔的频谱为异常的连续非搏动性频谱（空心箭头），而不是正常肺静脉的搏动性频谱（参见图 43.10A）。B. 在纵切面上可看到垂直静脉（VV）（空心箭头）穿过膈肌并进入肝脏，VV 也表现为类似的频谱多普勒波形。图 B 红色箭头显示了血流方向为自胸腔至腹部。可与图 43.18、43.19 进行参照比较

Ⅳ型：混合型肺静脉异位连接

混合型 TAPVC 非常罕见，可以有多种肺静脉回流方式，如左肺静脉可以通过垂直静脉回流至左头臂静脉，右肺静脉可回流入冠状静脉窦或直接回流入右心房。

部分型肺静脉异位连接和弯刀综合征

PAPVC 的特点是 4 支肺静脉中的 1 ～ 3 支直接或间接回流至右心房（图 43.22）。PAPVC 在产前难以诊断且鲜有报道。在一项纳入 71 例肺静脉回流异常胎儿的 meta 分析中仅发现了 7 例

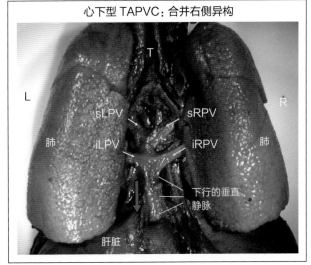

图 43.21　心下型完全型肺静脉异位连接（TAPVC）（Ⅲ型）合并右侧异构胎儿的解剖标本后面观。两支上肺静脉（sLPV 和 sRPV）和两支下肺静脉（iRPV 和 iLPV）共同汇入下行的垂直静脉，引流入肝脏（红色箭头）。该标本的气管（T）被切开
iLPV—左下肺静脉；iRPV—右下肺静脉；L—左；R—右；sLPV—左上肺静脉；sRPV—右上肺静脉

PAPVC，这反映了其产前诊断的罕见性 [10]。PAPVC 伴发弯刀综合征是一种特殊情况（图 43.23），有少数研究报道过它的产前诊断 [10,16,32]，在此稍加介绍。

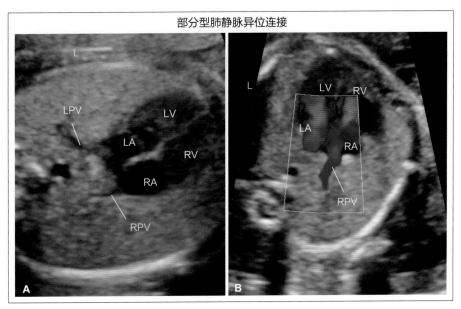

图 43.22　部分型肺静脉异位连接（PAPVC）胎儿的四腔心切面灰阶（A）和彩色多普勒（B）超声图像。图 A 显示一支左肺静脉（LPV）汇入左心房（LA），一支右肺静脉（RPV）汇入右心房（RA）。图 B 彩色多普勒显示一支 RPV 汇入 RA
L—左；LV—左心室；RV—右心室

弯刀综合征是右肺及右肺动脉发育不全，且合并 PAPVC 的一种综合征。四腔心切面发现右位心和右肺发育不良时应怀疑此病（图 40.15B，43.24）。右下肺静脉回流入下腔静脉而不是左心房，最佳显示切面是纵切面（图 43.23，43.25）。右下肺静脉在血管造影中形似弯刀，因此被称为"弯刀综合征"。另外，隔离肺时可见体循环发出动脉血管供应较小的右肺。

妊娠早期

由于肺静脉的连接处过于细小，所以在妊娠早期诊断 TAPVC 或

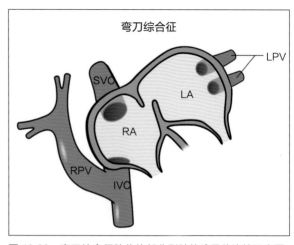

图 43.23　弯刀综合征胎儿的部分型肺静脉异位连接示意图。图中显示右肺静脉（RPV）回流入下腔静脉（IVC），而左肺静脉（LPV）回流入左心房（LA），这是弯刀综合征的典型征象。详见正文

RA—右心房；SVC—上腔静脉

PAPVC 是非常困难的。随着超声设备的分辨率和彩色多普勒的灵敏度的提高，现已能够在妊娠早期开展肺静脉评估（参见第 11 章和图 11.22B）[33]。目前，在妊娠早期能够发现的 TAPVC 通常与右侧异构等其他心脏畸形相关，可依靠与妊娠中、晚期相同的超声特征进行诊断。图 43.15、43.26 和 43.27 分别显示了妊娠 15 周、12 周和 13 周的 TAPVC 胎儿。

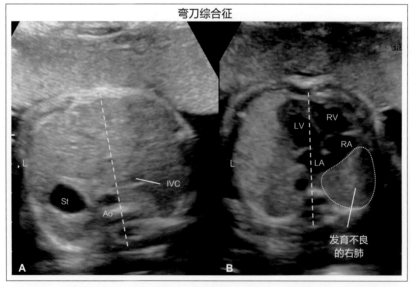

图 43.24　轻型弯刀综合征胎儿的上腹部横切面（A）和四腔心切面水平横切面（B）超声图像。A. 图像显示了上腹部的正常解剖结构，胃（St）和降主动脉（Ao）位于脊柱左侧，下腔静脉（IVC）位于右侧。B. 四腔心切面显示了心脏在胸腔的位置异常——心脏向右侧移位，但左侧胸腔没有占位或心脏畸形的征象。右肺较小且心脏向右侧胸腔移位提示了存在弯刀综合征，彩色多普勒有助于进一步确定诊断，如图 43.25 所示

L—左；LA—左心房；LV—左心室；RA—右心房；RV—右心室

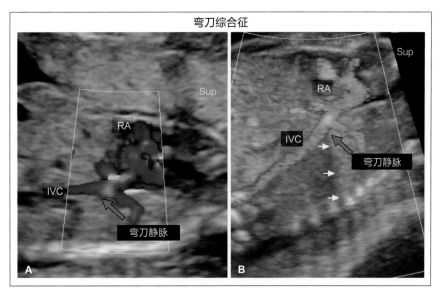

图 43.25　2 例弯刀综合征胎儿长轴切面的彩色多普勒血流图（A）和高分辨率多普勒血流（B）（详见正文）。右肺静脉（即弯刀静脉，红色箭头）与下腔静脉（IVC）连接。图 B 的 3 个短箭头所指为膈肌

RA—右心房；Sup—上

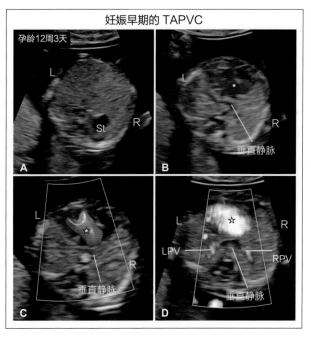

图 43.26　经阴道超声显示妊娠 12 周右侧异构合并完全型肺静脉异位连接（TAPVC）胎儿的腹部及胸腔横切面灰阶超声图像（A、B）和彩色多普勒图像（C、D）。图 A 显示胃（St）位于右（R）上腹，而图 B ~ D 显示心脏位于左侧（L）胸腔，并伴有房室间隔缺损（星号）。胸、腹腔脏器的位置异常提示存在异构的可能，并且需要对肺静脉系统进行仔细检查，注意灰阶（B）和彩色多普勒（C、D）超声图像是否存在肺静脉共同腔。图 D 显示左肺静脉（LPV）和右肺静脉（RPV）回流至肺静脉共同腔，共同腔与左心房无连接

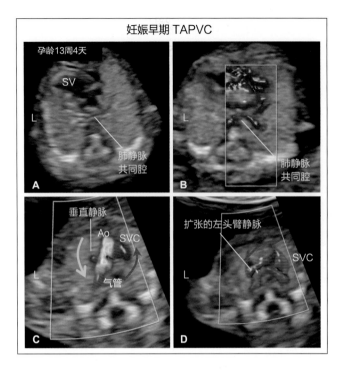

图 43.27　妊娠 13 周心上型完全型肺静脉异位连接（TAPVC）、右侧异构和单心室（SV）胎儿的胸腔灰阶（A）和彩色多普勒（B～D）超声图像。图 A、B 显示了心脏后方的肺静脉共同腔与左心房无连接。图 C 中三血管 – 气管切面上出现的第四支血管为垂直静脉，其血流方向（蓝色箭头）与上腔静脉（SVC）相反（红色箭头）。图 D 显示垂直静脉回流入扩张的左头臂静脉（LBCV），并在流向 SVC（红色箭头）后汇入右心房

Ao—主动脉；L—左

三维超声

　　三维超声结合断层成像可显示相邻不同层面的血管异常。彩色多普勒或 B-Flow 联合三维投影模式，可以更好地显示静脉的异常走行 [17,22,32]。三维超声联合 B-Flow 已用于诊断胎儿的 TAPVC（图 16.26B）[22]。图 43.28 ～ 43.30 显示了 TAPVC 或 PAPVC 胎儿三维容积成像的彩色多普勒玻璃体渲染模式。

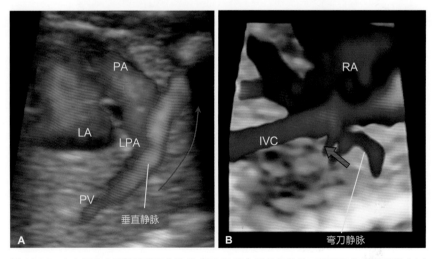

图 43.28　心上型完全型肺静脉异位连接（TAPVC）胎儿胸腔的三维彩色多普勒图像（A）和 PAPVC（弯刀综合征）胎儿的三维玻璃体模式图像（B）。A. 肺静脉（PV）进入垂直静脉，而后垂直静脉与头臂静脉连接，未与左心房（LA）连接。B. 右肺静脉（弯刀静脉）与下腔静脉（IVC）连接。详见正文

LPA—左肺动脉；PA—肺动脉；RA—右心房

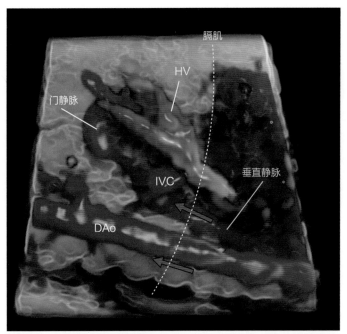

图 43.29 心下型完全型肺静脉异位连接（TAPVC）胎儿在三维彩色多普勒玻璃体模式下的胸腹部长轴切面，显示垂直静脉与降主动脉（DAo）平行走行（红色箭头）

HV—肝静脉；IVC—下腔静脉

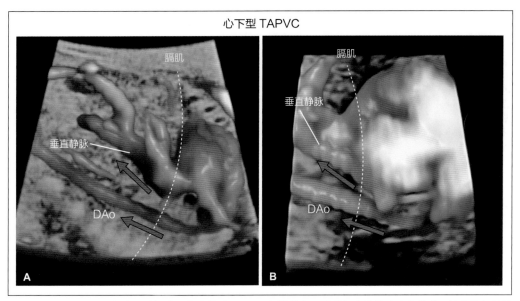

图 43.30 2 例心下型完全型肺静脉异位连接（TAPVC）胎儿在三维彩色多普勒玻璃体模式下的胸腹部长轴切面。需注意，垂直静脉与降主动脉（DAo）平行走行（红色箭头）

合并心内和心外畸形

TAPVC 和 PAPVC 可以孤立发生，也可伴发于其他心脏异常。最常伴发的心脏异常之一是内脏异位综合征，主要是右侧异构。静脉窦型房间隔缺损常与 PAPVC 相伴发，但这种类型的房间隔缺损在产前很少被发现（见第 19 章）。其他伴发的心脏异常还包括房室间隔缺损、单心室、主动脉缩窄、左心发育不良综合征等。

除了内脏异位综合征之外，伴发心外异常的情况很少见，右肺发育不良是弯刀综合征的一部分。Noonan 综合征、心－手综合征和猫眼综合征易伴发静脉异常，其中包括 TAPVC/PAPVC。其他相关染色体或遗传异常很罕见。

鉴别诊断

肺静脉异位连接应与可造成左心和右心大小有差异的疾病相鉴别。下腔静脉离断伴奇静脉引流会导致左心房后方的奇静脉扩张，这可能会与肺静脉共同腔混淆。在三血管－气管切面上，LSVC 的超声表现与心上型 TAPVC 相似，但可用彩色多普勒进行鉴别，LSVC 的血流方向为由头侧至尾侧。妊娠晚期，胎儿进行呼吸运动时，支气管内会充满羊水，易与肺静脉共同腔混淆，可能导致 TAPVC 的假阳性诊断，但频谱多普勒有助于确认是在支气管内双向流动的羊水还是在肺静脉共同腔中单向流动的血液。

预后与转归

预后取决于肺静脉异位连接的具体类型、是否存在肺静脉的梗阻，以及右向左分流量的多少等。产前诊断出的肺静脉异位连接病例比新生儿期诊断出的病例预后差，其主要影响因素为合并的心脏畸形 [16]。心下型 TAPVC 的预后比其他类型的差，因为其更易伴发肺静脉梗阻。经手术矫治后存活的新生儿的总体预后良好。在一项基于人群的回顾性队列研究中，对 422 例 TAPVC 活产婴儿的形态学谱系和死亡危险因素进行的评估显示，其中 49% 为心上型、26% 为心下型、16% 为心内型、9% 为混合型 [4]。14% 的病例合并了相关的心脏异常 [4]。手术治疗后患者的三年存活率为 85% [4]。死亡危险因素包括进行外科手术时的年龄较小、肺静脉发育不良 / 狭窄、合并其他的复杂心脏畸形、术后肺动脉高压和术后肺静脉梗阻 [4]。术后肺静脉梗阻发生的危险因素包括术前肺静脉发育不良 / 狭窄，以及肺静脉共同腔缺如 [4]。

诊断方法

图 43.31 列出了怀疑胎儿肺静脉异位连接时的诊断方法。

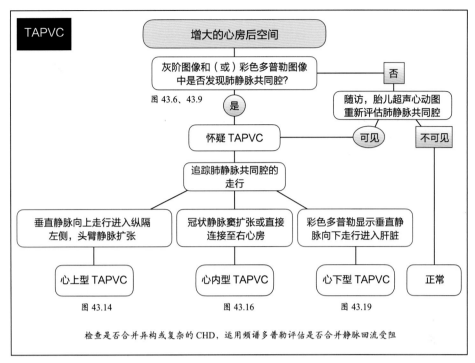

图 43.31　怀疑完全型肺静脉异位连接（TAPVC）胎儿的诊断方法。详见正文
CHD—先天性心脏病

要点　完全型肺静脉异位连接（TAPVC）和部分型肺静脉
异位连接（PAPVC）

- TAPVC 是指所有肺静脉直接或间接引流至右心房。
- PAPVC 是指 4 支肺静脉中的 1～3 支直接或间接异常引流至右心房。
- TAPVC 有 4 种类型：Ⅰ型，心上型；Ⅱ型，心内型；Ⅲ型，心下型；Ⅳ型，混合型。
- 心上型 TAPVC（Ⅰ型）是最常见的一种类型。
- TAPVC 常发生肺静脉回流受阻。
- TAPVC 和 PAPVC 常见于内脏异位综合征，特别是右房异构。
- TAPVC 的四腔心切面常可见扩大的右心房和右心室，左心房后方可见肺静脉
共同腔。
- 三血管－气管切面显示扩张的肺动脉和作为第四根血管的垂直静脉。
- 心上型 TAPVC（Ⅰ型）的肺静脉在左心房后方汇合形成共同腔，经垂直静脉
引流入左头臂静脉。
- 心内型 TAPVC（Ⅱ型）的肺静脉与冠状静脉窦连接或直接汇入右心房的后壁。

- 心下型 TAPVC（Ⅲ型）的肺静脉与下行的垂直静脉相连，垂直静脉穿过膈肌并与肝静脉连接。
- 弯刀综合征是 PAPVC 的一种特殊类型。
- 肺静脉异位连接的预后取决于异位连接的类型、是否合并肺静脉梗阻、合并的心内畸形、右向左分流量的多少。

（李雪蕾）

参考文献

1. Vanderlaan R, Anderson RH, Shirali G, Spicer D, Hlavacek A, Caldarone CA. Pulmonary venous abnormalities. In: Wernovsky G, Anderson RH, Kumar K, Mussatto KA, Redington AN, Tweddell JS, eds. *Anderson's Pediatric Cardiology*. Elsevier; 2019:475-502.
2. Burroughs JT, Edwards JE. Total anomalous pulmonary venous connection. *Am Heart J*. 1960;59:913-931.
3. Karamlou T, Gurofsky R, Sukhni Al E, et al. Factors associated with mortality and reoperation in 377 children with total anomalous pulmonary venous connection. *Circulation*. 2007;115:1591-1598.
4. Seale AN, Uemura H, Webber SA, et al.; on behalf of the British Congenital Cardiac Association. Total anomalous pulmonary venous connection. *Circulation*. 2010;122:2718-2726.
5. Ferencz C, Rubin JD, Loffredo CA, Magee CA. Epidemiology of Congenital Heart Disease. *The Baltimore-Washington Infant Study 1981-1989*. Futura Publishing Company; 1993.
6. Grabitz RG, Joffres MR, Collins-Nakai RL. Congenital heart disease: incidence in the first year of life. The Alberta Heritage Pediatric Cardiology Program. *Am J Epidemiol*. 1988;128:381-388.
7. Batukan C, Schwabe M, Heling KS, Hartung J, Chaoui R. Prenatal diagnosis of right atrial isomerism (asplenia-syndrome): case report. *Ultraschall Med*. 2005;26:234-238.
8. Berg C, Geipel A, Kamil D, et al. The syndrome of right isomerism—prenatal diagnosis and outcome. *Ultraschall Med*. 2006;27:225-233.
9. Chen C-P, Ko T-M, Chen Y-Y, Su J-W, Wang W. Prenatal diagnosis and molecular cytogenetic characterization of mosaicism for a small supernumerary marker chromosome derived from chromosome 22 associated with cat eye syndrome. *Gene*. 2013;527:384-388.
10. Paladini D, Pistorio A, Wu LH, et al. Prenatal diagnosis of total and partial anomalous pulmonary venous connection: multicenter cohort study and meta-analysis. *Ultrasound Obstet Gynecol*. 2018;52:24-34.
11. Seale AN, Carvalho JS, Gardiner HM, et al.; British Congenital Cardiac Association. Total anomalous pulmonary venous connection: impact of prenatal diagnosis. *Ultrasound Obstet Gynecol*. 2012;40:310-318.
12. DiSessa TG, Emerson DS, Felker RE, Brown DL, Cartier MS, Becker JA. Anomalous systemic and pulmonary venous pathways diagnosed in utero by ultrasound. *J Ultrasound Med*. 1990;9:311-317.
13. Wessels MW, Frohn-Mulder IME, Cromme-Dijkhuis AH, Wladimiroff JW. In utero diagnosis of infra-diaphragmatic total anomalous pulmonary venous return. *Ultrasound Obstet Gynecol*. 1996;8:206-209.
14. Feller Printz B, Allan LD. Abnormal pulmonary venous return diagnosed prenatally by pulsed Doppler flow imaging. *Ultrasound Obstet Gynecol*. 1997;9:347-349.
15. Allan LD, Sharland GK. The echocardiographic diagnosis of totally anomalous pulmonary venous connection in the fetus. *Heart*. 2001;85:433-437.
16. Valsangiacomo ER, Hornberger LK, Barrea C, Smallhorn JF, Yoo SJ. Partial and total anomalous pulmonary venous connection in the fetus: two-dimensional and Doppler echocardiographic findings. *Ultrasound Obstet Gynecol*. 2003;22:257-263.
17. Chaoui R, Heling KS, Karl K. Ultrasound of the fetal veins part 2: veins at the cardiac level. *Ultraschall Med*. 2014;35:302-318; quiz319-21.
18. Karl K, Kainer F, Knabl J, Chaoui R. Prenatal diagnosis of total anomalous pulmonary venous connection into the coronary sinus. *Ultrasound Obstet Gynecol*. 2011;38:729-731.
19. Boopathy Vijayaraghavan S, Rao AR, Padmashree G, Raman ML. Prenatal diagnosis of total anomalous pulmonary venous connection to the portal vein associated with right atrial isomerism. *Ultrasound Obstet Gynecol*. 2003;21:393-396.
20. Law KM, Leung KY, Tang MHY, Chau AKT. Prenatal two-and three-dimensional sonographic diagnosis of total

anomalous pulmonary venous connection. *Ultrasound Obstet Gynecol*. 2007;30:788-789.

21.　Lenz F, Chaoui R. Changes in pulmonary venous Doppler parameters in fetal cardiac defects. *Ultrasound Obstet Gynecol*. 2006;28:63-70.

22.　Volpe P, Campobasso G, De Robertis V, et al. Two-and four-dimensional echocardiography with B-flow imaging and spatiotemporal image correlation in prenatal diagnosis of isolated total anomalous pulmonary venous connection. *Ultrasound Obstet Gynecol*. 2007;30:830-837.

23.　Laux D, Fermont L, Bajolle F, Boudjemline Y, Stirnemann J, Bonnet D. Prenatal diagnosis of isolated total anomalous pulmonary venous connection: a series of 10 cases. *Ultrasound Obstet Gynecol*. 2013;41: 291-297.

24.　Kao C-C, Hsieh C-C, Cheng P-J, Chiang C-H, Huang S-Y. Total anomalous pulmonary venous connection: from embryology to a prenatal ultrasound diagnostic update. *J Med Ultrasound*. 2017;25:130-137.

25.　Ganesan S, Brook MM, Silverman NH, Moon-Grady AJ. Prenatal findings in total anomalous pulmonary venous return. *J Ultrasound Med*. 2014;33:1193-1207.

26.　Tongsong T, Luewan S, Jatavan P, Tongprasert F, Sukpan K. A simple rule for prenatal diagnosis of total anomalous pulmonary venous return. *J Ultrasound Med*. 2016;35:1601-1607.

27.　Mao YK, Zhao B-W, Zheng FH, et al. Z-scores for fetal left atrial size and left atrium-descending aorta distance in fetuses with isolated total anomalous pulmonary venous connection. *Prenat Diagn*. 2017;37: 992-1000.

28.　Berg C, Georgiadis M, Geipel A, Gembruch U. The area behind the heart in the four-chamber view and the quest for congenital heart defects. *Ultrasound Obstet Gynecol*. 2007;30:721-727.

29.　Kawazu Y, Inamura N, Shiono N, et al. "Post-LA space index" as a potential novel marker for the prenatal diagnosis of isolated total anomalous pulmonary venous connection. *Ultrasound Obstet Gynecol*. 2014;44:682-687.

30.　Kawazu Y, Inamura N, Kayatani F, Taniguchi T. Evaluation of the post-LA space index in the normal fetus. *Prenat Diagn*. 2019;39:195-199.

31.　Sinkovskaya E, Abuhamad A, Horton S, Chaoui R, Karl K. Fetal left brachiocephalic vein in normal and abnormal conditions. *Ultrasound Obstet Gynecol*. 2012;40:542-548.

32.　Michailidis GD, Simpson JM, Tulloh RM, Economides DL. Retrospective prenatal diagnosis of scimitar syndrome aided by three-dimensional power Doppler imaging. *Ultrasound Obstet Gynecol*. 2001;17:449-452.

33.　Abuhamad A, Chaoui R. *First Trimester Ultrasound Diagnosis of Fetal Abnormalities*. Lippincott Wilkins; 2017.

44

第 44 章
胎儿心肌病

定义、疾病谱和发病率

心肌病是一大类异质性疾病，主要影响心肌，通常与心脏结构畸形无关。心肌病的首发表现可出现在胎儿期、青春期或成年期，主要取决于疾病的病因。胎儿心肌病可影响左心室、右心室或双心室，包括室间隔[1]。临床上，心肌病的出现通常与心功能异常有关，并且会导致心功能受损。心肌病的真实发病率目前未知，通常取决于纳入标准的定义和检测方法。在心肌病的相关研究报道中，儿童期的发病率为 1 ∶ 100 000 [2]，但是胎儿期的发病率更高，因为超过半数的病例在胎儿期或新生儿期死亡[1]。此外，胎儿心肌病通常包括原发性和继发性，这也会使发病率增高[1,3,4]。据报道，胎儿心肌病中约 1/10 的病例合并心脏畸形[1]。心肌病没有统一的分类[2,5]，一般可分为 5 种类型：扩张型心肌病、肥厚型心肌病、限制型心肌病、心室心肌致密化不全性心肌病和致心律失常性心肌病。致心律失常性心肌病，主要累及右心室，可导致猝死，常见于青少年，因此本书不做深入讨论[6]。其他 4 种类型的心肌病可在胎儿期发病，将在本章中讨论。

扩张型心肌病

超声表现

心脏增大通常是发现扩张型心肌病的第一个线索，可累及左、右心室，通常为双心室（图 44.1，44.2）。心室扩张可以通过常规的心脏测量指标来客观量化，如心脏横径或心胸比[7]，也可以用标准差（Z 值）[3] 来具体量化一个或两个心室的扩大程度。扩张型心肌病还会出现心室壁收缩幅度降低（图 44.2B）且可以通过 M 型超声测量进行客观评估，表现为缩短分数减低（见第 15 章）。此外，也可伴有心包积液或胎儿水肿（图 44.3，44.4）。对四腔心切面和大血管切面的全面检查通常不会发现与之相关的严重结构异常，但偶尔会发现小的室间隔缺损。在很多病例中，彩色多普勒可显示受累心室的房室瓣有轻度或重度反流。

心室扩张和心功能不全的程度会随着孕龄的增加而进展，并可导致明显的心室功能障碍和胎儿水肿（图44.3）。在某些病例中，心力衰竭伴水肿是最先被发现的体征，从而诊断扩张型心肌病[8]。

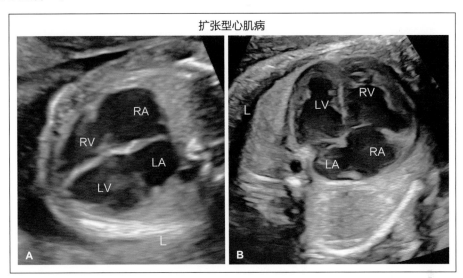

图44.1 2例分别妊娠23周（A）和29周（B）扩张型心肌病胎儿的心脏增大超声图像，显示胎儿心腔明显扩张。胎儿A还有面部畸形（未在图中标示），且在超声检查2周后宫内死亡。胎儿B的病因不明

L—左；LA—左心房；LV—左心室；RA—右心房；RV—右心室

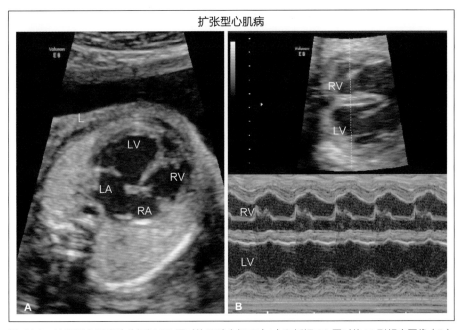

图44.2 扩张型心肌病胎儿妊娠25周时的四腔心切面（A）和妊娠33周时的M型超声图像（B）。图B中M型超声显示左心室（LV）运动功能减低。妊娠25周时出现三尖瓣和二尖瓣反流，但均在妊娠晚期消失。出生后未查出病因

L—左；LA—左心房；RA—右心房；RV—右心室

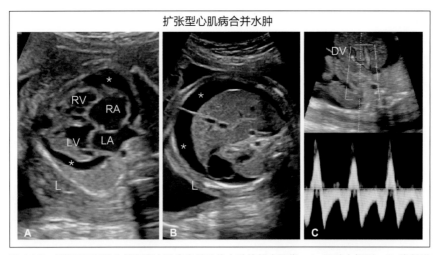

图 44.3　妊娠 27 周胎儿扩张型心肌病合并胎儿水肿的超声图像。A. 四腔心切面。B. 腹部横切面。C. 静脉导管频谱多普勒图像。图 A 显示心包积液（星号）和心脏增大、皮肤水肿；图 B 显示腹水（星号）；图 C 静脉导管（DV）多普勒显示舒张末期反向血流。这些均为心血管异常的征象，且预后不良。胎儿几周后宫内死亡

L—左；LA—左心房；LV—左心室；RA—右心房；RV—右心室

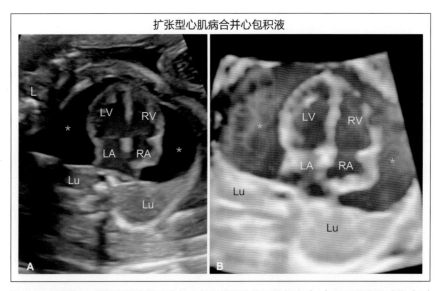

图 44.4　妊娠 21 周扩张型心肌病合并心包积液胎儿的二维超声（A）和三维表面成像（B）图像。由于胎儿父母为近亲婚配，且此前有受累胎儿出现宫内死亡的病史，推测为常染色体隐性遗传，但基因检测未找到致病基因。图中显示心脏左、右两侧有心包积液（星号）和肺部（Lu）受压

L—左；LA—左心房；LV—左心室；RA—右心房；RV—右心室

合并心内和心外畸形

　　当怀疑扩张型心肌病时，确诊的最大挑战在于找出潜在病因。建议对胎儿进行详细的超声检查，并结合胎儿动脉和心前区静脉的多普勒检查（图 44.5）。大量病例的病因仍属未知，被称为"特发性"扩张型心肌病[1,3]。然而，随着产前基因检测，包括全外显子组

测序和针对性的心脏疾病基因检测等技术的进展，特发性病例的数量将会随着时间的推移而下降。合并的心外超声异常可提示潜在的病因，如肝脏强回声灶或脑室系统的扩张，提示可能存在感染因素（图 44.6）。同种免疫或细小病毒 B19 感染引起的贫血（图 44.7）可能是心肌病的原因，并伴有胎儿水肿和大脑中动脉峰值流速增高。心动过缓伴房室传导阻滞（图 44.8）提示母体存在与扩张型心肌病相关的自身抗体[9]。母体的自身抗体还可引起不伴房室传导阻滞的扩张型或肥厚型心肌病[9]。建议进行染色体评估，包括 22q11.2 微缺

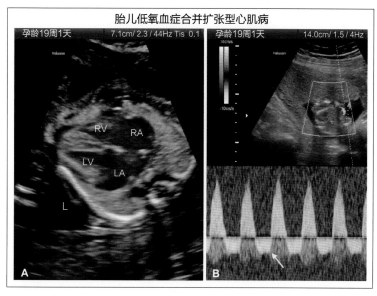

图 44.5　妊娠 19 周扩张型心肌病合并低氧血症胎儿的四腔心切面（A）和脐动脉多普勒（B）图像。图 A 显示心脏增大，心腔扩张，肺受压变小，胎儿严重生长受限；图 B 显示脐动脉反向血液频谱（箭头）
L—左；LA—左心房；LV—左心室；RA—右心房；RV—右心室

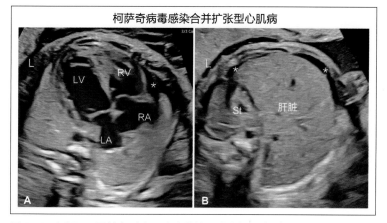

图 44.6　妊娠 28 周扩张型心肌病胎儿的四腔心切面（A）和腹围横切面（B）超声图像。图 A 显示扩张的右心室（RV）和左心室（LV）伴心脏增大、心包积液（星号）。图 B 显示腹水（星号）伴胃（St）变小，可能是肿大的肝脏压迫所致。这个病例被证实为柯萨奇病毒感染
L—左；LA—左心房；RA—右心房

失、微阵列或全外显子组测序[3](见第2章)。家族史和遗传咨询至关重要，可以提示是否存在家族遗传。应用彩色血流成像对胎儿和胎盘进行全面细致的检查，可以发现是否存在动静脉畸形。初次心脏评估时未发现心动过速的病例有时可在后续的超声随访中发现阵发性心动过速。代谢性疾病和遗传疾病非常罕见，如果没有明确的家族史，一般很难在产前排除。遗传学检测的最新进展使与心肌病相关的遗传疾病的诊断成为可能。其中，编码肌球蛋白重链（MYH7）的基因是常见的病因（图44.9）。然而，这些基因也会导致其他形式的心肌病。表44.1总结了胎儿或婴儿扩张型心肌病的已知病因，汇编自不同来源的文献[1-3,5,6]。

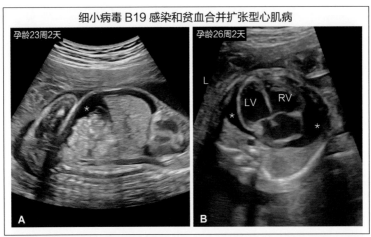

图44.7　细小病毒B19感染和贫血的胎儿，妊娠23周时的胸腹部矢状切面图像（A）和妊娠26周时的四腔心切面图像（B）。图A中可见腹水（星号）。胎儿输血后3周（B），仍然可以看到持续存在的扩张型心肌病伴心包积液（星号）。这种情况下心肌病的病因可能与贫血及心肌炎引起的容量负荷过重有关
L—左；LV—左心室；RV—右心室

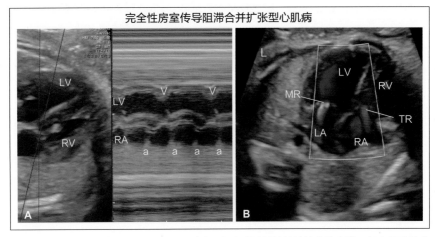

图44.8　持续性心律失常，无论是心动过速还是心动过缓的持续性心律失常，都会导致胎儿扩张型心肌病。A. 胎儿的母亲患有Sjögren抗体（干燥综合征），胎儿表现为完全性房室传导阻滞，心房（a）和心室（V）收缩出现分离。B. 彩色多普勒显示心室扩张，二尖瓣（MR）和三尖瓣（TR）反流。在这类胎儿中，自身抗体不但能诱发上述改变，还能诱发心肌炎
L—左；LA—左心房；LV—左心室；RA—右心房；RV—右心室

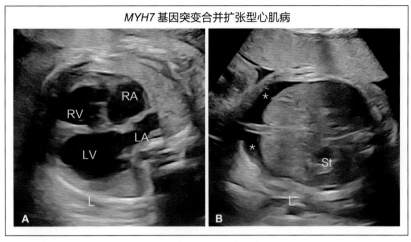

图 44.9　妊娠 35 周扩张型心肌病胎儿的四腔心切面（A）和腹围切面（B）超声图像。
A. 图中可见扩张的右心室（RV）和左心室（LV），并伴有心脏增大。B. 图中可见腹水（星号）。胎儿的父亲自儿童期罹患心肌病，一直持续到成年。分子遗传学检查发现胎儿和其父亲的 *MYH7* 基因发生突变
L—左；LA—左心房；RA—右心房；St—胃

鉴别诊断

　　心脏扩张和严重的心脏增大可出现在多种心脏疾病中，应进行鉴别诊断[7]。右心室扩张可见于 Ebstein 畸形和三尖瓣发育不良（见第 24 章）。合并二尖瓣关闭不全的左心室心内膜弹力纤维增生症是主要需要鉴别诊断的疾病之一。双侧房室瓣反流可在心肌炎、容量负荷过重等情况下出现，其中一些疾病也可导致扩张型心肌病。心肌病可随孕龄的增加而缓解，出生后一般心脏功能正常。如心肌病在产前得到缓解，则提示可能有一过性的胎儿感染。

表 44.1　扩张型心肌病的常见病因

类型	病因
原发性	30%～50% 的病例有家族性心肌病病史，肌动蛋白基因突变，神经肌肉疾病，核纤层蛋白病，线粒体疾病
继发性	糖原贮积病（Pompe 病等），溶酶体贮积病（戈谢病、黏多糖贮积症等），结构性心脏病（心脏瓣膜病、冠状动脉损伤），脂肪酸氧化障碍（左旋肉碱缺乏等），炎症，感染，线粒体疾病，特发性疾病

肥厚型心肌病

　　肥厚型心肌病通常表现为心脏增大伴单侧或双侧心室的心室壁肥厚（图 44.10，44.11）[1]。肥厚型心肌病的诊断标准通常为舒张期室壁厚度大于 2 个标准差（Z 值）[3]。受累心室通常缩小（图 44.10，44.11），也可发现心包积液（图 44.10）。在肥厚型心肌病中，详细检查四腔心切面和大血管切面可没有任何重要结构异常，这与发现时的严重程度有关。也可

出现流入道或流出道的梗阻，导致彩色多普勒的信号混叠和脉冲多普勒流速的增加。偶见房室瓣反流（图44.11），但不如在扩张型心肌病中那样常见。心室肥厚和心脏损害会随着孕龄的增加而加重（图44.12），可造成胎儿心力衰竭、水肿和宫内死亡。通常，肥厚型心肌病在妊娠晚期才会被首次发现。

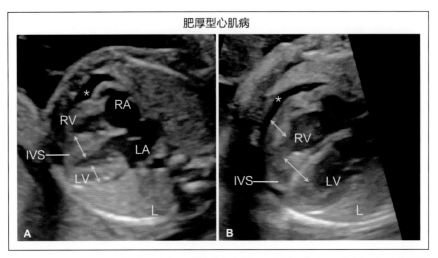

图44.10　1例原因不明的肥厚型心肌病胎儿在妊娠22周（A）和27周（B）时的四腔心切面，可见心肌增厚（双向箭头），以室间隔（IVS）增厚为著，合并少量心包积液（星号）
L—左；LA—左心房；LV—左心室；RA—右心房；RV—右心室

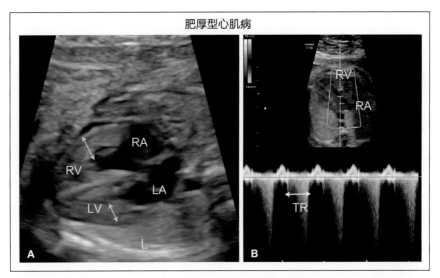

图44.11　妊娠28周伴有心脏扩张的肥厚型心肌病胎儿超声图像。A. 四腔心切面显示心肌增厚（双向箭头），左、右心室狭小。B. 频谱多普勒显示重度三尖瓣反流（TR）（双向箭头）。病因不明
L—左；LA—左心房；LV—左心室；RA—右心房；RV—右心室

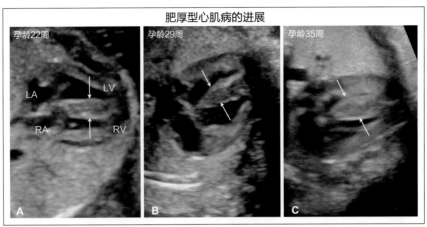

图 44.12 原发性肥厚型心肌病。妊娠 12 周时发现 NT 增厚。A. 妊娠 22 周胎儿的超声图像显示心肌增厚（箭头）。B、C. 妊娠 29 周和 35 周随访时，心肌增厚持续进展。产后确诊为原因不明的肥厚型心肌病。8 年前用 Noonan 综合征针对性测序（包括 4 个基因）进行检测，结果为阴性。这种情况可能是另一种未诊断的 RAS 信号通路相关综合征

LA—左心房；LV—左心室；RA—右心房；RV—右心室

合并心内和心外畸形

与扩张型心肌病相似，明确肥厚型心肌病的潜在病因是非常有挑战性的。对胎儿进行全面的超声检查可以帮助发现其他有助于明确诊断的征象。贮积病十分罕见，且难以在产前诊断，该病可引起肥厚型心肌病，并伴有肝大，导致腹围增加或肝回声改变。许多肥厚型心肌病仍然是特发性的[1,3]。与肥厚型心肌病相关的最常见的疾病是糖尿病，尤其是母亲血糖控制不佳者（图 44.13），肥厚型心肌病的表现通常出现在妊娠晚期。已知双侧肾脏

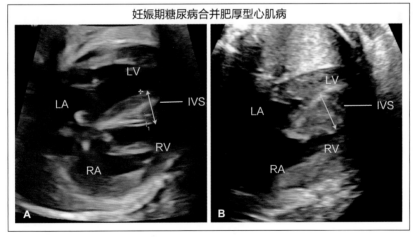

图 44.13 控制不佳的妊娠期糖尿病可导致胎儿妊娠晚期肥厚型心肌病。2 例分别妊娠33 周（A）和 35 周（B）胎儿的四腔心切面显示，胎儿室间隔（IVS）明显增厚（双向箭头）。在这种严重的病例中，IVS 的厚度通常超过 10 mm。有趣的是，这种增厚会在出生后几周内消失

LA—左心房；LV—左心室；RA—右心房；RV—右心室

发育不全或发育不良（图 44.14），伴羊水过少，也会导致心肌增厚。其病理机制尚不清楚，可能是由肾源性或肺动脉高压伴肺发育不全所致的胎儿高血压引起。建议对患有心肌病的胎儿进行染色体评估，包括微阵列检测（见第 2 章），但也应考虑其他遗传综合征，特别是 Noonan 综合征和其他 RAS 信号通路疾病，这类疾病通常表现为肥厚型心肌病，常伴有颈部水肿或其他淋巴系统疾病（图 44.15）。此外，还应考虑 Beckwith-Wiedemann 综合征，该综合征常伴有器官肥大和胎盘增厚（图 44.16）。详细的家族史和遗传咨询有助于明确肥厚型心肌病的家族遗传情况（图 44.17）。在近亲婚配的情况下，应寻找贮积病的可能征象。

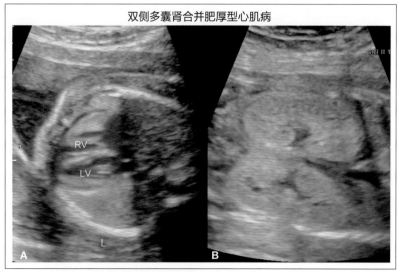

图 44.14　妊娠 23 周双侧多囊肾合并肥厚型心肌病胎儿。A. 四腔心切面。B. 腹部冠状切面。这种心肌肥厚也常见于双侧肾发育不全的病例

L—左；LV—左心室；RV—右心室

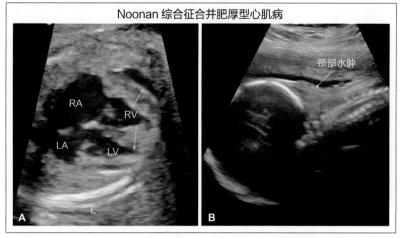

图 44.15　妊娠 25 周 Noonan 综合征胎儿的四腔心切面（A）和颈背部的矢状切面（B）超声图像。图 A 显示肥厚型心肌病（双向箭头），图 B 显示明显的持续性颈部水肿。肥厚型心肌病通常发生在妊娠晚期，典型的疾病包括 RAS 信号通路疾病，如 Noonan 综合征

L—左；LA—左心房；LV—左心室；RA—右心房；RV—右心室

肥厚型心肌病可发生在双胎输血综合征中，尤其是受血儿，这可能是由慢性容量负荷过重所致（图 44.18）[1,10]。随着基因检测技术（见第 2 章）的发展，包括全外显子组测序和针对性的心脏疾病测序盒的进展，更多遗传性疾病将被发现。表 44.2 总结了胎儿或婴儿肥厚型心肌病的已知病因，汇编自不同来源的文献 [1-3,5,6]。

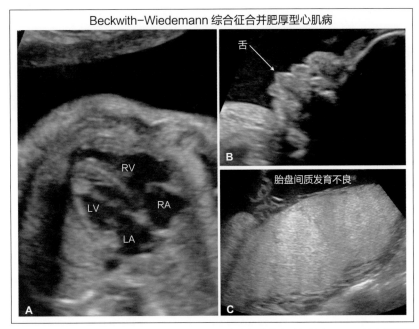

图 44.16　妊娠 28 周 Beckwith-Wiedemann 综合征胎儿多脏器肿大。A. 四腔心切面显示心肌增厚且心脏扩大。B. 胎儿侧面观显示巨舌（箭头）。C. 增厚的胎盘提示胎盘间质发育不良
LA—左心房；LV—左心室；RA—右心房；RV—右心室

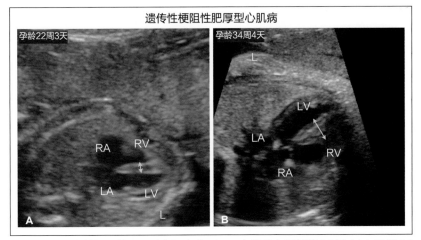

图 44.17　遗传性梗阻性肥厚型心肌病（HOCM）胎儿在妊娠第 22 周（A）和第 34 周（B）时的四腔心切面图像。胎儿的父亲有 HOCM，遗传给下一代的概率为 50%。妊娠 22 周时胎儿心脏显示接近正常，室间隔正常（双向箭头），但在妊娠 34 周时室间隔增厚，并在出生后 6 个月确诊为 HOCM
L—左；LA—左心房；LV—左心室；RA—右心房；RV—右心室

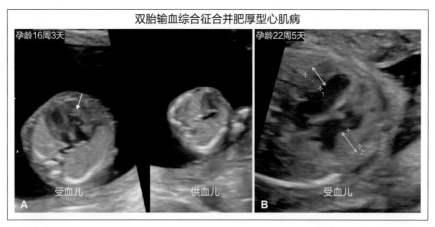

图 44.18 双胎输血综合征（TTTS）可导致肥厚型心肌病，尤其容易出现在受血儿慢性容量负荷过重的情况下。该病例在妊娠 12 周时出现 TTTS 的征象。A. 妊娠 16 周时受血儿出现瓣膜反流和心肌增厚（箭头）。B. 激光凝固术后，供血儿死亡，受血儿持续表现为肥厚型心肌病（双向箭头）

表 44.2 肥厚型心肌病的常见病因

类型	病因
原发性	家族性，肌动蛋白（例如，*MYH7*、*MYL2*、*MYL3*、*MYBPC3*、*TNNT2*、*TNNI3*、*TPM1*、*ACTC1* 等基因突变）
继发性	糖原贮积病（Pompe 病、Danon 病等） 溶酶体贮积病（黏多糖贮积症 Ⅰ、Ⅱ） 综合征性疾病（RAS 信号通路相关综合征、Beckwith-Wiedemann 综合征等） 脂肪酸氧化障碍（左旋肉碱缺乏等） 线粒体疾病 内分泌因素：母亲糖尿病 贫血：α 地中海贫血 双胎输血综合征的受血儿 肾脏：双侧肾脏发育不全，双侧囊性肾发育不良 特发性疾病

鉴别诊断

心室壁肥厚可由半月瓣狭窄或心脏结构异常造成。心脏瓣膜的多普勒检查是心肌病检查的一部分。小的心脏肿瘤如横纹肌瘤可被误诊为心室肥厚，但高分辨率胎儿超声心动图能对肿瘤组织及增厚的心肌组织进行鉴别。

限制型心肌病

限制型心肌病在婴儿[2,6] 的心肌病中占比不足 5%，产前相关数据尚缺乏。限制型心肌病的特征是心室容量和室壁厚度几乎正常，但心房增大，如图 44.19 所示。由于限制型心肌病的病因可能与扩张型心肌病或肥厚型心肌病相似，所以建议进行类似的检查。在图 44.19 所示的病例中，胎儿有 *MYH7* 基因突变，这可以导致扩张型心肌病、肥厚型心肌病或心肌致密化不全性心肌病。

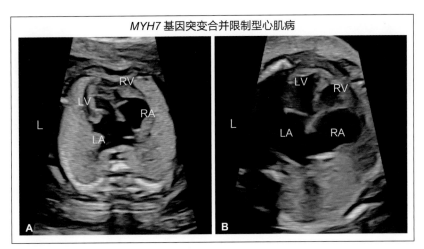

图 44.19　限制型心肌病胎儿在妊娠第 23 周（A）和第 30 周（B）的四腔心切面图像。限制型心肌病在心肌病中属罕见型，其特点是心房增大，心室腔相对较小，不合并心肌增厚，如本病例所示。该病例的分子遗传学检测发现了少见的 *MYH7* 基因突变，这种可变表型的表达与肌球蛋白重链（*MYH7*）基因有关
L—左；LA—左心房；LV—左心室；RA—右心房；RV—右心室

心肌致密化不全性心肌病

心肌致密化不全性心肌病较罕见，常累及左心室，也可累及右心室或双心室[11]。其特征是除了致密层外，还有一层非致密心肌，心室小梁突出，小梁间隐窝深陷[12]。心室心肌致密化不全性心肌病通常位于心尖和心室侧壁（图 44.20），类似"海绵"或"原始"心肌。它可以作为一种孤立性疾病发生，也可合并其他心脏异常[12]。关于是否将其归类为"未分类心肌病"或"遗传性心肌病"仍有争论[12]。

心肌致密化不全性心肌病的发病机制尚不清楚，但理论上认为其原因为心内膜心肌分化的病理性停滞或过度的内在增殖，导致小梁过度增生[6,11,12]。尽管这种疾病很少见，但随着对该疾病的认识不断加深，其产前和产后的确诊数量也不断增加[11-13]。在最近报道的 9 例胎儿病例中，6 例累及左心室，2 例累及双心室，1 例累及右心室[11]。而且 9 例中有 7 例合并相关异常，导致胎儿死亡或终止妊娠[11]，但缺乏遗传病因学报告。根据经验，明显的孤立性双侧心室心肌致密化不全性心肌病与 *MYH7* 基因的突变有关（图 44.20）。心肌致密化不全性心肌病的检查与其他心肌病类似，即了解详细的家族史、对胎儿的心内和心外结构进行详细的检查以及基因检测。随访时应关注是否存在心律失常[6]，以及对心脏功

能进行连续评估，包括脐动脉和静脉导管的多普勒检查，以早期发现心功能恶化的征象。然而，孤立性心肌致密化不全性心肌病预后良好[12]。

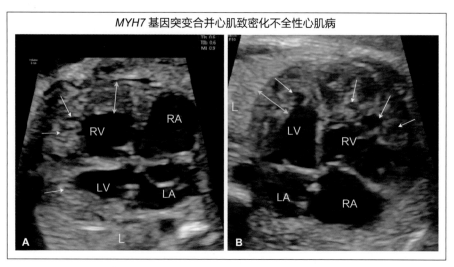

图44.20 2例心肌致密化不全性心肌病胎儿的四腔心切面，显示疾病同时累及左、右心室。胎儿心肌增厚（双向箭头）和小梁间隐窝深陷（白色箭头）是其典型表现，且以心尖部为著。分子遗传学检测显示 *MYH7* 基因突变

L—左；LA—左心房；LV—左心室；RA—右心房；RV—右心室

预后与转归

预后取决于胎儿心肌病的潜在病因，其差异性大，预后良好的心肌病可在产前或产后逐渐消退，预后极差的可发生胎儿宫内死亡。胎儿宫内死亡或新生儿死亡的风险随着胎儿水肿、心室壁硬化和早产的发生而增高。部分心肌病胎儿（如家族性）可能需要出生后进行心脏移植。一些特发性心肌病属于特定的遗传疾病，建议进行全面的分子遗传学检测，或与父母协商保留胎儿的血液和（或）组织以备日后评估使用。某些病例表现为常染色体隐性遗传，但家族中有复发病例时，则考虑为常染色体显性遗传。

一项对61例心肌病胎儿的研究，纳入了肥厚型心肌病胎儿（肥厚型心肌病组）21例，非肥厚型心肌病胎儿（非肥厚型心肌病组）40例，其病因学调查显示，特发性占44%，家族性占13%，炎症性占15%，遗传代谢性占28%[3]。其中13例终止妊娠[3]，其余病例未行心脏移植术的非肥厚型心肌病患儿1岁时存活率为58%，高于肥厚型心肌病组（18%）[3]。

诊断方法

图44.21列出了怀疑胎儿心肌病的诊断方法。

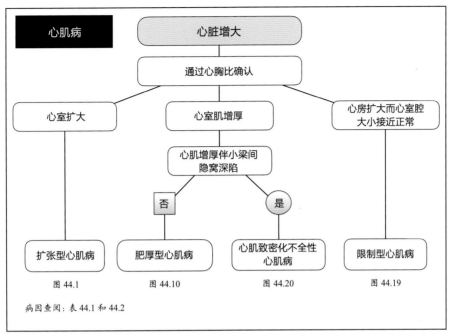

图 44.21　怀疑胎儿心肌病的诊断方法。详见正文

要点　胎儿心肌病

- 心肌病是一类影响左心室、右心室或双侧心室心肌的疾病，通常与心脏功能异常有关。
- 扩张型心肌病通常表现为心脏增大，包括左心室、右心室或双侧心室增大。
- 在很多病例中，彩色多普勒显示受累心室的房室瓣或多或少存在重度反流。
- 仍有相当数量的心肌病被定义为"特发性"。
- 肥厚型心肌病通常表现为心脏增大并伴一侧或双侧心室壁增厚。
- 肥厚型心肌病最常见的病因是妊娠期糖尿病。
- 限制型心肌病的特征是心室容量和室壁厚度近乎正常，但心房增大。
- 心肌致密化不全性心肌病除了致密层外，还有一层非致密心肌，心室小梁突出，小梁间隐窝深陷。
- 胎儿心肌病的检查包括全面的家族史调查、详细的胎儿超声检查及遗传学检测。
- *MYH7* 基因是一种与心肌病相关的常见基因。
- 非肥厚型心肌病比肥厚型心肌病预后好。

（杨艳东）

参考文献

1. Pedra SRFF, Smallhorn JF, Ryan G, et al. Fetal cardiomyopathies: pathogenic mechanisms, hemodynamic findings, and clinical outcome. *Circulation*. 2002;106:585-591.

2. Lipshultz SE, Law YM, Asante-Korang A, et al. Cardiomyopathy in children: classification and diagnosis: a scientific statement from the American Heart Association. *Circulation*. 2019;140:e9-e68.

3. Weber R, Kantor P, Chitayat D, et al. Spectrum and outcome of primary cardiomyopathies diagnosed during fetal life. *JACC Heart Fail.* 2014;2:403-411.

4. Ezon DS, Ayres NA, Altman CA, Denfield SW, Morris SA, Maskatia SA. Echocardiographic parameters and outcomes in primary fetal cardiomyopathy. *J Ultrasound Med.* 2016;35:1949-1955.

5. McKenna WJ, Maron BJ, Thiene G. Classification, epidemiology, and global burden of cardiomyopathies. *Circ Res.* 2017;121:722-730.

6. Villa CR, Jefferies JL. Cardiomyopathies. In: Wernovsky G, Anderson RH, Kumar K, Mussatto KA, Redington AN, Tweddell JS, eds. *Anderson's Pediatric Cardiology*. Elsevier; 2019:1145-1165.

7. Chaoui R, Bollmann R, Goldner B, Heling KS, Tennstedt C. Fetal cardiomegaly: echocardiographic findings and outcome in 19 cases. *Fetal Diagn Ther*. 1994;9:92-104.

8. Sivasankaran S, Sharland GK, Simpson JM. Dilated cardiomyopathy presenting during fetal life. *Cardiol Young.* 2005;15:409-416.

9. Nield LE, Silverman ED, Smallhorn JF, et al. Endocardial fibroelastosis associated with maternal anti-Ro and anti-La antibodies in the absence of atrioventricular block. *J Am Coll Cardiol*. 2002;40:796-802.

10. Michelfelder E, Gottliebson W, Border W, et al. Early manifestations and spectrum of recipient twin cardiomyopathy in twin-twin transfusion syndrome: relation to Quintero stage. *Ultrasound Obstet Gynecol*. 2007;30:965-971.

11. Tian L, Zhou Q, Zhou J, Zeng S, Cao D, Zhang M. Ventricular non-compaction cardiomyopathy: prenatal diagnosis and pathology. *Prenat Diagn*. 2015;35:221-227.

12. Kayvanpour E, Sedaghat-Hamedani F, Gi W-T, et al. Clinical and genetic insights into non-compaction: a meta-analysis and systematic re-view on 7598 individuals. *Clin Res Cardiol*. 2019;108:1297-1308.

13. Ozkutlu S, Bostan O, Karag.z T, Deren O, Tekinalp G. Prenatal diagnosis of isolated non-compaction of the ventricular myocardium: study of six cases. *Pediatr Int.* 2007;49:172-176.

第 45 章
胎儿心脏肿瘤

心脏肿瘤

定义、疾病谱和发生率

胎儿心脏肿瘤非常罕见，在胎儿和婴儿中的发生率低于 0.2%[1,2]。大多数报道的心脏肿瘤是起源于心内膜、心肌或心包的良性肿瘤。胎儿心脏肿瘤通常是在妊娠中期或晚期经超声检查发现并确诊的，而婴儿和儿童心脏肿瘤通常是偶然发现或因出现临床症状才被检出的。绝大多数胎儿心脏肿瘤为横纹肌瘤（≥ 80%），其次为畸胎瘤、纤维瘤、黏液瘤和其他肿瘤，如血管瘤、横纹肌肉瘤[1-7]。胎儿心脏肿瘤虽少见，但较婴儿和儿童心脏肿瘤常见。虽然黏液瘤占成人良性肿瘤的 40%，但在胎儿和新生儿中罕见[2]。

横纹肌瘤

超声表现

横纹肌瘤是最常见的胎儿心脏肿瘤，其超声征象典型且变化小。横纹肌瘤的重要特征总结如下。

超声特征：二维超声显示为圆形或椭圆形、边界清晰的心内肿块，回声强于周边心肌的回声（图 45.1 ~ 45.5）。

大小和数量：横纹肌瘤可以单发，但大多数情况下为多发（图 45.2）[2-8]。肿瘤大小不等，直径可从常见的 5 ~ 10 mm，到 40 mm 甚至更大[2,4,6,7]（图 45.3）。即使已诊断为单发性横纹肌瘤，采用高分辨率超声随访时仍可能发现另外的横纹肌瘤（图 45.4）。

部位：横纹肌瘤可发生在心室壁、室间隔、心尖，甚至流出道，但很少发生在心房（图 45.1）。瘤体常常凸向心腔内生长造成血流梗阻（图 45.5），彩色、频谱多普勒和三维超声有助于评估血流梗阻情况（图 45.5 ~ 45.9）。心外生长的外生型肿瘤极少是横纹肌瘤。

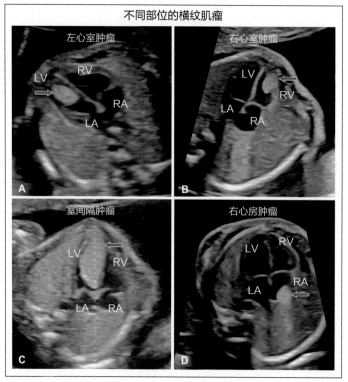

图45.1　4 例胎儿四腔心切面显示不同部位的心脏横纹肌瘤。横纹肌瘤（箭头）分别位于左心室（A）、右心室（B）、室间隔（C）和右心房（D）
LA—左心房；LV—左心室；RV—右心室；RA—右心房

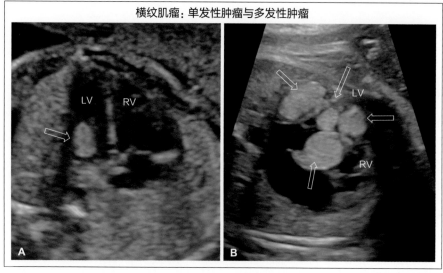

图45.2　2 例胎儿的四腔心切面超声图。A. 左心室左侧壁的单发性横纹肌瘤（空心箭头）。B. 主要位于左心室和室间隔的多发性横纹肌瘤（空心箭头）
LV—左心室；RV—右心室

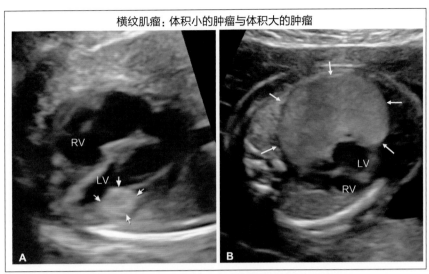

图 45.3　A. 胎儿四腔心切面显示左心室左侧壁上的小横纹肌瘤（短箭头）。B. 妊娠 22 周胎儿，因怀疑肺回声增强和肺囊性病变行超声心动图检查，发现高回声团块为一个巨大的横纹肌瘤（长箭头）。2 例胎儿基因检测均显示为结节性硬化症

LV—左心室；RV—右心室

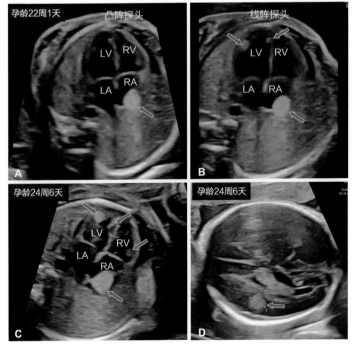

图 45.4　1 例横纹肌瘤合并结节性硬化症的特殊病例。孕妇因使用抗惊厥药物治疗癫痫，转诊进行胎儿解剖学评估。A. 妊娠 22 周应用凸阵探头扫查，四腔心切面显示右心房单发横纹肌瘤（箭头）。B. 同时应用高分辨率线阵探头扫查，发现左心室壁还有两个横纹肌瘤（箭头）。胎儿超声所见结合孕妇病史提示孕妇患结节性硬化症，即孕妇患有该疾病是通过胎儿评估才首次发现的。遗传咨询和孕妇结节性硬化症针对性检测发现其发生基因突变。C. 妊娠 24 周超声随访显示多个肿瘤（箭头）。D. 位于顶叶的 9 mm 颅内占位（箭头）

LA—左心房；LV—左心室；RA—右心房；RV—右心室

检出胎龄：横纹肌瘤在宫内逐渐形成，通常在妊娠 20～30 周可被检出。目前尚无妊娠 11～14 周诊断横纹肌瘤的报道。妊娠期母体的激素水平可能会影响横纹肌瘤的生长，因此，横纹肌瘤通常在出生前逐渐长大，出生后缩小[6]。

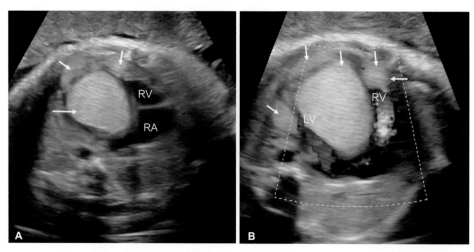

图 45.5　图 A、B 显示妊娠 35 周多发性巨大横纹肌瘤（箭头）胎儿的四腔心切面超声图像。图 B 彩色多普勒显示左心室和右心室充盈减少。患儿出生后病情平稳，新生儿期证实为结节性硬化症

LV—左心室；RA—右心房；RV—右心室

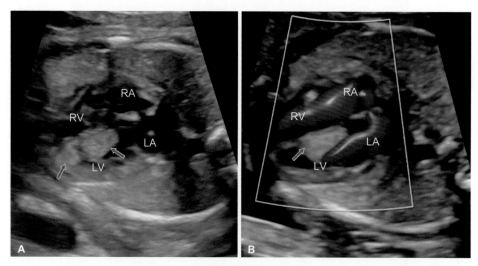

图 45.6　妊娠 24 周左心室（箭头）有两个横纹肌瘤胎儿的右侧胸骨旁四腔心切面二维超声图像（A）与彩色多普勒图像（B）。图 B 彩色多普勒显示左心室充盈轻度减少。胎儿产前确诊为结节性硬化症，其父具有相同基因突变，但无任何症状或体征。患儿产后病情平稳

LA—左心房；LV—左心室；RA—右心房；RV—右心室

妊娠经过：尽管一些大的横纹肌瘤可能引起血流梗阻，但很少发生胎儿血流动力学障碍，仅偶尔可见。虽然极其少见，但胎儿伴发心律失常、水肿和自发性死亡的病例也有报道。冠状动脉受累也可能导致胎儿自发性死亡。

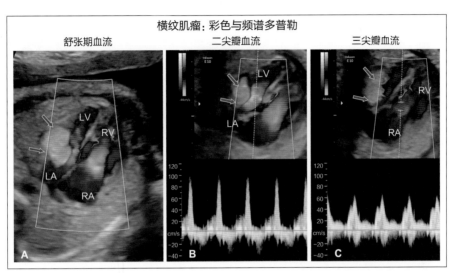

图 45.7　妊娠 27 周胎儿左心室巨大横纹肌瘤（箭头）的四腔心切面二尖瓣和三尖瓣的彩色血流图像和频谱多普勒图像。A. 彩色多普勒血流图显示流入左心室（LV）的血液减少。B. 二尖瓣频谱多普勒图像显示左心室舒张期充盈时间短且速度快。C. 三尖瓣频谱多普勒图像显示右心室（RV）充盈正常。胎儿产前确诊结节性硬化症

LA—左心房；RA—右心房

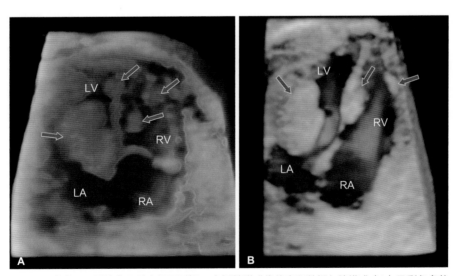

图 45.8　妊娠 27 周胎儿四腔心切面时间－空间关联成像的容积数据灰阶模式（A）及彩色多普勒血流模式（B）显示多发性横纹肌瘤（箭头），包括左心室室壁的巨大肿瘤。三维容积显示为表面模式（A）和玻璃体模式（B）。图 A 显示肿瘤似乎阻塞左心室流入道，但空间彩色多普勒（B）显示舒张期血液流入左心室（LV）

LA—左心房；RA—右心房；RV—右心室

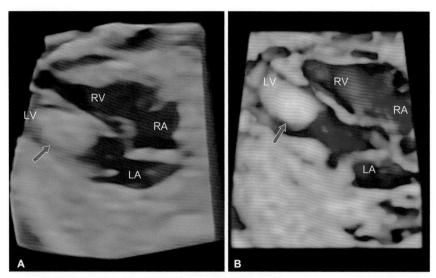

图 45.9　妊娠 22 周胎儿四腔心切面时间 – 空间关联成像的容积数据灰阶模式（A）及彩色多普勒血流图（B）显示左心室心尖单发横纹肌瘤（箭头）。三维容积显示为表面模式（A）和玻璃体模式（B）。图 A 显示肿瘤似乎阻塞左心室流入道，但空间彩色多普勒（B）显示舒张期血液流入左心室（LV）

LA—左心房；RA—右心房；RV—右心室

合并心内和心外畸形

结节性硬化症（tuberous sclerosis complex，TSC）：横纹肌瘤通常与 TSC（Morbus Bourneville-Pringle 病）相关，与 70% ～ 90% 的病例具有相关性[6,7,9-12]。近期的一项研究比较了 TSC 与多发性和单发性心脏肿瘤的相关性，发现 86% 的多发性心脏肿瘤和 31% 的单发性心脏肿瘤为 TSC[12]。在后一组病例中，除横纹肌瘤外还有其他肿瘤，如纤维瘤[12]。

TSC 是一种常染色体显性遗传疾病，可影响多个器官 / 系统，如心脏、皮肤、肾脏、大脑、肺等。TSC 的临床表现多样，可从轻微或无症状到严重[13]。在儿童和成人中，TSC 的诊断主要基于主要和次要临床征象[13]，但在过去 10 年中，大多数 TSC 病例的诊断主要依靠分子遗传学检测，85% 以上的病例都据此确诊[14]。分子遗传学检测发现 TSC 涉及 *TSC-1*（编码 9q34 的错构瘤蛋白）和 *TSC-2*（编码 16p13.3 的结节蛋白）基因突变，鲜有缺失。产前可通过侵入性检查进行诊断，如羊膜腔穿刺术、胎盘活检或脐带穿刺术[11,12,15]。*TSC-2* 突变约占 80%，*TSC-1* 突变仅占 20%[14]。*TSC-1* 基因突变更常见于家族遗传性病例，与 *TSC-2* 基因突变相比，其临床病程较轻[14]。

TSC 的病理生理学与哺乳动物雷帕霉素靶蛋白（mammalian target of rapamycin，mTOR）通路密切相关。错构瘤蛋白和结节蛋白基因在细胞生长和调节中起作用，可抑制不可控的生长和肿瘤的发展。当结节蛋白或错构瘤蛋白异常时，可控生长的失调使机体多个部位发生肿瘤（错构瘤），这也解释了 TSC 的临床特征。除了横纹肌瘤，TSC 还可伴有颅内结节（图 45.10）、皮肤病变（如牛奶咖啡斑、面部血管纤维瘤）（图 45.11）、肾血管平滑肌脂肪瘤、肺囊肿以及其他器官受累性病变。临床上，面部和皮肤的病变最明显（图 45.11）。脑部损伤可表现为实质内或 Monro 导水管区域的结节（图 45.4D，45.10，45.11）、室管膜下结节或该区域罕见的室管膜下巨细胞型星形细胞瘤（subependymal giant astrocytoma, SEGA）。产前可通过磁共振成像（图 45.11）、经阴道超声或高分辨率超声（图 45.4D，45.10）进行准确评估。此外，典型的迁移障碍表现为皮质发育不良伴高回声斑点，妊娠 26 周后经阴道超声可明确显示（图 45.10B）。横纹肌瘤是产前 TSC 诊断的第一线索，

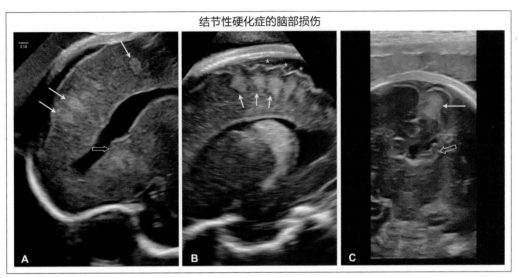

图 45.10　经阴道超声显示 3 例横纹肌瘤和结节性硬化症胎儿的脑部损伤。结节样病变可表现为脑实质内高回声斑点（实线箭头），伴皮质发育不良（星号）和（或）脑室周围结节（空心箭头），通常位于靠近 Monro 孔的侧脑室前角。图 A、B 为经阴道超声图像，图 C 为高分辨率线阵探头经腹超声图像

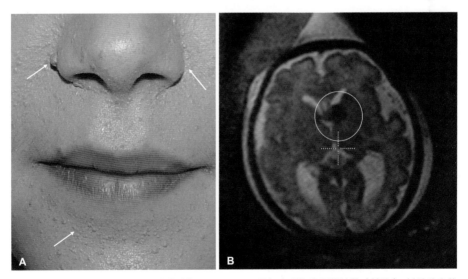

图 45.11　胎儿患有横纹肌瘤时应高度怀疑 TSC。A. 孕妇表现为鼻唇部结节（箭头），其胎儿产前超声显示横纹肌瘤，确诊为结节性硬化症。B. 胎儿 MRI 显示脑部结节（黄色圆圈）

而癫痫是产后 TSC 诊断的最常见线索，90% 的 TSC 患者会发生癫痫[16]。TSC 是癫痫最常见的遗传原因[16]。

一旦胎儿确诊横纹肌瘤，建议进行遗传咨询并检测胎儿及父母可能存在的遗传学异常。癫痫家族史，甚至慢性头痛或轻微的皮肤病变都可能有助于诊断。妊娠期磁共振断层扫描可通过显示胎儿颅内病变而支持心脏异常诊断[17]。此外，利用经阴道超声检查脑部，可显示皮质发育不良和结节（图 45.10）。但没有脑部病变也不能排除 TSC。图 45.12 为横纹肌瘤胎儿心脏的解剖标本。

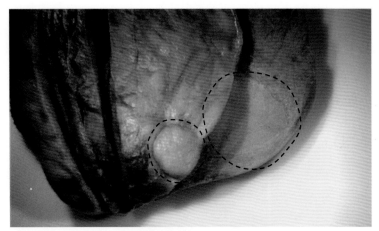

图 45.12　胎儿心脏横纹肌瘤解剖标本显示横纹肌瘤（圆圈）的颜色和质地与正常心肌一致

鉴别诊断

尽管横纹肌瘤的典型表现是多发性的高回声肿块，但其中的单发性肿瘤还需与其他肿瘤相鉴别，如纤维瘤、畸胎瘤、黏液瘤、血管瘤等[2]。随访、基因检测、磁共振断层扫描和高分辨率超声均有助于鉴别。

预后与转归

胎儿短期预后取决于肿瘤大小、心脏血流动力学障碍和心律失常（通常为室性心动过速）的发生。一般来说，横纹肌瘤会在出生后缩小，很少需要手术切除[6]。新生儿和儿童 TSC 患者的主要问题是无法预测的神经系统进展和转归，一些患者会发展为癫痫，而另一些会发展为严重的精神障碍和（或）自闭症谱系。一项欧洲随机研究（EPISTOP 试验）表明，在新生儿 TSC 患者发生癫痫之前，使用抗惊厥药物氨己烯酸进行预防性治疗是安全的，可以改变癫痫发作的自然史，降低发作风险和严重程度。过去 10 年使用的其他治疗方法包括服用 mTOR 抑制剂依维莫司，依维莫司可以缩小室管膜下巨细胞星形细胞瘤和血管脂肪瘤的体积，但其对癫痫的减轻效果仍有待商榷[18,19]。依维莫司是一种值得期待的治疗药物，少数医疗中心已将其应用于产前治疗，可帮助缩小胎儿巨大心脏肿瘤的体积，具有显著效果[20-23]。但是，还需要更多的数据以确定在产前病例中应用和推荐的适应证。

心脏畸胎瘤

心脏畸胎瘤是一种罕见的源自心包的心脏肿瘤。大多数病例的肿瘤位于心包腔内，靠近上腔静脉、右心房和主动脉，诊断时通常伴有心包积液包绕（图 45.13 ~ 45.15）。心脏畸胎瘤是第二常见的胎儿心脏肿瘤，占胎儿心脏肿瘤的 10% ~ 15%[2]。与横纹肌瘤不同，心脏畸胎瘤回声不均匀，具有囊性和实性成分（图 45.13 ~ 45.15），这一特征有助于产前诊断[1]。心脏畸胎瘤通常具有完整的包膜，在妊娠期生长较快，直径可达数厘米[24]。通常在妊娠晚期初，心脏畸胎瘤的增大以及伴随的心包积液和水肿的迅速发展，可导致胎儿宫内死亡[24]。胎儿心脏畸胎瘤的检出与随访对于产前干预措施的选择是必要的，包括心包积液引流（图 45.13 ~ 45.15）[25]、提前分娩并早期手术切除[24,25]，或在极少数的情况下进行宫内手术切除[24]。图 45.13 ~ 45.15 展示了 2 例胎儿的心包畸胎瘤，表现为巨大的囊实性混合肿块，位于右心房的右上方，伴有心包积液。由于心包积液增多，这 2 例胎儿在妊娠 36 周分娩时进行了心包积液引流，随后手术切除成功[26]。

在一项纳入 67 例心包畸胎瘤胎儿的系统回顾性研究中，46 例（68.7%）发生水肿，17 例 (25.4%) 发生羊水过多[26]。其中 6 例无水肿的胎儿和 20 例有水肿的胎儿接受了宫

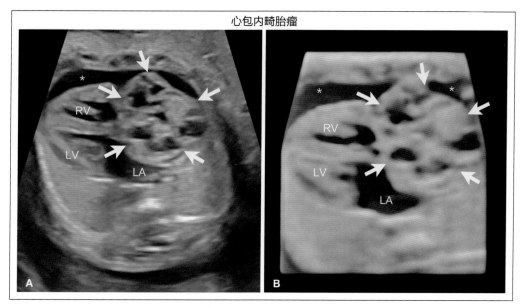

图 45.13　妊娠 31 周胎儿四腔心切面的灰阶（A）与三维表面模式（B）显示心包内畸胎瘤（箭头）。肿瘤位于右心房上方，靠近升主动脉（图中未见）。畸胎瘤表现为囊性混合结构，囊壁不规则。两图中均可见心包积液（星号），超声随访发现积液增多，需要进行分娩前引流。图 45.14 展示了该畸胎瘤的其他超声图像
LA—左心房；LV—左心室；RV—右心室

内干预，且大多数胎儿进行了有或无引流的心包腔穿刺，1例胎儿采用子宫外产时治疗（ex utero intrapartum treatment，EXIT）切除，3例胎儿采用开放式胎儿手术治疗[26]。经产前干预治疗的水肿胎儿75%预后良好；而未经产前干预治疗的水肿胎儿中，仅31%预后良好[26]。Nassr等认为，在此类情况下，产前干预对新生儿的益处仍不确定，应考虑孕妇和胎儿的风险，仔细权衡选择这些治疗方法[26]。

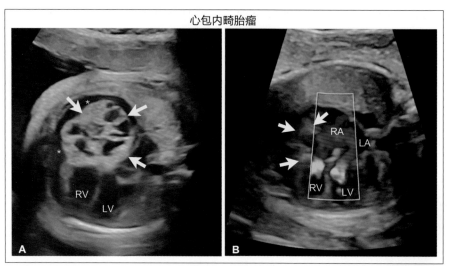

图 45.14　与图 45.13 为同一胎儿，心底四腔心切面灰阶（A）与彩色多普勒（B）超声图像显示心包内畸胎瘤（箭头）。尽管巨大肿瘤造成了右心房受压（A），但彩色多普勒（B）显示血液自右心房流入右心室并未受明显影响

LA—左心房；LV—左心室；RA—右心房；RV—右心室；*—心包积液

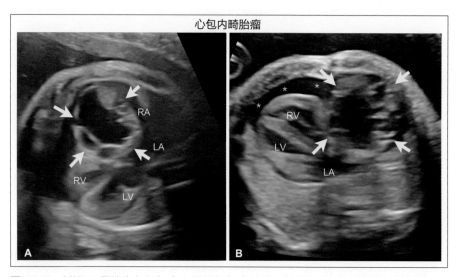

图 45.15　妊娠 30 周胎儿心底（A）和胸骨旁（B）四腔心切面显示心包内畸胎瘤（箭头）。肿瘤位于右心房上方，与图 45.13、45.14 所示的肿瘤位置相似。与图 45.13 相比，本例畸胎瘤的囊性结构更明显，也有心包积液（星号）。与前面展示的病例一样，随访超声检查发现心包积液增多，需要在妊娠 36 周分娩前进行引流

LA—左心房；LV—左心室；RA—右心房；RV—右心室

心脏黏液瘤

心脏黏液瘤在成人中很常见，但在胎儿和婴儿中十分罕见。它起源于结缔组织，主要发生在心房，很少发生在心室。心脏黏液瘤的超声表现为不规则、稍高回声肿块，通常有蒂并可活动[27]。一般位于房间隔卵圆孔附近区域[1,27]。胎儿心脏黏液瘤随心动周期的活动可能影响邻近瓣膜，造成血流梗阻或反流[27]。心脏黏液瘤在宫内生长缓慢，出生后需要手术切除。图 45.16 和 45.17 展示 1 例妊娠 23 周发现的胎儿心脏黏液瘤病例，彩色多普勒显示有明显的瓣膜反流，由此判断为房室瓣发育不良（图 45.16）。妊娠 31 周随访使用高分辨率探头和回放功能（图 45.17），显示肿瘤为带蒂的心房黏液瘤，出生后手术切除成功。

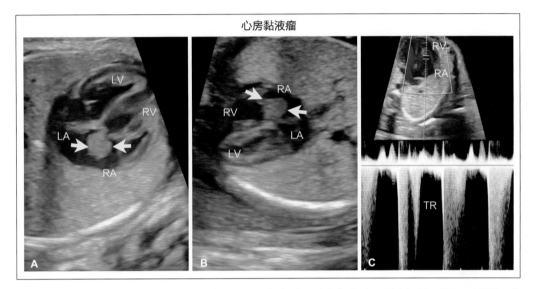

图 45.16　妊娠 23 周右心房黏液瘤（箭头）胎儿的心尖（A）和胸骨旁（B）四腔心切面，以及三尖瓣彩色多普勒和频谱多普勒（C）图像。心房黏液瘤表现为稍高回声肿块，形状不规则。图 C 显示黏液瘤影响三尖瓣，引起三尖瓣反流（TR）

LA—左心房；LV—左心室；RA—右心房；RV—右心室

心脏纤维瘤

心脏纤维瘤在胎儿心脏肿瘤中的发生率不到 5%，但在儿童心脏肿瘤中的发生率高达 15%[1]。心脏纤维瘤通常是单发性肿瘤[1]，典型超声特征包括高回声的单个肌壁内肿块，其回声略低于横纹肌瘤，但在巨大的肿瘤中由于中心性坏死可能出现囊性成分和钙化[1]。组织学上，心脏纤维瘤起源于结缔组织成纤维细胞，这些成纤维细胞主要位于室间隔，因此，心脏纤维瘤一般发生在室间隔（图 45.18），但也可出现在左心室或右心室[1]。与横纹肌瘤相似，心脏纤维瘤也可能引起血流梗阻或室性心律失常。心脏纤维瘤在宫内生长缓慢，但出生后不会消退，需要手术切除。

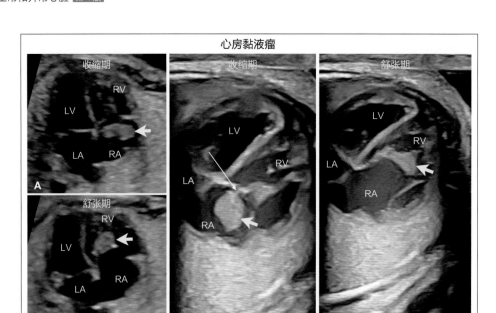

图 45.17　与图 45.16 为同一胎儿，妊娠 31 周超声随访时采用凸阵探头（A、B）和高分辨率线阵探头（C、D）显示心尖四腔心切面的二维超声图像。心房黏液瘤（黄色箭头）在收缩期位于右心房，在舒张期通过三尖瓣脱入右心室（B、D）。高分辨率超声显示短小的肿瘤蒂（图 C 白色箭头）
LA—左心房；LV—左心室；RA—右心房；RV—右心室

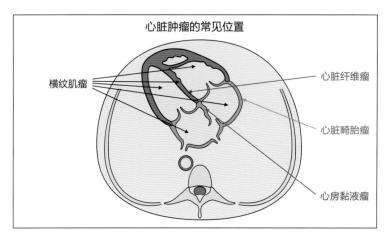

图 45.18　胎儿心脏肿瘤常见部位示意图。横纹肌瘤可发生于所有心腔，但主要见于心室和室间隔。心房黏液瘤通常发生在心房，以右心房多见。心脏畸胎瘤多发生在心包靠近大血管的区域。心脏纤维瘤常发生在室间隔。详见正文

诊断方法

　　图 45.18 展示了胎儿心脏肿瘤的典型发生部位，图 45.19 总结了怀疑胎儿心脏肿瘤的诊断方法。

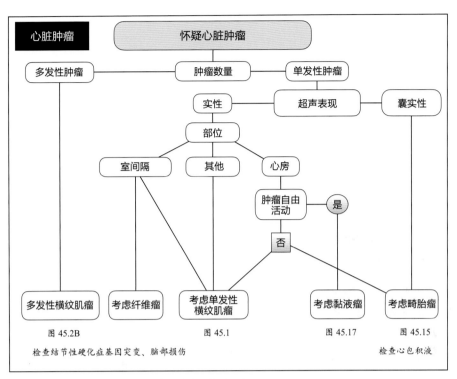

图 45.19 怀疑胎儿心脏肿瘤的诊断方法。详见正文

要点 心脏肿瘤

- 横纹肌瘤占心脏肿瘤的 80% ~ 90%。
- 横纹肌瘤在宫内逐渐形成，一般在妊娠 20 ~ 30 周才能检测到，在此之前难以发现。
- 即使横纹肌瘤体积巨大、压迫心脏、阻塞血流，但很少造成胎儿血流动力学障碍。
- 横纹肌瘤常见于结节性硬化症，多发性肿瘤尤其需要注意。
- 40% 的横纹肌瘤病例常合并胎儿颅内病变。
- 目前分子遗传学检测可以用于诊断结节性硬化症。
- 心脏畸胎瘤起源于心包，很罕见，是第二常见的胎儿心脏肿瘤。
- 心脏畸胎瘤回声不均匀，具有囊性和实性成分，包膜完整，胎儿期生长迅速。
- 心脏黏液瘤起源于结缔组织，多见于心房，通常有蒂并可活动。
- 心脏纤维瘤通常是单发性肿瘤，其回声略低于横纹肌瘤，偶尔出现中心性坏死，多发生于室间隔。

（陈 娇）

参考文献

1. Uzun O, Wilson DG, Vujanic GM, Parsons JM, De Giovanni JV. Cardiac tumours in children. *Orphanet J Rare Dis*. 2007;2:325-314.

2. Yuan S-M. Fetal primary cardiac tumors during perinatal period. *Pediatr Neonatol*. 2017;58:205-210.

3. Geipel A, Krapp M, Germer U, Becker R, Gembruch U. Perinatal di-agnosis of cardiac tumors. *Ultrasound Obstet Gynecol*. 2001;17:17-21.

4. D'Addario V, Pinto V, Di Naro E, Del Bianco A, Di Cagno L, Volpe P. Prenatal diagnosis and postnatal outcome of cardiac rhabdomyomas. *J Perinat Med*. 2002;30:170-175.

5. Isaacs H. Fetal and neonatal cardiac tumors. *Pediatr Cardiol*. 2004;25: 252-273.

6. Fesslova V, Villa L, Rizzuti T, Mastrangelo M, Mosca F. Natural history and long-term outcome of cardiac rhabdomyomas detected prenatally. *Prenat Diagn*. 2004;24:241-248.

7. Yinon Y, Chitayat D, Blaser S, et al. Fetal cardiac tumors: a single-center experience of 40 cases. *Prenat Diagn*. 2010;30:941-949.

8. Holley DG, Martin GR, Brenner JI, et al. Diagnosis and management of fetal cardiac tumors: a multicenter experience and review of published reports. *J Am Coll Cardiol*. 1995;26:516-520.

9. Tworetzky W, McElhinney DB, Margossian R, et al. Association between cardiac tumors and tuberous sclerosis in the fetus and neonate. *Am J Cardiol*. 2003;92:487-489.

10. Portocarrero LKL, Quental KN, Samorano LP, de Oliveira ZNP, Rivitti-Machado MCDM. Tuberous sclerosis complex: review based on new diagnostic criteria. *An Bras Dermatol*. 2018;93:323-331.

11. Lee KA, Won HS, Shim JY, Lee PR, Kim A. Molecular genetic, cardiac and neurodevelopmental findings in cases of prenatally diagnosed rhabdomyoma associated with tuberous sclerosis complex. *Ultrasound Obstet Gynecol*. 2013;41:306-311.

12. Chen J, Wang J, Sun H, et al. Fetal cardiac tumor: echocardiography, clinical outcome and genetic analysis in 53 cases. *Ultrasound Obstet Gynecol*. 2019;54:103-109.

13. Krueger DA, Northrup H, International Tuberous Sclerosis Complex Consensus Group. Tuberous sclerosis complex surveillance and man-agement: recommendations of the 2012 International Tuberous Sclerosis Complex Consensus Conference. *Pediatr Neurol*. 2013;49:255-265.

14. Dabora SL, Jozwiak S, Franz DN, et al. Mutational analysis in a cohort of 224 tuberous sclerosis patients indicates increased severity of TSC2, compared with TSC1, disease in multiple organs. *Am J Hum Genet*. 2001;68:64-80.

15. Milunsky A, Ito M, Maher TA, Flynn M, Milunsky JM. Prenatal molecular diagnosis of tuberous sclerosis complex. *Am J Obstet Gynecol*. 2009;200:321.e1-321.e6.

16. Kotulska K, Kwiatkowski DJ, Curatolo P, et al. Prevention of epilepsy in infants with tuberous sclerosis complex in the EPISTOP Trial. *Ann Neurol*. 2020;89:304-314.

17. Mühler MR, Rake A, Schwabe M, et al. Value of fetal cerebral MRI in sonographically proven cardiac rhabdomyoma. *Pediatr Radiol*. 2007;37: 467-474.

18. Franz DN, Belousova E, Sparagana S, et al. Efficacy and safety of everolimus for subependymal giant cell astrocytomas associated with tuberous sclerosis complex (EXIST-1): a multicentre, randomised, placebo-controlled phase 3 trial. *Lancet*. 2013;381:125-132.

19. Li M, Zhou Y, Chen C, et al. Efficacy and safety of mTOR inhibitors (rapamycin and its analogues) for tuberous sclerosis complex: a meta-analysis. *Orphanet J Rare Dis*. 2019;14:39.

20. Barnes BT, Procaccini D, Crino J, et al. Maternal sirolimus therapy for fetal cardiac rhabdomyomas. *N Engl J Med*. 2018;378:1844-1845.

21. Park H, Chang CS, Choi S-J, Oh S-Y, Roh C-R. Sirolimus therapy for fetal cardiac rhabdomyoma in a pregnant woman with tuberous sclerosis. *Obstet Gynecol Sci*. 2019;62:280-284.

22. Vachon-Marceau C, Guerra V, Jaeggi E, Chau V, Ryan G, Van Mieghem T. In-utero treatment of large symptomatic rhabdomyoma with sirolimus. *Ultrasound Obstet Gynecol*. 2019;53:420-421.

23. Pluym ID, Sklansky M, Wu JY, et al. Fetal cardiac rhabdomyomas treated with maternal sirolimus. *Prenat Diagn*. 2020;40:358-364.

24. Rychik J, Khalek N, Gaynor JW, et al. Fetal intrapericardial teratoma: natural history and management including successful in utero surgery. *Am J Obstet Gynecol*. 2016;215:780.e1-780.e7.

25. Czernik C, Stiller B, Hübler M, Hagen A, Henrich W. Hydrops fetalis caused by a large intrapericardial teratoma. *Ultrasound Obstet Gynecol*. 2006;28:973-976.

26. Nassr AA, Shazly SA, Morris SA, et al. Prenatal management of fetal intrapericardial teratoma: a systematic review. *Prenat Diagn*. 2017;37: 849-863.

27. Paladini D, Tartaglione A, Vassallo M, Martinelli P. Prenatal ultrasonographic findings of a cardiac myxoma. *Obstet Gynecol*. 2003;102: 1174-1176.

第 46 章
胎儿心律失常

概述

近年来，超声技术的发展使大部分胎儿心律失常可以在产前进行诊断。其中二维超声（包括传统的灰阶超声及 M 型超声）、彩色多普勒以及频谱多普勒不仅在胎儿复杂心律失常的诊断中发挥着重要作用，而且在成功进行宫内干预治疗监测的过程中也起到了至关重要的作用。相比传统超声成像，组织多普勒和心磁图描记术的应用不仅加深了我们对胎儿心律失常的病理生理机制的理解，还能够指导针对性的治疗。

胎儿心律失常是妊娠期常见的胎儿疾病，发病率为 1% ~ 2%[1]。胎儿心律失常是转诊至胎儿超声心动图检查中心进行相关咨询的主要原因，其中绝大多数是良性的房性期前收缩。虽然持续性心动过缓或心动过速的胎儿不超过转诊人数的 10%[2]，但会增加新生儿不良预后的发生率和死亡率。本章回顾了目前用于评估胎儿心律失常的各种方法、胎儿心律失常的分类及其对胎儿产前及产后管理和预后的影响。

胎儿心律评估方法

M 型超声心动图

M 型超声心动图（动态模式）是通过记录与探头发射声波深度和时间相关的反射波而获得的。因此，M 型超声反映的是取样线经过的相邻心脏结构随时间变化的曲线。在临床实践中，应首先获得胎儿心脏的二维图像，然后将 M 型超声的取样线放置在心脏的预检位置。由于 M 型超声心动图具有良好的时间分辨率，因此它能更准确地测量各房室和大血管的内径，且具有良好的重复性。由于 M 型超声心动图能够显示在测量期间心脏结构的运动，而这一运动又可以间接反映心电活动，因此，M 型超声心动图常被用于评估胎儿心律失常和各种心脏瓣膜的活动情况。通常用 M 型超声的取样线穿过心房和心室来记录心房 - 心室的收缩关系（图 46.1）。M 型超声心动图不能明确房室收缩的起点和最高峰，因此限制了其在房室（atrioventricular，AV）间期的应用，这是M型超声心动图评估胎儿心律失常的主要局限性。此外，M型超声的临床应用还常常受限于图像质量不佳和胎位不理想。与M型超声相比，解剖M型超声是一种新的应用，通过对二维图像电影回放的后处理，重建M型超声。相比传统M型超声，它具有非常大的优势，因为它克服了胎儿位置对M型超声成像质量的影响问题[3]（图15.19）。然而，与传统M型超声相比，解剖M型超声的时间分辨率明显降低，因为解剖M型超声的成像质量取决于其存储的数字数据的质量。将彩色多普勒信息整合到M型超声中（图46.2），可增加通过瓣膜血液的流入和流出的信息，有助于提高M型超声的适用性和可读性。第15章对M型超声在胎儿超声心动图中的应用进行了更全面的阐述。

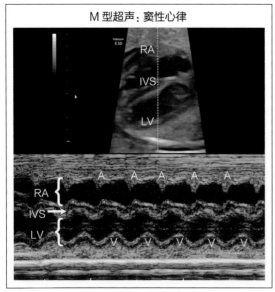

图46.1 正常胎儿窦性心律的M型超声。M型超声的取样线经过右心房（RA）、室间隔（IVS）和左心室（LV）。M型超声可显示心房收缩（A）和相应的心室收缩（V）

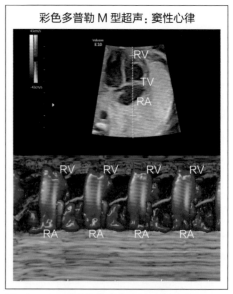

图46.2 正常胎儿窦性心律的彩色多普勒M型超声。M型超声的取样线经过右心房（RA）、三尖瓣（TV）和右心室（RV）。红色表示RA进入RV的舒张期充盈

频谱多普勒超声心动图

频谱多普勒超声心动图可为胎儿心律失常提供关键信息，目前是除M型超声心动图外首选的胎儿心律评估工具。频谱多普勒可以获得心房和心室同步收缩的血流信号，从而及时发现短暂心脏事件并测量各时间间期，可用来鉴别各种不同类型的心律失常。将频谱多普勒取样框放置在二尖瓣和主动脉瓣（图46.3）、肺动脉和肺静脉（图46.4）、肾动脉和肾静脉（图46.5）、主动脉和上腔静脉处时（图46.6）[4-6]，就可以同时获得相应位置不同血流的频谱多普勒信息。当多普勒同时获取上腔静脉和主动脉频谱时，上腔静脉反向

血流信号的出现表示心房收缩开始，主动脉前向血流信号的出现则表示心室收缩开始（图46.6）。机械运动的 PR 间期也可以通过频谱多普勒来评估（见本章后面部分）[7]。

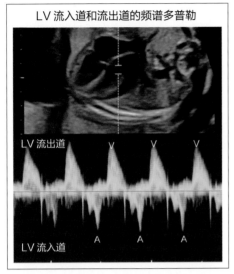

图 46.3　正常窦性心律胎儿左心室（LV）的流入道（二尖瓣处）和流出道（主动脉瓣处）的频谱多普勒。二尖瓣的 A 波起始表示心房收缩（A）开始，主动脉流出道血流信号代表心室收缩（V）

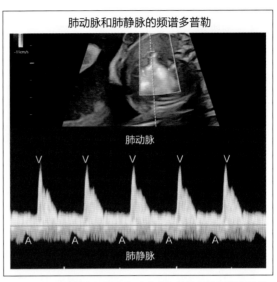

图 46.4　正常窦性心律胎儿肺动脉和肺静脉的频谱多普勒。肺静脉频谱多普勒中 A 波的起始表示心房收缩（A），肺动脉血流信号代表心室收缩（V）

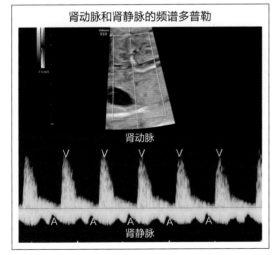

图 46.5　正常窦性心律胎儿肾动脉和肾静脉的频谱多普勒。肾静脉频谱多普勒的 A 波起始表示心房收缩（A），肾动脉血流信号代表心室收缩（V）

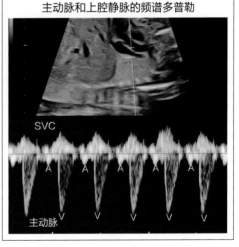

图 46.6　正常窦性心律胎儿主动脉和上腔静脉（SVC）的频谱多普勒。上腔静脉反向的 A 波表示心房收缩（A），主动脉血流信号代表心室收缩（V）

胎儿心电图

　　胎儿心电图（electrocardiography, ECG）技术在20多年前被报道并开始应用于临床，经母体腹部检测胎儿心电信号。这项技术的难点在于如何从母体和胎儿混叠的心电信号中准确地分辨出胎儿的心电信号。目前这一领域取得了重大进展，未来科技的进步无疑会大大推进胎儿心电图在胎儿心律失常分型中的临床应用。

组织多普勒

　　组织多普勒成像技术可以直接分析同一心动周期内胎儿心脏任意区域的节段性室壁运动（心肌速度）[8]。该技术可显示心脏结构及心肌室壁运动的彩色编码（图46.7），在评估心房和心室收缩的时间顺序方面比频谱多普勒超声心动图更有优势。频谱多普勒超声心动图对AV间期的评估间接地来源于对血流的测量，易受负荷条件、心肌本身特性、心率和传播速度的影响[3]。然而，组织多普勒通过将取样线放置在心房和心室处可直接观察室壁运动，从而更准确地测量心脏间期和室壁运动速度（图46.7）[3]。但组织多普勒设备尚未普及，大大限制了该技术的临床应用。通过调节彩色多普勒和频谱多普勒的增益和速度，在常规的超声仪器上也可获得心脏组织多普勒成像[9]。更多关于优化组织多普勒成像的内容已在第18章中介绍过。

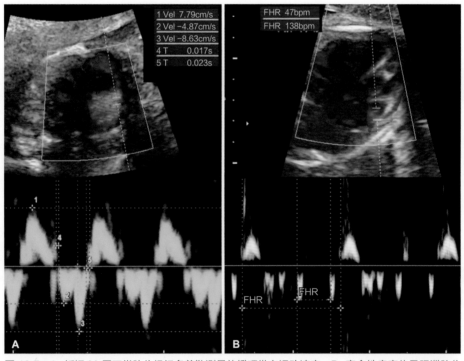

图46.7　A. 妊娠20周正常胎儿组织多普勒测量的瓣环纵向运动速度。B. 完全性房室传导阻滞胎儿组织多普勒测量的心房（A）率和心室（V）率。注意图B的心房率正常，为138次/分，但心室率仅为47次/分

FHR—胎心率

胎儿心磁图

胎儿心磁图（fetal magnetocardiography，fMCG）记录由胎儿心脏电活动产生的磁场，并利用信号平均技术形成类似心电图的波形。在过去的 10 年里，fMCG 在评估复杂胎儿心律失常的临床应用方面取得了相当大的进展。fMCG 的一个非常大的优势是可以评估心脏的复极，这是通过机械运动反映电活动的超声心动图无法检测到的。此外，fMCG 可延长胎儿心脏监测时长，从而能够准确地评估复杂胎儿心律失常随时间变化的情况，但其应用受限于需要磁屏蔽空间[10,11]，且设备昂贵，目前大多数中心尚无法开展。据报道，该技术在非屏蔽环境下也已成功开展[12]。相信在不久的将来，随着技术的不断发展与改进，fMCG 会呈现出更广阔的应用前景，并为胎儿心律失常的诊断提供更多、更准确的信息。

心律失常的分类和管理策略

新生儿、儿童和成人的心律失常分类标准主要是依据心电图建立的，而胎儿由于无法使用常规心电图检查，因此需要采用更实用的方法来诊断。胎儿心律失常的诊断主要依靠超声技术，如 M 型超声、频谱多普勒以及组织多普勒。胎儿心律失常可分为三大类：心律不齐、心动过缓（心率低于 110 次 / 分）和心动过速（心率高于 180 次 / 分）。

心律不齐

心律不齐是胎儿心律失常转诊最常见的原因，妊娠期发病率为 1% ~ 2%，可分为房性期前收缩和室性期前收缩。

房性期前收缩

大多数胎儿心律不齐的病因为房性期前收缩（premature atrial contraction，PAC）（图46.8，46.9）。PAC 是由房性异位搏动引起的，最常发生在妊娠中晚期，大多数为良性过程。PAC 的病理生理机制尚不明确，但与房间隔膨出瘤或卵圆孔瓣冗长有关[13]。PAC 可以下传或不下传，分别导致心律不齐或短暂停搏（图 46.10）。 PAC 合并先天性心脏病的占比高达 1% ~ 2%，其中可在宫内或在出生后 3 ~ 4 周内进展为持续性心动过速的病例多达 1% ~ 3%[14]。 PAC 进展为持续性心动过速的危险因素包括较多未下传的房性异位搏动会导致缓慢心室率和复杂房性异位搏动，如二联律（图 46.11）及三联律（图46.12）。PAC 胎儿合并心功能不全时应警惕可能发生室上性心动过速（supraventricular tachycardia，SVT）。 在出现频发或复杂 PAC 时，建议每周或每两周应用超声或者便携式多普勒设备对胎儿心脏节律进行监测，以检查是否存在心动过速，直至 PAC 消失或孕妇分娩。

室性期前收缩

当期前收缩起源于心室而不是心房时称为室性期前收缩（premature ventricular contractions，PVC），胎儿期少见。大部分 PVC 也属于良性过程，但发生 PVC 时，有必要对胎儿心脏进行详尽的检查，因为与 PAC 相比，PVC 往往与心脏畸形有关。目前，胎儿期 PAC 和 PVC 的鉴别仍较困难，但 M 型超声或频谱多普勒可以在出现不规律心室收缩时显示规律的心房收缩。彩色多普勒显示三尖瓣反流或频谱多普勒显示下腔静脉内较小的 A 波与异位搏动同时出现，可能提示为心室来源的异位搏动。

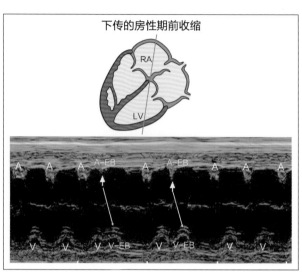

图 46.8　M 型超声记录胎儿下传的房性期前收缩。M 型超声的取样线穿过右心房（RA）与左心室（LV）。正常心房收缩（A）之后跟随正常心室收缩（V），其间夹杂显示了 2 次房性期前收缩（A-EB）（箭头），以及伴随的 2 次室性期前收缩（V-EB），这代表下传的房性期前收缩

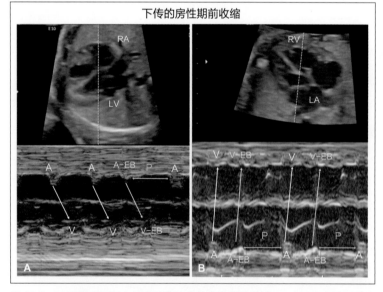

图 46.9　M 型超声记录 2 例胎儿的下传的房性期前收缩。M 型超声的取样线经过图 A 中的右心房（RA）和左心室（LV）以及图 B 中的左心房（LA）和右心室（RV）。注意图 A 中正常心房收缩（A）后跟随正常心室收缩（V），然后出现 1 次房性期前收缩（A-EB），又跟随 1 次室性期前收缩（V-EB），之后出现代偿间歇（P）。图 B 显示了相同的过程

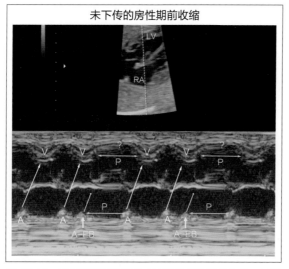

图 46.10　M 型超声记录胎儿未下传的房性期前收缩。M 型
超声的取样线经过左心室（LV）和右心房（RA）。正常心房
收缩（A）之后跟随正常心室收缩（V）（白色箭头），其间显
示 2 个房性期前收缩（A-EB），但之后没有跟随任何心室收
缩（？）。在心房和心室也都观察到了代偿间歇（P）

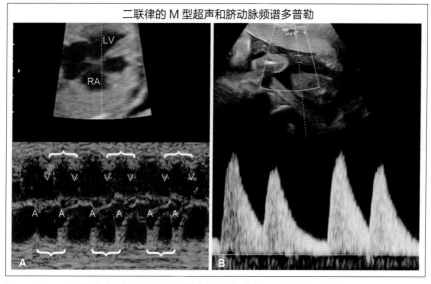

图 46.11　M 型超声（A）和脐动脉频谱多普勒（B）记录胎儿的二联律。M 型超声的取样
线经过右心房（RA）和左心室（LV）。心房收缩（A）和心室收缩（V）是成对出现的（大括
号），其间有一个较长的代偿间歇。在脐动脉频谱多普勒（B）中也可以清楚地看到二联律

心律不齐的管理策略

通常，大多数由房性期前收缩或室性期前收缩导致的心律不齐会自然消失，无须治疗。
笔者建议母亲应尽可能避免已知或可疑的刺激因素，如吸烟、过量摄入咖啡因或心脏活性
药物（如用于抑制宫缩的 β- 受体激动剂）等。同时需要关注可可脂润肤乳液的使用，因

为回顾性数据研究表明其与房性期前收缩有关[15]，并且临床已经观察到多例停止使用可可脂润肤乳液后频发房性期前收缩自行终止的病例。建议每周或每两周进行一次随访以监测胎儿心率和节律，特别是存在复杂的异位搏动者，进而判断是否进展为可能需要胎儿期治疗的心动过速。若胎儿心律不齐持续到分娩时，则建议在新生儿期再进行一次心电图检查。

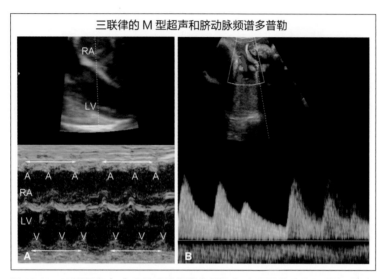

图46.12　M型超声（A）和脐动脉频谱多普勒（B）记录的胎儿三联律。M型超声的取样线经过右心房（RA）和左心室（LV）。心房（A）和心室（V）收缩呈三联律（双向箭头），三联律之间的代偿间歇较长。在脐动脉频谱多普勒（B）中也可以清楚地看到三联律

胎儿心动过缓

胎儿心动过缓是指胎儿心率持续低于110次/分。短暂的胎心率低于110次/分通常是良性的，常与超声探头按压腹部导致胎儿迷走神经刺激增加有关。胎儿心动过缓的原因有窦性心动过缓、未下传的房性二联律或三联律及高度房室传导阻滞[16]。

窦性心动过缓

窦性心动过缓少见，可能与窦房结功能障碍、胎儿酸中毒、先天性长QT综合征（congenital long QT syndrome, LQTS）或先天性疾病（如异构综合征）相关[17]。窦房结功能障碍的原因可能是基因异常，也可能是感染或抗体等因素引起的窦房结损伤。窦性心动过缓的超声心动图特征表现有心房率减慢，同时房室传导比为1∶1。

长QT综合征

长QT综合征是由钠－钾离子通道基因异常导致的疾病，心肌复极过程失调导致心电图QTc间期延长（>500 ms）。已知至少有17个基因与长QT综合征相关，其中最常见的三种变异包括 *KCNQ1*（占30%～35%）、*KCNQ2*（占20%～30%）、*SCN5A*（占5%～10%），分别引起长QT综合征1型、2型、3型[18]。*KCNQ1* 和 *KCNQ2* 调节

心脏钾离子通道，*SCN5A* 调节心脏钠离子通道[18]。长 QT 综合征为常染色体显性遗传病，在人群中具有不完全外显率和表型异质性。长 QT 综合征在一般人群中的患病率较高（1/2500 ~ 1/2000），是室性心律失常猝死的常见原因。与长 QT 综合征相关的标志性经典心律失常是尖端扭转型室性心动过速（torsades de pointes, TdP），即法语的"点扭转"，这是一种危及生命的室性心动过速，其特征是 QRS 波群围绕等电位不断变化和扭转。TdP 可以突然自行终止，也可以进展为心室颤动，甚至死亡。一旦确诊，使用 β- 受体阻滞剂治疗可有效预防心脏事件的发生[19]。长 QT 综合征对母体和胎儿均有明显影响，因此，产前诊断可以大大减少并发症的发生和降低死亡率。

　　母体效应　妊娠似乎会影响长 QT 综合征女性的病程和预后，且风险的增加在分娩时和产后最明显[20]。在早期的研究中，长 QT 综合征女性较少服用 β- 受体阻滞剂，高危女性发生重大心脏事件的风险在妊娠前为 3.8%，妊娠期则上升至 9%，产后 9 个月内甚至上升到 23.4%[21]。使用 β- 受体阻滞剂治疗时，孕妇发生 TdP 的风险显著降低。钾、镁、钙和维生素 D 水平的优化对于降低心律失常的风险非常重要。同样需要重点关注的是，分娩时常用的催产素已被证明可以延长 QT 间期，因此理论上可能会增加长 QT 综合征孕妇发生室性心律失常的风险[22,23]。然而，催产素对于长 QT 综合征女性并非禁忌，催产素的使用策略包括进行基线 ECG 检查，然后在开始使用催产素后 1 ~ 2 小时复查 ECG，如果 QT 间期等于或大于 500 ms 或 QT 间期比基线延长 60 ms 以上则需要终止使用催产素[22,23]。剖宫产术应限于有产科指征的长 QT 综合征孕妇，这些孕妇应接受了适当的 β- 受体阻滞剂治疗，且近期没有心律失常发作史。

　　胎儿效应　在胎儿期或新生儿期诊断时，长 QT 综合征的表型最显著[24]。长 QT 综合征占宫内胎儿死亡和婴儿猝死综合征病因的 10%，是儿童心律失常死亡的最常见原因[25-28]。长 QT 综合征最常见的胎儿期表现是基线胎心率低于孕龄第 3 百分位数[29,30]。需要重点关注的是，这种常见的胎儿心动过缓多数表现轻微，除非考虑到心动过缓与长 QT 综合征高度相关，否则很容易被忽略。根据美国妇产科学院（American College of Obstetrician and Gynecologists, ACOG）定义的心动过缓阈值为心率低于 110 次 / 分，而以低于孕龄的第 3 百分位数诊断长 QT 综合征是不合适的[29-32]。胎儿室性心动过速和（或）2：1 房室传导阻滞的存在高度提示长 QT 综合征，但产前发现这种改变的病例的占比不到 25%[29,30,32]。当产前超声怀疑长 QT 综合征时，应详细了解家族史并评估是否有晕厥发作、心律失常或其他可疑家族性长 QT 综合征的表现。因产前遗传学检测长 QT 综合征需要采用侵入性检查技术，因此目前仅限于检测胎儿家族已知的基因变异，近 90% 的病例进行了检测[33]。

持续性房性二联律或三联律

　　持续性房性二联律或三联律伴期前收缩未下传是胎儿心动过缓的另一个原因。虽然这种类型的心动过缓和房室传导阻滞均表现为心房率高于心室率，但考虑到预后不同，两者的鉴别至关重要。在房室传导阻滞中，相邻心房搏动之间的间期相对恒定，而在二联律或三联律中，第二和第三个心房搏动间期会缩短（图 46.11，46.12）。期前收缩未下传通常是良性的，往往会随着胎儿活动的增加而缓解。

先天性房室传导阻滞

高达 40% 的先天性房室传导阻滞（congenital atrioventricular block, CAVB）（图 46.13）胎儿合并先天性心脏病，尤其是左房异构（或异位）（见第 41 章）或先天性矫正型大动脉转位胎儿（见第 38 章）。余下 60% 不伴胎儿结构异常的心脏传导阻滞几乎都是由母体的结缔组织病（免疫介导疾病）引起的（图 46.14）。通常情况下，这种母体疾病在进行胎儿诊断时是未知的，需要去寻找线索。先天性房室传导阻滞在一般活产儿中的发病率为 1/22 000 ~ 1/ 11 000，而在母体具有抗 SSA/Ro 抗体的活产儿中的发病率为 1% ~ 3%，且这类妊娠的复发风险为 14% ~ 20% [34-37]。一度、二度和三度（完全）房室传导阻滞的特征见表 46.1。

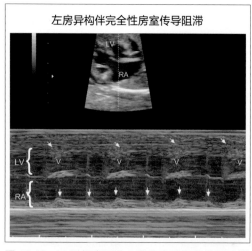

图 46.13 M 型超声记录 1 例完全性房室传导阻滞的胎儿。M 型超声取样线经过左心室（LV）和右心房（RA）。垂直箭头显示心房收缩，规律且心率正常。斜箭头显示心室收缩（V），心率缓慢且与心房收缩无关。这例胎儿为左房异构伴心脏结构异常

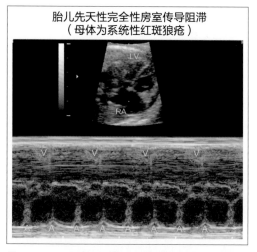

图 46.14 M 型超声记录 1 例完全性房室传导阻滞的胎儿。M 型超声取样线经过左心室（LV）和右心房（RA）。心房收缩用 A 表示，心室收缩用 V 表示。心室收缩（V）缓慢，与心房收缩（A）无关。胎儿诊断为完全性房室传导阻滞后，母亲被检查出结缔组织病

表 46.1 一度、二度和三度房室传导阻滞的特征

房室传导阻滞程度	房室间期 / 房室传导	心律
一度	房室间期延长 / 房室传导 1：1	正常
二度——Ⅰ 型（文氏）	房室间期逐渐延长，直到一次搏动脱落	通常不规律
二度——Ⅱ 型（莫氏）	正常房室间期伴搏动脱落，通常为 2：1 传导	慢，规律
三度——完全性房室传导阻滞	房室传导完全阻断，心房和心室搏动脱节	慢，规律，心室率

大多数窦性心动过缓和房性异位搏动未下传的病例无须在胎儿期治疗。不幸的是，与心脏畸形相关的胎儿完全性房室传导阻滞不能在宫内进行治疗，并且临床已经观察到，当心室率低于 50 次 / 分时，已提及会增加胎儿水肿的情况（见第 41 章）。当合并心脏畸形时，完全性房室传导阻滞胎儿的死亡率超过 70%，据报道在免疫介导的完全性房室传导阻滞病例中，胎儿的死亡率为 19%[38]。

免疫介导的先天性房室传导阻滞

发病机制　免疫介导的完全性房室传导阻滞的发病机制是妊娠 12 周开始母体抗体通过胎盘血液循环引发易感胎儿的炎症反应及对心肌和心脏传导系统的损伤。大多数免疫介导的完全性房室传导阻滞病例在妊娠 18 ～ 25 周时被检测到[39]。免疫介导的完全性房室传导阻滞病例的心脏损伤包括心肌功能障碍、心肌病、心内膜弹力纤维增生和传导异常[40]。抗 SSA/Ro 抗体的滴度似乎在疾病进程中起重要作用，滴度超过 100 kU/L 与 85% 的完全性房室传导阻滞风险相关[41]。即使植入起搏器，高达 11% 的患儿仍会出现迟发性扩张型心肌病，显著影响长期预后[40,42]。

产前筛查　可以通过机械 PR 间期评估来对完全性房室传导阻滞进行产前筛查，该间期可在妊娠 16 周、24 ～ 28 周通过胎儿超声心动图频谱多普勒测量获得。机械 PR 间期因包括心室 的等容收缩期，因此比心电 PR 间期长[43]。在二尖瓣或主动脉瓣区域测量时，胎儿机械 PR 间期的正常值为（0.12±0.02）s（图 46.15）[44]。使用二尖瓣或主动脉瓣区域 PR 间期测量的方法诊断胎儿一度房室传导阻滞的截断值是 150 ms[45,46]。需要注意的是，根据机械 PR 间期诊断的一度传导阻滞是一个可变状态，大多数胎儿不会进展为二度或三

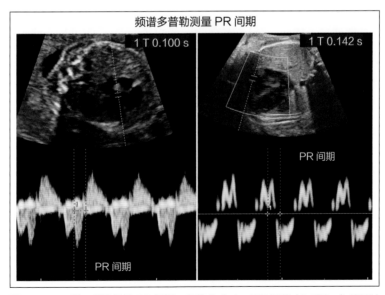

图 46.15　2 例正常胎儿的 PR 间期。在胎儿 A 中，PR 间期（0.100 s）是通过二尖瓣 – 主动脉区域的频谱多普勒测量的；在胎儿 B 中，PR 间期（0.142 s）是通过右房室瓣环的组织多普勒测量的

度房室传导阻滞。在一项使用 PR 间期检测 8 例胎儿的一度房室传导阻滞的研究中，仅 1 例胎儿进展为完全性房室传导阻滞；有 1 例胎儿在使用倍他米松治疗后从二度房室传导阻滞转变为一度房室传导阻滞，但其他 6 例胎儿在出生前或出生后均恢复为正常窦性心律，无须任何治疗[47]。此外，三度房室传导阻滞通常不是由一度或二度房室传导阻滞进展而来的，其进展迅速，正常窦性心律可在一周或更短的时间内迅速转变为三度房室传导阻滞[7,46-48]。最近，Cuneo 等建议将每日 2 次使用家用多普勒设备居家进行胎儿监测，作为抗 Ro 抗体阳性妊娠的一种监测方法[49]。当发现胎儿心律异常时应在数小时内进行诊断性超声心动图检查。笔者认为，每日 2 次的胎儿心律监测是一种具有良好应用前景的完全性房室传导阻滞筛查方法，目前相关的大型前瞻性研究正在进行。

目前尚无基于证据的和高推荐级别的指南来预测胎儿在抗 SSA/Ro 抗体阳性的情况下是否会发生房室传导阻滞。一项研究调查了 49 所国际机构中主要从事风湿病女性妊娠和生殖健康研究的临床医师和研究人员，其中 80% 的受访者建议从妊娠 16 周开始连续使用胎儿超声心动图进行筛查[50]。对于未生育过狼疮新生儿的孕妇，受访者建议每隔一周（44%）或每周（28%）进行 1 次胎儿超声心动图检查；对于生育过狼疮新生儿的孕妇，80% 的受访者建议每周进行 1 次胎儿超声心动图检查[50]。因此，基于有限的数据，笔者认为，目前对于合并抗 SSA/Ro 抗体的妊娠，从妊娠第 16 周开始到妊娠第 24 ~ 28 周，每周进行胎儿超声心动图筛查是合理的。胎儿超声心动图评估包括测量 PR 间期以及评估是否存在三尖瓣反流、扩张型心肌病、心内膜弹力纤维增生和心功能减低。胎儿心律的居家监测是很有前景的监测手段，其临床应用依赖于未来临床试验的结果。

心动过缓的管理策略

目前有充分的证据支持使用羟氯喹（hydroxychloroquine，HCQ）来降低抗 SSA/Ro 抗体阳性妊娠中完全性房室传导阻滞复发和扩张型心肌病的风险。来自多国的 meta 分析数据表明，在既往生育过完全性房室传导阻滞患儿的高风险孕妇中，使用 HCQ 治疗可以防止随后妊娠期间房室传导阻滞的再发[51]。在一项纳入 257 例抗 SSA/Ro 抗体阳性孕妇的研究中，40 名女性接受了 HCQ 治疗，217 名女性未接受 HCQ 治疗。HCQ 治疗的定义为在妊娠 10 周前开始使用 HCQ 并在整个妊娠期持续使用 HCQ。母体妊娠期接受 HCQ 治疗的新生儿，狼疮再发率为 7.5%，而未接受 HCQ[51] 治疗的，再发率为 21.2%[51]；并且接受妊娠期 HCQ 治疗的胎儿均无死亡，而未接受治疗的胎儿死亡率为 21.7%[51]。最近越来越多的数据证实，在既往有一胎或多胎患狼疮的胎儿 / 新生儿的高危妊娠中，HCQ 可显著降低抗 SSA/Ro 抗体致心脏受累的风险[52]。

用于治疗妊娠期免疫介导的房室传导阻滞的药物包括氟化类固醇（如倍他米松或地塞米松）、静脉注射免疫球蛋白（intravenous immune globulin，IVIG）和（或）增加胎儿心输出量的 β- 受体激动剂。使用激素类药物保护胎儿是基于此类药物的抗炎作用及其可大部分透过胎盘屏障达到胎儿治疗量的特性。然而，由于数据有限，目前仍然缺乏大型前瞻性研究或临床试验来证明激素对目标人群的客观效果。一些研究已显示了激素治疗的有效性，它能够改善胎儿心脏传导异常和心脏功能，偶尔可以消除胎儿水肿以及提高胎儿存活率[53,54]。专家们达成的一些共识认为，在三度房室传导阻滞的治疗中使用激素的益处有限。最近一项关于激素对先天性二度房室传导阻滞发展为持续性或间歇性三度房室传导阻滞整个进程影响的综述和 meta 分析指出，使用类固醇激素治疗的胎儿病情进展率为 52%，而未接受类固醇治疗的胎儿为 73%[55]。然而，无论是转变为一度房室传导阻滞、间歇性一度 /二度房室传导阻滞，还是窦性心律，接受类固醇激素治疗的胎儿与对照组胎儿的整体缓解率均无差异[55]。该研究认为，在免疫介导的二度房室传导阻滞胎儿中使用类固醇激素可改善结局的证据是有限的[55]。在前文提及的涉及 49 所国际机构临床医师和研究人员的问卷调查中，当被问到妊娠 20 周抗 Ro 抗体阳性且患有不同程度房室传导阻滞患者应选择哪种药物治疗时，88% 的受访者主张对二度房室传导阻滞者使用地塞米松；而针对三度房室传导阻滞者，仅 55% 受访者建议使用地塞米松，33% 受访者建议使用 IVIG，27% 受访者不主张使用药物治疗[50]。在缺乏可靠证据来指导疾病管理的情况下，建议遵循 2014 年美国心脏协会（American Heart Association, AHA）发布的推荐指南[56]。AHA 的建议如下：

- 对一度房室传导阻滞伴心脏相关炎症表现（心室壁强回声、瓣膜反流、心功能不全、心包积液等）或二度房室传导阻滞的胎儿使用地塞米松（4 ~ 8 mg/d）可以预防房室传导阻滞的进展，尽管其有效性尚未得到充分证实。

- 对无心力衰竭的三度房室传导阻滞胎儿使用地塞米松治疗可以提高存活率并降低扩张型心肌病的发病率。迄今为止的研究都是回顾性、非随机且随访不完整的，其有效性尚不确定。

- 一项回顾性多中心研究发现，当出现心内膜弹力纤维增生或者心脏收缩功能减低时，给予孕妇 IVIG（根据孕妇体重每 2 ~ 3 周给药 1 g/kg，最大剂量为 70 g），并与地塞米松联合使用，可提高胎儿存活率。

- 对于心率小于 55 次 / 分或心率稍快但合并心力衰竭或者水肿症状的胎儿，使用 β-拟交感神经药物（特布他林和沙丁胺醇）是合理的。

- 不建议使用地塞米松对高危妊娠患者进行预防性治疗。

- 血清学阴性的特发性孤立的房室传导阻滞患者比血清学阳性的房室传导阻滞患者预后好，胎儿期可不使用抗炎药物治疗。

- 地塞米松治疗的副作用可能包括胎儿生长发育受限、羊水过少、胎儿动脉导管收缩、孕妇糖尿病和中枢神经系统副作用。

- 考虑到存在较高风险且获益有限，在使用地塞米松治疗之前，应对孕妇进行详细询问，如果出现明显的母体或胎儿副作用，应暂停使用药物。

胎儿心动过缓的诊断策略

图 46.16 展示了胎儿心动过缓的诊断策略。

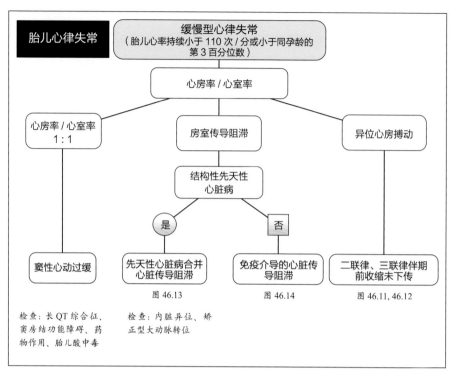

图 46.16 怀疑胎儿心动过缓的诊断方法。详见正文

胎儿心动过速

胎儿心动过速是指胎儿心室率持续大于 180 次 / 分。持续的胎儿心动过速可能会导致发病率和致死率显著增高，需要立即转诊进行进一步评估和管理，准确的诊断可确保选择合适的药物进行治疗。胎儿先天性心脏病合并心动过速者少见，据报道发生率为 1%～5%。超声心动图有助于鉴别胎儿心动过速的不同类型，如房性心动过速和室性心动过速、心率变异性以及房室间期和室房间期。

窦性心动过速

窦性心动过速的特征是心房率和心室率一致，均在 180～200 次 / 分的范围内，房室传导比率为 1：1，房室间期以及心率变异性均正常（图 46.17）。病因包括母体发热、感染、母体药物摄入（如 β- 受体激动剂）及胎儿窘迫。窦性心动过速的管理包括尽可

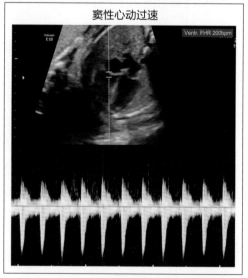

图 46.17 三尖瓣频谱多普勒记录胎儿窦性心动过速，心室率为 200 次 / 分。详见正文

能识别和治疗潜在致病因素。

室上性心动过速

室上性心动过速是胎儿心动过速最常见的原因，占所有病例的 66% ~ 90%[57]。室上性心动过速的心率范围一般为 210 ~ 240 次 / 分，房室传导率为 1：1，胎心率是单源性的，缺乏心房率或心室率变异性（图 46.18 ~ 46.20）。室上性心动过速最常见的原因是心房和心室之间存在旁路（房室折返性心动过速），该旁路使房室传导折返。经房室结顺行传导并经旁路快速从心室折返回心房的回路由此形成。由于通过旁路折返需要的时间比正常房室传导的时间短，所以这一类型的室上性心动过速特征性地表现为短室房传导间期或房室间期与室房间期之比小于 1。这种机制占胎儿室上性心动过速的 90%[58]，其中 10% 的胎儿出生后发现有预激综合征（Wolff-Parkinson-White 综合征，WPW 综合征）。其他类型的室上性心动过速包括长室房传导间期，也就是心室收缩波和心房收缩波重叠的室上性心动过速以及心房折返性心动过速[59]。长室房传导间期的室上性心动过速包括窦性心动过速、异位房性心动过速和无休止交界性折返性心动过速。在交界性折返性心动过速中，心房收缩波与心室收缩波重叠。与典型胎儿室上性心动过速的快房室折返不同，心室到心房间期延长的室上性心动过速比较少见，并且难以治愈，可能合并先天性异常（如横纹肌瘤）[60,61]。关于异位房性心动过速和无休止交界性折返性心动过速的诊断及处理的内容，本书不再进行详述。

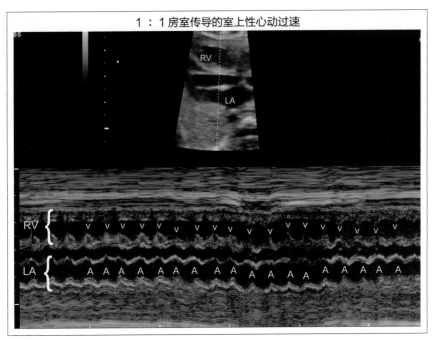

图 46.18　M 型超声记录胎儿室上性心动过速。M 型超声的取样线经过右心室（RV）和左心房（LA）。心房收缩用 A 表示，心室收缩用 V 表示。注意存在房性心动过速和室性心动过速，房室传导率为 1：1，心律规整，心房率和心室率无变异

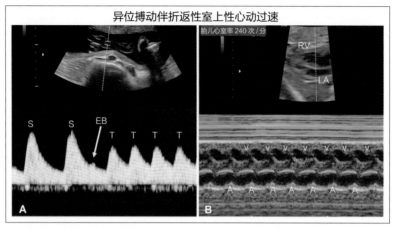

图 46.19　脐动脉频谱多普勒（A）及经过右心室（RV）和左心房（LA）的 M 型超声（B）记录胎儿由异位心房搏动（EB）引起的折返性室上性心动过速（SVT）。图 A 显示正常窦性心律（S）后紧跟着由异位心房搏动引起的室上性心动过速（T）。图 B 中 M 型超声显示室上性心动过速的心室率为 240 次 / 分，心房收缩用 A 标记，心室收缩用 V 标记，显示 1：1 房室传导的房性心动过速和室性心动过速

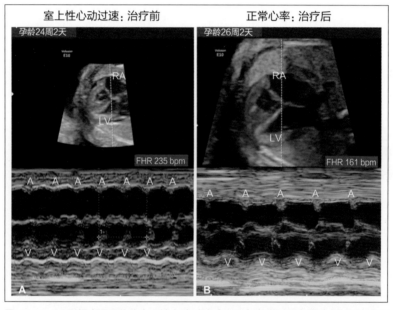

图 46.20　M 型超声记录胎儿室上性心动过速（SVT）发作时的心律（A）和治疗后正常的窦性心律（B）。图 A、B 的 M 型取样线均穿过右心房（RA）和左心室（LV）。在 M 型描记中，心房收缩用 A 表示，心室收缩用 V 表示。图 A 和 B 的房室传导率均为 1：1。M 型超声是评价胎儿心律失常和房室传导关系的有效工具

FHR—胎心率

心房扑动

　　胎儿心房扑动是指 300 ～ 600 次 / 分快速且规律的心房率，因伴有不同程度的房室传导阻滞，心室率相对较慢，通常为 220 ～ 240 次 / 分（图 46.21）[62]。心房扑动的房室传导阻滞 80% 以 2：1 的形式下传，其余以 3：1 的形式下传 [62]。心房扑动是另一种类型

的室上性心动过速，是心房内存在回路导致的房性折返性心动过速。心房扑动占所有胎儿快速型心律失常的 10% ~ 30%[57]，且常出现于妊娠晚期。心房扑动常合并染色体异常、心脏或其他结构异常[16]，发生率高达 30%。心房扑动胎儿水肿的发生率与快速折返型室上性心动过速者相似，为 35% ~ 40%[62]。

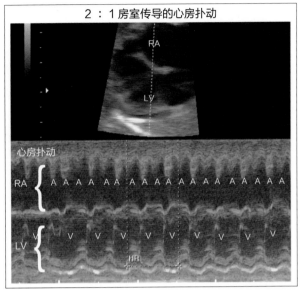

图 46.21 M 型超声记录胎儿心房扑动。M 型超声的取样线经过右心房（RA）和左心室（LV）。心房收缩用 A 表示，心室收缩用 V 表示。记录到房性心动过速和室性心动过速，房室传导率为 2：1

室性心动过速

室性心动过速很罕见，发生时心室率大于 180 次 / 分，伴房室分离，心房率一般正常。胎儿心肌炎或长 QT 综合征可能是室性心动过速的潜在病因[63,64]。胎儿期诊断室性心动过速是比较困难的，主要依据快且规律的心室率、与心房率不相关（房室分离）、多变的房室间期和室房间期等。典型表现为心房率低于心室率。在罕见情况下，当出现心室不同步或逆向心房搏动时，可见房室传导率为 1：1。这种情况下，组织多普勒成像和胎儿心磁图可以协助诊断。

心房颤动

心房颤动是一种罕见的胎儿心动过速，表现为快速且不规律的心房率，伴房室传导阻滞。因此，心室率快速且节律不规律、多变。一般胎儿期很难鉴别心房颤动与心房扑动。

胎儿心动过速的管理策略

当妊娠 ≥ 37 周并诊断为胎儿心动过速时，分娩是首选的处理策略。此外，在胎儿没有血流动力学受损和间歇性快速型心律失常发作的证据时，推荐密切随访而非药物治疗。间歇性心动过速是指在超声心动图检查过程中心动过速时间少于 50% 或 24 小时胎心监护中心动过速时间少于 12 小时。心动过速伴心脏扩大、心功能不全、显著的三尖瓣反流或胎儿水肿时，无论心律失常持续的时间长短，均建议进一步治疗。需要注意的是，静脉导管的反向 A 波在心动过速中十分常见，并不预示胎儿将出现宫内窘迫。

由于舒张期血流充盈受限、静脉回流受阻和心输出量减少，持续的胎儿心动过速可能导致血流动力学受损。在这种情况下，需要使用抗心律失常药物进行治疗。为方便密切监测血药浓度和母体对药物的反应，药物治疗最好在住院环境中实施。在开始治疗之前，孕母必须进行心电图，电解质（包括镁和钙），肝、肾和甲状腺功能，维生素 D 水平等检查；以及针对心房扑动和交界性异位心动过速进行的 Sjögren 抗体检测等。纠正任何异常对于减少母体副作用和提高治疗效果都很重要。表 46.2 列出了治疗胎儿快速型心律失常的常用药物[65]。

表 46.2 胎儿室上性心动过速的药物治疗

药物	常规经胎盘剂量	常见副作用	心电图表现
地高辛	负荷量：375 ～ 500 μg/8 h×3 剂或 500 μg/12 h×4 剂 维持量：250 ～ 500 μg/12 h [目标药物浓度（1.92 ～ 3.20）×10³ nmol/L]	恶心、呕吐、疲倦、视力模糊、窦性心动过缓	一度和二度房室传导阻滞，包括夜间发作的文氏房室传导阻滞
氟卡尼	300 mg/d（100 mg/8 h 或 150 mg/12 h），目标药物浓度 0.2 ～ 1 mg/L 如果联合应用地高辛和氟卡尼，应将地高辛剂量减少 50%	头痛、头晕、视力障碍	QRS 波增宽（心室内传导延迟/束支传导阻滞），QTc 延长，一度房室传导阻滞
索他洛尔	240 ～ 480 mg/d（120 ～ 160 mg/12 h 或 8 h） 伴水肿的起始剂量为 160 mg/12 h	头痛、头晕、乏力、低血压、心动过缓	QRS 波增宽（QTc 延长），一度房室传导阻滞
胺碘酮	负荷量：600 mg/（6 ～ 8）h（1800 ～ 2400 mg/d），用药 2 ～ 5 天 维持量：200 ～ 600 mg/d 目标药物浓度 1.1 ～ 4.3 μmol/L 如果与胺碘酮联合使用，必须减少地高辛（50%）和氟卡尼的剂量 腹腔注射胺碘酮	恶心、血小板减少症、光过敏、皮疹、母体/胎儿甲状腺功能障碍、肝功能障碍、视力障碍、步态/协调/运动问题、周围神经病变/感觉异常	QRS 波增宽（心室内传导延迟），QTc 延长；宽 P 波，QTc=0.48，心动过缓，一度房室传导阻滞

注：引自 Cuneo BF, Drose JA, Benson DW. Diagnosis and Management of Fetal Arrhythmias. *Wolters Kluwer*; 2020.

目前，地高辛仍然被许多人认为是胎儿快速型心律失常的一线治疗药物。非水肿胎儿的地高辛血药浓度是母体血药浓度的 60% ～ 80%，并且在母体用药后 3 ～ 5 天达到稳定水平[66,67]。而水肿胎儿的地高辛血药浓度不可按以上比例估算，即使母体的地高辛血药浓度接近中毒量，胎儿的血药浓度可能仍无法达到治疗量[67]。室上性心动过速或心房扑动的水肿胎儿用地高辛治疗后的转复率为 6% ～ 7%[62]。此外，地高辛治疗对室房间期较长的室上性心动过速是无效的，如异位房性心动过速和无休止交界性折返性心动过速[61]。然而，地高辛似乎能有效治疗无水肿胎儿短室房间期的室上性心动过速和心房扑动（约占胎儿快速型心律失常的 90%），据报道转复率达 40% ～ 60%[62]。值得注意的是，地高辛禁用于患有预激综合征、房室传导阻滞和肥厚性心肌病的孕妇。地高辛与其他抗心律失常药物（特别是氟卡尼）合用时应酌情减量。

某些医疗中心将口服索他洛尔（β- 受体阻滞剂）作为快速型心律失常的一线治疗[44]。口服索他洛尔 2 ～ 4 小时内，胎儿血药浓度与母体血药浓度相同，药物几乎完全透过胎盘屏障。推荐将索他洛尔作为合并长室房间期的室上性心动过速和水肿胎儿的首选治疗药物，可单独使用或与地高辛联合使用，索他洛尔联合地高辛是治疗胎儿心房扑动合并水肿的有效干预措施[68]。建议在开始索他洛尔治疗时，密切监测母体的 QT 间期，因为获得性长 QT 综合征伴尖端扭转型室性心动过速是一种严重的母体副作用。

在对地高辛和（或）索他洛尔无反应的情况下，氟卡尼、胺碘酮和其他抗心律失常药物通常可作为二线治疗药物。另外某些医疗中心在单独使用地高辛治疗心律失常失败时，仍会将氟卡尼作为一线药物使用。也有报道，在严重水肿胎儿常规治疗失败或存在胎儿宫内窘迫的情况下，可将药物经脐静脉或肌肉注射直接进行胎儿治疗[69,70]。在这种情况下，有研究[71]建议将地高辛直接肌肉注射到胎儿大腿或臀部，每 12 小时重复注射一次，共 3 剂，同时母体口服药物维持治疗。

胎儿心动过速的诊断策略

图 46.22 总结了胎儿心动过速的诊断策略。

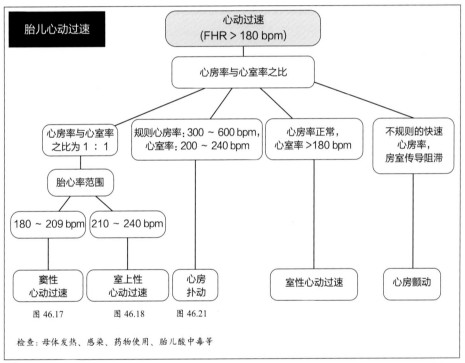

图 46.22　怀疑胎儿心动过速的诊断策略。详见正文
bpm—次 / 分；FHR—胎心率

要点　胎儿心律失常

- 胎儿心律不齐是转诊至胎儿超声心动图检查中心进行心律失常检查及咨询的首要原因，其中绝大多数为预后良好的房性期前收缩。

- 1% ～ 2% 的房性期前收缩与先天性心脏病相关，2% ～ 3% 的胎儿房性期前收缩可在宫内或出生后最初 3 ～ 4 周进展为持续性心动过速。

- 胎儿心动过缓是指胎心率持续低于 110 次 / 分。

- 胎儿心动过缓的原因包括窦性心动过缓、未下传的房性二联律或三联律、高度房室传导阻滞。

- 40% 的完全性房室传导阻滞胎儿合并先天性心脏病，余下的 60% 与母体结缔组织病相关。

- 对于有孕育完全性房室传导阻滞患儿风险的高危母亲，使用羟氯喹可以预防随后妊娠期完全性房室传导阻滞的复发。

- 胎儿心动过速是指胎儿心室率持续大于 180 次 / 分。

- 窦性心动过速的特征是心率为 180 ～ 200 次 / 分，心房率和心室率相等，房室传导率为 1 : 1，且有正常的房室间期和心率变异性。

- 室上性心动过速是胎儿心动过速最常见的病因，占全部病例的 66% ～ 90%。

- 室上性心动过速的心率范围通常为 210 ～ 240 次 / 分，房室传导率为 1 : 1，胎儿心率是单源的，无心房率或心室率的变异性。

- 胎儿心房扑动是指快速、规律的心房率（300 ～ 600 次 / 分），同时伴有不同程度的房室传导阻滞，导致相对慢的心室率（通常为 220 ～ 240 次 / 分）。

- 室性心动过速罕见，表现为心室率超过 180 次 / 分，伴房室分离，心房率正常。

- 心房颤动是一种胎儿期罕见的心动过速类型，表现为快速、不规律的心房率同时伴房室传导阻滞。

（王红英）

参考文献

1. Southall DP, Richards J, Hardwick RA, et al. Prospective study of fetal heart rate and rhythm patterns. *Arch Dis Child*. 1980;55:506-511.

2. Reed KL. Fetal arrhythmias: etiology, diagnosis, pathophysiology, and treatment. *Semin Perinatol*. 1989;13:294-304.

3. Nii M, Shimizu M, Roman KS, et al. Doppler tissue imaging in the assessment of atrioventricular conduction time: validation of a novel technique and comparison with electrophysiologic and pulsed wave Doppler-derived equivalents in an animal model. *J Am Soc Echocardiogr*. 2006;19:314-321.

4. Dancea A, Fouron JC, Miró J, Skoll A, Lessard M. Correlation between electrocardiographic and ultrasonographic time-interval measurements in fetal lamb heart. *Pediatr Res*. 2000;47:324-328.

5. Fouron JC, Fournier A, Proulx F, et al. Management of fetal tachyarrhythmia based on superior vena cava/aorta Doppler flow recordings. *Heart*. 2003;89:1211-1216.

6. Carvalho JS, Prefumo F, Ciardelli V, et al. Evaluation of fetal arrhythmias from simultaneous pulsed wave Doppler in pulmonary artery and vein. *Heart*. 2007; 93: 1448-1453.

7. Friedman DM, Kim MY, Copel JA, et al. Utility of cardiac monitoring in fetuses at risk for congenital heart block: the PR Interval and Dexamethasone Evaluation (PRIDE) prospective study. *Circulation*. 2008;117: 485-493.

8. Rein AJJT, O'Donnell C, Geva T, et al. Use of tissue velocity imaging in the diagnosis of fetal cardiac arrhythmias. *Circulation*. 2002;106:1827-1833.

9. Tutschek B, Zimmermann T, Buck T, Bender HG. Fetal tissue Doppler echocardiography: detection rates of cardiac structures and quantitative assessment of the fetal heart. *Ultrasound Obstet Gynecol*. 2003;21:26-32.

10. Zhao H, Cuneo BF, Strasburger JF, Huhta JC, Gotteiner NL, Wakai RT. Electrophysiological characteristics of fetal atrioventricular block. *J Am Coll Cardiol*. 2008;51:77-84.

11. Hornberger LK, Collins K. New insights into fetal atrioventricular block using fetal magnetocardiography. *J Am Coll Cardiol*. 2008;51:85-86.

12. Seki Y, Kandori A, Kumagai Y, et al. Unshielded fetal magnetocardiography system using two-dimensional gradiometers. *Rev Sci Instrum*. 2008;79:036106.

13. Strasburger J. Fetal arrhythmias. *Prog Pediatr Cardiol*. 2000;11:1-17.

14. Vergani P, Mariani E, Ciriello E, et al. Fetal arrhythmias: natural history and management. *Ultrasound Med Biol*. 2005;31:1-6.

15. Tam Tam H, Wood D, Gidding S, Cohen A, Librizzi R, Weiner S. An association between fetal arrhythmias and maternal use of cocoa butter. *Am J Obstet Gynecol*. 2006;195:178-179.

16. Larmay HJ, Strasburger JF. Differential diagnosis and management of the fetus and newborn with an irregular or abnormal heart rate. *Pediatr Clin North Am*. 2004;51:1033-1050.

17. Hofbeck M, Ulmer H, Beinder E, Sieber E, Singer H. Prenatal findings in patients with prolonged QT interval in the neonatal period. *Heart*. 1997;77:198-204.

18. Riuró H, Campuzano O, Berne P, et al. Genetic analysis, in silico prediction, and family segregation in long QT syndrome. *Eur J Hum Genet*. 2015;23:79-85.

19. Kim JA, Lopes CM, Moss AJ, et al. Trigger-specific risk factors and response to therapy in long QT syndrome type 2. *Heart Rhythm*. 2010;7:1797-1805.

20. Garg L, Garg J, Krishnamoorthy P, et al. Influence of pregnancy in patients with congenital long QT syndrome. *Cardiol Rev*. 2017;25:197-201.

21. Rashba EJ, Zareba W, Moss AJ, et al. Influence of pregnancy on the risk for cardiac events in patients with hereditary long QT syndrome. LQTS Investigators. *Circulation*. 1998;97:451-456.

22. Martillotti G, Talajic M, Rey E, Leduc L. Long QT syndrome in pregnancy: are vaginal delivery and use of oxytocin permitted? A case report. *J Obstet Gynaecol Can*. 2012;34:1073-1076.

23. Yap YG, Camm AJ. Drug induced QT prolongation and torsades de pointes. *Heart*. 2003;89:1363-1372.

24. Cuneo BF, Strasburger JF. We only find what we look for: fetal heart rate and the diagnosis of long-QT syndrome. *Circ Arrhythm Electrophysiol*. 2015;8:760-762.

25. Miller TE, Estrella E, Myerburg RJ, et al. Recurrent third-trimester fetal loss and maternal mosaicism for long-QT syndrome. *Circulation*. 2004;109:3029-3034.

26. Crotti L, Tester DJ, White WM, et al. Long QT syndrome-associated mutations in intrauterine fetal death. *JAMA*. 2013;309:1473-1482.

27. Schwartz PJ. Stillbirths, sudden infant deaths, and long-QT syndrome: puzzle or mosaic, the pieces of the Jigsaw are being fitted together. *Circulation*. 2004;109:2930-2932.

28. Greene EA, Berul CI, Donofrio MT. Prenatal diagnosis of long QT syndrome: implications for delivery room and neonatal management. *Cardiol Young*. 2013;23:141-145.

29. Mitchell JL, Cuneo BF, Etheridge SP, Horigome H, Weng H-Y, Benson DW. Fetal heart rate predictors of long QT syndrome. *Circulation*. 2012;126:2688-2695.

30. Winbo A, Fosdal I, Lindh M, et al. Third trimester fetal heart rate predicts phenotype and mutation burden in the type 1 long QT syndrome. *Circ Arrhythm Electrophysiol*. 2015;8:806-814.

31. ACOG Practice Bulletin No. 106: Intrapartum fetal heart rate monitoring: nomenclature, interpretation, and general management principles. *Obstet Gynecol*. 2009;114:192-202.

32. Cuneo BF, Etheridge SP, Horigome H, et al. Arrhythmia phenotype during fetal life suggests long-QT syndrome genotype: risk stratification of perinatal long-QT syndrome. *Circ Arrhythm Electrophysiol*. 2013; 6:946-951.

33. Kapplinger JD, Tester DJ, Salisbury BA, et al. Spectrum and prevalence of mutations from the first 2,500 consecutive unrelated patients referred for the FAMILION long QT syndrome genetic test. *Heart Rhythm*. 2009;6:1297-1303.

34. Micha.lsson M, Engle MA. Congenital complete heart block: an international study of the natural history. *Cardiovasc Clin*. 1972;4: 85-101.

35. Sirén MK, Julkunen H, Kaaja R. The increasing incidence of isolated congenital heart block in Finland. *J Rheumatol*. 1998;25:1862-1864.

36. Brucato A, Frassi M, Franceschini F, et al. Risk of congenital complete heart block in newborns of mothers with anti-Ro/SSA antibodies detected by counterimmunoelectrophoresis: a prospective study of 100 women. *Arthritis Rheum*. 2001;44:1832-1835.

37. Costedoat-Chalumeau N, Amoura Z, Lupoglazoff J-M, et al. Outcome of pregnancies in patients with anti-SSA/Ro antibodies: a study of 165 pregnancies, with special focus on electrocardiographic variations in the children and comparison with a control group. *Arthritis Rheum*. 2004;50:3187-3194.

38. Buyon JP, Hiebert R, Copel J, et al. Autoimmune-associated congenital heart block: demographics, mortality, morbidity and recurrence rates obtained from a national neonatal lupus registry. *J Am Coll Cardiol*. 1998; 31:1658-1666.

39. Ambrosi A, Wahren-Herlenius M. Congenital heart block: evidence for a pathogenic role of maternal autoantibodies. *Arthritis Res Ther*. 2012;14: 208-211.

40. Moak JP, Barron KS, Hougen TJ, et al. Congenital heart block: development of late-onset cardiomyopathy, a previously underappreciated sequela. *J Am Coll Cardiol*. 2001;37:238-242.

41. Jaeggi E, Laskin C, Hamilton R, Kingdom J, Silverman E. The importance of the level of maternal anti-Ro/SSA antibodies as a prognostic marker of the development of cardiac neonatal lupus erythematosus a prospective study of 186 antibody-exposed fetuses and infants. *J Am Coll Cardiol*. 2010;55:2778-2784.

42. Morel N, Lévesque K, Maltret A, et al. Incidence, risk factors, and mortality of neonatal and late-onset dilated cardiomyopathy associated with cardiac neonatal lupus. *Int J Cardiol*. 2017;248:263-269.

43. Nii M, Hamilton RM, Fenwick L, Kingdom JCP, Roman KS, Jaeggi ET. Assessment of fetal atrioventricular time intervals by tissue Doppler and pulse Doppler echocardiography: normal values and correlation with fetal electrocardiography. *Heart*. 2006;92:1831-1837.

44. Jaeggi ET, Nii M. Fetal brady-and tachyarrhythmias: new and accepted diagnostic and treatment methods. *Semin Fetal Neonatal Med*. 2005;10:504-514.

45. Phoon CKL, Kim MY, Buyon JP, Friedman DM. Finding the "PR-fect" solution: what is the best tool to measure fetal cardiac PR intervals for the detection and possible treatment of early conduction disease? *Congenit Heart Dis*. 2012;7:349-360.

46. Van Bergen AH, Cuneo BF, Davis N. Prospective echocardiographic evaluation of atrioventricular conduction in fetuses with maternal Sj.gren's antibodies. *Am J Obstet Gynecol*. 2004;191:1014-1018.

47. Sonesson S-E, Salomonsson S, Jacobsson L-A, Bremme K, Wahren-Herlenius M. Signs of first-degree heart block occur in one-third of fetuses of pregnant women with anti-SSA/Ro 52-kd antibodies. *Arthritis Rheum*. 2004;50:1253-1261.

48. Sonesson S-E, Ambrosi A, Wahren-Herlenius M. Benefits of fetal echocardiographic surveillance in pregnancies at risk of congenital heart block: single-center study of 212 anti-Ro52-positive pregnancies. *Ultrasound Obstet Gynecol*. 2019;54:87-95.

49. Cuneo BF, Sonesson S-E, Levasseur S, et al. Home monitoring for fetal heart rhythm during anti-Ro pregnancies. *J Am Coll Cardiol*. 2018;72: 1940-1951.

50. Clowse MEB, Eudy AM, Kiernan E, et al. The prevention, screening and treatment of congenital heart block from neonatal lupus: a survey of provider practices. *Rheumatology (Oxford)*. 2018;57:v9-v17.

51. Izmirly PM, Costedoat-Chalumeau N, Pisoni CN, et al. Maternal use of hydroxychloroquine is associated with a reduced risk of recurrent anti-SSA/Ro-antibody-associated cardiac manifestations of neonatal lupus. *Circulation*. 2012;126:76-82.

52. Izmirly P, Kim M, Friedman DM, et al. Hydroxychloroquine to prevent recurrent congenital heart block in fetuses of anti-SSA/Ro-positive mothers. *J Am Coll Cardiol*. 2020;76:292-302.

53. Jaeggi ET, Fouron J-C, Silverman ED, Ryan G, Smallhorn J, Hornberger LK. Transplacental fetal treatment improves the outcome of prenatally diagnosed complete atrioventricular block without structural heart disease. *Circulation*. 2004;110:1542-1548.

54. Buyon JP, Clancy RM. Maternal autoantibodies and congenital heart block: mediators, markers, and therapeutic approach. *Semin Arthritis Rheum*. 2003;33:140-154.

55. Ciardulli A, D'Antonio F, Magro-Malosso ER, et al. Maternal steroid therapy for fetuses with second-degree immune-mediated congenital atrioventricular block: a systematic review and meta-analysis. *Acta Obstet Gynecol Scand*. 2018;97:787-794.

56. Donofrio MT, Moon-Grady AJ, Hornberger LK, et al. Diagnosis and treatment of fetal cardiac disease: a scientific statement from the American Heart Association. *Circulation*. 2014;129:2183-2242.

57. van Engelen AD, Weijtens O, Brenner JI, et al. Management outcome and follow-up of fetal tachycardia. *J Am Coll Cardiol*. 1994;24:1371-1375.

58. Kleinman CS, Nehgme RA. Cardiac arrhythmias in the human fetus. *Pediatr Cardiol*. 2004;25:234-251.

59. Fouron J-C. Fetal arrhythmias: the Saint-Justine hospital experience. *Prenat Diagn*. 2004;24:1068-1080.

60. Jaeggi E, Fouron JC, Fournier A, van Doesburg N, Drblik SP, Proulx F. Ventriculo-atrial time interval measured on M mode echocardiography: a determining element in diagnosis, treatment, and prognosis of fetal supraventricular tachycardia. *Heart*. 1998;79:582-587.

61. Strasburger JF. Prenatal diagnosis of fetal arrhythmias. *Clin Perinatol*. 2005;32:891-912, viii.

62. Krapp M, Kohl T, Simpson JM, Sharland GK, Katalinic A, Gembruch.U. Review of diagnosis, treatment, and outcome of fetal atrial flutter compared with supraventricular tachycardia. *Heart*. 2003;89:913-917.

63. Cuneo BF, Ovadia M, Strasburger JF, et al. Prenatal diagnosis and in utero treatment of torsades de pointes associated with congenital long QT syndrome. *Am J Cardiol*. 2003;91:1395-1398.

64. Zhao H, Strasburger JF, Cuneo BF, Wakai RT. Fetal cardiac repolarization abnormalities. *Am J Cardiol*. 2006;98:491-496.

65. Cuneo BF, Drose JA, Benson DW. *Diagnosis and Management of Fetal Arrhythmias*. Lippincott Williams & Wilkins; 2020.

66. Syme MR, Paxton JW, Keelan JA. Drug transfer and metabolism by the human placenta. *Clin Pharmacokinet*. 2004;43:487-514.

67. Api O, Carvalho JS. Fetal dysrhythmias. *Best Pract Res Clin Obstet Gynaecol*. 2008;22:31-48.

68. Jaeggi ET, Carvalho JS, De Groot E, et al. Comparison of transplacental treatment of fetal supraventricular tachyarrhythmias with digoxin, flecainide, and sotalol: results of a nonrandomized multicenter study. *Circulation*. 2011;124:1747-1754.

69. Leiria TL, Lima GG, Dillenburg RF, Zielinsky P. Fetal tachyarrhythmia with 1:1 atrioventricular conduction. Adenosine infusion in the umbilical vein as a diagnostic test. *Arq Bras Cardiol*. 2000;75:65-68.

70. Mangione R, Guyon F, Vergnaud A, Jimenez M, Saura R, Horovitz J. Successful treatment of refractory supraventricular tachycardia by repeat intravascular injection of amiodarone in a fetus with hydrops. *Eur J Obstet Gynecol Reprod Biol*. 1999;86:105-107.

71. Alsaied T, Baskar S, Fares M, et al. First-line antiarrhythmic transplacental treatment for fetal tachyarrhythmia: a systematic review and meta-analysis. *J Am Heart Assoc*. 2017;6:e007164.

47

第 47 章
罕见心脏畸形

概述

最后一章介绍一组罕见的心脏畸形。虽然是罕见畸形，但有的属于正常变异，有的属于可逆性异常，还有的属于严重心血管畸形。介绍这些罕见心脏畸形的主要目的是为胎儿心脏评估实践提供更加全面的指导。由于心脏解剖结构复杂且畸形种类繁多，本章可能会遗漏一些非常罕见的心脏畸形。

动脉导管异常

动脉导管解剖结构

动脉导管（ductus ateriosus,DA）是胎儿期连接肺循环和体循环的肌性管道。DA 在左肺动脉开口处连接肺动脉主干与左锁骨下动脉远端的降主动脉（图 47.1A，另见第 8、9 章）。这种肺循环和体循环之间的连接，在胎儿体内建立了平行循环，并均衡了左、右心室的压力。DA 接收大部分的右心室血流，绕过了肺。DA 是胎儿最大的血管之一，直径与降主动脉相当，并在胎儿循环中前列腺素等的调节下保持开放。妊娠早期 DA 是肌性的，与周围血管结构不同[1]。随着孕龄的增加，DA 的胶原蛋白、弹性蛋白和糖蛋白含量增加，平滑肌也不断增生，开始为产后 DA 闭合做准备[1]。妊娠后期 DA 逐步变小，产前超声检查可以显示 DA 从肺动脉起始处连接至降主动脉的整个走行（图 47.1B）。出生后氧分压增加是 DA 闭合的刺激因素。

通过动脉导管弓长轴切面、三血管－气管横切面可进行动脉导管的彩色及频谱多普勒检查（图 8.28，9.3，14.12）。DA 的多普勒波形显示收缩期峰值流速较高，舒张期血流明显，如图 14.12 所示。也可参考第 14 章，了解 DA 频谱多普勒检查。

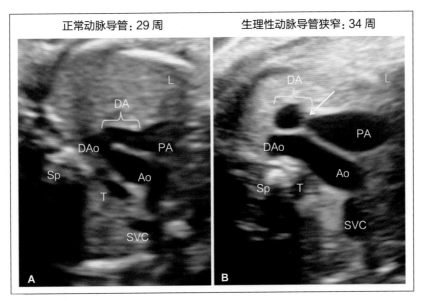

图 47.1　2 例分别妊娠 29 周和 34 周胎儿左胸三血管 – 气管切面显示动脉导管灰阶图像。A. 29 周胎儿动脉导管（DA）正常，呈管型（大括号所示），连接肺动脉主干（PA）和降主动脉（DAo）。B. 34 周胎儿的动脉导管在肺动脉端出现狭窄（箭头），从肺动脉开始连接降主动脉，这种改变属于妊娠晚期的生理性狭窄

Ao—主动脉弓；L—左；Sp—脊柱；SVC—上腔静脉；T—气管

动脉导管发育不良或走行异常

　　若不合并其他心脏畸形，DA 发育不良或缺如的胎儿是不相容的。在胚胎发育方面，DA 与流出道均来源于神经嵴细胞，因此常合并圆锥动脉干畸形。肺动脉瓣缺如综合征（见第 30 章）以及不合并主动脉弓中断的永存动脉干（详见第 35 章），这两种畸形常合并 DA 缺如。DA 的胚胎发育详见第 39 章，右侧 DA 逐渐退化且接近右肺动脉，而左侧 DA 保留下来了。在法洛四联症病例中，当存在右位主动脉弓但偶尔 DA 显示不清时，可能是 DA 缺失，也有可能是右位 DA 位于主动脉弓下方（详见第 28 章）。在圆锥动脉干畸形病例中，超声检查时 DA 不能清晰显示与动脉导管发育不良或异常走行密切相关。

　　DA 走行异常的类型包括主动脉弓后方 DA，如在肺动脉闭锁伴室间隔缺损中（详见第 29 章），右位主动脉弓伴右侧 DA，右位主动脉弓伴左侧 DA 形成 U 形环（详见第 39 章）。下面将介绍 DA 其他的形状和走行异常。

S 形、扭曲或弯曲的动脉导管

　　S 形 DA　90 年代中期有几项关于 DA 形状的研究 [2-4]。DA 的形状在妊娠晚期会发生变化，但大多不引起临床改变。有研究观察了 240 例妊娠 20 ~ 40 周胎儿的 DA[2]，并将 DA 分为管型、轻度弯曲（C 形）、明显弯曲及 S 形 [2]。妊娠中期，管型 DA 约占 55%，

S 形 DA 约占 2%（图 47.2）。这个比例在妊娠晚期会发生变化，妊娠 32 周后管形 DA 约占 10%，S 形 DA 约占 35%；而妊娠 38 周后管形 DA 约占 3%，S 形 DA 从 35% 增加至 56%[2]。在一项研究中，一例妊娠 32 周胎儿被诊断为右心室功能不全伴严重三尖瓣反流，DA 为 S 形[4]；笔者认为 S 形 DA 是正常变异，不是造成上述异常的病因。诊断为 S 形 DA 后（图 47.2），应避免使用任何可能导致动脉导管收缩的药物，并重新评估既往 6 周内的心脏功能，以寻找可能导致 DA 提前闭合的原因。图 47.2 为妊娠 26 周胎儿，DA 为 S 形，出生后一切正常。

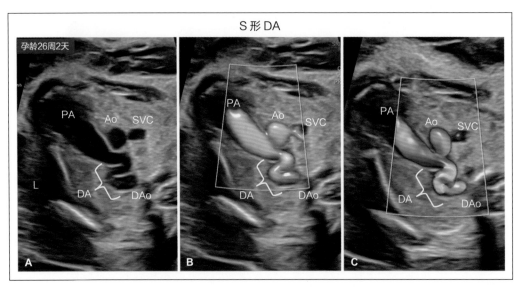

图 47.2　1 例妊娠 26 周胎儿的 S 形动脉导管（DA）。A. DA 切面的灰阶超声图像。B. 双向能量多普勒图像。C. 彩色多普勒图像。妊娠期随访期间及出生后一切正常，因此考虑为正常变异
Ao—升主动脉；DAo—降主动脉；L—左；PA—肺动脉；SVC—上腔静脉

动脉导管瘤

　　DA 动脉瘤（ductus arteriosus aneurysm, DAA）是指 DA 囊性迂曲，直径增大（图 47.3），横径大于胎龄第 95 百分位数[5]。如果没有囊性增大，则定义为 DA 扩张（ductus arteriosus dilation, DAD）[5]。DA 横径测量的正常值见本书附录。

　　在一项纳入 509 例妊娠 32 周以上胎儿的纵向研究中，平均孕龄 36 周时，发现了 11 例（2.2%）DAA 和 30 例（5.9%）DAD[5]。该研究推测 DAA 及 DAD 属于正常变异，可能是上述 8.1% 的足月胎儿的峰值流速较高所致[5]。在另一项关于 DAA 及 DAD 的研究中，对新生儿进行仔细检查后发现，有些新生儿合并一些罕见的结缔组织病，如埃勒斯 - 当洛综合征或马方综合征[6]。由于 DAA 或 DAD 在常规扫查中很常见，该研究结果可能有偏倚（图 47.3）。主动脉扭曲综合征[7] 也常合并 DAA 或 DAD。Puder 等的研究讨论了 DAA 胎儿是否需要在新生儿期行超声心动图检查，以判断动脉导管能否正常闭合[8]。

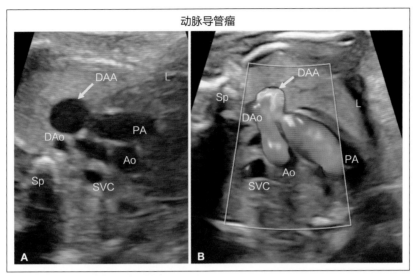

图 47.3　胎儿三血管 - 气管切面水平上胸部横切面显示动脉导管瘤（DAA）。A. 妊娠 36 周胎儿的灰阶超声图像。B. 妊娠 29 周胎儿的彩色多普勒图像。两例胎儿的动脉导管均呈球形扩张（箭头），属于正常变异。详见正文

Ao—主动脉弓；DAo—降主动脉；L—左；PA—肺动脉；SVC—上腔静脉；Sp—脊柱

动脉导管宫内提前收缩

胎儿期 DA 完全闭合的情况极为罕见，大多数是 DA 收缩而不是闭合 [9-11]。DA 自发性收缩也非常罕见，大多数合并复杂的先天性心脏畸形。大多数 DA 提前收缩都是由母体使用前列腺素合成酶抑制剂，如吲哚美辛等造成的。前列腺素合成酶抑制剂主要用于避孕以及羊水过多和平滑肌瘤的治疗。使用前列腺素合成酶抑制剂会增加妊娠晚期 DA 提前收缩的风险（图 47.4），这可能与妊娠晚期 DA 的解剖与生理变化有关。因此，DA 提前收缩不仅与母体药物治疗的剂量和持续时间有关，也与治疗时的胎龄有关。DA 提

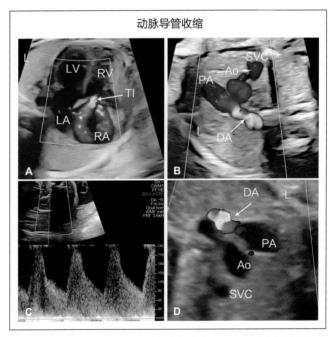

图 47.4　妊娠 31 周胎儿 DA 收缩的超声表现。A. 四腔心切面彩色多普勒显示右心室运动减弱，三尖瓣大量反流。B. 三血管切面彩色多普勒显示 DA 狭窄处彩色血流信号混叠。C. 搏动性高速血流。D. 三血管 - 气管切面彩色多普勒超声显示 DA 狭窄处血流速度较高，彩色血流信号混叠，高速血流信号仅在 DA 内显示

Ao—主动脉；L—左；LA—左心房；LV—左心室；PA—肺动脉；RA—右心房；RV—右心室；SVC—上腔静脉；TI—三尖瓣反流

前收缩的风险随着孕龄的增加而增高（图 47.4），笔者建议妊娠 32 周后尽量不要使用前列腺素合成酶抑制剂，或者使用时延长用药的时间间隔。药物造成的 DA 提前收缩，往往可在停药数天后恢复正常（图 47.5）。分娩时伴有 DA 收缩的胎儿，新生儿期有可能发展为肺动脉高压。日常饮食富含多酚类食品，如茶叶、黑巧克力、橙汁、葡萄、草莓等，最近被证明能诱导妊娠晚期 DA 收缩[11]。更多细节请参阅 Zielinsky 和 Busato 的文章[11]。

单纯依靠灰阶图像诊断 DA 提前收缩并不可靠，彩色和频谱多普勒检查可以帮助诊断[9,10]。由于容量负荷增加，四腔心切面可显示右心室扩张、运动减弱（图 47.4）。彩色多普勒显示三尖瓣反流，通常为全收缩期反流，反流速度大于 200 cm/s（图 47.4）。右室流出道切面显示肺动脉扩张，DA 狭窄。在 DA 狭窄处，彩色和频谱多普勒均可显示收缩期和舒张期血流速度增快，运动减弱（图 47.4）。收缩期峰值速度为 200 ～ 300 cm/s（正常为 100 ～ 120 cm/s），舒张期血流速度增高（大于 35 cm/s），搏动指数小于 1.9（正常大于 2）（图 47.4）。停药后，大多数临床症状会在 24 ～ 48 小时消失（图 47.5），三尖瓣反流可能会持续更长时间。

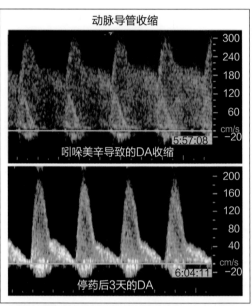

图 47.5 妊娠 31 周胎儿 DA 血流频谱。A. 母体因吲哚美辛治疗导致胎儿 DA 收缩，血流频谱的典型表现为收缩期和舒张期血流速度加快（收缩期峰值流速 330 cm/s；舒张期峰值流速 200 cm/s），搏动性减弱（PI 为 0.65）。B. 停药 3 天后，DA 血流频谱基本正常（收缩期峰值流速 197 cm/s，舒张期峰值流速降低至 35 cm/s，PI 增高至 2.57）

心包积液

心包积液是指液体积聚在心包腔内（图 47.6），一般超过房室瓣水平的边缘（见第 7 章）。心包腔内液体大于 3 mm 可诊断为心包积液。心包积液可以是孤立的，或者更多见于胎儿水肿时。当胎儿水肿时，除了心包积液，还会合并胸腔积液、腹水、皮肤水肿等。心包积液的病因复杂，包括胎儿结构性心脏病、心脏肿瘤（通常为畸胎瘤或横纹肌瘤）[12]、心室憩室或室壁瘤[13]、心律失常（心动过速、完全性房室传导阻滞）、染色体异常（21- 三体综合征、特纳综合征）[14,15]、贫血（细小病毒 B19 感染、同种免疫性疾病）、感染（巨细胞病毒、弓形虫病、柯萨奇病毒感染）[16]、代谢性疾病、心肌病、影响淋巴系统的综合征性疾病（如 Noonan 综合征）、母体疾病（系统性红斑狼疮、糖尿病）等。先天性胸骨后膈疝（Morgagni 疝）常合并心外畸形，会伴有大量心包积液[17]。心包积液严重时可压迫心脏和肺（图 47.6）。心包积液需与胸腔积液鉴别诊断（图 47.6A、B），心包积液主要分布在心脏周围、肺的后方和侧方，甚至肋膈角处（图 47.6A、C、D），而胸腔积液则位于肺部周围（图 47.6B）。当诊断心包积液后，应常规进行随访，观察积液量是增多还是减少、有无其他并发症等。心脏畸胎瘤患者多合并大量心包积液压迫心脏，可行心包引流（详见第 45 章）。

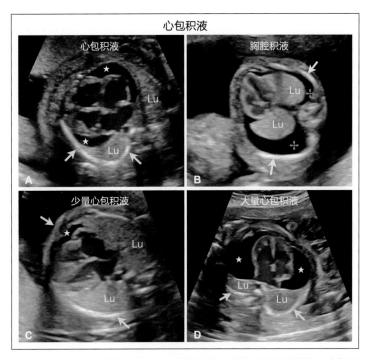

图 47.6　心包积液（黄色星号）与胸腔积液（红色十字）的对比。心包积液（A、C、D）位于心脏和肺（Lu）之间，肺紧贴肋骨（蓝色箭头）。胸腔积液(B) 则相反，积液位于肋骨和肺之间，肺与肋骨不接触（黄色箭头）。图C、D 分别显示少量和大量心包积液

三房心

概述

　　三房心是一种非常罕见的先天性畸形，即"心脏有三个心房"，左心房或右心房内存在一层隔膜，将其分为两个腔，导致一个心脏有三个心房。左侧三房心最常见，右侧三房心少见[18]。

　　左侧三房心的肺静脉回流入一个小的心房，左心耳上方的隔膜将其与二尖瓣分开。胚胎发育机制可能是原始肺总静脉与左心房后壁的不完全融合。据报道，三房心合并的心内畸形包括房间隔缺损、左侧心脏梗阻（如主动脉缩窄、左心发育不良综合征）、肺静脉异位连接[19,20]。孤立性三房心在新生儿期和婴儿期可能会被漏诊；而在儿童期或成年期，由于左心房压力增加，可因呼吸困难、咯血等严重临床症状而确诊[18,21]。

　　右侧三房心是胚胎发育时静脉窦瓣残存并将右心房分隔成两个心房腔而形成。隔膜靠

近冠状静脉窦和下腔静脉，可导致心房流入道血流梗阻。"Chiari 网"[22] 一般不造成血流梗阻，没有临床意义。另一方面，血流梗阻又会导致右心室和肺动脉血流减少（图 47.7），超声心动图显示右心室和肺动脉变小[23,24]。有时右心房内的隔膜、Chiari 网与三房心真性隔膜很难鉴别（图 47.7），典型的临床表现有助于最终诊断[23,24]。

产前超声征象和临床影响

孤立性三房心病例在产前容易被漏诊，目前只有少数的个案报道[19,20,23,24]；合并其他心血管畸形的病例，大多在出生后手术时或尸检时被发现。

在 2 例左心发育不良综合征[19]、1 例主动脉缩窄伴产前漏诊完全型肺静脉异位连接[20]的病例中，发现分隔左心房的隔膜是诊断左侧三房心的线索。建议肺静脉异位连接或左侧心脏流入 / 流出道梗阻的患者，应除外左侧三房心。注意不要将左上腔静脉与三房心的隔膜混淆。左侧三房心患儿出生后主要表现为左室流入道梗阻，与二尖瓣狭窄临床表现类似。孤立性左侧三房心患者，出生后手术切除隔膜可以改善流入道梗阻，手术效果很好。

右侧三房心产前诊断的不多[23,24]。右心室和肺动脉较小但不合并其他心脏畸形是诊断

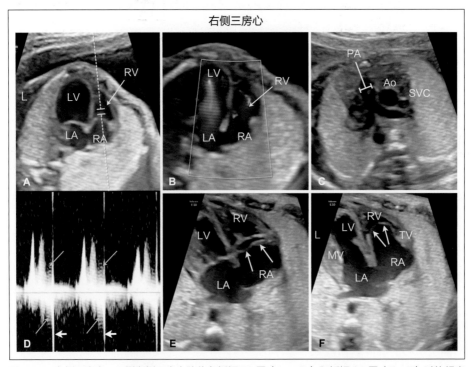

图 47.7　右侧三房心。1 例右侧三房心胎儿在妊娠 23 周（A ~ D）和妊娠 31 周（E、F）时的超声图像。图 A、B 显示右心室小，图 C 显示肺动脉细，怀疑心脏畸形但不能确诊，图 D 显示三尖瓣频谱多普勒不明原因的噪声信号（箭头），图 B 显示舒张期三尖瓣口充盈减少。妊娠 31 周时使用高频探头进行检查，发现右心房内隔膜组织（图 E 箭头）在舒张期凸向右心室（图 F 箭头），这是导致流入道梗阻和异常血流频谱的原因

Ao—主动脉；L—左；LA—左心房；LV—左心室；MV—二尖瓣；RA—右心房；RV—右心室；SVC—上腔静脉；TV—三尖瓣；PA—肺动脉

右侧三房心的线索（图 47.7），偶尔会出现三尖瓣反流。妊娠晚期可以显示右心房内隔膜偶尔凸向右心室，导致三尖瓣反流（图 47.7）。最近笔者团队遇到了 1 例右侧三房心的病例（图 47.7），并使用高频探头明确了诊断。右侧三房心患儿出生后主要表现为右室流入道梗阻，与三尖瓣狭窄的临床表现类似。对于孤立性右侧三房心患者，出生后手术切除隔膜可以缓解流入道梗阻，手术效果很好 [24]。

室壁瘤或憩室

概述

室壁瘤或憩室是一种罕见的先天性畸形，表现为左心室或右心室壁呈囊袋样膨出 [25]。有时两个名词可以通用，但在以下方面略有区别：心室与囊袋样膨出连接处的大小、膨出壁的组织构成及收缩性 [26]。憩室与心室交通口处有一个狭窄的颈部，此处有完整的肌层，收缩力正常 [26]。室壁瘤则相反，与心室交通口处宽大（图 47.8），心肌发育不良，收缩力低。尽管有这些区别，许多研究还是会将这两种疾病放在一起分析。研究发现，左心室室壁瘤和憩室比右心室多见 [26,27]。囊袋样膨出可以位于心尖（80% 的病例）[26] 或游离壁，两者偶尔会合并心包积液。室壁瘤及憩室的发病机制尚不清楚，可能与心室壁薄弱无力、缺血、感染有关，也可见于心室压力增高的心脏畸形 [26,27]。

产前超声征象和临床影响

有一些个案和较少的综述报道了室壁瘤（图 47.8）和憩室的产前诊断及临床预后 [26-28]。一项包括 13 例室壁瘤（室壁瘤组）和 16 例心室憩室（憩室组）胎儿的研究，对其合并的心内、外畸形及非整倍体异常（如 13- 三体综合征和 18- 三体综合征）进行了对比分析 [26]。室壁瘤组心律失常和胎儿水肿常见，胎儿期和新生儿期并发症较多；室壁瘤组比憩室组不良结果多见 [26]。诊断室壁瘤后应排查是否合并其他心内和心外异常。建议密切随访观察其他并发症的发生，如心律失常、胎儿水肿、心包积液、室壁瘤破裂或胎儿死亡 [27,28]。总之，憩室的预后较好，一些小的憩室出生后可能会自行消失 [25]。伴大量心包积液时可行心包穿刺治疗。室壁瘤的预后较差，取决于并发症，严重者可出现心律失常、心力衰竭和室壁瘤突然破裂等 [26,27]。

主 – 肺动脉间隔缺损

概述

主 – 肺动脉窗或主 – 肺动脉间隔缺损，是一种罕见的心脏畸形，指升主动脉弓和肺动脉主干之间存在交通（缺损），通常位于半月瓣与肺动脉分叉之间（图 47.9）[29]。缺损大小不同，一半是孤立性的，另一半会合并其他心脏畸形，包括法洛四联症、肺动脉或主动脉闭锁、完全型大动脉转位、三尖瓣闭锁、A型主动脉弓中断、右位主动脉弓、右肺动脉异常起源于主动脉、左或右冠状动脉异常起源于肺动脉、室间隔缺损等[29]。出生后，通过多层计算机断层扫描和超声心动图检查可以明确诊断。出生后的临床表现主要是由左向右分流导致的肺血流量增多造成的，病理生理学与大型室间隔缺损相同，左心房和左心室增大。在肺损伤发生之前尽早进行手术纠治，预后较好。合并其他心脏畸形的患儿，预后主要取决于合并畸形。

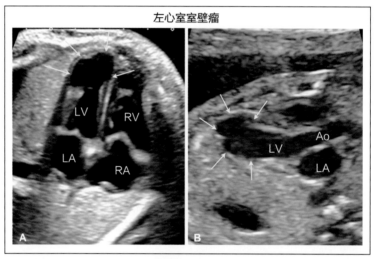

图47.8　2例分别妊娠20周（A）和妊娠18周（B）胎儿的左心室心尖部室壁瘤（箭头），囊袋样膨出与左心室连接处较宽

Ao—主动脉；LA—左心房；LV—左心室；RA—右心房；RV—右心室

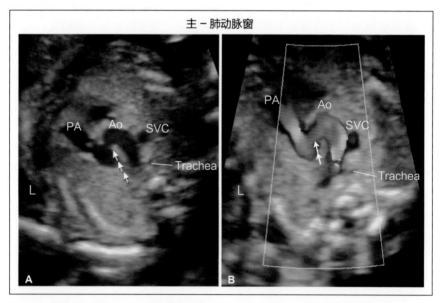

图47.9　妊娠21周胎儿主－肺动脉窗（箭头）。A. 三血管－气管切面灰阶超声图像。B. 彩色多普勒图像。主动脉横弓与肺动脉 (PA) 之间存在侧－侧交通。孤立性主－肺动脉窗是在超声检查中无意发现的。患儿出生后很快进行了外科手术，预后效果好。详见正文

Ao—主动脉；L—左；SVC—上腔静脉；Trachea—气管

产前超声征象和临床影响

多项研究报道了产前诊断主－肺动脉窗的病例[29,30]。一项涉及 4 例胎儿主－肺动脉窗及文献复习的研究发现，一半病例合并其他心血管畸形，但均不合并染色体异常[29]。心脏连接正常时，在标准的三血管－气管切面很容易诊断主－肺动脉窗[29]。但在大血管连接异常时，其产前诊断比较困难，容易漏诊。

笔者团队遇到过几例孤立性主－肺动脉窗及合并其他心脏畸形（如法洛四联症）的病例（图 47.9）。还遇到过 1 例合并脊椎异常的，提示存在 VATER 联合畸形。三血管－气管切面灰阶超声图像显示两根血管之间存在侧－侧交通。刚开始主－肺动脉窗被误认为是右肺动脉的起始处，经仔细检查发现主－肺动脉窗比肺动脉分支横径大。彩色多普勒显示主动脉与肺动脉血流混合，证实了主－肺动脉窗的存在。出生后，该患儿接受了成功的主－肺动脉窗修补术。

肺动脉吊带

概述

肺动脉吊带是一种罕见的畸形，是指左肺动脉异常起源于右肺动脉后方，位于气管的右侧，在气管后方和食管前方向左肺走行（图 47.10）。肺动脉在气管周围形成吊带，导致

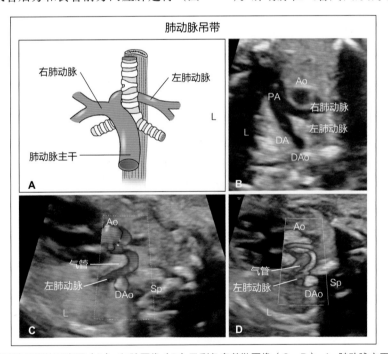

图 47.10　肺动脉吊带的示意图（A）、灰阶图像（B）及彩色多普勒图像（C、D）。A. 肺动脉主干（PA）位于气管的右侧，左肺动脉在气管的左后方、食管的前方走行。B. 灰阶图像，三血管切面显示动脉导管正常向左走行，而肺动脉主干向右分叉为左肺动脉和右肺动脉。C. 稍向头端倾斜扫查的彩色多普勒图像。D. 双向能量多普勒图像，左肺动脉位于气管后方及降主动脉和脊柱的前方，向左肺弯曲走行。出生后第 4 个月，该患儿因出现气道受压症状而行外科手术治疗

Ao—主动脉；DA—动脉导管；DAo—降主动脉；L—左；Sp—脊柱

气管支气管受压 [31]。约 90% 的肺动脉吊带会出现临床症状，且 90% 的病例会在第一年出现症状 [32]。典型症状包括喘鸣、反复肺部感染、晕厥、胸痛等。肺动脉吊带也可一直无临床表现，直到青春期或成年期才被意外发现 [33]。肺动脉吊带可以是孤立性的，但 30% 会合并心脏畸形（法洛四联症）[32]，50% 以上会合并气管支气管树病变，包括分支异常和气道狭窄。预后取决于所合并的畸形和临床症状。通过外科手术将左肺动脉移到气管前方，可解除气道压迫。

产前超声征象和临床影响

虽然产前诊断肺动脉吊带比较困难，但仍有多篇文献对肺动脉吊带胎儿进行了报道 [34,35]。笔者团队曾诊断过几例胎儿肺动脉吊带病例。一例胎儿因为心脏右移寻找左肺动脉时，发现左肺动脉的异常走行而怀疑肺动脉吊带。三血管 – 气管切面出现异常，没有显示并排的肺动脉和主动脉。所有的病例可应用高频探头，放大图像，结合彩色多普勒超声，来判断左肺动脉向左肺的走行及对气管的压迫（图 47.10）。

右肺动脉左心房瘘

概述

右肺动脉左心房瘘非常罕见，仅有几篇产前诊断的报道，患儿偶尔会在新生儿期及婴儿期出现心脏增大、发绀和心血管损害等表现。通常可归类为肺动静脉畸形 [36]，属于肺动脉分支和肺静脉之间异常交通的一种 [36]。肺动静脉瘘的交通在肺内 [37]，而右肺动脉左心房瘘的交通在右肺动脉和左心房之间，可以出现局部扩张、心脏增大 [38,39]，偶尔可合并房间隔缺损 [36,40]。肺动脉的血液部分绕过肺直接进入左心房，出现"窃血现象"，导致容量超负荷（图 47.11）。产前可导致心脏增大，产后会出现容量负荷增加，四腔心切面容易显示。动脉导管内出现逆向血流，提示存在"窃血现象"，分流方向如下（图 47.11）：左心室—主动脉—动脉导管逆向血流—肺动脉—左心房和左心室。有研究显示早期行心导管介入治疗关闭瘘管，效果较好；偶尔需要对肺动脉狭窄及扩张的左心房行外科手术治疗 [36]。右肺动脉左心房瘘和肺动静脉畸形一样，病因可能是遗传性出血性毛细血管扩张（Osler–Weber–Rendu 病），来自父母一方的遗传 [41]。

产前超声征象和临床影响

产前诊断右肺动脉左心房瘘的报道不多，Chaoui 等 [38] 报道了 3 例产前诊断病例（图 47.11）。诊断的典型线索有左心房扩张（图 47.11A）和动脉导管内逆向血流。彩色多普勒超声显示左心房后壁扩张处出现湍流（图 47.11B）。提高血流速度标尺（脉冲重复频率）

至只显示血流有助于确定瘘管的位置（图 47.11C）。脉冲或连续波多普勒超声可对右肺动脉左心房瘘的高速血流、低速搏动性血流进行定量评估（图 47.11D）。三维渲染结合彩色多普勒超声（图 47.11E）可以显示右肺动脉左心房瘘的异常走行，与出生后心脏计算机断层扫描类似。右肺动脉左心房瘘预后良好，宫内一般不出现心力衰竭或胎儿水肿。图 47.11 显示了 1 例右肺动脉左心房瘘胎儿的超声图像。

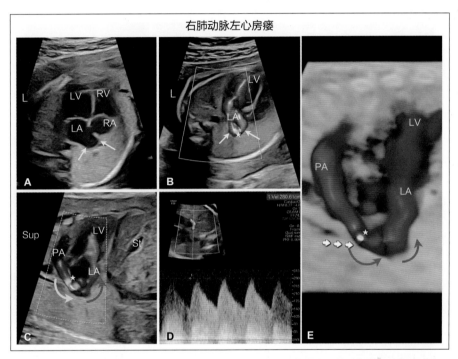

图 47.11　肺动脉分支与左心房之间的交通，绕过了肺毛细血管系统，被认为是肺动静脉瘘的一种特殊类型。1 例妊娠 25 周胎儿，因三血管 – 气管切面发现动脉导管内出现逆向血流而引起怀疑（未显示），这是瘘导致的"窃血现象"。A. 四腔心切面显示左心房（箭头）右后壁囊性扩张。B. 彩色多普勒显示局部出现湍流（星号），提示瘘口的位置。C. 彩色多普勒显示左心房瘘口处高速血流，矢状面显示肺动脉内湍流（彩色失真，星号）。D. 连续波多普勒超声显示分流速度峰值 280 cm/s。E. 与 C 为同一个切面，彩色三维渲染显示瘘管的狭窄区域（星号）
L—左；LA—左心房；LV—左心室；PA—肺动脉；RA—右心房；RV—右心室；St—胃；Sup—上

动脉迂曲综合征

概述

　　动脉迂曲综合征是一种罕见的结缔组织病，主要影响大、中型动脉，如主动脉和肺动脉。动脉迂曲综合征是常染色体隐性遗传病，由 *SLC2A10* 基因突变引起，文献报道 50% ~ 60% 的病例同源 [42]。动脉血管壁变薄，出现伸长、扭曲、弯曲，呈迂曲状，降主动脉表现明显。动脉壁变薄可导致动脉夹层、破裂，可危及生命。早期研究 [43] 显示在儿童中有 40% 的死亡率，随着对该病的认识及遗传学检查的普及，越来越多的轻型病例被诊断出来[42]。超过 90% 的病例累及主动脉弓和降主动脉，呈螺旋状外观（图 47.12）。最近的一项多中心研究纳入了 50 例新病例和 52 例文献中的病例，并对其临床特征进行了总结[42]。动脉迂曲综合征与其他伴有动脉瘤的结缔组织病一样，会影响皮肤和关节，如皮肤松弛、勒斯－迪茨综合征、埃勒斯－当洛综合征、马方综合征[42]。

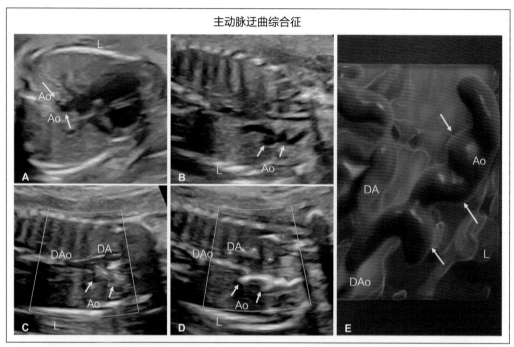

图 47.12　妊娠 24 周主动脉迂曲综合征胎儿。A. 四腔心切面显示心脏后方有两根主动脉。B. 冠状切面显示主动脉弓和降主动脉近段走行迂曲，这是导致心脏后方出现两根主动脉的原因。C、D. 右位主动脉弓伴左侧动脉导管，冠状切面显示动脉导管和扭曲的主动脉（箭头）汇入降主动脉。E. 三维彩色多普勒，从后方显示主动脉走行迂曲（箭头）。详见正文
Ao—主动脉；L—左；DAo—降主动脉；DA—动脉导管

产前超声征象和临床影响

　　动脉迂曲综合征产前可以诊断，但相关报道较少[7,42]。临床表现包括主动脉迂曲、主动脉弓异常（如主动脉缩窄或动脉导管瘤）、羊水过少、生长受限、膈疝和关节病变。最近有文献详细报道了 1 例胎儿动脉迂曲综合征病例[7]，如图 47.12 所示。随着对这种畸形的认识不断加深，相信产前明确诊断的病例也会不断增加。

（张玉奇）

参考文献

1. Silver MM, Freedom RM, Silver MD, Olley PM. The morphology of the human newborn ductus arteriosus: a reappraisal of its structure and closure with special reference to prostaglandin E1 therapy. *Hum Pathol.* 1981;12:1123-1136.

2. Benson CB, Brown DL, Doubilet PM, DiSalvo DN, Laing FC, Frates MC. Increasing curvature of the normal fetal ductus arteriosus with advancing gestational age. *Ultrasound Obstet Gynecol.* 1995;5:95-97.

3. Brezinka C. Fetal ductus arteriosus—how far may it bend? *Ultrasound Obstet Gynecol.* 1995;6:6-7.

4. Mielke G, Peukert U, Krapp M, Schneider-Pungs J, Gembruch U. Fetal and transient neonatal right heart dilatation with severe tricuspid valve insufficiency in association with abnormally S-shaped kinking of the ductus arteriosus. *Ultrasound Obstet Gynecol.* 1995;5:338-341.

5. Tseng JJ, Jan SL. Fetal echocardiographic diagnosis of isolated ductus arteriosus aneurysm: a longitudinal study from 32 weeks of gestation to term. *Ultrasound Obstet Gynecol.* 2005;26:50-56.

6. Dyamenahalli U, Smallhorn JF, Geva T, et al. Isolated ductus arteriosus aneurysm in the fetus and infant: a multi-institutional experience. *J Am Coll Cardiol.* 2000;36:262-269.

7. Karmegaraj B, Rajeshkannan R, Kappanayil M, Vaidyanathan B. Fetal descending aortic tortuosity with ductal aneurysm. *Ultrasound Obstet Gynecol.* 2019;54:142-144.

8. Puder KS, Sherer DM, Ross RD, et al. Prenatal ultrasonographic diagnosis of ductus arteriosus aneurysm with spontaneous neonatal closure. *Ultrasound Obstet Gynecol.* 1995;5:342-345.

9. Huhta JC, Moise KJ, Fisher DJ, Sharif DS, Wasserstrum N, Martin C. Detection and quantitation of constriction of the fetal ductus arteriosus by Doppler echocardiography. *Circulation.* 1987;75:406-412.

10. Luchese S, Manica JL, Zielinsky P. Intrauterine ductus arteriosus constriction: analysis of a historic cohort of 20 cases. *Arq Bras Cardiol.* 2003; 81:405-410, 399-404.

11. Zielinsky P, Busato S. Prenatal effects of maternal consumption of polyphenol-rich foods in late pregnancy upon fetal ductus arteriosus. *Birth Defects Res C Embryo Today.* 2013;99:256-274.

12. Nassr AA, Shazly SA, Morris SA, et al. Prenatal management of fetal intrapericardial teratoma: a systematic review. *Prenat Diagn.* 2017;37: 849-863.

13. Zidere V, Gebb J, Vigneswaran T, Charakida M, Simpson JM, Bower S. Spontaneous resolution of large pericardial effusion associated with right ventricular outpouching in four fetuses. *Ultrasound Obstet Gynecol.* 2019;54:701-702.

14. Pharande P, Balegar Virupakshappa KK, Mehta B, Badawi N. Fetal/neonatal pericardial effusion in Down's syndrome: case report and review of literature. *AJP Rep.* 2018;8:e301-e306.

15. Sharland G, Lockhart S. Isolated pericardial effusion: an indication for fetal karyotyping? *Ultrasound Obstet Gynecol.* 1995;6:29-32.

16. Khalil A, Sotiriadis A, Chaoui R, et al. ISUOG Practice Guidelines: role of ultrasound in congenital infection. *Ultrasound Obstet Gynecol.* 2020;56:128-151.

17. Zamprakou A, Berg C, Strizek B, et al. Morgagni hernia presenting with massive pericardial effusion and ascites: prenatal management by thoraco-amniotic shunting and fetal endoscopic tracheal occlusion (FETO) and review of the literature. *Arch Gynecol Obstet.* 2016;294: 953-958.

18. Ather B, Meredith A, Siddiqui WJ. Cor Triatriatum. [Updated 2020 Sep 10]. In: StatPearls [Internet]. Treasure Island (FL): StatPearls Publishing; 2021 Jan-. Available from: https://www.ncbi.nlm.nih.gov/books/ NBK534243/

19. Pruetz J, Detterich J, Trento L, Sklansky M. Prenatal diagnosis of cor triatriatum sinister in association with hypoplastic left heart syndrome. *Pediatr Cardiol.* 2011;32:818-821.

20. Yang PK, Chang CI, Lee CC, Lin MW, Shih JC. Cor triatriatum sinister presenting in the fetus: beware of association with total anomalous pulmonary venous connection. *Ultrasound Obstet Gynecol.* 2015;45: 622-624.

21. Naimo PS, Konstantinov IE. Cor triatriatum sinister: is it less sinister in older patients? *J Thorac Cardiovasc Surg.* 2015;150:e77-e78.

22. Islam AKMM, Sayami LA, Zaman S. Chiari network: a case report and brief overview. *J Saudi Heart Assoc.* 2013;25:225-229.

23. Vigna R, De Paola N, Cignini P, Padula F. An isolated fetal cor triatriatum dexter during a targeted anatomic survey at 22 weeks' gestation. *J Prenat Med.* 2008;2:47-48.

24. Fesslova V, Saracino A, Nuri H, Pomé G. Cor triatriatum dexter: unusual features in utero and after birth. *Interact Cardiovasc Thorac Surg.* 2012;14:330-332.

25. Williams JA, Collardey KR, Treadwell MC, Owens ST. Prenatally diagnosed right ventricular outpouchings: a case series and review of the literature. *Pediatr Cardiol.* 2009;30:840-845.

26. Zeng S, Zhou Q, Zhang M, Zhou J, Peng Q. Features and outcome of fetal cardiac aneurysms and diverticula: a single center experience in China. *Prenat Diagn.* 2016;36:68-73.

27. Koshiishi T, Osada H, Hata A, Furugen Y, Murakoshi T, Mitsuhashi N. Prenatal rupture of right ventricular diverticulum: a case report and review of the literature. *Prenat Diagn.* 2007;27:1154-1157.

28. Ohlow M-A, Brunelli M, Lauer B. Characteristics and outcome of primary congenital left ventricular aneurysm and

diverticulum: analysis of cases from the literature. *Prenat Diagn*. 2014;34:893-899.

29. Fotaki A, Novaes J, Jicinska H, Carvalho JS. Fetal aortopulmonary window: case series and review of the literature. *Ultrasound Obstet Gynecol*. 2017;49:533-539.

30. Valsangiacomo ER. Prenatal diagnosis of aortopulmonary window by fetal echocardiography. *Circulation*. 2002;105:e192.

31. Contro S, Miller RA, White H, Potts WJ. Bronchial obstruction due to pulmonary artery anomalies. I. Vascular sling. *Circulation*. 1958;17: 418-423.

32. Gikonyo BM, Jue KL, Edwards JE. Pulmonary vascular sling: report of seven cases and review of the literature. *Pediatr Cardiol*. 1989;10:81-89.

33. Collins RT 2nd, Weinberg PM, Ewing S, Fogel M. Images in cardiovascular medicine. Pulmonary artery sling in an asymptomatic 15-year-old boy. *Circulation*. 2008;117:2403-2406.

34. Yorioka H, Kasamatsu A, Kanzaki H, Kawataki M, Yoo SJ. Prenatal diagnosis of fetal left pulmonary artery sling. *Ultrasound Obstet Gynecol*. 2011;37:245-246.

35. Semple MG, Bricker L, Shaw BNJ, Pilling DW. Left pulmonary artery sling presenting as unilateral echogenic lung on 20-week detailed antenatal ultrasound examination. *Pediatr Radiol*. 2003;33:567-569.

36. Hellmund A, Berg C, Bryan C, Schneider M, Hraska V, Gembruch U. Large fetal pulmonary arteriovenous malformation detected at midtrimester scan with subsequent high cardiac output syndrome and favorable postnatal outcome. *Fetal Diagn Ther*. 2014;35:133-136.

37. Heling KS, Tennstedt C, Goldner B, Bollmann R. Prenatal diagnosis of intrapulmonary arteriovenous malformation: sonographic and pathomorphological findings. *Ultrasound Obstet Gynecol*. 2002;19:514-517.

38. Chaoui R, Bollmann R, Goldner B, Heling KS, Tennstedt C. Fetal cardiomegaly: echocardiographic findings and outcome in 19 cases. *Fetal Diagn Ther*. 1994;9:92-104.

39. Kehr J, Stirling JW, Bagnall C, Long A, Artrip JH, Gentles TL. Pulmonary artery to left atrium fistula presenting as cardiomegaly in the fetus: the utility of prenatal and postnatal three-dimensional imaging. *Circ Cardiovasc Imaging*. 2019;12:e009336.

40. Kumar SM, Sivasankaran S. Right pulmonary artery-to-left atrial fistula: a rare cause of neonatal cyanosis. *Pediatr Cardiol*. 2012;34:757-759.

41. Jakobi P, Weiner Z, Best L, Itskovitz-Eldor J. Hereditary hemorrhagic telangiectasia with pulmonary arteriovenous malformations. *Obstet Gynecol*. 2001;97:813-814.

42. Beyens A, Albuisson J, Boel A, et al. Arterial tortuosity syndrome: 40 new families and literature review. *Genet Med*. 2018;20:1236-1245.

43. Callewaert BL, Willaert A, Kerstjens-Frederikse WS, et al. Arterial tortuosity syndrome: clinical and molecular findings in 12 newly identified families. *Hum Mutat*. 2008;29:150-158.

附录

图　解

心脏横径

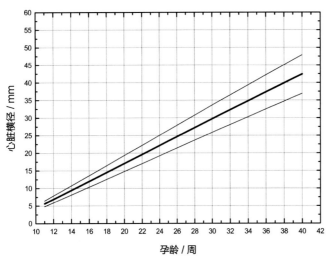

图 A.1a　妊娠 11 ～ 40 周心脏宽度（或心脏横径）的参考值范围

如图 A.1b 所示在房室瓣水平从心外膜到心外膜测量心脏横径。图 A.1a 中的三条线分别代表第 2.5、第 50（粗线）和第 97.5 百分位数对应的均数 ±1.96 标准差

注：图中的原始数据引自 Li X, Zhou Q, Huang H, et al. Z-score reference ranges for normal fetal heart sizes throughout pregnancy derived from fetal echocardiography. *Prenat Diagn*. 2014;34:1-8

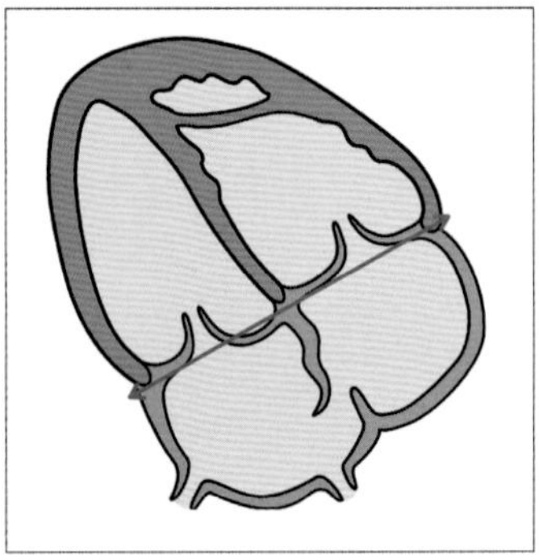

图 A.1b　在四腔心切面的舒张末期（房室瓣关闭）房室瓣水平测量心脏横径。如图所示从心外膜到心外膜进行测量（双向箭头）

表 A.1　正常孕龄胎儿心脏横径的第 2.5、第 50 和第 97.5 百分位数（mm, *n*=809）

孕龄 / 周	P2.5	P50	P97.5	孕龄 / 周	P2.5	P50	P97.5
11	4.81	5.62	6.44	26	21.42	24.66	27.90
12	5.92	6.89	7.87	27	22.53	25.93	29.33
13	7.02	8.16	9.30	28	23.64	27.20	30.76
14	8.13	9.43	10.73	29	24.74	28.47	32.19
15	9.24	10.70	12.16	30	25.85	29.73	33.62
16	10.35	11.97	13.59	31	26.96	31.00	35.05
17	11.45	13.24	15.02	32	28.07	32.27	36.48
18	12.56	14.51	16.45	33	29.17	33.54	37.91
19	13.67	15.78	17.88	34	30.28	34.81	39.34
20	14.78	17.04	19.31	35	31.39	36.08	40.77
21	15.88	18.31	20.74	36	32.50	37.35	42.20
22	16.99	19.58	22.17	37	33.60	38.62	43.63
23	18.10	20.85	23.60	38	34.71	39.89	45.06
24	19.21	22.12	25.03	39	35.82	41.16	46.49
25	20.31	23.39	26.46	40	36.93	42.42	47.92

注：原始数据引自 Li X, Zhou Q, Huang H, et al. Z-score reference ranges for normal fetal heart sizes throughout pregnancy derived from fetal echocardiography. *Prenat Diagn*. 2014;34:1-8.

心脏长径

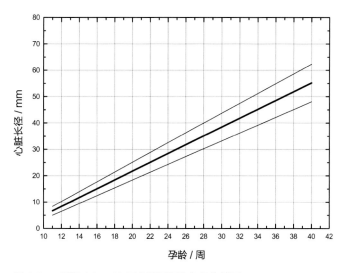

图 A.2a　妊娠 11～40 周心脏长径的参考值范围

如图 A.2b 所示在室间隔水平从心尖部到心底部的心外膜到心外膜测量心脏长径。图 A.2a 中的三条线分别代表第 2.5、第 50（粗线）和第 97.5 百分位数对应的均数 ±1.96 标准差

注：图中的原始数据引自 Li X, Zhou Q, Huang H, et al. Z-score reference ranges for normal fetal heart sizes throughout pregnancy derived from fetal echocardiography. *Prenat Diagn*. 2014;34:1-8

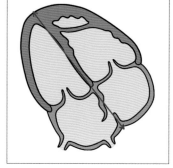

图 A.2b　在四腔心切面的舒张末期（房室瓣关闭）室间隔水平测量心脏长径。如图所示从心外膜到心外膜进行测量（双向箭头）

表 A.2　正常孕龄胎儿心脏长径的第 2.5、第 50 和第 97.5 百分位数（mm，*n*=809）

孕龄 / 周	P2.5	P50	P97.5	孕龄 / 周	P2.5	P50	P97.5
11	5.00	6.68	8.35	26	27.27	31.77	36.27
12	6.49	8.35	10.21	27	28.76	33.44	38.13
13	7.97	10.02	12.07	28	30.24	35.12	39.99
14	9.46	11.70	13.93	29	31.73	36.79	41.85
15	10.94	13.37	15.80	30	33.21	38.46	43.71
16	12.43	15.04	17.66	31	34.70	40.14	45.57
17	13.91	16.71	19.52	32	36.18	41.81	47.44
18	15.40	18.39	21.38	33	37.67	43.48	49.30
19	16.88	20.06	23.24	34	39.15	45.16	51.16
20	18.36	21.73	25.10	35	40.64	46.83	53.02
21	19.85	23.41	26.96	36	42.12	48.50	54.88
22	21.33	25.08	28.82	37	43.61	50.17	56.74
23	22.82	26.75	30.68	38	45.09	51.85	58.60
24	24.30	28.43	32.55	39	46.58	53.52	60.46
25	25.79	30.10	34.41	40	48.06	55.19	62.32

注：原始数据引自 Li X, Zhou Q, Huang H, et al. Z-score reference ranges for normal fetal heart sizes throughout pregnancy derived from fetal echocardiography. *Prenat Diagn*. 2014;34:1-8.

心脏周长

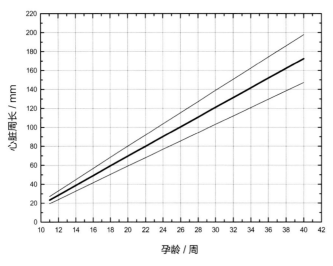

图 A.3a　妊娠 11 ~ 40 周心脏周长的参考值范围

如图 A.3b 所示沿心脏轮廓的心外膜测量心脏周长。图 A.3a 中的三条线分别代表第 2.5、第 50（粗线）和第 97.5 百分位数对应的均数 ±1.96 标准差

注：图中的原始数据引自 Li X, Zhou Q, Huang H, et al. Z-score reference ranges for normal fetal heart sizes throughout pregnancy derived from fetal echocardiography. *Prenat Diagn*. 2014;34:1-8

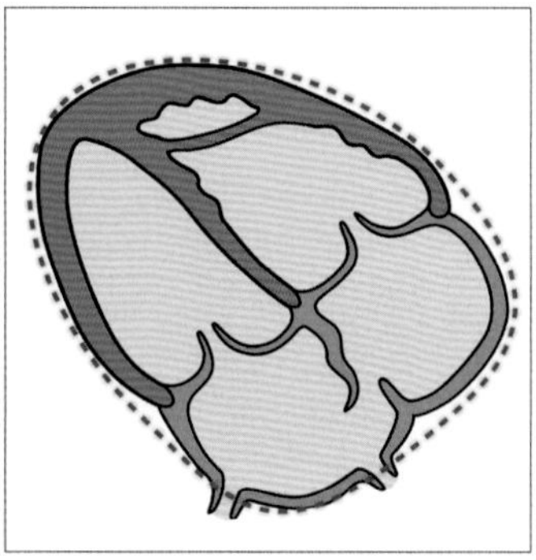

图 A.3b　在四腔心切面的舒张末期（房室瓣关闭）沿心脏轮廓测量心脏周长（虚线）

表 A.3　正常孕龄胎儿心脏周长的第 2.5、第 50 和第 97.5 百分位数（mm, *n*=809）

孕龄 / 周	P2.5	P50	P97.5	孕龄 / 周	P2.5	P50	P97.5
11	19.47	23.30	27.13	26	85.53	100.44	115.36
12	23.88	28.44	33.01	27	89.94	105.59	121.24
13	28.28	33.59	38.89	28	94.34	110.73	127.12
14	32.68	38.73	44.77	29	98.74	115.87	133.00
15	37.09	43.87	50.65	30	103.15	121.02	138.88
16	41.49	49.01	56.54	31	107.55	126.16	144.77
17	45.90	54.16	62.42	32	111.96	131.30	150.65
18	50.30	59.30	68.30	33	116.36	136.45	156.53
19	54.70	64.44	74.18	34	120.76	141.59	162.41
20	59.11	69.59	80.06	35	125.17	146.73	168.29
21	63.51	74.73	85.95	36	129.57	151.87	174.17
22	67.92	79.87	91.83	37	133.98	157.02	180.06
23	72.32	85.02	97.71	38	138.38	162.16	185.94
24	76.72	90.16	103.59	39	142.79	167.30	191.82
25	81.13	95.30	109.47	40	147.19	172.45	197.70

注：原始数据引自 Li X, Zhou Q, Huang H, et al. Z-score reference ranges for normal fetal heart sizes throughout pregnancy derived from fetal echocardiography. *Prenat Diagn*. 2014;34:1-8.

心脏面积

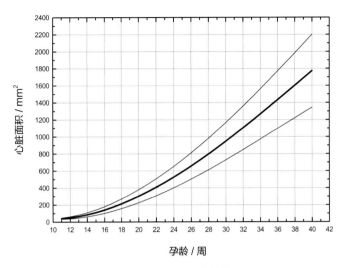

图 A.4a　妊娠 11～40 周心脏面积的参考值范围

如图 A.4b 所示沿心脏轮廓的心外膜测量心脏面积。图 A.4a 中的三条线分别代表第 2.5、第 50（粗线）和第 97.5 百分位数对应的均数 ±1.96 标准差

注：图中的原始数据引自 Li X, Zhou Q, Huang H, et al. Z-score reference ranges for normal fetal heart sizes throughout pregnancy derived from fetal echocardiography. *Prenat Diagn.* 2014;34:1-8

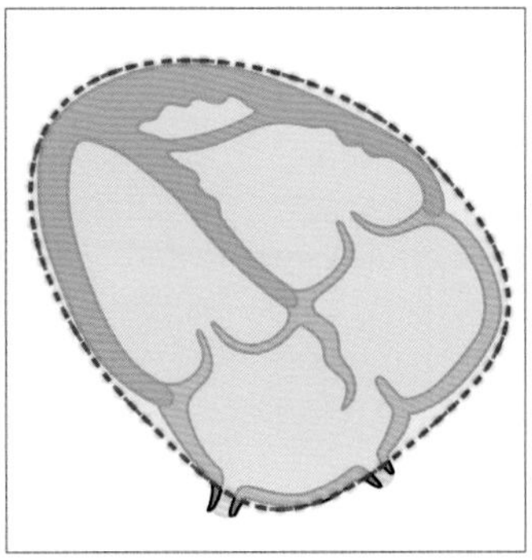

图 A.4b　在四腔心切面的舒张末期（房室瓣关闭）沿心脏轮廓测量心脏面积（虚线所圈区域）

表 A.4　正常孕龄胎儿心脏面积的第 2.5、第 50 和第 97.5 百分位数（mm², n=809）

孕龄 / 周	P2.5	P50	P97.5	孕龄 / 周	P2.5	P50	P97.5
11	34.38	40.99	47.60	26	502.86	656.79	810.72
12	38.92	50.63	62.34	27	556.79	725.94	895.09
13	48.12	65.61	83.10	28	612.46	797.50	982.53
14	61.78	85.72	109.66	29	669.66	871.26	1072.87
15	79.72	110.78	141.84	30	728.21	947.05	1165.89
16	101.72	140.58	179.44	31	787.91	1024.66	1261.41
17	127.60	174.93	222.27	32	848.55	1103.89	1359.23
18	157.16	213.65	270.13	33	909.96	1184.56	1459.16
19	190.22	256.52	322.82	34	971.93	1266.46	1561.00
20	226.56	303.36	380.16	35	1034.26	1349.41	1664.55
21	266.00	353.97	441.94	36	1096.77	1433.20	1769.63
22	308.35	408.16	507.98	37	1159.26	1517.64	1876.03
23	353.40	465.73	578.07	38	1221.53	1602.55	1983.56
24	400.97	526.49	652.02	39	1283.39	1687.71	2092.03
25	450.85	590.24	729.63	40	1344.63	1772.94	2201.25

注：原始数据引自 Li X, Zhou Q, Huang H, et al. Z-score reference ranges for normal fetal heart sizes throughout pregnancy derived from fetal echocardiography. *Prenat Diagn.* 2014;34:1-8.

心胸比

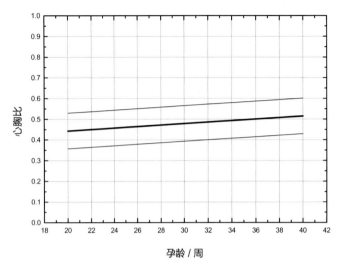

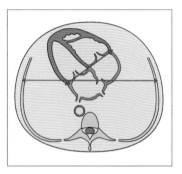

图 A.5a　妊娠 20 ~ 40 周心胸比的参考值范围

如图 A.5b 所示在房室瓣水平从心外膜到心外膜测量心脏横径，从肋骨与对侧肋骨的外界测量胸廓横径。图 A.5a 中的三条线分别代表第 2.5、第 50（粗线）和第 97.5 百分位数对应的均数 ±1.96 标准差

注：图中的原始数据引自 Chaoui R, Heling KS, Bollmann R. Ultrasound measurements of the fetal heart in the 4-chamber image plane [in German]. *Geburtshilfe Frauenheilkd*.1994;54:92-97

图 A.5b　在四腔心切面测量心胸比
在房室瓣水平从心外膜到心外膜测量心脏横径，从肋骨与对侧肋骨的外界测量胸廓横径，由此计算得出心胸比

表 A.5　正常孕龄胎儿心胸比的第 2.5、第 50 和第 97.5 百分位数（*n*=128）

孕龄 / 周	P2.5	P50	P97.5	孕龄 / 周	P2.5	P50	P97.5
20	0.36	0.44	0.53	31	0.40	0.48	0.57
21	0.36	0.45	0.53	32	0.40	0.49	0.57
22	0.36	0.45	0.54	33	0.40	0.49	0.58
23	0.37	0.45	0.54	34	0.41	0.49	0.58
24	0.37	0.46	0.54	35	0.41	0.50	0.58
25	0.37	0.46	0.55	36	0.41	0.50	0.59
26	0.38	0.46	0.55	37	0.42	0.50	0.59
27	0.38	0.47	0.55	38	0.42	0.51	0.59
28	0.39	0.47	0.56	39	0.43	0.51	0.60
29	0.39	0.48	0.56	40	0.43	0.52	0.60
30	0.39	0.48	0.57				

注：原始数据引自 Chaoui R, Heling KS, Bollmann R. Ultrasound measurements of the fetal heart in the 4-chamber image plane [in German]. *Geburtshilfe Frauenheilkd*.1994;54:92-97.

左心房横径

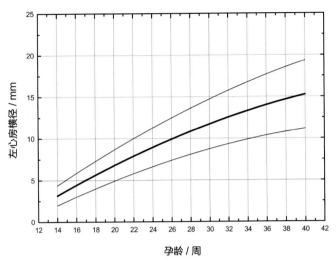

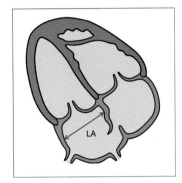

图 A.6b　在四腔心切面左心房横径最大时测量左心房（LA）横径（双向箭头）

图 A.6a　妊娠 14～40 周左心房横径（左心房内径）的参考值范围

如图 A.6b 所示在左心房充盈横径最大时测量左心房横径。图 A.6a 中的三条线分别代表第 2.5、第 50（粗线）和第 97.5 百分位数对应的均数 ±1.96 标准差

注：图中的原始数据引自 Shapiro I, Degani S, Leibovitz Z, et al. Fetal cardiac measurements derived by transvaginal and transabdominal cross-sectional echocardiography from 14 weeks of gestation to term. *Ultrasound Obstet Gynecol.* 1998;12:404-418

表 A.6　正常孕龄胎儿左心房横径的第 2.5、第 50 和第 97.5 百分位数（mm, *n*=201）

孕龄 / 周	P2.5	P50	P97.5	孕龄 / 周	P2.5	P50	P97.5
14	1.96	3.16	4.37	27	7.74	10.39	13.04
15	2.49	3.80	5.12	28	8.09	10.85	13.61
16	3.00	4.43	5.86	29	8.42	11.29	14.17
17	3.50	5.04	6.58	30	8.74	11.72	14.71
18	3.99	5.64	7.29	31	9.04	12.14	15.24
19	4.46	6.22	7.98	32	9.34	12.54	15.75
20	4.92	6.79	8.66	33	9.61	12.93	16.25
21	5.36	7.35	9.33	34	9.88	13.31	16.74
22	5.79	7.89	9.99	35	10.12	13.67	17.21
23	6.21	8.42	10.62	36	10.36	14.01	17.67
24	6.61	8.93	11.25	37	10.58	14.35	18.11
25	7.00	9.43	11.86	38	10.79	14.66	18.54
26	7.38	9.92	12.46				

注：原始数据引自 Shapiro I, Degani S, Leibovitz Z, et al. Fetal cardiac measurements derived by transvaginal and transabdominal cross-sectional echocardiography from 14 weeks of gestation to term. Ultrasound Obstet Gynecol. 1998;12:404-418.

右心房横径

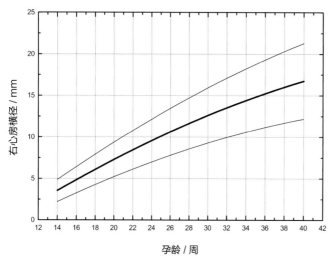

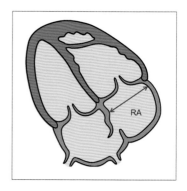

图 A.7b　在四腔心切面右心房横径最大时测量右心房（RA）横径（双向箭头）

图 A.7a　妊娠 14 ~ 40 周右心房横径（右心房内径）的参考值范围

如图 A.7b 所示在右心房充盈横径最大时测量右心房横径。图 A.7a 中的三条线分别代表第 2.5、第 50（粗线）和第 97.5 百分位数对应的均数 ±1.96 标准差

注：图中的原始数据引自 Shapiro I, Degani S, Leibovitz Z, et al. Fetal cardiac measurements derived by transvaginal and transabdominal cross-sectional echocardiography from 14 weeks of gestation to term. *Ultrasound Obstet Gynecol.* 1998;12:404-418.

表 A.7　正常孕龄胎儿右心房横径的第 2.5、第 50 和第 97.5 百分位数（mm, *n*=201）

孕龄 / 周	P2.5	P50	P97.5	孕龄 / 周	P2.5	P50	P97.5
14	2.22	3.54	4.87	28	8.57	11.64	14.70
15	2.75	4.20	5.65	29	8.93	12.13	15.32
16	3.26	4.84	6.42	30	9.29	12.61	15.92
17	3.77	5.47	7.17	31	9.63	13.07	16.51
18	4.27	6.09	7.92	32	9.96	13.53	17.09
19	4.75	6.70	8.65	33	10.28	13.97	17.66
20	5.22	7.29	9.37	34	10.59	14.40	18.21
21	5.68	7.88	10.08	35	10.88	14.82	18.76
22	6.13	8.45	10.77	36	11.17	15.23	19.29
23	6.56	9.01	11.46	37	11.44	15.62	19.81
24	6.99	9.56	12.13	38	11.70	16.01	20.32
25	7.40	10.10	12.79	39	11.95	16.38	20.82
26	7.80	10.62	13.44	40	12.18	16.74	21.30
27	8.19	11.13	14.08				

注：原始数据引自 Shapiro I, Degani S, Leibovitz Z, et al. Fetal cardiac measurements derived by transvaginal and transabdominal cross-sectional echocardiography from 14 weeks of gestation to term. *Ultrasound Obstet Gynecol.* 1998;12:404-418.

左心室横径

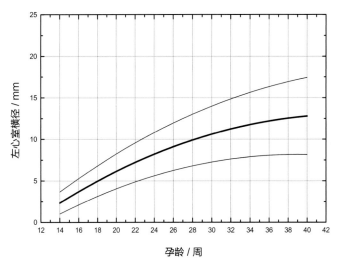

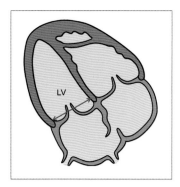

图 A.8b　在四腔心切面房室瓣关闭时（舒张末期）于二尖瓣下方测量左心室（LV）横径（双向箭头）

图 A.8a　妊娠 14 ～ 40 周左心室横径（左心室内径）的参考值范围

如图 A.8b 所示在四腔心切面房室瓣关闭时（舒张末期）于二尖瓣下方测量左心室横径。图 A.8a 中的三条线分别代表第 2.5、第 50（粗线）和第 97.5 百分位数对应的均数 ±1.96 标准差

注：图中的原始数据引自 Shapiro I, Degani S, Leibovitz Z, et al. Fetal cardiac measurements derived by transvaginal and transabdominal cross-sectional echocardiography from 14 weeks of gestation to term. *Ultrasound Obstet Gynecol*. 1998;12:404-418

表 A.8　正常孕龄胎儿左心室横径的第 2.5、第 50 和第 97.5 百分位数（mm, *n*=637）

孕龄 / 周	P2.5	P50	P97.5	孕龄 / 周	P2.5	P50	P97.5
14	1.02	2.34	3.67	28	6.80	9.91	13.01
15	1.58	3.03	4.49	29	7.04	10.27	13.51
16	2.12	3.70	5.28	30	7.25	10.62	13.98
17	2.64	4.34	6.05	31	7.45	10.94	14.43
18	3.13	4.96	6.80	32	7.62	11.24	14.85
19	3.60	5.56	7.52	33	7.77	11.51	15.26
20	4.05	6.14	8.23	34	7.89	11.76	15.64
21	4.47	6.69	8.91	35	7.99	11.99	15.99
22	4.87	7.22	9.56	36	8.07	12.20	16.33
23	5.25	7.72	10.19	37	8.13	12.38	16.64
24	5.61	8.21	10.80	38	8.16	12.54	16.92
25	5.94	8.67	11.39	39	8.17	12.68	17.19
26	6.25	9.10	11.96	40	8.16	12.79	17.43
27	6.53	9.51	12.50				

注：原始数据引自 Shapiro I, Degani S, Leibovitz Z, et al. Fetal cardiac measurements derived by transvaginal and transabdominal cross-sectional echocardiography from 14 weeks of gestation to term. *Ultrasound Obstet Gynecol*. 1998;12:404-418.

右心室横径

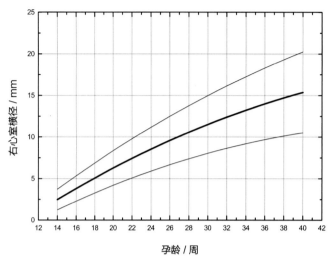

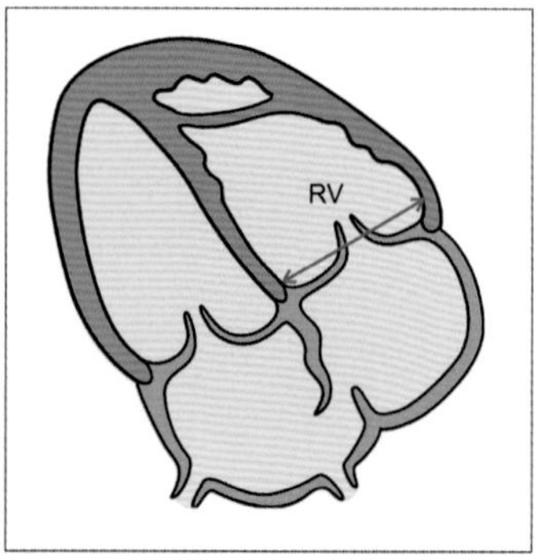

图 A.9b　在四腔心切面房室瓣关闭时（舒张末期）于三尖瓣下方测量右心室（RV）横径（双向箭头）

图 A.9a　妊娠 14～40 周右心室横径（右心室内径）的参考值范围

如图 A.9b 所示在四腔心切面房室瓣关闭时（舒张末期）三尖瓣下方测量右心室横径。图 A.9a 中的三条线分别代表第 2.5、第 50（粗线）和第 97.5 百分位数对应的均数 ±1.96 标准差

注：图中的原始数据引自 Shapiro I, Degani S, Leibovitz Z, et al. Fetal cardiac measurements derived by transvaginal and transabdominal cross-sectional echocardiography from 14 weeks of gestation to term. *Ultrasound Obstet Gynecol.* 1998;12:404-418

表 A.9　正常孕龄胎儿右心室横径的第 2.5、第 50 和第 97.5 百分位数（mm, *n*=637）

孕龄/周	P2.5	P50	P97.5	孕龄/周	P2.5	P50	P97.5
14	1.23	2.48	3.72	28	7.38	10.57	13.77
15	1.76	3.14	4.53	29	7.72	11.05	14.38
16	2.27	3.80	5.32	30	8.04	11.51	14.98
17	2.77	4.44	6.10	31	8.35	11.96	15.57
18	3.26	5.06	6.86	32	8.64	12.39	16.14
19	3.74	5.68	7.62	33	8.93	12.81	16.70
20	4.20	6.27	8.35	34	9.19	13.22	17.25
21	4.64	6.86	9.08	35	9.45	13.62	17.78
22	5.07	7.43	9.79	36	9.69	13.99	18.30
23	5.49	7.99	10.49	37	9.92	14.36	18.81
24	5.90	8.53	11.17	38	10.13	14.71	19.30
25	6.29	9.06	11.84	39	10.33	15.05	19.78
26	6.67	9.58	12.50	40	10.51	15.38	20.24
27	7.03	10.08	13.14				

注：原始数据引自 Shapiro I, Degani S, Leibovitz Z, et al. Fetal cardiac measurements derived by transvaginal and transabdominal cross-sectional echocardiography from 14 weeks of gestation to term. *Ultrasound Obstet Gynecol.* 1998;12:404-418.

左心室与右心室横径之比

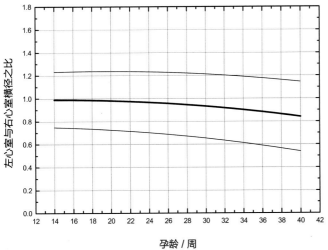

图 A.10a　妊娠 14～40 周左心室与右心室横径之比的参考值范围
如图 A.10b 所示在四腔心切面房室瓣关闭时（舒张末期）于二尖瓣和三
尖瓣下方测量左心室和右心室的横径。图 A.10a 中的三条线分别代表
第 2.5、第 50（粗线）和第 97.5 百分位数对应的均数 ±1.96 标准差
注：图中的原始数据引自 Shapiro I, Degani S, Leibovitz Z, et al. Fetal cardiac
measurements derived by transvaginal and transabdominal cross-sectional
echocardiography from 14 weeks of gestation to term. *Ultrasound Obstet
Gynecol.* 1998; 12:404-418

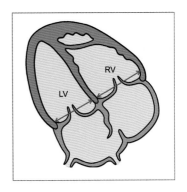

图 A.10b　在四腔心切面房室瓣关
闭时（舒张末期）于二尖瓣和三尖
瓣下方测量左心室与右心室的横径，
计算出两者之比

表 A.10　正常孕龄胎儿左心室与右心室横径之比的第 2.5、第 50 和第 97.5 百分位数（*n*=637）

孕龄 / 周	P2.5	P50	P97.5	孕龄 / 周	P2.5	P50	P97.5
14	0.747	0.989	1.231	28	0.671	0.946	1.221
15	0.744	0.989	1.233	29	0.662	0.940	1.217
16	0.741	0.988	1.235	30	0.653	0.933	1.213
17	0.738	0.987	1.236	31	0.644	0.926	1.208
18	0.734	0.985	1.237	32	0.634	0.918	1.203
19	0.730	0.983	1.237	33	0.623	0.910	1.197
20	0.725	0.981	1.237	34	0.613	0.902	1.191
21	0.720	0.978	1.237	35	0.601	0.893	1.184
22	0.714	0.975	1.236	36	0.590	0.883	1.177
23	0.708	0.971	1.234	37	0.578	0.874	1.170
24	0.701	0.967	1.233	38	0.565	0.863	1.162
25	0.694	0.962	1.230	39	0.552	0.853	1.154
26	0.687	0.957	1.228	40	0.539	0.842	1.145
27	0.679	0.952	1.225				

注：原始数据引自 Shapiro I, Degani S, Leibovitz Z, et al. Fetal cardiac measurements derived by transvaginal and
transabdominal cross-sectional echocardiography from 14 weeks of gestation to term. *Ultrasound Obstet Gynecol.*
1998;12:404-418.

主动脉内径

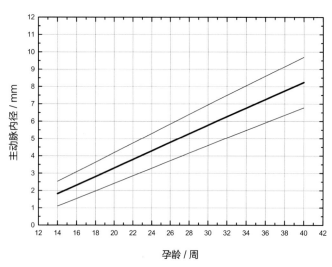

图 A.11a　妊娠 14 ~ 40 周主动脉内径的参考值范围

如图 A.11b 所示主动脉内径在主动脉瓣瓣叶关闭时测量。图 A.11a 中的三条线分别代表第 2.5、第 50（粗线）和第 97.5 百分位数对应的均数 ±1.96 标准差

注：图中的原始数据引自 Shapiro I, Degani S, Leibovitz Z, et al. Fetal cardiac measurements derived by transvaginal and transabdominal cross-sectional echocardiography from 14 weeks of gestation to term. *Ultrasound Obstet Gynecol*. 1998;12:404-418

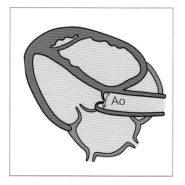

图 A.11b　主动脉（Ao）内径在长轴切面主动脉瓣瓣叶关闭时（舒张末期）测量（双向箭头），测量时最好将声波垂直于瓣膜

表 A.11　正常孕龄胎儿主动脉内径的第 2.5、第 50 和第 97.5 百分位数（mm, *n*=637）

孕龄 / 周	P2.5	P50	P97.5	孕龄 / 周	P2.5	P50	P97.5
14	1.11	1.82	2.53	28	4.16	5.28	6.39
15	1.32	2.07	2.81	29	4.38	5.53	6.67
16	1.54	2.31	3.09	30	4.60	5.77	6.94
17	1.76	2.56	3.36	31	4.82	6.02	7.22
18	1.98	2.81	3.64	32	5.04	6.27	7.50
19	2.20	3.06	3.91	33	5.26	6.51	7.77
20	2.42	3.30	4.19	34	5.47	6.76	8.05
21	2.63	3.55	4.46	35	5.69	7.01	8.32
22	2.85	3.80	4.74	36	5.91	7.25	8.60
23	3.07	4.04	5.01	37	6.13	7.50	8.87
24	3.29	4.29	5.29	38	6.35	7.75	9.15
25	3.51	4.54	5.57	39	6.57	8.00	9.42
26	3.73	4.78	5.84	40	6.78	8.24	9.70
27	3.94	5.03	6.12				

注：原始数据引自 Shapiro I, Degani S, Leibovitz Z, et al. Fetal cardiac measurements derived by transvaginal and transabdominal cross-sectional echocardiography from 14 weeks of gestation to term. *Ultrasound Obstet Gynecol*. 1998;12:404-418.

肺动脉内径

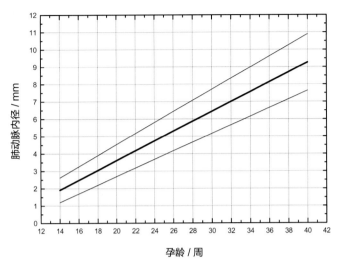

图 A.12a　妊娠 14 ~ 40 周肺动脉内径的参考值范围

如图 A.12b 所示肺动脉内径在肺动脉瓣瓣叶关闭时测量。图 A.12a 中的三条线分别代表第 2.5、第 50（粗线）和第 97.5 百分位数对应的均数 ±1.96 标准差

注：图中的原始数据引自 Shapiro I, Degani S, Leibovitz Z, et al. Fetal cardiac measurements derived by transvaginal and transabdominal cross-sectional echocardiography from 14 weeks of gestation to term. *Ultrasound Obstet Gynecol.* 1998;12:404-418

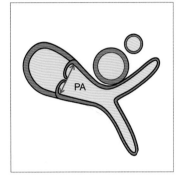

图 A.12b　肺动脉（PA）内径在短轴或三血管 – 气管切面在肺动脉瓣瓣叶关闭时（舒张末期）测量（双向箭头），测量时最好将声波垂直于瓣膜

表 A.12　正常孕龄胎儿肺动脉内径的第 2.5、第 50 和第 97.5 百分位数（mm, *n*=637）

孕龄 / 周	P2.5	P50	P97.5	孕龄 / 周	P2.5	P50	P97.5
14	1.20	1.91	2.62	28	4.67	5.87	7.08
15	1.45	2.20	2.94	29	4.92	6.16	7.40
16	1.70	2.48	3.26	30	5.17	6.44	7.71
17	1.95	2.76	3.58	31	5.41	6.72	8.03
18	2.19	3.04	3.89	32	5.66	7.01	8.35
19	2.44	3.33	4.21	33	5.91	7.29	8.67
20	2.69	3.61	4.53	34	6.16	7.57	8.99
21	2.94	3.89	4.85	35	6.40	7.86	9.31
22	3.18	4.18	5.17	36	6.65	8.14	9.62
23	3.43	4.46	5.49	37	6.90	8.42	9.94
24	3.68	4.74	5.80	38	7.15	8.70	10.26
25	3.93	5.03	6.12	39	7.40	8.99	10.58
26	4.18	5.31	6.44	40	7.64	9.27	10.90
27	4.42	5.59	6.76				

注：原始数据引自 Shapiro I, Degani S, Leibovitz Z, et al. Fetal cardiac measurements derived by transvaginal and transabdominal cross-sectional echocardiography from 14 weeks of gestation to term. *Ultrasound Obstet Gynecol.* 1998;12:404-418.

主动脉与肺动脉内径之比

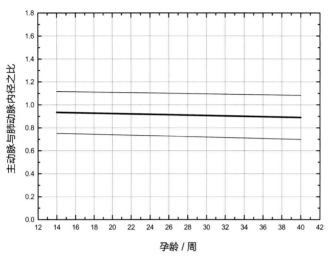

图 A.13a 妊娠 14 ~ 40 周主动脉与肺动脉内径之比参考值范围

如图 A.13b 所示在主动脉和肺动脉瓣瓣叶关闭时测量主动脉和肺动脉内径。图 A.13a 中的三条线分别代表第 2.5、第 50（粗线）和第 97.5 百分位数对应的均数 ±1.96 标准差

注：图中的原始数据引自 Shapiro I, Degani S, Leibovitz Z, et al. Fetal cardiac measurements derived by transvaginal and transabdominal cross-sectional echocardiography from 14 weeks of gestation to term. *Ultrasound Obstet Gynecol.* 1998;12:404-418

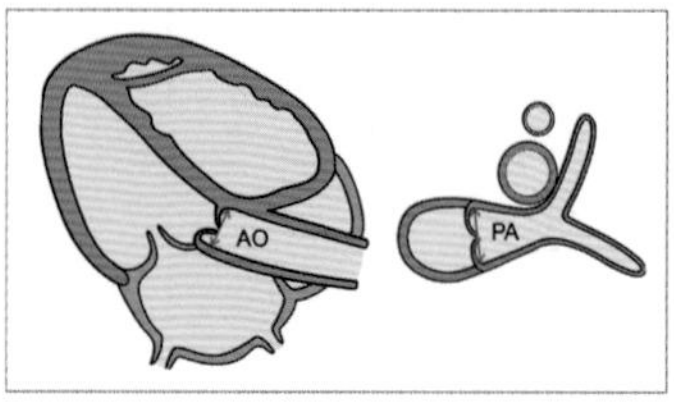

图 A.13b 主动脉与肺动脉内径在长轴和短轴切面瓣叶关闭时（舒张末期）测量（双向箭头），测量时最好将声波垂直于瓣膜，计算两者之比

表 A.13 正常孕龄胎儿主动脉与肺动脉内径之比的第 2.5、第 50 和第 97.5 百分位数（n=490）

孕龄 / 周	P2.5	P50	P97.5	孕龄 / 周	P2.5	P50	P97.5
14	0.752	0.934	1.116	28	0.723	0.910	1.098
15	0.750	0.933	1.115	29	0.721	0.909	1.097
16	0.748	0.931	1.114	30	0.719	0.907	1.095
17	0.746	0.929	1.112	31	0.717	0.905	1.094
18	0.744	0.927	1.111	32	0.714	0.904	1.093
19	0.742	0.926	1.110	33	0.712	0.902	1.091
20	0.740	0.924	1.108	34	0.710	0.900	1.090
21	0.737	0.922	1.107	35	0.708	0.899	1.089
22	0.735	0.921	1.106	36	0.706	0.897	1.088
23	0.733	0.919	1.105	37	0.704	0.895	1.086
24	0.731	0.917	1.103	38	0.702	0.893	1.085
25	0.729	0.916	1.102	39	0.700	0.892	1.084
26	0.727	0.914	1.101	40	0.698	0.890	1.082
27	0.725	0.912	1.099				

注：原始数据引自 Shapiro I, Degani S, Leibovitz Z, et al. Fetal cardiac measurements derived by transvaginal and transabdominal cross-sectional echocardiography from 14 weeks of gestation to term. *Ultrasound Obstet Gynecol.* 1998;12:404-418.

主动脉峡部横径

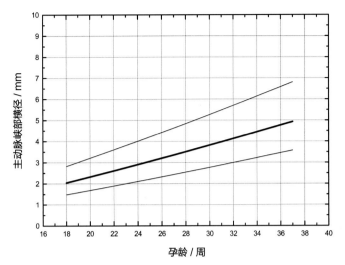

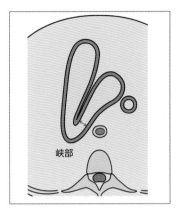

图 A.14a　妊娠 18～37 周主动脉峡部横径的参考值范围

如图 A.14b 所示在三血管 - 气管切面动脉导管与降主动脉连接的交汇处测量主动脉峡部最大横径。图 A.14a 中的三条线分别代表第 2.5、第 50（粗线）和第 97.5 百分位数对应的均数 ±1.96 标准差

注：图中的原始数据引自 Pasquini L, Mellander M, Seale A, et al. Z-scores of the fetal aortic isthmus and duct: an aid to assessing arch hypoplasia. *Ultrasound Obstet Gynecol.* 2007;29:628-633

图 A.14b　在三血管 - 气管切面动脉导管与降主动脉连接交汇处测量主动脉峡部最大横径（双向箭头）

表 A.14　正常孕龄胎儿主动脉峡部横径的第 2.5、第 50 和第 97.5 百分位数（mm, *n*=809）

孕龄 / 周	P2.5	P50	P97.5	孕龄 / 周	P2.5	P50	P97.5
18	1.48	2.04	2.82	30	2.77	3.82	5.27
19	1.58	2.18	3.01	31	2.88	3.97	5.48
20	1.68	2.32	3.21	32	2.99	4.13	5.70
21	1.79	2.47	3.40	33	3.11	4.29	5.92
22	1.89	2.61	3.60	34	3.23	4.45	6.14
23	2.00	2.76	3.81	35	3.34	4.61	6.36
24	2.11	2.91	4.01	36	3.46	4.77	6.58
25	2.21	3.05	4.21	37	3.58	4.93	6.81
26	2.32	3.20	4.42	34	6.16	7.57	8.99
27	2.43	3.36	4.63	35	6.40	7.86	9.31
28	2.54	3.51	4.84	36	6.65	8.14	9.62
29	2.65	3.66	5.05	37	6.90	8.42	9.94

注：原始数据引自 Pasquini L, Mellander M, Seale A, et al. Z-scores of the fetal aortic isthmus and duct: an aid to assessing arch hypoplasia. *Ultrasound Obstet Gynecol.* 2007;29:628-633.

动脉导管横径

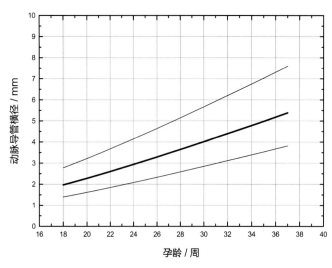

图 A.15a 妊娠 18 ~ 37 周动脉导管横径的参考值范围

如图 A.15b 所示在三血管－气管切面于主动脉峡部与降主动脉交汇处测量动脉导管横径。图 A.15a 中的三条线分别代表第 2.5、第 50 和第 97.5 百分位数对应的均数 ±1.96 标准差

注：图中的原始数据引自 Pasquini L, Mellander M, Seale A, et al. Z-scores of the fetal aortic isthmus and duct: an aid to assessing arch hypoplasia. *Ultrasound Obstet Gynecol.* 2007; 29:628-633

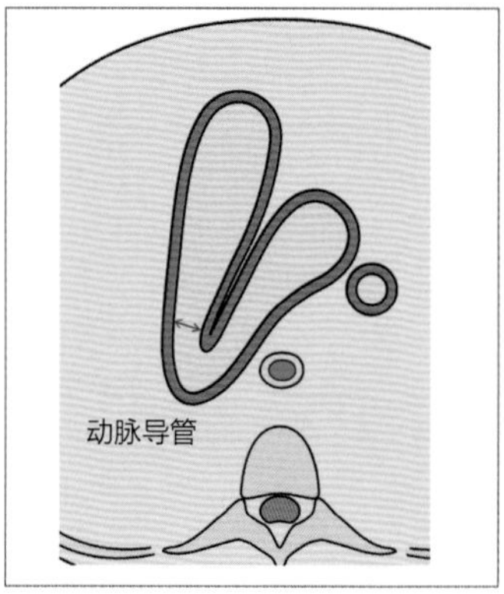

图 A.15b 在三血管－气管切面主动脉峡部与降主动脉连接交汇处测量动脉导管横径（双向箭头）

表 A.15 正常孕龄胎儿动脉导管横径的第 2.5、第 50 和第 97.5 百分位数（mm, *n*=204）

孕龄 / 周	P2.5	P50	P97.5	孕龄 / 周	P2.5	P50	P97.5
18	1.39	1.97	2.78	28	2.58	3.65	5.15
19	1.50	2.12	2.99	29	2.71	3.83	5.40
20	1.62	2.28	3.22	30	2.85	4.02	5.67
21	1.73	2.44	3.44	31	2.98	4.20	5.93
22	1.85	2.60	3.67	32	3.11	4.39	6.20
23	1.96	2.77	3.91	33	3.25	4.59	6.47
24	2.08	2.94	4.15	34	3.39	4.78	6.75
25	2.21	3.11	4.39	35	3.53	4.98	7.03
26	2.33	3.29	4.64	36	3.67	5.18	7.31
27	2.46	3.47	4.89	37	3.81	5.38	7.60

注：原始数据引自 Pasquini L, Mellander M, Seale A, et al. Z-scores of the fetal aortic isthmus and duct: an aid to assessing arch hypoplasia. *Ultrasound Obstet Gynecol.* 2007;29:628-633.

（刘瑞杰）

索 引

（刘　琳）